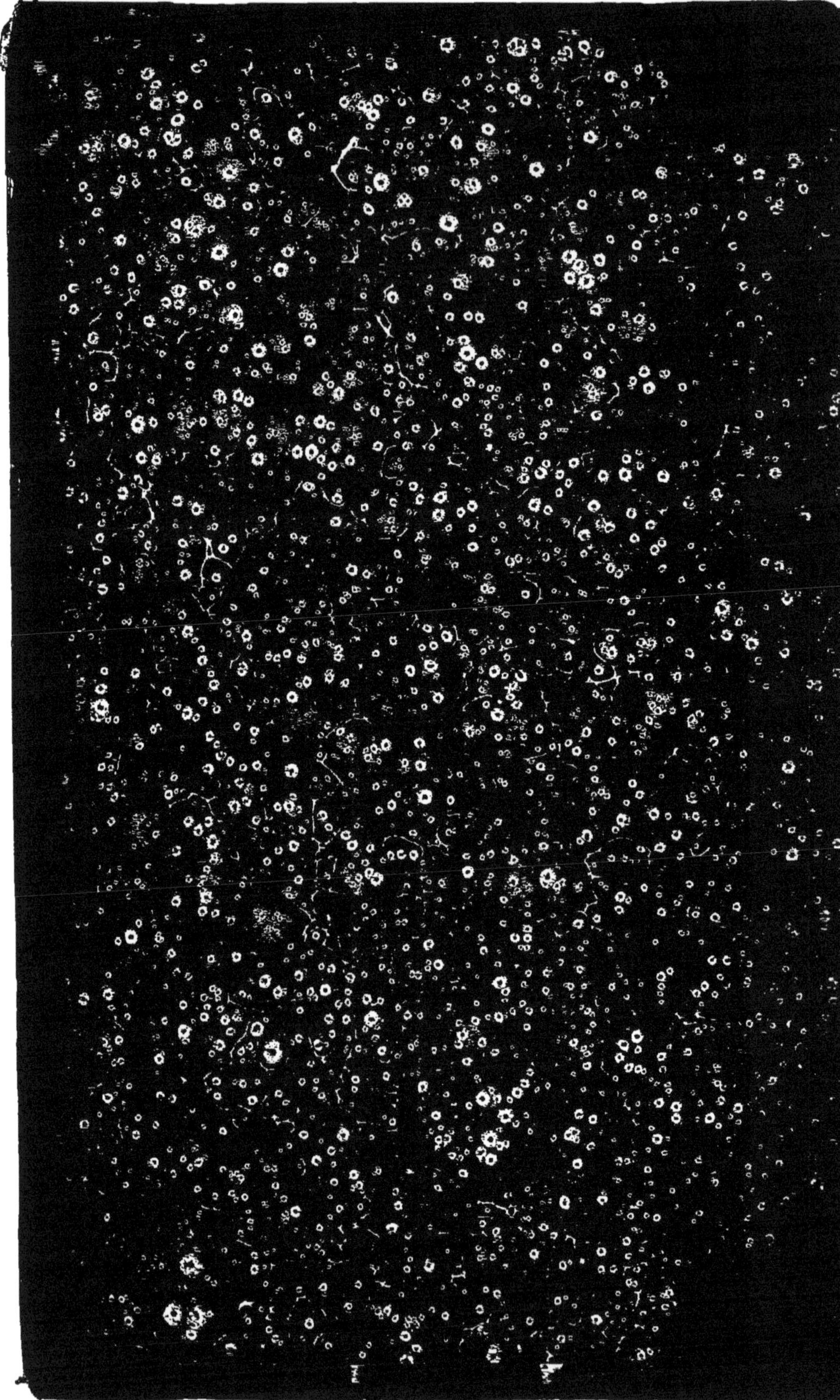

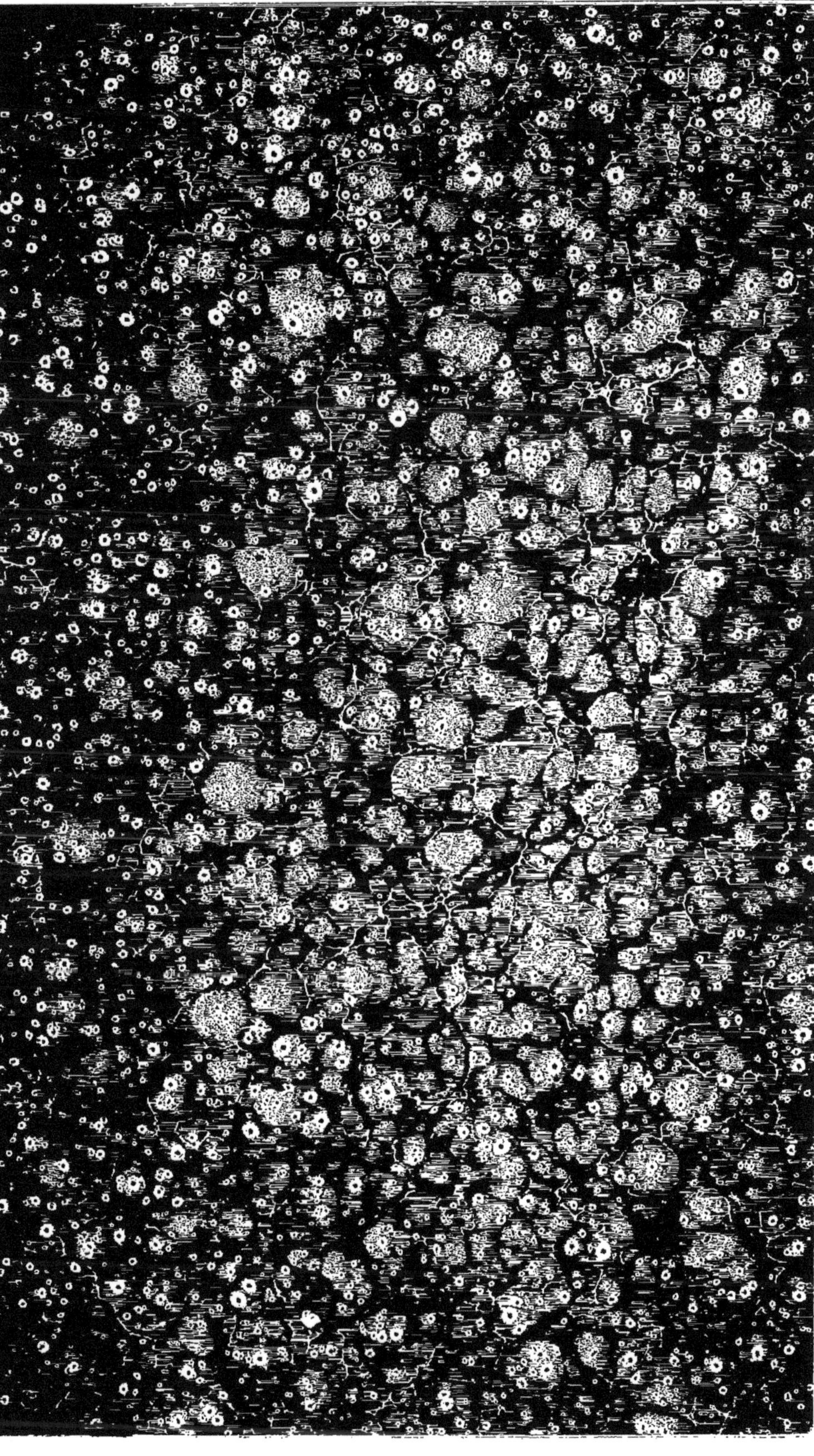

DICTIONNAIRE

D'HYGIÈNE PUBLIQUE

ET

DE SALUBRITÉ.

III

MI. — R.

FONSSAGRIVES. **Traité d'hygiène navale**, ou de l'influence des conditions physiques et morales dans lesquelles l'homme de mer est appelé à vivre, et des moyens de conserver sa santé, par le docteur J.-B. FONSSAGRIVES, professeur à l'École de médecine navale de Brest. Paris, 1856, in-8 de 800 pages, avec 57 figures.. 10 fr.

Cet ouvrage, qui comble une importante lacune dans nos traités d'hygiène professionnelle, est divisé en six livres : Livre Ier : Le navire étudié dans ses matériaux de construction, ses approvisionnements, ses chargements et sa topographie. — Livre II : L'homme de mer envisagé dans ses conditions de recrutement, de profession, de travaux, de mœurs, d'hygiène personnelle, etc. — Livre III : Influences qui dérivent de l'habitation nautique : mouvements du bâtiment, atmosphère, encombrement, moyens d'assainissement du navire, et hygiène comparative des diverses sortes de bâtiments. — Livre IV : Influences extérieures au navire, c'est-à-dire influences pélagiennes, climatériques et sidérales, et hygiène des climats excessifs. — Livre V : Bromatologie nautique : eaux potables, eau distillée, boissons alcooliques, aromatiques, acidules, aliments exotiques. Parmi ces derniers, ceux qui présentent des propriétés vénéneuses permanentes ou accidentelles sont étudiés avec le plus grand soin. — Livre VI : Influences morales, c'est-à-dire régime moral, disciplinaire et religieux de l'homme de mer.

FONSSAGRIVES. **Hygiène alimentaire des malades, des convalescents et des valétudinaires**, ou du régime envisagé comme moyen thérapeutique, par le docteur J.-B. FONSSAGRIVES, professeur à l'École de médecine navale de Brest. Paris, 1861, in-8, XXVIII-660 pages........................ 8 fr.

LÉVY. **Traité d'hygiène publique et privée**, par le docteur Michel LÉVY, directeur de l'École impériale de médecine militaire de perfectionnement du Val-de-Grâce, membre de l'Académie impériale de médecine. Quatrième édition, revue et augmentée. Paris, 1862, 2 vol. in-8. Ensemble, 1500 pages...... 18 fr.

L'ouvrage de M. Lévy est non-seulement l'expression la plus complète, la plus avancée de la science hygiénique, mais encore un livre marqué au coin de l'observation, comprenant le plus grand nombre de faits positifs sur les moyens de conserver la santé et de prolonger la vie, rempli d'idées et d'aperçus judicieux, écrit avec cette verve et cette élégante pureté de style qui depuis longtemps ont placé l'auteur parmi les écrivains les plus distingués de la médecine actuelle. Cet ouvrage est en rapport avec les progrès accomplis dans les autres branches de la médecine. La quatrième édition a subi une révision générale et reçu de nombreuses additions.

LONDE. **Nouveaux éléments d'hygiène**, par le docteur Charles LONDE, membre de l'Académie impériale de médecine. Troisième édition. Paris, 1847. 2 volumes in-8.. 14 fr.

Cette troisième édition diffère beaucoup de celles qui l'ont précédée. On y trouvera des changements considérables sous le rapport des doctrines et sous celui des faits, beaucoup d'additions, notamment dans la partie consacrée aux préceptes d'hygiène applicables aux facultés intellectuelles et morales, à celles de l'appareil locomoteur, des organes digestifs et des principes alimentaires, à l'hygiène de l'appareil respiratoire, etc.

PATISSIER. **Traité des maladies des artisans** et de celles qui résultent des diverses professions, d'après RAMAZZINI ; ouvrage dans lequel on indique les précautions que doivent prendre, sous le rapport de la salubrité publique et particulière, les fabricants, les manufacturiers, les chefs d'ateliers, les artistes et toutes les personnes qui exercent des professions insalubres, par Ph. PATISSIER, membre de l'Académie impériale de médecine. Paris, 1822, in-8...... 7 fr.

ROUBAUD. **Des hôpitaux**, au point de vue de leur origine et de leur utilité, des conditions hygiéniques qu'ils doivent présenter, et de leur administration, par le docteur F. ROUBAUD. Paris, 1853, in-12........................ 3 fr.

RIBES. **Traité d'hygiène thérapeutique**, ou application des moyens de l'hygiène au traitement des maladies, par Fr. RIBES, professeur d'hygiène à la Faculté de médecine de Montpellier. Paris, 1860, 1 vol. in-8 de 828 pages... 10 fr.

Paris. — Imprimerie de L. MARTINET, rue Mignon, 2.

DICTIONNAIRE
D'HYGIÈNE PUBLIQUE
ET
DE SALUBRITÉ

OU

RÉPERTOIRE DE TOUTES LES QUESTIONS
RELATIVES A LA SANTÉ PUBLIQUE,

CONSIDÉRÉES

Dans leurs rapports avec les subsistances, les épidémies, les professions, les établissements et institutions d'hygiène et de salubrité

COMPLÉTÉ

PAR LE TEXTE DES LOIS, DÉCRETS, ARRÊTÉS, ORDONNANCES ET INSTRUCTIONS
QUI S'Y RATTACHENT

PAR

AMBROISE TARDIEU,

Professeur de médecine légale à la Faculté de médecine de Paris,
Médecin consultant de l'Empereur, médecin de l'hôpital Lariboisière,
Membre de l'Académie impériale de médecine, du Comité consultatif d'hygiène publique,
et du Conseil d'hygiène et de salubrité du département de la Seine,
Officier de la Légion d'honneur.

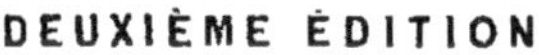

DEUXIÈME ÉDITION
CONSIDÉRABLEMENT AUGMENTÉE

TOME TROISIÈME

PARIS
J.-B. BAILLIÈRE ET FILS
LIBRAIRES DE L'ACADÉMIE IMPÉRIALE DE MÉDECINE
Rue Hautefeuille, 19.

LONDRES	NEW-YORK
H. Baillière, 219, Regent street.	Baillière brothers, 440, Broadway.

MADRID, C. BAILLY BAILLIÈRE, PLAZA DEL PRINCIPE ALFONSO, 16.

1862.

DICTIONNAIRE
D'HYGIÈNE PUBLIQUE
ET DE
SALUBRITÉ

MIASMES. — *Voy.* MARAIS, PUTRIDES (ÉMANATIONS).

MIEL. — Le miel n'offre que peu d'intérêt à l'hygiène. Nous nous contenterons d'indiquer, d'après M. Chevallier, la possibilité des falsifications de ce produit à l'aide d'amidon, de farine de légumineuses, de sable même, qui en augmentent la densité, et surtout à l'aide du sirop de fécule qui, solidifié en masses grenues, peut simuler le miel de qualité inférieure. Un fait curieux et bien digne d'attention, déjà rapporté par Tournefort et M. Aug. Saint-Hilaire, c'est que certains miels récoltés par les abeilles sur des plantes vénéneuses peuvent acquérir des propriétés très nuisibles, et ont dans quelques cas déterminé des accidents sérieux.

MILITAIRE (HYGIÈNE). — Chaque profession, en dehors des règles générales de l'hygiène, a une influence particulière sur les individus qui l'exercent. La profession des armes, dont les conditions sont si variées, offre à cet égard un intérêt tout spécial.

Aujourd'hui le soldat, en France, ne ressemble pas au soldat anglais, qui s'enrôle à prix d'argent et qui suit les chances d'un engagement volontaire; ni au soldat prussien, qui subit une tâche commune à tous les hommes de son âge. Il est militaire quand sa vocation l'entraîne, ou quand il est trop pauvre pour se faire remplacer, et que le sort l'enlève à sa famille qu'il était appelé à soutenir de son travail. Aussi est-ce un devoir de l'État de lui faire une condition telle que, pendant le temps qu'il passe sous les drapeaux, il reste dans les conditions de santé qu'il aurait eues chez lui, et que, lorsqu'il est rendu à sa famille, sa constitution n'ait pas souffert du service militaire, afin qu'il puisse reprendre les travaux dont il a été détourné par la loi.

Désigné par le sort et reconnu apte au service, le conscrit quitte le foyer domestique, et rejoint, par étapes, le corps auquel il est destiné. La rupture brusque de ses habitudes, l'éloignement des personnes et des lieux qui lui étaient chers, viennent s'ajouter aux influences qui accompagnent un changement de climat et la fatigue des marches forcées d'un premier voyage. C'est au début du service militaire que la mortalité est le plus forte, comme le fait ressortir le général Pelet dans le relevé suivant :

	Perte sur 1000.
1re année de service	7,5
2e année	6,5
3e année	5,2
4e année	4,3
5e année	3
6e année	2
7e année	2

Il ne suffit pas de recruter des hommes vigoureux et bien portants, il faut encore les prendre à l'âge où ils ont acquis toutes leurs forces. Cet âge, chez nous, paraît être à vingt ans. Lorsqu'on viole cette règle, on accroît le nombre des victimes sans augmenter les forces de l'armée. On cite comme exemple remarquable de l'importance de l'âge des soldats, la campagne de 1805 dans laquelle l'armée partie des côtes de l'Océan avait fait une marche continue d'environ 400 lieues pour arriver sur le champ de bataille d'Austerlitz, sans avoir presque laissé de malades sur la route. Les plus jeunes militaires étaient alors âgés de vingt-deux ans et ils avaient deux années de service. Dans la campagne de 1809, l'armée cantonnée dans les provinces allemandes avait une courte distance à parcourir; avant d'arriver à Vienne, elle avait rempli tous les hôpitaux de ses malades. Plus de la moitié des jeunes gens étaient au-dessous de vingt ans, qui avaient été enrôlés prématurément. La croissance de l'homme ne se termine qu'à un âge plus avancé; voici les résultats obtenus par M. Quetelet pour trois séries de jeunes soldats de 300 hommes chacune et appartenant à des âges différents :

Dix-neuf ans.	Vingt-cinq ans.	Trente ans.
1m,6630	1m,6822	1m,6834
1m,6695	1m,6735	1m,6873
1m,6620	1m,6692	1m,6812
1m,6648	1m,6750	1m,6841

Ainsi, la croissance de l'homme n'est pas terminée même à vingt-cinq ans. Les 900 hommes observés se classaient ainsi :

	Dix-neuf ans.	Vingt-cinq ans.	Trente ans.
De 15 à 16 décimètres.	32	17	15
16 à 17 —	173	174	163
17 à 18 —	62	103	109
18 à 19 —	3	5	12
19 —	»	1	1
	300	300	300

Une loi romaine fixait la taille du soldat à une mesure correspondant à 1m,665 ; une ordonnance de Louis XIV, en date du 26 janvier 1701, fixait le minimum de la taille à 5 pieds, c'est-à-dire à 1m,624 ; ce minimum est aujourd'hui de 1m,56 pour le soldat français. D'après MM. Marchall et Hargavilliers, qui ont comparé la taille de 1000 soldats anglais, et de 1000 soldats français, il résulte que sur ces derniers 513 ont une taille inférieure au minimum de la taille du soldat anglais, qui est de 5 pieds 5 pouces (mesure anglaise). Marchall, ancien inspecteur général des hôpitaux militaires en Angleterre et auteur d'un très beau livre sur le recrutement, a beaucoup insisté sur l'utilité de fixer un minimum de poids, indépendamment d'un minimum de taille. De même il est un élément d'appréciation que ne devrait jamais perdre de vue le médecin militaire, sur lequel le même auteur va jusqu'à émettre l'opinion qu'il serait convenable de refuser l'admission au service à tou individu dont le *périmètre* de la poitrine aurait moins de 784 millimètres. Les expériences sur la force de l'homme, faites au dynamomètre et sur un grand nombre de sujets, ont démontré à M. Quetelet que la plus grande somme de force musculaire serait l'apanage des hommes de vingt-cinq à trente ans.

Voici quelles sont, d'après l'ordonnance du 23 juillet 1847, la taille et les conditions exigées pour l'admission dans les diverses armes :

CORPS.	TAILLE.	CONDITIONS SPÉCIALES.
	m. c.	
Carabiniers	1 70	Autant que possible être habitué à monter à cheval, ou à soigner les chevaux, ou à conduire les voitures.
Cuirassiers	1 73	
Artillerie	1 70	Autant que possible être ouvrier en fer ou bois, habitué à monter à cheval, ou soigner les chevaux, ou à conduire les voitures.
Pontonniers	1 70	Batelier, cordier, charpentier de bateaux ou de bâtiments, charron, ouvrier en fer ou calfat.
Dragons et lanciers	1 70	Autant que possible être habitué à monter à cheval, ou à soigner les chevaux, ou à conduire les voitures.

CORPS.	TAILLE.	CONDITIONS SPÉCIALES.
Ouvriers du génie........ — d'artillerie.......	m. c. 1 70	Forgeur, taillandier, cloutier, charron, charpentier, menuisier, tonnelier, sellier ou bourrelier.
Train des parcs d'artillerie.	1 69	Sellier, bourrelier, maréchal ferrant, ou être habitué à soigner les chevaux, ou à conduire les voitures, chevaux ou mulets.
Ouvr. des équipages milit.	1 67	Forgeur, serrurier, taillandier, cloutier, charron, charpentier, menuisier, bourrelier, sellier.
Chasseurs.............. Hussards.............. Chasseurs d'Afrique......	1 67	Autant que possible être habitué à monter à cheval, ou à soigner les chevaux ou à conduire les voitures.
Génie.................	1 67	Ouvrier en fer ou en bois, ouvrier des mines et carrières, maçon, terrassier.
Sapeurs-pompiers.........	1 62	Savoir lire et écrire, maçon, couvreur, charpentier, ou d'une profession analogue.
Infanterie de ligne et légère.	1 56	» »
Chasseurs à pied.........	1 56	Être lesté, vigoureux, bien constitué, d'une taille moyenne et bien prise, et avoir, autant que possible, l'habitude de la chasse et des armes à feu.
Ouvriers d'administration.. Infirmiers militaires.......	1 56	Boulanger, boucher, botteleur, charpentier, serrurier, menuisier, maçon, tonnelier (savoir lire et écrire).

Le fardeau doit être pris en sérieuse considération dans le choix des hommes appelés sous les drapeaux. Le fardeau du fantassin français se compose ainsi qu'il suit :

	kil.
Habillement.	7,025
Grand équipement.	1,790
Armement.	7,206
Munitions.	1,450
Linge et chaussures.	6,808
Total.	24,179

Pour peu que l'on ajoute à ce fardeau les vivres et quelques objets dont le soldat est porteur en campagne, on arrive à plus de 30 kilogrammes ou 60 livres. Ainsi :

	kil.
Report.	24,179
Pain et viande pour deux jours.	2,500
Petit bidon rempli de liquide.	2,500
Marmite de fer-blanc.	1,750
Couverture de campement.	2,000
Total.	30,870

L'armée se recrute aujourd'hui par des appels, des engagements volontaires et des rengagements. Le contingent annuel est fourni par le tirage au sort entre tous les jeunes Français qui ont atteint l'âge de vingt ans dans le courant de l'année qui précède. Le tirage s'opère par cantons; le contingent est réparti par département et proportionnellement au nombre de jeunes gens inscrits sur la liste de l'année. Le contingent était de 40 000 hommes de 1814 à 1823, de 60 000 jusqu'en 1830; il est aujourd'hui de 80 000. De 1831 à 1842, le nombre moyen des exemptions annuelles a été de 94 680; il suit de là que pour avoir 80 000 hommes il a fallu en visiter 174,860.

Il ne faut pas confondre les mots réforme et exemption, comme cela arrive fréquemment. La réforme ne s'applique qu'à des militaires et ne peut être prononcée que par l'autorité militaire; aux conseils de révision seuls appartient le droit de prononcer l'exemption, c'est-à-dire de déclarer impropres au service les jeunes gens *appelés*. Nous empruntons à un article de M. le docteur Boudin les règles générales fixées par les instructions ministérielles du 14 septembre 1845 :

Quelle que soit la position des individus soumis à son examen, le médecin, également en garde contre toute espèce d'omission ou de fraude, doit rechercher: 1° s'il n'y a pas une infirmité dont le sujet ignorerait l'existence ou la gravité, qu'il passerait sciemment sous silence, ou enfin qu'il dissimulerait artificieusement; 2° si l'infirmité alléguée existe réellement ou si elle est feinte. Dans ce dernier cas, après avoir constaté la simulation, il ne faudrait pas moins procéder à un examen complet et rigoureux, car l'imposteur pourrait, à son insu, présenter un véritable motif d'incapacité. Dans le premier cas, après avoir reconnu la réalité de l'infirmité, il reste à établir si, par son essence ou sa gravité, elle rend inhabile au service militaire; et subsidiairement, lorsqu'il y aura inaptitude, si l'infirmité n'a pas été provoquée à dessein.

D'après le n° 25 de l'instruction du 18 mai 1840, les conseils de révision ne peuvent ajourner ni envoyer à l'hôpital les individus malades ou atteints d'infirmités, attendu que la loi n'autorise aucun ajournement, lorsqu'il n'y a pas intervention des tribunaux, ou qu'un délai n'est pas accordé pour production de pièces. Il résulte de cette disposition : 1° que toutes les maladies aiguës des organes importants et l'état de convalescence qui les suit, sauf constatation, entraînent nécessairement l'exemption; 2° qu'à l'égard des appelés qui se rendent à la convocation, la décision doit être prise sans désemparer et d'après les renseignements dont le conseil est en possession. Aux termes des instructions ministérielles, cette décision doit être favorable à tout homme qui n'est pas évidemment propre à faire un bon service : par conséquent, le médecin doit se prononcer pour l'exemption chaque fois qu'il n'y a pas probabilité d'une prompte et durable guérison, à plus forte raison chaque fois que cette guérison ne peut être obtenue que par une opération sanglante, car on n'a pas le droit d'y recourir contre le gré de l'appelé, et l'on ne pourrait, d'ailleurs, répondre du succès d'une opération, quelque légère qu'elle fût, surtout si elle était faite dans des conditions si défavorables sous le rapport de l'état moral du sujet : l'incertitude exige que l'on s'abstienne.

La réforme commande la plus stricte réserve. Il y aurait, en effet, danger moral, si l'armée avait immédiatement sous les yeux l'exemple fréquent d'une trop grande facilité dans l'application de ce moyen de libération. L'État a intérêt, d'un autre côté, à ne pas se dessaisir d'un homme qui ne sera point remplacé, et qui, façonné à la discipline, exercé aux détails du service, peut être très utile encore, soit dans une arme sédentaire, s'il ne conserve plus assez de vigueur pour continuer un service actif, soit même dans les rangs de l'armée active, si l'infirmité qu'il accuse n'est point réelle ou si l'art possède les moyens de la guérir. Dans cette dernière circonstance, d'ailleurs, c'est un devoir pour l'administration de donner des soins assidus à tout militaire qui a déjà consacré une certaine partie de son temps à la patrie, supporté des fatigues, couru des dangers, compromis sa santé ou reçu des blessures, contracté enfin des infirmités qui, si elles ne sont pas assez graves pour le mettre hors d'état de pourvoir à ses besoins et lui mériter une pension, peuvent cependant avoir affaibli ses moyens d'existence. Ainsi on ne doit demander la réforme d'un homme qu'après avoir épuisé toutes les ressources de l'art pour le guérir, et qu'après l'avoir reconnu hors d'état de continuer à servir activement et incapable de faire un bon service sédentaire, dans le cas où il réunirait les conditions voulues pour être admis dans les vétérans.

L'inaptitude reconnue implique la question de savoir si elle ne résulte pas d'une mutilation ou d'une provocation volontaires, délit prévu par l'article 41 de la loi de 1832. Le médecin doit redoubler de prudence et à la fois de fermeté pour éviter de tomber dans l'un ou l'autre de ces deux écueils, savoir : d'exposer légèrement un innocent à des poursuites judiciaires, ou de faire prononcer l'exemption d'un sujet qui aurait au contraire encouru les sévérités de la loi au préjudice d'un numéro plus élevé.

L'homme se présente entièrement nu. On le fait poser les pieds placés sur un tapis ou sur une natte, les talons rapprochés, les bras pendants sur les côtés du corps, les mains étalées et leur paume dirigée en avant. On jette alors sur tout l'individu un regard d'ensemble qui fait apercevoir et juger d'emblée les grands vices de conformation, ceux qui ne peuvent permettre aucun doute sur l'inaptitude au service, tels que le *marasme* ou l'*obésité*, les *difformités considérables de la face*, les *taches larges*, *livides*, *poilues*, *hideuses*, et les *déperditions de la substance des joues*, la *perte des deux yeux* ou *d'un seul œil*, *du nez*, *d'un membre* ou *d'une partie essentielle d'un membre*, *de la verge*, les *difformités des membres*, les *pieds bots*, etc.

On passe ensuite successivement l'examen particulier et détaillé des différentes régions du corps, en commençant par la tête et en procédant dans chaque région de l'extérieur à l'intérieur. On interroge par tous les moyens d'investigation chaque organe, dans le but de s'assurer : 1° si rien ne porte obstacle à la liberté et à la plénitude des actes propres à la profession des armes ; 2° si aucune partie ne doit souffrir du port des vêtements, de l'armure et de l'équipement ; 3° si, par suite de faiblesse, de disposition morbide ou de maladie existante, la santé et même la vie du sujet ne serait pas compromise par quelqu'une des circonstances ordinaires dans la carrière militaire; 4° enfin, si une infirmité qui ne gênerait pas l'exercice des fonctions, mais qui serait de nature à exciter le dégoût parmi les autres, ne s'opposerait pas à la vie commune des soldats.

Maladies qui peuvent motiver l'exemption ou la réforme (*Instruction* du 14 novembre 1845). — La *teigne faveuse* doit entraîner l'exemption du service militaire. Il en est de même de la teigne amiantacée et de la teigne granulée, lorsque les produits sécrétés sont abondants, que l'affection s'étend à une partie considérable de la tête, que les cheveux sont altérés dans leur texture, et surtout lorsque le sujet présente les caractères de la constitution lymphatique ou de la diathèse scrofuleuse. La teigne furfuracée, légère et simple, est compatible avec l'acceptation pour le service; mais si elle est accompagnée d'exfoliation farineuse considérable, si les cheveux sont rabougris et lanugineux, si la constitution générale est détériorée, l'exemption doit être demandée. La teigne faveuse, dès qu'elle a résisté aux moyens de traitement qui lui sont opposés doit motiver la réforme. Il en est de même de toutes les autres formes de teigne, lorsqu'elles sont rebelles aux efforts de la thérapeutique employée avec persévérance.

Les fraudeurs emploient ordinairement l'acide azotique, qu'ils laissent tomber goutte à goutte sur le derme crânien. Par ce moyen, ils obtiennent bien la chute des cheveux, la formation de croûtes jaunes ou plutôt d'eschares arrondies, mais la tête n'a jamais l'odeur caractéristique; les croûtes ne sont pas enfoncées en godet, se détachent en laissant au-dessous d'elles de petites plaies superficielles de bonne nature; enfin, autour de chacun des points que le caustique a touchés, existe une aréole circonscrite, enflammée, les autres parties du crâne étant à l'état parfaitement sain.

Lorsque la teigne n'a pas encore produit la chute des cheveux ou leur altération considérable, on tente quelquefois de la dissimuler en nettoyant à fond la tête, en détachant les croûtes au moyen de cataplasmes auxquels on fait succéder des lotions savonneuses. Si l'on passe les doigts entre les cheveux, on trouve ordinairement les téguments du crâne chauds et plus ou moins humides. En les examinant après avoir écarté les cheveux, il est facile de constater la présence des érosions plus ou moins profondes, des inflammations vésiculeuses ou autres, d'étendue variable, qui caractérisent la maladie.

Calvitie ou alopécie. — Des cheveux abondants, forts, souples, lisses, d'un aspect luisant, annoncent l'état sain des téguments du crâne, auxquels ils fournissent une protection immédiate, efficace et indispensable au militaire pour supporter l'action des divers genres de coiffure, et surtout du casque. La perte totale des cheveux sur une étendue considérable de la surface crânienne doit entraîner la demande d'*exemption*. Dans ces cas, la partie dépouillée de cheveux est lisse, luisante, d'une teinte blanc de lait jaunâtre; l'examen le plus attentif ne peut y faire découvrir les points bleuâtres correspondants aux ouvertures des bulbes pileux; quelquefois on y distingue le tissu de cicatrices superficielles plus ou moins larges, résultant des érosions du favus.

Sans être complète, la perte des cheveux peut encore motiver l'exemption du service, lorsque les cheveux qui restent sont grêles, courts, rabougris, cassants, et manifestement en quantité insuffisante pour préserver la tête des pressions douloureuses de la coiffure du soldat ou des variations brusques de la température.

La *réforme* ne doit être prononcée que si la certitude de l'incurabilité est acquise.

L'épilation ne peut jamais, si exacte qu'elle soit, donner aux téguments du crâne l'aspect décrit plus haut. Leur surface reste mate comme celle de toute la peau, et l'on découvre les points correspondants aux orifices des bulbes.

Quant à l'application des pièces postiches destinées à dissimuler la calvitie, elles échappent difficilement à un œil attentif, et surtout elles n'échappent jamais à cette manœuvre, indiquée précédemment, qui consiste à passer les doigts entre les cheveux pour explorer les téguments du crâne.

Toute *tumeur volumineuse* de la tête, qu'elle ait sa racine dans l'épaisseur des parties molles ou dans la paroi osseuse, réclame l'exemption ; mais, quand elles sont petites, on ne doit s'y arrêter qu'autant qu'elles se montrent dans une région où elles seraient comprimées douloureusement par la coiffure, ou qu'elles sont de mauvaise nature, comme le serait une tumeur fongueuse provenant de la dure-mère, après avoir perforé les tables osseuses. Ce dernier cas est aussi un motif de *réforme*, tandis que les autres peuvent souvent disparaître à l'aide d'une opération chirurgicale.

L'*ossification imparfaite* des os du crâne, reconnaissable à la persistance de la fontanelle fronto-pariétale, et quelquefois à l'écartement, à la mobilité, à la dépressibilité élastique des bords des os, est un motif évident d'exemption et de réforme.

Il en est de même des *cicatrices* étendues, inégales, fragiles, qui sillonnent largement la surface du crâne, ainsi que des *grandes lésions* provenant de plaies profondes, de dépressions ou d'enfoncement des os, de leur exfoliation ou extraction.

Catalepsie. — Elle se manifeste tout à coup, par la suspension plus ou moins complète et par la contraction tétanique, générale ou partielle, du système musculaire, avec cette singulière particularité que les membres, cédant aux efforts qu'on fait pour les mouvoir, conservent souvent, pendant toute la durée de l'attaque, la situation qu'on leur donne. Les individus qui essayent de contrefaire cette maladie ne peuvent pas imiter la contracture qui lui est propre ; on sent, lorsqu'on fléchit et qu'on étend les membres, une suite de petits mouvements saccadés qui tient à ce que les prétendus malades font continuellement de rapides efforts pour soutenir la contraction de leurs membres, afin de garder la position qu'on leur donne ; d'autres s'imaginent qu'il faut déployer une force considérable, et cette exagération suffit pour les trahir ; on peut, d'ailleurs, les vaincre par une puissance proportionnée à celle qu'ils emploient, par un poids, par exemple, suspendu à l'extrémité du membre.

Les affections des paupières susceptibles d'entraîner l'exemption sont : 1° les *kystes*, développés dans l'épaisseur de ces organes, lorsqu'ils sont assez volumineux pour occasionner une gêne considérable, et opposer un obstacle à l'exercice de la vision ; 2° les *tumeurs squirrheuses* et les *dégénérescences cancéreuses*, qui, par leur gravité, commandent l'exclusion du service militaire, dans quelque région qu'elles existent ; 3° le *clignotement continuel* ; 4° les diverses *paralysies des paupières* ; 5° l'*inflammation chronique de la conjonctive*, le *flux puriforme* ou *purulent*, l'*ulcération du bord libre des paupières*, la *perte des cils* ; 6° les *adhérences des paupières avec le globe oculaire* ; 7° le *renversement en dedans ou en dehors de l'une d'elles*; 8° la *direction vicieuse des cils contre la surface de l'œil*, avec déplacement du rebord palpébral.

L'*épilepsie* constitue un cas manifeste d'exemption et de réforme. Elle est très souvent simulée Pour les conseils de révision, la notoriété publique peut seule constater son existence. Pour les hommes incorporés et envoyés en observation dans les hôpitaux, vingt années d'expérience nous ont appris qu'il suffit, neuf fois sur dix, de leur déclarer que l'on ne croit pas à la réalité de l'affection, et qu'ils perdent leur temps à prolonger leur séjour à l'hôpital, pour les déterminer à demander leur sortie. Inutile de dire que le médecin n'a pas le droit d'employer l'épreuve de la cire à cacheter enflammée, pratique barbare et qui a produit souvent de graves lésions. Quelques chirurgiens militaires anglais disent s'être bien trouvés de l'introduction dans la bouche de deux ou trois gouttes d'huile de croton tiglium, pendant l'attaque supposée simulée. La réalité ou la simulation une fois constatée, le fait doit être enregistré sur un registre *ad hoc*, et l'homme renvoyé au corps avec une note. La constatation de l'épilepsie *dans un hôpital* est-elle indispensable? L'instruction ministérielle du 14 novembre 1845 n'en fait pas une nécessité; d'autre part, il ne serait pas logique de refuser aux officiers de santé des corps une compétence que l'on accorderait à leurs inférieurs, les chirurgiens sous-aides de garde.

Les *convulsions*, la *chorée*, le *delirium tremens*, bien constatés, sont autant de cas d'exemption et de réforme.

Pour les hommes déjà incorporés, ces diverses affections ne légitiment une présentation pour la réforme qu'autant qu'elles ont résisté à un traitement convenablement dirigé. Nous en dirons autant de l'ectropion, de l'entropion, du trichiasis, de la tuméfaction de la glande lacrymale, du larmoiement habituel, de la déviation des points et des conduits lacrymaux, de l'encanthis, de l'exophthalmie, du ptérygion, des taies, abcès et ulcères de la cornée, de la procidence de l'iris, de son adhérence à la cornée, de l'absence ou de l'occlusion de la pupille, du staphylôme de la sclérotique ou de la cornée, de l'hypopyon, de l'hydropisie, de la cataracte, du glaucome, enfin de l'atrophie générale du globe de l'œil.

La *myopie* ne donne droit à l'exemption qu'autant que le réclamant lit à 30 ou 35 centimètres du nez, avec des verres concaves des n°s 3 et 4, et qu'il distingue nettement les objets éloignés avec le n° 5. L'*amaurose*, la *nyctalopie* et l'*héméralopie permanentes* constituent des cas manifestes d'exemption et de réforme.

Organes de l'audition.—On doit considérer comme motifs d'exemption et même de réforme la perte du pavillon de l'oreille, l'oblitération entière ou le rétrécissement considérable et la déviation du conduit auditif externe, la présence de végétations dans la cavité, l'écoulement purulent et fétide, qu'il provienne du méat lui-même ou de la caisse du tympan; l'oblitération de la trompe d'Eustache, la surdité constatée. Il importe de ne point perdre de vue que la surdité est souvent simulée, et que les remplaçants ont intérêt à la dissimuler.

Organes de l'olfaction.— Parmi les affections qui doivent déterminer une proposition pour l'exemption ou pour la réforme, nous citerons la difformité du nez gênant la respiration, la couperose, les dartres rongeantes, les polypes, l'ozène.

Perte des dents. — Les mâchoires garnies de leurs dents, outre le rôle physiologique qu'elles remplissent dans la mastication et la parole, ont encore chez les militaires un usage spécial, celui de servir à déchirer la cartouche; il y a impossibilité d'être soldat pour tout individu chez lequel elles ne peuvent suffisamment concourir à l'un de ces emplois; c'est, à savoir, quand il y a : 1° *perte ou carie des dents incisives et canines de la mâchoire supérieure ou de l'inférieure*, constituant l'impossibilité de déchirer la cartouche; 2° *perte, carie et mauvais état de la plupart ou d'un grand nombre des autres dents*, car le soldat, exposé à tant de vicissitudes, doit être apte à mâcher, à broyer toute sorte d'aliments, et notamment le biscuit. S'il est privé de quelques dents molaires, il faut que les autres soient saines, ainsi que les gencives qui les supportent; les conditions contraires l'exposent à des irritations fréquentes, à des gonflements reproduits sous l'influence des causes les plus légères, et constituent des mâchoires à fluxions. Il n'y a donc nul doute, quand le mauvais état des dents est accompagné du ramollissement, de l'ulcération chronique, de l'engorgement bleuâtre et sanguinolent des gencives, et que la constitution est faible, détériorée; mais si les dents, d'ailleurs saines, ne sont que malpropres et recouvertes de tartre, si surtout la constitution générale est bonne, le sujet est capable de servir; d'un autre côté, la perte d'un grand nombre de dents, hormis les canines, mais sans altération grave des gencives, permet encore d'être maintenu dans les compagnies de vétérans.

L'absence des dents peut être la suite d'une manœuvre coupable, mais on ne saurait, médicalement parlant, en fournir aucune preuve certaine. Il y a probabilité en faveur du réclamant, quand les dents qui lui restent sont en mauvais état, que les gencives sont ulcérées, fongueuses, etc., que la constitution générale est faible; mais ce serait à tort que de l'état contraire on tirerait rigoureusement une conclusion opposée. L'affleurement des racines des dents manquantes au niveau du bord des alvéoles ne serait pas non plus, comme on l'a dit, une preuve du délit, car certaines caries ou des accidents peuvent avoir produit cet état, et l'on sait que plusieurs praticiens ont adopté, sous le nom de *découronnement*, un mode d'extraction qui a pour but et pour effet de laisser la racine en place.

On peut, d'un autre côté, chercher à dissimuler la perte de dents par la substitution de pièces artificielles; mais il suffit de l'examen attentif, que l'on doit toujours faire, de la bouche en général et des dents en particulier, pour découvrir la fraude.

La *dartre rongeante*, la *tumeur fongueuse*, le *bouton chancreux*, le *rétrécissement notable*, la *paralysie des lèvres*, constituent autant de cas manifestes d'exemption et de réforme. Il en est de même de la division du voile du palais, de la paralysie des organes de la déglutition, de la coarctation de l'œsophage. L'hypertrophie des amygdales et la grenouillette peuvent tout au plus légitimer l'exemption. Le *bégayement*, porté à un certain degré, est incompatible avec le service militaire. La constatation est avant tout du ressort de la notoriété publique.

Cou. — Les tumeurs et ulcérations scrofuleuses, le torticolis, le goître, la laryngite chronique, l'aphonie, motivent l'exemption d'une manière absolue, mais ne donnent droit à la réforme que si les moyens thérapeutiques ont échoué.

Thorax. — Le mal vertébral de Pott, les déviations prononcées de la colonne vertébrale, l'hémoptysie symptomatique d'une affection organique du cœur ou de la tuberculisation pulmonaire, les lésions de l'aorte thoracique, l'asthme constaté, sont autant de cas d'exemption et de réforme. Il en est de même de la difformité et de l'étroitesse de la poitrine. Mais où est, en ce qui concerne cette dernière, la limite d'une poitrine étroite? Nous nous sommes demandé s'il ne serait pas possible de remplacer le vague du coup d'œil médical par un procédé plus simple dans son application, plus précis dans ses résultats. Nous pensons que la mensuration du thorax d'une part, de l'autre l'estimation de la capacité respiratoire au moyen du *spiromètre* de M. Hutchinson, offrent de très grandes chances de résoudre le problème d'une manière satisfaisante.

Quant à la mensuration du thorax, de nombreuses expériences conduisent à penser que le périmètre de la poitrine du soldat doit avoir au moins la moitié de sa taille ; d'où il suivrait qu'il y a danger d'admettre des hommes dont la circonférence de la poitrine, mesurée au niveau du mamelon, présenterait moins de 78 centimètres, moitié de 1m,56, minimum de la taille réglementaire.

En soumettant 93 hommes de diverses tailles à l'épreuve *spirométrique*, M. Simon a trouvé les résultats moyens ci-après, résultats assez conformes à ceux que M. Boudin a obtenus lui-même.

Taille. m.	Capacité respiratoire évaluée en centimètres cubes.	Taille. m.	Capacité respiratoire évaluée en centimètres cubes.
1,56	2229	1,69	3259
1,57	2346	1,70	3552
1,58	2894	1,71	3403
1,59	2743	1,72	2554
1,60	2752	1,73	3239
1,61	2825	1,74	3930
1,62	2778	1,75	3627
1,63	3158	1,76	
1,64	2882	1,77	3700
1,65	3054	1,78	3477
1,66	3248	1,79	3911
1,67	3090	1,80	3756
1,68	3341		

On voit que la différence de capacité respiratoire entre l'homme de 1m,56 et l'homme de 1m,80 serait de 1527 centimètres cubes. En divisant ce chiffre par le nombre des tailles examinées, on trouve un accroissement moyen d'environ 60 centimètres cubes pour chaque accroissement de 1 centimètre de taille. Si ces résultats, d'ailleurs assez conformes à ceux qu'a obtenus M. Hutchinson, étaient confirmés par des expériences ultérieures, il y aurait avantage à soumettre à l'épreuve préalable du spiromètre au moins les remplaçants et les enrôlés volontaires, et peut-être conviendrait-il alors de refuser ceux dont la capacité respiratoire se montrerait trop au-dessous de la moyenne correspondant à leur taille respective.

Abdomen. Hernies. — Facilement réductible ou non, récente ou ancienne, simple ou compliquée, toute *hernie abdominale* doit être considérée comme un motif d'exemption, à raison des incommodités nombreuses qui l'accompagnent constamment et des accidents subits et funestes auxquels elle expose, accidents qui sont surtout fréquents et graves pendant l'âge adulte, c'est-à-dire l'âge du service militaire, et qui sont toujours produits par des circonstances analogues à celles auxquelles les soldats sont incessamment soumis. L'exemption doit être même admise chez les sujets qui, bien que non atteints de hernie, présentent cependant, à un degré très prononcé, les dispositions suivantes : anneau inguinal dilaté, canal inguinal faible, relâché, ainsi que la portion correspondante de la paroi abdominale antérieure. Cet état doit surtout motiver le rejet des volontaires et des remplaçants. Chez les militaires sous les drapeaux, on n'est autorisé à considérer comme motif de *réforme* que les *éventrations*, l'*exomphale* ou *hernie ombilicale*, les *hernies inguinales* ou *crurales*, *doubles volumineuses*, difficiles à réduire ou à contenir à l'aide d'un bandage approprié. Mais, le brayer ne contenant les hernies qu'autant qu'il est parfaitement adapté et qu'il est en rapport exact avec les dimensions du bassin, et son action lorsqu'il ne maintient pas les parties, étant nuisible et exposant à des accidents graves d'irritation et d'étranglement, les hommes atteints de hernie simple sous les drapeaux ne pourraient servir que dans les compagnies sédentaires. Le danger est d'autant plus grand, durant les routes et en campagne, que le brayer s'use, se brise, et que cependant son usage ne peut être discontinué un seul instant sans faire courir aux malades le péril de la vie. Il y aurait inaptitude absolue si la hernie, d'ailleurs très réductible, entraînait avec elle, en rentrant dans l'abdomen, le testicule correspondant, comme cela arrive quelquefois lorsque l'infirmité est congénitale ou le résultat de la descente tardive d'un testicule dans les bourses, la tunique vaginale formant elle-même, dans l'un et l'autre cas, le sac herniaire.

Les *hernies* sont assez fréquemment dissimulées chez les volontaires et surtout chez les remplaçants : aussi convient-il non-seulement d'examiner avec soin le trajet de la ligne blanche, les régions inguinales et crurales, et d'appliquer la main sur les ouvertures correspondantes pendant que le sujet est engagé à tousser, mais encore, en refoulant le scrotum en haut, de porter le doigt dans l'anneau sous-pubien, afin d'en reconnaître la dilatation, et de sentir si quelque portion de viscère descendue dans le canal inguinal ne vient pas, pendant les efforts, se présenter à l'orifice.

Les engorgements des viscères abdominaux, la fissure à l'anus, offrent des cas d'exemption ; ils ne légitiment une proposition pour la réforme qu'autant qu'ils sont reconnus rebelles aux moyens thérapeutiques. L'incontinence des matières stercorales, le rétrécissement et les tumeurs du rectum, la fistule anale, motivent l'exemption et la réforme.

Organes génito-urinaires. — L'*hypospadias* et l'*épispadias*, les *fissures uréthrales* et *vésicales*, le *rétrécissement de l'urèthre*, les *altérations de la prostate*, les *calculs vésicaux*, l'*incontinence d'urine*, l'*hématurie*, les *affections dartreuses du scrotum*, constituent des cas d'exemption, mais ne motivent la réforme qu'en cas d'insuccès des moyens thérapeutiques appropriés.

La *cirsocèle*, tumeur formée par la distension des veines spermatiques dans l'étendue qu'elles parcourent depuis l'orifice externe du canal jusqu'à l'épididyme, ne constitue un cas d'exemption qu'autant que, par son volume, elle apporte une gêne prononcée dans la marche ou dans l'exercice des autres mouvements. Le *varicocèle*, ou dilatation des veines du scrotum, est rarement assez prononcé pour entraîner l'inaptitude de servir. L'*hydrocèle* motive l'exemption, mais ne donne pas le droit absolu à la réforme. La perte, l'atrophie des testicules, la dégénérescence de l'un d'eux sont des motifs d'incapacité ; il en est de même du testicule engagé dans l'anneau.

Membres. — Les affections dartreuses et les ulcères de mauvaise nature des membres motivent l'exemption ; pour les militaires déjà incorporés, il faut tenter la guérison avant de les proposer pour la réforme. Les cicatrices adhérentes aux muscles, aux tendons, aux os, les brides inodulaires, mettent dans l'impossibilité de servir, lorsqu'elles gênent l'exécution des mouvements. Les anévrysmes motivent l'exemption et la réforme. Il en est de même des varices noueuses, multipliées et volumineuses, formées par la distension permanente et l'élongation des veines ; nous en dirons autant des névralgies, des paralysies et des contractures, lorsque leur non-simulation est bien constatée. Les doigts et orteils surnuméraires et palmés motivent l'exemption.

Mutilations des doigts et des orteils. — Les mutilations des doigts et des orteils rendent impropre au service militaire, quand elles consistent dans la perte totale d'un pouce, d'un gros orteil, d'un doigt indicateur ou deux autres doigts ou orteils de l'une ou l'autre main, de l'un ou de l'autre pied ; dans la perte partielle du pouce ou du doigt indicateur de la main droite ; dans la perte simultanée de la deuxième et de la dernière phalange d'un doigt de l'une ou de l'autre main, ou de toutes les dernières phalanges d'une main ou d'un pied.

C'est surtout à l'occasion de ces mutilations que s'élève la question préjudicielle de provocation, question dont on a déjà signalé la gravité. Il n'est que trop vrai qu'avant ou après l'admission sous les drapeaux, quelques individus portent la répugnance pour la profession militaire jusqu'au point de se mutiler volontairement, soit à l'aide d'un instrument tranchant, soit au moyen d'une arme à feu. On conçoit aisément combien est difficile la position du médecin consulté à ce sujet, et à quel degré de certitude sa conviction doit être portée avant qu'il émette une opinion à la charge de l'inculpé. L'examen, fait avec la plus scrupuleuse attention, doit porter : 1° sur le caractère des blessures et les infirmités qui en résultent ; 2° sur les causes qui ont pu produire ces blessures et sur la manière d'agir de ces causes ; 3° sur les circonstances qui ont accompagné ou précédé les blessures, et sur le rapprochement de la manière dont elles ont été faites, au dire du blessé, avec la direction et la forme de la plaie ou de la cicatrice. En général, cette question ne peut être résolue que lorsque la mutilation est encore récente.

La charpente osseuse du pied est conformée, chez le plus grand nombre des individus, de manière à présenter, à son côté interne, une voûte dont la cavité regarde le sol, et dont la convexité forme le dos du pied. Il en résulte que, pendant la station et la marche, la partie de la plante du pied qui répond au sommet de la voûte ne touche point le sol. On donne le nom générique de *pieds plats* à ceux qui ne présentent pas cette disposition. Ici une distinction très importante doit être faite : tantôt il n'y a qu'aplatissement, tantôt il y a en même temps aplatissement et déviation du pied. Les pieds simplement plats ne gênent pas la marche, et ne doivent pas constituer un cas d'exemption du service militaire; les pieds plats et déviés sont toujours, au contraire, incompatibles avec ce service. Si, se contentant d'examiner la plante du pied, on n'y reconnaît point de concavité, si toute la surface en est calleuse, souillée par la poussière qui s'y est attachée pendant la pression sur le sol, on déclare que l'individu est impropre au service militaire, on risque beaucoup de tomber dans l'erreur. Cette fausse appréciation est fondée sur l'opinion que la difficulté de la progression, dans la circonstance dont il s'agit, provient de la compression des nerfs et des autres parties molles qui se trouvent dans cette région. L'expérience contredit cette assertion. Beaucoup d'habitants de la campagne, et plus particulièrement les montagnards, ont la plante des pieds plane, sans aucune excavation, pressant le sol sur toute sa surface, et cependant ces hommes sont en général les meilleurs marcheurs ; chez eux l'épiderme, uniformément épaissi, protége également et suffisamment toutes les parties qu'il recouvre, de même que la paume de la main, naturellement si délicate lorsqu'elle n'est point habituée au contact des corps durs, devient cependant calleuse et peu sensible dans les professions où ce contact est fréquent. Le *pied plat et dévié*, celui qui rend impropre à être soldat, consiste non-seulement dans l'effacement de la concavité inférieure du pied et dans l'aplatissement de sa face supérieure, mais encore dans son inclinaison anormale ; la cheville, ou malléole interne, descend alors très bas, fait saillie, l'astragale est incliné en dedans, et l'axe de la jambe ne tombe pas exactement sur le centre du pied. Il s'ensuit que le côté interne de chaque articulation des jambes avec les pieds est proéminent ; les chevilles ou malléoles correspondantes sont exposées à s'entre-heurter douloureusement dans la marche ou à être meurtries sur un terrain inégal ; les ligaments latéraux de la même région sont allongés, affaiblis, et durant les marches soutenues, cette partie tiraillée souffre, s'irrite et s'engorge.

La direction vicieuse des orteils et leur chevauchement ne motivent l'exemption que s'il en résulte une gêne dans la marche.

Dans un autre cas, la première phalange de l'un des orteils, et c'est ordinairement celle du troisième, se redresse peu à peu de manière à former, avec l'os du métatarse qui la soutient, un angle obtus qui se rapproche plus ou moins de l'angle droit ; et en même temps la deuxième et la troisième s'inclinent dans une flexion plus ou moins marquée, de sorte que l'extrémité de l'orteil, dirigée en bas, appuie sur le sol dans la station et la progression. L'orteil se trouve ainsi comprimé entre l'empeigne du soulier, qui agit sur l'angle aigu formé par la réunion de la première phalange avec la seconde, et la semelle qui soutient le bout de l'orteil. La pression que ces parties éprouvent cause une douleur plus ou moins vive ; la peau s'enflamme, rougit, souvent même s'ulcère sur l'angle saillant ; la progression devient pénible. Les personnes chez lesquelles cette difformité est très prononcée sont tout à fait incapables de soutenir une longue marche, surtout lorsque la troisième phalange se fléchit sur la seconde à un tel degré, que l'orteil, au lieu d'appuyer sur son extrémité charnue (*orteil en marteau*), porte sur l'ongle même : ce qui s'appelle *marcher sur l'ongle.*

L'ongle incarné motive l'exemption ; pour l'homme incorporé, il faut avant tout tenter la guérison.

Infirmités qui exemptent du service de la garde nationale. — I. *Système cutané.* — Dartres étendues, invétérées ; teigne ; lèpre et éléphantiasis ; ulcères anciens, rebelles ; tumeurs diverses (loupes, kystes) ne permettant pas la coiffure ou le port de l'équipement militaire ; cicatrices adhérentes ou brides gênant les mouvements des membres ou du tronc.

II. *Appareil de la vision.* — Perte de l'un des deux yeux ou affaiblissement prononcé de la vision, quelle qu'en soit la cause (opacité et staphylôme de la cornée, atrésie ou occlusion de la pupille, cataracte, amaurose ou goutte sereine, atrophie et désorganisation des yeux) ; perte de l'œil droit ou affaiblissement très prononcé de la faculté visuelle de ce côté ; ophthalmies chroniques, constitutionnelles, avec altération des tissus, affectant les deux yeux ou un seul ; myopie très prononcée ; héméralopie, nyctalopie ; blépharite chronique ou inflammation ancienne des paupières, avec altération des bords ciliaires ; perte des cils et gêne de la vision ; renversement des paupières avec larmoiement continuel ; fistule lacrymale ancienne et compliquée.

III. *Appareil de l'audition.* — Surdité ou affaiblissement considérable de l'ouïe ; otite chronique avec suppuration et perforation de la membrane du tympan.

IV. *Appareil de l'olfaction.* — Perte totale du nez ; ozène ou ulcère des cavités nasales, ou punaisie très prononcée.

V. *Appareil du goût et de la mastication.* — Perte de substance et difformité de l'une ou de l'autre mâchoire gênant notablement leurs fonctions ; état scorbutique ou ulcérations invétérées des gencives ; haleine très notablement fétide ; écoulement involontaire de la salive par perte de substance aux lèvres ou fistules salivaires ; perte de toutes ou de la plus grande partie des dents, rendant impossible l'usage des aliments ordinaires.

VI. *Appareil de la voix et de la parole.* — Bégayement très prononcé ; aphonie permanente ; mutité.

VII. *Région du cou.* — Goître considérable gênant la respiration ; tumeur volumineuse et ulcères étendus de nature scrofuleuse.

VIII. *Appareil de la respiration.* — Conformation vicieuse de la poitrine ou du rachis, gênant la respiration ou ne permettant pas l'usage de l'équipement militaire ; asthme ; hémoptysie habituelle ou périodique ; diminution notable de la respiration par une affection organique permanente ; phthisie pulmonaire.

IX. *Appareil de la circulation.* — Maladies organiques du cœur et des gros vaisseaux ; varices volumineuses et multipliées.

X. *Appareil de la digestion.* — Hernies irréductibles ou ne pouvant être contenues que difficilement ou incomplétement ; tumeurs et engorgements prononcés des viscères abdominaux ; ascite ; anus anormal ; incontinence des matières fécales ; chute habituelle et altération organique du rectum et de l'anus ; hémorrhoïdes volumineuses, compliquées, persistantes.

XI. *Appareil urinaire.* — Gravelle constatée, abondante, ancienne, invétérée ; catarrhe vésical ancien et rebelle ; hématurie (pissement de sang) ; lésions organiques constatées de la prostate et de l'urèthre ; fistules urinaires ; incontinence d'urine.

XII. *Appareil de la génération.* — Engorgement chronique, sarcocèle ou cancer du testicule ; varicocèle très volumineux ou varices très considérables du cordon testiculaire ; hydrocèle très volumineuse.

XIII. *Système nerveux.* — Congestions cérébrales répétées, ayant leur cause dans des lésions du crâne, une conformation ou une disposition constitutionnelle spéciale, un état apoplectique antérieur ; épilepsie ; convulsions générales ou partielles ; tremblement habituel de tout le corps ou d'un membre ; paralysie d'une ou de plusieurs parties du corps ; névralgies anciennes rebelles ; aliénation mentale ou folie, quel qu'en soit le caractère ; imbécillité, idiotie, crétinisme.

XIV. *Système osseux et articulaire.* — Rachitisme ; altération organique des os (ostéasarcome, spina-ventosa, exostose) ; carie et nécrose étendues ou profondes devant laisser après la guérison des incapacités dans les fonctions ; tumeurs blanches ; corps étrangers articulaires ; goutte ancienne invétérée ; ankylose même incomplète, lorsqu'elle limite considérablement les mouvements ou les rend difficiles ; rétraction des doigts.

XV. *Membres.* — Perte d'un membre ; perte du pouce, de l'index ou de deux doigts de l'une ou de l'autre main ; perte irrémédiable du mouvement de ces parties ; perte d'une des phalanges de l'indicateur de la main droite ; ankylose des articulations phalangiennes de ce doigt ; perte du gros orteil ou de plusieurs orteils; difformités congénitales ou accidentelles des membres, capables de rendre la marche ou le maniement des armes difficiles ; sueur infecte des pieds ; amaigrissement suite de douleurs rhumatismales anciennes ; atrophie et rétraction des membres, quelle qu'en soit la cause ; claudication permanente, quelle qu'en soit l'origine.

XVI. *Imperfections générales.* — Insuffisance de taille ; faiblesse de complexion ; cachexies ou altérations anciennes et profondes de la constitution par cause scorbutique, syphilitique, tuberculeuse ou scrofuleuse ; obésité excessive.

NOMENCLATURE DES INFIRMITÉS, MALADIES ET BLESSURES QUI DONNENT DROIT A LA PENSION DE RETRAITE (*Instruction ministérielle* du 13 avril 1841). — Les cicatrices profondes et adhérentes, suite de perte de substance commune au cuir chevelu et aux os du crâne. (5e ou 6e classe, si elles coïncident ou non avec des accidents cérébraux.)

Les pertes de substance intéressant les os du crâne dans toute leur épaisseur, telles que celles qui résultent de l'application d'une ou plusieurs couronnes de trépan nécessitée par des fractures avec esquilles, des épanchements ou l'introduction de corps étrangers à travers les parois osseuses. (5e classe.)

Les brûlures à la face suivies de cicatrices bridées et difformes qui ont changé les rapports des organes et altéré plus ou moins leurs fonctions. (5e ou 8e classe, suivant la gravité.)

L'hémiplégie produite par une cause vulnérante ou une attaque d'apoplexie. (4e classe.)

La paraplégie avec ou sans paralysie concomitante de la vessie ou du rectum, suite d'une chute sur les reins ou sur le siége, ou d'une lésion commune au corps des vertèbres et à la moelle épinière. (4e classe.)

La paraplégie suite d'une myélite ou autre altération du système nerveux rachidien. (4e classe.)

L'épilepsie, la chorée, la manie ou autres altérations des fonctions cérébrales occasionnées par des coups, des chutes sur la tête ou de fortes commotions du système nerveux. (5e ou 6e classe, selon la gravité.)

La névralgie faciale (tic douloureux) de cause traumatique. (6e classe.)

La perforation de la voûte palatine avec ou sans destruction simultanée du voile du palais, d'où résulte une altération notable de la déglutition et de la parole ou de la voix. (5e ou 6e classe, selon la gravité.)

La difformité irrémédiable de l'une ou l'autre mâchoire, par suite de perte de substance, de nécrose ou de quelque autre lésion capable d'empêcher la mastication et de nuire au libre exercice de la parole. (5e classe, quand la déglutition est tellement gênée et qu'il faut des aliments particuliers, ou que la parole est à peine intelligible ; 6e classe hors ce degré de gravité.)

Les fistules salivaires, de cause traumatique, reconnues incurables. (6e classe.)

La désorganisation du globe de l'œil primitive ou consécutive à la perte de la vision, de l'un ou de l'autre côté. (5e classe.)

L'affaiblissement graduel de la vision, résultant d'amaurose ou de cataracte simple ou double, bien et dûment constatée. (6e classe.)

L'ophthalmie chronique avec ulcération du bord libre des paupières, taie sur la cornée, staphylome de cette membrane, de la sclérotique ou de l'iris, endémique aux pays chauds (*hors d'Europe*). (6e classe.)

Les maladies des voies lacrymales. (6e classe.)

La perte du pavillon de l'oreille ou l'oblitération de l'un des conduits auditifs, ou encore la perforation du tympan coïncidant avec une surdité complète de l'une des oreilles. (6e classe.)

La surdité complète des deux oreilles, avec rupture des deux tympans ou carie des osselets de l'ouïe. (5e classe.)

La perte totale du nez ; la difformité accidentelle du nez, susceptible de gêner considérablement la respiration ou la prononciation. (6e classe.)

Les maladies du sinus maxillaire. (6e classe.)

Les fistules en un point quelconque du conduit aérien, reconnues incurables, avec perte de la voix et dépérissement. (5e ou 6e classe, selon la gravité.)

La phthisie laryngée ou pulmonaire, indépendante de toute prédisposition constitutionnelle. (5e classe.)

L'hémoptysie, *idem*. (5e classe.)

L'anévrysme du cœur ou de l'aorte, résultant d'un choc direct ou d'un grand ébranlement exercé sur les parois de la poitrine. (5e classe.)

La carie des côtes ou du sternum. (6e classe.)

Les lésions organiques de l'estomac bien caractérisées. (5e classe, quand il y a dépérissement très prononcé ; 6e classe hors ce degré de gravité.)

L'engorgement chronique du foie (hépatite chronique) avec augmentation notable du volume de cet organe, déterminé par l'influence des climats chauds (*hors d'Europe*). (5e ou 6e classe, selon la gravité.)

L'engorgement de la rate (hypertrophie), avec troubles dans les fonctions digestives et dépérissement progressif, dépendant de fièvres rebelles, telles que fièvres contractées en Afrique ou aux colonies. (5e ou 6e classe, selon la gravité.)

L'hydropisie symptomatique d'une maladie organique de quelqu'un des viscères abdominaux, ou l'hydrothorax, contractés dans les conditions déterminées par les paragraphes précédents. (6e classe.)

Le flux de sang hémorrhoïdal considérable, provenant des influences tropicales, avec malaise habituel, faiblesse et dépérissement notable, contre lesquels les moyens curatifs sont restés inefficaces. (6e classe.)

Les rétrécissements incurables du rectum ou de son orifice, avec gêne dans la défécation, par suite de blessures à la marge de l'anus. (6e classe.)

L'anus contre nature. (5e classe.)

La hernie ventrale (éventration). (5e ou 6e classe, selon la gravité.)

Les hernies inguinales ou crurales, simples ou doubles, irréductibles ou ne pouvant être contenues sans danger, en raison du volume qu'elles ont acquis ou des adhérences qu'elles ont contractées. (5e classe, quand elles proviennent manifestement d'accidents de guerre.)

Les varices multipliées et volumineuses aux membres inférieurs, quand elles se sont ouvertes à plusieurs reprises. (6e classe.)

La pierre, lorsqu'elle reconnaît pour cause un corps étranger introduit dans la vessie par un coup de feu. (5e classe.)

L'incontinence ou la rétention d'urine, ayant pour cause des lésions physiques à la vessie ou au canal de l'urèthre. (5e ou 6e classe, selon la gravité.)

L'hématurie ou pissement de sang, habituelle ou fréquente. (6e classe.)

La perte totale des organes sexuels, ou du pénis et des testicules isolément, par suite de blessures. (5e ou 6e classe, selon la gravité.)

L'hydrosarcocèle occasionnée par une cause vulnérante. (5e classe.)

L'hydrocèle ancienne, volumineuse, surtout chez les sujets avancés en âge, résultant de la même cause. (6e classe.)

Les affections herpétiques invétérées, telles que les différentes espèces de lèpres des pays chauds, contractées hors d'Europe. (6e classe.)

L'arthrite rhumatismale chronique avec gonflement des articulations, neutralisation des forces musculaires. (6e classe.)

Les déviations de la colonne vertébrale avec gêne plus ou moins prononcée dans les mouvements du tronc, provenant d'un changement de rapports des vertèbres entre elles. (5e ou 6e classe, selon la gravité.)

La luxation devenue irréductible, ou l'ankylose complète de l'articulation scapulo-humérale. (5e classe.)

La paralysie de l'un des membres supérieurs, consécutive à des efforts de réduction plus ou moins heureux ou bien dirigés. (5e classe.)

La luxation devenue irréductible, ou l'ankylose complète de l'articulation huméro-cubitale avec extension (5e classe) ou fluxion permanente (6e classe) de l'avant-bras sur le bras. (5e ou 6e classe, selon le cas.)

La luxation devenue irréductible, ou l'ankylose complète de l'articulation coxo-fémorale. (5e classe.)

La luxation devenue irréductible, ou l'ankylose complète du genou avec flexion (5e classe), ou extension permanente (6e classe) de la jambe sur la cuisse. (5e ou 6e classe, selon le cas.)

Les luxations consécutives, dites spontanées du fémur. (5e classe.)

L'ankylose complète ou incomplète du pied avec ou sans changement de rapports des os qui forment cette articulation. (5e ou 6e classe, selon la gravité.)

Les fractures compliquées des membres supérieurs, vicieusement consolidées. (6e classe.)

Les fausses articulations en un point quelconque de la continuité des membres fracturés. (5e classe.)

La perte du pouce avec ou sans déduction simultanée du premier os du métacarpe. (5e ou 6e classe, selon le cas.)

La perte de deux doigts de la main ou du pied, avec gêne dans les mouvements des autres doigts. (6e classe.)

La flexion ou l'extension permanente de plusieurs doigts (6e classe) et de tous les doigts (5e classe). (5e ou 6e classe, selon le cas.)

La perte totale des orteils par suite de congélation ou d'écrasement, ou de quelque cause que ce soit, se rattachant au service. (5e classe.)

La rétraction des membres produite par des cicatrices adhérentes et profondes. (6e classe.)

L'atrophie incomplète d'un membre. (6e classe.)

Les pertes de substance, suite de plaie par arrachement qui n'ont pas seulement changé la forme, mais détruit l'organisation des parties. (5e ou 6e classe, selon la gravité.)

Les caries profondes provoquées et entretenues par la présence d'un projectile ou d'un corps étranger qu'il aurait chassé devant lui. (5e classe.)

Les abcès par congestion, quel qu'en soit le siége, ayant pour cause une maladie des os. (5e classe.)

Les anévrysmes affectant les artères principales des membres supérieurs ou inférieurs. (5e classe.)

Dans l'appréciation de l'aptitude au service militaire, une des notions les plus indispensables au magistrat ainsi qu'au médecin consiste sans contredit dans la connaissance précise des fatigues de toute nature qui pèsent sur la vie du soldat.

Nous empruntons à M. Michel Lévy (*Traité d'hygiène publique et privée*) quelques détails sur les exigences du service militaire.

En temps de paix, exercices de recrues et de garnison, le soldat y est appelé de grand matin en été à jeun et subit la fatigue et une monotonie d'attitudes trop prolongées au soleil, au vent et à la poussière. Ces exercices deviennent souvent pénibles dans leur fréquence et leur durée aux approches des revues, des inspections générales, marches et promenades militaires, parades, évolutions et combats simulés, gymnastique, gardes, factions, piquets et patrouilles qui l'exposent aux intempéries nocturnes. D'après un discours du maréchal Soult, à la chambre des députés (1842), la moyenne des nuits de garde pour le soldat, en France, est de deux sur cinq. Nous passons sous silence une foule de corvées accessoires ; les migrations de garnison se répètent à d'assez courts intervalles pour la troupe de ligne et multiplient pour elle, avec les fatigues d'un voyage à pied, le danger des changements de climat. En temps de guerre, le soldat franchit de grandes distances, passe dans les climats lointains, s'embarque pour des traversées plus ou moins longues sur des vaisseaux presque toujours encombrés ; exécute des marches forcées ; combat le jour, bivaque la nuit, campe sous la tente ou dans des baraques qui l'abritent imparfaitement contre la pluie, le froid, la chaleur ; endure la faim et la soif ; subit dans les ambulances ou dans les hôpitaux temporaires l'influence délétère de l'encombrement. Quel est le résultat de cet ensemble de causes ? Nous omettons les mortalités exceptionnelles de la guerre. Chez les civils de vingt à trente ans, la proportion annuelle des décès est de 1,25 sur 100 ; or, M. Benoiston de Châteauneuf a trouvé qu'elle est, pour l'armée, de 2,25 ; d'après les documents officiels, elle s'est même élevée, en 1825, à 2,72. Ces chiffres sont d'autant plus disproportionnés qu'ils sont fournis par des hommes choisis et à la fleur de l'âge ; ils ne s'expliquent point par un surcroît de mortalité résultant des duels, des suicides, de la nostalgie, de la syphilis et des excès du célibat, ces influences ne sont que secondaires. La mortalité de l'armée reconnaît deux causes principales : les brusques mutations de climat et les fatigues qu'amènent à leur suite les exercices journaliers, les manœuvres, les parades, les veilles fréquentes, etc., c'est-à-dire une dépense de forces qui excède la mesure de la constitution et celle de la réparation alimentaire. Nous retrouvons ici l'action si énergique du degré d'aisance, et cela est si vrai, que la mortalité se règle en quelque sorte sur le tarif de la solde : elle est moindre pour le sous-officier que pour le soldat, pour l'officier que pour le sous-officier. En Angleterre, la mortalité de toute l'armée est évaluée à 17 sur 1000 et à 12 pour les officiers. En France elle est de 19 pour l'armée et de 10,8 pour les officiers, de 22,3 pour les soldats seuls. La transplantation dans les climats différents et la guerre augmentent le nombre des décès : ainsi les troupes françaises aux Antilles ont perdu 75 sur 1000, en Algérie 70, en Égypte 69. Dans la guerre d'Espagne, les maladies seules ont enlevé aux officiers anglais 37 et aux soldats de cette nation 119 sur 1000.

Nous allons montrer, par les documents suivants, l'emploi que reçoit la modique somme affectée à l'entretien du soldat, et quels étonnants résultats peut atteindre une administration vigilante, économe et consciencieuse.

Nous prendrons pour exemple de cette intelligente gestion le plus modeste, dans sa dépense, de ces généreux enfants que la loi charge, pendant les sept plus belles années de leur vie, d'assurer l'indépendance de la France, la paix de la cité et la sécurité des campagnes, sans autre mobile que la conscience du devoir, sans autre certitude de récompense que la satisfaction intime de l'avoir dignement rempli. Dans l'armée, en effet, le nombre des élus est bien inférieur à celui des appelés. C'est seulement dans les longues périodes de guerre que les chances de l'avancement, celles des récompenses, et par-dessus tout les douces illusions de la gloire servent de stimulant au zèle et au dévouement du soldat ; mais alors encore que de déceptions ! que d'espoirs trompés ! Le guerrier ne puise donc réellement sa force et sa constance que dans ce sentiment sublime d'abnégation qui est au premier rang des vertus militaires.

Le fusilier d'infanterie, le simple soldat du centre, ne coûte annuellement à l'État que 320 fr., et avec cette faible somme, que tant de gens opulents prodiguent pour de simples caprices, non-seulement l'homme de troupe ne manque de rien, mais il a même quelque chose de plus que le strict nécessaire. Logé dans des bâtiments dont la salubrité excite la constante sollicitude de ses chefs, couché seul dans un lit pourvu d'un sommier et d'un matelas, dont les draps sont périodiquement changés, vêtu de bon linge et d'habits soigneusement entretenus, pourvu de bonnes et solides chaussures, sa nourriture est saine, suffisamment abondante, à tel point qu'après un an de ce régime, de cette vie de caserne si calomniée par les gens qui ne l'ont jamais connue, les habits des jeunes soldats ont généralement besoin d'être élargis.

L'homme de troupe tombe-t-il malade, à l'instant il reçoit à l'infirmerie du quartier les premiers secours. Si son état présente quelque gravité, on le conduit dans un hôpital militaire où le traitement nécessaire lui est donné par les médecins les plus habiles, qui le visitent matin et soir, où des chirurgiens de garde et des infirmiers, soldats comme lui, le surveillent et le soignent avec une affectueuse attention. Telle est l'efficacité de cette hygiène prévoyante, de cette médication expérimentée, que, malgré les fatigues inhérentes à la vie militaire et les accidents qu'elle entraîne, malgré les éventualités de tous genres auxquelles sont soumis des hommes qu'emporte souvent la fougue de l'âge et des passions, le nombre des malades, dans l'intérieur, ne dépasse pas en moyenne le vingt-troisième de l'effectif; en sorte que, pour nos calculs, nous devrons supposer que notre jeune soldat est valide, faisant son service pendant 349 jours de l'année, et malade à l'hôpital pendant les 16 jours restants.

Voici comment se répartissent les 320 fr. dont nous venons de parler :

La solde en station, et sans accessoires, du fusilier d'infanterie qui reçoit le pain des magasins de l'État, est de 40 centimes par jour; sur cette somme, on prélève de 32 à 34 centimes pour être versés à l'ordinaire, c'est-à-dire à la masse commune qui pourvoit à la nourriture et aux menues dépenses de la compagnie et dont nous expliquerons plus tard la gestion spéciale. Les centimes restants constituent l'argent de poche remis au soldat le jour du prêt, qui a lieu tous les cinq jours.

La solde n'étant pas perçue pour les hommes malades à l'hôpital, nous ne décompterons les 40 centimes de notre jeune soldat qu'à raison de ses 349 jours de santé, ce qui donne 139 fr. 60 c.

Pour chacun de ces 349 jours, le soldat reçoit une ration de pain de munition du poids de trois quarts de kilogramme (une livre et demie ancien poids). Ce pain, fabriqué avec de la farine de pur froment blutée à 15 pour 100 d'extraction de son, est supérieur au pain de seconde sorte de nos villes, car il contient les fleurs et les gruaux; sa nuance bise provient du son que le blutoir n'a pas extrait et ne lui ôte rien de ses qualités nutritives. Le prix de la ration est porté au budget, en moyenne, à 16 centimes et demi ; en y joignant les dépenses du personnel administratif du service, le prix total de revient peut être évalué à 17 centimes, ce qui donne, pour les 349 rations distribuées, une dépense totale de 59 fr. 33 c.

Indépendamment de ce pain, l'ordinaire achète directement, chez les boulangers de la garnison, le pain blanc nécessaire pour tremper la soupe matin et soir, c'est-à-dire 250 grammes par jour pour chaque homme.

Le service du chauffage fournit en nature et, selon les localités, en bois ou en houille, le combustible nécessaire à la cuisson des aliments et au chauffage des chambres.

La soupe du soldat se fait dans des marmites dont la contenance moyenne est de 75 litres et qui suffisent pour une compagnie ; la ration de chauffage affectée à cette marmite est de 20 kilogrammes de bois ou de 11 kilogrammes de houille, et coûte à l'État 58 centimes; elle excède les besoins de la cuisine, car on en prélève un dixième au profit de l'infirmerie régimentaire ; ce prélèvement effectué, les cuisiniers intelligents trouvent encore moyen de réaliser quelques économies, tandis que les maladroits trouvent de l'insuffisance.

Le chauffage des chambres est alloué pour une période de trois à cinq mois, selon la région dans laquelle la garnison est placée. La ration varie également, selon les régions, de 20 à 30 kilogrammes de bois, ou de 12 à 18 kilogrammes de charbon par jour. Elle coûte en moyenne 67 centimes par jour et pour une durée commune de quatre mois.

En résumé, chaque homme est l'objet d'une dépense annuelle pour le chauffage, toujours en moyenne, de 5 fr. 07 c.

Les distributions de liquides en nature sont éventuelles et réservées pour certaines solennités. Chaque homme peut recevoir pendant le cours de l'année 14 rations de vin d'un quart de litre chacune, et la ration est évaluée à 9 centimes : c'est au total 1 fr. 26 c. Il faut joindre à cette somme les distributions d'eau-de-vie, ou bien la somme accordée aux corps pour acheter celle qu'on mêle dans l'eau de boisson des soldats pendant la saison des chaleurs. Cette dépense est d'environ 3 fr. par homme et par an. Les liquides entrent donc pour 4 fr. 26 c. dans la dépense totale.

Les journées de traitement à l'hôpital sont portées au budget de la guerre pour une dépense de 1 fr. 25 c. chacune. En y joignant ce que coûte le personnel médical et administratif et l'entretien du matériel, la dépense totale est de 1 fr. 78 c., et, pour les 16 jours de maladie, de 28 fr. 48 c.

Il faut avoir vu de près le service des hôpitaux militaires pour apprécier à toute sa valeur l'excellence du traitement qu'y reçoivent les malades. Les soins affecteux de la famille, que la plus vive solli citude ne peut remplacer, y manquent seuls ; mais la haute intelligence de ceux qui sont prodigués aux militaires de tout grade offre, à cet égard, toutes les compensations possibles.

Le service de l'habillement n'est pas l'objet d'une moindre attention. Lorsqu'un jeune soldat arrive au régiment, il reçoit immédiatement des magasins du corps tous les effets de linge, de chaussure, d'habillement et de coiffure qui lui sont nécessaires.

Les effets de linge et chaussure sont payés par lui :

1° En premier lieu, sur le montant d'une allocation spéciale qui lui est faite par l'État à titre de première mise de petit équipement, et qui est de 40 fr. pour le soldat d'infanterie.

2° Plus tard, sur le produit d'une prime journalière d'entretien de la masse individuelle, qui, pour l'infanterie, est de 10 centimes par homme et par jour, c'est-à-dire pour l'année entière de 36 fr. 50 c. versés au crédit du compte particulier ouvert à la masse individuelle de chaque sous-officier ou soldat.

L'homme de troupe ne passe pas en réalité plus de six ans sous les drapeaux. La première mise de 40 fr. qui lui est allouée en toute propriété, répartie entre ces six années, donne pour chacune d'elles 6 fr. 67 c., lesquels réunis aux 36 fr. 50 c. de la prime journalière d'entretien, font une dépense annuelle de 43 fr. 17 c. à la charge de l'État, pour ce service.

Chaque chemise, de bonne toile de fil, coûte à peu près 4 fr.; le soldat en use rarement plus de deux par année.

La paire de souliers coûte 5 fr. 20 c. Ces chaussures sont confectionnées dans les ateliers du corps, au compte du maître cordonnier, qui emploie exclusivement des ouvriers militaires, et sous la surveillance du major et d'une commission composée de trois capitaines, qui procède d'ailleurs avec le plus grand soin à la réception de tous les effets de linge et chaussures entrant au magasin. Les souliers qui sont fournis au même prix par l'industrie privée, dans les places de passage, pour les besoins éventuels des hommes isolés, sont loin d'offrir les mêmes conditions de qualité et de durée.

Le fantassin n'use pas par an plus de deux paires de souliers provenant des ateliers régimentaires, et plus de deux ressemelages.

La paire de guêtres de cuir coûte à peu près 3 fr. 50 c.; la paire de guêtres de toile, 1 fr. 25 c.; le caleçon de cretonne de coton, 1 fr. 75 c., etc.

Avec ces prix réduits, la somme allouée au soldat pour l'entretien de son petit équipement excède réellement ses dépenses. Après l'imputation qui lui est faite des dégradations survenues par sa négligence à ses effets d'habillement ou d'armement, et du montant des effets de linge et chaussure qui lui ont été distribués, on établit, à la fin du trimestre, le décompte de la masse individuelle de chaque homme, et tout ce qui excède la somme de 40 fr., fixée pour le complet de cette masse, lui est remis. Il est peu de soldats économes et soigneux de leurs effets qui ne reçoivent 3 ou 4 fr. lors du payement de chaque décompte.

La somme qui forme l'avoir de la masse individuelle, à l'expiration du temps de service du soldat, reste sa propriété, et l'envoi lui en est fait après sa rentrée dans ses foyers.

L'habillement et la coiffure de l'homme de troupe lui sont fournis en nature, et l'entretien en est payé au compte de la masse générale d'entretien du régiment qui reçoit à cet effet des allocations spéciales.

Cette masse supporte aussi la dépense du renouvellement des effets d'habillement et de coiffure détériorés par des causes indépendantes de la négligence du soldat.

Sans entrer dans le détail du prix de chaque effet ni dans le calcul de sa durée légale, nous dirons qu'en tenant compte de cette durée, l'habillement complet du fusilier d'infanterie coûte, par année, 29 fr. 40 c. La masse générale d'entretien paye, annuellement aussi, environ 80 c. pour les réparations ordinaires à faire à l'habillement et à la coiffure : c'est donc une somme totale de 30 fr. 20 c. à compter pour cette partie des dépenses.

L'admirable tenue de nos troupes s'obtient, on le voit, à bien peu de frais, et nous ne croyons pas qu'aucun tailleur civil consentît à fournir ses pratiques à pareil prix.

Parlons maintenant du logement.

L'homme de troupe occupe des bâtiments militaires qui resteraient vacants à son défaut; nous n'avons donc pas à en évaluer le loyer, qui ne figure pas au budget ; mais il convient de tenir compte des dépenses d'entretien qui sont spécialement applicables aux casernes d'infanterie, et, à défaut d'indications précises à cet égard, nous ne nous écarterons pas beaucoup de la vérité en portant cette dépense à 3 fr. par homme et par an.

Le loyer des lits militaires, payé à la compagnie propriétaire du mobilier, qui fait rebattre les matelas et blanchir les draps aux époques déterminées, monte, avec l'entretien des couchettes, à 6 fr. 89 c. par an. Le logement du soldat coûte donc annuellement 9 fr. 89 c.

Récapitulons :

		fr. c.
La solde pour 349 jours de santé est de		139 60
Le pain fourni pour le même nombre de jours		59 33
Le combustible pour cuisson des aliments et chauffage des chambres.		5 07
Les distributions des liquides		4 26
Le traitement à l'hôpital pour 16 jours		28 48
La masse individuelle :		
Portion annuelle de la première mise	6 67	43 17
Prime journalière d'entretien	36 50	
L'habillement complet et son entretien		30 20
Le logement		9 89
Total		320 00

Il nous reste à expliquer l'emploi que reçoivent les fonds de l'ordinaire, et à résumer, d'une manière plus complète, ce que coûte, en définitive, la table du soldat.

Dans chaque compagnie, un caporal, désigné sous le titre de caporal d'ordinaire, est chargé d'administrer l'argent affecté à la nourriture et aux menues dépenses de la communauté. Sa gestion est surveillée par le lieutenant. Les achats sont faits journellement par lui, avec l'assistance de deux soldats changés à tour de rôle et en présence desquels les fournisseurs sont payés.

Indépendamment des sommes prélevées sur la solde, l'ordinaire reçoit, sous le titre de produits additionnels, le versement des retenues faites sur le salaire des hommes qui travaillent en dehors du quartier et sur la solde des hommes punis ou absents irrégulièrement; il profite aussi du produit de la vente des os et des eaux grasses des cuisines, ou du bénéfice réalisé par l'échange des pièces d'argent contre du billon, là où cet échange est praticable.

L'ordinaire paye le prix du pain de soupe, de la viande, des légumes et des comestibles achetés ; le blanchissage des chemises, à raison d'une par semaine pour chaque homme; le perruquier, qui fait la barbe aux soldats à raison de 10 centimes par homme et par mois; plus une foule de menues dépenses.

Nous ne saurions mieux faire que de transcrire ci-après la récapitulation des recettes et des dépenses d'une compagnie de carabiniers d'infanterie légère, dont le livret d'ordinaire a été mis à notre disposition, et qui stationnait aux environs de Paris pendant le mois de juillet 1851.

Cette compagnie avait en caisse, au 1er juillet 1851, un boni d'ordinaire de 56 fr. 53 c. provenant de ses économies. Les hommes versaient à l'ordinaire 34 centimes par jour ; mais les produits additionnels étaient insignifiants. Les compagnies d'élite ont rarement des hommes punis ou en absence illégale.

Le nombre des hommes comptant à l'effectif a varié, pendant les trente et un jours du mois, de 73 à 78.

Le total des journées a été de 2364, et le produit total du versement journalier de 34 centimes par homme a été de.	803 76
L'indemnité de 3 centimes par homme pour l'eau-de-vie mêlée à l'eau de boisson, qui a été versée à l'ordinaire, a produit.	70 92
Les autres versements additionnels se réduisent à.	4 85
Total des recettes.	879 53

Voici les dépenses :

715 kilogrammes de pain de soupe à 28 et à 29 cent. le kilogramme.	202 96
708 kilogrammes de viande à 60 cent. le kilogramme.	424 80
Légumes verts pour.	112 »
69 kilogrammes de sel à 20 cent.	13 80
961 grammes de poivre.	3 10
58 litres d'eau-de-vie à 80 et à 70 cent.	40 80
19 litres et demi de vin à 40 cent. le litre.	7 80
Dépenses d'éclairage à l'huile.	3 65
Blanchissage pour quatre semaines.	32 »
Savon pour l'usage de la compagnie.	12 80
Perruquier.	7 75
Cirage.	15 25
Dépenses diverses.	8 30
Total.	885 01
La recette n'ayant été que de.	879 53
Il a fallu prélever sur le boni précédent.	5 48

La portion de ces dépenses qui se rapporte à la nourriture s'élève à 805 fr. 26 c., et donne, pour chacune des 2364 journées, un peu plus des 34 centimes versés sur la solde ; mais la compagnie, riche d'un boni de 56 fr. 53 c., a largement vécu et s'est même attribué, le 29 juillet, une distribution de 19 litres et demi ou 78 rations de vin. Les 34 centimes, joints au 17 centimes que représente le pain de munition, élèvent à 51 centimes la dépense journalière de ces carabiniers pour leur nourriture ; mais nous devons dire qu'il est peu de corps d'infanterie où elle monte à un pareil taux.

La quantité de pain de soupe achetée a été de 302 grammes par jour et par homme, qui, joints aux 750 grammes de pain de munition, donnent un total de 1 kilogramme 52 grammes.

Les 708 kilogrammes de viande, divisés par le nombre des journées, qui est de 2364, donnent une consommation individuelle de 300 grammes par jour; elle n'est que de 250 grammes dans la plupart des corps.

Enfin, les 69 kilogrammes de sel, soumis au même calcul, font, par homme et par jour, 29 grammes, ce qui est prodigieux; car, à ce taux, la consommation annuelle de chaque homme serait de 10 kilogrammes 650 grammes, résultat qui dépasse toutes les évaluations.

Nous bornerons là ces appréciations et ces détails; ils démontrent à l'évidence quel judicieux emploi le département de la guerre fait de l'argent confié à son administration; et en effet, il serait facile de prouver, en donnant de semblables explications sur chacun des services, qu'il est impossible d'y apporter plus d'intelligence et d'économie.

Une conséquence, d'un très grand intérêt politique, philosophique et moral, résulte de tout ce que nous venons d'exposer : c'est que le soldat, libéré du service militaire, qui rentre dans la vie civile avec une instruction acquise sous les drapeaux, dont l'étendue de son intelligence trace seule la limite, avec le respect des lois et de l'autorité qui les applique, avec le sentiment de sa dignité personnelle et des devoirs qu'elle lui impose (précieuses conquêtes de sa vie des camps), y rapporte aussi le besoin de la continuité d'un bien-être dont un trop grand nombre d'habitants de nos campagnes sont encore privés. Il y apporte, en outre, les habitudes d'ordre, de régularité, d'économie sans lesquelles ce bien-être n'aurait pu exister pour lui, à si peu de frais surtout, pendant sa carrière de soldat, et qui lui fourniront les moyens d'y pourvoir de nouveau.

Il y a là une cause permanente de progrès social, intellectuel et matériel, dont l'effet se produit d'une manière sensible jusque dans nos plus humbles villages, depuis l'existence du mode actuel de recrutement de nos troupes. C'est une heureuse et favorable compensation aux charges qu'entraîne le service militaire; nous croyons sincèrement que le pays y a plus gagné en amélioration dans son état social, qu'il ne pourrait y avoir perdu, même en admettant les calculs exagérés des adversaires de l'armée.

L'hygiène des armées touche surtout à l'hygiène publique par la transmission possible de certaines maladies contagieuses au reste des populations, à la suite des grands mouvements des corps armés.

L'histoire montre combien de fléaux pestilentiels différents ont été apportés à diverses époques par des troupes revenant de pays lointains. Et même en dehors de cette circonstance rare, on sent avec quelle déplorable facilité surviennent des épidémies meurtrières qui souvent prennent un caractère contagieux, au milieu de masses d'hommes agglomérées sur un point circonscrit, quand les lois d'hygiène ne sont pas observées. L'encombrement est une source funeste qui a fait, dans les armées, plus de victimes que les guerres et les privations réunies ensemble.

Pendant la période de 1843 à 1847, on a constaté chaque année à l'hôpital militaire de Versailles, une épidémie meurtrière de fièvre typhoïde sévissant vers le mois d'octobre, exclusivement parmi les malades venant de la garnison de Saint-Cloud. Cette épidémie avait cela de remarquable, qu'elle se manifestait tous les ans, huit jours après l'arrivée du roi Louis-Philippe, et qu'elle disparaissait immédiatement après son départ de Saint-Cloud. La garnison, en temps ordinaire, se composait de 4 à 500 hommes et n'avait presque pas de malades. Dès que le roi arrivait, la garnison était portée à 1200. Les hommes étaient alors entassés dans des chambres étroites et mal aérées. Ce fait, quelque minime qu'il soit, est un exemple entre mille autres qui montre combien deviennent impérieuses les lois de l'hygiène sur une population soumise à l'influence délétère de l'encombrement.

INSTRUCTION DU CONSEIL DE SANTÉ DES ARMÉES, A L'EFFET DE GUIDER LES TROUPES DANS LA COMPOSITION DE LEUR RÉGIME ALIMENTAIRE (DU 5 MARS 1850).

ART. Ier. *Composition du régime.* — Le régime alimentaire se compose des aliments solides et des boissons.

§ Ier. *Aliments solides.* — Les substances animales (*viande et poisson*), le pain, les végétaux, mucilagineux ou féculents, et les fruits, sont les aliments solides dont le soldat doit faire habituellement usage.

L'expérience a démontré irréfragablement :

1° Qu'aucune substance alimentaire prise seule, pendant un temps prolongé, ne suffit à la nourriture complète de l'homme, ni quelquefois même à l'entretien de la vie : ainsi la viande, le pain, les légumes, le riz, etc., ne peuvent, chacun isolément, fournir une alimentation suffisante ;

2° Que l'usage persistant et invariable des mêmes préparations alimentaires amène graduellement, dans les organes digestifs, un état ou de langueur ou d'irritation, et toujours de satiété, si ce n'est de dégoût, qui nuit à la bonne élaboration des aliments, et par suite à la nutrition et à l'entretien des forces.

De ces faits, appuyés sur les données les plus positives de la science, découle le double principe : 1° de composer, autant que possible, chaque repas d'aliments divers, en proportions convenables, comme viande, pain, légumes, poisson, etc. ; 2° de varier le régime, de telle sorte que chaque jour ne ramène pas les mêmes aliments.

Il est démontré encore que, pour être bien digérées et fournir au corps de 'homme tous les éléments de réparation matérielle et d'énergie dynamique dont il a besoin, les substances alimentaires doivent être accompagnées de substances seulement stimulantes, qui constituent des assaisonnements. Le sel, le poivre, le girofle, l'oignon, l'ail, les principes aromatiques de quelques végétaux, comme le persil, le cerfeuil, le thym, etc., constituent ces assaisonnements, qui excitent les surfaces muqueuses, provoquent des élaborations plus complètes et, peut-être, entrant en combinaison avec les sucs nutritifs, ou passant en nature dans le sang, vont porter dans tout le corps une stimulation favorable à l'entretien de la vitalité.

1° *Proportions des divers aliments solides.* — La proportion de ces divers aliments exerce une grande influence sur la santé des hommes.

La viande, par les matériaux abondants qu'elle fournit aux organes, presque immédiatement, sous un petit volume et sans grands efforts de la part de l'estomac, doit prendre le premier rang dans le régime du soldat. L'expérience a prouvé la supériorité de l'alimentation animale pour l'entretien des forces et leur augmentation progressive, sur celle dont la base est formée de végétaux.

Il conviendrait, en conséquence, que le soldat pût disposer de 300 à 350 grammes de viande par jour. C'est de ces termes qu'il importe de se rapprocher toutes les fois que les circonstances le permettent, et, pour y arriver, des économies peuvent être faites sur les autres parties de l'ordinaire.

Le pain peut n'être considéré que comme *la seconde* des parties fondamentales du régime.

800 à 875 grammes de pain suffisent, en général, à l'alimentation journalière du soldat. Lorsque le pain est bien préparé et de bonne qualité, il peut être employé en même temps pour la soupe et pour être mangé à la main ; le pain spécialement destiné à la soupe peut ainsi être supprimé avec avantage au profit de la viande. Si, au contraire, on continuait à faire usage d'un pain particulier pour la soupe, il est bien entendu que celui-ci serait prélevé sur le poids total indiqué plus haut.

Les légumes enfin ne doivent former que la troisième et la plus faible partie des éléments du régime des soldats. Ils sont, en général, peu nourrissants. Mais leur usage, en certaines proportions, est indispensable à une alimentation complète et à l'entretien de la santé.

2° *Qualités que doivent avoir les divers aliments solides.* — Les viandes doivent être fraîches, bien saignées, provenant d'animaux sains et adultes. Les parties composées de chairs musculaires épaisses et massées sont plus nutritives que celles qui ne forment que des lames minces, entremêlées de lames blanches et filamenteuses qui constituent le tissu cellulaire et les aponévroses. Ces parties celluleuses, tendineuses et aponévrotiques ne nourrissent que peu.

Les viandes provenant d'animaux gras et vigoureux sont plus alibiles et plus salubres que celles fournies par des animaux maigres et languissants. Celle du bœuf est préférable à celle du taureau et de la vache.

La graisse dans la viande nourrit peu, mais elle fournit à l'homme un principe dont il a besoin. Les viandes accompagnées d'une médiocre quantité de graisse sont donc préférables à celles qui sont exclusivement compactes et sèches.

Bien qu'il paraisse que les viandes provenant d'animaux malades, même de ceux frappés par les épizooties, ne soient pas immédiatement malfaisantes, il est cependant prudent de les éviter. Il n'est permis d'en faire usage qu'en cas de nécessité absolue, urgente, et jamais cet usage ne peut être prolongé, car il entraînerait inévitablement le développement de maladies très graves parmi les troupes.

Les viandes conservées, séchées, fumées, salées, nourrissent moins bien que les viandes fraîches. Si leur usage prolongé et constant ne soutient pas convenablement les forces, excite la répugnance et dispose aux maladies, comme la stomatite (inflammation de la bouche), le scorbut, etc., cependant son introduction, en certaines proportions, dans le régime, est non-seulement sans inconvénient, mais salutaire, en augmentant la variété.

Les poissons et particulièrement les poissons salés, comme les morues, les harengs, les saumons, sont dans le même cas que les viandes salées. Les poissons frais de rivière ne nourrissent pas assez pour pouvoir constituer la base des repas habituels du soldat. Parmi les poissons de mer, frais ou salés, les plus gros, ceux dont la chair est le plus ferme et le plus colorée, nourrissent mieux que ceux qui sont plus petits, mous et blancs. On préférera donc les morues, les raies, les maquereaux, les saumons, les thons, les esturgeons, etc.

Le pain très épuré et très blanc nourrit moins que le pain de seconde qualité. Bien que les parties corticales du grain ou le son n'ajoutent pas sensiblement, pour l'homme aux éléments nutritifs du pain, et soient, sous ce rapport, bien inférieures à la fécule ou amidon, cependant elles communiquent au pain une substance aromatique, un goût spécial, et surtout une résistance à une dissolution digestive trop prompte, qui favorisent manifestement l'action physiologique, et la rendent indirectement plus réparatrice.

Il faut que le pain soit bien levé, c'est-à-dire pourvu d'yeux assez grands dans toutes ses parties ; qu'il exhale l'odeur agréable qui lui est spéciale ; que la mie soit homogène, élastique, et que les yeux y reparaissent quand on l'a modérément pressée ; enfin, que la croûte soit dorée, sonore, et partout attachée à la mie. Le pain est de mauvaise qualité, mal préparé ou mal cuit, quand il a une odeur fade ou de moisi ; quand sa teinte est trop foncée et inégale ; quand il contient des grumeaux de farine ; quand la mie se pelotonne en masse compacte ne revenant pas sur elle-même après la pression, ou est diffluente et grasse ; enfin quand la croûte est molle, blanche, ou brûlée et séparée en dessus de la mie.

Il importe de se tenir en garde contre l'addition dans le pain de substances étrangères à la farine de froment, et contre la diminution, dans celle-ci, de la quantité proportionnelle et nécessaire de gluten. On y parvient par l'examen des farines et par celui du pain, à l'aide de procédés et d'instruments qui sont à la disposition des officiers de santé, et qui ont déjà fait l'objet d'une instruction insérée au *Journal militaire officiel* (2e semestre 1847, page 397).

Les légumes frais sont en général préférables aux légumes conservés et secs. Les légumes farineux, comme la pomme de terre, les haricots, les lentilles, les pois nourrissent plus que les racines et les légumes herbacés, tels que les choux, les épinards, l'oseille, etc. ; cependant il y a de l'inconvénient à s'en nourrir d'une manière trop continue, trop exclusive. De temps à autre, en de certaines proportions, les choux, les navets, les carottes constituent des aliments très salubres, qu'il ne faut point négliger. On peut ranger, sous le rapport de l'alimentation, à côté des végétaux précédents, certains produits des céréales, savoir le gruau, le riz, le millet, etc. Ils se rapprochent des légumes féculents secs.

3° *Préparation des aliments.* La meilleure préparation de la viande, comme base du régime, est celle qui consiste à la faire bouillir et à obtenir de la soupe. Les ragoûts et les rôtis ne conviennent qu'à titre d'additions à la base fondamentale du régime; mais cette addition sera d'une grande utilité, et ne doit jamais être négligée lorsque les circonstances le permettent.

Pour la préparation de la soupe, il convient que la viande soit mise d'abord dans l'eau froide, et le feu poussé de manière que la marmite entre aussi vite que possible en ébullition. Alors on enlève avec l'écumoire ce qui arrive à la surface de l'eau. Après cette opération, il faut ajouter le sel, et le feu doit être ralenti, de manière à ne plus produire qu'un léger frémissement dans le liquide.

C'est une très grande erreur que de penser obtenir une cuisson plus rapide en faisant bouillir promptement une marmite. L'eau n'élève jamais, à l'air libre, sa température au-delà de 100 degrés; c'est à ce degré que la cuisson s'opère : quand on fait bouillir fortement la marmite, l'eau, sans devenir plus chaude, s'évapore plus vite, et entraîne avec elle les éléments aromatiques du bouillon, c'est-à-dire ce qui lui donne la sapidité qui constitue une de ses principales conditions.

Quatre ou cinq heures sont nécessaires pour faire une bonne soupe. Après la première heure ou plus tard, selon leur nature, on ajoute les légumes à la marmite. De ces légumes, les uns ont pour objet d'aromatiser, de colorer le bouillon, de le rendre plus sapide et plus agréable; les autres, d'augmenter la quantité de substance nutritive destinée au repas. Des oignons ou des carottes brûlés ou séchés au four, une poignée de persil, quelques clous de girofle et un peu d'ail, plusieurs panais, des poireaux et des carottes fraîches, constituent les végétaux aromatisants. Nous le répétons, ils sont nécessaires, non-seulement comme assaisonnement agréable, mais comme excitateurs du travail de la digestion.

Parmi les végétaux nourrissants, se trouvent les pommes de terre, les choux, les haricots, les pois, les lentilles et quelques produits de céréales, comme le gruau et le riz. Jamais les légumes ne doivent être mis en telles proportions qu'ils altèrent profondément le bouillon et lui fassent perdre son goût spécial. Les légumes frais sont préférables aux légumes secs; les farineux à écorce, comme les haricots, les pois et les lentilles, doivent, autant que possible, être alternés avec le gruau, le riz, et surtout les herbacés associés aux racines, comme les choux, les pommes de terre, les carottes, etc. Les légumes farineux, et plus particulièrement les pois et les haricots, doivent être cuits de manière que les enveloppes soient crevées et leur intérieur accessible au bouillon. Les légumes herbacés et les racines doivent être devenus fondants, sans dureté, et ne pas croquer sous la dent. Il ne faut pas cependant qu'ils aient perdu leur forme et une certaine fermeté. Le gruau est dans le même cas. Le riz ne doit jamais être assez cuit pour perdre sa forme et pour se fondre dans la bouche : arrivé à cet état, il ne constitue plus qu'un corps diffluent, sans goût et sans faculté nutritive, la fécule étant presque entièrement décomposée.

La proportion d'eau à mettre à la marmite est telle que, pendant la cuisson, la réduction soit d'un tiers, et laisse à l'homme une quantité raisonnable de bouillon pour tremper sa soupe. Jamais il ne faut ajouter, après la cuisson, de l'eau à la marmite pour augmenter la quantité de bouillon. Cette pratique nuisible fait perdre à l'aliment ses meilleures qualités.

La soupe ne doit être ni trop épaisse, ni trop claire. Le bouillon, versé bouillant sur le pain, doit l'avoir pénétré et ramolli dans toutes ses parties, sans lui avoir fait perdre sa forme et toute sa consistance. C'est à l'instant où l'on va tremper la soupe que le poivre doit être jeté sur le pain en proportion telle que le goût s'en fasse sentir, mais sans âcreté et sans échauffer la bouche et le gosier.

Les ragoûts qui peuvent être faits avec le bœuf frais ou déjà bouilli, le mouton, le porc, frais ou salé, substances auxquelles on ajoutera toujours des légumes nourrissants et des assaisonnements convenables, ces ragoûts doivent être préparés de telle sorte que les viandes, divisées par morceaux, y soient parfaitement cuites, et que les légumes y aient été bien pénétrés des sucs et des principes aromatiques de ces viandes. Il en sera de même des poissons et des ragoûts composés avec eux.

Les rôtis au four ou à vase clos conviennent mieux, pour l'alimentation du soldat, que les rôtis à feu nu, difficiles à surveiller, et qui perdent par l'évaporation une partie considérable de leurs éléments liquides et aromatiques. Autour des rôtis au four, on peut placer des légumes tels que pommes de terre, carottes, etc., qui ajoutent à leur goût, et augmentent avec avantage la quantité de l'aliment.

Des légumes seuls peuvent être préparés, à certains jours, lorsque leur abondance le permet, soit au lard, soit à la graisse ; dans des conditions de bonne cuisson, ils fourniront une ressource très utile dans le régime du soldat.

Cette observation s'applique parfaitement à certains fromages fermes, qui contiennent tous les éléments du lait, sans avoir subi d'altération profonde par la fermentation, tels que les fromages de Gruyère et de Hollande. Dans les contrées abondantes en laitage, et dans des circonstances que les officiers de santé détermineront, les fromages frais et le lait caillé, avec du pain ou des pommes de terre, pourront être employés avec réserve à la nourriture du soldat.

Les fruits bien mûrs et de bonne qualité, pris en petite quantité à la fin du repas, ne peuvent qu'être utiles, en ajoutant à la variété de l'alimentation et en excitant agréablement le goût, ce qui est toujours une condition favorable à la digestion ; mais ils ne conviennent point entre les repas, surtout si l'on prend en même temps des boissons aqueuses, et de très graves maladies, ainsi que le constatent des expériences trop nombreuses, peuvent résulter de leur abus.

§ 2. Boissons. — L'eau, les liquides fermentés et les liqueurs alcooliques provenant de la distillation, sont les boissons dont l'homme fait habituellement usage. Les boissons sont des aliments liquides qui fournissent à l'homme, non-seulement l'eau nécessaire pour diviser, suspendre et dissoudre les matériaux solides, mais encore des éléments qui, par leur combinaison, augmentent la masse de ces matériaux. Plusieurs boissons contiennent de plus en solution des éléments nutritifs ou stimulants et aromatiques : tels sont la bière, le cidre, le vin.

L'eau est la boisson la plus naturelle à l'homme et aux animaux. Elle doit être limpide, légère, dissolvant le savon sans former de grumeaux, et bien cuire les légumes secs. Il est utile, lorsqu'on doit faire longtemps usage de la même eau, de s'assurer de ses effets et de sa composition en prenant des renseignements auprès des habitants qui se trouvent à proximité et au moyen de l'examen que tous les officiers de santé sont à même de faire. Certaines eaux de source et de puits, les eaux provenant de neiges fondues à peu de distance dans les montagnes, ou artificiellement, ne contiennent pas d'air et sont pesantes à l'estomac ; il faut les agiter ou les transvaser plusieurs fois en les versant de haut pour leur faire absorber le principe qui leur manque et qui est indispensable pour les rendre faciles à digérer. Les eaux stagnantes qui exhalent une odeur de marais ou de putridité, doivent être bouillies ou mieux encore filtrées au charbon ; dans le premier cas, il faut leur restituer, par l'agitation, l'air que l'ébullition leur a fait perdre. Enfin on débarrasse les eaux des matières boueuses qui les troublent en les faisant filtrer sur du sable ou du gravier.

Il est de la plus grande importance, pour la conservation de la santé, d'éviter l'usage trop abondant de l'eau, surtout entre les repas. La présence d'une grande quantité de ce liquide dans l'estomac le fatigue, lui fait perdre de son énergie et rend les digestions subséquentes plus pénibles. Les aliments mal élaborés ensuite fournissent des sucs imparfaits. Des diarrhées et d'autres affections abdominales se développent, et la vie peut être très gravement compromise.

Toutes les fois que les circonstances et les ressources de l'ordinaire le permettront, il sera utile à la santé du soldat de boire, indépendamment de l'eau, une certaine quantité de liquide fermenté. A défaut de vin rouge, qui est préférable sous tous les rapports, la bière, le cidre, le poiré, pourront être employés. Tous ces liquides doivent être francs, sans mélange, sans sophistication. Coupé avec de l'eau, le vin rouge forme, pendant les chaleurs de l'été, la meilleure boisson désaltérante pour le soldat. Les vins blancs, plus excitants, sont moins salutaires.

A défaut des liquides fermentés, généralement employés parmi les populations, le soldat peut préparer des bières légères, telles que celle de M. Durand, dont la formule a été publiée, et dont l'essai, fait dans plusieurs garnisons, a été très satisfaisant. Dans les pays chauds, l'infusion de café est une boisson excellente.

L'eau-de-vie, même la meilleure, prise habituellement est peu favorable. Prise à jeun le matin, elle est pernicieuse et doit être généralement interdite. L'eau-de-vie ne peut être employée qu'à défaut de vin ou d'autre liquide fermenté et étendue d'eau dans les proportions réglementaires. Il faut alors faire le mélange instantanément, dans des vases de grès revêtus intérieurement d'une bonne couverte vernissée. On peut y ajouter avec avantage de la réglisse, afin de la rendre plus agréable.

L'absinthe et les liqueurs analogues nuisent à la santé et déterminent d'autant plus promptement et plus sûrement des irritations des organes digestifs et du cerveau qu'elles sont prises plus habituellement, plus fortes, à plus hautes doses et à des intervalles plus rapprochés.

Art. 2.—*Composition des repas.* En général, on observe que deux repas seulement pour vingt-quatre heures ne suffisent pas à la bonne alimentation et à l'entretien convenable des fonctions digestives chez le soldat. Entre le repas du soir, de la veille, et celui du matin, le lendemain, l'intervalle de seize à dix-sept heures est trop prolongé ; l'estomac accuse son malaise par des tiraillements douloureux, et des hommes, en assez grand nombre, ou ne suffisent qu'à peine aux exercices ou tombent en défaillance.

Il serait donc utile de faire prendre au soldat, le matin avant les travaux de la journée, un premier repas léger, composé ou d'une partie de la viande bouillie de la veille, ou d'un potage facilement et instantanément préparé, comme la soupe aux poireaux, aux oignons, etc., ou enfin du fromage. Cette mesure doit être d'autant plus recommandée qu'elle pourra contribuer puissamment à détruire la pernicieuse habitude qu'ont trop de militaires de prendre de l'eau-de-vie à jeun.

Le second repas est le repas principal; il doit, en station, se composer invariablement de la soupe, du bœuf et des légumes qui ont formé la marmite.

Le troisième repas, celui du soir, peut encore, à certains jours, se composer de la soupe et du bœuf; mais le plus ordinairement ce repas doit être fait avec une autre préparation, déterminée d'après les circonstances de la saison et des ressources du pays.

Il est à désirer que le régime soit assez bien préparé, assez abondant et assez varié pour que le soldat n'ait que le moins de propension possible à aller dans les cabarets et les cantines, chercher à y apporter des suppléments presque toujours de mauvaise qualité et nuisibles à sa santé. Sous tous les rapports, il serait avantageux que la vie de l'ordinaire et les repas pris en commun lui devinssent assez agréables pour l'éloigner des autres lieux de réunion.

Voy. ACCLIMATEMENT, AIR, AMBULANCE, BLÉ, CASERNE, FARINE, HÔPITAUX, LYCÉES, PAIN.

Bibliographie. — *La médecine d'armée*, par Merserey. Paris, 1754, 1 vol. in-12. — *Description des maladies qui règnent le plus communément dans les armées*, par Van Swieten. Paris, 1761. — *Médecine d'armée*, par Monro; traduit et augmenté par Le Bègue de Presle. Paris, 1769, 2 vol. in-8. — *Médecine militaire*, par Colombier. Paris, 1778, 7 vol. in-8. — *Observations sur les maladies des armées*, par Pringle. Paris, 1793, in-12. — *Hygiène militaire*, par Révolat. Lyon, 1803. — Art. RÉFORME du *Dictionnaire de médecine et de chirurgie pratiques*, par L.-J. Bégin, t. XIV, p. 139 et suiv. — *Quels sont les moyens d'utiliser les loisirs du soldat en temps de paix*, par le même. Paris, 1843, in-8. — *Études sur le service de santé militaire en France*, par le même. Paris, 1849, in-8. — *Éléments d'hygiène militaire*, par Mutel. Paris, 1843, in-12. — *Traité d'hygiène publique et privée*, par Michel Lévy, t. II, 4e édition. Paris, 1862. — *Études d'hygiène publique sur l'état sanitaire et la mortalité des armées de terre et de mer*, par Boudin (*Ann. d'hyg. et de méd. lég.*, par le même, t. XXXV, XXXVI, XLI et XLII). — *Lois pathologiques de la mortalité*, par le même, *même Recueil*, t. XXXIX. — *Mesures à prendre pour l'amélioration de l'état sanitaire de l'armée*, par M. Desjobert (*Ann. d'hyg. et de méd. lég.*, t. XXXIX). — *Traité de médecine légale et d'hygiène publique*, par Fodéré, t. VI, p. 433. — *Essai d'hygiène générale*, par Motard, t. II, p. 266. — *De la construction des casernes au point de vue de l'hygiène*, par le docteur Amand Mayenne. — *Essai sur les maladies des gens de cheval*, par Adrien-Jacques Renoult. Paris, 1803. — *Gymnastique pratique*, par M. Napoléon Laisné. Paris, 1851. — *Dictionnaire général d'administration*, Paris, 1849. — *Comparison on the sickness, mortality and prualing diseases, among seamen and soldiers*, by Tulloch. London, 1841. — *Observations on the means of preserving the health of troops, by selectens healthy localities*, by Balfour. London, 1844. — *On the enlisting of soldiers*, etc., by Marshall. Edinburgh, 1839. — *Comptes rendus au roi sur le recrutement de l'armée* (années 1823 à 1829). — *Mémoire sur la mortalité des troupes sardes*, par Bonino (*Ann. d'hyg. et de méd. lég.*, t. VI, p. 223). — *Mortalité de l'infanterie française*, par M. le docteur

Benoiston de Châteauneuf (*Ann. d'hyg. et de méd. lég.*, t. X, p. 229 et suiv.). — *Supplément au Dictionnaire des dictionnaires de médecine*, sous la direction du docteur A. Tardieu.—*Recueil de mémoires de médecine, de chirurgie et de pharmacie militaire. Collection importante pour l'étude de l'homme de guerre en santé et en maladie.* Paris, 1815-1862, 90 vol. in-8, publiés en trois séries.—Nous citerons particulièrement *Instruction du conseil de santé à l'effet de guider les troupes dans la composition de leur régime alimentaire* (*Recueil*, 2e série, t. V, p. 343). — *Charge que portent les troupes en route*, par M. Gilgenscrantz (*Recueil*, 1re série, t. XLV, p. 166).—*Désinfection, note sur l'emploi de la suie de houille comme moyen de désinfection des baquets à urine* (*Ibid.*, t. LIV, p. 359). — *Mémoire sur l'hygiène de l'homme de guerre dans le nord de l'Afrique*, par M. Rulhier (*Recueil*, 1re série, t. XLIX, p. 202). — *Stomatites occasionnées par l'encombrement des troupes dans les bâtiments où elles sont casernées* (*Recueil*, t. XLV, p. 280).—*Eau-de-vie substituée au vinaigre* (*Journal militaire*, 15 mai 1832). *Décisions ministérielles concernant quelques dispositions sur le service de propreté des casernes* (*Journal militaire*, 1824, 1er semestre, 8 mai, p. 317.) — *Décision royale qui règle définitivement l'uniforme de l'infanterie* (*Journal militaire*, 1845, 1er semestre, p. 68-703). — *Précautions hygiéniques à prendre pour conserver la santé du soldat* (*Ibid.*, 1842, 2e semestre, p. 108). — *Dispositions relatives au régime des malades dans les hôpitaux militaires* (*Ibid.*, 1843, 2e semestre, p. 173, 177, 179). — *Des affections qui frappent plus particulièrement le soldat*, par Gustave Lapeyre; thèses de Paris, 1850.— *Considérations sur l'hygiène de la cavalerie légère en temps de paix*, par Louis Leuret: thèse de Paris, 1834.—*Manuel d'hygiène militaire* ou *Recueil de notions applicables à l'entretien de la santé du soldat*, publié par les soins d'un médecin de l'armée. Gand, 1834. — *Archives de médecine militaire*. Bruxelles, 1849-1861, 29 vol. in-8. — *Résumé des dispositions légales et réglementaires qui président aux opérations médicales du recrutement, de la réforme et de la retraite dans l'armée de terre*, par Baudin (*Ann. d'hygiène*, t. II, 2e série, p. 178). — *De l'application de la méthode statistique aux opérations du recrutement*, par Villermé (*Ann.*, t. VIII, 2e série, p. 5). —*Rapport sur l'état sanitaire du camp de Châlons et sur l'hygiène des camps*, par H. Larrey. Paris, 1858. — *Maladies considérées comme cause d'exemption du service militaire en France* (*Ann.*, t. X, 2e série, p. 222). — *De la stomatite ulcéreuse des soldats*, par M. Bergeron. Paris, 1850. — *Recherches statistiques sur les causes de la mortalité de l'armée servant à l'intérieur*, par le docteur Laveran (*Ann.*, t. XIII, 2e série, p. 233). — *Des subsistances militaires, de leur qualité, de leur falsification, de leur manutention et de leur conservation*, et *Etude sur l'alimentation de l'homme et du cheval, appliquée plus particulièrement au soldat et au cheval d'Afrique*, par J. Squillier, 1 vol. in-8. Anvers, 1858. — *Étude sur les enfants de troupe*, par M. Lespiau, 1859. — *Rapport médical sur le casernement à Marseille*, par M. Lespiau, 1859. — *Quelques considérations sur les devoirs du médecin militaire au point de vue de l'hygiène du soldat en campagne*, par M. de Polor. Paris, 1860. — *Considérations générales sur l'équipement et les vêtements*, par M. Vézien. Paris, 1860.

MINES, MINEURS. — On donne le nom de *mine* à toute excavation creusée dans le sein de la terre pour exploiter une substance minérale.

On distingue les mines souterraines, ou mines proprement dites, et les mines à ciel ouvert, ou mines à la surface.

Le nom de *carrières*, qui signifie ordinairement des mines de pierre (pierre à bâtir, pierre à chaux), est aussi employé quelquefois comme synonyme de mines à ciel ouvert. On appelle houillères les mines de houille; tourbières, celles de tourbe; alunières, celles d'alun, etc. Les mines se composent de puits, de galeries, de descenderies ou cheminées, et de chambres. Les puits sont des excavations prismatiques ou cylindriques, dont l'axe, très incliné à l'horizon ou vertical, est très allongé relativement au diamètre des bases; les galeries sont des excavations semblables dont l'axe est horizontal ou peu incliné à l'horizon; les cheminées se rapprochent beaucoup des puits : il est impossible d'établir une distinction tranchée entre ces différentes espèces d'excavations; les chambres sont des excavations de grandes dimensions dans tous les sens, souvent de forme irrégulière. Les diverses substances minérales forment dans le sein de la terre des *gîtes* variés; elles s'y trouvent en couches, en filons, en amas, en veines, etc. Tous les combustibles fossiles, la houille, l'anthracite, le lignite, la tourbe, se trouvent constamment en couches.

Les travaux qui consistent à préparer l'exploitation des mines varient nécessairement, comme l'indique la distinction des mines outerraines et des mines à ciel ouvert.

Les substances exploitées à ciel ouvert sont souvent sans grande valeur; les excavations pour ce genre d'exploitation reçoivent, outre l'eau qui suinte des parois du rocher, celle qui tombe de l'atmosphère. L'art du mineur, lorsqu'il exploite à ciel ouvert, consiste donc principalement à savoir disposer les travaux de manière à opérer facilement l'extraction du minerai et à se débarrasser économiquement des eaux. Dès que les travaux atteignent une certaine profondeur, on est obligé de recourir à l'exploitation souterraine.

La fouille des mines était autrefois un supplice des criminels les plus coupables. On sait que les premiers chrétiens étaient souvent condamnés à l'extraction des métaux. De nos jours, malgré les progrès apportés par les siècles et la juste sollicitude qui environne les travailleurs, la profession de mineur laisse encore beaucoup à désirer; si la mortalité des ouvriers n'est plus énorme comme chez les anciens, ils sont en général actuellement soumis encore à des conditions hygiéniques déplorables et à des chances de mort nombreuses.

Ces dangers peuvent être rapportés à deux principales causes : 1° les gaz délétères qui se développent dans les mines; 2° les inondations, les éboulements, etc.

L'air des mines est vicié plus ou moins profondément par la respiration des ouvriers, par les eaux croupissantes qui y séjournent, par la décomposition des bois qui revêtent et soutiennent les puits et les galeries, par la fumée des lumières, et enfin par celle de la poudre brûlée pour faire sauter des portions de substances à extraire.

Ces causes déjà si nombreuses et si puissantes, et qui altèrent promptement un air difficilement renouvelé, sont peu dangereuses en comparaison des gaz délétères qui se dégagent plus ou moins rapidement ; quelques-uns peuvent s'enflammer au contact de la lumière et produire les plus violentes et les plus terribles explosions. Les principaux gaz délétères qui se rencontrent dans les diverses espèces de mines sont surtout l'acide carbonique, l'hydrogène, l'oxyde de carbone, le gaz hydrogène sulfuré, l'hydrogène carboné, etc. Les mineurs connaissent sous trois noms ces diverses espèces de gaz délétères, le *feu brisou* ou *grisou*, le *ballon* et la *moffette*. On a remarqué qu'en général la production de ces gaz se faisait rapidement, surtout dans les saisons chaudes et humides. Parfois ils apparaissent brusquement quand les ouvriers pénètrent avec leurs outils dans des cavités closes, ou lorsqu'ils arrivent à communiquer aux anciens puisards contenant des eaux stagnantes. Enfin il est une cause d'insalubrité pour les mineurs que nous ne ferons que mentionner et qui tient à la nature même de la mine : ainsi, ceux qui exploitent les mines de mercure, surtout celles à l'état vierge, sont sujets à la salivation, aux tremblements, etc. Les ouvriers qui travaillent dans les mines de plomb ont un signe qui les fait reconnaître aisément ; ces hommes sont sujets à la colique et à la paralysie saturnines. Ceux qui exploitent les mines de cuivre sont sujets aux coliques, à la dysenterie, etc. Les mines où entre l'arsenic sont également très funestes aux ouvriers; les maladies produites par les vapeurs arsenicales ont quelquefois une marche lente, mais non moins dangereuse ; il survient des coliques, de la fièvre, de la maigreur et surtout des paralysies.

Les mineurs, dans leurs souterrains, peuvent être surpris par l'eau, comme le témoigne le fait si connu d'une grande mine houillère du voisinage de Liége : 93 ouvriers se trouvaient dans le souterrain le plus profond ; ils avaient été ainsi chassés par l'eau, qui avait successivement envahi de proche en proche. Les ingénieurs jugèrent fort bien de l'endroit où ces malheureux viendraient aboutir et travailler pour se dégager. Enfin, après avoir franchi un espace de 160 mètres, et après six jours de travaux intérieurs et extérieurs qui se correspondirent à merveille, on put faire sortir, avec les précautions convenables, 74 hommes vivants sur 93. Plus récemment, en 1861, à Lalle, dans le département du Gard, 112 ouvriers sur 117 périssaient submergés par les eaux. Les mineurs sont exposés à des chutes fréquentes ; souvent un échelon qui casse, un pied mal assuré, l'état d'ivresse, etc., leur font faire des chutes mortelles. Le plus petit morceau de pierre ou de charbon qui tombe sur eux du haut de l'ouverture supérieure, les blesse grièvement ;

plus gros, il les mutile ou les écrase. Quelquefois des blocs de pierre d'un volume considérable se détachent de la partie supérieure des galeries et produisent les accidents les plus graves. Néanmoins il est vrai d'ajouter que si le travail des mineurs est en général très pénible et très insalubre, les conditions d'insalubrité sont variables, non-seulement par rapport à la nature de la mine elle-même, mais encore et surtout par rapport aux mesures hygiéniques qui président à la disposition intérieure des galeries. Ainsi en Angleterre, pour faire mieux ressortir l'influence qu'exercent sur la constitution des mineurs les conditions dans lesquelles ils vivent, des membres d'une commission spéciale ont eu soin de rapprocher ces conditions de l'état de santé et du développement physique de ceux qui s'y trouvent soumis. Le résultat général de ce rapprochement, c'est que partout, dans la Grande-Bretagne, les ouvriers des mines bien entretenues, suffisamment ventilées et sèches, à galeries hautes et larges, sont bien conformés et semblent, à la pâleur près, plus forts, plus robustes, plus vigoureux, mieux portants que les ouvriers des autres industries, moins peut-être que ceux de l'agriculture, pourvu toutefois qu'ils soient bien nourris (et ils le sont tous pour la plupart) et qu'ils n'aient pas commencé à travailler avant l'âge de huit ou neuf ans; tandis que les ouvriers des mines mal ventilées, humides, à galeries basses et étroites, où l'on ne peut cheminer que courbé ou bien en rampant, paraissent débiles, mal portants et sont souvent mal conformés. C'est surtout parmi ces derniers, et quand ils tirent à bras les charriots chargés de charbon, qu'on rencontre les mineurs qui restent petits et comme arrêtés dans leur croissance. Quand les mines sont saines et bien aérées, la santé des ouvriers s'y maintient parfaitement bonne. Il y a longtemps que la force athlétique des mineurs de Cornouailles a passé en proverbe. Les dangers constants qui menacent ces hommes, l'absence du soleil et de ce qui frappe ordinairement nos sens, l'idée d'être séparés du monde par une distance assez considérable, et d'être comme enfouis dans les entrailles de la terre, l'aspect sombre et lugubre des visages éclairés par la pâle lumière des lampes, toutes les circonstances qui devraient inspirer des pensées tristes n'empêchent pas les mineurs d'être gais et de chanter en travaillant, lorsque ces souterrains sont disposés de façon à les rendre aussi salubres que possible. Mais les conditions favorables, il faut le reconnaître, sont de beaucoup l'exception, et l'on peut dire que le travail à l'intérieur des mines, en partie par la longue durée des efforts, par la fatigue qu'ils produisent, en partie par l'insalubrité inhérente aux mines, telles qu'elles sont dans le grand nombre des localités, altère et détériore la constitution physique des ouvriers. Souvent leurs membres deviennent impotents et leur corps contourné, surtout lorsqu'ils sont employés dans les galeries étroites et basses. En général, à une époque de la vie où ils pourraient encore travailler s'ils avaient adopté une autre profession, leur force musculaire diminue, et ils sont incapables de continuer la leur. Ce métier est pour eux la source de souffrances et de maladies souvent mortelles, dont ils contractent les germes dès leur plus tendre jeunesse, maladies qui s'aggravent lentement, prennent un caractère formidable entre trente et quarante ans, et entraînent communément la mort des plus âgés peu après l'âge de cinquante ans. Les mineurs adultes sont généralement maigres, et perdent bientôt leurs forces et les apparences de bonne santé qu'ils pouvaient avoir jusque-là. Cette maigreur est attribuée aux violents efforts musculaires qu'ils font et à la transpiration abondante que produit la température élevée des mines un peu profondes. Dans un bon nombre d'exploitations, on a souvent réussi à assainir les travaux en mettant en œuvre toutes les ressources que peuvent offrir les capitaux unis à la science, pour garantir la santé des travailleurs, mais sur ce dernier point on n'est pas encore parvenu jusqu'ici à écarter toute chance de danger. Dans d'autres exploitations, au contraire, et ce sont les plus nombreuses, les moyens de ventilation et de desséchement sont essentiellement défectueux.

On trouve à cet égard, dans un rapport fait en Angleterre, des détails vraiment affligeants : on y mentionne des mines où l'humidité était telle, qu'elle mouillait en quelques minutes les ouvriers jusqu'à la peau ; l'air y était en même temps si chaud, qu'ils pouvaient à peine garder leurs habits, ils travaillaient ainsi à demi nus pendant quatorze heures sans relâche, et le soir après la journée ils avaient un ou deux milles à faire avant de pouvoir changer ou sécher leurs vêtements. Dans le district où les couches de houille sont assez épaisses pour permettre aux chevaux de se rendre directement aux travaux ou dans ceux où les galeries latérales ne sont pas assez longues pour exclure toute lumière, la situation des ouvriers est moins pénible. Mais quand l'étroitesse des galeries ne le permet pas, les ouvriers sont recherchés en raison de l'exiguïté de leur taille ; aussi les enfants abondent-ils dans certaines mines. Dans quelques districts, ces petits malheureux restent dans l'obscurité et la solitude pendant tout le temps qu'ils demeurent dans les fosses, et, d'après leur propre témoignage, il se passe souvent plusieurs semaines pendant la saison d'hiver sans qu'ils aperçoivent la lumière du jour, excepté le dimanche, ou lorsque les travaux sont accidentellement suspendus.

Les couches de houille exploitées varient en épaisseur depuis dix pouces anglais jusqu'à dix *yards*. Or, la grandeur et l'élévation des galeries dépendent de cette épaisseur. Aussi beaucoup n'ont-elles que 24 à 30 pouces de haut, d'autres n'en ont que 18 ! On peut se figurer la position déplorable des enfants, que leur petite stature fait spécialement réserver pour des travaux qui s'opèrent dans un aussi petit espace. Dans le district d'Halifax, les couches de charbon dans plusieurs mines n'ont guère que 14 et dépassent rarement 30 pouces d'épaisseur ; il s'ensuit que les ouvriers adultes manquent d'espace nécessaire pour travailler même dans une position courbée ; ils sont obligés, pour détacher ou arracher la houille, de se coucher tout du long sur le sol raboteux, la tête portée sur une petite planche ou une sorte de béquille courte. Lorsqu'ils ont un peu plus d'espace, ils travaillent appuyés sur un genou, l'autre étendu de manière à pouvoir balancer le corps. Pendant tout le temps qu'ils passent dans ces conduits étroits, obscurs, privés d'air, ils sont accablés de chaleur et dans un état de complète nudité. Dans le même district, les petits wagons à l'aide desquels on transporte le charbon dans l'intérieur des fosses reçoivent une charge qui varie de 2 à 5 quintaux. Ils sont portés sur quatre roues de fonte de 5 pouces de diamètre, et roulent sur un sol mal aplani ; toutes les fois que des rails ne conduisent pas des travaux de taille aux puits d'extraction, ce sont des enfants qui traînent ces wagons en passant parfois par des galeries qui n'ont pas plus de 16 pouces d'élévation. Il s'ensuit que pour accomplir ce travail fatigant, ces petits malheureux sont obligés de ramper sur les pieds et sur les mains ; pour s'alléger, ils mettent autour de leur corps une large ceinture de cuir à laquelle pend une chaîne de 4 pieds de longueur environ, qui s'attache au wagon à l'aide d'un fort crochet. Dans les passages un peu plus élevés, ils traînent leur fardeau avec la ceinture et la chaîne en marchant à reculons et le corps courbé. Lorsqu'ils ont enfin atteint les grandes galeries de communication, ils détachent la chaîne et changent de position ; ils poussent alors le wagon en s'aidant de la tête et des mains. Il est vraiment extraordinaire de voir avec quelle adresse ces enfants dirigent les wagons au milieu des angles formés par des passages étroits tracés sur un sol inégal couvert d'eau, de pierres et de boue. Les plus jeunes enfants sont réunis deux à deux pour traîner les wagons. Les filles, âgées de cinq à dix-huit ans, sont occupées de la même manière que les garçons. Il n'est fait aucune distinction entre eux pour l'entrée et la sortie des mines, ni dans le mode de traîner ou de pousser les wagons, ni dans la charge de ceux-ci ou des paniers, ni dans les distances à parcourir, ni dans l'habillement, ni dans le taux des salaires ; il n'est guère possible d'ailleurs d'apercevoir, dans l'obscurité des galeries, la moindre différence entre les enfants des deux sexes. On a remarqué que ceux qui sont chargés de pousser ainsi les chariots avec leur tête perdaient très promptement les cheveux sur tous les points supportant la pression pendant ce genre de travail.

Il est une occupation des plus pénibles confiée aux enfants seuls, qui consiste à ouvrir et fermer les portes d'aérage ; elle n'exige d'autre mouvement et d'autre travail que ce qu'il en faut pour ouvrir et fermer une porte. Comme les enfants chargés de cette besogne, choisis généralement parmi les plus jeunes, passent leur temps assis dans l'obscurité, souvent pendant douze heures de suite, uniquement occupés à ouvrir et à fermer pour le passage des wagons, ils subissent ainsi une sorte de confinement solitaire qui finit par les rendre presque idiots.

Dans la partie orientale de l'Écosse, on emploie généralement les femmes et les jeunes filles au transport du charbon ; on y emploie aussi quelques jeunes garçons. La charge se place d'ordinaire sur les épaules. Elle varie de 3 quarts de quintal à 3 quintaux. M. Frenchs, l'un des sous-commissaires de la commission dont nous avons parlé, représente ce travail comme un cruel esclavage qui offense l'humanité. Il a vu un enfant, une petite fille, âgée seulement de six ans, portant sur le dos un demi-quintal de charbon, et faisant régulièrement avec ce lourd fardeau quatorze longs et pénibles voyages par jour. « Pour apprécier, dit-il, ce genre de travail, il suffira de décrire les localités où il s'exerce. La pauvre petite fille dont je viens de parler (et des centaines d'enfants sont dans le même cas) doit d'abord descendre, au moyen d'échelles, jusqu'à l'endroit où se trouve le puits d'extraction ; là, elle prend une espèce de panier qui s'emboîte sur le dos et s'aplatit en s'élargissant vers le cou, et, munie de cet appareil, elle poursuit son chemin jusqu'aux travaux de taille. On y remplit son panier qu'un homme a souvent de la peine à soulever pour le recharger sur ses petites épaules. On passe sur le devant de la tête de l'enfant une bande de cuir qui est destinée à retenir le fardeau ; on ajoute quelques morceaux de houille sur le cou, et la pauvre créature commence son pénible voyage, le corps courbé et presque affaissé sous cette charge énorme, après avoir attaché la lampe au bandeau qui recouvre son front. De la taille à la première échelle, il y a une distance de plus de 80 pieds ; cette échelle a 18 pieds de haut ; après l'avoir gravie, l'enfant fait de nouveau quelques pas et trouve une deuxième échelle, puis une troisième, une quatrième, etc., qu'elle gravit successivement, jusqu'à ce qu'elle atteigne le fond de la bure, où elle jette dans le *cussat* son fardeau. Ce trajet est ce qu'on appelle un voyage ; il dépasse la hauteur de la cathédrale de Saint-Paul, à Londres (110 mètres), si l'on ajoute à la moitié des échelles l'intervalle qui les sépare les unes des autres. Il arrive parfois que la bande de cuir qui retient le panier se brise pendant l'ascension, et que le fardeau, dans sa chute, écrase ou blesse grièvement les enfants qui se suivent à la file.

» Lorsque, dit en terminant M. Frenchs, on considère la nature de cet horrible travail, son extrême sévérité, sa durée excessive, qui est de douze à quatorze heures par jour, et qui même, au moins une fois par semaine, se prolonge pendant toute la nuit ; l'atmosphère humide, chaude et malsaine dans laquelle travaillent les houilleurs, le jeune âge et le sexe d'un grand nombre de ces derniers ; lorsqu'on considère que ce travail, bien loin d'être une exception, est, au contraire, le lot habituel et la condition journalière de plusieurs centaines d'individus de tout âge, l'esprit recule épouvanté. Cette oppression cruelle et cet esclavage systématique ne pourraient être soupçonnés par ceux qui n'ont pas été en position d'en constater la désolante réalité. »

Dans la grande majorité des bassins houillers de la Grande-Bretagne, le travail de nuit fait partie du système ordinaire des travaux dans les mines ; toutefois son extension et sa durée sont réglées d'après les besoins de l'exploitation et la demande de la houille. Dans quelques districts, il n'y a d'autre travail de nuit que celui qui est nécessité par la réparation des ouvrages et les arrangements à prendre pour que le travail du jour ne soit pas interrompu. Le plus souvent, lorsqu'il y a travail de nuit, les ouvriers sont divisés en deux relais, dont l'un pour le jour et l'autre pour la nuit ; ils alternent toutes les semaines ou toutes les deux semaines. On cite des exemples où le travail de nuit et celui de jour sont exécutés par les mêmes ouvriers, enfants ou adultes, qui demeurent dans les fosses pendant vingt-quatre heures consécutives, parfois trente-six et même quarante-huit. La plupart des témoignages et tous les rapports officiels sont unanimes pour signaler la funeste influence du travail de nuit sur l'état physique et moral des ouvriers, et particulièrement des jeunes gens et des enfants. Aussi plusieurs auteurs ont-ils appelé l'attention sur le retard considérable que subit l'apparition de la puberté chez les jeunes mineurs ; il n'est pas douteux que les déplorables conditions hygiéniques auxquelles ils sont soumis n'en soient la cause principale, et cette longue enfance, en même temps que l'excès de leur fatigue, raccourcit la durée de leur virilité dès les premières années de l'âge adulte. On sait que la vieillesse des mineurs est tellement prématurée, que la plupart succombent de cinquante à soixante ans.

Outre ces faits déplorables au point de vue de la force et de la santé des populations occupées aux travaux des mines, il faut encore signaler une cause puissante d'abâtardissement rapide de l'espèce :

c'est la démoralisation profonde et précoce de tous les jeunes travailleurs qui sont enfouis dans les ténèbres des mines, sans aucune distinction des sexes ; la débauche, à laquelle se joint souvent l'ivrognerie, est un fléau terrible qui décime les mineurs, concurremment avec les autres chances de mort auxquelles ils sont exposés dans le cours de leur pénible existence. Déjà à plusieurs reprises des commissions en Angleterre et en Écosse, après enquêtes sévères, se sont élevées avec force contre le jeune âge auquel on faisait commencer le travail dans les mines, ainsi que contre les inconvénients résultant de ce mélange d'hommes, de femmes, de jeunes filles et de garçons, pour des travaux souterrains où la surveillance est presque toujours nulle ou insuffisante.

Les ouvriers sans distinction de sexe, la jeune fille comme la femme mariée, travaillent souvent dans un état de complète nudité. Malgré les précautions les plus multipliées et la vigilance la plus sévère, les ouvriers houilleurs sont exposés à chaque instant à des dangers nombreux qui menacent leur existence. « Notre vie, dit un témoin, ouvrier lui-même, est incessamment compromise ; un houilleur adulte ou enfant n'est plus en sûreté dès qu'il a mis le pied dans un *cussat* pour descendre dans la fosse. » — « C'est un véritable champ de bataille, dit un autre, où nous n'avançons qu'à travers les morts et les blessés. » En 1835, la chambre des communes anglaises chargea un comité de faire une enquête sur les accidents arrivés dans les mines ; il résulte du rapport de ce comité, que les accidents se sont considérablement multipliés depuis l'introduction d'un instrument qui avait été inventé et qui certainement était on ne peut mieux calculé pour en réduire le nombre. « En remontant, a dit le rapporteur, jusqu'en 1816, époque à laquelle la lampe de Davy devint d'un usage presque général, et en prenant deux périodes égales de dix-huit années chacune, avant et après cette époque, on trouve pour la première, alors que la lampe de Davy n'était pas encore en usage, 447 mineurs tués dans les comtés de Durham et de Northumberland, tandis que pour la seconde, le nombre des accidents mortels s'éleva à 538. On se rend compte de cette augmentation en observant que l'extraction de la houille s'est considérablement accrue pendant ces dernières années, et que des mines où l'air était tellement inflammable, que l'on n'avait osé y travailler jusqu'alors, ont été exploitées, grâce à la lampe de sûreté. Enfin, la sécurité qu'inspire cette lampe fait négliger fort imprudemment la plupart des autres précautions à l'aide desquelles on essayait naguère d'éloigner le danger.

Les conditions si misérables des mineurs ont été si souvent signalées en Angleterre, que la chambre des communes rendit, il y a peu d'années, un bill dont l'esprit s'appuyait sur l'opinion générale de tout le pays, tendant à mettre fin à tous ces monstrueux abus qui s'exerçaient surtout sur les jeunes enfants; et cela d'autant mieux qu'une loi prudente ayant réglé la durée et l'âge de travail des enfants dans les manufactures de laine et de coton, la soustraction de ces jeunes travailleurs aux manufactures paraissait les avoir fait refluer dans les mines où, sous aucun rapport, ils ne sont mieux, et où, sous plusieurs autres, leur condition est encore pire. En France, comme dans la plupart des pays de l'Europe, les mines non ouvertes n'appartiennent point au propriétaire du sol au-dessous duquel elles existent; elles ne peuvent être exploitées que par ceux à qui l'État en a fait concession à des conditions et sous la surveillance du corps des ingénieurs des mines qui, sans imposer de lois, sans exercer aucune contrainte sur la direction des travaux, sur le choix des ouvriers et des autres agents, ont une autorité suffisante pour prévenir des dangers et pourvoir à la sûreté des individus ou à la conservation du sol. Ce n'est pas ainsi en Angleterre : toute mine y appartient au propriétaire du sol ou au seigneur, il peut en jouir comme il l'entend, l'ouvrir, la fermer, l'exploiter lui-même, la louer à bail à un entrepreneur qui la dirige ou la fait diriger comme il veut, sans permission et sans que qui que ce soit puisse l'inspecter ou même y descendre pour la voir. Ainsi, dans nos mines, inspection, surveillance, du moins en ce qui concerne la sûreté des individus et la conservation du sol; rien de semblable dans les mines de la Grande-Bretagne, pays où, du reste, on ne visite guère que celles dont les galeries sont hautes et commodes, tous les travaux bien entretenus, les machines les meilleures, les plus puissantes, c'est-à-dire les mines qui passent pour être les plus belles et dirigées avec le plus d'habileté, tandis que personne ne demande à voir les petites, celles qui sont exploitées à l'aide de vieilles machines, de procédés imparfaits, à la tête desquelles se trouvent des hommes incapables et où d'ailleurs on n'obtiendrait que très difficilement la permission de pénétrer. De là dans les mines de l'autre côté de la Manche, et surtout dans les petites, de déplorables, d'odieux abus qui n'existent guère dans les nôtres, du moins au même degré, et ne peuvent pas y exister, parce qu'ils seraient bientôt connus. Du reste, il ne faut pas croire que tout soit misère et dégradation pour les mineurs en Angleterre, mais le contraire n'a lieu qu'à la condition expresse que la mine soit saine et que les galeries soient hautes, sèches, aérées; tant il est vrai que dans les professions pénibles et peu salubres par elles-mêmes, l'hygiène publique intervenant activement, peut combattre avec efficacité les causes d'insalubrité et rendre non-seulement sans danger, mais sans inconvénient même, les métiers réputés les plus dangereux et les plus justement redoutés.

Accidents survenus dans les exploitations minérales de toute nature. — Les travaux des mines et des carrières sont essentiellement dangereux par leur nature, et l'on comprend sans peine, quelles que soient les précautions que l'on prenne pour garantir la sûreté des ouvriers, que chaque année des accidents assez nombreux arrivent dans les exploitations minérales. L'administration exerce sur ces exploitations, en vertu des pouvoirs qui lui sont conférés par les règlements, la surveillance la plus active. Dès qu'un accident survient, avis doit en être immédiatement donné à l'ingénieur des mines. Celui-ci se transporte sur les lieux ; il en recherche les causes, il en constate les circonstances, et il en dresse un procès-verbal qui est transmis ensuite au ministère public, chargé de poursuivre, s'il y a lieu, les auteurs directs ou indirects de l'accident devant la juridiction compétente.

Chaque année, à l'aide des renseignements recueillis ainsi sur les divers points du territoire, l'administration dresse un état général des accidents de toute nature arrivés dans les exploitations des mines, minières, carrières et tourbières ; et s'il est possible, surtout pour les exploitations de carrières où la surveillance des ingénieurs est moins immédiate, qu'un certain nombre d'accidents restent ignorés, on peut assurer néanmoins qu'il n'y en a que bien peu qui échappent au contrôle de l'autorité, et que l'état arrêté par l'administration supérieure est aussi exact qu'il est permis de l'espérer.

J'ai placé, à la suite des tableaux relatifs à la production des mines et minières, le tableau général des accidents arrivés en 1850. Il m'a paru qu'il n'y aurait que peu d'intérêt à publier *in extenso* ceux des années antérieures, et qu'il suffirait de donner le résumé général des faits constatés pour quelques-unes des années de la période décennale de 1840 à 1850, par exemple, des années 1842 et 1844.

En 1842, sur un nombre total de 178 245 ouvriers employés dans les exploitations minérales, il y en a eu 1196 qui ont été atteints par des accidents, soit 6,70 pour 1000 ; 270 ont été tués et 900 seulement blessés.

Sur le nombre ci-dessus de 1196 ouvriers tués ou blessés en 1842, 1023 l'ont été dans les mines, 9 dans les minières de fer, et 164 dans les carrières ; c'est-à-dire que, sur 100 accidents, 86 environ sont arrivés dans les mines, 13 dans les carrières et 1 à peine dans les minières ; les tourbières n'ont été, en 1842, le théâtre d'aucun accident.

Les 1023 accidents arrivés dans les mines se répartissent ainsi qu'il suit entre les mines de diverse nature, savoir :

Mines de houille.	595
— d'anthracite.	329
— de lignite.	7
Total pour les mines de combustibles. .	931
Mines de plomb et d'argent.	16
— de cuivre.	2
— de manganèse.	1
— de fer.	73
Total égal.	1023

C'est-à-dire que, sur 100 accidents de mines, 91 sont arrivés dans les mines de combustible minéral, 7,1 dans les mines de fer, 1,5 dans les mines de plomb, argent, etc., et 0,4 environ dans les mines d'autre nature.

En rapprochant le nombre d'accidents du nombre total des ouvriers employés dans les mines de diverse nature, on trouve que, en 1842, 32 846 ouvriers étaient employés aux travaux des mines ; à raison de 1023 accidents, la proportion par 1000 ouvriers est de 31,12.

Pour les mines de combustible minéral, le nombre d'ouvriers employés était de 28 149, le nombre d'accidents de 931, c'est-à-dire de 33,07 pour 1000, et, en distinguant les mines de combustible de chaque nature, on arrive à ce résultat, qui mérite d'être signalé :

	Nombre d'ouvriers.	Nombre d'accidents.	Pour 1000.
Houille.	25303	595	23,51
Anthracite.	1400	329	235,00
Lignite.	1446	7	4,84

Les mines d'anthracite seraient, d'après ce relevé, de beaucoup les plus dangereuses de toutes celles qui s'exploitent dans toute l'étendue du territoire ; mais il convient de remarquer que, dans quelques-unes des localités où s'exploite l'anthracite, on a compté comme accidents les blessures les plus légères, de simples contusions, et c'est ce qui explique l'élévation proportionnelle du chiffre

Pour les mines de plomb, argent, etc., sur 1389 ouvriers employés, il y a eu 16 accidents ou 11,51 pour 1000.

Sur 139 ouvriers ayant travaillé aux mines de cuivre, il y a eu 2 accidents ou 15,33 pour 1000.

Pour les mines de manganèse, 239 ouvriers, 1 accident ou 4,18 pour 1000.

Enfin, pour les mines de fer, 2364 ouvriers, 73 accidents ou 30,88 pour 1000.

J'ai dit que, sur les 1196 ouvriers atteints en 1842, 230 avaient été tués, 966 seulement blessés.

Les ouvriers tués se répartissent entre les diverses natures d'exploitation ainsi qu'il suit :

Mines de houille	112
— d'anthracite	4
— de lignite	6
Total pour les mines de charbon	122
Mines de plomb, etc.	1
— de cuivre	1
— de fer	3
Total pour les mines	127
Minières de fer	8
Carrières	95
Total général	230

Ainsi, sur 100 ouvriers tués, 56 l'ont été dans les mines proprement dites, 3 dans les minières et 41 dans les carrières.

Quant aux ouvriers tués dans les mines, 96 pour 100 appartiennent aux mines de combustibles et 4 aux mines métalliques. Enfin, en ne considérant que les mines de combustibles, 5 pour 100 proviennent des mines de lignite, 3 pour 100 des mines d'anthracite, et 92 des mines de houille.

A l'égard des simples blessures, elles se divisent ainsi qu'il suit ;

Mines de houille	483
— d'anthracite	325
— de lignite	1
Total pour les mines de charbon	809
Mines de plomb, etc.	15
— de cuivre	1
— de manganèse	1
— de fer	70
Total pour les mines	896
Minières de fer	1
Carrières	69
Total général	966

On conclut de là que, sur 100 blessures, 93 proviennent des mines, 7 des carrières ; et, à ne considérer que les mines, 90 sur 100 appartiennent aux mines de combustibles, 8 aux mines de fer, et 2 aux mines de plomb et autres métaux ; enfin, les blessures reçues dans l'exploitation des mines de combustibles se répartissent dans les proportions suivantes : 60 pour 100 pour les mines de houille, et 40 pour 100 pour les mines d'anthracite.

Quant aux causes des 1196 accidents de 1842, elles se classent ainsi qu'il suit, savoir :

	Nombre d'accidents.	Tués.	Blessés.	Pour 100.
Par éboulements.	642	138	504	55,0
Explosions de gaz carboné.	77	23	54	6,5
Coups de mines.	63	8	55	5,2
Asphyxies.	9	6	3	0,8
Inondations.	1	1	»	»
Ruptures de machines, engins, câbles, chutes de benne.	150	23	127	12,5
Chutes d'ouvriers dans les puits.	234	31	223	20,0
Total égal.	1176	230	966	100,0

Sur les 642 ouvriers tués ou blessés par éboulement, 527, dont 65 morts, l'ont été dans les mines ; 8, dont 7 morts, dans les minières ; et 107, dont 66 morts, dans les carrières.

Les 77 cas d'explosion de gaz hydrogène carboné appartiennent tous aux mines de houille, sauf 4 aux mines d'anthracite.

Les 63 coups de mines ont causé 8 morts et 55 blessures, appartenant pour 41, dont 2 morts, aux mines, et pour le surplus, dont 6 morts, aux carrières.

Les 9 cas d'asphyxie, dont 6 ont causé la mort, ont été signalés, savoir : 8, dont 5 morts, dans les mines et 1 dans les carrières.

Le cas unique d'inondation qui a causé la mort d'un ouvrier appartient aux mines de houille.

Sur les 150 accidents dus à des ruptures de câbles et d'engins, etc., 131, dont 11 morts, ont eu lieu dans les mines de combustibles, 1 dans les mines métalliques, et 18, dont 12 morts, dans les carrières.

Enfin, 254 accidents, dont 31 morts, causés par des chutes d'ouvriers dans les puits, etc., 237, dont 20 morts, appartiennent aux mines de combustibles, 1 mort aux minières, et 16, dont 10 morts, aux carrières.

Pour l'année 1844, les résultats généraux, en ce qui touche les accidents arrivés dans les exploitations minérales, ont été peu différents de ceux de 1842 : le nombre total des accidents a diminué de 130 ; il n'est plus que de 1096 ; mais le nombre des ouvriers employés est descendu de 178 245 à 173 151 ; de sorte que le rapport entre le nombre d'accidents et le nombre des ouvriers est resté à peu près le même : il est de 6 pour 100, tandis qu'il était de 6,70 en 1842.

La diminution des accidents a porté tout entière sur les mines. Le nombre d'accidents de minières et de carrières s'est augmenté, savoir : pour les minières, de 8, et pour les carrières, de 9 ; le nombre d'accidents de mines a donc été réduit de 147 par rapport à 1842; il n'a été que de 876, tandis qu'il était de 1023 en 1842. Le nombre d'accidents des minières a été de 17 et celui des carrières de 173.

Les 876 accidents arrivés en 1844 dans les exploitations minérales, et dont 203 ont occasionné la mort, se répartissent entre les exploitations de diverse nature, ainsi qu'il suit :

	Tués.	Blessés.	Total.
Houille	83	351	434
Anthracite	7	341	348
Lignite	1	»	1
Total pour les mines de charbon.	91	692	783
Mines de plomb, argent, etc.	2	9	11
— cuivre	»	1	1
— manganèse	»	3	3
— bitume	»	2	2
— fer	11	65	76
Total pour les mines	104	772	876
Minières	7	10	17
Carrières	92	81	173
Total général	203	863	1066

On conclut du tableau ci-dessus qu'en 1844, sur 100 accidents, 82 sont arrivés dans les mines, 16,5 dans les carrières et 1,5 dans les minières.

La proportion des accidents entre les mines de diverse nature est restée à peu près la même qu'en 1844 ; mais, en comparant le nombre d'accidents avec le nombre des ouvriers employés, on trouve que la proportion est moindre pour les mines de combustibles qu'en 1842. Ainsi elle n'est plus, pour ces mines, que de 29 au lieu de 33 pour 1000. De même, pour les mines de plomb et argent, elle n'est plus que de 7 au lieu de 11,50 pour 1000, mais elle est augmentée pour les autres mines métalliques ; elle est :

Pour les mines de cuivre, de 29 au lieu de 15,33 pour 1000;

Pour les mines de manganèse, de 32 au lieu de 4,18 pour 1000 ;

Et enfin pour les mines de fer, de 34 pour 1000, au lieu de 30,88.

Quant aux causes des accidents, elles se répartissent à peu près de même qu'en 1842, savoir :

	Tués.	Blessés.	Total.	Pour 100.
Eboulements	141	457	598	56,5
Explosions de gaz hydrogène carboné.	2	25	27	2,3
Coups de mines.	5	62	67	6,2
Asphyxies	4	1	5	0,5
Inondation	1	»	1	»
Ruptures de machines, engins, etc. . .	18	197	215	20,0
Chutes des ouvriers dans les puits. . . .	32	121	153	14,5
Total.	203	863	1066	1000

Sur les 141 morts par éboulement, 75 appartiennent aux carrières; les 17 autres morts survenues dans les carrières sont dues : 1 à un coup de mine, 6 à des ruptures de câbles ou de machines, etc., et 10 à des chutes d'ouvriers dans les puits.

Pour l'an 1850, enfin, la situation générale, quant aux accidents des diverses exploitations minérales, a été plus satisfaisante encore qu'en 1844.

Le nombre total des victimes des accidents est descendu à 830, c'est-à-dire qu'il a été inférieur de 236 au nombre constaté en 1844 ; et le nombre des ouvriers étant de 179 825, supérieur, par conséquent, à celui de 1844 et même de 1842, le rapport entre le nombre des accidents individuels et le nombre des ouvriers n'est plus que de 5 pour 1000, au lieu de 6 en 1844 et de 6,70 en 1842.

La diminution a porté tout à la fois sur les mines et sur les carrières; il y a eu augmentation de 5 accidents dans les minières, et, pour la première fois, les tourbières apparaissent avec 5 accidents.

Les accidents de 1850 se répartissent entre les diverses exploitations ainsi qu'il suit :

	Tués.	Blessés.	Total.
Houille.	117	395	512
Anthracite.	2	77	79
Lignite.	3	4	7
Total pour les mines de charbon.	122	476	598
Plomb, argent.	5	12	17
Étain.	»	2	2
Manganèse.	1	»	1
Fer.	6	41	47
Total pour les mines.	134	531	665

Minières.	3	19	22
Carrières.	70	68	138
Tourbières.	4	1	5
Total général.	211	619	830

On voit par ce tableau que s'il y a eu, comme je l'ai dit, amélioration notable en 1850, quant au nombre des accidents, il y a eu en retour un plus grand nombre de morts qu'en 1844, 8 de plus. Les mines de houille ont donné toute l'augmentation sous ce rapport ; ainsi, pendant qu'en 1844, il n'y avait eu que 83 morts par accident dans les mines de cette nature, il y en a eu 117 en 1850. Le nombre des simples blessures a encore augmenté dans ces mines : il a été de 395, au lieu de 351 en 1844.

Les mines d'anthracite, au contraire, présentent une très forte diminution : ainsi le nombre d'accidents mortels est tombé de 7 à 2 en 1850, et celui des blessures surtout, de 341 qu'il était en 1844, est descendu à 77 en 1850.

En résumé, comparé au nombre d'ouvriers employés en 1850, le nombre des accidents donne pour les mines de combustibles la proportion de 19 pour 1000 ; pour les mines de plomb, argent, etc., de 12 pour 1000 ; pour l'étain, de 30 ; pour le manganèse, de 15, et pour le fer, de 21.

Quant aux minières, la proportion a été de 3 pour 1000 ; pour les carrières souterraines, de 3 ; pour les carrières à ciel ouvert, de 1, et de 1 également pour les tourbières.

A l'égard des causes des accidents constatés en 1850, elles se répartissent ainsi qu'il suit :

	Tués.	Blessés.	Total.	Pour 100.
Eboulements.	140	359	499	60,0
Explosions de gaz.	14	8	22	2,6
Coups de mines.	9	49	58	7,0
Asphyxies.	6	1	7	0,9
Inondations.	7	»	7	0,9
Ruptures d'engins, câbles, etc.	10	144	154	18,6
Chutes des ouvriers dans les puits. . . .	23	58	83	10,0
Totaux.	211	619	830	100,0

Sur les 211 morts arrivées par éboulement, 58 appartiennent aux carrières, savoir : 23 dans les carrières souterraines et 35 dans les carrières à ciel ouvert; 6 autres cas de mort sont arrivés dans les carrières souterraines, 3 par rupture de câbles ou d'engins et 3 par chutes d'ouvriers dans les puits, etc.; 6 autres morts ont également eu lieu dans les carrières à ciel ouvert, savoir : 2 par coup de mines, 1 par asphyxie et 3 par chutes sur les travaux.

Le tableau récapitulatif relatif à chacune des années 1842, 1844 et 1850 fait voir quel a été, sur l'ensemble des ouvriers blessés, le nombre de jours de chômage occasionné par les blessures, et le nombre moyen de jours de repos pour chacun d'eux. En 1842, le nombre total des jours de chômage a été de 23 714, ou de 25,63 par ouvrier; en 1844, il a été de 20 688, ou de 24,62 par individu blessé ; en 1850, enfin, de 23 617, ou de 37,99 par ouvrier.

Le tableau de 1850 donne, en outre, un détail qui n'avait pas été recueilli dans les années précédentes avec assez de soin, c'est le nombre des accidents arrivés dans l'année et qui ont occasionné les morts ou les blessures constatées : ainsi les 830 cas de mort ou de blessures constatés en 1850 sont résultés de 744 accidents, c'est-à-dire qu'en moyenne il y a eu 100 accidents, 111,5 ouvriers tués ou blessés.

Le tableau de l'année 1850 nous donne lieu aussi de constater quels sont, pour chaque nature de mines, et pour les mines de combustibles principalement, les départements qui ont été le théâtre du plus grand nombre d'accidents : non, sans doute, que l'on puisse toujours conclure d'un chiffre plus élevé des accidents dans une localité que l'exploitation y est plus dangereuse ou conduite avec moins de précautions que dans telle autre où les accidents seraient moins nombreux. Le nombre des accidents doit être, en effet, en rapport non-seulement avec les circonstances de gisement et avec le mode de travail, mais aussi avec le nombre des mines ouvertes dans le même lieu, avec le nombre des ouvriers employés et avec la quantité des produits extraits ; mais en tenant compte, dans une certaine mesure, de ces divers éléments, on peut arriver à conclure, avec un certain degré de vraisemblance, les chances comparatives de danger que présentent telles ou telles exploitations de mines.

Par exemple, pour les mines de houille qui ont été exploitées dans les 29 départements, et où il a été constaté 512 cas de mort ou de blessures, 154 appartiennent au département du Nord, 77 au département de la Loire, 69 au Pas-de-Calais, 52 au Gard, 47 à Saône-et-Loire et 34 à Maine-et-Loire ; c'est-à-dire que le nombre afférent aux 6 départements ci-dessus est de 433, ou de près des 7/8 du total.

Quatre autres départements, l'Allier, la Loire-Inférieure, la Mayenne et le Puy-de-Dôme, ont eu, le premier, 12 tués ou blessés ; le second, 11 ; le troisième, 19, et le quatrième, 13 ; un, la Haute-Loire, en a eu 8 ; deux, l'Ardèche et la Vendée, en ont eu 3 ; quatre, le Cantal, la Creuse, la Moselle, la Haute-Saône, en ont eu 2 ; quatre, l'Aveyron et le Rhône, en ont eu 1, et enfin dix n'en ont eu aucun.

Les cas de mort, au nombre de 117, se répartissent d'ailleurs un peu différemment : 47 appartiennent au département de la Loire, 16 au département de Saône-et-Loire, 15 au Gard, 9 au Nord, 8 à l'Allier, et 5 au département de Maine-et-Loire. Total pour les six départements ci-dessus, 91, ou plus des 3/4 ; et si l'on recherche quels sont, en 1850, les départements où l'extraction a été le plus considérable, on trouve :

Loire.	15 581 247 q. m.
Nord.	10 016 744
Saône-et-Loire.	4 497 168
Gard.	3 090 797
Allier.	2 168 150
Aveyron.	1 255 343

Cinq de ces départements figurent aussi parmi ceux où le plus grand nombre d'accidents sont arrivés en 1850, et si l'Aveyron ne s'y trouve pas compris, c'est que l'exploitation des mines de ce département se faisant, en très grande partie, à un niveau supérieur à celui des vallées, s'opère presque partout dans des conditions de sûreté que l'on ne peut réaliser ailleurs.

Les mines de lignite ont été exploitées dans 14 départements : 11 n'ont pas eu d'accidents ; il n'y a eu d'ouvriers tués ou blessés que dans 3, savoir : l'Isère, 4 ; les Bouches-du-Rhône, 2, et le Bas-Rhin, 1.

Six départements ont eu, en 1850, des mines d'anthracite en exploitation ; 3 seulement ont eu des accidents : les Hautes-Alpes, 1 ; la Mayenne, 37, et la Sarthe, 40. Sur ce nombre total de 78 accidents, il n'y a eu que 2 tués, 1 dans la Mayenne et 1 dans la Sarthe.

Il y a eu des mines de plomb, argent, etc., exploitées dans 12 détements ; il n'y a eu d'accidents que dans 5, savoir : dans les Hautes-Alpes, 4 ; dans le Finistère, 6 ; dans la Haute-Loire, 1 ; dans la Lozère, 1, et dans le Puy-de-Dôme, 2. Total, 14 accidents, qui ont tué 5 ouvriers et en ont blessé 12. Les 5 ouvriers tués appartiennent, 1 au département des Hautes-Alpes, 1 au Finistère, 1 à la Haute-Loire et 2 au Puy-de-Dôme.

Un seul département a eu des mines d'étain exploitées en 1850 : 2 accidents ont eu lieu sur ces mines, et 2 ouvriers ont été blessés.

Il y a eu des mines de fer exploitées dans 21 départements ; 8 seulement ont eu des accidents, savoir : l'Ain, l'Ardèche, la Corrèze, le Gard et la Moselle, 1 chacun ; Saône-et-Loire, 3 ; l'Isère, 5, et l'Ariége, 30. Total, 43 accidents, qui ont tué 6 ouvriers et en ont blessé 41. Les ouvriers tués l'ont été, 1 dans l'Ain, 1 dans l'Ardèche, 1 dans l'Ariége, 2 dans la Corrèze et 1 dans le Gard.

Des exploitations ont eu lieu, en 1850, dans les mines de zinc, de cuivre, d'arsenic, d'antimoine, de manganèse, de bitume, de sel gemme et de terres pyriteuses et alumineuses, sans avoir donné lieu à aucun accident.

Quant aux minières de fer, qui se rencontrent si abondamment sur notre territoire, il y en a eu d'exploitées, en 1850, dans 40 départements; il n'y a eu d'accidents que dans 8, savoir : dans les Ardennes, 3; dans le Cher, 6; dans la Côte-d'Or, 2; dans la Haute-Marne, 1; dans la Moselle, 3; dans le Nord, 1; dans le Pas-de-Calais, 4; dans la Haute-Saône, 2. Total, 22 accidents, ayant causé 3 morts et 19 blessures : les morts ont eu lieu dans le Cher, la Côte-d'Or et la Haute-Saône.

Enfin, en ce qui touche les carrières, elles se divisent en carrières souterraines et en carrières à ciel ouvert, et, comme Votre Majesté l'a vu dans ce qui précède, les dernières sont au moins aussi dangereuses que les premières, bien qu'à cet égard on ait dans le public une opinion contraire, et que les règlements eux-mêmes paraissent avoir été rédigés d'accord avec cette opinion.

Il y a eu, en 1850, exploitation de carrières souterraines dans 50 départements. Des accidents ont eu lieu dans 14, savoir : 1 dans chacun des départements de l'Aisne, du Calvados, du Cher, de Loir-et-Cher ; 2 dans chacun des départements d'Indre-et-Loire, de Maine-et-Loire, du Pas-de-Calais et de Saône-et-Loire ; 4 dans l'Oise et dans Seine-et-Marne; 7 dans Seine-et-Oise, 10 dans les Ardennes et dans la Seine; enfin, dans la Seine-Inférieure, le nombre n'en a pas été régulièrement constaté, à défaut de communication officielle à l'autorité; mais il est certain qu'il y a eu, en 1850, au moins 13 morts et 13 blessures par suite d'accidents dans les carrières de ce département. Des mesures ont été prises pour qu'à l'avenir les accidents qui surviendront soient portés à la connaissance de l'administration.

Les 47 accidents qui ont été constatés ont occasionné 29 morts et 27 blessures. Les 29 morts se répartissent ainsi : 1 dans l'Aisne, le Calvados, le Cher et le Pas-de-Calais ; 2 dans Maine-et-Loire; 3 dans Indre-et-Loire et Seine-et-Marne ; 4 dans l'Oise; 5 dans Seine-et-Oise, et 8 dans la Seine.

A l'égard des carrières à ciel ouvert, il y en a eu d'exploitées dans 78 départements au moins; 76 accidents y ont été constatés dans 24 départements, savoir :

1 dans l'Aisne, l'Isère, la Meurthe ;

2 dans l'Allier, l'Aube, le Calvados, le Cher, la Corrèze, l'Ille-et-Vilaine, l'Indre, l'Indre-et-Loire, la Meuse, la Vienne et l'Yonne ;

3 dans la Loire, le Maine-et-Loire, la Manche, la Marne, le Pas-de-Calais, la Seine ;

5 dans l'Ain ;

6 dans le Rhône ;

10 dans Seine-et-Oise ;

Et 12 dans les Ardennes.

Ces 76 accidents ont causé 41 morts et 35 blessures plus ou moins graves.

Les morts se répartissent ainsi qu'il suit :

1 dans l'Aisne, dans l'Ille-et-Vilaine, dans la Meurthe, dans le Pas-de-Calais et dans la Vienne ;

2 dans l'Aube, le Calvados, le Cher, l'Indre, la Loire, la Manche, la Meuse, la Seine et l'Yonne ;

3 dans l'Indre-et-Loire, dans Maine-et-Loire et dans la Marne ;

Et 9 dans Seine-et-Oise, pour 10 accidents au moins.

Enfin, sur 32 départements où des tourbières ont été exploitées en 1850, 2 seulement, le Pas-de-Calais et la Somme, ont eu des accidents, le premier 3 et le second 2 ; ensemble, 4 tués et 1 blessé.

Éclairage des mines. — On conçoit combien il est important de parvenir dans les mines sans craindre l'explosion des gaz et en même temps voir ce qui s'y passe. La lampe de sûreté de Davy présente ce double avantage, mais la sûreté qu'elle offre dans les mines sujettes au *grisou* n'est pas absolue. Un air trop agité, un courant de gaz hydrogène animé d'une certaine vitesse, comme cela arrive dans ce qu'on appelle *soufflard*, et vraisemblablement d'autres causes encore indéterminées, peuvent anéantir momentanément l'efficacité de l'enveloppe protectrice et faire naître des accidents que l'on est peut-être trop disposé à attribuer, dans toutes les circonstances à l'imprudence des ouvriers ou à l'imperfection des appareils.

La lampe de Muesceler est aujourd'hui la plus répandue dans les nombreuses houillères de la Belgique. Perfectionnée par M. l'ingénieur Arnoux, elle réunit des conditions de sûreté et de simplicité qui expliquent le succès qu'elle a obtenu dans la pratique. Sa construction ne repose d'ailleurs sur aucun principe nouveau.

Le système de préservation consiste dans l'emploi de la toile métallique de Davy, à laquelle est ajouté un diaphragme également en toile métallique surmonté d'une cheminée intérieure qui donne issue aux produits de la combustion. Mais de plus, en vue de prévenir le danger très réel qui résulte de la négligence des ouvriers et de leur facilité à ouvrir la lampe ; il existe au-dessus de la mèche, un petit opercule à bascule, mis en mouvement par un ressort attaché au verre même de la lampe et qui tombe dès qu'on enlève le verre.

Ces perfectionnements font de la lampe de Muesceler un appareil très utile et très sûr.

La lampe Dubrulle est une combinaison de la lampe de Davy à

toile métallique avec un système de vis qui fait descendre et éteint la mèche lorsqu'on ouvre la lampe pendant qu'elle brûle. L'appareil de Dubrulle est employé dans un certain nombre d'exploitations houillères du Nord. Cette lampe joint à l'avantage d'une grand simplicité celui d'éclairer convenablement et de mettre les ouvriers à l'abri de leur propre incurie par un système très sûr et très simple en même temps.

Nous devons une mention spéciale aux lampes et appareils de sûreté pour les mines inventés par M. Chuard, qui offrent un mérite réel de nouveauté, et sont tout à fait dignes d'attention. Sa lampe de sûreté repose sur un principe tout différent de la lampe Davy. La lumière qu'elle donne, n'étant pas voilée par une toile métallique, est beaucoup plus vive, environ huit fois plus. Elle brûle pendant vingt-quatre heures en consommant seulement 5 centimes d'huile.

L'air arrive à cette lampe par un orifice ouvert latéralement qui communique avec quatre tuyaux concentriques où l'air circule et dont la dimension ainsi que l'échauffement activent le tirage. A une petite distance de la double mèche se trouve le piston d'une petite soupape retenue seulement par un cheveu. Si l'air arrive mélangé de gaz inflammable et prend feu au contact de la mèche, le cheveu est instantanément brûlé et la soupape en tombant ferme tout accès à l'air. Il n'y a pas à craindre que le cheveu se rompe de lui-même, car il peut porter 200 grammes et le petit appareil qu'il soutient pèse seulement 15 grammes.

Une autre lampe qui sert de sauve-garde quand la première s'éteint, est alimentée par l'oxygène, provenant de la décomposition du nitrate d'ammoniaque enfermé dans une sorte de petite cornue placée au-dessus du foyer de cette lampe chimique.

Les gazoscopes de M. Chuard, fondés sur le principe du poids des différents mélanges gazeux, ont été expérimentés avec succès dans plusieurs mines.

Il a enfin imaginé une caisse respiratoire chimique pour les cas de méphitisme, vaste réservoir dans lequel s'opèrent le dégagement et le mélange de l'oxygène, de l'azote et de l'acide carbonique, et qui porté à dos d'homme, fournit à celui qui en aspire le contenu une sorte d'atmosphère respirable artificielle. Cette dernière invention plus théorique que pratique, ne doit pas faire perdre de vue les appareils très ingénieux dus à M. Chuard, auxquels il manque malheureusement d'avoir reçu la consécration de l'expérience et d'être entrés dans la pratique.

A une époque où l'on songe activement à utiliser la pile voltaïque pour l'éclairage des villes, il est permis d'espérer que bientôt les travaux souterrains recevront une lumière qui naîtra et se maintiendra dans le vide, sans que pour l'entretenir il soit nécessaire d'alimenter le foyer de combustion avec une atmosphère qui n'est que trop souvent explosive. M. Boussingault a tenté quelques expériences dans cette voie nouvelle : il a fait usage, à cet effet, de la pile de Münch, la seule qu'il eût à sa disposition ; le courant de cette pile, établi en deux pointes de charbon placées, soit dans le vide, soit sous l'eau, a produit un jet de lumière qui a pu être porté impunément dans une atmosphère détonante. De son côté, M. de la Rive, qui s'occupe depuis longtemps de ce sujet, est parvenu, après bien des recherches infructueuses, à la découverte d'un procédé qui promet d'être à la fois économique et commode. La pile que ce physicien emploie est formée de plusieurs cylindres concentriques de cuivre ou de platine, séparés les uns des autres par des cylindres poreux, de manière à former quatre ou cinq couples en série : le métal positif est un amalgame de zinc liquide et mieux encore un amalgame de potassium. Le liquide est une solution de sulfate de cuivre, dans le cas où le métal négatif est le cuivre, et de chlorure de platine, dans le cas où c'est le zinc. Nous devons ajouter que M. de la Rive n'est pas encore parfaitement parvenu à vaincre les plus grandes difficultés inhérentes à l'application des appareils voltaïques à l'éclairage : la lumière qu'il produit est très éclatante, sans doute, mais elle manque de constance. Toutefois, les meilleurs résultats ont été obtenus avec de petits cylindres creux et minces de coke, analogues aux dimensions près, qui sont ici beaucoup moindres, à ceux employés dans les piles de Bunsen. On dispose ces cylindres comme les mèches dans une lampe. Un anneau ou un disque épais de métal, de même diamètre que le cylindre de charbon, est disposé au-dessus de celui-ci, de façon que le courant électrique passe entre eux deux. Ce courant doit aller du charbon au conducteur métallique, afin que les particules charbonneuses transportées de bas en haut, retombent par leur propre poids. Le tout, c'est-à-dire le cylindre de charbon et les ajutages métalliques qui le portent, ainsi que l'anneau ou le disque servant de conducteur, se trouve placé dans un petit ballon de verre hermétiquement fermé ; il est inutile d'y faire le vide, parce que le peu d'oxygène qui y est renfermé disparaît rapidement sous l'influence du charbon incandescent. Mais il importe d'intercepter exactement toute communication avec l'air extérieur. La pile s'ajuste en dehors du ballon à deux tiges métalliques communiquant, l'une avec le cylindre de charbon, l'autre avec le conducteur métallique. On peut la changer ou la charger de nouveau sans rien déranger à la disposition intérieure. Suivant la force de la pile, il est préférable d'employer deux pointes ou deux cylindres de charbon plutôt qu'un seul à un conducteur métallique. La préparation du charbon a aussi une grande importance. M. de la Rive a fait beaucoup d'essais sur ce point, mais il n'est pas encore fixé. Peut-être obtiendrait-on une lumière suffisante pour l'éclairage d'une *paille*, en faisant passer le courant électrique à travers un fil de platine courbé en spirale, de manière à produire deux cônes adossés par leurs bases ; bien entendu que le fil devrait être choisi d'un diamètre suffisant pour se maintenir au rouge blanc sans se fondre sous l'influence du courant. Ce petit appareil serait également renfermé dans un ballon de verre clos.

Conviendrait-il d'ailleurs de construire de petits appareils portatifs, ne donnant que la lumière nécessaire pour guider l'ouvrier dans son travail, ou bien serait-il plus avantageux d'établir dans les galeries, sur des points bien ventilés, des forges intenses d'où l'on répartirait ensuite la lumière à l'aide de réflecteurs ? Ce sont là autant de questions dont la solution ne saurait être donnée *à priori*, et doit se déduire rigoureusement de l'expérience. N'oublions pas, d'ailleurs, qu'à côté de la question industrielle se trouve une question d'humanité, puisqu'on prétend qu'en Europe, chaque jour il périt un homme par le feu grisou.

Je terminerai sur ce point important de l'éclairage des mines, en citant la grande instruction de 1824 qui confirme des préceptes pratiques, dont l'utilité est de tous les temps et s'applique à tous les systèmes.

INSTRUCTION PRATIQUE SUR L'EMPLOI DES LAMPES DE SURETÉ DANS LES MINES, PUBLIÉE PAR M. LE DIRECTEUR GÉNÉRAL DES PONTS ET CHAUSSÉES ET DES MINES.

§ I. *Observations préliminaires sur l'aérage et l'éclairage des mines.* — L'aérage et l'éclairage de l'intérieur des mines présentent de grandes difficultés, contre lesquelles viennent quelquefois échouer tous les secours de la science, toutes les ressources de l'industrie, et toutes les précautions de la prudence humaine.

Dans beaucoup de circonstances, il ne s'agit pas seulement de renouveler l'air des excavations souterraines, c'est-à-dire d'y introduire sans cesse l'air même de la surface du sol, pour subvenir en même temps à la respiration des ouvriers et à la combustion des lampes ; il faut encore en extraire et en expulser toutes les mofettes nuisibles qui s'y forment ou qui s'en dégagent en plus ou moins grande abondance. En un mot, il ne suffit pas de porter au mineur, dans ses ateliers les plus profonds et les plus reculés, l'air sans lequel il ne peut vivre ; il faut aussi écarter de lui les différents fluides aériformes qui lui donneraient la mort.

C'est surtout dans les mines de houilles que ces sortes de difficultés se rencontrent plus fréquemment, et qu'elles sont accompagnées de plus de dangers. Tantôt le gaz azote et le gaz acide carbonique (que la plupart des mineurs ne distinguent pas l'un de l'autre, et qu'ils nomment *mauvais air*) remplissent les anciens ouvrages et se répandent dans les galeries et les puits, et l'on ne peut y rester ou en approcher sans risquer d'être frappé d'asphyxie. Tantôt le gaz hydrogène carboné (le *grisou* ou *grieux* des mineurs) sort des fentes du rocher ou de la masse même de houille qu'on exploite. Plus à craindre que les deux premiers gaz, il peut comme eux asphyxier les ouvriers, et s'il vient à prendre feu avec une lumière, lorsqu'il est mêlé en certaines proportions (1) avec l'air commun, il produit une explosion terrible qui brûle tous ceux qu'elle atteint, qui détruit et disperse au loin les ouvrages, et qui, transformant subitement l'air des galeries en gaz délétère, frappe aussi de mort quelques instants plus tard tous ceux que le feu et la commotion ont pu épargner (2).

Dans les cas les plus ordinaires, on emploie, pour prévenir ces déplorables catastrophes, différentes méthodes, et on prescrit différentes dispositions particulières que nous nous bornerons à rappeler ici en peu de mots.

A. Lorsqu'on redoute le dégagement continuel et l'accumulation des gaz méphitiques dans une partie de la mine, on rend l'aérage *plus vif et plus serré*, selon l'expression des mineurs, c'est-à-dire que l'on augmente la vitesse et le volume de l'air qu'on y fait circuler, afin de noyer ces gaz dans une telle masse d'air commun, que le mélange qui en résulte ne puisse être nuisible (3).

B. Lorsqu'on craint l'affluence et l'explosion du gaz hydrogène carboné, on force l'air qu'on fait venir du dehors à passer sur la surface même des *tailles* d'exploitation, et dans les coins et les angles des galeries, pour balayer continuellement les parois, entraîner tous les jets de gaz inflammable qui en sortent, et toutes les bulles de ce gaz qui pourraient y rester adhérentes. On a soin surtout de faire arriver le courant au bas des tailles, de sorte qu'il les parcourt en montant plutôt qu'en descendant; et on le conduit ensuite au dehors de la mine par des galeries et des puits où il n'y a aucune lumière. On empêche les ouvriers de fumer dans la mine; on leur défend l'entrée des vieux ouvrages qui sont pleins de gaz inflammable; on interdit le travail à la poudre; on diminue autant que l'on peut le nombre des lampes dans les galeries de service et dans les ateliers; quelquefois même on n'en emploie qu'une seule, qu'on place à l'entrée des chambres d'exploitation, et dont on augmente, s'il le faut, la clarté à l'aide d'un réflecteur.

Dans quelques mines, on éclaire les travailleurs avec la *meule d'acier*, dont les étincelles ne peuvent que difficilement enflammer le gaz hydrogène carboné.

C. Si l'on aperçoit ou si l'on soupçonne que ce gaz s'est amassé dans quelque cavité de peu d'étendue au plafond d'une galerie, on peut le neutraliser en un instant en y mettant le feu. C'est aussi de cette manière que dans plusieurs mines du midi de la France, on détruit tous les matins l'air inflammable des chambres d'exploitation, avant l'entrée des ouvriers. Mais cette précaution n'empêche pas toujours d'autres explosions d'avoir lieu, et elle n'est pas elle-même sans incon-

(1) Le mélange d'une partie en volume de gaz hydrogène carboné avec quatre, sept, huit et jusqu'à treize parties d'air atmosphérique, a la propriété de faire explosion.

(2) Le gaz hydrogène carboné produit, par sa combustion, de l'eau et son propre volume de gaz acide carbonique.

(3) Un dixième de gaz acide carbonique dans l'air éteint les lumières, et est nuisible aux hommes et aux animaux.

vénients, surtout si l'espace occupé par le gaz inflammable est considérable, et si l'on néglige de mettre les ouvriers à l'abri de tout accident (1).

D. Si le gaz inflammable est répandu dans toute ou presque toute l'étendue d'une mine, et si l'on a lieu de craindre que ce gaz, venant à s'allumer aux foyers d'aérage, ne produise une détonation qui se propage de proche en proche jusqu'aux extrémités les plus éloignées, on conduit l'air de manière que le mélange explosif ne traverse pas les grilles et le combustible embrasé, mais qu'il passe en dehors des parois de ces foyers, et qu'il vienne se réunir au courant d'air chaud et de fumée à une grande distance (2) au delà des grilles pour qu'il puisse s'enflammer.

E. Enfin, si l'on appréhende que le gaz hydrogène afflue en si grande proportion dans toutes les parties d'une mine, que l'air en soit surchargé et ne puisse servir à la respiration (3), on peut faciliter son écoulement en pratiquant au plafond des galeries des évents ou des soupiraux par où ce gaz plus léger s'échappe dans des canaux particuliers qui le conduisent hors de la mine, et l'air atmosphérique, circulant dans les galeries inférieures, parviendra ainsi aux ouvriers plus pur et moins mêlé de mofettes.

Tels sont les moyens principaux dont on s'est servi depuis longtemps pour garantir les mineurs des dangers auxquels ils sont malheureusement exposés dans les mines où il se développe une grande quantité de gaz méphitiques ou inflammables.

Mais, il faut l'avouer, quelque soin qu'on ait mis dans la pratique habituelle de ces différents moyens, et quelque intelligence qu'on ait apportée dans tous les détails de leur exécution, ils n'ont pas toujours eu le succès qu'on avait le droit d'en attendre. L'approche imprudemment faite d'une seule lumière dans un angle de galerie où s'était amassé un mélange d'air commun et de gaz hydrogène, a suffi parfois pour produire en un instant une explosion générale, et ruiner la mine la mieux conduite, la mieux aérée, la mieux exploitée.

Dans d'autres cas difficiles à prévoir, des torrents de gaz sortis inopinément de quelque cavité rencontrée par hasard, ou de quelque crevasse inaperçue, ont troublé subitement et arrêté la circulation de l'air, inondé les galeries et rendu la mine inabordable.

Grâce aux progrès des sciences et aux découvertes nouvelles, ces explosions

(1) Tous les ouvriers doivent être retirés; celui qui est chargé de ce dangereux service, se couvre de linges mouillés et porte un masque sur le visage; il tient à la main une longue perche, au bout de laquelle est une chandelle allumée; il se couche le ventre sur le sol, se traîne jusqu'au lieu où il présume que le gaz est rassemblé, et il l'enflamme en élevant sa lumière. Remarquons ici que, s'il était reconnu nécessaire, en certains cas, de mettre le feu au gaz explosif rassemblé dans une partie de la mine, on pourrait le faire avec moins de danger, en disposant d'avance, dans le lieu où le gaz est amassé, une batterie de fusil dont le bassinet contiendrait un peu de poudre, et dont la détente serait attachée à un fil d'archal, qui serait prolongé jusqu'à telle distance qu'on voudrait, et même jusqu'au dehors de la mine. On n'aurait qu'à tirer le fil quand il faudrait produire l'explosion.

(2) Cette distance doit être, en général, de 20 à 25 mètres au moins.

(3) Un tiers de gaz hydrogène carboné, mêlé à deux tiers d'air atmosphérique, éteint la lumière des lampes, et ne pourrait être respiré longtemps sans inconvénient.

soudaines, que l'habileté des chefs et la vigilance des ouvriers ne pouvaient pas empêcher, seront presque toujours évitées à l'avenir ; et si l'art est encore impuissant pour arrêter et détourner les irruptions imprévues des gaz méphitiques, il peut du moins fournir des moyens sûrs de pénétrer dans les mines dont ces gaz remplissent toutes les chambres et toutes les avenues.

Avec la lampe de sûreté, le mineur peut maintenant s'éclairer sans danger au milieu d'une atmosphère mélangée de gaz hydrogène.

Avec un appareil convenablement disposé pour la respiration, il peut aussi pénétrer et séjourner dans les excavations souterraines où ne se trouve pas l'air ordinaire qui est nécessaire pour l'entretien de la vie et la combustion des lampes.

La première de ces deux inventions n'est connue que depuis peu d'années. Elle est due à sir Humphry Davy, président de la Société royale de Londres. De nombreuses expériences ont complétement démontré son efficacité. La lampe de sûreté est aujourd'hui généralement employée dans les mines de l'Angleterre et de la Belgique où l'on a lieu de craindre les explosions du gaz hydrogène. Elle commence à l'être aussi dans nos mines de houille ; on en compte près de deux mille dans les belles mines d'Anzin ; mais des préjugés ou de faux prétextes, ont jusqu'ici empêché qu'elle ne fût admise aussi dans les autres.

L'invention de l'appareil respiratoire est plus ancienne que celle de la lampe de sûreté ; cependant il ne paraît pas qu'elle ait encore eu aucune application. On ne peut douter qu'elle ne puisse être de la plus grande utilité, soit pour porter des secours aux malheureux mineurs qui ont pu être surpris au fond de leurs ateliers souterrains par un déluge de gaz méphitique, soit pour réparer et rétablir les canaux d'aérage et rendre la mine accessible, soit enfin pour visiter et reconnaître d'anciennes mines et des ouvrages abandonnés.

Nous croyons rendre un véritable service à l'art des mines et à l'humanité, en appelant aujourd'hui l'attention de tous les exploitants sur ces deux moyens de sûreté, dont il est bien à désirer que l'usage leur devienne familier.

Nous allons exposer d'abord les propriétés, la construction et l'usage de la lampe de sûreté, et les soins indispensables qu'elle exige.

§ 2. *Lampe de sûreté.* — 1° *Propriétés de cette lampe.* — La lampe de sûreté consiste spécialement dans une lanterne dont l'enveloppe en toile métallique (de fil de cuivre) recouvre et renferme la mèche d'une lampe ordinaire.

Cette toile métallique, dont le tissu est assez fin et assez serré pour qu'il contienne au moins cent quarante ouvertures dans un centimètre carré, a la propriété très remarquable de ne point laisser passer la flamme à travers ses interstices, de sorte que si l'on porte cette lampe allumée dans une atmosphère explosible de gaz hydrogène carboné, le gaz entrant dans l'intérieur de l'enveloppe pourra prendre feu à la lumière de la lampe, mais l'explosion ne pourra se propager au dehors. même quand la toile métallique aurait acquis la chaleur du fer rouge (1).

(1) On peut observer un phénomène tout a fait semblable, si l'on dirige sur un morceau de la toile métallique dont il s'agit ici, un jet de gaz hydrogène carboné sortant d'une vessie ou d'un gazomètre ; on pourra allumer le jet d'un côté ou de l'autre de la toile à volonté, sans que la portion qu'on aura enflammée puisse mettre le feu à celle qui est de l'autre côté. Il en est de même d'un tube métallique qui n'a que 3 millimètres de diamètre, et dont la longueur est très grande relativement à ce diamètre ; ce tube ne peut transmettre l'inflammation d'une de ses extrémités à l'autre. Tous ces faits s'expli-

La condition essentielle pour que cet effet ait toujours lieu infailliblement, c'est que l'espace dans lequel la flamme de la lampe est confinée, ne communique avec l'atmosphère extérieure par aucune ouverture, aucune jointure ou aucune fente qui soit plus large que les mailles de l'enveloppe (1).

2° *Forme et construction de cette lampe.* — La forme des lampes de sûreté peut être variée de différentes manières.

Ces lampes ont trois parties principales : 1° le réservoir d'huile ; 2° l'enveloppe imperméable à la flamme ; 3° la cage qui sert à fixer l'enveloppe sur le réservoir et à la garantir de tout choc.

1° *Réservoir d'huile.* — Le réservoir est cylindrique et plus large que haut, afin que l'huile qu'il renferme soit moins éloignée de l'extrémité allumée de la mèche, et puisse l'alimenter facilement, même lorsqu'elle est près d'être entièrement consumée.

Le fond supérieur de ce réservoir est percé d'une ouverture circulaire de 18 à 20 millimètres de diamètre que recouvre la plaque horizontale du porte-mèche, et il est surmonté d'un anneau cylindrique, dont la surface verticale intérieure est taillée en écrou.

Dans la plupart des lampes qui ont été employées jusqu'ici, un tube extérieur sert à introduire l'huile dans le réservoir ; son ouverture inférieure s'approche assez près du fond pour qu'elle soit toujours sous la surface de l'huile, même quand il n'en reste plus que quelques millimètres de hauteur, son orifice extérieur se ferme avec une vis de cuivre (2).

Dans les mines de Mons, on a remplacé ce tube droit par un tube recourbé en dedans du réservoir comme un siphon, afin qu'il restât toujours de l'huile au fond de ce tube, et qu'il n'y eût point de communication ouverte au dehors, même quand le bouchon est enlevé et qu'on verse l'huile dans la lampe. Mais ce moyen n'empêcherait pas qu'une détonation dans l'intérieur du cylindre de tissu métallique ne chassât l'huile du siphon, et il est bon, dans tous les cas, de s'abstenir d'ouvrir le bouchon du réservoir quand l'air de la mine est détonant.

Ces remarques prouvent qu'il vaut mieux supprimer tout à fait ce tube extérieur, comme on le voit dans une lampe nouvellement construite à Liége par

quent par la considération que la flamme exige un degré de température très élevée, qui ne peut subsister quand les gaz qui la produisent viennent à être en contact avec des surfaces métalliques dont la température est beaucoup plus basse.

(1) Cette propriété des tissus métalliques à petites mailles et des tubes de métal longs et étroits, peut avoir son application en beaucoup de circonstances, et dans les mines mêmes, pour empêcher la détonation qui aurait lieu dans un fourneau allumé de se communiquer au gaz qui afflue vers ce fourneau. M. Chevremont a fait dernièrement un heureux essai de ce moyen dans une mine des environs de Mons. Il a fait placer deux grilles de fer garnies de toile métallique dans la galerie qui aboutit au foyer d'aérage, et prévenu ainsi toute propagation d'explosion en arrière dans l'intérieur de la mine.

(2) Quelques fabricants de lampes ont cru pouvoir substituer, par économie, des bouchons de liége aux vis de cuivre ; mais le bouchon à vis est plus sûr ; car si la lampe venait à se renverser sans s'éteindre quand il ne reste plus que très peu d'huile dans le réservoir, il pourrait arriver que le bouchon de liége sautât, qu'il y eût alors un passage ouvert à la flamme du dedans au dehors.

MM. Chevremont et Smets frères : l'appareil en est plus simple ; on y verse l'huile par l'ouverture que recouvre la plaque horizontale du porte-mèche (1).

Un tube, ouvert par les deux bouts, est soudé sur le fond du réservoir et s'élève jusqu'au-dessus de la plaque du porte-mèche, qu'il traverse. Il est destiné à contenir une tige cylindrique, qui le remplit entièrement, et dont le bout supérieur est recourbé en forme de crochet pour servir à régler la mèche, l'élever, l'abaisser, la moucher ou l'éteindre. L'extrémité inférieure de cette tige est repliée à angle droit, afin qu'on puisse la placer et l'arrêter sur la languette ou plaque d'arrêt, dont un bout est libre, et dont l'autre est soudé sous le réservoir (2).

Un autre tube traverse les deux fonds du réservoir, et il y est soudé hermétiquement : il sert au passage d'une tige à vis, qui tient la lanterne fermée, et ne permet de l'ouvrir qu'avec la clef qui convient à la tête de cette vis ; une plaque ou cache-entrée, qui tourne sur un clou rivé, sert à boucher l'orifice de ce tube, et empêche la terre et la boue d'y entrer.

Le porte-mèche consiste en un petit tube vertical de 5 millimètres de diamètre, et de 30 millimètres de longueur ; il est soudé au centre d'une plaque horizontale, de 45 millimètres de diamètre. Il a sur le côté, un peu au-dessous de son extrémité supérieure, une ouverture rectangulaire, pour y introduire à volonté le crochet qui sert à relever ou à noyer la mèche.

2° *Lanterne ou enveloppe imperméable à la flamme.* — Cette enveloppe, en gaz ou toile métallique (3), qui contient cent quarante ouvertures par centimètre carré, a la forme d'un cylindre un peu conique ; ce qui permet de la faire entrer dans la cage dont il va être parlé ci-après, et de l'en retirer plus facilement pour la brosser et la nettoyer.

Sa hauteur est de 15 à 17 centimètres ; son extrémité supérieure a 35 millimètres de diamètre, et est fermée par un fond de la même toile ; son extrémité inférieure a 38 ou 40 millimètres de diamètre ; elle est ouverte, et son bord est replié en dehors sur une largeur de 2 à 3 millimètres ; ou, ce qui vaut mieux, ce bord inférieur est serré étroitement par un lien de fil de fer ou de fil de laiton dans la gorge d'une rondelle ou virole de cuivre. Cette virole a l'avantage de conserver la forme circulaire du bord inférieur de l'enveloppe, et elle empêche qu'on ne puisse enlever cette enveloppe ou cette cheminée sans dévisser la cage.

Les différentes dimensions que nous venons d'indiquer sont celles qui conviennent le mieux ; car, dans les cylindres plus grands, la combustion du gaz inflammable échauffe beaucoup trop leur partie supérieure, et peut l'amener promptement à une forte chaleur rouge, d'où il arriverait que le tissu métallique

(1) Les premières lampes de sûreté qui ont été apportées de Londres à Paris, n'avaient pas de tube extérieur pour y verser l'huile. L'École royale des mines en possède un modèle de cette forme depuis 1816.

(2) Il est bon que cette tige soit arrêtée ainsi pour empêcher qu'elle ne retombe d'elle-même sur la mèche et ne l'éteigne.

(3) Cette toile est ordinairement en fil de fer de trois dixièmes de millimètre de grosseur. Une toile en fil de cuivre rouge peut aussi être employée à cet usage : mais on ne doit pas se servir de tissu en laiton ni en platine ; le fil de laiton aurait l'inconvénient de s'altérer et de se détruire à la longue, et le fil de platine pourrait communiquer l'explosion au dehors.

serait altéré et troué en peu de temps, et ne pourrait plus garantir de l'explosion.

Il est bon, pour éviter cet inconvénient dans tous les cas, même dans les petits cylindres, de recouvrir le haut de l'enveloppe cylindrique par une deuxième enveloppe longue de 3 à 4 centimètres, et dont le fond est élevé de 12 à 15 millimètres au-dessus du fond de la première.

Les jointures de ces enveloppes doivent être doubles ou à bords repliés l'un sur l'autre, pour qu'il n'y ait aucune ouverture plus grande que les interstices du tissu ; il faut aussi que le bord inférieur de la deuxième enveloppe soit cousu avec soin, afin qu'il reste toujours appliqué sur la première et ne puisse s'en séparer, même quand elle viendrait à être pliée ou déformée.

Au lieu de la deuxième enveloppe en toile métallique dont on vient de parler, on peut (comme on l'a fait dernièrement dans une mine des environs de Mons) adapter au sommet de l'enveloppe ou cheminée un chapiteau cylindrique de cuivre, de 3 centimètres de longueur, et percés de trous aussi petits que les mailles de la toile métallique.

3° *Cage qui sert à fixer l'enveloppe cylindrique ou la lanterne sur le réservoir et à la garantir de tout choc.*—Cette cage est composée de quatre ou mieux de cinq gros fils de fer, longs de 18 à 19 centimètres, fixés par leur bout inférieur sur le bord d'un anneau de cuivre, et, par leur autre bout, sur une plaque de tôle de 7 à 8 centimètres de diamètre.

L'anneau porte sur sa surface verticale extérieure quatre ou cinq pas de vis.

La plaque est assez large pour couvrir le cylindre et le réservoir, et empêcher que les gouttes d'eau qui peuvent tomber d'en haut ne pénètrent dans la lanterne et n'éteignent la lampe ; elle est munie d'un anneau et d'un crochet, pour qu'on puisse porter la lampe à la main, l'accrocher à la boutonnière de l'habit ou l'attacher où l'on veut.

On fait entrer le cylindre de toile métallique dans cette cage, jusqu'à ce que son bord inférieur ou la virole sur laquelle ce bord est fixé, soit en contact avec l'anneau ; cet anneau se visse ensuite dans l'écrou du réservoir, et il fixe ainsi, en même temps, la cage, le cylindre, le porte-mèche, et les maintient en place (1).

3° *Avantages de cette lampe.* — La lampe construite dans les dimensions et avec tous les soins que nous avons indiqués, présente au mineur toute la sécurité désirable, et elle peut servir à l'éclairer sans danger dans toutes les galeries et dans toutes les excavations souterraines où il a à craindre la présence du gaz hydrogène carboné.

Elle a l'avantage, quand le gaz ne se renouvelle pas et ne se mêle pas continuellement dans l'atmosphère de la mine, de le brûler peu à peu et d'en réduire la quantité au-dessous de celle qui est nécessaire pour l'explosion.

Lorsqu'au contraire ce gaz afflue sans cesse et avec une telle abondance qu'il ne peut être consumé assez vite, la lampe fournit des indices certains de l'état de l'air de la mine ; elle signale le danger qu'il pourrait y avoir à y rester, et elle avertit ainsi le mineur du moment où il doit se retirer.

(1) Cet anneau pourrait être ajusté sur le réservoir comme un couvercle de tabatière ; mais, dans ce cas, il offrirait moins de sûreté contre l'explosion que s'il était assemblé à vis, parce qu'il pourrait arriver qu'il fût placé assez obliquement pour laisser une ouverture suffisante au passage de la flamme.

Si le gaz inflammable commence à se mêler avec l'air ordinaire dans les plus petites proportions, son premier effet est d'augmenter la longueur et la grosseur de la flamme.

Si le gaz forme le douzième du volume de l'air, le cylindre se remplit d'une flamme bleue très faible, au milieu de laquelle on distingue la flamme de la mèche (1).

Si le gaz forme le sixième ou le cinquième du volume de l'air, la flamme de la mèche cesse d'être visible; elle se perd dans celle du gaz qui remplit le cylindre, et dont la lumière est assez éclatante (2).

Enfin, si le gaz vient à former le tiers du volume de l'air, la lampe s'éteint tout à fait (3); mais les mineurs ne doivent pas attendre jusque-là pour se retirer.

Nous venons de dire que, dès que l'air de la mine est devenu explosif, c'est-à-dire quand il contient un douzième ou un treizième de gaz hydrogène carboné, le cylindre de la lampe est à l'instant rempli de la flamme de ce gaz, et que la lumière de cette flamme augmente ensuite en intensité, à mesure que la quantité de gaz augmente. Les ouvriers doivent donc consulter continuellement cette indication; elle doit être leur sauvegarde, et leur montrer s'ils doivent enfin quitter la mine, jusqu'à ce qu'on ait pu y faire arriver une plus grande masse d'air atmosphérique.

4° *Emploi de la lampe de sûreté quand l'atmosphère est explosive.* — Dans le cas où les mineurs ont besoin de travailler longtemps dans une mine dont l'atmosphère est explosive, on peut craindre que la combustion prolongée du gaz dans la lanterne n'échauffe la toile métallique du cylindre à une température trop élevée, et ne finisse par l'altérer ou la trouer. On préviendra cet inconvénient en faisant usage :

Ou d'une lampe à double cylindre;

Ou d'une lampe à simple enveloppe, dont les fils du tissu sont composés de deux ou de plusieurs fils tordus et tressés ensemble;

Ou d'une lampe dont le cylindre est de cuivre laminé, percé de très petites ouvertures cicrulaires, ou mieux rectangulaires (4);

(1) Quelquefois, mais rarement, quand le gaz est peu abondant ou inégalement répandu dans l'air, on entend plusieurs petites explosions intérieures qui se succèdent rapidement, mais qui ne doivent inspirer aucune inquiétude, parce qu'elles ne se propagent point au dehors. (Voyez les expériences faites par le docteur Hamel, de Saint-Pétersbourg, dans la mine de houille de Decbank, *Philos. Magazine*, juillet 1816. Voyez aussi les expériences répétées dans le laboratoire de l'École royale des mines avec le gaz hydrogène pur et avec le gaz hydrogène carboné, et notamment la deuxième expérience rapportée page 197 du tome Ier des *Annales des mines*. 1816.)

(2) Dans tous ces différents cas, on peut toujours éteindre facilement la flamme qui remplit le cylindre de toile métallique, en le couvrant d'un étui de tôle ou d'étoffe de laine.

(3) On peut observer ces différents états dans une galerie de mine où afflue le gaz hydrogène, si l'on place d'abord la lampe sur le sol (où il y a moins de gaz), et si on l'élève ensuite graduellement jusqu'au plafond, où le gaz plus léger se trouve ordinairement en plus grande proportion.

(4) Les ouvertures rectangulaires ont, à grandeur égale, un pouvoir réfrigérant plus considérable, et doivent être préférées. (Voyez les ouvrages sur la perméabilité à la flamme, par M. Leroy, *Annales des mines*, t. 1, p. 219.)

Ou même enfin d'une lampe de sûreté ordinaire, dont le sommet est recouvert d'une seconde enveloppe, et qu'on place dans une lanterne ordinaire de verre ou de corne, dont on a enlevé la porte.

Le double cylindre de toile ou gaz métallique est complétement sûr, et il n'y a pas d'exemple que le cylindre extérieur ait jamais acquis la chaleur rouge, même quand le cylindre intérieur a été lui-même échauffé à ce haut degré de température pendant plusieurs heures.

Le cylindre de toile métallique dont les fils sont composés de deux ou de plusieurs fils tordus ensemble, a aussi l'avantage de s'échauffer moins vite et de rester exposé à la flamme du gaz sans rougir (1).

Le cylindre de cuivre percé de petits trous offre la même sûreté, mais il a l'inconvénient de coûter un peu plus cher. Si son épaisseur est de 6 dixièmes de millimètre, les ouvertures rectangulaires doivent avoir 1 millimètre 6 dixièmes de hauteur, sur 8 dixièmes de millimètre de largeur. Ces ouvertures pourront même être plus grandes, si l'épaisseur du cuivre est elle-même plus considérable (2).

Enfin, la lampe de sûreté ordinaire, étant renfermée dans une lanterne commune de verre ou de corne, sera aussi moins exposée à s'échauffer et à rougir, parce que la circulation de l'air y sera diminuée (3).

(1) Des lampes de sûreté dont la toile métallique est composée de fils tressés d'un quarantième de pouce anglais d'épaisseur, et qui contient seize fils en chaîne et trente fils en trame, ont en même temps assez de flexibilité pour ne pas se casser, et assez de solidité pour ne pas se rompre même par des chocs très violents.

(2) Cette lampe convient très bien quand on ne doit en faire usage que rarement. Pour le service ordinaire, les lampes à tissu de fil métallique sont préférables, à cause de leur flexibilité et de la facilité de substituer de nouveaux cylindres. Cette flexibilité de l'enveloppe est ici bien plus importante qu'on ne le croirait au premier aperçu. L'expérience a déjà prouvé plusieurs fois que l'explosion a été prévenue avec des lampes à tissu métallique, et qu'elle ne l'aurait pas été dans les mêmes circonstances, si leur enveloppe avait été faite d'autre matière plus résistante. Cette remarque pourrait s'appliquer en partie au chapiteau de cuivre de l'enveloppe.

(3) On obtient un effet semblable, c'est-à-dire qu'on retarde ou qu'on empêche le trop grand échauffement de l'enveloppe de cette lampe : 1° si l'on ajoute en dedans ou au dehors une plaque étamée qui sert de réflecteur ; ou 2° si l'on enferme le cylindre de toile métallique dans un cylindre de verre plus court, et qui intercepte ainsi le passage de l'air dans une partie de la longueur du cylindre métallique ; ou 3° si l'on adapte à une lampe à double cylindre une cheminée de cuivre qui ne laisse à découvert que le tiers ou la moitié de la surface cylindrique du tissu métallique ; ou encore 4° si l'on recouvre cette lampe d'un cylindre de cuivre qu'on peut lever ou abaisser à volonté ; ou enfin 5° si, comme l'a proposé M. Hodgson, on renferme la mèche de la lampe dans une lanterne dont un côté est fermé par un verre épais, mastiqué avec soin, et dont le côté opposé est garni d'un tissu métallique qu'on peut couvrir ou découvrir plus ou moins par une plaque de cuivre qui glisse dans une coulisse.

Mais nous devons faire remarquer que, parmi toutes ces variétés de formes que nous venons d'indiquer, celles qui admettent du verre ne sont pas sans inconvénient : le verre est exposé à être brisé par la chute de la lampe, par le choc d'un corps étranger, et même per quelques gouttas d'eau froide qui viendraient à tomber sur sa surface extérieure lorsqu'il est échauffé par la flamme de la lampe.

5° *Usage de la lampe de sûreté lorsqu'elle va s'éteindre dans une atmosphère surchargée de gaz inflammable.* — Quand le volume du gaz hydrogène carboné est le tiers de celui de l'air atmosphérique, la lampe s'éteint aussitôt; mais alors même elle offre aux mineurs une nouvelle ressource, si l'on a eu soin de placer dans l'intérieur du cylindre, au-dessus ou autour de la mèche, plusieurs fils ou lames de platine tournés en spirale, dont l'épaisseur soit de 3 dixièmes de millimètre environ (1).

Ces fils ou ces lames de platine acquerront bientôt et conserveront un haut degré de chaleur, tant que la lampe brûlera et consumera le gaz hydrogène répandu dans l'air de la mine. Mais, dès que ce gaz, affluent sans cesse, viendra à former le tiers du volume de l'air et à éteindre la flamme de la lampe, le platine dans l'obscurité paraîtra lumineux et répandra une lueur assez forte pour guider les mineurs lorsqu'ils se retirent (2).

Ce phénomène n'a plus lieu quand la proportion du gaz est telle qu'il forme les deux cinquièmes du volume de l'air : le platine cesse alors d'être en ignition, il perd peu à peu sa haute température. Mais on peut la lui rendre de nouveau, si l'on parvient assez tôt dans une partie de la mine où il y ait une plus grande proportion d'air atmosphérique; le platine devient bientôt rouge; il enflamme le gaz dans l'intérieur du cylindre, si le mélange d'air et de gaz est explosif, et le gaz enflammé rallume à l'instant la mèche de la lampe (3).

Ce moyen curieux de s'éclairer quand toutes les autres lumières s'éteignent, pourra quelquefois servir aux mineurs, soit pour se diriger dans les parties d'une mine dont ils ne connaissent pas les détours, soit pour se porter des secours mutuels, soit pour juger par l'éclat du fil de l'état de l'air de la mine.

Il ne serait donc pas inutile que les maîtres mineurs et les chefs d'ateliers eussent des lampes garnies intérieurement de spirales en fil de platine.

(1) En plaçant la spirale de fil de platine au bas de la lampe et autour de la mèche, on met le fil à l'abri de la fumée.

(2) Le platine reste ainsi lumineux pendant que le gaz se consume lentement et sans flamme. Le palladium se comporte comme le platine dans les mêmes circonstances dont il est ici question ; mais le cuivre, l'argent, le fer, l'or et le zinc n'ont pas les mêmes effets. Cette propriété de produire, d'entretenir et de rendre sensible la combustion des gaz, a été attribuée, par M. Davy, au peu de conductibilité et au peu de capacité de chaleur du platine et du palladium. Les expériences de M. Derobeneiner et celles de MM. Thenard et Dulong viennent de prouver que la nature du métal ou des autres substances solides en contact avec les gaz détermine la combinaison de ces gaz à des températures très différentes; que cette action est modifiée par l'étendue de la surface, l'épaisseur des fragments, et même par leur configuration, et qu'elle a, en certains cas, tant d'énergie, que le métal (comme l'éponge de platine, la limaille de platine ou le précipité de platine par le zinc) peut, même en partant de la température ordinaire, devenir incandescent et produire l'explosion.

(3) Il résulte évidemment de cette propriété du platine : 1° qu'on ne doit pas employer une toile faite de fil de ce métal pour l'enveloppe cylindrique d'une lampe de sûreté; 2° que les fils de platine qu'on peut placer dans l'intérieur de ces lampes pour répandre de la lumière dans les mélanges qui contiennent trop d'air atmosphérique pour être explosifs, doivent être disposés de manière qu'aucune pointe de ces fils ne puisse traverser les mailles de l'enveloppe et se projeter au dehors dans aucun cas.

La spirale de fil de platine peut être suspendue à 4 ou 5 centimètres au-dessus de la mèche ; et, dans ce cas, elle doit être supportée par un gros fil de platine, d'argent, de cuivre ou de fer, ajusté sur la plaque du porte-mèche, de manière qu'on puisse l'enlever facilement quand il s'agit de nettoyer la lampe. La spirale de fil de platine peut aussi être placée au bas de la lampe, autour de la mèche.

6° *Soins qu'exige la lampe de sûreté.* — L'emploi de la lampe de sûreté dans les mines demande plusieurs soins essentiels, dont les uns doivent être pris par les ouvriers eux-mêmes, et dont les autres regardent spécialement le maître mineur. Mais, avant de les exposer, nous devons faire observer que la lampe de sûreté ne doit dispenser, dans aucun cas, de la nécessité d'entretenir dans la mine un courant continuel d'air atmosphérique, et de veiller sans cesse avec la plus minutieuse attention à ce qu'aucune matière embrasée ne puisse occasionner la détonation du gaz hydrogène Ainsi on défendra sévèrement aux ouvriers de fumer dans l'intérieur de la mine ; on leur interdira l'emploi de la poudre dans tous les lieux où l'air sera détonant ; et les moyens qu'on adoptera pour le renouvellement continuel de l'air seront combinés de manière qu'ils ne puissent donner lieu à l'explosion du gaz inflammable.

1° Toute la garantie que présente la lampe de sûreté dépendant nécessairement de l'isolement de sa flamme dans une enveloppe de toile métallique, il faut surtout que, dans aucune circonstance et sous aucun prétexte, le mineur ne se permette d'ouvrir sa lampe, d'en séparer ni même seulement d'en soulever l'enveloppe cylindrique. Toute sécurité disparaîtrait à l'instant, et l'imprudence d'un seul compromettrait le sort de tous ceux qui se trouveraient alors dans la mine.

Il faut donc absolument, quelque confiance qu'on ait dans tous les ouvriers, et quelque superflue que paraisse cette précaution, employer un moyen particulier de fermer les lampes, pour que les ouvriers ne puissent les ouvrir.

On s'est d'abord servi pour cet effet d'un petit cadenas. Ce moyen était fort simple, mais il a présenté plusieurs inconvénients qui l'ont fait abandonner. La poussière et la boue bouchaient et obstruaient souvent l'entrée du cadenas ; quelques ouvriers essayaient de l'ouvrir ou de le forcer avec un crochet ou un autre instrument ; et la dépense première ainsi que l'entretien de ces cadenas coûtaient assez cher dans les mines où il faut plusieurs centaines de lampes.

Par toutes ces raisons, on a renoncé à l'emploi des cadenas, et l'on a adopté généralement l'usage d'une tige à vis qui traverse dans un tube le réservoir d'huile, et pénètre ensuite dans une ouverture pratiquée sur le bord de l'anneau inférieur de la cage de la lampe. La tête de cette tige ne doit pas être saillante au-dessous du réservoir. Elle est à trois ou quatre pans, et ne peut être tournée qu'avec une clef semblable à une clef de pendule.

Pour rendre cette fermeture plus sûre, il convient que la tête de la tige reste cachée à une certaine profondeur dans le tube qui la renferme. Elle exigera ainsi une clef dont le canon sera plus long, et les ouvriers ne pourront que plus difficilement s'en procurer une pareille.

2° Il convient encore de numéroter toutes les lampes, et de donner toujours la même lampe au même ouvrier. C'est un moyen de surveillance qu'il ne faut pas négliger, et qui fera connaître quels sont ceux qui soignent leurs lampes et les conservent, et quels sont ceux qui les endommagent ou qui essayent de les ouvrir.

3° Dans une mine où l'on craint l'explosion du gaz hydrogène carboné, on doit faire exclusivement usage de la lampe de sûreté, et il ne faudrait jamais se permettre d'employer des lampes ordinaires dans les parties de la mine où l'on pourrait supposer qu'il n'y a pas de danger de détonation. Il n'arrive que trop souvent que, la circulation de l'air venant à être accidentellement troublée, retardée ou interrompue, les parties de la mine où l'air est ordinairement aussi pur que celui de la surface du sol, sont tout à coup infectées du gaz inflammable.

4° Les lampes doivent être toutes allumées hors de la mine ; le maître mineur qui est chargé de cette fonction, les ferme ensuite exactement, et en remet une à chaque ouvrier.

5° Cette distribution des lampes ne doit se faire qu'après que chacune d'elles a été visitée et examinée, et qu'elles ont été reconnues en bon état.

6° Les ouvriers descendent dans la mine, munis chacun de sa lampe, qu'ils portent à la main, ou qu'ils ont accrochée à leur boutonnière (1), et ils doivent mettre tous leurs soins, pendant le trajet, pour qu'elle ne reçoive aucun choc et n'éprouve aucun accident qui puisse déformer ou trouer son enveloppe.

7° Quand les mineurs sont arrivés à leur poste, ils doivent suspendre leur lampe à un crochet fixé sur un étai de bois ou de fer (2). Ils doivent avoir soin de la placer à quelque distance des tailles, à l'abri des chutes de houille et de pierres; ils doivent aussi l'éloigner des courants de gaz qui sortent impétueusement des fentes ou des trous de sonde, pour éviter que la combustion rapide de ce gaz dans l'intérieur des lampes n'échauffe leur enveloppe cylindrique à une trop haute température.

Ils doivent surtout se garder de la fixer dans la houille ou dans le terrain qui la recouvre, car le plus petit éboulement pourrait la faire tomber, la briser, la déchirer, ou seulement la trouer sans l'éteindre, et occasionner ainsi une explosion dans la mine.

8° La poussière qui vole dans l'air, particulièrement à l'époque de la journée où l'on abat la houille dans les tailles d'exploitation, bouche promptement les interstices de la toile métallique de ces lampes. Chaque ouvrier doit avoir une brosse pour nettoyer, quand il le faut, l'enveloppe cylindrique de sa lampe, et lui rendre ainsi toute sa clarté.

9° Le réservoir de la lampe contient environ 152 grammes (cinq onces) d'huile qui doivent durer neuf à dix heures. Si le travail de l'ouvrier doit durer plus longtemps, il faut alors avoir soin d'ajouter de nouvelle huile au bout de sept à huit heures ; mais cette addition d'huile dans une lampe allumée demande beaucoup de précautions et ne doit pas toujours se faire dans la mine.

Lorsqu'on se trouve dans une atmosphère explosive, et que le gaz brûle dans

(1) Quelques-uns accrochent leur lampe à un anneau cousu sur l'épaule gauche; d'autres l'attachent à un cordon passé autour du cou.

(2) Dans quelques mines de l'Angleterre, le support de fer est préféré, parce que le bois est quelquefois exposé à se charbonner à la surface par l'effet de la chaleur excessive de la lampe (voyez la lettre de M. Buddle à M. Davy, *Philos. Magazine*, t. XLVIII, p. 55); mais cet effet n'a pas lieu si l'on donne à la tige du crochet de fer assez de longueur pour que la lampe ne touche pas l'étançon de bois dans lequel ce crochet est fixé.

l'intérieur de l'enveloppe de la lampe, et surtout lorsqu'il ne reste pas assez d'huile dans le réservoir pour couvrir et fermer l'ouverture inférieure du tube par lequel on doit verser l'huile, il est prudent de ne pas ouvrir le bouchon du réservoir et de ne pas ajouter de nouvelle huile. Il vaut mieux dans ce cas faire une nouvelle lampe allumée (1).

La lampe qui n'a point de tube extérieur n'a pas cet inconvénient ; son réservoir est plus grand et contient assez d'huile pour un travail de douze heures, ce qui est plus que suffisant pour le service ordinaire.

10° Si les mineurs se trouvent dans une atmosphère explosive, et qu'ils s'aperçoivent que la combustion des gaz dans l'intérieur de la lampe échauffe et fait rougir la toile métallique, quoique l'explosion ne puisse pas être communiquée même à ce haut degré de température, ils devront, si leur travail peut être retardé sans inconvénient, se retirer dans une autre partie de la mine jusqu'à ce qu'on soit parvenu à faire arriver une assez grande masse d'air commun pour diminuer la proportion du gaz hydrogène carboné.

11° Dans les mêmes circonstances, si le travail des mineurs est urgent et indispensable, et s'ils doivent rester longtemps dans une atmosphère détonante, il sera bon qu'ils rafraîchissent de temps en temps le cylindre métallique avec une éponge imbibée d'eau ou un linge mouillé.

12° Dans aucun cas les ouvriers ne doivent essayer d'éteindre, en la soufflant, la flamme du gaz qui remplit la lanterne ; car, quoiqu'on sache que des courants rapides de gaz hydrogène et d'air atmosphérique ne communiquent pas ordinairement l'explosion, quand les lampes sont bien construites, on pourrait craindre, surtout si les filets étaient dérangés ou qu'ils fussent à la température de la chaleur rouge, qu'un souffle violent ne poussât au dehors de la lampe la flamme, qui, dans un air calme et en repos, y serait restée confinée. C'est en couvrant la lampe d'un étui de tôle, ou en l'étouffant dans leurs vêtements, que les ouvriers doivent l'éteindre (2).

13° Quand les ouvriers sont sortis de la mine et ont remis chacun leur lampe au maître mineur, toutes ces lampes sont aussitôt reportées dans le magasin, où on les nettoie et où on les examine de nouveau.

14° Pour nettoyer les lampes, on commence par les ouvrir : on sépare ensuite les cylindres de tissu métallique de la cage qui les renferme, et on les dégraisse, soit en les plongeant dans de l'eau chaude qui tient un peu de potasse en dissolution, soit en les exposant à un feu clair qui brûle la suie et l'huile qui les salissent.

Dans le premier cas, après avoir lavé les cylindres, on les rince dans l'eau claire, on les brosse en dedans et on les fait sécher.

(1) On cite plusieurs accidents qui ont eu lieu parce qu'on a imprudemment ouvert le bouchon du réservoir, quand il ne restait pas assez d'huile pour boucher toute communication du dedans au dehors.

(2) Cette précaution est sagement recommandée aux ouvriers des mines de Valenciennes. Un article du règlement relatif à la police intérieure de ces mines porte : « Dans le » cas où le grisou arriverait en trop grande abondance dans l'intérieur de la cheminée » métallique, il est défendu de souffler le feu pour l'éteindre. L'ouvrier l'étouffera dans » un étui ou dans ses vêtements. »

Dans le deuxième cas, on fait tourner chaque cylindre pendant une minute seulement sur le feu, et lorsqu'ils sont refroidis, on les brosse pour enlever toute la poussière charbonneuse qui les recouvre.

Cette deuxième méthode est préférée aujourd'hui à la première; elle altère moins le tissu des cylindres et laisse sur les fils de ce tissu une sorte de vernis qui prévient leur oxydation (1).

15° On visite ensuite toutes les parties de la lampe; on met au rebut tous les cylindres de toile métallique qui ont quelque défaut, et l'on renvoie aux ateliers les réservoirs et les cages qui ont besoin d'être réparés (2).

16° Quand les cylindres dont la toile est de fil de fer doivent rester quelque temps en magasin sans être employés, et qu'ils ne sont pas encore couverts d'un enduit de rouille, il faut les huiler pour empêcher qu'ils ne se détériorent.

17° On pourra aussi, avant de se servir de ces lampes, éprouver leur sûreté en les plongeant allumées dans un baril qu'on aura rempli d un mélange détonant de gaz inflammable et d'air ordinaire. Mais cette épreuve une fois faite ne doit pas dispenser de l'examen journalier auquel chaque lampe doit être sévèrement soumise quand elle revient de la mine et avant qu'on l'y reporte.

7° *Réponse à quelques objections qui ont été faites contre les lampes de sûreté.* — Quoiqu'une expérience de plusieurs années ait prouvé, dans un grand nombre de mines de diverses contrées de l'Europe, toute l'efficacité de la lampe de sûreté, il ne sera peut-être pas inutile de réfuter ici tout ce qu'on a objecté pour en rejeter l'usage.

1° On a prétendu que des poussières de matières combustibles suspendues dans l'air pénétreraient dans l'intérieur de l'enveloppe cylindrique, et qu'elles pourraient s'y allumer, en ressortir enflammées et causer l'explosion.

Mais on a jeté à plusieurs fois de suite de la poudre à canon pulvérisée et mêlée de poudre de charbon dans les lampes qui brûlaient dans un mélange de gaz plus explosible que le gaz inflammable des mines, et l'explosion n'a pu être communiquée au dehors. L'explosion n'eut pas lieu non plus quand on laissa ces matières flotter dans cette atmosphère, ni même quand on les eut amoncelées sur le sommet du cylindre, qui avait acquis la chaleur rouge (3).

2° On a avancé que la combustion prolongée du gaz hydrogène dans l'intérieur du cylindre de toile métallique, quand l'air de la mine est détonant, finirait par altérer, brûler et trouer le tissu de cette enveloppe.

Cet accident, qui aurait lieu sans doute à la longue pour des lampes à simple enveloppe, n'est pas à redouter pour celles qui ont une double enveloppe cylindrique ou un chapiteau de cuivre au sommet, ou dans lesquelles la circulation de l'air est diminuée par un réflecteur de fer ou de cuivre étamé.

3° On a pensé que l'air agité pousserait la flamme à travers les mailles de l'en-

(1) Un ouvrier un peu exercé peut nettoyer deux cents lampes dans une journée.

(2) Les réparations les plus ordinaires consistent à redresser les barreaux de la cage qui sont courbés, à resserrer les rivures de ces barreaux qui ont pris du jeu, et à ressouder les tubes qui aboutissent au fond du réservoir et qui laisseraient échapper l'huile de la lampe.

(3) Voyez les diverses expériences rapportées p. 36, 54 et 93 du *Philos. Magazine*, t. XLVIII, 1816, et les *Annales des mines*, t. Ier, p. 208.

veloppe, et pourrait causer ainsi une détonation au dehors ; mais des essais nombreux ont pleinement dissipé toutes ces craintes. Des courants mélangés d'air atmosphérique et de gaz hydrogène carboné n'ont pu expulser la flamme hors du cylindre de toile métallique, quand cette toile contenait cent quarante ouvertures par centimètre carré.

4° On a craint encore que, lorsqu'il s'établit dans une mine de forts courants de gaz inflammables et d'air ordinaire, agissant parallèlement ou sous différents angles, l'effet de ces courants ne fût d'accroître la température du cylindre de toile métallique, et d'augmenter par suite son pouvoir à laisser passer la flamme. Mais l'expérience a encore été cette fois favorable aux lampes de sûreté bien construites.

Des lampes à simple et à double cylindre ayant été exposées à un courant de gaz inflammable, dirigé transversalement à un grand courant d'air atmosphérique, le gaz brûla dans l'intérieur des lampes, mais leur tissu métallique ne fut porté qu'à la chaleur rouge.

On augmenta ensuite la vitesse du courant du gaz inflammable de manière à obtenir un jet impétueux, et tel qu'il ne s'en rencontre jamais dans les mines : la lampe à double cylindre fut exposée au concours de deux courants de gaz et d'air ordinaire, son tissu métallique acquit bientôt la chaleur rouge, mais il ne brûla pas et ne communiqua pas l'explosion. La lampe à simple enveloppe ayant été placée au point où la combustion était le plus intense, le fil de son tissu brûla en jetant des étincelles et transmit l'explosion. Mais les lampes simples portant des plaques d'étain pour diminuer la circulation de l'air et réfléchir en même temps la lumière, et des lampes à double cylindre placées dans les mêmes courants que ci-dessus, ne purent jamais s'échauffer jusqu'au degré de la combustion du fer, et elles n'ont point communiqué l'explosion (1).

5° On a objecté que les cylindres de tissu métallique étaient trop faibles pour l'usage des mines, et qu'ils seraient exposés à des chocs et à des chutes qui pourraient les plier, les déformer ou les trouer. Mais les gros fils de fer qui les entourent, le réservoir qui les supporte et le chapeau qui les recouvre, les garantissent de beaucoup d'accidents. Et s'il était vrai qu'ils ne fussent pas assez solides, il serait facile d'employer des tissus plus serrés et plus épais, et même des cages extérieures à barreaux plus nombreux et plus forts, et de donner ainsi à ces lampes toute la solidité désirable en conservant toute leur sûreté.

6° On a souvent répété que les lampes de sûreté donnaient moins de lumière que les lampes libres et découvertes. On a ajouté que les mailles du cylindre de toile métallique s'obstruaient facilement et se remplissaient de poudre de houille,

(1) Voyez le t. XLVIII du *Philos. Magazine*, p. 198, et le t. Ier des *Annales des mines*, p. 207. Au reste, si l'on pouvait craindre de rencontrer des courants de gaz qui élevassent la chaleur du tissu métallique au delà du rouge obscur, on parviendrait avec des tissus de fils tressés, dans lesquels les vides sont plus rétrécis et les surfaces rayonnantes beaucoup plus grandes, à ne pas dépasser ce degré de chaleur, et à éviter ainsi toute explosion. En général, on peut dire qu'on sera toujours maître de maintenir la température du tissu aussi basse qu'on voudra en diminuant les ouvertures et en augmentant la masse métallique et les surfaces rayonnantes, car cette température cessera toujours de s'accroître quand le tissu pourra dissiper, par le rayonnement et par le contact de l'air extérieur, toute la quantité de chaleur qu'il recevra de la flamme de la lampe.

et que les ouvriers n'étaient pas assez bien éclairés, surtout sur la fin de la journée et lorsqu'ils ont besoin de beaucoup de lumière pour éclairer certains ouvrages, tels que le triage de la houille et le choix des remblais. Cette objection, il faut en convenir, peut paraître au premier aspect n'être pas sans fondement ; il n'y a aucun doute qu'une flamme renfermée dans un cylindre de toile métallique répande au dehors moins de lumière qu'elle n'en donnerait si cette enveloppe n'existait pas. On a reconnu par des expériences directes que la lampe de sûreté perdait un cinquième ou un quart de lumière, qui est interceptée par les fils de l'enveloppe. Mais si l'on adapte à la lampe une plaque d'étain, de fer ou de cuivre étamé qui serve de réflecteur, ou un verre plan convexe, placé en dehors, qui rassemble les rayons et les empêche de diverger, on obtient sur tous les points qui sont éclairés en même temps par la lumière directe et par la lumière réfléchie, ou seulement par la lumière réfractée, autant de clarté qu'en pourrait donner la flamme de la lampe libre et découverte.

Le réflecteur peut être placé à volonté en dedans ou en dehors du cylindre de toile métallique ; mais on concevra aisément qu'il produit plus d'effet quand il est placé intérieurement que quand il est appliqué en dehors sur l'enveloppe cylindrique de la lampe, parce que, dans le premier cas, les rayons réfléchis n'ont qu'une fois à traverser les mailles de la toile métallique, tandis que, dans le second, le tissu serait traversé deux fois par les mêmes rayons, tant avant qu'après leur réflexion (1).

On peut donc, par ces moyens simples, le réflecteur ou la lentille, augmenter, quand on le veut, la lumière portée sur les points où le mineur applique son travail, et la rendre égale à celle de la flamme libre de la lampe.

Au reste, quand il ne serait pas possible d'obtenir d'une lampe de sûreté la même lumière que d'une lampe ordinaire, il ne faudrait pas moins préférer l'emploi de la première sorte de lampe dans toutes les mines où l'on peut craindre les détonations du gaz hydrogène ; car on pourra toujours multiplier sans danger les lampes de sûreté, si l'on a besoin de plus lumière, tandis qu'au contraire dans les mêmes circonstances d'une atmosphère explosive, si l'on se sert de lampes ordinaires, on sera contraint, pour diminuer les chances d'un péril imminent, de diminuer aussi le nombre de ces lampes, et de réduire les mineurs à travailler presque dans l'obscurité.

7° Enfin on objecte que plusieurs explosions ont eu lieu dans des mines où l'on faisait un usage habituel des lampes de sûreté.

Mais ces événements déplorables, dont on n'assigne pas la véritable cause, ne peuvent pas diminuer la confiance que doit inspirer l'emploi bien entendu et bien dirigé de ce moyen précieux d'éclairage. Ils doivent être seulement un avertissement utile que ces lampes ne sont destinées à prévenir que les explosions qui seraient occasionnées par la flamme de leur mèche, si elle était libre et à découvert. Leur sûreté cesse si on les ouvre, si elles sont trouées ou déchirées; si leur enveloppe métallique, devenue rouge par la combustion longtemps continuée du gaz inflammable, est exposée à un souffle violent qui chasse la flamme au dehors, ou

(1) Si l'on n'avait pas besoin de faire servir le réflecteur à diminuer le passage de l'air dans la lanterne, on pourrait le placer en dehors, et l'incliner de manière à réfléchir la lumière hors du cylindre dans telle direction qu'on voudrait.

à un courant rapide qui brûle les fils du tissu et les mette en fusion ; en appuyant le tabac sur l'enveloppe de la lampe, et en produisant avec la bouche une forte aspiration qui attire la flamme.

Nous ne répéterons pas ici quelles précautions doivent être prises contre tous ces accidents, ni quels autres soins, non moins indispensables, doivent être apportés pour entretenir une circulation d'air continuelle, et empêcher toutes les explosions que pourraient produire beaucoup de causes tout à fait étrangères aux lampes de sûreté.

Il nous suffira de rappeler que quand l'air d'une mine est mélangé de gaz inflammable, la lampe de sûreté offre le double avantage de garantir le mineur des chances de détonation qui sont les plus ordinaires et les plus fréquentes, et de lui signaler tous les autres dangers, en lui montrant que l'air est devenu explosif : c'est à sa prudence à les prévenir ou à les éviter.

Maladies des mineurs. — Le travail des mines donne ordinairement lieu à un développement extraordinaire des muscles et du tronc ; mais ce développement s'acquiert aux dépens des autres organes, car il est le plus souvent accompagné d'une diminution dans la stature. On remarque fréquemment que les ouvriers houilleurs ont la marche boiteuse, et il n'est pas rare que cette infirmité soit accompagnée d'une véritable difformité. Ce résultat est surtout commun dans les mines où le mode d'exploitation est le moins favorable à la santé. Les houilleurs sont presque tous voûtés, et leurs jambes sont plus courtes que celles des ouvriers qui travaillent le sol ; il suffit de les voir pour connaître aussitôt leur genre d'occupation. Les courbures et les maladies de l'épine dorsale sont très fréquentes parmi eux : c'est le résultat de la position gênée et contre nature du corps pendant le travail. L'enfant des mines étant obligé de courir continuellement sur un sol inégal, sans bas et sans souliers, il se glisse entre les orteils des fragments de charbon, de pierre et de boue qui occasionnent des irritations locales fréquentes, et vont même jusqu'à les rendre boiteux ; la peau des talons et des genoux s'épaissit et devient calleuse ; des pustules, des ampoules se forment sur différentes parties du corps et occasionnent de vives douleurs. Les ouvriers des houillères sont particulièrement sujets à l'asthme, dont les premiers symptômes apparaissent dans leur jeunesse en augmentant insensiblement. Les accès sont caractérisés par une toux sèche d'abord, puis accompagnés d'une expectoration de crachats épais. Ces ouvriers sont en général haletants, pour peu qu'ils s'agitent, qu'ils courent ou qu'ils montent. Cette gêne de la respiration s'accroît avec l'âge. Les accès ne paraissent, dans le commencement, que deux ou trois fois l'année ; leur durée est de sept à onze jours. Dans beaucoup de mines, l'humidité est telle, qu'il tombe constamment une espèce de pluie sur les mineurs ; ils sont très exposés à contracter les diverses espèces d'affections rhumatismales. On peut dire que les maladies de ces ouvriers varient suivant les mines qu'ils exploitent : ainsi, on conçoit que l'exploitation d'une mine de mercure entraînera des maladies différentes de celles qui seront produites par l'exploitation d'une mine fournissant du plomb ; mais néanmoins il est certaines maladies qui sont communes à toutes les espèces de mines et à tout autre lieu de séjour souterrain entraînant privation de soleil et d'un air suffisamment renouvelé. Nous voulons parler des maladies scrofuleuses et de la phthisie qui font tant de victimes parmi la population des mineurs.

Enfin nous citerons le scorbut, qui trouve, dans l'ensemble des conditions propres à ces ouvriers, toutes les circonstances réunies pour favoriser son développement. L'épidémie dont Hallé nous a conservé l'histoire, et qui se montra dans l'été de 1803 parmi les populations occupées aux mines d'Anzin, près Valenciennes, de Fresnes et Vieux-Condé, ne paraît être autre chose que le scorbut à un degré peu intense, si on le compare aux épidémies meurtrières de scorbut, telles qu'il en existe un grand nombre dans les auteurs. Dans l'épidémie d'Anzin et dans celle qui apparut en 1777 parmi les mineurs de Schemnitz, en Hongrie, rapportée par Ozanam, l'invasion du mal était marquée par des coliques violentes, des douleurs dans les articulations, de la gêne de la respiration, des palpitations, la prostration des forces, le ballonnement du ventre et des évacuations alvines noires et verdâtres. Cet état durait dix à douze jours et plus; alors les douleurs abdominales cessaient, le pouls restait faible, concentré et accéléré, la peau prenait une teinte jaunâtre et devenait pâle et décolorée, la marche difficile, accompagnée d'une extrême fatigue; on voyait bientôt survenir des palpitations fréquentes qui mettaient les malades dans une anxiété très pénible; le visage était bouffi. Ces accidents, après avoir duré une année entière, étaient encore aggravés par le retour des premiers symptômes et par des douleurs de tête affreuses, des défaillances, la difficulté de soutenir la lumière et le bruit, le météorisme du ventre et les évacuations alvines. Une mort prompte terminait cette scène douloureuse. Nous insistons sur les détails de ces épidémies qui ont été décrites sous le nom d'*anémie des mineurs*, pour montrer combien cet ensemble de symptômes se coordonne merveilleusement pour caractériser le scorbut chronique, tel qu'on l'a décrit chez les scorbutiques de terre. Cette remarque si vraie n'eût point échappé aux observateurs de ces épidémies chez les mineurs, si l'on ne s'était pas généralement beaucoup trop laissé entraîner vers cette idée que le scorbut est une affection propre aux gens de mer. Cette grave maladie, au contraire, de même que la scrofule dans le jeune âge, apparaît aussitôt que des adultes réunis en grand nombre subissent des conditions hygiéniques extrêmement mauvaises, surtout la privation de la lumière et d'air suffisamment pur.

En face de pareils résultats, on conçoit de quelle importance doivent être les mesures hygiéniques destinées à prévenir tant de maux.

Aérage des mines. — La principale condition de salubrité consiste à ventiler suffisamment les mines ; on doit y pratiquer des percements larges et assez nombreux, faire mastiquer les fissures qui laissent échapper les vapeurs, multiplier les puits d'aérage et les communications entre les galeries, et employer tous les moyens possibles pour s'opposer à la stagnation de l'air et de l'eau. Le mauvais air produit par la destruction lente des bois qui servent à étançonner, et les accidents qui résultent des éboulements, devraient aussi imposer l'obligation de n'étançonner qu'avec la pierre même du minerai, lorsque sa consistance le permet, ou bien, dans les terrains mobiles, d'y suppléer par des colonnes de fonte. Dans ces derniers temps, l'attention s'étant portée sur ce fait si important de la ventilation des mines, de nombreux moyens ont été proposés, tendants à rendre facile et complète leur aération. M. Triger a eu l'heureuse idée d'employer l'air comprimé comme force motrice pour la ventilation de ces souterrains. Pour cela, après avoir établi dans l'intérieur de la mine une machine à vapeur de la force de dix à douze chevaux, il la fait marcher au moyen de l'air comprimé que refoule une seconde machine d'une force à peu près double et placée à l'air libre. Parmi les avantages que présente cette application, nous devons signaler ceux d'aérer parfaitement tous les travaux d'exploitation, et de pouvoir porter de l'air sur des points où il serait impossible d'en faire arriver par les moyens ordinaires.

Moyens de descente et de sauvetage dans les mines. — Par suite de la grande profondeur à laquelle sont parvenus les travaux des mines, puisqu'en Allemagne et en Angleterre ils ont atteint des profondeurs de 500 à 700 mètres, la question relative à la descente et à l'ascension des ouvriers mineurs, qui a pu d'abord être considérée comme secondaire, est devenue aujourd'hui une des plus importantes, et doit, à bien des égards, attirer l'attention des exploitants et de l'autorité. En effet, de la bonne solution de cette question dépendent la vie et la santé d'une classe nombreuse de travailleurs ; de là dépend aussi une économie notable à réaliser sur les dépenses d'exploitation.

L'usage ancien des cuffats ou tonneaux d'extraction est assez commode pour l'ouvrier, mais il est extrêmement dangereux, et les accidents auxquels il donne lieu sont presque toujours mortels.

De 1821 à 1840, sur 311 victimes de l'usage des cuffats, en Belgique, 261, ou les 5/6es, ont perdu la vie. Les principales causes de ces accidents sont la rupture des câbles, la chute de corps durs dans le puits, la rencontre des cuffats, leur élévation contre les poulies qui surmontent le puits ; leur descente dans l'eau ou dans les gaz délétères qui peuvent occuper le fond du puits ; les secousses produites par la machine, la rupture d'une pièce de celle-ci, etc. Enfin, les cuffats ont encore un grand inconvénient, c'est de ne permettre que l'accès à neuf ou dix ouvriers dans les cas d'accidents subits, et tous les autres sont souvent condamnés à mourir dans la mine par suite de l'impossibilité d'en sortir rapidement. Les échelles verticales offraient un véritable avantage au point de vue de la sortie rapide d'un grand nombre d'ouvriers, mais elles ont le désavantage d'être une cause considérable de fatigue, tellement que les mineurs d'Anzin reçoivent 25 centimes par jour pour la fatigue que leur occasionnent la descente et l'ascension sur des échelles verticales, lorsque les travaux sont établis à plus de 400 mètres de profondeur. M. Lambert, aspirant des mines, à Mons, proposa, en 1848, un système d'échelles inclinées, dites hélicoïdales à échelons doubles, qui offrent une supériorité incontestable en plaçant le corps dans une position demi-inclinée qui demande beaucoup moins d'efforts musculaires de la part du mineur pendant la descente et l'ascension, en même temps qu'elles diminuent les chances d'accidents.

Un ingénieur des mines du Harz eut l'idée, il y a quinze ou vingt ans, d'employer, pour remonter les ouvriers dans les bures, deux maîtresses tiges animées de mouvements inverses et alternatifs, et garnies de marche-pieds et poignées de fer, pour que l'ouvrier pût suivre leur mouvement et passer de l'une à l'autre. Nous ne ferons que mentionner ces appareils, appelés *Fahrkunst*, qui ont l'avantage d'offrir une translation de 16 à 22 mètres par minute, en même temps qu'une sécurité complète et absence de fatigue musculaire pour les ouvriers.

Enfin, il y a peu d'années, M. Warocqué proposa de substituer aux fahrkunst un appareil de son invention, extrêmement remarquable par son ingénieux mécanisme et par la sécurité qu'il présente. Une machine à vapeur fait mouvoir de haut en bas des puits les plus profonds un double système de paliers mobiles, qui s'élèvent et descendent par un va-et-vient continu, de manière à permettre à l'ouvrier qui passe alternativement de l'un à l'autre de monter comme par un escalier, sans fatigue aucune et sans le moindre danger. Une heure suffit pour descendre 160 ouvriers et en monter un nombre égal. Ce système réalise les meilleures conditions de rapidité et de sûreté. Il permet, en cas de sinistre, de faire remonter cent trente-trois hommes de 504 mètres de profondeur en 16 minutes, ce qui exigerait près d'une heure et demie avec la meilleure des *fahrkunst* qui existent, et près de trois heures avec les cuffats, en admettant même que, dans un sinistre, on fasse monter jusqu'à dix hommes à la fois par chaque cuffat.

A cette question de la descente et de l'ascension dans les mines se rattache celle des divers moyens de sauvetage qui intéressent directement les mineurs et dont nous devons parler avec quelques détails.

M. le docteur Valat a été frappé de l'imperfection des moyens qui sont communément employés dans l'intérieur des mines pour transporter, jusqu'aux puits de service, les ouvriers blessés ou asphyxiés, et surtout pour les élever au jour à partir du fond de ces puits. Ces moyens, en effet, n'ont rien de fixe : dans chaque exploitation, on a coutume de les improviser suivant les ressources dont on peut disposer au moment de l'accident, et souvent ces ressources sont si incomplètes, qu'il résulte de leur emploi, non-seulement des douleurs intolérables pour les malheureux mineurs qui ont des membres fracturés, mais encore une aggravation des fractures et de nouvelles lésions dans les parties musculaires qui en sont voisines. Un mineur étant blessé ou asphyxié dans une galerie ou dans un puits, quelque étroits qu'on les pratique, il s'agissait de trouver une méthode, un procédé pour l'enlever et le transporter sur-le-champ, du lieu souterrain de son accident, jusque chez lui, dans son lit, sans danger, ni douleurs, ni autres inconvénients, et sans le déranger non plus dès qu'il aura été pansé et placé dans la machine de transport. L'appareil que M. Valat a imaginé dans ce but consiste en une caisse en forme de cercueil, avec cette différence qu'elle est pentagonale et légèrement infléchie dans le sens de sa longueur ; son couvercle est mobile : elle contient un matelas traversé par une petite sellette et en outre des sangles qui sont convenablement espacées pour soutenir le blessé lorsque la caisse doit remonter au jour et prendre une position presque verticale. La caisse reçoit aisément cette position au moyen de chaînons en forme d'anses qui se trouvent fixés à l'une de ses extrémités. Cette même extrémité sert de plate-forme pour le mineur qui doit présider à la remonte. Le déploiement de quatre bras à charnières change la caisse en brancard, lorsqu'on doit s'en servir horizontalement. L'appareil présente en outre plusieurs dispositions de détail bien entendues qui le complètent d'une manière très satisfaisante. L'essai en grand de cet appareil a eu lieu avec le plus grand succès aux mines de houille de Blanzy, dans le département de Saône-et-Loire.

M. Fontaine, chef d'atelier aux mines d'Anzin, a inventé un parachute destiné à prévenir les accidents causés par la rupture des câbles qui soutiennent les cages dans lesquelles sont descendus et remontés les ouvriers dans les puits d'extraction. Le câble, en rompant, rend la liberté à un boudin à ressort qui lâche deux griffes très fortes qui s'arrêtent aux montants de bois sur lesquels les cages sont guidées.

Ce système, qui a reçu l'approbation des ingénieurs et la sanction d'un prix décerné par l'Académie des sciences en 1854, a eu, ce qui vaut plus encore, le mérite de contribuer à sauver d'une mort certaine trente-trois ouvriers. Sans enlever en effet d'une manière absolue toutes les chances d'accident, sans faire disparaître notamment d'une manière complète le danger de l'emploi des câbles pour la descente des ouvriers, il est de nature à rendre des services réels.

L'appareil de M. Jaquet est conçu dans la même idée que celui de M. Fontaine. Au lieu d'une simple griffe lancée en dehors par un ressort énergique, il se compose d'une double griffe que la rupture des câbles applique extérieurement sur le montant, sur lequel elle peut glisser en ralentissant peu à peu la marche de la cage, qui s'arrête sans secousse ; le ressort est d'ailleurs d'un mécanisme très simple qui doit en faciliter l'application.

M. Boissau, directeur du charbonnage du Poirier, à Montigny-sur-Sambre, près Charleroy, en Belgique, a aussi inventé un parachute pour les mines. Cet appareil, applicable à la descente par les câbles, se distingue en ce que les guides le long desquels glissent les cages sont construits en forme d'échelles, et que le système de parachute consiste en deux pênes ou verrous qui, lancés en dehors par un ressort, viennent se reposer sur les échelons des guides, où ils s'arrêtent.

Ce parachute, employé en Belgique, a sauvé la vie à plusieurs ouvriers. Il a cependant l'inconvénient de produire par l'arrêt brusque du verrou sur les échelons une secousse quelquefois très forte et qui peut ne pas être sans danger.

On peut dire, en considérant d'une manière générale l'ensemble des conditions hygiéniques des mineurs de tous les pays, que ces conditions sont dans une voie rapide d'améliorations nombreuses. La sollicitude des autorités locales a mis fin déjà aux abus atroces qui n'étaient que trop fréquents dans ces souterrains. L'hygiène commence à y pénétrer de plus en plus. Quoique les relevés statistiques des mines de Belgique fournissent 1350 accidents graves dans une période de vingt années, on est en droit d'espérer une amélioration considérable dans ces déplorables résultats. La tendance salutaire qu'ont généralement les gouvernements à perfectionner l'exploitation des mines et à admettre l'intervention plus active de l'hygiène publique, permet d'assurer que dans l'industrie des mineurs, à part certaines exceptions, la santé et la vie de l'ouvrier ne sont pas inévitablement compromises par la nature des travaux auxquels on l'emploie. Les travaux, en eux-mêmes, sont souvent exempts de dangers; ils ne deviennent pernicieux que par suite des circonstances défavorables du milieu desquelles ils s'exécutent. Ce sont donc ces circonstances, ces causes extérieures de maladie et de mortalité qu'il importe à l'hygiène de connaître et de combattre. Nous ne croyons pouvoir mieux faire, en terminant, que de montrer la manière dont le parlement anglais a résolu les questions d'humanité touchant les êtres qui existaient dans les mines, en citant les principales dispositions de l'acte qui promulgue ces mesures.

ACTE RELATIF AU TRAVAIL DES FEMMES ET DES ENFANTS DANS LES MINES EN ANGLETERRE (10 AOUT 1842).

Art. 1er. Il est défendu à tout propriétaire ou exploitant de mines ou de houillères d'employer des femmes ou des jeunes filles dans ces exploitations. Les contrats pour l'apprentissage de ces femmes et de ces filles sont rompus de plein droit, et ne peuvent plus constituer d'engagement d'aucune espèce pour l'année.

Art. 2. Les jeunes garçons ne peuvent plus être employés dans ces établissements avant leur dixième année accomplie. Il n'est fait aucune exception à cette règle que pour les jeunes ouvriers houilleurs qui auraient atteint l'âge de neuf ans avant la promulgation de cet acte.

Art. 3. Le gouvernement a le droit de désigner telles personnes qu'il juge convenable pour inspecter les mines et les houillères. Les inspecteurs désignés de la sorte sont autorisés à visiter ces exploitations, ainsi que les ouvrages, bâtiments et machines qui en dépendent, en tout temps et dans toutes les saisons, la nuit comme le jour, et de faire toutes les enquêtes qu'ils jugeront nécessaires sur les objets qui se rapportent au présent acte. Les propriétaires et les exploitants sont obligés de leur fournir tous les moyens de remplir leur mission à cet égard. Les inspecteurs font leur rapport au gouvernement sur l'état et la condition des ouvriers employés dans les mines et houillères, et sur la manière dont l'acte est exécuté dans ces établissements.

Art. 4. Nul contrat d'apprentissage ne peut être passé pour des enfants âgés de moins de dix ans, et les mêmes contrats ne peuvent avoir plus de huit ans de durée.

En tout cas, les contrats cessent d'avoir leur effet lorsque l'apprenti aura atteint l'âge de dix-huit ans. Cette disposition ne concerne d'ailleurs que les ouvriers houilleurs proprement dits, qui travaillent sous le sol, et ne s'étend pas aux apprentis maçons, menuisiers, etc., qui pourraient être employés occasionnellement dans les exploitations.

Art. 5. Toute infraction aux dispositions qui précèdent sera punie d'une amende de 5 à 10 livres sterling, par chaque personne employée contrairement à ces dispositions.

Art. 6. La garde et le maniement des treuils, manéges, chaînes, cordes, *cuffats*, etc., pour la descente dans les mines, le soin des pompes et des machines à vapeur, ne peuvent être confiés qu'à des individus ayant dépassé l'âge de quinze ans, sous peine, pour chaque infraction, d'une amende de 20 à 50 livres sterling.

Art. 7. Les parents et les tuteurs des enfants qui auraient sciemment exagéré l'âge de ces mêmes enfants, pour les faire admettre dans les mines et les houillères avant l'âge légalement fixé, seront, pour chaque infraction, passibles d'une amende qui ne pourra excéder 40 shillings.

Art. 8. Les propriétaires, les exploitants et les agents des exploitations minières, ne peuvent, dans aucun cas et sous quelque prétexte que ce soit, payer les gages de leurs ouvriers dans les lieux publics, tavernes, cabarets. Les salaires payés de la sorte seront considérés comme non acquittés, et les ouvriers pourront de nouveau en réclamer le montant. Les contrevenants seront en outre, pour chaque infraction, frappés d'une amende qui pourra varier de 5 à 10 livres sterling.

Art. 9. Les agents et surveillants qui, sans le consentement exprès, dans l'ignorance ou malgré les instructions des propriétaires, exploitants ou directeurs, auront contrevenu aux dispositions de cet acte, seront personnellement responsables au lieu et place de ces derniers et passibles des mêmes peines, etc.

Voy. Air, Asphyxie, Carrières, Lampes, Masque, Mercure, Travail des enfants, Travaux publics.

Bibliographie. — *Réflexions sur l'hygiène des mineurs et des ouvriers d'usines métallurgiques*, par Van den Brook, 2ᵉ édit., mars 1843. — *Dictionnaire de l'industrie*, t. I, p. 547; IV, p. 662; VII, p. 263, 636. — *Traité des maladies des artisans*, par Patissier. Paris, 1822, p. 9. — *Mémoire sur la circulation de l'air dans les mines*, par Jars (*Mémoires de l'Académie des sciences*, 1768). — *Recherches sur la composition de l'air dans les mines*, par Félix Leblanc (*Comptes rendus de l'Académie des sciences*, 1845). — *Analyse de l'atmosphère de quelques mines du duché de Cornouailles*, par P. Moyle (*Annales de chimie et de physique*, 3ᵉ série, t. III, p. 318). — *Mémoire sur les mines de mercure d'Almaden en Espagne*, par Bernard de Jussieu (*Académie des sciences*, 1719). — *Annales des mines*. Paris, 1824. — *Traité de la législation des travaux publics*, par A. Husson. Paris, 1850. — *Rapport sur la statistique des mines*, adressé au roi par M. Demaissières, ministre des travaux publics. Bruxelles, 1840. — *D'un nouveau système d'échelles*, par M. Lambert. Mons, 1848. — *Rapport à la commission des annales des travaux publics sur l'appareil Warocque*. Bruxelles, 1846. — *Histoire médicale et statistique des ouvriers mineurs de la houillère de Decize (Nièvre)*, par le docteur Valat (de Montpellier), 1834. — *Sur les maladies auxquelles sont exposés les ouvriers employés aux mines de plomb et de mercure en Espagne*, par M. Alfaro (*Gaz. méd. de Madrid*, février 1835, p. 308). — *De la phthisie mélanique des ouvriers employés aux mines de charbon de terre*, par M. Gibson (*The Lancet*, 1834). — *Traité des maladies des mineurs et des ouvriers employés dans les fonderies*, par J.-F. Henkel, écrit en allemand. Dresde et Leipzig, 1845. — *Rapport à l'Académie des sciences sur un lit de mine inventé par M. Valat*, par M. Cordier. Paris, 1845. — *Rapport sur huit mineurs ensevelis dans une houillère*, par le docteur J. Leriche (*Ann. d'hyg. et de méd. lég.*, t. XVI, p. 206) — *Du travail des enfants dans les mines et houillères de la Grande-Bretagne et de la Belgique*, par V. Ducpetiaux (*Ibid.*, t. XXIX, p. 241). — *Quelques considérations sur le même sujet*, par Villermé (*Ibid.*, t. XXX, p. 28). — *De la ventilation des mines*, par M. Triger. Paris, 1846. — *Notes sur l'éclairage des mines* (*Ann. d'hyg. et de méd. lég.*, t. XXXV, p. 349). — *The physical and moral condition of the children and young persons employed in mines and manufactures*. London, 1843. —

Mémoire sur les effets de la compression de l'air appliquée au creusement des puits à houille, par Pol et Watelle (*Ann. d'hyg. et de méd. lég.*, 2e série, t. I, p. 241.) — Guérard, *Notes sur les effets physiologiques et pathologiques de l'air comprimé* (*Ibid.*, p. 279). — Docteur Schirmer, *Maladies des mineurs de Grünberg* (*Journ de méd. lég.*, de Casper; extr. par M. le docteur Beaugrand, *Ann.* 2e série, t. XI, p. 210.) — *Instruction pratique sur l'emploi de la lampe de sûreté de Muesler, rédigée par ordre du ministre des travaux publics de Belgique*. Bruxelles, 1843. — *Hygiène des ouvriers mineurs*, par Riembault, 1861. — *Traité pratique des maladies, des accidents des houilleurs*, par H. Boëns-Boissau. Bruxelles, 1862.

MINOTERIE. — *Voy.* BLÉ, BOULANGERIE.

MORGUE. — On donne le nom de *morgue* à un établissement destiné à recevoir les cadavres trouvés sur la voie publique. Il sert en même temps de lieu d'exposition pour les corps des individus non reconnus.

Ces établissements, qui sont de première nécessité dans toutes les villes populeuses, ne sont nulle part inutiles ; et l'usage, aujourd'hui adopté dans un grand nombre de communes rurales, d'annexer au cimetière une salle qui sert à la fois de morgue et de salle d'exhumation et d'autopsie, est tout à fait digne d'approbation et d'encouragement; il répond en même temps à un sentiment de haute convenance et à un intérêt de salubrité incontestable.

Sans entrer dans les détails de la construction d'une morgue, nous dirons que les trois conditions essentielles, au point de vue de l'appropriation et de l'hygiène d'un semblable établissement, sont l'espace, l'air facilement renouvelé et l'eau en abondance. Il convient, en outre, d'avoir égard aux services multiples auxquels la morgue est destinée. Ainsi, constatation de l'état civil, constatations judiciaires, statistique administrative, d'où la nécessité d'une salle d'exposition facilement accessible au public sous toutes les conditions de décence et de respect, d'une salle d'autopsie, et enfin d'un greffe et de locaux de service.

On comprend que ces dispositions ne peuvent être indiquées que d'une manière générale et qu'elles seront subordonnées aux exigences particulières de chaque localité. En ce qui touche d'ailleurs plus spécialement à la salubrité, il n'y a en réalité que peu de différence entre une morgue et d'autres établissements analogues, tels que maisons mortuaires, amphithéâtres de dissection.

Depuis 1852, le Conseil d'hygiène et de salubrité de Paris a été chargé d'examiner différents projets se rattachant au déplacement de la Morgue, et à sa reconstruction sur de nouveaux points de la capitale.

Il s'agissait d'étudier, non-seulement les emplacements les plus convenables, mais encore les dispositions à prendre pour que l'établissement répondît à toutes les nécessités du service.

En ce qui concerne l'emplacement, le Conseil n'a pas perdu de vue qu'une morgue doit être placée dans un quartier populeux, de manière à attirer l'affluence du public. Il ne faut pas, en effet, voir dans une morgue un amphithéâtre, un dépôt de cadavres plus ou moins repoussants; c'est un établissement d'utilité publique de premier ordre, puisqu'il devient la source la plus puissante de la constatation de l'identité des personnes et de la découverte des crimes.

Pour juger de l'influence des visiteurs sur la constatation de l'identité des corps, il faut savoir que, sur 350 à 400 individus reçus à la Morgue par année, il y en a la moitié dont la reconnaissance est due au hasard. Cela est si vrai que, depuis la restauration de la Morgue actuelle, ce qui l'a rendue plus propre et plus abordable aux curieux, la reconnaissance des corps est beaucoup plus considérable qu'autrefois; elle est d'environ 8 sur 9, tandis qu'elle était à peine de 3 sur 4. Mais, ce n'est pas seulement l'exposition même des corps qui amène ce résultat, c'est aussi l'exposition des vêtements qui restent aux regards du public; on conçoit, dès lors, toute l'importance des conditions de situation.

En second lieu, la morgue doit être placée dans le voisinage de la préfecture de police, du palais de justice, et même d'une mairie, soit pour les permis d'inhumer, soit pour les constatations judiciaires, soit pour la rédaction des actes de l'état civil, etc. Il nous paraît inutile d'insister sur ce point.

En ce qui concerne l'exposition du bâtiment, il doit être situé à tous vents, ou au nord.

Quant au programme des constructions, voici celui que le Conseil a adopté en 1857, sur la proposition de M. Devergie, inspecteur de la Morgue de Paris. Ce programme a été transmis à M. le préfet de la Seine :

1° Placer la salle d'exposition au centre de l'établissement; la pourvoir de douze tables de marbre taillées à gorge et percées d'une ouverture vers leur partie inférieure pour l'écoulement des eaux. Chacune de ces ouvertures doit aboutir à un tuyau qui en établisse la jonction avec un caniveau sous dalles se rendant à la Seine.

2° Disposer, au-dessus de six de ces tables, un tuyau avec robinets irrigateurs en arrosoir, apportant les eaux de la ville, et destiné à opérer, en été, une irrigation continue d'eau froide, propre à laver constamment les corps des noyés.

3° Établir deux rangées de tables, l'une devant l'autre.

La salle doit être carrée, close de toutes parts, terminée en dôme, ou par quatre pans obliques ; au sommet du dôme, établir une cheminée très large, de tôle émaillée, au quart inférieur de laquelle on mettra un bec de gaz destiné à faire appel. En principe, l'air des diverses salles de la Morgue, où existera une ventilation forcée, devra, avant d'arriver à ces salles, passer par une case ou galerie souterraine, avec prise d'air au nord.

4° La salle d'exposition sera vitrée en avant, afin de laisser voir les corps exposés. Le vitrage pourra être muni de rideaux, que l'on fermera à volonté.

Cette salle sera séparée des autres salles de l'établissement par un corridor assez long et assez large pour permettre le passage des brancards.

5° Devant cette salle, sera placée celle qui sera consacrée au public, elle doit être assez vaste pour permettre la circulation d'une charrette attelée d'un cheval ; elle doit avoir un porte d'entrée et une porte de sortie.

6° Placer le greffe sur la rue ou sur le quai, avec une fenêtre d'observation sur la salle du public ; mettre à portée du greffe la alle de garde des garçons de service.

7° Placer le lavoir et la salle des morts, de chaque côté de la salle d'exposition.

8° Construire, dans le lavoir, une auge vaste pour le lavage des vêtements, et ménager un espace suffisant pour laver les corps sur le sol ; établir dans cette salle un robinet avec douches d'eau en jet.

9° Construire un fourneau avec chaudière pour avoir de l'eau chaude en hiver, un séchoir à la suite ou au-dessus du lavoir.

10° Construire un magasin propre à contenir les vêtements pendant six à huit mois.

11° Disposer de l'autre côté de la salle d'exposition une salle des morts avec dix tables ; chaque table doit être munie d'un châssis à recouvrement en treillage serré. Cette salle doit être ventilée comme la salle d'exposition.

12° Placer derrière la salle d'exposition la salle d'autopsie, munie de deux tables à ouverture de corps, de vastes armoires et d'un bureau.

Cette salle doit avoir trois fenêtres sur la Seine pour sa ventilation facile en été, et des vasistas pour sa ventilation en hiver.

13° Disposer à côté de la salle d'autopsie un cabinet pour les magistrats, et pouvant contenir environ dix personnes.

14° Construire une écurie avec remise, un magasin à charbon, un magasin pour divers ustensiles.

15° N'établir, pour les employés, aucun logement destiné à une résidence à demeure.

La salle de garde doit contenir l'ameublement nécessaire au séjour d'un garçon de service pendant la nuit.

16° Enfin, construire un réservoir qui puisse fournir constamment de l'eau pour les besoins du service, dans les moments où la ville suspend l'écoulement des eaux qu'elle fournit aux établissements publics.

Quant aux questions de détails, telles que l'ameublement, l'outillage, etc., le Conseil a dû en ajourner l'examen, jusqu'au moment de l'installation de la nouvelle morgue ; mais il a insisté pour que les plans de constructions lui fussent communiqués, et pour que ces constructions fussent suivies par une commission spéciale qui s'entendrait avec l'architecte de la ville.

Bibliographie.—*Rapport à M. le préfet de police sur les inconvénients attachés aux dispositions actuelles de la morgue de Paris ; propositions tendantes à les faire disparaître.*— *Description d'une morgue modèle*, par M. A. Devergie (*Ann. d'hyg. et de méd. lég.*, t. VII, p. 75 ; voy. aussi t. XVII, p. 310 ; t. XLV, p. 182). — *Projet pour la construction d'une salle d'exhumation et d'autopsie*, par d'Arcet (*Ibid.*, t. III, p. 16). — *Rapport général sur les travaux du Conseil d'hygiène et de salubrité du département de la Seine*, par Trébuchet. Paris, 1860

MORT. — *Voy.* DÉCÈS, INHUMATION.

MORTALITÉ. — *Voy.* POPULATION.

MORT-AUX-MOUCHES. — *Voy.* INSECTICIDES.

MORUES. — *Voy.* SÉCHERIE.

MORVE ET FARCIN. — La morve et le farcin, affections contagieuses propres aux solipèdes, mais transmissibles de ces animaux à l'homme, présentent, au point de vue de la santé publique, un intérêt d'autant plus grand que les moyens d'en prévenir et d'en arrêter le développement sont exclusivement du domaine de l'hygiène, et reposent tout entiers sur l'observation rigoureuse des règlements qui concernent la police des animaux atteints de maladies contagieuses.

Nous donnerons une description succincte de ces graves affections chez le cheval et chez l'homme.

De la morve et du farcin chez les solipèdes. — Le farcin chez le cheval est une maladie spécifique caractérisée par l'engorgement des vaisseaux et des ganglions lymphatiques, l'oblitération des veines superficielles, l'éruption de boutons sous-cutanés ou superficiels, isolés ou confluents, qui s'ulcèrent et se recouvrent de croûtes ou de végétations fongueuses, et l'empâtement des membres. Les symptômes généraux sont peu marqués.

Le farcin se montre le plus souvent sous la forme chronique; à l'état aigu, il est presque constamment associé à la morve. Après être resté plus ou moins longtemps stationnaire, il se termine par la mort ou par le développement des symptômes de la morve.

La morve, dans sa forme chronique, consiste dans l'engorgement, l'induration et l'adhérence des ganglions de l'aine, un jetage ou écoulement nasal, des élevures ulcérées ou non ulcérées sur la membrane pituitaire, l'épaississement et le boursouflement de la membrane muqueuse et du tissu osseux, des élevures, des ulcérations récentes ou cicatrisées dans le larynx, la trachée et les bronches; enfin, des altérations particulières des poumons qui consistent en granulations miliaires, en masses rougeâtres ou jaunes ou blanches, plus ou moins indurées et disséminées à la surface ou à l'intérieur du poumon. Un dépérissement général et graduel accompagne ces lésions, et la maladie se termine par la mort et plus souvent par la *morve aiguë*. Celle-ci se distingue par la rapidité de la marche et la violence des symptômes, dont les plus saillants sont le jetage sanieux, purulent et très abondant; l'éruption de petits boutons cutanés, rarement sous-cutanés, lenticulaires, douloureux, disséminés particulièrement autour du nez et sur l'encolure; une inflammation extrêmement vive de la pituitaire, avec rougeur, gonflement et douleur des ailes du nez et ulcération profonde de la membrane muqueuse. La mort est la terminaison constante de la morve aiguë. Les poumons sont toujours criblés de taches ecchymotiques et de dépôts purulents, quelquefois de noyaux d'hépatisation. Du pus se trouve aussi dans les muscles, dans les articulations et dans les divers organes.

La morve et le farcin peuvent, chez le cheval, se développer primitivement; mais ces deux maladies sont contagieuses sous toutes leurs formes.

Les principales circonstances qui ont paru favoriser le développement de la morve chez les chevaux, indépendamment de la contagion, sont : en premier lieu, la mauvaise disposition des écuries humides, mal aérées, trop peu spacieuses ; l'alimentation insuffisante ou vicieuse ; les fatigues excessives ; enfin, l'hérédité. Mais toutes ces causes sont dominées par la contagion.

Quant au temps de l'incubation de la morve communiquée, il y aurait un grand intérêt à le connaître exactement, et il est malheureusement très difficile de le fixer d'une manière approximative.

De la morve et du farcin chez l'homme. — L'affection morveuse, chez l'homme, comprend deux états morbides diversement caractérisés, mais résultant d'un même virus, et que l'on désigne par les noms de *farcin* et de *morve* empruntés à la pathologie vétérinaire.

On peut ajouter une troisième forme plus simple, produite par une inoculation directe et consistant en accidents locaux, que nous avons décrite sous le nom d'*angioleucite farcineuse*. Ces différentes formes se montrent à l'état aigu ou à l'état chronique.

1° *Farcin aigu.* — Le farcin aigu, chez l'homme, est une maladie produite par l'inoculation de matières morveuses ou farcineuses, caractérisée par une inflammation des vaisseaux et des ganglions lymphatiques, et quelquefois des veines superficielles des membres, par des abcès multiples sur diverses régions, par une éruption pustuleuse qui lui est commune avec la morve aiguë, et un ensemble de symptômes généraux très graves.

Le début du farcin aigu varie suivant le mode de contagion qui l'a produit. Lorsqu'il suit l'inoculation de matières morveuses, il peut se faire que la plaie d'inoculation se cicatrise; mais le plus souvent des accidents locaux primitifs se manifestent. La plaie reste ouverte, suppure, et se change en un ulcère de mauvais caractère; les vaisseaux lymphatiques du membre blessé s'enflamment, les ganglions se gonflent; le membre devient le siége d'un œdème douloureux, quelquefois d'un véritable phlegmon. S'il n'y a pas eu inoculation, et dans le cas où manquent les phénomènes locaux, la maladie s'annonce par des frissons, de la céphalalgie, des nausées, de l'anorexie, un sentiment de faiblesse générale, des douleurs vagues, quelquefois très violentes, dans les muscles et dans les articulations. Dans tous les cas, une fièvre violente se déclare; bientôt on voit sur divers points du corps, et spécialement sur les membres, se former de petites tumeurs molles, pâteuses, peu saillantes, et en général peu douloureuses, qui se terminent rarement par résolution, et presque toujours par suppuration. En même temps, de véritables abcès phlegmoneux plus étendus se forment dans le tissu cellulaire. Le développement de ces tumeurs ne tarde pas à être suivi de l'apparition de pustules nombreuses d'un aspect particulier tout à fait caractéristique, et que nous décrirons en parlant de la morve aiguë. Ces symptômes sont accompagnés d'une prostration croissante, et, vers la fin du second ou du troisième septénaire, la maladie se termine par la mort, qu'annoncent le délire, les selles involontaires et divers phénomènes nerveux ataxiques.

L'inoculation peut borner ses effets aux seuls accidents locaux que nous avons mentionnés. La maladie, qui est alors dans sa forme la plus simple, consiste en une *angioleucite farcineuse aiguë*, accompagnée de troubles généraux modérés, sans éruption, et qui se termine soit par la guérison, soit en passant à l'état chronique.

2° *Morve aiguë.* — La morve aiguë est caractérisée d'une manière spéciale par la présence d'ulcérations dans les fosses nasales, jointe à l'éruption et aux symptômes généraux du farcin aigu.

La morve aiguë, qui est fréquemment la terminaison de la morve chronique ou du farcin, se présente souvent aussi d'emblée et comme résultat direct de l'inoculation ou de l'infection morveuse. Elle peut, comme le farcin aigu, offrir au début les symptômes locaux de l'angioleucite ; mais comme le plus ordinairement la morve est produite par contagion, l'invasion est marquée par des troubles généraux variés, parmi lesquels quelques-uns sont caractéristiques, un malaise plus ou moins prolongé, une faiblesse générale et spontanée, un dégoût profond, de l'inappétence, de la céphalalgie, des frissons répétés, des nausées, des vomissements, de la diarrhée, de la fièvre, et principalement des douleurs articulaires et musculaires très vives, comparables à celles du rhumatisme aigu, fixées quelquefois sur un point de la paroi thoracique, mais s'emparant le plus souvent des grandes articulations. Ces symptômes ne tardent pas à être suivis de phénomènes plus spéciaux, qui se remarquent surtout à la surface du corps. Une rougeur érysipélateuse se montre le plus souvent à la face, sur le nez, sur les paupières et sur le front, ou au voisinage des articulations ; ces parties sont le siége d'un gonflement œdémateux diffus, mal circonscrit, tantôt pâle et d'un rouge jaunâtre, tantôt livide et luisant. A la surface se forment des taches violettes et noirâtres, des phlyctènes remplies d'une sérosité sanguinolente ; les paupières restent closes et laissent suinter une matière puriforme. La face prend ainsi un aspect effrayant et tout particulier, qui caractérise d'une manière frappante la morve aiguë. En même temps des tumeurs molles et fluctuantes, diffuses ou circonscrites, violacées, apparaissent sur différents points du corps. Quelques-unes disparaissent spontanément ; d'autres s'ouvrent et donnent issue, les unes à du sang presque pur, les autres à une matière sanieuse, quelques-unes seulement à du pus phlegmoneux. Après des sueurs plus ou moins abondantes et fétides, on voit, vers le sixième jour après l'invasion, la peau se couvrir de pustules phlyzaciées tout à fait spécifiques, et de bulles gangréneuses qui occupent principalement les joues, la face, les bras, les cuisses et la partie antérieure du tronc. On en voit aussi à l'entrée des fosses nasales et sur la conjonctive. Les pustules sont en nombre variable et irrégulièrement groupées ; leur marche n'a rien de fixe, mais leur évolution est en général rapide. Les bulles sont toujours plus rares, et succèdent quelquefois aux pustules, lorsque l'épiderme qui les recouvre est fortement soulevé. Dans des cas tout à fait exceptionnels, l'éruption peut manquer. En même temps, ou plus souvent avant l'éruption, une matière jaunâtre, visqueuse, plus ou moins épaisse, quelquefois semblable à du pus ou mêlée de stries sanguinolentes, s'écoule des narines, ou s'amasse dans les fosses nasales et tombe dans la gorge. L'écoulement nasal extérieur manque dans ce dernier cas, et est quelquefois remplacé par l'expuition des matières muqueuses. L'inspection montre à l'orifice des narines la membrane pituitaire enflammée et souvent ulcérée, en même temps que le nez est rouge et tuméfié. La respiration est alors pénible, accélérée ; la voix est faible, altérée, quelquefois éteinte. On observe presque constamment un peu de toux : l'auscultation ne fait reconnaître que des râles muqueux et sibilants. La langue est sale, la diarrhée presque constante. Le gonflement douloureux des articulations rend les mouvements extrêmement pénibles, et condamne les malades au décubitus dorsal. La prostration est extrême ; des rêvasseries, du délire vague qui devient bientôt continuel, un abattement moral profond, s'ajoutent à tous ces accidents. La bouche se sèche ; la langue et les lèvres sont noirâtres, les dents fuligineuses, l'haleine fétide ; une agitation plus ou moins violente alterne avec le coma ; le pouls s'affaiblit ; les pustules s'affaissent, et des évacuations involontaires, l'embarras croissant de la respiration, précèdent la mort, qui, dans tous les cas, vient terminer la maladie du quinzième au vingtième jour, quelquefois plus tôt, surtout lorsque la morve aiguë est consécutive au farcin ou à la morve chronique.

3° *Farcin chronique.* — Le farcin chronique est caractérisé principalement par des abcès multiples dégénérant en ulcères fistuleux, des douleurs articulaires et musculaires, des angioleucites spécifiques, et une altération profonde de la constitution, et se termine le plus ordinairement par la morve aiguë. Le farcin peut exister seul ou accompagner la morve chronique ; il est dans tous les cas beaucoup plus fréquent que celle-ci. On ne le voit qu'exceptionnellement succéder au farcin aigu ; et, dans ces cas rares, c'est l'angioleucite farcineuse aiguë résultant de l'inoculation qui constitue le premier degré de la maladie.

Le mode d'invasion du farcin chronique varie. Il peut se faire, lors même qu'une inoculation directe est le point de départ du mal, que les désordres locaux soient nuls, et que les choses se passent comme dans le cas de contagion. Après un petit nombre de jours, sans que la santé ait paru troublée, ou après que le malade s'est plaint de lassitude, de douleurs vagues, de malaise et d'inappétence ; après une petite fièvre revenant par accès, présentant quelquefois le type tierce, un empâtement, rarement douloureux, se montre, soit au front, soit au mollet, soit sur une autre partie du corps. Lorsque le malade est resté pendant longtemps en contact avec des chevaux, l'invasion du farcin s'annonce souvent de très loin et d'une manière insidieuse. Des douleurs se font sentir par intervalles dans les articulations des membres inférieurs, où du gonflement survient quelquefois. Les forces diminuent; puis, après un mois ou six semaines, des abcès multiples se forment rapidement et comme d'emblée. Des tumeurs indolentes et fluctuantes dès leur apparition se montrent plus fréquemment aux membres que sur le tronc : les unes s'ouvrent spontanément après un temps plus ou moins long et donnent issue à du sang pur, ou à une sanie purulente, ou à un pus visqueux et de bonne nature, rarement à du pus phlegmoneux; d'autres se résolvent peu à peu; on en voit quelquefois même de considérables disparaître brusquement. Des engorgements ganglionnaires de l'aisselle et de l'aine se montrent toujours secondairement à des angioleucites locales. Ces abcès sont souvent pendant un certain temps le seul signe de la maladie, avec un peu de faiblesse seulement et d'anorexie. Il peut arriver dans ce cas que les tumeurs ouvertes se cicatrisent, et que l'on croie la guérison obtenue; mais le plus souvent on observe une diminution sensible des forces. Les membres sont le siége de douleurs vagues qui sont moins vives qu'au début, mais se font sentir presque constamment. Les articulations sont roides et les mouvements pénibles; les reins sont brisés, et les parois de la poitrine sont quelquefois le siége de points douloureux fixes ou mobiles. La céphalalgie est très rare; l'appétit, qui peut être augmenté, est plus souvent diminué; des nausées, parfois des vomissements, signalent les premiers troubles des fonctions digestives. De nouvelles tumeurs se forment; les plaies laissent suinter un pus séreux et mal lié; les foyers se changent en ulcères sanieux qui n'ont aucune tendance à la cicatrisation. Les os sous-jacents se dénudent et se nécrosent; les articulations se déforment et perdent bientôt toute mobilité. La peau qui ne présente aucune éruption est devenue sèche ou terreuse; les yeux sont ternes, la couleur du visage jaune et livide. Le pouls est petit et misérable; des frissons répétés annoncent une fièvre qui revient tous les soirs. Des sueurs nocturnes, des rêvasseries, de la diarrhée, de la toux, complètent cet état de marasme, qui se termine par la mort ou par l'explosion de la morve aiguë. La guérison est possible, mais malheureusement extrêmement rare. La morve chronique peut venir aussi compliquer le farcin à sa dernière période. La durée de la maladie est toujours très longue; elle varie de quatre mois à plus de trois ans; mais le plus ordinairement elle est de dix à quinze mois.

On doit considérer comme variétés du farcin l'*angioleucite farcineuse chronique* et l'*ulcère farcineux*. Dans la première, toute la maladie consiste dans un engorgement lent des ganglions lymphatiques accompagné de quelques-uns des symptômes généraux du farcin et se terminant généralement par le retour à la santé; dans la seconde, un ulcère très rebelle, accompagné de symptômes généraux graves et d'une véritable cachexie, constitue une espèce particulière de l'affection morveuse. Ces deux variétés sont toujours le résultat de l'inoculation.

4° *Morve chronique.* — La morve chronique, qui paraît être la forme la plus rare de l'affection morveuse, est caractérisée par des ulcérations particulières à marche lente des fosses nasales et des voies aériennes, des douleurs articulaires et musculaires, et des symptômes généraux de cachexie.

La morve chronique débute très rarement d'emblée : non pas qu'elle succède jamais à la morve aiguë, mais parce qu'elle se montre presque toujours précédée du farcin chronique. Lorsqu'il n'en est pas ainsi, elle est toujours le résultat de l'infection. Les malades exposés depuis un temps plus ou moins long à la contagion ressentent d'abord du malaise, de la fatigue, de l'affaiblissement, des douleurs très vives dans les membres et dans les articulations, et quelquefois une pleurodynie excessivement pénible, mais peu durable. Puis survient de la toux, du mal de gorge et un enchifrènement qui cause une grande gêne. L'apparition de ces derniers symptômes dans le cours du farcin chronique est l'indice du développement de la morve. Une douleur se fait sentir dans la trachée; la voix s'altère et peut même s'éteindre. La toux s'accompagne de dyspnée et d'une expectoration plus ou moins abondante. Une bronchite capillaire, et même une pneumonie, peuvent se déclarer comme complication. Le malade se plaint bientôt d'un enchifrènement, qu'il est facile de reconnaître à ses reniflements continuels. Les narines semblent bouchées et donnent difficilement passage à l'air. Il est rare qu'il y ait en même temps de la douleur; pourtant quelques malades indiquent une douleur sourde à la racine du nez. Ils mouchent de temps en temps du sang, quelquefois des croûtes qui se détachent difficilement, ou bien simplement un mucus puriforme grisâtre, dont la quantité peut aller jusqu'à constituer, dans des cas très rares, un véritable jetage. Il se peut alors qu'en examinant les fosses nasales, on aperçoive quelques ulcérations, ou qu'en introduisant un stylet, on sente des inégalités ou même une perforation de la cloison. Dans la cavité buccale, le même examen peut faire reconnaître l'existence, soit à la fosse palatine, soit au fond du pharynx, d'ulcères qu'on peut seulement soupçonner dans le larynx et la trachée. Il est très rare que l'on observe l'engorgement des ganglions sous-maxillaires. La peau n'est le siége d'aucune éruption; mais on voit quelquefois survenir un œdème, surtout aux pieds et à la partie inférieure des jambes. A ces symptômes spéciaux s'ajoutent des phénomènes cachectiques analogues à ceux du farcin chronique. Il peut se faire que la lésion des fosses nasales caractéristique de la morve chronique ne se révèle par aucun signe, et que les symptômes du farcin soient seuls appréciables pendant la vie. La morve chronique est toujours une maladie excessivement longue, plus longue que le farcin, surtout quand cette dernière affection ne l'accompagne pas. Des rémissions apparentes en signalent le cours. Quant aux modes de terminaison, il ne semble pas que la guérison puisse être obtenue, si ce n'est par exception. Les malades succombent dans le marasme, et la morve aiguë suit moins souvent la morve que le farcin chronique.

Pour résumer la marche générale de l'affection morveuse, on peut dire que la forme la plus commune après la morve aiguë, survenant d'emblée comme résultat direct de l'infection, est le farcin chronique né de l'inoculation ou de la contagion, et se terminant par la morve aiguë. Des accidents locaux d'angioleucite farcineuse aiguë ou chronique suivent le plus ordinairement l'inoculation. Enfin le farcin aigu, d'une part, et la morve chronique, de l'autre, constituent des formes plus rares de l'affection morveuse.

Une seule cause engendre chez l'homme la morve et le farcin, c'est la contagion. Il serait inutile de discuter aujourd'hui sur la réalité de cette cause, mise hors de doute par de trop nombreux exemples ; mais il convient de rechercher avec soin quelles sont les conditions dans lesquelles l'affection morveuse se transmet, quelles sont ses formes transmissibles, et quel rapport existe entre les formes transmises ; en un mot, quels sont les modes suivant lesquels s'opère la contagion, considérée comme cause acquise de la morve et du farcin.

La transmission de l'affection morveuse par contagion s'exerce : 1° du cheval à l'homme ; 2° de l'homme à l'homme. Le premier mode de transmission est le plus ordinaire, et heureusement presque le seul que l'on observe. De nombreuses expériences ont prouvé que la morve ou le farcin, transmis du cheval à l'homme, pouvaient être reportés par inoculation de l'homme aux solipèdes. La contagion de l'homme à l'homme, relativement très rare, a néanmoins fait déjà plus d'une victime.

La morve et le farcin sont contagieux et inoculables sous toutes leurs formes aiguës ou chroniques, et dans toutes leurs espèces. En analysant les faits connus jusqu'à ce jour dans le but de rechercher le rapport qui existe entre les formes transmissibles, on voit que la morve ou le farcin aigus peuvent, en se communiquant, revêtir la forme chronique, et celle-ci devenir aiguë ou rester chronique après la transmission. Les cas de morve et de farcin aigus sont même pour la plupart engendrés par la forme chronique de la maladie du cheval, ce qui tient à la plus grande fréquence du contact avec des animaux atteints de morve chronique, et employés tous les jours à divers travaux, malgré les prescriptions réglementaires.

La contagion de la morve peut avoir lieu chez l'homme : 1° par infection, ou 2° par inoculation. La cohabitation avec les chevaux morveux, le séjour prolongé dans les écuries, et surtout l'habitude funeste d'y faire coucher les hommes chargés de panser ou de conduire les chevaux, sont les circonstances les plus favorables au développement de la morve ; une exposition beaucoup plus courte et passagère à quelque foyer d'infection suffit quelquefois pour produire la maladie. L'inoculation résulte, dans un grand nombre de cas, du contact accidentel d'un point quelconque de l'enveloppe tégumentaire dépouillé de l'épiderme ou d'une membrane muqueuse avec quelques matières susceptibles de transmettre la maladie, et principalement avec la matière du jetage nasal ou celle que laissent suinter les boutons et les ulcères farcineux. Le siége de l'inoculation est souvent le doigt ou la main, et la paille dont se servent les palefreniers pour panser leurs chevaux en est fréquemment l'agent. Certaines formes de la maladie correspondent plus particulièrement à certains modes de contagion : ainsi la morve est surtout produite par infection ; et l'angioleucite farcineuse, qui est la forme la plus locale de l'affection morveuse, par inoculation. La durée de l'incubation varie aussi suivant le mode de contagion ; toujours très courte et ne dépassant pas quatre ou cinq jours dans le cas d'inoculation, elle est quelquefois extrêmement longue dans le cas d'infection et surtout pour la morve.

Parmi les circonstances extérieures capables de favoriser la contagion, il n'en est guère qui paraisse constituer une véritable prédisposition, si ce n'est peut-être les impressions morales. Les professions qui placent l'homme en rapport avec les chevaux morveux rendent la contagion imminente, et sont en même temps la meilleure preuve de la transmissibilité de la maladie : c'est ainsi qu'on l'a vue frapper le plus souvent des palefreniers, des charretiers, des cochers, des équarrisseurs, des journaliers employés dans quelques établissements où travaillent des chevaux, des cavaliers attachés aux écuries-infirmeries, et enfin des médecins victimes de leur zèle à soigner les malheureux atteints de la morve.

Telle est l'impuissance de tous les moyens thérapeutiques contre cette redoutable affection, de ceux même qui paraissent le plus rationnels, que l'on doit, avant tout, ainsi que nous l'avons dit déjà, s'attacher à prévenir le développement de la morve et du farcin, et puisque ces affections ne se développent jamais spontanément chez l'homme, à prévenir leur transmission des solipèdes à l'homme. La voie la plus sûre pour atteindre ce but est d'abord de répandre le plus possible des idées de contagion; et en second lieu, d'étendre et d'assurer dans leur exécution les mesures sanitaires qui tendent à diminuer le nombre des chevaux morveux et les rapports de l'homme avec ces animaux. C'est de cette manière, c'est par l'assainissement des écuries, c'est par l'isolement et l'abatage des chevaux morveux et farcineux, que l'on arrivera à arrêter les ravages d'une maladie qui n'est pas propre à l'espèce humaine, mais qui lui a déjà enlevé tant de victimes.

Nous avons fait connaître à l'article MALADIES ÉPIZOOTIQUES les règlements qui s'appliquent à la morve comme aux autres affections des animaux domestiques, et qu'il serait superflu de reproduire ici.

Bibliographie. — Nous ne voulons rappeler que les principaux ouvrages qui touchent à la partie étiologique ou hygiénique de la question de la morve. Une bibliographie complète sur ce triste sujet serait hors de proportion avec notre livre et ici, dans tous les cas, sans objet. — *De la morve et du farcin chez l'homme*, par P. Rayer (*Mémoires de l'Académie royale de médecine*, t. VI, Paris, 1837). — *De la morve aiguë chez l'homme*, par Vigla (thèse de Paris, 1839). — *De la morve et du farcin chroniques chez l'homme et chez les solipèdes*, par Ambroise Tardieu. Paris, 1843. — *Dictionnaire de médecine, de chirurgie et d'hygiène vétérinaires*, par Hurtrel d'Arboval. Paris, 1839, t. IV, p. 143 à 265. — *Bulletin de l'Académie de médecine*, où se trouvent la plupart des faits observés et la savante discussion à laquelle ils ont donné lieu. — *De la contagion de la morve*, par Littré (journal *le National*, 15, 18 et 19 décembre 1840). — *Quelques recherches sur les causes de la morve* (*Recueil de médecine vétérinaire*, 1835). — *Rapport touchant les causes générales de la morve dans nos régiments de cavalerie, et le moyen d'y remédier*, par Bouley père (*Bulletin de l'Académie royale de médecine*. Paris, 1840, t. V, p. 34). — *Leçons vétérinaires faites à l'université de Londres*, par Youatt (*The Lancet*, t. XXI, London, 1831-32). — *Éléments d'hygiène vétérinaire*, par M. Godine jeune. — *Expériences sur la contagion de la morve, entreprises par ordre du gouvernement* (*Recueil de médecine vétérinaire*, 1837). — *Mémoires d'hygiène vétérinaire*, publiés par ordre du ministre de la guerre, *passim*. Paris, 1848-1853. — *Rapport* par M. H. Bouley sur une observation de M. Hipp. Bourdon, et *Discussion à l'Académie de médecine* (*Bulletin*, 1861, t. XXVI).

MOULEURS EN CUIVRE. — Le moulage du bronze dans les fonderies de cuivre a, jusque dans ces derniers temps, employé pour principal ingrédient le poussier de charbon; mais la pénétration de cette poussière dans les organes respiratoires a été signalée comme une cause très active de maladie pour les ouvriers de cette profession. Or, dans les premiers mois de l'année 1853, un ancien ouvrier, M. Rouy, imagina de substituer au poussier de charbon la fécule de pomme de terre; et des essais, entrepris sur une très grande échelle, l'adoption même définitive par quelques-uns des principaux fabricants, du nouveau procédé, en démontrèrent les avantages hygiéniques, en même temps qu'ils prouvaient la possibilité de l'appliquer sans désavantage à la fabrication. Dès lors les ouvriers, embrassant avec une ardeur facile à comprendre l'espoir d'une réforme complète de leur mode de travail, ne reculèrent devant aucun moyen de la faire triompher, et des conflits regrettables survenus entre eux et leurs patrons ne tardèrent pas à éveiller la sollicitude de l'administration. Cette affaire fut soumise en 1853 à une commission appelée à juger à la fois les deux éléments hygiénique et commercial du problème, et composée de MM. Magendie, Chevreul, Regnauld, Mêlier, Lechâtelier, A. Tardieu, à qui se réunit M. Julien, chef de la division du commerce intérieur, sous la présidence de M. le conseiller d'État directeur général Heurtier.

Au point de vue de l'hygiène, la profession de mouleur en cuivre doit être rangée parmi celles qui exposent l'ouvrier à l'inspiration de poussières inorganiques. A ce titre, elle présente un intérêt plus général que ne semble l'indiquer le champ restreint sur lequel elle s'exerce. Nous croyons, en effet, que les désordres que nous avons constatés chez les mouleurs peuvent servir de type à un grand nombre d'affections professionnelles dues à l'action de poussières inorganiques; mais nous sommes non moins convaincu que les professions diverses, qui se trouvent dans des conditions en apparence semblables, doivent offrir des particularités qui permettent de différencier, d'après leur cause spéciale, les accidents qui appartiennent à chacune d'elles. S'il était besoin de preuve à cette proposition, nous rappellerions les faits récemment observés par le docteur Desayvres, médecin de la manufacture d'armes de Châtellerault, sur les aiguiseurs d'armes. La lésion des poumons offerte par ces ouvriers est à la fois très analogue à celle des mouleurs, et cependant très distincte. Mais, sans nous étendre sur ce point que nous devons nous borner à signaler, qu'il nous soit permis de dire que ces observations, comme les nôtres, doivent avoir pour effet de modifier les idées qu'on avait pu se faire touchant l'influence des poussières inorganiques, à l'époque où Parent-Duchâtelet écrivait sous l'inspiration de cet optimisme dont il a plus d'une fois donné l'exemple, et dont la tradition semble lui avoir survécu : « Nos charbonniers ne sont pas plus sensibles à la » poussière de charbon, assez dure pour polir les métaux, que nos » mineurs à celle de la houille. »

Des conditions du travail et de l'industrie du moulage et de la fonderie en cuivre. — Les fondeurs en bronze sont, à Paris, au nombre de plus de 100, occupant 2010 ouvriers et apprentis.

L'industrie du fondeur en bronze ou en cuivre consiste dans la confection des moules ou le *moulage* sur les modèles qui lui sont confiés par ses clients, ou dont, plus rarement, il est propriétaire, et dans la *fonte* de l'alliage à base de cuivre qui doit être coulé dans les moules.

Le bronze et le laiton sont les alliages communément employés par les fondeurs en bronze; leur bronze est, pour la plupart des cas, un alliage à base de cuivre et d'étain, dans lequel il entre une quantité de zinc plus ou moins considérable. Ce mélange est nécessaire pour donner au métal les qualités requises pour la bonne confection des pièces; il a pour le fondeur l'avantage d'abaisser notablement le prix de revient de la matière première.

Sauf de rares exceptions, pour les bronzes destinés à la galvanoplastie dans les ateliers de M. Christofle, pour les bronzes d'art proprement dits (statues et médaillons) et pour les pièces de mécanique qui sont souvent livrées ajustées, le *fondeur* ne fait qu'*ébarber* ses produits, et les livre au *fabricant* qui les fait polir, ciseler, vernir, dorer ou argenter, pour les vendre directement aux consommateurs.

Le *moulage* est une opération souvent délicate, qui exige de la part des ouvriers, pour beaucoup d'objets, du soin, de l'intelligence et une grande légèreté de main; comme travail manuel, il ne peut pas être classé parmi les travaux pénibles. Les ouvriers travaillent en général à la journée, rarement à leurs pièces; lorsque les travaux sont actifs, le prix de la journée, pour les ouvriers faits, varie de 4 francs, 4 francs 50 à 6 francs et 8 francs, suivant leur habileté. L'activité de la fabrication est très variable; elle suit le sort de toutes les industries qui se rattachent à la consommation de luxe, et qui redoutent les crises financières et politiques; elle est certainement l'une de celles qui ont été le plus gravement affectées par la stagnation des affaires après la révolution de 1848.

On distingue deux sortes de moulage, en raison du plus ou moins de complication des modèles : le *moulage à plat* ou *uni* et le *moulage à pièces*.

A la première classe appartiennent les moules qui peuvent être formés de deux parties seulement : telles sont les pièces de quincaillerie, les pièces d'ornement peu compliquées, les médaillons, etc. La seconde classe comprend les bustes, les statues, les pièces contournées et à parties rentrantes, qu'il est impossible de mouler en deux parties seulement : dans ce cas, le moule entier est formé de plusieurs *pièces*, que l'on rapporte les unes à côté des autres, et dont l'ensemble, formé de deux groupes fixés chacun sur un châssis distinct, compose le moule complet. Un noyau occupe souvent le centre du moule, et laisse entre lui et les parois qui forment les surfaces extérieures de l'objet, un vide que le métal en fusion vient remplir.

Les matériaux employés pour le moulage sont :

Le *sable*, soit le sable vieux détaché des châssis après la fonte, dont on fait les remplissages ; soit le sable neuf ou frais, formé d'environ moitié vieux sable et moitié sable frais venant de la carrière, intimement mélangés par une trituration prolongée entre les cylindres de fonte (tout le monde connaît la spécialité du sable quartzeux à grains fins, légèrement argileux, de Fontenay-aux-Roses, près Paris).

Le *poussier* de charbon de bois, poussière très fine de charbon de bois, mélangé par fraude de quantités plus ou moins considérables de matières étrangères, et particulièrement de houille, qui sert pour empêcher l'adhérence des différentes parties du moule entre elles et avec le modèle.

La *fécule* de pomme de terre blanche ou mieux bise, qui joue exactement le même rôle que le poussier de charbon.

Le *ponsif*, poussière de sable calciné, pulvérisé très fin, qui sert à saupoudrer, à un certain degré de l'opération, les parties principales du moule, pour le *relever*, c'est-à-dire pour boucher toutes les petites cavités que présente sa surface, et produire sur l'objet moulé des surfaces exemptes autant que possible d'aspérités.

La *farine* de froment bise, dont le rôle est assez difficile à expliquer, qui, saupoudrée sur le moule à la fin de l'opération, passe pour faire mieux couler le métal, donner des surfaces de meilleure apparence et plus faciles à nettoyer.

Le *noir de fumée*, obtenu dans l'opération qu'on appelle *flambage*, par la combustion de torches de résine sous les moules préalablement desséchés à l'étuve, et qui, dit-on, rend la fonte plus facile à détacher.

L'*huile*, que l'ouvrier lance avec sa bouche, sous forme de pluie très fine, ou qu'il applique avec un pinceau, pour durcir et glacer les parties délicates du moule.

La *cendre* délayée dans l'eau, qu'on applique avec un pinceau, pour soutenir et rendre moins poreuses les parties saillantes et déliées du moule.

L'*eau*, et quelquefois l'*eau* sucrée, qu'on lance avec la bouche, comme l'huile, pour humecter le moule et faire adhérer le ponsif.

Il serait sans utilité pour l'objet de notre livre de décrire en détail l'opération du moulage, la succession des différentes parties du travail, les soins que prend l'ouvrier pour conserver les parties fragiles du moule, les tours de main auxquels il a recours pour arriver au résultat final, les outils dont il se sert. Il suffira d'indiquer comment on emploie les matières pulvérulentes, dont l'influence plus ou moins nuisible intéresse spécialement l'hygiène, et de faire connaître les remarques que suggère le mode d'emploi pratiqué dans les ateliers.

Les poussières (poussier de charbon, ponsif, farine et fécule) sont renfermées dans des sacs de toile de coton, de 2 décimètres cubes environ de capacité; lorsque l'ouvrier a besoin de saupoudrer de l'une de ces matières une partie quelconque du moule, il saisit de la main droite le sac, noué à la partie supérieure, pince souvent l'un de ses coins inférieurs avec deux doigts de la main gauche, et l'agite par mouvements saccadés, qui font tamiser la poussière à travers le tissu. Le tamisage s'opère sur toute la surface du sac, mais plus particulièrement cependant à la partie inférieure.

Lorsque la poussière est très légère, elle est soulevée en grande partie en l'air, au lieu de tomber sur le moule, entraînée par les remous d'air que détermine le mouvement des bras de l'ouvrier; elle est entraînée également par les courants d'air que produit la ventilation.

L'emploi du sac, et surtout du sac à poussier, qui est de beaucoup plus fréquent, entretient par suite, dans un atelier qui occupe quelquefois vingt à trente ouvriers, accumulés dans un espace comparativement resserré, un nuage de poussière tel, qu'au bout de quelques instants la figure des assistants se noircit d'une manière sensible, et qu'en même temps les produits de l'expectoration deviennent noirs. Le poussier de charbon est presque toujours déposé en grand excès sur le moule; l'ouvrier se sert d'un soufflet pour enlever cet excès, et ne laisser que les particules adhérentes au moule; de là résultent encore de nouveaux nuages de poussière.

Cet effet se produit avec plus ou moins d'intensité, dans les ateliers où l'on travaille au poussier de charbon, suivant que le nombre des ouvriers est plus ou moins considérable, qu'ils prennent plus ou moins de soin pour ne pas incommoder leurs voisins en secouant au delà de ce qui est utile les sacs à poussières, suivant que la ventilation est plus ou moins active et plus ou moins bien dirigée, etc. L'hiver, cet effet devient plus sensible, parce que les ouvriers tiennent les fenêtres ou les châssis vitrés du toit fermés, pour éviter le froid qui les incommoderait; il s'aggrave encore le soir dans les ateliers où l'éclairage se fait à la chandelle.

Les choses se passent d'une manière tout à fait différente dans les ateliers où l'on emploie la fécule; dès qu'on y entre, on est frappé du contraste. L'air n'est plus chargé de poussière, on y respire librement, et tout indique que les conditions hygiéniques du travail y ont éprouvé une amélioration radicale.

Il est facile de se rendre compte de ce résultat par les propriétés mêmes de la fécule de pomme de terre. Cette substance est plus lourde que le charbon en poussière; mais surtout elle est granulée et se compose de parties presque toutes assez fines pour passer à travers le tissu de coton qui forme le sac (le résidu est toujours faible), mais d'une grosseur qui ne varie pas entre des limites très écartées, comme cela doit au contraire et nécessairement avoir lieu pour une poussière obtenue par un broyage mécanique. En outre, et ce point est essentiel, la fécule ne peut être employée, dans l'intérêt même du succès de l'opération, qu'en très petite quantité ; l'ouvrier doit avoir la main très légère, et ne doit secouer le sac à fécule qu'un petit nombre de fois et avec précaution. Il résulte de cet ensemble de faits, que la fécule tombe sur le moule, sans former, comme le charbon et comme le ponsif, un nuage qui s'élève au niveau des organes respiratoires de l'ouvrier et se disperse dans l'atmosphère de l'atelier.

La farine n'est employée que d'une manière assez irrégulière, son utilité n'est pas bien démontrée ; elle n'est plus en usage dans les ateliers qui travaillent à la fécule. Il serait très utile que l'on constatât avec soin, si elle est réellement un élément indispensable du moulage, car elle concourt à charger l'atmosphère de poussière.

Le ponsif est indispensable, d'autant plus que l'on s'applique à obtenir plus de perfection dans les objets fabriqués ; on verra plus loin ce qu'il sera possible de faire pour en améliorer l'application.

L'emploi du poussier de charbon a soulevé une question dont la commission a dû se préoccuper. Quelques personnes ont pensé que le poussier livré aux fondeurs n'était pas pur, et qu'il renfermait des poussières siliceuses dont l'absorption par les organes respiratoires pouvait être particulièrement dangereuse.

Quatre échantillons de poussiers recueillis, les trois premiers dans des fonderies, et le quatrième chez un fabricant de poussier, ont été analysés au bureau d'essais de l'École des mines ; ils ont donné les résultats suivants :

	N° 1.	N° 2.	N° 3.	N° 4.
Eau hygrométrique.	0,036	0,032	0,040	»
Matières volatiles par calcination. .	0,158	0,152	0,170	0,132
Carbone fixe.	0,666	0,660	0,580	0,660
Cendres	0,140	0,146	0,210	0,208
	1,000	1,000	1,000	1,000

Ces résultats, rapprochés des faits observés dans deux ateliers de fabrication de poussier qu'elle a visités, et où elle a vu la pulvérisation de la houille associée à celle du charbon de bois, doivent faire considérer ces poussiers comme formés par un mélange de poussière de charbon de bois avec de la poussière de houille très terreuse. Les cendres, examinées avec soin, n'ont pas présenté l'apparence d'un mélange de sable proprement dit avec de l'argile ; en effet, si le poussier est sophistiqué par l'addition de matières terreuses, on ne peut pas supposer que les fabricants choisissent pour cela une matière dure et difficile à réduire en poussière extrêmement fine.

L'analyse des cendres provenant des trois premiers échantillons de poussiers a donné les résultats suivants :

	N° 1.	N° 2.	N° 3.
Silice.	0,357	0,340	0,430
Alumine et traces d'oxyde de fer. .	0,107	0,107	0,157
Chaux	0,546	0,551	0,413

Deux échantillons de poussières déposées, l'une à 1m,60 au-dessus du sol sur les tablettes d'un atelier, l'autre à 5 mètres environ, sur une pièce de charpente, ont donné à l'analyse :

	N° 1.	N° 2.
Matières volatiles par calcination.	0,338	0,286
Carbone fixe.	0,332	0,466
Cendres.	0,332	0,248

Ces deux échantillons, recueillis dans des ateliers où l'on avait travaillé pendant un certain temps à la fécule, renferment une notable proportion d'amidon. Cet amidon provient-il de la farine ou de la fécule ? L'analyse n'a pas été poussée assez loin pour que cette question puisse être tranchée ; tout indique cependant que la farine doit y figurer pour une bonne part. Le résultat le plus saillant de ces deux analyses est de montrer que le poussier de charbon est le principal, mais non le seul élément constitutif de la poussière que respirent les ouvriers ; dans beaucoup d'ateliers, les fumées de zinc, la poussière de farine, et partout la poussière de ponsif, jouent nécessairement un rôle dans la formation de la poussière qui reste en suspension dans l'air.

Les moules sont passés à l'étuve avant de recevoir le métal en fusion. Cette partie de l'opération s'accomplit dans un espace fermé, chauffé généralement par les gaz provenant de la combustion d'un feu de coke ; elle ne produit aucune poussière, aucune fumée, qui soient de nature à aggraver l'insalubrité de l'atelier.

Il n'en est pas de même de l'opération du flambage, de la fonte des alliages et de la coulée des moules. Dans beaucoup de maisons, le flambage se fait dans l'atelier même, ou dans des espaces contigus, sans précautions, de telle sorte que l'atelier se remplit d'une fumée suffocante, dont les ouvriers se plaignent beaucoup. Presque partout, le fourneau qui reçoit les creusets où les alliages sont fondus n'est pas convenablement isolé de l'atelier, ou recouvert par une hotte suffisamment étendue et assez bien disposée pour empêcher les fumées de zinc et de cuivre de se répandre dans l'air que respirent les ouvriers. Souvent même le fourneau est dans l'atelier, et la hotte est trop peu étendue pour que les moules soient recouverts au moment de la coulée ; les fumées métalliques se répandent avec plus d'abondance encore dans l'atmosphère.

De l'influence de la profession de mouleur en bronze sur la santé des ouvriers. — Avant d'entrer dans l'exposé et dans la discussion des faits qui peuvent servir à faire connaître l'influence de la profession de mouleur en bronze sur la santé des ouvriers, nous croyons utile d'indiquer d'une manière exacte comment nous avons procédé dans nos recherches, et de quels éléments se composent les observations que nous avons recueillies. Nous avons reçu en premier lieu communication d'un certain nombre de pièces contenant des renseignements importants sur la question hygiénique qui nous occupe, notamment deux rapports faits au conseil d'hygiène et de salubrité du département de la Seine, par MM. Guérard, Payen et Chevallier ; une courte notice et plusieurs certificats des honorables médecins de la Société de secours mutuels des fondeurs ; une consultation détaillée comprenant une indication nominative succincte des symptômes observés sur vingt-cinq ouvriers, et à laquelle M. le professeur Bouillaud a attaché l'éminente autorité de son nom ; et enfin les registres de la Société de secours mutuels des ouvriers fondeurs en cuivre de la ville de Paris, fondée en 1821, qui nous ont été communiqués par son président, M. Grandpierre, membre du conseil des prudhommes. En second lieu, dans les visites répétées que nous avons faites d'un grand nombre d'ateliers, ainsi que dans les témoignages contradictoires que nous avons reçus des délégués des patrons et des ouvriers appelés devant elle, nous avons recueilli tous les renseignements et constaté directement par nous-même toutes les circonstances relatives à l'hygiène des fonderies de cuivre. Nous avons étendu nos investigations comparatives, non-seulement aux établissements où l'on emploie exclusivement soit le poussier de charbon, soit la fécule, mais encore aux ateliers spéciaux où se prépare le poussier destiné aux mouleurs. Toutefois ces données eussent été insuffisantes et fussent demeurées stériles, si nous ne les avions complétées par l'examen direct des ouvriers eux-mêmes et de leur état physique. Nous n'avons rien négligé pour que cette partie de notre tâche la plus délicate, la plus neuve, mais aussi la plus importante, ne laissât rien à désirer. Quarante-quatre mouleurs ont été l'objet d'une exploration médicale approfondie, Quelques-uns ont été suivis dans les hôpitaux, où, par suite du décès de l'un d'eux, l'observation a pu s'étendre jusque dans la profondeur des organes et s'éclairer de la plus vive lumière par l'analyse des tissus lésés.

Tels sont les éléments sur lesquels a porté notre enquête, et qui, par leur étendue et leur importance, peuvent garantir l'exactitude des résultats qu'il nous reste à faire connaître.

La question de l'insalubrité du moulage au poussier de charbon n'est pas aussi récente que l'on serait tenté de le croire, et les plaintes des ouvriers n'ont pas attendu, pour éclater, qu'une invention nouvelle fût venue offrir à leur industrie un agent capable de remplacer celui qui, de tout temps, leur avait paru éminemment dangereux pour leur santé. Déjà, en effet, à plusieurs reprises et à une époque déjà éloignée, la profession de mouleur avait été agitée par des crises et des coalitions fondées sur l'insalubrité hautement signalée des procédés qu'elle employait, et assez graves pour avoir entraîné en 1842 un procès correctionnel. Seulement il ne s'agissait pas alors d'obtenir la substitution d'une substance quelconque au poussier; les ouvriers demandaient une réduction de deux heures sur la journée de douze heures, afin de demeurer moins longtemps chaque jour exposés aux influences d'un travail qui, pour beaucoup d'entre eux, était la source de maladies sérieuses. Cette coalition avait été précédée de réclamations nombreuses, et l'organe du ministère public reconnaissait devant la Cour qu'il y avait quelque chose à faire pour améliorer le sort des ouvriers fondeurs, témoignage impartial auquel s'associait la Cour elle-même en modérant les peines prononcées en première instance. D'un autre côté, les annuaires de la Société de secours mutuels des fondeurs enregistraient depuis de longues années les effets pernicieux de leur industrie. Le rapport de 1843 constate qu'en dix années la société, qui comptait de soixante à cent membres, a payé 20 123 francs pour journées de malades, et renferme cette remarque importante, que « les fondeurs en cuivre n'admettent dans leur société que des hommes de leur profession, parce qu'ils sont tous dans les mêmes conditions et que leurs maladies sont les mêmes : l'asthme, le catarrhe, et toutes les affections de poitrine. » Enfin, nous aurons occasion de citer des faits relatifs à des cas de maladies pulmonaires mal caractérisées, observés anciennement chez les mouleurs en cuivre, faits épars dans les auteurs, et dont la signification est d'autant plus grande qu'ils ont été recueillis par des observateurs consciencieux à un point de vue tout autre que celui qui nous occupe. Si nous rappelons ces circonstances, c'est qu'il nous a semblé qu'elles étaient de nature à faire apprécier le véritable caractère des réclamations des ouvriers fondeurs et à démontrer qu'elles sont sérieuses et sincères, et ne peuvent être attribuées à des exigences nées d'un engouement passager ou de prétentions intéressées.

Si nous récapitulons sommairement, pour en mieux juger l'influence, les conditions dans lesquelles s'opère le travail des mouleurs, nous voyons qu'ils sont le plus ordinairement réunis dans des ateliers souvent trop peu spacieux eu égard au nombre des ouvriers, debout devant des établis pressés les uns contre les autres, exposés à la fois aux poussières diverses employées dans les différentes opérations du moulage, poussier de charbon, ponsif sableux, farine impure; et aux fumées qu'exhalent les fourneaux de la fonderie et les métaux en fusion, les torches résineuses employées au flambage des moules, et en hiver les chandelles qui éclairent chaque travailleur, là où ce mode d'éclairage n'est pas encore remplacé par le gaz. L'atmosphère des ateliers où l'on se sert exclusivement de charbon est chargée d'une poussière fine et pénétrante qui enveloppe l'ouvrier comme d'un nuage et se répand de l'un à l'autre. Il suffit d'y entrer pour être en un instant couvert de cette poussière noire qui s'insinue dans les narines, dans les yeux et s'incruste dans la peau. Ceux qui y séjournent conservent une coloration que les soins de propreté les plus minutieux pourraient seuls faire disparaître. Mais ces inconvénients ne sont rien auprès de la gêne et du malaise qui se font sentir dans les fonctions respiratoires, et qui, par leur continuité, peuvent enfanter les désordres et les maladies que nous allons avoir à décrire. Mais en faisant même abstraction de ces conséquences les plus graves, la gêne est assez marquée pour forcer les ouvriers mouleurs à des interruptions de travail qui, dans la plupart des ateliers, ont passé à l'état de dispositions réglementaires et sont fixées ainsi qu'il suit : une heure pour chaque repas, de neuf à dix heures et de deux heures à trois heures; et, en outre, cinq minutes de repos : à sept heures, à midi et à cinq heures. Dans les établissements où les ouvriers ne font qu'un seul repas à midi, ils suspendent leur travail à neuf heures pendant un quart d'heure. Pour ce qui est des mœurs et des habitudes des ouvriers mouleurs en cuivre, nous ne contestons pas l'intérêt qu'il pourrait y avoir à les connaître; mais, sans parler des difficultés de tous genres que rencontrent des appréciations de cette nature et de la défiance qu'elles nous semblent en général devoir inspirer, nous nous contenterons de dire que dans le jugement que nous avons eu à porter sur les cas pathologiques soumis à notre observation, nous avons cherché à nous mettre en garde contre les effets de l'intempérance et de la débauche.

Quoi qu'il en soit, en tenant compte de ces influences, il en est d'autres permanentes et générales, dont l'action s'exerce d'une manière continue sur tous les hommes placés dans les conditions que nous venons d'indiquer, et que nous sommes maintenant en mesure d'étudier. Nous avons dit déjà que nos explorations personnelles avaient eu lieu sur quarante-quatre mouleurs; à ces cas nous pouvons en ajouter sept qui, parmi les vingt-cinq compris dans la consultation de MM. Escoffier et Bouillaud, ne se sont pas présentés à nous, et deux empruntés à des observateurs dont le nom seul est une garantie de savoir et d'expérience, MM. Monneret et Rilliet, de Genève. C'est d'après ce total de cinquante-trois observations que nous allons essayer de tracer le tableau des troubles qui surviennent dans la santé des ouvriers mouleurs en cuivre et qui peuvent abréger leur vie, en faisant remarquer, toutefois, que si ce nombre est assez considérable pour servir de base à une description exacte, il ne saurait en aucune façon avoir une valeur statistique, et permettre de calculer la proportion des ouvriers mouleurs atteints d'accidents professionnels. En effet, nous tenons pour certain que leur nombre dépasse de beaucoup ce chiffre restreint, et que si nous avions pu passer en quelque sorte une revue générale des deux mille ouvriers qu'emploie cette industrie, nous aurions vu se confirmer d'une manière éclatante cette parole expressive échappée à l'un des patrons les plus obstinés dans l'emploi exclusif du charbon : « Dans notre profession, nous sommes tous un peu poussifs. »

Les influences pernicieuses auxquelles sont exposés les mouleurs en cuivre n'agissent pas toujours également vite ni avec une égale intensité, et la résistance que leur oppose chaque ouvrier est plus ou moins complète et plus ou moins prolongée. Dans tous les cas, et à l'encontre de ce que l'on observe dans certaines professions où l'apprentissage est plus rude, et, si l'on peut ainsi dire, l'acclimatement plus périlleux, c'est avec lenteur, et souvent après un temps très long, que cette action se fait sentir. Ce n'est pas toutefois que, dès le commencement, la plupart des ouvriers ne se plaignant de certains malaises; mais les accidents sérieux, l'état de maladie véritable, ne se prononcent qu'après plusieurs années. Nous avons noté avec soin l'époque à laquelle ont paru les premiers troubles notables de la santé chez les ouvriers soumis à notre observation, et nous avons trouvé que pour quarante-trois qui nous ont fourni des renseignements précis à cet égard, cinq ont assez bien résisté pendant trente à trente et un ans ; six de vingt et un à vingt-sept ans ; vingt-deux pendant dix à dix-huit ans, et dix d'un à huit ans seulement. C'est donc, en général, à plus de dix ans d'exercice de leur profession que les ouvriers mouleurs en éprouvent les plus fâcheux effets ; c'est lorsque l'âge arrive, et cette circonstance explique comment notre examen a porté principalement sur des ouvriers déjà assez avancés dans la vie et travaillant depuis un grand nombre d'années. Sur ces deux points, les cinquante-trois cas que nous avons rassemblés se sont répartis de la manière suivante :

Age. . . . . de	20 à 30 ans.	2 cas.
	30 à 40	16
	40 à 50	22
	50 à 60	21
	60 à 65	2
Durée d'exercice de la profession.	4 ans.	1 cas.
	10 à 20	8
	20 à 30	16
	30 à 40	17
	40 à 45	2
	Non indiquée.	9

Il résulte de ces premières données que les accidents surviennent d'une manière lente et graduelle, et par effet continu plus encore que par l'énergie de la cause qui les produit.

Dans le principe, les ouvriers mouleurs ressentent seulement, vers la fin de la journée et après le travail, une fatigue excessive, et qui n'est nullement en rapport avec la dépense très modérée de force musculaire qu'exigent les opérations du moulage. Mais cette fatigue cède facilement à la cessation du travail, et le repos de la nuit suffit à la dissiper complétement. Plus tard, et à une époque qui varie suivant les dispositions individuelles qu'il est impossible de méconnaître, et parmi lesquelles il convient de mentionner spécialement une mauvaise constitution héréditaire, l'état de santé antérieure et des habitudes d'intempérance, les accidents acquièrent à la fois plus de persistance et un caractère plus particulier. Dans la dernière moitié de la journée de travail, l'ouvrier éprouve une sensation pénible d'étouffement qui augmente jusqu'au moment où il sort de l'atelier, et qui, à un degré plus avancé, rend la marche pénible au retour et se prolonge assez avant dans la soirée pour le contraindre à retarder et souvent même à supprimer complétement son dernier repas. Nous tenons d'un certain nombre de mouleurs qu'ils sont dans l'impossibilité absolue de prendre le soir aucun aliment solide, et qu'ils doivent se contenter d'une boisson chaude telle que du thé ou du lait.

A cette fatigue quotidienne, à ces étouffements passagers, succèdent bientôt une gêne habituelle de la respiration, et de la toux revenant par quintes fréquentes. Dès ce moment, l'état de maladie est confirmé; quelques circonstances qu'il importe de mentionner peuvent en hâter le développement. Ainsi, c'est principalement dans la saison froide, lorsque les ateliers restent constamment fermés et remplis de poussière, et lorsque, d'un autre côté, l'abaissement de la température extérieure favorise l'apparition des affections catarrhales, des rhumes, que l'on voit les ouvriers fondeurs supporter plus difficilement leur travail; il n'est même pas rare que ce soit à la suite d'une fluxion de poitrine accidentelle ou d'une inflammation aiguë des bronches ou des enveloppes du poumon qu'apparaissent pour la première fois ces troubles de la santé qui se reproduiront plus tard à des intervalles de plus en plus rapprochés, ou s'établiront en quelque sorte en permanence. Dans d'autres cas, ceux-ci succèdent brusquement à une circonstance toute fortuite : ainsi nous avons vu un ouvrier qui, ayant failli être asphyxié par une charge de poussier de charbon qui avait fait effondrer le plafond d'un atelier, commença à souffrir seulement depuis cette époque. Quel que soit d'ailleurs le mode de début, et comme le disait un ouvrier dans un langage bien fait pour frapper les esprits les plus prévenus, « *quand le poussier s'attache à un homme* », il demeure en proie à des accidents caractéristiques que nous avons constatés et qui ont motivé les plaintes réitérées des mouleurs. Constamment identiques dans leur nature et dans leur forme, ces accidents ne diffèrent que par l'intensité, et l'on peut, à cet égard, en admettre trois degrés proportionnés à la durée et à la violence du mal, et entre lesquels nos observations se partagent ainsi qu'il suit : six pour le premier, vingt-cinq pour le second, et douze pour le troisième.

Premier degré de la maladie des mouleurs. — Dans la première catégorie se rangent les hommes à qui leur bonne constitution a permis de résister plus énergiquement et plus longtemps à l'insalubrité de la profession. Ils n'accusent pas d'autres souffrances que de l'étouffement, rarement porté au point d'interrompre le travail, mais marqué surtout le soir; une difficulté de marcher, même pour une course peu longue, à la fin de la journée, et une impossibilité plus ou moins complète de souper. A ces symptômes s'ajoutent de temps à autre de la toux, principalement en hiver, et des rhumes de cerveau assez fréquents. Ils n'ont jamais de crachement de sang, mais seulement une expectoration de matière noire, sur laquelle nous aurons lieu de revenir. La poitrine est en général bien conformée, sauf une légère voussure. La respiration est un peu courte et haute, mais à peu près normale. Cependant, par l'auscultation, on constate dans certains points un peu de faiblesse du bruit respiratoire, et une inégalité, parfois même une absence presque complète de l'expansion pulmonaire, accompagnée d'un retentissement exagéré de la voix. Il n'existe aucun trouble du côté du cœur. Cet état est jusqu'à un certain point compatible avec la santé; il n'entraîne qu'à de longs intervalles un repos de deux ou trois jours, et n'exige de la part des ouvriers que quelques précautions après la journée de travail; mais il constitue un premier pas et comme un acheminement vers des désordres plus graves.

Deuxième degré. — Dans ce second degré, en effet, les signes sont à la fois plus tranchés et plus caractéristiques. La physionomie et l'aspect extérieur portent déjà la trace d'une souffrance habituelle; les traits sont altérés, le teint pâle et plombé, la démarche lente et pénible. Les ouvriers atteints de la sorte sont tourmentés par une oppression et un essoufflement presque continuels qui leur interdisent tout mouvement violent et les contraignent à faire plusieurs haltes en retournant chez eux au sortir de l'atelier. Leur respiration très courte, haute et suspirieuse, n'a lieu que par un effort qui met en jeu toute l'énergie des muscles élévateurs de la poitrine. La cage thoracique semble se mouvoir tout d'une pièce, de bas en haut, par une contraction brusque et laborieuse. Il résulte de ce mécanisme une conformation tout à fait caractéristique du thorax et du cou. Les muscles des régions sus-claviculaires, extraordinairement développés, forment une saillie considérable, à laquelle s'ajoute la dilatation des veines jugulaires. Quant à la poitrine, elle offre une voussure très prononcée, tantôt générale, tantôt bornée à la partie antérieure, et plus souvent à la partie postérieure et à l'un des côtés de la poitrine. Des troubles fonctionnels graves et persistants répondent à ces vices extérieurs de conformation. Les hommes accusent une constriction parfois très douloureuse à la base de la poitrine. Ils toussent pour la plupart, les uns sans discontinuer, pendant toute la durée de leur séjour dans l'atelier, les autres par quintes extrêmement pénibles qui vont jusqu'à provoquer des nausées et même des vomissements, et qui troublent souvent le repos de leurs nuits. Cette toux s'accompagne assez fréquemment de crachements de sang, et dans tous les cas, d'expectoration de mucosités épaisses, visqueuses, au milieu desquelles sont expulsées des masses de matière noire pulvérulente, plus ou moins agglomérée. Les résultats fournis par l'auscultation et par la percussion ne sont pas moins caractéristiques. La poitrine donne, dans certains points, une sonorité exagérée; dans d'autres, au contraire, une matité presque absolue et une dureté toute particulière. En même temps on reconnait facilement que l'accès de l'air ne se fait dans les poumons que d'une manière très incomplète. La faiblesse, l'inégalité, l'absence même du bruit respiratoire dans un grand nombre de points, parfois même dans tout un côté de la poitrine, contrastent avec l'énergie des mouvements inspirateurs, et, contrairement à ce que l'on observe dans la lésion que l'on rencontre le plus ordinairement chez les asthmatiques, c'est dans les points où la respiration se fait le moins entendre que la sonorité de la poitrine est le plus affaiblie. La voix donne lieu à une résonnance très exagérée sans modification de timbre; enfin, l'existence d'une inflammation catarrhale chronique des bronches se révèle dans un assez grand nombre de cas par des râles muqueux plus ou moins considérables et une sibilance plus ou moins étendue dans les voies aériennes.

A ces troubles des fonctions respiratoires viennent quelquefois s'ajouter comme complication des affections chroniques du cœur, et spécialement une hypertrophie, des palpitations incommodes, et par suite l'enflure des extrémités et un embarras général de la circulation veineuse. Dans des cas plus rares, c'est principalement du côté des fonctions digestives que les accidents se font sentir. Non-seulement l'appétit est profondément troublé et en quelque sorte étouffé chaque soir par la fatigue de la journée passée au sein de l'atelier, non-seulement l'estomac est soulevé par les nausées que provoque la violence des quintes de toux, mais chez quelques individus prédisposés et peut-être sous l'influence d'un usage peu modéré des boissons alcooliques, les vomissements sont fréquents, surtout le soir, quand ils se forcent pour manger, parfois même presque continuels, tout à fait indépendants de la toux, et formés d'une espèce de pituite glaireuse très abondante.

On comprend qu'un tel état de maladie s'oppose à tout travail soutenu et contraigne l'ouvrier à des interruptions répétées et parfois très prolongées. Il en est qui sont forcés de rester plusieurs mois éloignés de l'atelier, de suspendre par exemple tous les hivers. Quelques-uns en sont réduits à ne faire que des demi-journées, des quarts de journée, et, même pendant la belle saison, c'est à peine s'ils peuvent, comme ils disent, *arracher leur journée* tout entière. Du reste, la cessation du travail et l'éloignement de l'atelier suffisent, en général, sinon pour faire disparaître complétement, du moins pour atténuer les accidents. Si la respiration reste toujours courte, et si la tendance à l'essoufflement persiste, on voit peu à peu l'oppression céder au repos, les efforts d'inspiration devenir moins pénibles, et même l'air pénétrer plus librement et plus avant dans les voies respiratoires. C'est ce qu'il a été facile de constater sur plusieurs individus mis en traitement et soumis à une observation suivie dans notre service à l'hôpital Lariboisière.

Mais il est une particularité bien plus remarquable encore, et qui, dans la question spéciale qui nous occupe, acquiert une valeur singulière et semble véritablement décisive. Parmi les symptômes qui survivent à la suspension du travail et résistent à un repos même prolongé, un des plus caractéristiques, l'expectoration de matières noires, continue à se montrer non pas seulement pendant les premiers jours, mais même plusieurs semaines, plusieurs mois et jusqu'à plusieurs années après la cessation absolue de tout travail et de toute fréquentation des ateliers de moulage. Dans vingt-quatre cas nous avons noté ce fait considérable que nous avons vérifié personnellement sur les ouvriers malades : les crachats noirs ont persisté depuis deux, trois et six mois jusqu'à un an, deux, trois et six ans, soit après la suppression momentanée de l'emploi du poussier de charbon dans la confection des moules, soit après des chômages complets, soit enfin après un changement définitif de profession. Dans ces cas, dont, en présence de témoignages unanimes, en présence d'observations positives et directes, il est impossible de révoquer en doute la parfaite authenticité, l'expectoration de matières charbonneuses n'a pas lieu constamment, mais de loin en loin, le matin, surtout après des quintes de toux répétées : il semble qu'il se détache du fond de la poitrine, et qu'un violent effort expulse au dehors une masse de charbon dense et noire entourée d'une couche plus ou moins épaisse de matière tantôt blanche, opaque, albumineuse, tantôt muqueuse ou manifestement purulente. Cette espèce d'élimination a lieu d'ailleurs non-seulement dans le degré que nous venons de décrire, mais avec plus de constance encore dans les formes plus graves et les périodes ultimes de la maladie.

Beaucoup d'ouvriers mouleurs renoncent à leur profession avant l'âge, et contraints par l'aggravation des maux auxquels leur constitution n'a pas pu résister. Mais il en est un trop grand nombre qui emportent avec eux une infirmité incurable, et chez lesquels les accidents ont pris un caractère de gravité tel, qu'ils peuvent les entraîner prématurément au tombeau. Ce dernier degré s'est offert à notre observation, ainsi que nous l'avons dit, dans douze des cas que nous avons recueillis, dont trois se sont terminés par la mort.

Troisième degré. — Les symptômes présentés par les malades de cette catégorie ne diffèrent guère de ceux que nous venons d'exposer que par leur plus grande intensité. La face est livide, et une coloration bleuâtre s'étend sur les lèvres. La difficulté de respirer est extrême et non interrompue, la voix est brève. Des douleurs vives se font sentir dans la poitrine, et principalement à la base. L'amaigrissement du tronc et des membres forme un contraste frappant avec le développement exagéré des muscles inspirateurs du cou. Le creux sus-claviculaire est comblé, et les veines y dessinent une volumineuse ampoule qui se gonfle à chaque inspiration. Le thorax est déformé par une voussure énorme, soit générale, soit partielle. Chez quelques-uns, la toux est incessante ; chez tous, elle a été précédée de crachements de sang répétés, et donne lieu à une expectoration très abondante de matières noires et puriformes. Dans les cas exempts de complication, la percussion donne un son complétement mat et n'accuse pas la moindre élasticité dans toute l'étendue de la poitrine, où l'oreille n'entend pas le moindre murmure vésiculaire, mais seulement une très forte résonnance de la voix et une extrême rudesse du bruit respiratoire là où il est encore perceptible. Il paraît néanmoins évident que l'on peut, en outre, constater les signes, soit d'une bronchite chronique, soit d'une induration pulmonaire, et notamment du souffle bronchique et de la bronchophonie, dans les points où la matité est le plus marquée. Ces caractères s'expliquent, d'ailleurs, facilement par ce fait, qu'à diverses reprises, dans le cours de leur existence, les malades ont presque inévitablement été affectés de maladies aiguës inflammatoires des poumons ou de leurs enveloppes. C'est ainsi que tout concourt à rendre plus profond le trouble des fonctions respiratoires. Des accès de suffocation, survenant à des intervalles de plus en plus rapprochés, augmentent encore les souffrances des malades ; la circulation est entravée, les battements du cœur sont tumultueux et sourds ; le pouls petit, dur et serré ; la face bouffie et les extrémités enflées. Il n'est sans doute pas nécessaire de dire que, parvenu à ce degré, le mal ne laisse que de courts moments de relâche, et ne permet plus l'exercice même intermittent de la profession. Aussi voit-on des hommes infirmes avant l'âge se traîner d'atelier en atelier, et trouver à grand'peine les ressources de quelques heures de travail qui seraient loin de suffire à leurs besoins sans l'appui de l'assistance publique et de la société de secours mutuels des fondeurs, qui, depuis plus de trente ans, s'efforce avec un zèle si louable de soutenir ses nombreux invalides.

Étude anatomique et chimique des altérations des poumons observées chez les mouleurs. — Les lésions que l'on a découvertes dans les organes des ouvriers mouleurs morts dans de semblables conditions méritent une attention toute particulière, car elles sont de nature à jeter un grand jour sur l'origine même du mal. En effet, les cas dans lesquels l'examen cadavérique a eu lieu, quoique recueillis à des époques et à des points de vue très différents, offre entre eux une telle analogie, qu'il est permis de considérer les altérations dont ils ont révélé l'existence comme un caractère constant et véritablement pathognomonique de l'affection qui atteint les mouleurs en cuivre. Un de ces ouvriers étant décédé dans le service de M. le docteur Pidoux, à l'hôpital Lariboisière, nous avons pu procéder à l'autopsie cadavérique, et les poumons ont été l'objet d'une étude approfondie, qui ne laissera, nous l'espérons, aucun doute sur la véritable nature des altérations dont ces organes étaient le siége.

Les poumons, recouverts de fausses membranes assez épaisses, présentent à leur surface et dans toute leur étendue de larges taches noires qui leur donnent un aspect marbré, et dont les dimensions varient de la largeur d'une pièce de 50 centimes à celle d'une pièce de 5 francs et plus. Le tissu de l'organe est dense, résistant, et offre à la coupe des masses noires plus ou moins volumineuses, formées par une matière sèche, très légèrement granuleuse, amorphe, non enkystée, et déposée dans l'épaisseur même du parenchyme, qui, à l'entour, semble dans certains points parfaitement sain, et dans d'autres manifestement induré. L'examen microscopique permet de reconnaître que les derniers ramuscules bronchiques sont altérés par ce dépôt. Les divisions supérieures des voies aériennes sont dilatées et présentent une coloration rouge livide et noirâtre de la membrane muqueuse. Il existe dans quelques parties de l'emphysème, mais cette lésion est loin d'être générale et dominante. Les poumons, mis en macération dans l'eau, ne cèdent que très lentement et en très petite quantité la matière noire agglomérée dans leur intérieur; mais pour peu qu'on écrase ces noyaux, on obtient un détritus qui tache fortement en noir les doigs, le papier et le linge. La putréfaction, en décomposant la trame organique, donne le même résultat. Dans deux des cas dont nous parlons, il existait en même temps des tubercules qui formaient, dans l'un une excavation assez vaste, dans l'autre plusieurs petites cavernes dont le nombre et la dimension ne pouvaient être comparés avec les innombrables et volumineux noyaux disséminés dans les deux poumons, et dont les parois étaient d'ailleurs infiltrées de la même matière noire. Mais dans le troisième cas, dû à M. Monneret, les poumons ne présentaient pas d'autres altérations que le dépôt de matière noire, l'induration partielle du tissu propre et l'oblitération des bronches dans leurs derniers ramuscules. Dans aucune de ces observations, le cœur ni les autres organes ne présentaient de lésion notable.

Depuis huit ans, époque où a eu lieu l'enquête dont j'ai parlé, les ouvriers mouleurs sont venus en grand nombre se faire soigner dans mon service à l'hôpital Lariboisière; cinq y ont succombé, et, dans tous les cas, se sont vérifiées les observations que je viens de rapporter, tant sur la nature de leur maladie que sur les lésions pulmonaires qu'elle détermine.

Quelque tranchés que fussent les caractères physiques de cette matière étrangère amassée dans les poumons d'ouvriers exposés pendant leur vie à la poussière du charbon, il importait de ne laisser aucune place au doute, et de constater la nature du dépôt chimiquement et de la manière la plus complète. Un semblable examen avait été déjà entrepris anciennement par M. Lecanu, au sujet du fait observé par Rilliet. Dans le cas qui nous est propre, des analyses comparatives ont été faites à la fois par M. Grassi, par M. O. Henry, par M. le docteur Leconte, professeur agrégé à la Faculté de médecine, par Magendie, et enfin par l'illustre M. Chevreul, membre de la commission d'enquête. Les résultats parfaitement concordants de ces diverses analyses ne permettent pas d'hésiter sur la nature de la matière noire trouvée dans les poumons. Nous nous contenterons de donner ici un résumé succinct des expériences de M. Chevreul.

Un morceau de poumon noir, trituré dans un mortier de porcelaine avec de l'eau distillée, a donné un liquide chargé de matière brune que l'on a séparé par décantation. Cette opération a été réitérée un grand nombre de fois. L'eau décantée, rendue visqueuse par de la matière animale, dépose une matière noire très divisée. Celle-ci est lavéc un grand nombre de fois. Lorsque l'eau paraît ne plus rien enlever, on la traite par l'alcool ; elle cède des matières grasses. Enfin on la soumet à l'action de l'eau de potasse bouillante. Celle-ci se colore assez fortement ; ce qui prouve que malgré les lavages à l'eau et à l'alcool, la matière noire retenait une quantité notable de matière organique : résultat parfaitement conforme aux anciennes observations de M. Chevreul, relatives aux affinités capillaires des corps solides très divisés, et notamment du charbon pour des matières solubles, et en particulier pour des matières d'origine organique. On obtient enfin une matière noire, pulvérulente, qui offre au microscope toutes les propriétés physiques de la poussière de charbon. Cependant, malgré les opérations précédentes, elle retient encore de la matière organique.

Cette matière noire, chauffée au-dessous du rouge, exhale une odeur provenant de la matière organique ; elle brûle à une température un peu plus élevée à la manière non d'un charbon animal, mais à la manière du charbon végétal. Il est inutile de dire que l'on constate la nature carbonique du produit gazeux de la combustion. La matière noire laissa 18,4 parties de cendre pour 100 ; cette cendre renferme des phosphates, de la chaux et de la silice non sableuse très divisée.

Quant au tissu du poumon qui a été trituré avec l'eau et qui a cessé de donner au liquide une quantité notable de matière noire, on reconnaît, en l'examinant au microscope, que la partie noire a pénétré très avant dans le tissu, non qu'il ait été absorbé ; mais certaines parties paraissent avoir été enveloppées par une matière qui a été sécrétée après que le charbon a été déposé sur le tissu.

Ces expériences si décisives démontrent la nature réelle de la matière noire trouvée dans le poumon des mouleurs en cuivre, et qui n'était autre que de la poussière très divisée de charbon végétal, et non pas même une poussière complexe, comme celle que l'on peut recueillir dans les ateliers de moulage.

Examen et appréciation des diverses influences qui peuvent agir sur la santé des ouvriers mouleurs. — Il existe chez les ouvriers fondeurs en cuivre, travaillant d'après l'ancien système au poussier de charbon, une maladie toute spéciale, essentiellement professionnelle, et que l'on pourrait justement appeler, indépendamment de toute idée théorique relative à la cause qui la produit, *la maladie des mouleurs ;* affection née des conditions mêmes dans lesquelles s'exerce leur travail ; qui, s'aggravant par la continuité de cette influence, peut aller jusqu'à déterminer une infirmité des plus graves et même la mort, et qui serait caractérisée anatomiquement par le dépôt d'une grande quantité de poussière de charbon dans les poumons et l'obstruction consécutive des voies aériennes.

Ce fait une fois établi, et sur des preuves qui nous paraissent irrécusables, il nous reste à en apprécier la signification, à en rechercher la cause réelle, et à déterminer si les accidents observés chez les mouleurs doivent être légitimement attribués à l'action exclusive ou prédominante du poussier de charbon. Nous terminerons, en examinant la question de savoir quelle modification pourrait apporter dans cet état de choses, spécialement au point de vue de l'hygiène, la substitution de la fécule de pomme de terre au poussier. Bien qu'il semble au premier abord très difficile d'attribuer la lésion si nettement caractérisée qui se rencontre dans les poumons des ouvriers mouleurs à une autre cause qu'au poussier de charbon, cette explication a été combattue par diverses objections qu'il importe de discuter.

On s'est fondé principalement sur l'innocuité du charbon et sur la prétendue immunité dont jouiraient les charbonniers et les mineurs, pour contester au poussier qu'emploient les fondeurs en cuivre toute action nuisible. Sur le premier point il est facile de montrer qu'il ne s'agit nullement des propriétés du charbon en lui-même, et que comparer l'usage que peut faire la médecine de cette substance administrée même à haute dose à l'intérieur avec les effets mécaniques d'une poussière déposée dans les voies respiratoires, c'est rapprocher deux choses absolument différentes, et qui n'ont pas entre elles le moindre rapport. Quant au second point, il est plus spécieux et mérite une plus sérieuse attention. Mais là encore il faut prendre garde de ne pas se laisser abuser par une analogie plus apparente que réelle. En effet, lors même qu'il serait établi par une enquête aussi rigoureuse et aussi complète que celle dont les ouvriers mouleurs ont été l'objet, que la profession de charbonnier n'expose à aucun des accidents observés dans les ateliers de moulage, ce qui n'a jamais été fait, il y aurait encore à marquer les différences nombreuses et capitales qui séparent les deux industries. Quoi de moins comparable, par exemple, que le genre de vie actif, le séjour à l'air libre des charbonniers, et le travail sédentaire des mouleurs plongés pendant douze heures de suite dans l'atmosphère viciée d'ateliers étroits et enfumés? Quoi de plus dissemblable que l'état sous lequel le charbon s'offre dans les deux cas, dans l'un sous forme de fragments plus ou moins volumineux ou de poudre grossière, dans l'autre en poussière extrêmement ténue, presque impalpable, et s'introduisant dans les poumons avec l'air au sein duquel elle reste suspendue? Ce sont là sans doute des circonstances dont on ne saurait se dispenser de tenir compte. Mais il est une réfutation plus péremptoire encore de cette objection, c'est que cette immunité n'existe ni pour les charbonniers, ni surtout pour les ouvriers des mines de houille.

Les premiers sont certainement placés dans des conditions plus favorables. Cependant M. le docteur Béhier a communiqué, il y a longtemps déjà, à M. le professeur Andral qui l'a publiée, une observation extrêmement intéressante d'altération des poumons en tout semblable à celle que nous avons décrite, recueillie chez un Auvergnat exerçant à Paris, depuis vingt-deux ans, la profession de charbonnier. Il est à notre connaissance que M. Barth en a rencontré plusieurs exemples, et nous tenons de M. le docteur Amédée Latour, que Dance en citait dans ses leçons cliniques. Nous avons voulu nous assurer par nous-même de l'état hygiénique des ouvriers employés spécialement à la fabrication du poussier destiné aux mouleurs. Dans l'un des ateliers qu'il a visités, le broyage a lieu à sec dans une pièce hermétiquement close, par une meule verticale mue par la vapeur et surveillée par deux ouvriers, deux frères qui restent la plus grande partie du jour dans cette atmosphère saturée de poussière de charbon. Examinés avec soin l'un et l'autre, ils n'ont présenté qu'une respiration un peu haute sans trouble notable; mais il importe de faire remarquer qu'ils ne sont occupés à ce travail, d'ailleurs fort peu pénible, que depuis moins de deux ans, espace de temps beaucoup trop court pour que les accidents qu'il est permis d'attribuer au poussier aient pu se développer. Dans un autre atelier beaucoup plus considérable, et qui alimente la plus grande partie des fondeurs de Paris, le charbon, après avoir été écrasé à sec, à l'air libre, dans un moulin, est pulvérisé sous l'eau, et le produit est séché à l'étuve, de telle sorte que, contre les prévisions les plus naturelles, il n'existe dans l'intérieur de l'établissement aucune poussière qui permette de rapprocher, au point de vue de la salubrité, cette industrie qui fabrique le produit réputé nuisible, de celle qui le met en œuvre.

Quant aux mineurs, pour admettre qu'ils soient exempts de toute affection imputable à la poussière de charbon, il faudrait laisser complétement en oubli des faits nombreux, authentiquement constatés et dès longtemps connus, qui offrent avec la maladie des mouleurs la plus frappante et la plus décisive analogie.

L'enquête officielle entreprise, il y a quelques années dans la

Grande-Bretagne, *sur les conditions physiques et morales des enfants et des jeunes gens employés dans les mines*, nous fournit à cet égard des renseignements trop importants pour que nous ne leur donnions pas place ici. Les mineurs, est-il dit dans un grand nombre de passages des procès-verbaux de l'enquête, sont presque tous asthmatiques dès l'âge de trente ans; bien avant cet âge ils ont la respiration gênée. Cette maladie, que les médecins attachés aux mines attribuent sans hésiter à la poussière de charbon, oblige souvent les ouvriers à interrompre momentanément leur travail. L'apparition de l'asthme est souvent précédée d'inflammations aiguës des poumons et de la plèvre et aussi de bronchites chroniques. Il s'accompagne d'une toux fréquente et d'une expectoration composée en grande partie de mucosités spumeuses et jaunâtres contenant parfois des particules charbonneuses. Une autre maladie à laquelle sont sujets les mineurs est le *black spittle* (crachement noir), qui entraîne souvent la mort de ceux qui en sont affectés, et dans laquelle le tissu des poumons est infiltré de matières charbonneuses. Les individus qui sont employés dans les mines de charbon ont en général peu d'appétit, sont sujets aux nausées et vomissent souvent leurs aliments. Les mineurs vieillissent vite. La plupart d'entre eux sont incapables de travailler après quarante ans. A cinquante ans, ils paraissent aussi vieux et sont aussi usés que d'autres ouvriers à quatre-vingts. Il est rare d'ailleurs de leur voir atteindre leur cinquante-cinquième année.

Cette maladie des mineurs dont, en faisant la part des conditions toutes spéciales de leur travail, on ne saurait apparemment nier la frappante identité avec celle des mouleurs en cuivre, a été depuis plus de vingt ans l'objet d'observations nombreuses de la part des médecins les plus éclairés de la Grande-Bretagne. Marshall, Thomson, Graham, Gregory, en ont décrit avec une rare exactitude les symptômes et les lésions qui concordent de la manière la plus parfaite avec les faits que nous avons observés nous-mêmes. L'oppression, la toux, l'expectoration noire et purulente, le dépérissement, les poumons transformés en masses noires et infiltrés d'une matière que le savant Christison a reconnue par l'analyse chimique pour du charbon, tels sont les caractères constants observés, de l'autre côté de la Manche comme chez nous, dans cette maladie que le docteur Stratton désignait justement sous le nom d'*anthracosis*. Après une démonstration si positive, peut-on considérer comme exempte de danger l'inspiration des poussières de charbon et le séjour habituel dans une atmosphère qui en est chargée, et doit-on s'étonner d'entendre attribuer au poussier les accidents dont se plaignent avec tant d'insistance les ouvriers mouleurs en cuivre?

Ces accidents pourtant, les partisans du moulage au poussier ont cherché à les expliquer tour à tour par des causes diverses et complexes, les habitudes d'intempérance des ouvriers, l'action de la fumée des fonderies ou des vapeurs métalliques, l'effet des poussières autres que le charbon, telles que le ponsif, le sable, la farine. Il était de notre devoir de prendre en très sérieuse considération ces différentes interprétations, et de ne rien négliger pour en apprécier la valeur.

Mais auparavant il est une circonstance que nous devons examiner avec soin, afin de juger jusqu'à quel point elle aurait pu influer sur la production des maladies que nous avons observées chez les mouleurs. Nous voulons parler de l'hérédité. Nous nous sommes enquis, avec le plus grand soin, des antécédents que présentait à cet égard chacun de ceux que nous avons examinés. Et c'est à peine si sur le nombre total nous en avons trouvé trois ou quatre dont les parents eussent succombé à des affections de poitrine. Et encore dans l'un de ces cas, il s'agissait du fils d'un fondeur mort lui-même de la maladie professionnelle.

L'intempérance et l'ivrognerie peuvent jouer un rôle actif comme cause prédisposante, et favoriser le développement et les progrès de la maladie des mouleurs. Ce n'est là qu'une influence secondaire; car le mal atteint au plus haut degré des hommes rangés, économes au point de subvenir avec leur seul travail aux besoins d'une famille nombreuse, sobres, ne buvant même que de l'eau, soigneux de leur santé, et n'épargnant rien pour combattre, par des précautions que leur salaire assez élevé leur permet de prendre, l'insalubrité de leur profession ; enfin les patrons eux-mêmes ne sont pas épargnés.

La fumée et les vapeurs métalliques de la fonderie ne paraissent pas avoir en réalité plus de part dans la production des accidents que nous étudions. Il est, en effet, une première remarque à faire qui suffirait à elle seule pour éliminer cette influence : c'est que la maladie atteint exclusivement les ouvriers mouleurs, et respecte les fondeurs proprement dits, qui sont précisément ceux que devraient le plus éprouver les émanations des fourneaux et des creusets, si telle était la cause principale d'insalubrité. Mais on peut ajouter avec non moins de raison que si ces fumées et ces vapeurs contribuent à vicier l'atmosphère des ateliers mal ventilés et ajoutent certainement aux mauvaises conditions dans lesquelles sont placés les ouvriers, elles n'ont cependant qu'une influence indirecte sur leur santé ; car dans les établissements où la ventilation est le mieux établie, dans ceux même où la fonderie est complétement séparée des ateliers de moulage, les ouvriers qui emploient le poussier ne sont pas à l'abri des maux dont nous avons tracé le tableau. Le travail y est sans doute moins pénible, mais ses effets n'en sont pas moins funestes et redoutables. Les mêmes considérations sont applicables aux fumées provenant du flambage et de l'éclairage à la chandelle. En effet, d'une part, si le flambage donne lieu à une fumée résineuse, d'une odeur forte et pénétrante, il ne faut pas perdre de vue que cette opération n'a lieu qu'un très petit nombre de fois dans la journée, et quoique trop rarement sous la hotte du fourneau ou d'une cheminée spéciale; d'une autre part, les chandelles, qui d'ailleurs commencent à faire place dans beaucoup d'ateliers à l'éclairage au gaz, donnent lieu, il est vrai, à une fumée qui contribue à vicier l'atmosphère; mais on ne peut faire jouer à une telle circonstance un rôle bien important dans la production de maladies qui se montrent également dans les établissements où l'on ne brûle pas de chandelles, et dans la saison où il n'y a pas de veillées : ces diverses fumées ne constituent donc en réalité qu'une incommodité, et non un danger.

Le poussier, on le sait, n'est pas la seule matière pulvérulente qu'emploient les mouleurs; le sable sert à confectionner les moules, le ponsif sableux et la farine servent à relever les pièces. S'il semble, en théorie, qu'il doive être difficile de faire exactement la part de ces diverses poussières, rien n'est plus simple, au contraire, et plus facile dans la pratique. Les détails techniques qui composent la première partie de ce travail ne peuvent laisser de doute à cet égard. On ne peut, en effet, avoir oublié que, d'une part, le sable humide avec lequel on construit les moules peut former sur le sol une couche plus ou moins épaisse de poussière, mais ne se répand pas dans l'atmosphère; que, d'un autre côté, le ponsif, qui, par sa nature siliceuse, pourrait avoir pour la santé des inconvénients réels, ne s'emploie que dans une proportion relativement minime.

La plupart des ouvriers et des patrons s'accordent à dire, en effet, que pour les ouvrages ordinaires on en emploie cinquante fois moins que de poussier de charbon. Nous en dirons autant de la matière siliceuse qui serait mélangée au poussier de charbon. Les analyses faites à l'École des mines n'ayant constaté ce mélange dans aucun des échantillons analysés, il est extrêmement probable qu'il n'a pas lieu ou ne s'y trouve qu'exceptionnellement. Enfin, pour la farine impure dont les mouleurs font parfois un usage considérable, elle n'est certainement pas sans action sur le développement de la toux, mais il faut bien se rappeler que l'emploi de cet agent n'est pas indispensable dans les opérations du moulage. Enfin, on ne saurait perdre de vue que c'est la matière charbonneuse qui constitue le dépôt amassé dans les organes respiratoires, caractère essentiel et en quelque sorte anatomique de la maladie des mouleurs en cuivre, aussi bien que de l'anthracosis des mineurs anglais.

De tous ces faits fournis soit par l'observation directe, soit par la comparaison des diverses influences auxquelles sont soumis les ouvriers fondeurs, il nous paraît impossible de ne pas conclure que c'est l'emploi du poussier de charbon qui constitue la principale, sinon l'unique cause d'insalubrité notoire de cette profession, et que l'on doit accueillir comme un progrès qui intéresse au plus haut degré l'hygiène et l'humanité, tout moyen efficace de supprimer cet agent et de lui substituer une substance incapable de nuire à la santé des ouvriers.

La fécule de pomme de terre fournit-elle ce moyen, remplit-elle cette condition? C'est le dernier point, le point essentiel, qui nous reste à examiner.

Les avantages et l'innocuité même de la fécule ont été contestés. On a paru croire que substituer la fécule au poussier, c'était changer seulement les conditions d'insalubrité de la profession de mouleur; que les poussières végétales, et spécialement la poussière d'amidon, étaient plus nuisibles encore que les poussières minérales inertes comme le charbon, et l'on a appuyé cette opinion sur des chiffres empruntés aux statistiques de la phthisie pulmonaire.

Mais cette comparaison du travail du moulage à la fécule, avec les professions que l'on signale comme exposées aux poussières amidonnées, et par suite à la phthisie, telles que celles de boulangers, de pâtissiers, de perruquiers, d'amidonniers, ne saurait être admise. Il suffit d'entrer dans un atelier où le nouveau procédé de moulage est en usage, pour voir qu'il n'y a pas là substitution d'une poussière à une autre poussière, différente seulement par la couleur. L'aspect de ces ateliers est en effet la démonstration la plus saisissante du progrès que semble devoir réaliser au point de vue de l'hygiène le procédé que nous étudions. L'atmosphère n'est chargée d'aucune poussière, et l'on y respire avec une entière liberté, double circonstance facile à comprendre, si l'on songe que la première condition du succès du travail à la fécule, c'est la mesure avec laquelle on l'emploie, et que suffisant avec une très petite quantité de ponsif à la confection des moules, elle dispense de l'usage de la farine, qui, dans l'ancien système, ajoute en si grande proportion sa poussière irritante à celle du poussier de charbon. De telle sorte qu'en admettant même l'excessive insalubrité de la fécule et les dangers de son introduction dans les voies aériennes, la quantité très faible qu'il est nécessaire d'employer, jointe à la propriété qu'a cette matière de se précipiter sur le moule sans se répandre dans l'atmosphère, atténuerait encore beaucoup ses inconvénients et n'enlèverait rien des avantages qu'elle peut offrir dans cette application.

Il ne paraît pas plus juste d'y voir seulement une amélioration superficielle et une mesure de propreté destinée à affranchir en quelque sorte moralement les ouvriers mouleurs. Sans méconnaître la portée très réelle d'un progrès de cette nature, il sera permis de rappeler qu'à une autre époque une substance qui, pour la couleur au moins, présentait la même supériorité sur le poussier de charbon, le talc, avait été essayée dans l'industrie du moulage en cuivre, et que malgré la facilité et la commodité de son emploi, les ouvriers avaient été les premiers à la rejeter, parce qu'elle leur paraissait encore plus nuisible à leur santé que le charbon lui-même.

C'est qu'en effet c'est la question de salubrité qui doit dominer, et qui seule pourrait permettre d'attribuer la prééminence à la fécule. Car s'il peut rester quelque doute sur sa supériorité industrielle, au point de vue hygiénique du moins l'expérience a prononcé. Non-seulement, ainsi que nous l'avons dit, l'aspect des ateliers où l'on emploie exclusivement la fécule est de nature à inspirer la plus complète sécurité, et rien n'y peut faire soupçonner l'exercice d'une industrie insalubre; mais, dans la période de quelques mois, durant laquelle le nouveau procédé a été momentanément mis en essai dans presque toutes les fonderies, un très grand nombre d'ouvriers déjà atteints par la maladie ont pu faire sur eux-mêmes des observations comparatives dont il est impossible de ne pas tenir compte. Sur les quarante-quatre ouvriers que nous avons examinés, vingt-cinq étaient dans ce cas, et avaient, pendant un espace de temps plus ou moins long, variant de trois à huit mois, travaillé à la fécule. Tous, sans exception, ont déclaré qu'ils avaient immédiatement ressenti une amélioration notable, un soulagement complet. Quelques-uns, que leur état de souffrance forçait à des interruptions fréquentes et tenait même depuis longtemps éloignés des ateliers, ont pu y rentrer et reprendre avec la fécule un travail régulier et non interrompu. Les établissements où ce procédé est encore mis en usage renferment plusieurs de ces victimes de l'ancien système qui ont vu ainsi leur santé altérée se rétablir. En même temps, et comme pour servir de contre-épreuve, ceux qui, après avoir essayé la fécule, se sont trouvés forcés de revenir au poussier de charbon, ont été repris de tous les accidents qui rendaient leur travail si pénible, et les condamnaient trop souvent à un repos forcé. Cette double expérience est venue ainsi confirmer ce que nous avons dit de la marche de la maladie qui subit un temps d'arrêt, et peut même rétrocéder lorsque les malades sont soustraits pendant quelque temps à l'influence pernicieuse qui engendre et entretient leurs souffrances. L'emploi de la fécule peut donc réaliser à la fois, et d'une manière assurée, un double bienfait en prévenant le développement du mal chez ceux qui n'en sont pas encore atteints, et en plaçant les ouvriers déjà malades dans les conditions les plus favorables à leur guérison.

En résumé, l'emploi du poussier de charbon dans l'industrie du moulage en cuivre offre de graves inconvénients pour la santé et un danger réel pour la vie des ouvriers, et à ce point de vue il y aurait un incontestable avantage à lui substituer la fécule de pomme de terre.

Des moyens d'assainissement des ateliers de moulage et des fonderies de cuivre. — Si la condition essentielle, absolue, de l'assainissement de la profession de mouleur en cuivre est à nos yeux la suppression du poussier, cette réforme radicale ne peut être obtenue immédiatement, et ne fût-ce que comme mesure transitoire, il importe de chercher à faire disparaître autant que possible les inconvénients du poussier et les diverses autres causes d'insalubrité des ateliers de moulage.

La question, ainsi posée, présente deux éléments distincts : la disposition des ateliers, et le mode d'emploi par les ouvriers des matières pulvérulentes nécessaires à la confection des moules.

Dans le très grand nombre d'ateliers que nous avons parcourus nous avons constaté que la disposition des locaux était mal combinée. Souvent les fourneaux qui reçoivent les creusets sont placés dans l'atelier même où travaillent les mouleurs, sans que la hotte qui les recouvre ait une étendue assez grande ou un tirage suffisant pour enlever les fumées qui s'échappent des creusets, surtout au moment de la coulée. Souvent le flambage se fait avec une imprévoyance telle, que la fumée de résine se répand dans l'atelier de moulage et incommode sérieusement les ouvriers.

L'administration de la police devrait intervenir, pour exiger, dans chaque atelier, les modifications propres à remédier à ce double inconvénient, ce qui, dans la plupart des cas, n'occasionnera pas une dépense importante ou n'exigera pas un remaniement des ateliers, tel que les locaux actuels deviennent insuffisants ou impropres à leur destination. L'administration devra examiner préalablement dans quelles limites les lois et règlements en vigueur lui confèrent le droit d'exiger des modifications de cette nature, et, s'il y a lieu, provoquer soit un nouveau classement des fonderies de bronze, soit la promulgation de règlements spéciaux qui lui donnent les pouvoirs nécessaires.

La ventilation des ateliers est souvent défectueuse, et l'air ne s'y renouvelle pas avec assez d'activité pour entraîner les poussières dont il est chargé ; trop souvent encore pendant l'hiver, les ouvriers suppriment eux-mêmes toute ventilation en fermant les fenêtres ou les châssis pour se soustraire à l'action du froid. Ce défaut de ventilation, et souvent lorsque celle-ci existe, le mode suivant lequel elle s'effectue, sont une des causes principales de l'insalubrité des ateliers de moulage : l'air se charge d'une manière permanente d'une quantité de poussière qui se renouvelle sans cesse au fur et à mesure qu'il s'en dépose une partie sur le sol ou sur les objets disséminés dans l'atelier. S'il existe une ventilation, et elle est toujours faible en hiver, elle est obtenue par l'ouverture de vitrages soit sur le toit, soit à la partie supérieure des faces verticales, mais toujours à une assez grande hauteur, de telle sorte que la circulation de l'air, excitée par l'élévation de température produite par l'accumulation des ouvriers et par un poêle placé souvent au milieu de l'atelier, s'opère *per ascensum ;* par suite, la poussière se trouve sollicitée à s'élever et atteint plus complétement les organes respiratoires des ouvriers.

On apporterait déjà une amélioration très notable à l'état des ateliers, si l'on arrivait, ne fût-ce que pendant l'hiver, alors que les fenêtres ne peuvent être toutes ouvertes, à renverser le sens dans lequel se fait la ventilation, c'est-à-dire à l'effectuer *per descensum.* On atteindrait ce but en établissant dans le sol de l'atelier une série de canaux venant s'ouvrir de place en place, à la partie inférieure des caisses sur lesquelles travaillent les ouvriers, et en déterminant, soit au moyen d'un ventilateur, soit au moyen d'un foyer et d'une cheminée spéciale, un appel énergique ; ce serait peut-être déjà beaucoup que de prendre au centre et à la partie inférieure de l'atelier de moulage l'air nécessaire pour souffler le fourneau où s'opère la fonte des métaux et celui que le tirage de la cheminée qui surmonte la hotte entraîne avec les produits de la combustion.

Le mode d'application par les ouvriers des matières pulvérulentes employées dans le travail au poussier est certainement très défectueux, au point de vue qui nous occupe. Ces matières, placées dans un sac, qu'il est nécessaire d'agiter fortement avec le bras pour les faire passer à travers les mailles serrées du tissu, sortent sur toute la surface du sac, tandis qu'il n'y a de réellement utile que ce qui tombe de la partie inférieure sur le moule ; le mouvement du bras agite l'air et forme des remous qui mettent la poussière en suspension et la font élever en un nuage qui enveloppe bientôt la tête de l'ouvrier. Cet effet ne se produit pas pour la fécule qu'on secoue avec précaution et en très petite quantité, et qui d'ailleurs a une grande densité ; il se produit avec moins d'intensité pour le ponsif que pour le poussier, car on l'emploie avec ménagement et de manière à ne pas dépasser la dose qui doit être appliquée sur le moule ; mais il se produit pour le poussier de charbon de la manière la plus saillante et la plus fâcheuse, et, doit-on ajouter, de la manière la plus inutile. Tous les ouvriers ne jettent pas également de poussière dans l'atmosphère ; les ouvriers habiles en font moins que les ouvriers peu adroits ou peu exercés, et surtout que les apprentis, qui semblent se faire un jeu de l'intensité du nuage qui s'élève autour d'eux ; souvent, au lieu d'employer le sac, on pourrait appliquer le poussier avec un pinceau à sec ; dans tous les cas, en mettant du soin à ne secouer sur le moule que la très petite quantité de poussier nécessaire pour produire l'effet voulu, l'ouvrier ne perdrait pas plus de temps pour le faire, que pour faire sortir du sac, par une série de mouvements précipités, une quantité bien superflue de poussier, qu'il est obligé d'enlever immédiatement du moule avec un soufflet, en produisant un nouveau nuage de poussière qui vient s'ajouter au premier : plusieurs fondeurs ont eux-mêmes reconnu que l'usage du poussier pouvait être restreint dans des limites où ses inconvénients seraient fortement atténués. Il y a là une habitude invétérée qui s'explique par les propriétés de la poussière même du charbon : tout ce qui tombe sur le moule après qu'une très légère couche y a été fixée par l'humidité du sable, n'y produit aucun effet et peut être enlevé avec le soufflet ; en secouant précipitamment et sans précaution le sac de poussier et en faisant de même usage du soufflet, les ouvriers ne risquent pas d'altérer le moule, mais ils croient gagner du temps, et en définitive ils ne font que gaspiller une matière qui ne laisse pas que de représenter une certaine valeur.

Si les ouvriers pouvaient s'astreindre à se faire la main plus légère, et les patrons à faire sous ce rapport la police de leurs ateliers, les inconvénients de l'emploi du poussier seraient certainement atténués. Pour arriver à ce résultat, il y aurait un moyen bien simple à employer : il consisterait à mettre à la charge des ouvriers le prix du poussier du charbon qu'ils dépensent, sauf à augmenter d'une quantité équivalente à la dépense actuelle de matière le montant de leurs salaires, ou leur attribuer une allocation supplémentaire égale à la moyenne de la dépense de charbon effectuée journellement par ouvrier. C'est ce qui se fait pour l'huile dépensée pour le graissage des machines locomotives, pour le coke qu'elles consomment : le bénéfice que les ouvriers réalisent par un emploi plus intelligent ou plus attentif de la matière est un puissant stimulant qui produit toujours des réductions considérables sur la consommation.

Si la quantité de poussier dépensée dans les ateliers était seulement réduite de moitié, l'inconvénient de la poussière serait atténué dans une proportion très notable. Dans un atelier important, la consommation de poussier peut s'élever de 1200 à 1500 francs par an ; la moitié de cette somme est assez importante, si les ouvriers l'économisent, en même temps qu'ils amélioreraient les conditions hygiéniques de leur travail, et s'ils étaient excités à faire les efforts nécessaires pour l'ajouter à l'ensemble de leurs salaires.

M. le Châtelier a pensé également qu'on pourrait essayer, avec de grandes chances de succès, de substituer aux sacs ordinaires l'emploi de tamis fermés dont il serait facile à l'ouvrier de faire tomber le poussier sur le moule par le choc de la main ou d'un outil quelconque, sans produire cette agitation de l'air que détermine le mouvement du bras, et qui met la poussière en suspension dans l'atmosphère de l'atelier. C'est un essai qu'il faut recommander à la sollicitude des chefs d'établissement dans leur propre intérêt, mais qui ne pourrait être l'objet de prescriptions administratives qu'autant que l'expérience en aurait pleinement démontré l'efficacité.

MOULINS. — Les moulins à farine dans les villes, et les moulins à broyer le plâtre, la chaux et les cailloux, en raison du bruit, de la poussière, sont placés dans la deuxième classe des établissements insalubres. Les moulins à huile, qui répandent un peu d'odeur et exposent à quelque danger du feu, appartiennent seulement à la troisième classe.

MUREXIDE. — *Voy.* PLUMES, TEINTURES.

NACRE DE PERLE. — Les coquilles de nacre servent, comme chacun sait, à la fabrication d'une foule d'objets d'utilité et de luxe, tels que boutons doubles et simples, éventails, et divers objets de tabletterie fine. Cette industrie est très répandue, surtout en Angleterre, en Allemagne et en Hollande, où elle occupe un nombre considérable d'ouvriers ; en France on ne s'y livre guère qu'à Paris et dans quelques départements. Celui qui contient le plus grand nombre d'ouvriers est, sans contredit, celui de l'Oise, où plusieurs milliers d'individus, hommes, femmes et enfants, s'occupent du travail de la coquille dite *nacre de perle*.

Les coquilles nacrées que l'on emploie dans cette industrie appartiennent à trois variétés, que l'on désigne, dans le commerce, sous les noms de *nacre franche de la Chine*, de *nacre bâtarde de la mer Rouge* ou *d'Égypte*, et enfin sous celui de *nacre de Panama*. La première variété est celle qui a le plus de prix ; la surface de ses coquilles est très considérable : on l'emploie surtout pour la fabrication des éventails. Les deux autres variétés servent à faire des boutons et des objets de tabletterie fine.

La transformation de ces coquilles en éventails et en boutons nécessite des travaux très différents, parmi lesquels plusieurs doivent particulièrement attirer notre attention au point de vue de la santé des ouvriers.

Ainsi, pour transformer une grande coquille nacrée en branches d'éventail, il faut qu'elle passe d'abord par les mains du scieur ou débiteur, puis successivement par celles de l'émeuleur, du redresseur, du façonneur, du graveur, du découpeur, parfois même par celles du doreur et du pailleteur. Ainsi transformée, cette nacre est liée en forme d'éventail fermé et envoyée à Paris, empaquetée par douzaines, où l'on achève l'éventail par le collage de la feuille, ou l'agencement d'un ruban destiné à maintenir dans sa position respective chaque branche de l'éventail ouvert.

Pour devenir boutons, la coquille nacrée passe par les mains du découpeur, de l'écaleur ou écroûteur, du tourneur, qui façonne au tour en l'air, de l'émeuleur, du perceur et de l'encarteuse. Autrefois ce travail se compliquait d'un collage sur planche pour faciliter le polissage à la ponce ou au talc pulvérisé et délayé dans l'acide sulfurique. Ce travail s'exécute aujourd'hui au tour par le tourneur ou façonneur.

La tabletterie fixe exige aussi le travail préliminaire du scieur et de l'émeuleur.

Chaque ouvrier a sa spécialité, il se livre constamment au même genre d'occupations : ainsi le scieur ne s'occupe exclusivement que du sciage des coquilles, l'émeuleur que du travail à la meule, et le graveur que du maniement de son burin.

De tous ces travaux, les ouvriers ne se plaignent que du sciage, de l'émeulage et du travail au tour. Ce sont, en effet, ceux qui présentent le plus d'inconvénients pour eux et de danger pour leur santé.

Le sciage nécessite une assez grande dépense de force musculaire, la station verticale permanente et un continuel mouvement du corps de la part de l'ouvrier pour débiter ou scier, à l'aide d'une scie, la coquille de nacre de perle fixée dans un étau. En outre, le scieur aspire constamment une grande quantité de poussière que chaque trait de scie fait voler vers sa figure.

La seconde opération, dite émeulage ou travail à la meule, consiste à polir la portion de coquille sciée sur une meule; cette opération est commune aux trois industries. Les meules que l'on emploie sont d'un diamètre de 40 à 50 centimètres ; elles sont montées sur des baquets demi-pleins d'eau : la meule y trempe le tiers de son diamètre. Le meuleur, placé en face de sa meule, la met en mouvement au moyen d'une pédale; il pose sur son champ l'objet à émoudre, qu'il tient ferme en appuyant fortement, tantôt d'une main, tantôt des deux à la fois : si l'objet est trop ténu, il se sert d'un morceau de cuir ou de feutre de chapeau qu'il interpose entre l'objet et son doigt. Ainsi, comme nous le signale M. Jorrand, station debout toujours sur le même pied ; mouvement continuel de l'autre pied ; efforts continus de pression, sauf les interruptions nécessaires à l'inspection de l'objet et au changement d'objet à émoudre ; chaleur du corps résultant de la fatigue et de la continuité du travail ; froid glacial des mains toujours mouillées ; de plus, aspiration incessante d'un nuage d'eau mélangé de poussière, qui s'élève au-dessus des mains et dans lequel la figure est plongée.

La gravure, le découpage et le façonnage dégagent également beaucoup de poussière, mais en quantité moindre, et d'une façon bien moins gênante pour l'ouvrier que les autres genres de travail.

Pour couper les boutons, on se sert du tour en l'air. Un arbre horizontal est mis en rotation par une roue mue au moyen d'une pédale ; l'extrémité libre de l'arbre est armée d'une fraise, petite scie circulaire du diamètre du bouton voulu, ressemblant à une couronne de trépan. L'ouvrier tient sa coquille de la main gauche avec laquelle il l'appuie fortement contre la fraise, pendant qu'elle tourne rapidement. Toute une coquille est ainsi débitée en un plus ou moins grand nombre de boutons, suivant l'intelligence et l'adresse du découpeur. « Ce travail, dit M. Jorrand, est extrêmement fatigant et exige de la force. L'ouvrier fléchit fortement les coudes pour prendre des points d'appui plus solides, et penche fortement le haut du corps en avant, ce qui met sa bouche au-devant du nuage épais de poussière de nacre soulevée par la fraise agissant en emporte-pièce tournant. »

L'écroûteur, le perceur et le tourneur ou façonneur travaillent aussi debout sur un tour, comme le découpeur ; mais ils dépensent moins de force, et se tenant moins penchés, ils aspirent un peu moins de poussière.

Le dégagement de la poussière et le travail à la meule sont donc les deux grandes causes des maladies qui peuvent affecter les ouvriers de cette industrie.

Cette poussière, d'un blanc jaunâtre, est prodigieusement abondante ; elle est très légère et composée de petits grains excessivement ténus qui donnent au toucher une sensation rude et sablonneuse particulière. Dès que l'on entre dans un atelier où travaillent cinq ou six découpeurs, on est suffoqué par cette poussière, et l'on sent une légère odeur de substance animale qui s'en dégage. Cette odeur est due à la composition des coquilles qui renferment une matière organique animale plus ou moins abondante suivant l'âge du mollusque, la partie de la coquille analysée, et suivant sa strcuture ; plus, un sel calcaire plus abondant et en quantité variable. La structure fibreuse et nacrée est celle qui offre généralement le plus de matière animale dans les coquilles, et, par conséquent, dans les poussières qu'elles produisent. Ceci explique pourquoi l'eau dans laquelle baignent les meules devient si promptement infecte, et rend à l'ouvrier le travail du meulage encore insalubre.

Presque tous les *ouvriers nacriers* auxquels on demande si leur profession les incommode répondent affirmativement ; en général, ils se plaignent beaucoup, selon leur genre de travail. Les uns accusent une toux opiniâtre, dont ils sont atteints depuis qu'ils travaillent la coquille de nacre ; d'autres souffrent d'ophthalmies chroniques assez intenses parfois pour les forcer d'abandonner momentanément, et quelquefois pour toujours, leur travail.

Les bronchites chroniques, les hémoptysies, les ophthalmies et les gerçures aux mains sont, en effet, les maladies qui affectent les ouvriers nacriers. La poussière si ténue et si abondante qui s'échappe de la coquille que l'on scie ou que l'on travaille au tour cause évidemment ces affections des organes de la respiration et de la vue. Complétement inerte, cette poussière pénètre dans les ramifications des bronches, rarement dans les petites, y produit une irritation qui augmente la sécrétion des mucosités ; ces mucosités s'épaississent en se mêlant à la poudre, et déterminent, le matin surtout, et quelquefois pendant le travail, une toux très fatigante suivie d'expectoration considérable. Il résulte promptement de cet état, des bronchites chroniques, qui se compliquent assez souvent d'hémoptysie, et plus encore d'emphysème pulmonaire. Nous avons surtout observé cette dernière complication chez les ouvriers qui travaillent constamment à l'émeulage.

De l'avis de tous les praticiens que nous avons consultés, ces maladies n'atteignent pas tous les ouvriers qui travaillent la nacre. Il résulte évidemment de la description que nous avons donnée des différents genres de travail, que tous les ouvriers, n'étant pas également soumis aux mêmes causes, ne sauraient être également atteints. Mais parmi les *scieurs* ou *débiteurs*, les *découpeurs* et les *émeuleurs*, il est des individus qui contractent plus ou moins facilement ces maladies, et d'autres même qui jouissent à cet égard d'une complète immunité, immunité, du reste, en rapport avec la constitution robuste de l'ouvrier, mais qui ne l'est pas toujours avec la sobriété.

D'après nos recherches, nous pouvons affirmer que le nombre des phthisiques, chez les ouvriers nacriers, ne dépasse pas la moyenne ordinaire observée parmi les autres industries du pays. Il est même rare de voir les bronchites chroniques, causées uniquement par la profession, dégénérer en phthisie ; l'asthme est l'infirmité la plus ordinaire qui complique ces affections, et qui persiste, d'une façon très opiniâtre, longtemps même après que le malade a abandonné sa profession.

Nous croyons qu'il est possible, sinon de préserver entièrement les ouvriers de ces maladies, du moins d'atténuer sensiblement l'action directe de la poussière. Ainsi nous proposons de faire diriger des courants d'air au travers des ateliers des *tourneurs* et des *perceurs* de boutons, et de faire exécuter à l'air libre l'opération du *sciage* ou *débitage* de la nacre.

Le nombre des ouvriers travaillant dans le même atelier devra être fort restreint.

L'eau dans laquelle baignent les meules sera renouvelée chaque jour, afin que l'émeuleur n'ait pas constamment les mains mouillées par une eau croupie, et le visage plongé sans cesse dans un nuage de vapeur humide et infecte.

Enfin, comme nous l'avons signalé plus haut dans les travaux qui s'exécutent au tour en l'air pour découper et percer les boutons, la poussière de nacre arrive en jets continus et abondants dans la figure de l'ouvrier, ce qui cause le plus souvent des ophthalmies et des bronchites. Ces tours sont mis en mouvement dans un sens opposé à celui qui leur est imprimé journellement, et la *fraise*, ou petite scie circulaire qui arme l'extrémité libre de l'arbre du tour, sera changée dans ce but quant à la direction de ses dents; et, l'ouvrier pouvant aussi bien découper le bouton en faisant marcher l'instrument d'arrière en avant par rapport à lui, alors il ne recevra plus aussi directement dans le visage la poussière que cause ce travail.

L'usage de masques en tissus de soie très fins, recommandés et employés dans plusieurs autres industries analogues, serait très utile aux ouvriers nacriers.

Bibliographie. — *Mémoire sur les ouvriers qui travaillent les coquilles de nacre de perle*, par Mahier et A. Chevallier (*Ann. d'hyg. publ.*, t. XLVIII).

NAISSANCE. — *Voy*. POPULATION.

NAPHTE. — *Voy*. HUILE.

NAVALE (HYGIÈNE). — Ainsi que nous l'avons fait pour la profession militaire, nous ne pouvons considérer l'hygiène navale que dans ses rapports avec les conditions générales de la vie humaine, en insistant seulement sur les points qui touchent à l'hygiène publique. Nous n'aurions d'ailleurs ni l'autorité ni le moyen d'aborder dans son ensemble un sujet si vaste et si spécial. La vie de l'homme de mer a quelque chose de si particulier et de si grand à la fois, que, pour en tracer l'histoire et en apprécier exactement les influences complexes, il faut l'expérience et les études profondes des médecins en chef ou des éminents directeurs du service de santé de la marine.

Le système de navigation à vapeur a changé les aménagements intérieurs des navires, a introduit dans leur hygiène des éléments nouveaux, a fait enfin surgir, et des professions maritimes nouvelles, et des conditions hygiéniques qui leur appartiennent en propre, la généralisation de l'emploi des appareils distillatoires a ouvert à l'hygiène navale des ressources inespérées ; des procédés ingénieux de conservation des substances alimentaires ont vu le jour ; tant d'améliorations donnent aux recommandables publications de MM. Fonssagrives, Lefèvre, Dutroulau, Rochard, un mérite et une importance considérables et renouvellent le champ de l'hygiène navale. Nous ne voulons donner place ici qu'à un aperçu très succinct des conditions hygiéniques de la profession du marin, et des effets que peuvent produire sur la salubrité générale les travaux maritimes, sans nous préoccuper de la santé individuelle des hommes de mer et des maladies particulières qui les atteignent.

Cette grave question comprend trois éléments principaux : le choix des hommes voués à la profession de marin, les subsistances, la construction et l'entretien des navires. Il ne faut pas oublier, en effet, que ceux-ci, après leur séjour sur des rades infectées, peuvent devenir des foyers de maladies épidémiques, dont les équipages à leur tour sont les agents de transmission. On voit, par cette seule remarque, à quelles considérations importantes et variées se rattache l'hygiène navale. Ajoutons que plusieurs d'entre elles ont été déjà traitées dans ce livre, et que nous aurons seulement à les rappeler.

Le mode de recrutement de la marine de l'État ou du commerce diffère de celui de l'armée de terre. L'honorable M. Lanjuinais a fait ressortir ces différences dans l'excellent rapport qu'il a présenté à ce sujet à la commission parlementaire d'enquête, et auquel nous empruntons les détails suivants. Si tous les hommes valides sont doués d'une aptitude à peu près égale au service de l'armée de terre, il n'en est pas ainsi du service de la flotte où les manœuvres ne peuvent être bien exécutées que par des hommes voués, dès l'enfance, à la profession de marin. Ces différences profondes dans la nature des choses devaient donner naissance à des différences égales dans les lois destinées à assurer le recrutement de l'armée et celui de la flotte. Nous avons précédemment exposé le mode suivi pour la première. Quant à la seconde, le recrutement des matelots ne peut se faire que dans cette partie très limitée de la population qui, par l'exercice des professions maritimes, se trouve propre au service d'une flotte. A cet effet, des états nominatifs sont dressés dans chaque circonscription, et comprennent tous les hommes âgés de dix-huit à cinquante ans, divisés suivant l'état de célibat ou de mariage. C'est là ce que l'on appelle l'inscription maritime établie par les lois des 15 mai et

31 décembre 1790, 13 mai 1791, et surtout celle du 3 brumaire an IV. Les levées, d'abord faites seulement d'après l'ordre d'inscription et suivant un classement en quatre catégories : 1° célibataires, 2° veufs sans enfants, 3° hommes mariés sans enfants, 4° pères de famille, ont été, par une simple circulaire du 9 avril 1835, rendues permanentes, et comprennent, dans la proportion annuellement fixée, les hommes inscrits âgés de vingt à quarante ans qui n'ont pas de service à l'État, et à leur défaut les marins qui ont moins de quatre ans de service. Il faut ajouter le petit nombre de conscrits que le recrutement militaire donne à la marine. Les engagements volontaires fournissent aussi quelques individus dont les uns, âgés de plus de seize ans, sont admis comme *apprentis marins*, et dont les autres, plus jeunes, servent en qualité de *mousses*. On a remarqué depuis longtemps que plus on est jeune, plus vite on s'habitue à la vie maritime ; les jeunes enfants que l'on embarque comme mousses s'identifient bientôt avec le navire qui les porte. Qu'ils soient nés sur les côtes ou au centre des villes populeuses de l'intérieur, sous l'influence de l'air de la mer, de l'exercice, du régime qu'ils suivent sur les bâtiments, on voit leurs membres acquérir de la force, leur poitrine se développer, et tout leur corps prendre un accroissement notable. En 1850, la population maritime présentait un effectif total de 139 310 hommes, parmi lesquels le personnel utile n'est guère que de 51 641 officiers, mariniers et matelots. La levée permanente a donné, depuis 1835, environ 5000 marins par an. A ce mode de levée, suivant la juste remarque de M. Lanjuinais, il manque d'être réglé avec précision par la loi et d'être appuyé sur des garanties suffisantes en ce qui touche les exemptions pour cause d'infirmités et les dispenses accordées aux soutiens de famille. Si la loi ne parlait pas, la règle serait l'arbitraire. La question est d'ailleurs résolue depuis longtemps pour l'armée de terre, et l'analogie est évidente. Un conseil administratif et médical, établi dans chacun des cinq ports militaires, chefs-lieux des arrondissements maritimes, est appelé à statuer sur les exemptions pour cause d'infirmité.

Dans l'état actuel des choses, une instruction, en date du 21 mai 1826, sur les cas de réforme dans la marine militaire, indique aux médecins chargés de visiter chaque marin de levée les vices de constitution qui rendent l'homme impropre au service de la flotte. Du reste, quand le vice de constitution est apparent, les commissaires de l'inscription maritime prononcent eux-mêmes ; quand il est visible seulement pour les hommes de l'art, ils consultent un médecin, ou mieux encore, ainsi que cela se pratique dans quelques quartiers, les commissaires envoient l'homme au chef-lieu de l'arrondissement où il est visité par le conseil de santé.

Il est d'un haut intérêt de connaître la **mortalité des marins**, et nous devons consigner ici les principaux résultats des recherches statistiques empruntées surtout aux documents anglais et recueillis par M. le docteur Boudin. Rien n'est plus propre à faire apprécier les conditions hygiéniques de la profession maritime.

Les rapports officiels publiés par le gouvernement de la Grande-Bretagne établissent que de 1830 à 1836, inclusivement, le chiffre de la mortalité de la marine anglaise n'a pas dépassé la proportion de 13,8 sur 1000 hommes d'effectif; et cela pour l'ensemble des possessions britanniques, y compris les stations les plus malsaines, telles que celles de l'Inde et de la côte occidentale d'Afrique. Cet état de choses peut être regardé comme le résultat de l'amélioration progressive de l'hygiène navale. En effet, sir Gilbert Blane a dressé le tableau comparatif de la mortalité à différentes époques, et l'on peut voir celle-ci décroître à mesure que la condition matérielle des gens de mer devient plus satisfaisante.

Années.	Effectif.	Malades.	Morts.	Rapport à l'effectif.
1779	70 000	28 592	1658	1 sur 42
1782	100 000	31 617	2222	1 sur 45
1794	85 000	21 373	990	1 sur 86
1804	100 000	11 978	1606	1 sur 62,25
1813	140 000	13 071	977	1 sur 143

Si l'on compare les pertes de l'armée de terre avec celles de la marine, défalquant les maladies et les décès causés par blessures ou accident, on trouve sur 1000 hommes servant en Angleterre :

Dans la marine.	984	maladies et	8,8	morts.
Dans l'armée de terre.	785,9	—	13,8	—
Dans la Méditerranée, pour la marine.	108,3	—	9,3	—
— pour l'armée de terre. .	981	—	18	—

La différence, on le voit, est en faveur de la marine; mais il ne faut pas oublier que la vie du marin et les conditions comme la durée de son service diffèrent profondément de celles du soldat; ajoutons que pour la marine comme pour l'armée de terre, en temps de guerre, les pertes par maladies excèdent considérablement celles qui ont lieu par blessures et mises hors de combat.

Telle est la constitution du personnel de la marine de l'État. Quant aux conditions de son existence, nous ne pouvons, ainsi que cela a été dit, entrer dans les détails qui sont du domaine de l'hygiène privée. Mais nous allons essayer d'indiquer, en ce qui touche l'hygiène publique, les principes qui dirigent l'administration dans la composition du matériel naval.

Le **service des subsistances** de la marine a subi des transformations nécessaires, et a paru à la commission d'enquête, dont M. le baron Lacrosse s'est rendu l'interprète sur ce point, donner actuellement des résultats satisfaisants. L'alimentation des marins est saine et suffisante. Le matelot à la mer fait trois repas par jour. Le matin il déjeune avec du café, du biscuit et 6 centilitres d'eau-de-vie ; à midi, il reçoit une ration de viande salée, des légumes, du pain frais et 23 centilitres de vin ; le soir, il a une soupe faite avec une assez grande quantité de légumes, du biscuit et une ration de riz. Les vivres frais sont donnés sur les rades et toutes les fois que les circonstances le permettent. Il est accordé aux mécaniciens et aux chauffeurs des bâtiments à vapeur, les jours où la machine fonctionne, une seconde ration de biscuit ou de pain frais et de vin de campagne ou de vin journalier. La seule chose que l'on puisse reprocher à cette nourriture, c'est son uniformité en toutes saisons, sous tous les climats. Mais il est fort délicat d'apporter des modifications dans cette partie du service où les données hygiéniques ne peuvent être isolées d'une foule de considérations d'un autre ordre.

La marine fait son biscuit, son pain et, en grande partie, ses salaisons ; elle fait aussi quelques conserves, et achète tout le reste au commerce.

Le biscuit a toujours été fait par la marine beaucoup mieux que par qui que ce soit, et l'administration de la guerre lui en fait des demandes considérables. Il n'est pas indifférent de fabriquer du biscuit en toute saison ; le biscuit qu'on fabrique de juin à septembre a toute chance de ne pas se conserver.

Les salaisons de lard fabriquées à Cherbourg et à Nantes, celles de bœuf, à Bordeaux, à Rochefort, sont d'une qualité supérieure. Après quatre et cinq ans, la viande est trouvée dans un état de parfaite conservation. On fabrique en moyenne à Cherbourg 300 000 kilogrammes de porc par année. C'est à Bordeaux, ainsi qu'à Toulon, que se trouvent les grands approvisionnements de vin, de vinaigre et d'eau-de-vie.

On a essayé récemment à Brest un nouveau mode de fabrication du pain particulièrement destiné aux malades. Dans ces essais suivis par la commission d'enquête, 100 kilog. de blé sont moulus ; on extrait 55 parties de farine ; les 45 autres parties sont divisées en deux parts. On extrait 10 portions de très bonne matière et 12 portions de son ; les 23 autres parts sont soumises à une seconde mouture qui rend 22 parts que l'on blute, et dont on prend les 12 meilleures. On obtient ainsi 67 de farine ; le reste est employé avec les farines de retour à la confection du pain destiné aux bagnes. On tire les farines d'armement de quelques minoteries renommées. Les qualités sont bonnes; cependant on doute encore qu'il soit possible de tirer des déductions certaines des instruments d'optique appliqués par M. Donny à la mesure des quantités de gluten et d'amidon contenues dans une quantité donnée, ainsi qu'au blutage des farines. A Toulon, à Rochefort, à Lorient, à Cherbourg, la marine passe des marchés pour des froments qu'elle est obligée de livrer aux meuniers du dehors, sans qu'il soit possible de savoir si la farine rendue provient bien réellement du blé qui leur a été remis. Certaines sophistications, tolérées autrefois, sont tentées encore et sont inévitables jusqu'à un certain point dans ce genre de mouture. Le port de Brest possède seul un établissement convenable; à l'instar des Anglais, il serait préférable d'affecter des moteurs à vapeur à la préparation intérieure des farines.

Les vins employés dans la marine forment deux grandes catégories : ceux de Bordeaux et ceux de Provence. Les premiers sont surtout distribués comme vin de campagne et les seconds comme vin journalier. Bordeaux et Toulon sont les deux points où chaque année sont concentrés et mélangés les vins des différents crus; ils sont de là expédiés dans les ports où ils sont classés par antériorité. Les vins qui ont fait campagne acquièrent en général de bonnes qualités : ils sont mis en réserve pour les hôpitaux et sont très recherchés des états-majors.

Quant à l'eau douce, on comprend quelle question vitale constitue cette partie de l'approvisionnement naval. Grâce à l'emploi des caisses de fer et aux appareils distillatoires dont sont actuellement munis la plupart des bâtiments, le marin n'a plus à redouter les affreuses conséquences du manque d'eau dans les longues traversées. Les caisses de fer ne présentent pour tout inconvénient que la coloration de l'eau causée par la rouille, lorsqu'elles sont restées longtemps sans être nettoyées. Autrement, quand l'eau provient de bonnes sources, elle peut se conserver pendant toute la durée d'une longue campagne. Quant aux appareils de distillation, on ne saurait trop favoriser leur adoption générale; quand ils sont bien entretenus, ils ne présentent aucun danger. On est revenu maintenant de l'idée qu'on avait eue de leur attribuer la plus grande fréquence des coliques survenues sur certains points. La petite quantité de sel marin qui se trouve presque inévitablement dans cette caisse achève de rendre l'eau potable, et elle est souvent bien préférable aux eaux de sources, qui dans certains pays et dans certaines saisons, ont évidemment des effets pernicieux. Il serait sans doute avantageux de recouvrir à l'intérieur, d'une légère couche d'argent par le procédé Ruolz, le tuyau qui conduit l'eau distillée dans la caisse.

A bord des navires de l'État en station dans les colonies, ou naviguant entre les deux tropiques, les équipages reçoivent, indépendamment de leur ration ordinaire, les articles suivants qui sont mêlés à l'eau :

Eau-de-vie, tafia ou rhum. .	25 millilitres	par homme et par jour.
Sucre cassonade.	10 grammes	
Vinaigre.	2 centilitres	

C'est ce qu'on nomme *acidulage*. Les 2 centilitres de vinaigre sont remplacés par un demi-citron ou par la moitié d'une orange amère, lorsque les bâtiments peuvent s'en procurer. Il serait vivement à désirer que l'eau distribuée en supplément aux chauffeurs devant les fours fût également additionnée d'un peu d'eau-de-vie. La grande quantité d'eau pure et souvent tiède qu'ils sont obligés d'absorber pour suffire à leur énorme transpiration, ne tarde pas à porter des troubles assez graves dans les fonctions digestives.

Quant aux conserves culinaires animales et végétales, sur la préparation desquelles il est inutile de revenir, nous ne ferons que signaler les légumes desséchés et réduits à un très petit volume, d'après les procédés de M. Masson, les mélanges d'équipage, qui sont composés de choux, de carottes, de pommes de terre, de pois et de riz. La ration de 120 grammes ne coûte que 5 centimes. Une boîte pour 500 hommes ne cube pas plus de 15 centimètres sur 30, ce qui diminue de quatre cinquièmes l'emplacement qui était jadis nécessaire pour les approvisionnements. L'expérience n'a pas encore entièrement prononcé sur la valeur de ces conserves, au premier abord si séduisantes. Cette question est actuellement à l'étude.

En résumé, l'alimentation des marins à bord des bâtiments de l'État est aujourd'hui assurée et réglée d'une manière satisfaisante au départ ; mais trop de circonstances encore, dans les longues traversées, viennent faire désirer ardemment les relâches sous ce rapport. Le régime des malades offre autant de difficultés qu'on s'attache chaque jour à vaincre.

Beaucoup de navires de commerce sont loin d'offrir, pour la qualité des denrées, les mêmes garanties. Il faut le dire, les armateurs éclairés et comprenant réellement leurs intérêts, apportent tous leurs soins à cette partie importante de l'armement.

Nous ne possédons encore que fort peu de renseignements sur l'**influence de la navigation à vapeur** sur l'équipage, d'une manière générale, car le personnel spécialement attaché à la machine se trouve dans les conditions des ouvriers des professions à température élevée. Nous pensons que, en outre des causes plus fréquentes des brusques changements de température, la variation de l'atmosphère, du moins par les émanations des cales, doit surtout jouer un rôle important dans la constitution médicale des navires. Les eaux des cales, mêlées à une grande quantité de matières grasses qui découlent des mouvements de la machine, dégagent une notable proportion d'hydrogène sulfuré qui, suivant nous, détermine assez rapidement une altération du sang caractérisée par l'amaigrissement, la teinte jaune terreuse de la peau. La température, ordinairement plus élevée de l'intérieur de ces navires, surtout pendant la nuit, favorise également l'anémie. Disons également que la somme de travail y est en général plus forte que sur les navires à voiles. Plus loin nous examinerons les moyens propres à combattre la variation de l'atmosphère.

Nous n'avons pas à nous occuper des établissements maritimes qui existent dans les ports, lazarets, hôpitaux, écoles, arsenaux, casernes, ateliers, magasins de toutes sortes, qui n'offrent pas, à vrai dire, des conditions hygiéniques particulières ou qui doivent être l'objet d'une étude spéciale. Mais nous voulons dire quelques mots des **constructions navales** proprement dites et de la **salubrité des bâtiments**.

Le choix et la conservation des bois employés pour la construction des navires ont, au point de vue de la salubrité, une incontestable importance. Plusieurs fois on a attribué, avec apparence de fondement, à la qualité du bois le mauvais état sanitaire que certains bâtiments ont présenté pendant que d'autres, dans les mêmes conditions, conservaient leurs équipages en bonne santé. Le savant rapport de M. Maissiat au sein de la commission parlementaire, et les développements dans lesquels entre M. le professeur Fonssagrives, ont bien éclairé ce sujet. Nous ne parlerons pas du choix des essences les plus convenables qui a été indiqué avec tant d'autorité par l'honorable représentant. Nous nous bornerons à quelques remarques sur la conservation des bois destinés à la marine. Ceux-ci en effet sont exposés à plusieurs causes de destruction, la décomposition spontanée, la pourriture et les animaux nuisibles, tels que le ver marin ou taret de Rochefort, la limnorie perforante observée en Angleterre, le lime-bois ou limexylon à Toulon, le termite dans les ports de l'Océan, qui minent sourdement et détruisent les plus belles pièces de bois, soit conservées en piles, à l'air et sous des hangars, soit conservées sous l'eau, suivant une très ancienne coutume suivie en Angleterre, en Hollande et en France. On voit quel intérêt s'attache aux procédés et aux essais tentés pour prévenir et combattre ces causes multiples de destruction. Nous ne pouvons que rappeler les principaux. L'immersion dans la vase, qui étouffe les tarets ; dans un mélange d'eau douce et d'eau salée, qui tue les mollusques et les crustacés destructeurs, ne constitue qu'un moyen insuffisant et incomplet. On connaît les expériences de M. le docteur Boucherie qui, par une heureuse imitation des fonctions naturelles de l'arbre vivant, fait pénétrer dans le tronc abattu une substance conservatrice, et de préférence une solution de sulfate de cuivre au 15 millième au moins. Malheureusement ce procédé n'est guère applicable aux bois de marine, qui résistent en partie à l'injection, celle-ci ne pénétrant pas au cœur. M. Maissiat a eu la pensée de conseiller l'emploi de la chaux mêlée à l'eau des fosses où sont immergés les bois, ou bien étendue à leur surface. Mais dans l'état actuel de nos connaissances, tout ce qu'il est permis de dire, c'est que les soins conservateurs du bois doivent s'étendre depuis l'achat du bois brut jusqu'à la démolition du navire. Des expériences nouvelles sont encore nécessaires pour apprécier la valeur pratique, et l'application aux besoins de la marine de l'État, des essais de conservation par le moyen de la chaux, du procédé de M. Boucherie, et de la perforation centrale avec introduction de matière conservatrice. Ajoutons que, sans qu'il soit possible d'en pressentir la raison, l'inégalité de conservation des bois amène une différence marquée entre les époques auxquelles survient pour chaque bâtiment le besoin de radoub.

Les dispositions intérieures des navires, si bien étudiées par MM. Fonssagrives et Rochard, ont, relativement à leur salubrité, une extrême importance, et renferment en elles-mêmes des causes presque inévitables d'insalubrité. En effet, on peut dire sans crainte d'être démenti, que, malgré les progrès de l'hygiène navale, les bâtiments constituent des foyers d'air confiné rendus plus insalubres encore par les exhalaisons du chargement et de la cale où séjourne une eau stagnante et corrompue, et par l'encombrement des entreponts où se pressent dans un étroit espace les hommes de l'équipage. A cela il faut joindre l'élévation de la température et l'humidité des parties inférieures du bâtiment.

Ces causes d'insalubrité réclament, on le comprend, d'énergiques remèdes, à la tête desquels se placent une ventilation bien réglée et une propreté rigoureuse. Les moyens très divers d'atteindre ce double but ne sauraient trouver place dans cet aperçu. Les fourneaux d'appel ont été, anciennement déjà, et utilement appliqués à l'aération des parties basses des navires ; mais ils ne peuvent pas être d'un usage fréquent, on craint et avec juste raison, à bord, si je puis m'exprimer ainsi, plus le feu que l'eau. Le renouvellement de l'eau dans la cale à l'aide de robinets ouverts sur les flancs du vaisseau pour donner à volonté accès à l'eau de la mer, et le nettoyage à sec des parties intérieures des bâtiments, doivent être prescrits de manière à y maintenir une constante propreté. Mais les robinets de prise d'eau, difficiles à réparer, et qui peuvent avoir de graves inconvénients, ne peuvent guère être mis en usage d'une manière suivie que sur les bateaux à vapeur, et encore ne donnent-ils pas sur ces derniers tout le résultat qu'on serait porté à croire. Les matières grasses surnagent toujours et se déposent sur les parois de la cale à l'état de bouillie infecte et noire. Il faudrait pouvoir les saponifier. L'usage de la chaux doit être surtout recommandé et appliqué fréquemment à l'intérieur des navires.

On ne peut méconnaître l'importance de ces soins minutieux. C'est ce qu'a parfaitement compris M. Poiseuille dont nous croyons devoir citer ici les vues théoriques touchant la ventilation des navires envisagée surtout au point de vue de la destruction des foyers pestilentiels.

« Les navires marchands, comme on sait, offrent ordinairement le pont, des chambres à l'arrière, d'autres à l'avant, et la cale; faire circuler l'air dans ces divers points, lorsque le bâtiment est hors de l'influence épidémique, est le but que nous voulons atteindre. Nous serons forcé d'apporter quelques modifications dans l'arrimage ordinairement suivi de la cale; mais si le commerce a ses exigences, la conservation de la santé de l'homme, la sécurité des populations, ont aussi les leurs, et elles ne sont pas moins respectables.

» Nous proposons d'abord de diviser la cale, que nous supposerons, pour fixer les idées, entièrement libre, en compartiments à l'aide de pièces de bois de forte épaisseur ; ces pièces de bois mobiles, en glissant dans des coulisses placées au fond du navire à la face inférieure du pont, ou bien aux faces supérieure et inférieure de charpentes transversales, pourraient être espacées de manière à se prêter aux volumes divers qu'offriraient les différentes parties de la cargaison. Ces pièces de bois ou membrures auraient, en outre, pour objet de maintenir, par leur résistance et leur solidité, les rapports des différentes piles de la cale ; ces piles, espacées de 15 à 20 centimètres, offriraient environ 1 mètre de largeur sur une longueur parallèle à l'axe longitudinal du navire, de $1^{m},50$ à 2 mètres. La hauteur de ces piles, qui pourraient présenter au besoin des espaces horizontaux de quelques centimètres, serait celle de la cale; à l'exception toutefois d'un espace de 2 décimètres, qu'on conserverait à leur partie inférieure, et qui les élèverait d'autant au-dessus du plancher de la sentine, et cela pour le libre passage de l'air.

» Nous nous bornerons ici à cette idée générale de la disposition des marchandises de la cale ; on pourra la modifier plus ou moins, suivant la nature du chargement, mais son observation rigoureuse nous permettra, comme on va le voir, de résoudre aussi complètement que possible la question que nous nous sommes proposée.

» La cargaison étant ainsi disposée, des couches d'air longitudinales et transversales existent dans toute la capacité de la cale. Il ne s'agit plus maintenant que d'y faire circuler l'air extérieur, et dans les temps déterminés, c'est-à-dire lorsque le bâtiment est loin du lieu de l'épidémie.

» A l'avant du navire, sur le pont, est établi, sur la ligne médiane et à une distance de la proue de 1m,5 environ, un tuyau de 20 centimètres de diamètre environ, qui, coudé en deux endroits, offre trois parties, la première verticale, la deuxième inclinée de bas en haut, et la troisième verticale. La moyenne, par suite de sa disposition, passe à travers le foyer d'un fourneau placé sur le pont ; ce tuyau, appelé *tube d'aspiration*, immédiatement après avoir pénétré à travers le pont, se bifurque en donnant naissance à deux branches de même diamètre dirigées respectivement à bâbord et à tribord, lesquelles, en se recourbant, cheminent dans les chambres de l'avant et la cale, en offrant en outre une double courbure pour s'accommoder à celles des flancs du navire et de la proue. Les extrémités inférieures de ces deux branches ouvertes s'arrêtent à une distance du plancher de la sentine, de 30 à 40 centimètres environ, et portent chacune une clef ou soupape ; ces mêmes branches offrent aussi à leur partie supérieure, près de la bifurcation, deux autres soupapes qui permettent, comme les inférieures, de fermer au besoin chacun des tuyaux. Ces tuyaux qui vont du pont vers le fond de la cale présentent en outre des ouvertures rectangulaires occupant la moitié de leur contour et regardant l'arrière du bâtiment ; ces ouvertures, espacées de 1m,5 environ, sont fermées par de petites portes qui sont les *soupapes antérieures* de l'appareil.

» A l'arrière du bâtiment est placé un tuyau bifurqué appelé *tube d'aspiration*, de même forme et de même construction que celui de l'avant ; il présente deux *soupapes inférieures*, deux autres *supérieures*, et des *soupapes postérieures* qui regardent la proue. Son extrémité supérieure diffère de celle du *tube d'aspiration* de l'avant ; elle se rend dans la partie supérieure d'une caisse placée sur le pont, et qui contient des substances propres à fumiger au besoin l'intérieur du navire, par exemple du chlorure de chaux.

» Cette description succincte des diverses parties de l'appareil peut néanmoins faire concevoir de quelle manière il doit fonctionner, lorsque le fourneau du tuyau d'aspiration sera allumé, après toutefois avoir fermé hermétiquement toutes les écoutilles du pont ; seulement dans ce court extrait de notre mémoire, il nous suffira d'indiquer que le jeu alternatif des soupapes respectives des tubes d'*aspiration* et d'*inspiration* permet d'établir dans la cale des courants d'air, les uns parallèles aux flancs du navire, et diagonalement de bâbord à tribord et de tribord à bâbord, dans divers plans horizontaux ; les autres de même variété, mais allant dans des plans de plus en plus obliques de l'arrière à l'avant, soit de bas en haut, soit réciproquement de haut en bas : ces derniers courants ne sauraient être négligés, puisque la cavité où nous voulons faire circuler l'air présente, par suite de l'irrégularité des masses qui l'encombrent, des anfractuosités d'où l'air ne peut être chassé qu'à la faveur de la direction multiple des courants. Le même appareil donne aussi le moyen de ventiler les chambres, soit de l'avant, soit de l'arrière.

» Dans certaines circonstances des localités, où un aussi grand nombre de courants ne serait pas indispensable, par exemple s'il s'agissait de ventiler trois chambres placées les unes au-dessus des autres, l'emploi du tube d'aspiration avec ses deux branches suffirait, en ayant soin de pratiquer deux ouvertures, l'une à bâbord, l'autre à tribord, à l'arrière du plafond de la chambre inférieure où se rendent les extrémités ouvertes des deux branches du tube aspirateur situé à l'avant; deux autres ouvertures à l'avant et opposées aux premières, au plafond de la chambre placée au-dessus ; et enfin deux nouvelles ouvertures à l'arrière du plafond de la chambre la plus élevée, ouvertures que nous supposerons la faire communiquer avec l'atmosphère. On concevra aisément, sans même le secours d'une figure, que le courant ascendant de l'air dans les deux branches du tube aspirateur déterminera, dans chacune des chambres, des courants de haut en bas, qui iront, pour la chambre supérieure, de l'arrière à l'avant, dans la moyenne de l'avant à l'arrière, et dans la chambre inférieure de l'arrière à l'avant, pour se rendre dans le tube d'aspiration.

» Notre mode de ventilation concourrait non-seulement à changer l'air des différentes parties du navire, mais à favoriser l'évaporation de l'humidité, qui est une cause incessante d'insalubrité à bord.

» Nous ne nous sommes occupé que des bâtiments marchands, mais il est facile de voir que cet appareil peut s'appliquer à toute autre espèce de navire, en lui faisant subir quelques modifications en rapport avec les dispositions diverses de l'emménagement, et en adoptant d'ailleurs quelques changements propres à favoriser le passage de l'air dans les divers compartiments du vaisseau : ainsi il serait indispensable que les cloisons qui divisent la cale des bâtiments de guerre en différentes soutes fussent, autant que possible, à claire-voie, de manière à permettre à la plus grande quantité d'air de circuler d'une extrémité à l'autre de la cale.

» Quant aux bâtiments à vapeur dans lesquels l'avant est séparé de l'arrière par l'emplacement qu'occupe la machine, il suffira d'établir convenablement des tuyaux horizontaux le long des flancs du navire, pour mettre en communication les tuyaux d'aspiration et d'inspiration.

» Il est facile de voir que cet appareil pourra fonctionner sans même exiger tous les loisirs d'un seul homme.

» Le bâtiment ayant quitté le port d'une ville où l'on redoute la peste, si elle n'y sévit déjà, et se trouvant en dehors du rayon présumé du foyer épidémique, on fera marcher le ventilateur au moins dix à douze heures par jour, pendant tout le temps de la traversée, en passant successivement des courants horizontaux aux courants obliques, et réciproquement.

» Si une attaque de peste a lieu à bord, il sera opportun de continuer la ventilation jour et nuit jusqu'à l'arrivée du navire, pour empêcher qu'il ne devienne foyer de peste, ainsi qu'on l'a vu nombre de fois.

» Est-il nécessaire d'ajouter que le bâtiment étant à l'ancre dans un des ports des mers du Levant, le ventilateur ne doit pas marcher. Alors il serait bien de boucher les ouvertures supérieures des deux tubes d'aspiration et d'inspiration.

» Il ne convient pas, sans doute, de discuter dès à présent les avantages et les inconvénients que peut présenter ce nouvel appareil de ventilation : qu'il nous soit permis cependant de faire remarquer, 1° que les ventilateurs dus à Désaguliers, à Hales, à Ardent, à Wanlerse, etc., avaient pour objet de projeter l'air atmosphérique dans la cale et les entreponts, et par conséquent de remédier à l'effet inconstant qui résultait de l'emploi des *manches à vent ;* 2° que Duhamel, le docteur Sutton, utilisant le feu des cuisines du navire, que Forfait, Wettig, à l'aide d'un fourneau placé sur le pont, avaient établi un tuyau d'évacuation qui, par son extrémité libre, allait renouveler l'air successivement dans les divers points du bâtiment.

» Dans tous ces procédés, sans nous arrêter ici aux manœuvres plus ou moins laborieuses qu'ils exigent, l'air n'est renouvelé que dans le point occupé par l'extrémité libre du tuyau. L'usage du second tuyau que nous proposons, et qui répond à l'appel de l'air du premier, la place qu'occupent nos deux tuyaux dans le navire, le jeu de leurs soupapes, permettent d'établir des courants d'air non-seulement constants, mais d'une multiplicité de directions qu'il était impossible d'obtenir des divers modes de ventilation que nous venons de rappeler.

» Ajoutons encore que notre appareil facilite en même temps l'introduction, dans l'intérieur du bâtiment, des substances propres aux fumigations. »

Nous n'exposerons pas les nombreuses objections que l'on pourrait faire à l'application de l'appareil de M. Poiseuille, fondé sur des vues plus théoriques que pratiques. Nous dirons seulement que nous ne croyons pas que le commerce se décide jamais à admettre le mode d'arrimage proposé par ce savant.

Il est une particularité que nous ne devons pas omettre, et qui mériterait des recherches spéciales. Nous voulons parler de la salubrité relative des divers genres de navires. Nous citons à ce sujet, sans nous dissimuler leur insuffisance dans une question si complexe, des chiffres qui ont trait à une période de trois ans, de 1834 à 1837, et portant sur un effectif général de 28 908 marins en station dans les divisions de la Méditerranée et de la péninsule espagnole.

	Nombre des malades.	Proportions sur 1000 hommes d'effectif.	Nombre des morts	Proportions sur 1000 hommes d'effectif.
Vaisseaux de haut bord. .	16 987	1032	125	7,6
Frégates.	5974	8927	60	9,0
Corvettes	5595	1157,7	39	8,1
Navires à vapeur.	1125	1122,8	5	5,4

Malgré ces données statistiques, nous ne craignons pas d'avancer qu'en général le navire à vapeur est celui qui fournit le plus de malades. Il serait intéressant de savoir quel est exactement le rapport qui existe entre ce fait et l'espace accordé à chaque homme à bord de chaque genre de navires.

Les développements dans lesquels nous venons d'entrer, bien que se rapportant surtout à la marine de l'État, peuvent néanmoins, en grande partie, s'appliquer aux navires du commerce. Cependant il est pour ceux du premier ordre une garantie que n'ont pas toujours les seconds, c'est la présence de chirurgiens à bord des bâtiments et la surveillance constante de la santé des équipages, aussi bien que de la salubrité des bâtiments. A cet égard, suivant une loi trop souvent éludée jusqu'ici, mais qui vient d'être utilement réformée, il existe dans les armements du commerce deux catégories distinctes : les bâtiments que l'ordonnance astreint à embarquer un chirurgien, et ceux qui, en raison du petit nombre d'hommes d'équipage, sont dispensés d'avoir un chirurgien à bord.

Un décret impérial, que nous croyons utile de citer, ainsi que le rapport qui le précède, établit à cet égard des règles précises.

DÉCRET RELATIF A L'EMBARQUEMENT DES CHIRURGIENS A BORD DES NAVIRES DU COMMERCE (DU 2 JUILLET 1853).

Sire, la haute sollicitude de Votre Majesté pour les intérêts de la marine se porte tour à tour sur l'ensemble et sur les moindres détails de cet important service.

Je n'hésite donc pas à entretenir aujourd'hui Votre Majesté d'une question qui touche à des besoins maritimes et commerciaux pour lesquels le pays réclame depuis longtemps une satisfaction légitime.

Il s'agit de la question de l'embarquement des chirurgiens à bord des navires du commerce.

Le principe de l'embarquement d'un ou de deux chirurgiens à bord de tout navire du commerce expédié pour un voyage de long cours, suivant la nature des voyages et le nombre d'hommes d'équipage, a été posé par l'ordonnance de 1681 (art. 1er, titre VI, livre 2); le règlement du 5 juin 1717, la déclaration du 15 novembre 1767, l'ordonnance du 17 juillet 1784, en dernier lieu celle du 4 août 1819, ont successivement interprété ou modifié les dispositions sur la matière. L'ordonnance du 4 août 1819, en vigueur aujourd'hui, impose, par son article 1er, l'obligation d'embarquer un chirurgien sur « tout navire expédié, soit » pour des voyages de long cours, soit pour la pêche de la baleine et autres pois- » sons à lard, lorsque l'équipage dudit navire sera de vingt hommes et au-des- » sus, non compris les mousses. »

Un chirurgien doit également, aux termes de l'article 2, être embarqué sur tout navire expédié à la pêche de la morue, quand l'équipage est de quarante hommes, non compris les mousses.

Enfin, l'article 3 assujettit à l'obligation d'embarquer deux chirurgiens sur tout bâtiment expédié au long cours, dont l'équipage est de quatre-vingt-dix hommes, non compris les mousses.

Depuis 1824, les différents organes des intérêts maritimes, les diverses chambres de commerce du littoral, et les armateurs de nos principaux ports, ont réclamé, avec de vives instances, la modification des dispositions de l'ordonnance du 4 août 1819 ci-dessus reproduites. Ils représentaient que l'obligation de l'embarquement d'un chirurgien constitue pour l'armement une charge onéreuse, et le plus souvent inutile; ils ajoutaient que cette condition est nuisible au développement de l'inscription maritime, en ce sens que les armateurs préfèrent expédier leurs navires avec des équipages notoirement insuffisants, plutôt que de s'astreindre à l'embarquement d'un chirurgien. Enfin, le commerce français se plaignait d'avoir, dans de semblables conditions, à lutter à armes trop inégales contre le commerce étranger qui pouvait lui imposer aisément des navires d'un puissant tonnage exempts de la plupart des charges imposées à nos bâtiments.

Ces réclamations, par leur origine, par leur persistance, par les motifs sur lesquels elles étaient fondées, avaient droit à un examen approfondi de la part du gouvernement; aussi à deux reprises diverses, elles ont été mises à l'étude dans nos principaux ports, et tout récemment encore il a été ouvert, par mes soins, une espèce d'enquête dans laquelle les différents intérêts engagés ont eu toute latitude pour faire entendre leur voix. J'ai été amené ainsi à reconnaître que les obligations imposées à nos armements commerciaux par les articles précités de l'ordonnance de 1819 créent évidemment une contrainte fâcheuse à nos opérations maritimes.

La condition indispensable, en effet, pour l'embarquement d'un chirurgien est que l'armement puisse en supporter la dépense; autrement l'armement n'aura pas lieu; ou bien il avisera à se passer de chirurgien : c'est ce qui arrive à peu près dans la pratique des faits; car, d'un côté, plus d'un armateur semble s'être tracé comme une limite qu'il craint de franchir, à cause de l'obligation onéreuse qui l'attend au delà, en sorte qu'il n'ose pas élever la force de son navire et de son équipage, au grand détriment de l'essor commercial du pays ; et, de l'autre côté, les armateurs qui ne résistent pas au besoin d'augmenter la force de leurs navires éludent, autant qu'ils le peuvent, l'obligation imposée par l'ordonnance de 1819, en embarquant, par exemple, des passagers fictifs qui, quoique non inscrits sur le rôle comme marins, prennent part cependant à la manœuvre ; ou bien encore ils laissent leurs équipages affaiblis, et exposent ainsi la navigation et la vie des hommes à bien plus de péril que ne le ferait l'absence d'un chirurgien au milieu d'un équipage plus nombreux.

Le gouvernement lui-même a, d'ailleurs, implicitement reconnu que l'armement doit pouvoir payer le chirurgien ; car, lorsque l'ordonnance de 1819 a élevé de quinze à vingt le chiffre de l'équipage qui rend obligatoire la présence à bord d'un chirurgien, il avait été reconnu que les armements ordinaires pour le long cours, dont l'importance comporterait un moindre nombre d'hommes d'équipage, ne pourraient pas produire assez de bénéfice pour couvrir la dépense du chirurgien. Or, aujourd'hui tout établit que la limite actuelle de vingt hommes est devenue insuffisante. Il y a donc nécessairement une nouvelle modification à apporter à cet état de choses.

L'article 1er du décret que j'ai l'honneur de soumettre à l'Empereur porte à trente (mousses non compris) la limite du nombre d'hommes d'équipage qui rend obligatoire, à bord des bâtiments expédiés pour des voyages de long cours, l'embarquement d'un chirurgien. Tous les témoignages, tous les renseignements que j'ai consultés et scrutés par moi-même me donnent la conviction que cette modification est suffisante pour offrir une légitime satisfaction aux intérêts de diverses natures engagés dans cette question délicate.

Toutefois, en ce qui concerne la pêche de la baleine et du cachalot, il me paraît indispensable, en raison de la durée et de la nature des voyages, de prescrire l'embarquement d'un chirurgien à bord de tout navire expédié pour cette navigation, quel que soit le chiffre de son équipage. L'article 2 statue en ce sens.

L'article 3 dispose que, dans aucun cas et quel que soit le nombre d'hommes composant l'équipage, les bâtiments armés pour le long cours ne seront tenus d'avoir deux chirurgiens ; le chiffre de quatre-vingt-dix hommes d'équipage posé par l'ordonnance du 4 août 1819, comme rendant obligatoire l'embarquement d'un second chirurgien, n'est jamais atteint, sauf à bord de certains bâtiments armés pour la pêche de la morue aux côtes de Terre-Neuve. Or, pour ces bâtiments, l'embarquement des chirurgiens est aujourd'hui réglé par l'article 28 du décret, ayant force de loi, du 2 mars 1852, sur la pêche de la morue à Terre-Neuve, lequel n'impose, dans aucun cas, deux chirurgiens au même navire ; la disposition de l'ordonnance du 4 août 1819, à cet égard, est donc aujourd'hui sans objet, et il convient dès lors de la rapporter.

L'article 4 et dernier du projet de décret ci-dessous maintient toutes les dispositions actuellement en vigueur non contraires à cet acte, et notamment celles de l'ordonnance du 4 août 1819 qui se trouvent dans ce cas.

J'ai la confiance que le décret dont je viens d'avoir l'honneur d'exposer les motifs à Votre Majesté apporte d'utiles et puissantes modifications à l'état de choses antérieur, et qu'il sera accueilli dans tous nos ports avec un sentiment de profonde reconnaissance.

Le ministre secrétaire d'État de la marine et des colonies,
THÉODORE DUCOS.

Napoléon, par la grâce de Dieu et la volonté nationale, empereur des Français, à tous présents et à venir, salut.

Vu l'ordonnance du 4 août 1819, relative à l'embarquement des chirurgiens sur les navires du commerce et à la visite des coffres de médicaments et des caisses d'instruments de chirurgie dont ces navires doivent être pourvus;

Sur le rapport de notre ministre secrétaire d'État au département de la marine et des colonies; le conseil d'amirauté entendu,

Avons décrété et décrétons ce qui suit :

Article 1er. Les armateurs et capitaines de tout navire expédié pour des voyages de long cours, autres que ceux à destination des pêches de la baleine, du cachalot et de la morue, sont affranchis de l'obligation d'embarquer un chirurgien toutes les fois que l'équipage dudit navire ne dépassera pas trente hommes, les mousses non compris.

Art. 2. Dans aucun cas et quel que soit le nombre des hommes de l'équipage, les armateurs et capitaines des navires expédiés pour le long cours et la pêche de la baleine et du cachalot ne seront tenus d'embarquer deux chirurgiens.

Art. 3. Sont maintenues toutes les dispositions actuellement en vigueur non contraires au présent décret, et notamment celles de l'ordonnance du 4 août 1819.

Pour les bâtiments du commerce qui n'embarquent pas de chirurgiens, une ordonnance royale du 4 août 1819 a prescrit l'usage d'instructions rédigées par les soins éclairés des officiers de santé de la marine, et qui constituent ce que l'on a appelé le chirurgien de papier, utile et prévoyante mesure dont l'expérience a consacré les excellents résultats. Ces instructions, conçues dans un esprit éminemment pratique, sont dignes d'un véritable intérêt. Nous ne croyons pouvoir mieux faire que de reproduire, à titre d'exemple, un extrait du guide le plus récent publié sous la direction de notre savant et illustre collègue M. l'inspecteur général du service de santé de la marine.

Ces préceptes auront en même temps l'avantage de compléter les détails dans lesquels nous sommes entré, en posant les règles les plus sûres de l'hygiène navale dans l'une des stations les plus malsaines, celle de la côte occidentale d'Afrique. Pour de plus amples détails nous ne saurions trop recommander la lecture de l'excellente *Hygiène navale* de M. Fonssagrives.

PRÉCAUTIONS HYGIÉNIQUES A PRENDRE A LA CÔTE OCCIDENTALE D'AFRIQUE. — Il est de principe que, dans les pays malsains, on rencontre toujours des localités qui le sont à un degré extrême, d'autres qui le sont beaucoup moins. Ceci est particulièrement applicable à la côte d'Afrique et devra servir de règle pour le choix des lieux où l'on fera stationner les équipages. Les capitaines devront faire connaître le résultat de leurs observations sur l'insalubrité des divers mouillages et des rivières. Il faut éviter, autant que possible, de mouiller ou de séjourner près et sous le vent des lieux très marécageux, couverts de forêts ou de mangliers, et sur lesquels s'étendent, le soir, des brouillards épais et fétides. On devra se rappeler que l'influence des lieux malsains est généralement bornée, et qu'il suffit bien souvent de s'éloigner de 2 ou 3 encâblures d'une plage infecte pour en éviter les effets pernicieux. Souvent les navires du commerce mouillent trop près de terre, et les hommes contractent, dans cette situation, de terribles maladies.

A la voile, en prolongeant la côte de très près, on ne permettra pas aux matelots de dormir en plein air, pendant la nuit ; au mouillage, si la chaleur est insupportable dans les logements, on établira pour la nuit une taude bien fermée du côté de la terre et ouverte du côté du large. A l'ouverture de ce réduit, on placera, avec avantage, un réchaud dans lequel un feu sera entretenu toute la nuit. L'usage d'allumer des feux près des habitations existe chez la plupart des peuplades noires; il a été imité par les Européens, et on le retrouve dans diverses colonies de la côte. Ces feux ont un autre but et un autre résultat que d'attirer les noirs pendant la soirée : il faut y voir une pratique hygiénique bien utile et qu'on pourrait appliquer sur les bâtiments mouillés dans les rivières, ou près de terre, en pleine côte. Les taudes ou tentes sont souvent faites en permanence sur les navires de commerce, le jour et la nuit. Il est important, néanmoins, de profiter de la brise du large pour relever les tentes du côté du vent et aérer le navire. Dans la matinée, on serrera, en partie au moins, les tentes, pour que le pont sèche complétement.

On doit ne pas exposer les hommes au grand soleil et interrompre les travaux dans le gréement, de midi à quatre heures. Les corvées de chargement à terre, dans les marigots, dans les endroits insalubres, seront faites par des noirs ; les hommes de l'équipage seront plus particulièrement occupés aux travaux du bord. On se gardera de prolonger le travail pendant la soirée. Si, par suite de nécessité absolue, les hommes sont employés à une corvée de nuit, on aura à lutter contre la double influence du froid de la nuit et de l'air des marais si funeste alors. Pour cela, chacun sera muni de vêtements suffisants et recevra un supplément de ration, surtout en vin, de préférence à l'eau-de-vie et au rhum. A la suite des corvées de nuit, on appliquera toujours le traitement préventif de la fièvre. Quelque agréables ou utiles que puissent être les promenades à terre, elles sont presque toujours l'occasion d'excès et de débauches; mieux vaut ne pas laisser aller les hommes en permission.

Une sévère propreté doit être entretenue à bord. Le pont doit être lavé chaque matin et convenablement asséché, toutes les fois que l'état du ciel le permettra. On se dispensera des lavages dans les rivières bourbeuses dont les eaux introduites à bord deviendraient une cause certaine de maladies. La cale sera l'objet d'une surveillance attentive. Elle devra, au départ de France, être en parfait état de propreté : avant le chargement à la côte, elle sera débarrassée de toute impureté, les manches à vent y seront placées et on y entretiendra un feu, pendant une journée entière, afin d'en dissiper l'humidité et d'y renouveler totalement l'air. On n'y placera pas de bois de chauffage provenant des marigots : ce bois sera arrimé dans la chaloupe. On lavera et laissera sécher les bois de grandes dimensions, sortant des rivières et des marais, avant de les introduire dans la cale. C'est à l'embarquement fait avec négligence de bois de charpente, précédemment immergés dans les eaux de Sierra-Leone, qu'un navire anglais a dû d'être ravagé par une épidémie meurtrière. Les chargements faits pendant la mauvaise saison, et composés d'objets humides, récemment mouillés par la pluie, développent à bord une cause d'infection équivalente et parfois supérieure à celle d'un marécage.

Le logement de l'équipage doit être d'une surveillance journalière de la part du capitaine ou du second. Avant le départ de France, il sera parfaitement nettoyé, séché et blanchi à la chaux. Autant que possible, il sera évacué pendant le jour, pour qu'il s'aère. Il ne sera jamais mouillé à grande eau ; des éponges ou des fauberts humectés suffiront pour le nettoyage. Une manche à vent y sera placée pendant le jour, toutes les fois que le temps le permettra. On pourra éviter l'encombrement que cause la manche à vent en toile, en perçant, devant ou à côté du panneau, une ouverture circulaire de 30 décimètres de diamètre. A cette ouverture s'adapte un tuyau ou manchon de tôle, appuyé sur la bitte ou sur le beaupré et long d'environ 1 mètre; l'extrémité supérieure de ce manchon porte un pavillon évasé, coudé et mobile qu'on oriente contre le vent de manière à en faciliter l'accès dans le poste. Si le logement a été mouillé, on y placera un réchaud allumé jusqu'à ce qu'il soit parfaitement sec. Rien n'est plus salutaire à bord des bâtiments, dans les climats chauds et humides, que l'usage de ces réchauds qui ont pour effet de renouveler l'air et de le rendre plus respirable. Ne pas permettre aux hommes de se laver dans le poste, d'y introduire des vêtements mouillés, de placer ceux-ci dans les caissons. Les matelas et couvertures seront mis à l'air, au moins une fois la semaine, battus, exposés au soleil et rentrés avant la nuit. Les jours de repos, les coffres seront montés sur le pont et ouverts, afin que les effets s'aèrent et perdent la mauvaise odeur qu'ils contractent rapidement en bas.

Tous ces soins peuvent aussi bien s'appliquer aux logements de l'arrière qu'à ceux de l'avant.

Pour l'homme qui, comme le marin du commerce, se livre chaque jour aux plus rudes travaux, la propreté personnelle est, sous un climat malsain, non pas un luxe, mais une nécessité absolue pour la conservation de la santé. L'homme malpropre ne nuit pas seulement à lui-même ; il nuit à ceux qui l'entourent. Le capitaine se fera un devoir rigoureux d'exiger cette propreté personnelle. Chaque homme, tous les matins, se lavera le visage, le cou, les bras et les jambes, aussitôt qu'il sera monté sur le pont et avant de déjeuner. Il se rincera la bouche et tiendra cette partie dans un état de propreté recherchée ; il évitera ainsi les maladies de gencives, la fétidité de l'haleine, et aidera puissamment à entretenir en bon état les fonctions digestives. Le soir, après le travail et avant le souper, surtout pendant les chargements et les déchargements, chacun se lavera les pieds et les mains et changera de linge pour passer la nuit, afin de ne pas garder sur le corps, pendant le sommeil, des vêtements imprégnés de sueur, de poussière et de malpropreté. On devra exiger que, dans les pays chauds, les marins changent de linge de corps au moins deux fois la semaine, et l'on accordera le temps nécessaire pour les lavages du linge. Chaque homme doit être pourvu d'effets de toile et de laine, afin de pouvoir se vêtir selon la saison et selon la température. En général, il est nécessaire d'être vêtu de laine pendant la nuit, dans le but de combattre la fâcheuse influence de l'humidité. Si les hommes passent la nuit sur le pont, ils doivent être vêtus complétement et recouverts d'une couverture de laine.

Aucun matelot ne s'embarquera sans matelas ni sans couverture de laine. Quand les hommes travaillent à terre, ils doivent être chaussés, surtout lorsqu'ils fréquentent les plages humides et les marais. Relativement à la tenue, celle des croiseurs à la côte d'Afrique peut servir de modèle. Le jour, gilet de flanelle exigé, chemise de toile de coton, et, par-dessus, chemise légère de laine bleue ; pantalon de toile ou de drap suivant la saison. La nuit, même gilet sur la peau, chemises de coton et de laine de rechange, caban en molleton blanc très ample, permettant d'envelopper le corps, préservant du froid et résistant assez bien à la pluie.

Le régime alimentaire doit être l'objet de l'attention des armateurs et des capitaines ; s'il maintient la santé, il assure le succès de l'entreprise. L'eau de la côte est généralement mauvaise ou médiocre.

Cependant, à Sierra-Leone, à l'île du Prince et dans quelques autres points, elle est de bonne qualité. Les fûts en bois seront charbonnés à l'intérieur. Le charnier sera nettoyé fréquemment et débarrassé du limon qui s'y dépose. Si l'eau est fétide et contient des animaux, y plonger des tisons ou des charbons enflammés. Il faut aérer le charnier, battre l'eau et l'exposer au soleil avant de la livrer à la consommation. Elle peut être améliorée par l'addition d'une petite quantité de rhum ou d'eau-de-vie, à préférer au vinaigre. On sera sobre de boissons aqueuses, dont une grande quantité est nuisible, parce que l'eau est mauvaise par elle-même ; parce qu'en arrivant tout à coup en abondance dans l'estomac, elle peut occasionner des accidents rapidement funestes, et enfin parce qu'elle provoque toujours des sueurs excessives sans calmer la soif. Quand on fera l'eau, rechercher les eaux qui sont exposées à l'air et au soleil, qui coulent sur un terrain ferme et caillouteux; éviter, malgré leur fraîcheur, celles qui coulent à l'ombre sur des herbages ou sur fond de vase. Autant que possible, régler la ration comme à bord des navires de guerre. Le déjeuner doit être fait au café ; cette prescription est essentielle ; à ce repas seulement, on donnera de l'eau-de-vie, aux deux autres, du vin. Le plus souvent possible, on délivrera des pommes de terre ou du poisson frais pour le dîner et le souper. La nourriture des convalescents doit être assurée avant le départ. A cet effet, il devra être embarqué un petit assortiment de conserves composé de gelée de viandes (semblable à celle que l'on consomme à bord des navires de l'État), de bœuf bouilli, de gelée de groseille, de quelques légumes (1), de fécule de riz, de pruneaux en boîtes.

NOMENCLATURE DES OBJETS, ALIMENTS ET MÉDICAMENTS DONT L'APPROVISIONNEMENT EST NÉCESSAIRE POUR LES BATIMENTS DESTINÉS A NAVIGUER A LA CÔTE D'AFRIQUE.

Effets d'équipement. — Quelle que soit la composition du sac du matelot, les objets ci-après devront y être obligatoirement compris :

4 chemises de toile de coton ; — 2 gilets de flanelle ; — 1 pantalon de drap ; — 1 paletot ; — 1 ceinture de laine ; — 1 long et ample caban en molleton ou drap épais ; — 2 vareuses de laine bleue légère ; — 2 paires de bas de laine ; — 2 paires de souliers ; — 1 chapeau de paille tressée, dit *de Malte* ; — 1 brosse à dents.

(1) Les légumes pressés sont entrés depuis quelques années pour une certaine part dans les approvisionnements des navires ; mais cette amélioration ne nous satisfait pas complétement, et nous voudrions, pour l'avenir, la substitution des légumes pressés aux légumes secs toutes les fois qu'elle sera possible.

Boissons. — L'approvisionnement, pour la campagne, se composera dans les proportions suivantes :

Vin.	2/3 de rations.
Eau-de-vie.	1/3 —
Café pour les déjeuners.	

Aliments pour les malades. — On embarquera par homme :

Bouillons ou potages.	Gelée de viandes.	1 k. 000
	Julienne au maigre.	2 000
Viandes préparées. — Conserves.	De mouton.	6 000
	De volaille.	2 000
Aliments légers.	Chocolat.	0 200
	Prunes en boîtes.	1 000
	Fécule de riz.	1 000
	Tapioka.	0 500
	Gelée de coing.	0 500
	Gelée de groseille.	0 500
Assaisonnement	Lait conservé par le procédé de M. de Lignac. 1/2 lit. pouvant faire 3 lit.	
	Sucre.	2 k. 000

Médicaments. — Par homme.

Sulfate de quinine en paquets de 50 et de 25 centigrammes. .	0 k. 010
Vin de quinquina.	1 litre.

La dose est de 8 centilitres ou 80 grammes; il serait bon d'avoir un petit boujaron pour mesurer cette dose.

	NAVIRES	
	De 6 à 12 hommes.	De 13 à 19 hommes.
Sulfate de soude	2 k. 000	3 k. 500
Calomel en prises de 1 gramme et de 50 centigrammes	0 050	0 100
Poudre d'ipéca, en prises de 1 gramme et de 50 centigrammes.	0 150	0 250
Racine de ratanhia.	0 500	0 750
Eau de fleurs d'oranger.	1 lit.	1 lit. 500
Éther en flacons de 30 grammes	0 090	0 150
Alcool de menthe.	0 100	0 200
Pilules de Segond.	N° 100	N° 300
Pilules d'aloès, calomel et savon.	N° 100	N° 150

Bibliographie. — *Traité des maladies des gens de mer*, par Poisonnier Desperrières. Paris, 1780. — *De morbis navigantium*, par Rouppe. Leyde, 1764. — *Essai sur l'hygiène navale*, par Pallois. Paris, 1801, in-8. — *Précis d'hygiène navale*, par Daolmi. Paris, 1827, in-8. — *Médecine navale*, par Forget. Paris, 1832. — *Medicina nautica*, par Trotter. Londres, 1797. — *Annales maritimes et coloniales* ; collection *passim*. —

Essai sur les moyens de conserver la santé des gens de mer, par Lind. — *Discours sur la santé des gens de mer*, par Pringle. — *Dictionnaire général d'administration*, art. MARINE, par F. Chassériau. Paris, 1849. — *Mémoire sur les causes des maladies des marins et sur les soins à prendre pour conserver leur santé dans les ports et à la mer*, par Keraudren. Paris, 1824. — *Dictionnaire des sciences médicales*, art. HYDROGRAPHIE MÉDICALE, NAVIGATION, etc., par Keraudren. — *De la nourriture des équipages et de l'amélioration des salaisons dans la marine française*, par Keraudren (*Ann. d'hyg. et de méd. lég.*, t. I, p. 303). — *Le chirurgien de papier, ou des soins à donner aux marins des navires de commerce sur lesquels il n'est pas embarqué de chirurgien*, par Keraudren (*Ibid.*, t. XII, p. 90). — *Influence de la pomme de terre sur la santé des équipages employés à la pêche de la baleine*, par M. Roussel de Vauzème (*Ibid.*, t. XI, p. 362). — *Application du système des fosses inodores, au renouvellement de l'air dans la cale des vaisseaux*, par Keraudren (*Ibid.*, t. XII, p. 90). — *Des propriétés du sublimé corrosif pour la conservation du bois, et des effets de cette préparation sur la santé des marins*, par Keraudren (*Mémoires de l'Académie de médecine*, t. V). — *De la ventilation des vaisseaux*, par Anthony Meyler (*Ann. d'hyg. et de méd. lég.*, t. XV, p. 265). — *Observations on the diseases incident to seamen*. Londres, 1799, in-8; et *On the health of the navy*, par Gilbert Blane (*Medico-chirurgical transactions*, t. VI). — *De la nostalgie à bord des navires de guerre*, par M. Justin Santi (*Ann. d'hyg. et de méd. lég.*, t. XVI, p. 310). — *De la distillation de l'eau de mer pour servir aux besoins des équipages, et du remplacement des caisses en fer employées à contenir l'eau sur les vaisseaux*, par Keraudren (*Ibid.*, t. XXIII, p. 135). — *Traité de médecine légale et d'hygiène publique*, par Fodéré. Paris, 1813, t. VI. — *Traité d'hygiène*, par Michel Lévy. — *Principes d'hygiène navale*, par Delivet. Paris, 1808. — *Moyens de conserver la santé aux équipages des vaisseaux*, par Duhamel. Paris, 1759. — *Corruption de l'air dans les vaisseaux*, par Morogues (*Mémoires des savants étrangers*, publiés par l'Académie des sciences, t. I). — *Enquête parlementaire sur la situation et l'organisation des services de la marine militaire*, ordonnée par la loi du 31 octobre 1849. Paris, 1851. — *Statistical reports on the health of the navy*. London, 1840 et 1841. — *Études sur l'état sanitaire et la mortalité des armées de terre et de mer*, par M. Boudin (*Ann. d'hyg. et de méd. lég.*, t. XXXV, p. 241). — *Comparaison on the sickness, mortality and prevailing diseases, among seamen and soldiers*, par A.-M. Tulloch. London, 1841. — *Ventilation des navires*, par M. Poiseuille (*Comptes rendus des séances de l'Académie des sciences*, t. XXI, décembre 1845). — *Mémoire sur la putréfaction des substances alimentaires et sur les causes qui peuvent la produire*, par M. Moride (*Ibid.*, octobre 1850). — *Chirurgie navale*, par L. Saurel, *Suivi d'un résumé de leçons sur le service chirurgical de la flotte*, par J. Rochard. Paris, 1861, in-8. — *Recherches d'hydrographie médicale*, par Saurel. Montpellier, 1851. — *Des coliques nerveuses endémiques des pays chauds*, par Fonssagrives (*Archives générales de médecine*, 1852). — *Avis aux gens de mer*, par Mauron. Montpellier, 1786. — *Plan d'hygiène navale*, par Bertulus. — *Maladies des Européens dans les pays chauds*, par Thévenot, 1840. — *Hygiène des bâtiments sur le banc de Terre-Neuve*, par Dauvin. — *Manuel des gens de mer*, par Pingrenon, 1780. — *The influence of climats on the human constitution*, by Robert Amstrongs. London, 1848. — *The sale of medicines with wich merchant vessels are to be furnished*, etc. London, 1861. — *La médecine en mer*, par Dutouquet. Paris, 1841. — *Traité d'hygiène navale ou de l'influence des conditions physiques et morales dans lesquelles l'homme de mer est appelé à vivre, et des moyens de conserver sa santé*, par Fonssagrives. Paris, 1856, 1 vol. in-8. — *Ventilation des navires*, par Grassi (*Ann.*, t. VIII, 2e série, p. 113). — *Note sur l'influence que le sel commun peut exercer sur la santé des personnes qui se trouvent en nombre considérable sur les navires chargés de cette substance*, par le professeur A. Abbene, communiquée par M. H. Gaultier de Claubry (*Ann.*, t. XI, 2e série, p. 74). —

Essai sur les causes des coliques saturnines observées chez les marins (*Ann.*, t. XI, 2ᵉ série, p. 95). — *Recherches expérimentales sur les effets des chargements de sel*, par J.-B. Fonssagrives (*Ann.*, t. XI, 2ᵉ série, p. 87). — *Rapports médicaux et statistiques de la marine française* (*Ann.*, t. XI. 2ᵉ série, p. 218). — *Recherches sur les causes de la colique sèche observée sur les navires de guerre français, particulièrement dans les régions équatoriales, et sur les moyens d'en prévenir le développement*, par M.-A. Lefèvre. Paris, 1858. — *Recherches historiques sur l'épidémie qui, en 1758, ravagea l'escadre de l'amiral Dubois de la Motte et la ville de Brest*, par le docteur Fonssagrives (*Ann.*, 2ᵉ série, t. XII, p. 241). — *Considérations sur l'hygiène des diverses professions maritimes à bord des navires*, par M. Querneleuc (*Thèses de Paris*, 1860, et *Ann.*, t. XV, 2ᵉ série, par 206). — *Sur l'emploi des navires hôpitaux*, par M. Sénard (*Gaz. hebdom. de méd. et de chir.*, t. XII, nᵒ 36, 1855). — *Rapport médical sur la campagne du brick* Lapérouse, par M. le docteur Godineau (*Ann. de la marine et des colonies*, août 1855). — *Histoire médicale de la flotte française de la mer Noire pendant la guerre de Crimée*, par A. Marroin. Paris, 1861. — *Traité des maladies des Européens dans les pays chauds*, par Dutroulau. Paris, 1861.

NETTOIEMENT. — *Voy.* ASSAINISSEMENT, BOUES, ÉGOUTS, VOIRIE.

NITRE, NITRIÈRE. — L'azotate de potasse, qui porte vulgairement dans le commerce le nom de *nitre* et de *salpêtre*, se rencontre tout formé dans la nature. On peut le préparer directement, en combinant l'acide azotique avec la potasse, ou en décomposant le carbonate de potasse par le même acide. La liqueur évaporée laisse déposer des cristaux prismatiques, qui présentent le plus souvent un aspect cannelé, parce qu'ils résultent de l'agglomération d'un grand nombre d'individus cristallins.

L'azotate de potasse est un corps oxydant très énergique; projeté sur des charbons, il *fuse* en activant la combustion du charbon dans le voisinage du contact. On emploie fréquemment l'azotate de potasse dans les laboratoires à cause de cette propriété, pour oxyder les corps. L'azotate de potasse entre dans la composition de la poudre à canon.

Dans plusieurs contrées chaudes, principalement dans l'Inde et en Égypte, il se forme à la surface du sol, principalement après la saison des pluies, d'abondantes efflorescences salines. On enlève la terre à la surface, sur une profondeur de 77 centimètres, et on la traite par l'eau qui dissout les sels solubles. Les eaux sont placées dans de grands bassins où elles s'évaporent promptement par la chaleur solaire et laissent déposer une quantité considérable d'azotate de potasse en gros cristaux. Ce sel est versé dans le commerce sous le nom de *nitre brut des Indes*. Les eaux mères sont rejetées : elles renferment beaucoup d'azotate de chaux et de magnésie, et elles pourraient encore donner une quantité considérable de nitre si on les mélangeait avec des sels de potasse. Le nitre se recueille encore dans certaines grottes naturelles, comme celles de l'île de Ceylan; mais ce qu'il importe de connaître, c'est la production artificielle du salpêtre, en reproduisant les circonstances qui probablement déterminent la formation de ce sel dans la nature. La fabrication artificielle du salpêtre consiste toujours à mêler des matières animales azotées avec des carbonates, qui sont ordinairement les carbonates de chaux et de magnésie aussi désagrégés que possible. On leur ajoute, quand cela se peut, des carbonates alcalins.

Le mélange abandonné à lui-même au contact de l'air pendant plusieurs années, détermine la formation des azotates, principalement d'azotate de chaux et de potasse que l'on transforme ensuite complétement en azotate de potasse par une addition convenable de sels de potasse. On donne à ces tas de matière le nom de *nitrières artificielles*. L'industrie des nitrières artificielles a été longtemps protégée, et elle a pu se soutenir, grâce aux primes qui lui étaient accordées. Mais depuis quelques années les droits d'entrée en France sur les salpêtres étrangers ayant été considérablement diminués, cette industrie a presque entièrement disparu de notre pays. On y recueille encore cependant une certaine quantité de salpêtre, en lessivant les vieux matériaux de construction, les plâtres salpêtrés, qui proviennent de la démolition des parties inférieures des vieilles maisons et surtout des étables et des écuries.

A cause de l'abandon presque complet de cette industrie en France, nous ne ferons que mentionner brièvement les diverses causes d'insalubrité dues à l'existence des *nitrières artificielles*.

Ces tas de matière étaient disposés sur une aire imperméable construite en argile et recouverte d'un toit. Les terres étaient aussi meubles que possible, et mêlées le plus ordinairement avec de la terre végétale et des fumiers. On arrosait de temps en temps les terres avec des eaux de fumier, des urines, et on les retournait fréquemment. On y ajoutait souvent des cendres, même des cendres lavées ou des roches potassiques altérées, telles que les roches feldspathiques en décomposition. On donne à ces tas des formes diverses suivant les pays. Une des dispositions les plus convenables consiste à en former des murs, dont un des pans est vertical, et dont le pan opposé présente au contraire des gradins sur chacun desquels on ménage une rigole destinée à retenir les eaux avec lesquelles on arrose le tas. Le pan vertical est exposé au vent qui règne le plus ordinairement dans la contrée, ou sous l'influence duquel la vaporisation est la plus active. C'est sur ce pan que viennent se rendre lentement, par une action capillaire, les eaux qui mouillent la masse terreuse, et comme l'évaporation y est très rapide, ces eaux déposent leurs matières en dissolution, de sorte que les parois se recouvrent promptement d'efflorescences nitreuses. Bien que les chimistes ne soient pas encore d'accord sur l'explication de la formation du salpêtre naturel, il est bien probable, comme on le pense, que cette formation a lieu sous l'influence de matières animales en décomposition, comme dans nos nitrières artificielles.

Il est facile d'admettre également qu'à cette sorte de préparation dont la durée est fort longue et qui exige une décomposition considérable de matières animales azotées, il pouvait être attaché des inconvénients plus ou moins considérables au point de vue de l'hygiène des ouvriers qui surveillent ces dépôts. Mais, comme nous venons de le dire, nous n'insisterons pas davantage sur la nature et les causes de ces inconvénients qui ont disparu, on peut dire en totalité, par l'abandon de cette industrie.

Bibliographie. — *Cours élémentaire de chimie*, par M. Regnault, 1re partie, p. 514. — *Chimie industrielle*, de M. Payen, 4e édition. Paris, 1859, t. Ier. — *Travaux du Conseil d'hygiène publique et de salubrité des Bouches-du-Rhône.* Marseille, 1840.

NITROBENZINE. — *Voy.* ESSENCES.

NOIR ANIMAL. — *Voy.* OS.

NOIR ANIMALISÉ. — *Voy.* VOIRIES.

NOIX (HUILE DE). — *Voy.* HUILE.

NOURRICES (BUREAU DE). — Il y a bien longtemps déjà que l'autorité publique s'est chargée de surveiller une industrie qui intéresse à un haut degré l'hygiène publique ; nous voulons parler des nourrices mercenaires, et surtout des entreprises particulières qui s'entremettent entre ces dernières et les familles.

Il est à croire, dit M. Boys de Loury, que c'est vers la fin du XIIe siècle que remonte l'existence légale des bureaux de nourrices ; mais l'ordonnance la plus ancienne que l'on connaisse sur ce sujet est celle du roi Jean, du 30 janvier 1350. Cette ordonnance réglait le prix des salaires des nourrices, la somme à payer aux personnes qui les louaient, leur imposait la condition de ne les louer qu'une fois par an, et obligeait les nourrices, à peine d'amendes, à achever la nourriture commencée.

Un arrêt de 1611 prononça la peine de 50 livres d'amende, et punition corporelle contre les meneurs et meneuses qui conduiraient les nourrices ailleurs qu'au bureau des *recommandaresses ;* enfin, à des lettres patentes de 1615, qui confirmaient les recommandaresses dans le privilége de louer seules les nourrices, succéda la déclaration du 24 juillet 1769, qui leur enleva tout à fait cette industrie, pour en faire une branche de l'administration publique.

« Alors fut fondé à Paris le bureau des nourrices qui, sans aucun intérêt de lucre, et sans autre but que celui d'empêcher des fraudes si préjudiciables aux familles et à l'État, a pour mission de procurer aux parents des nourrices dont la santé, la moralité et la position ont été préalablement constatées, et d'assurer aux nourrices le payement de leurs salaires. »

Depuis un arrêté du 29 germinal an IX, l'administration du bureau de Paris a été réunie aux attributions du conseil général des hôpitaux de cette ville (aujourd'hui à la direction générale de l'assistance publique).

Le bureau des nourrices de Paris est régi aujourd'hui par cet arrêté de l'an VII, par un décret du 30 juin 1806, et par divers arrêtés du conseil général des hospices de Paris.

Voici les principales dispositions des règlements qui les régissent.

La direction des nourrices est représentée par un *préposé* dans chaque arrondissement où elle envoie des enfants. Ce préposé choisit les nourrices de concert avec les médecins ; les envoie à Paris par des conducteurs et des surveillantes de son choix ; les surveille lui-même ; pourvoit, dans son ressort, à l'exécution des règlements, visite les enfants ; correspond avec les médecins et les autorités locales, et transmet à l'administration tous les renseignements qui lui parviennent ; il est en outre chargé de l'acquittement des mois de nourrice.

La direction envoie tous les ans des *inspecteurs*, chargés d'inspecter les enfants, de vérifier la comptabilité des préposés et de contrôler tous leurs actes. Enfin, des médecins sont choisis dans chaque canton pour visiter les enfants, au moins une fois par mois, et, en cas de maladie, aussi souvent qu'il est nécessaire.

Les préposés ne peuvent envoyer de nourrices à Paris qu'aux époques fixées par le directeur, qui est chargé de déterminer le nombre de nourrices dans le cas d'obtenir des nourrissons.

Les conducteurs ne peuvent conduire plus de huit enfants par voiture attelée d'un cheval, et plus de seize par voiture attelée de deux ou trois chevaux ; leurs voitures doivent être suspendues.

Les nourrices occupent les salles qui leur sont désignées dans l'établissement ; elles ne peuvent coucher deux, ni coucher avec elles les enfants qui leur ont été remis.

A leur arrivée, elles sont inspectées par le médecin de l'établissement ; avant leur départ, le médecin les inspecte encore, ainsi que l'enfant confié à leurs soins.

Les parents qui prennent une nourrice au bureau s'engagent à remettre 5 francs à la direction, à payer à la nourrice ses frais de voyage, calculés à 50 centimes par lieue, jusqu'au chef-lieu d'arrondissement, plus un premier mois d'avance ; à lui remettre une layette ; enfin, à remettre tous les mois, non à la nourrice, mais à la direction, le prix des mois de nourriture.

La nourrice est obligée, de son côté, à nourrir l'enfant de son propre lait, à ne point accepter d'autre nourrisson, à en prendre tous les soins convenables, et à appeler le médecin de son canton, en cas de maladie soit de l'enfant, soit d'elle-même.

Les obligations de la direction envers les parents sont : de garantir la santé et la moralité de la nourrice ; de surveiller celle-ci pendant sa nourriture, ainsi que la santé de l'enfant ; envers la nourrice : de lui garantir le recouvrement des mois de nourrice et des divers engagements pris par les parents.

L'industrie privée a établi, pour faire concurrence à ceux de l'administration, des *Bureaux de placement pour les nourrices*, dans lesquels malheureusement la spéculation a trop souvent méconnu les premières règles de l'hygiène, on peut dire plus, de l'humanité. Aussi l'autorité a-t-elle dû porter sur l'organisation intérieure de ces bureaux son attention la plus sévère. Le 9 août 1828, M. le préfet de police de Belleyme rendit une ordonnance qui a été complétée en 1842 par celle dont nous donnons le texte :

ORDONNANCE DE POLICE DU 26 JUIN 1842, CONCERNANT LES NOURRICES, LES DIRECTEURS DE BUREAUX, ETC.

Nous, conseiller d'État, préfet de police,

Considérant que, nonobstant les mesures prescrites par l'ordonnance de police du 9 août 1828, concernant les nourrices et la surveillance exercée par l'administration sur les établissements particuliers où l'on s'occupe de leur placement, des abus d'autant plus graves qu'ils tendent à compromettre l'existence des enfants nous ont été révélés ;

Considérant que ces abus résultent notamment des moyens frauduleux employés soit par les nourrices, soit par les personnes qui s'entremettent pour leur placement, dans le but de dissimuler leur défaut d'aptitude à prendre soin d'un nourrisson ;

Vu les déclarations du roi des 29 janvier 1715 et 1er mars 1727 ; vu les arrêtés du gouvernement des 12 messidor an VIII (1er juillet 1800) et 8 brumaire an IX (25 octobre 1800) ; vu le décret du 30 juin 1806 ; vu les articles 319, 320 et 484 du Code pénal;

Ordonnons ce qui suit :

TITRE Ier. — *Nourrices.*

Art. 1er. Toute nourrice qui voudra se procurer un nourrisson, tant à Paris que dans les communes du ressort de la préfecture de police, devra être munie d'un certificat délivré par le maire de la commune, et si elle est domiciliée à Paris, par le commissaire de police de son quartier. Ce certificat, qui devra toujours être revêtu du sceau de la mairie ou du commissariat où il aura été délivré, indiquera les noms, prénoms, âge, signalement, domicile et profession de son mari, s'il y a lieu, et attestera qu'elle a les moyens d'existence suffisants, qu'elle est de bonnes vie et mœurs, qu'elle n'a point de nourrisson et que l'âge de son dernier enfant lui permet d'en prendre un ; il indiquera la date précise de la naissance de cet enfant, et s'il est vivant ou décédé ; il devra aussi constater qu'elle est pourvue d'un garde-feu et d'un berceau pour le nourrisson qui lui sera confié.

Art. 2. La nourrice devra se pourvoir, en outre, d'un certificat dûment légalisé, délivré par un docteur en médecine ou en chirurgie et attestant qu'elle réunit, *sous le rapport sanitaire*, toutes les conditions désirables pour élever un nourrisson.

Art. 3. Aucune nourrice ne pourra se charger d'un enfant sans avoir présenté à la préfecture de police les deux certificats mentionnés dans les articles précédents et sur l'exhibition desquels il sera procédé à son inscription sur un registre spécial ouvert à cet effet. Un bulletin relatant cette inscription sera, s'il y a lieu, remis à la nourrice.

Art. 4. Une nourrice ne pourra se charger de plus d'un enfant à la fois pour l'allaiter.

Art. 5. Avant son départ pour le lieu de sa résidence, toute nourrice à laquelle un enfant aura été confié devra se munir de l'acte de naissance de cet enfant, ou, à défaut, d'un bulletin provisoire de la mairie où la déclaration de naissance aura été faite. Quant aux nourrices qui habitent Paris ou la banlieue, elles devront être munies de cette pièce dans les trois jours qui suivront celui où elles se seront chargées de l'enfant.

Art. 6. Les actes ou bulletins de naissance des enfants seront présentés par les nourrices, dans le délai de huit jours, aux maires ou commissaires de police du lieu de leur domicile, pour être visés par ces fonctionnaires.

Art. 7. Il est défendu à toutes nourrices de prendre des enfants pour les remettre à d'autres nourrices.

TITRE II. — *Directeurs de bureaux de nourrices, logeurs, meneurs et meneuses de nourrices.*

Art. 8. Les personnes qui s'entremettront pour le louage des nourrices, sous quelque dénomination que ce soit, de directeurs de bureaux de nourrices, de logeurs, meneurs ou meneuses de nourrices, devront en faire la déclaration à la préfecture de police. L'administration fera examiner et surveiller les localités destinées aux nourrices, ainsi que les voitures qui devront transporter celles-ci et leurs nourrissons, et prescrira aux directeurs, logeurs, meneurs ou meneuses, les conditions qu'elle croira nécessaire qu'ils remplissent dans l'intérêt de la salubrité, de la sûreté, des mœurs ou de l'ordre public, et qui seront mentionnées dans les permissions.

Art. 9. Il est défendu à toute autre personne de s'entremettre directement ou indirectement dans le placement des nourrices.

Art. 10. Il est fait défense expresse à tous meneurs ou meneuses, aubergistes logeurs et directeurs de bureaux de nourrices, de s'entremettre pour procurer des nourrissons à des nourrices qui n'auraient pas été enregistrées dans les bureaux de la préfecture de police, comme aussi de les reconduire dans leurs communes avec des nourrissons, sans qu'elles soient munies de l'une des pièces indiquées dans l'article 5 de la présente ordonnance.

Art. 11. Il est également défendu aux meneurs ou meneuses et à toutes autres personnes s'occupant de placement d'enfants en nourrice, d'emporter ou de faire emporter des enfants nouveau-nés sans que ces enfants soient accompagnés des nourrices qui doivent les allaiter ; et si les enfants venaient à mourir en route, il est enjoint aux nourrices, meneurs, meneuses ou autres personnes chargées de conduire ces enfants, d'en faire sur-le-champ la déclaration devant l'officier de l'état civil de la commune où ils décéderaient. Ce fonctionnaire devra leur en donner un certificat que la nourrice remettra au maire de sa commune pour être par lui transmis au préfet de police.

Art. 12. Défense expresse est faite aux directeurs, logeurs, meneurs et meneuses de nourrices ou autres, de procurer plus d'un enfant à la fois à la même nourrice.

Art. 13. Les directeurs de bureaux de nourrices et logeurs de nourrices ou toutes autres personnes qui s'entremettent pour le placement des nourrices, seront tenus d'avoir un registre coté et paraphé par le commissaire de police de leur quartier ou par le maire de leur commune, et sur lequel devront être inscrits les nom, prénoms, âge, domicile de la nourrice, les noms et profession de son mari, si elle mariée ; l'âge du dernier enfant dont elle est accouchée, en indiquant s'il est vivant ou mort ; le jour de l'arrivée et du départ de la nourrice, ainsi que le nom du meneur. Ce registre devra aussi contenir les noms et âge de l'enfant qui sera confié à la nourrice, ainsi que les noms et la demeure des parents de ces enfants ou des personnes dont elle l'aura reçu.

Art. 14. Tout directeur de bureau de nourrices ou logeur de nourrices sera tenu de fournir dans les vingt-quatre heures, au commissaire de police (ou au maire pour la banlieue) un bulletin constatant le départ de chaque nourrice. Ce bulletin, qui sera immédiatement transmis à la préfecture de police, devra contenir les noms, âge et domicile de la nourrice ; les noms et prénoms de l'enfant, ainsi que les noms et demeure de ses parents ou des personnes qui les représenteraient. Dans le cas où la nourrice partirait sans enfant ou serait placée nourrice sur lieu, le bulletin dont il s'agit devra l'indiquer.

Art. 15. Les maires, les commissaires de police, l'inspecteur des maisons de santé, de sevrage et des nourrices, sont chargés, chacun en ce qui le concerne, de veiller à l'exécution de la présente ordonnance.

Art. 16. Les contraventions à cette ordonnance seront déférées aux tribunaux, pour être poursuivies conformément aux lois et règlements.

Art. 17. L'ordonnance de police du 9 août 1828 est abrogée.

Nous terminerons par une citation empruntée au livre de M. Vernois et qui résume très judicieusement ce que l'on peut dire des bureaux de nourrices.

« Ces établissements, objet de lucre et de spéculation dans les grandes villes, constituent, par leur nombre et l'importance de leur nature, un des agents les plus essentiels de l'alimentation publique. C'est de là que partent souvent la santé ou la maladie, la vie ou la mort. Quoique placés sous la surveillance directe de la police, on n'est jamais parvenu à les soumettre à des règlements sévères ; et il en résulte que la santé des nourrices, l'état du lait, la vie intérieure de ces maisons, sont en général dans les conditions les plus déplorables de salubrité. En 1853, sur la demande de M. le ministre de la police générale, je fus chargé de rédiger pour le Prince-Président un mémoire sur cette question. Je n'hésite pas à rappeler les conclusions que l'examen approfondi des faits m'avait dictées : 1° suppression de tous les bureaux particuliers de nourrices ; 2° création d'une *direction municipale* avec une ou plusieurs succursales selon l'étendue des villes, placées sous l'action directe de l'autorité ; 3° service médical fait par les médecins des hôpitaux de la ville ; 4° examen régulier de toutes les nourrices, de leur lait et de leurs enfants, avec classement en plusieurs catégories, selon leurs qualités bonnes ou moyennes ; 5° rejet absolu de toute qualité inférieure ; 6° réserve d'un certain nombre des excellentes nourrices pour les mères pauvres ne pouvant pas nourrir et présentées ou recommandées par les bureaux de charité. En somme, garantie administrative, morale et médicale assurée à un service d'alimentation publique de dremière nécessité. »

Bibliographie. — E. Durieu et G. Roche, *Répertoire de l'administration des établissements de bienfaisance*, 1842, t. I, p. 326. — Boys de Loury, *Mémoire sur les modifications à apporter dans le service de l'administration des nourrices* (*Annales d'hygiène, etc.*, 1842, t. XXVII, p. 5. — Même recueil, t. XIX, p. 49). — Donné, *Mémoire sur le service des nourrices*, dans son ouvrage *Conseils aux mères sur l'allaitement*, 2e édition. Paris, 1846, préface, p. 10 et suiv. — Vernois, *Hygiène industrielle et administrative*. Paris, 1860, t. Ier, p. XV.

NOURRISSEURS. — Les établissements de nourrisseurs destinés à l'élève des vaches laitières, des chèvres, des ânesses, et parfois en même temps des porcs, des oiseaux de basse-cour et des lapins, quand ils existent dans des villes au-dessus de 5000 âmes, sont considérés comme établissements incommodes et rangés dans la troisième classe. Ils n'ont pas cessé d'être à Paris, notamment, l'objet d'une surveillance assidue, qui n'est pas justifiée seulement par la raison de salubrité et de commodité du voisinage, mais qui est impérieusement commandée par un intérêt beaucoup plus considérable, l'hygiène des animaux domestiques, et par suite la bonne qualité de leurs produits alimentaires. C'est à ce titre que le Conseil de salubrité de la Seine a eu à plusieurs reprises à s'occuper des nombreuses vacheries répandues dans la ville, dans les faubourgs et dans la banlieue.

Cette branche d'industrie, régulièrement surveillée par l'administration, est parvenue, sous le rapport de la salubrité publique, au point de laisser peu de choses à désirer pour la bonne tenue des étables et l'écoulement facile des eaux ; aussi les plaintes contre ces sortes d'établissements sont-elles chaque jour plus rares ; mais quelques-uns peuvent laisser à désirer sous le rapport de leur installation, et le lait qui y est fourni peut se ressentir de ces mauvaises conditions. Ainsi, on entasse quelquefois dans des étables peu spacieuses, peu élevées de plafond et très mal aérées, un nombre de vaches que l'on ne devrait pas même admettre dans des étables plus grandes, qui se trouveraient dans des conditions de salubrité plus avantageuses. Or, on conçoit aisément que des vaches qui ne sortent jamais du cloaque où on les place, ne respirant qu'un air impur, souvent mal nourries et encore plus mal soignées, ne peuvent pas fournir un lait de bonne qualité. Pour obvier en partie à cet inconvénient grave, le Conseil de la Seine a pensé qu'il faudrait, d'une part, encourager dans Paris la formation de plus grandes et plus nombreuses vacheries, et, de l'autre, soumettre toutes celles qui existent dans les communes rurales du département à la surveillance que l'administration exerce sur celles de Paris.

L'ancienne ordonnance de police sur ces établissements ayant été soumise à la révision de ce conseil, les divers articles en ont été examinés avec soin ; les mesures prescrites relativement à la propreté lui ont paru suffisantes ; mais il n'en a pas jugé de même des dispositions relatives aux dimensions des étables dont l'influence sur la santé du bétail, et par suite sur la nature du lait qu'il fournit, est incontestable. Ainsi, l'expérience lui a prouvé que tout ce qui était ordonné pour l'aération et la ventilation des étables, était complétement rendu inutile par le nourrisseur, qui, sachant que la chaleur favorise l'abondance du lait, ferme à volonté toutes les issues par où l'air pourrait se renouveler ; en sorte que le bétail fixé à la même place, vit dans une espèce d'étuve où il ne respire qu'un air chaud plus ou moins altéré dans ses principes et infecté par des miasmes putrides. Cette accumulation de chaleur, le défaut de ventilation des étables, et la vie sédentaire à laquelle les vaches sont soumises, donnent lieu au développement de fréquentes maladies, parmi lesquelles on doit compter en première ligne la phthisie pulmonaire et les inflammations aiguës et chroniques du poumon.

Pour obvier, autant qu'il est possible, à un aussi grave inconvénient, le Conseil a pensé qu'il ne faudrait autoriser l'établissement des vacheries que dans des locaux très spacieux, et en fixant, d'une manière invariable, le nombre des vaches qu'il serait permis d'y placer.

Ainsi, il a proposé d'exiger, à l'avenir, les conditions suivantes :

1° Les vacheries ne pourront avoir moins de 4 mètres de hauteur ;

2° Les vacheries à un seul rang de vaches ne pourront avoir moins de 4 mètres de largeur, depuis la mangeoire jusqu'au mur opposé ;

3° Les vacheries à deux rangs de vaches ne pourront avoir moins de 7 mètres de largeur, d'une mangeoire à l'autre, si les mangeoires sont placées contre les murs, en regard, et moins de 8 mètres d'un mur à l'autre, si les mangeoires sont placées au milieu de l'étable ;

4° L'espace réservé à chaque vache, sur la longueur de l'étable, ne pourra être moins de 2 mètres.

Enfin, le Conseil a jugé qu'il était nécessaire d'énoncer d'une manière positive, que toute vacherie située en contre-bas du sol environnant ne pourrait être autorisée, et que l'autorisation devra toujours être refusée, lorsqu'il s'agira d'établir une vacherie dans un local où les eaux qui en sortent devront être reçues dans des puisards, en ne regardant pas cependant comme tels les trous à fumiers des exploitations rurales.

Ces sages dispositions ont été consacrées par l'ordonnance de police du 27 février 1838, qui a complété celles des 12 juin 1802 et 25 juillet 1822. — *Voy* DRÈCHE.

Bibliographie. — *Collection des rapports du Conseil de salubrité de la Seine.* — *Collection des ordonnances de police.*

NOYÉS. — *Voy.* ASPHYXIE.

OCRES. — Les couleurs dites ocre jaune et ocre rouge n'offriraient rien de particulier au point de vue de l'hygiène et ne nous fourniraient rien à ajouter à ce que nous avons dit en parlant des COULEURS, s'il ne convenait de rappeler que la conversion de l'ocre jaune en ocre rouge par la calcination est rangée dans la troisième classe des établissements insalubres.

ŒUFS. — Les œufs tiennent dans l'alimentation de l'homme une place considérable, aussi bien chez l'habitant des villes que chez le paysan. La consommation annuelle de Paris atteint le chiffre énorme de 150 à 200 millions. Il n'est pas d'ailleurs d'aliment plus naturel et plus sain. Mais si les œufs ne sont pas exposés à des falsifications, ils peuvent facilement s'altérer et ne se conservent qu'à l'aide de certaines précautions qui ne sont pas toujours exemptes d'inconvénients. De là la nécessité d'une surveillance et d'une réglementation particulière du commerce des œufs. De nombreux arrêtés et ordonnances, dont les premiers remontent à deux siècles, ont, du reste, pourvu sagement à cette grave matière.

Le commerce des œufs à Paris, réuni à celui du beurre et des fromages, est surveillé par des facteurs spéciaux ; et les livraisons s'opèrent en vertu d'une convention réglementaire du 1er mars 1840, après examen des œufs par des compteurs-mireurs attachés à la halle aux œufs, qui ont pour mission d'établir les déchets. Dans le calcul des déchets, les œufs manquants, cassés, perdus et pourris sont portés pour leur nombre; les tachés, gelés et petits pour moitié, et les œufs moyens et à la chaux pour un tiers. Lorsque dans un panier les œufs à la chaux excèdent la moitié, la vente est résiliée à la volonté d'une des parties.

Cette dernière condition implique moins un mauvais mode de conservation qu'une conservation trop prolongée. Cependant des contestations ont pu s'élever sur l'emploi de la chaux dans la conservation des œufs; et M. Chevallier a eu, dans une enquête judiciaire, à rechercher si quelques inconvénients étaient attachés aux œufs qui ont subi ce procédé de conservation. Il a reconnu facilement le fait de l'immersion dans un liquide contenant de la chaux, à la rudesse particulière des œufs, à la nuance marbrée de la coquille, et à la poussière blanche dont elle était enduite. Mais il a constaté en même temps que ce mode de conservation n'avait en rien altéré la qualité des œufs, que seulement cuits dans l'eau bouillante ils se fendillaient plus facilement que les autres.

Ce n'est pas là, d'ailleurs, le seul procédé de conservation employé. On a placé les œufs dans un mélange de sel et de son, dans des tas de blé et de seigle, dans la sciure de bois, dans des cendres, sur des lits de foin et de paille, dans du sel, dans du chlorure de chaux, etc. On peut encore les recouvrir d'un vernis imperméable de cire, de graisse, de gomme, puis de charbon en poudre ou d'une couche de plâtre ; les jeter dans l'eau bouillante dès qu'ils viennent d'être pondus, les retirer avant qu'ils soient cuits ; ou bien les soumettre à la méthode d'Appert ; enfin les tenir plongés dans l'eau, dans l'eau de chaux pure ou mélangée de $\frac{1}{15}$ de crème de tartre, dans une solution de chlorure de sodium ou de calcium, ou enfin dans un liquide contenant du vinaigre et des jaunes d'œuf.

Le point essentiel est que les œufs soient conservés, et ces divers moyens paraissent remplir ce but sans altérer la qualité de l'œuf. Un ancien arrêté du 23 mars 1748 prohibait les œufs relavés et trempés dans du vinaigre; la convention de la halle de Paris rejette les œufs à la chaux, et cependant les autres procédés, qui sont loin d'être supérieurs au dernier, ne sont ni prévus ni incriminés. Pour nous, uniquement préoccupé d'assurer à l'homme un aliment essentiel et excellent, nous devons nous borner à conseiller l'emploi des moyens conservateurs les plus sûrs et à rejeter seulement les œufs altérés et corrompus.

OÏDIUM. — *Voy.* ÉPIPHYTIES.

OIES (ENGRAISSAGE DES). — *Voy.* VOLAILLES.

OLIVES. — Les olives, qui entrent dans la consommation parisienne pour 54,000 kilos, sont intéressantes surtout au point de vue de la production de l'huile. (*Voy.* HUILE).

OR. — *Voy.* AFFINAGE, DORURE.

ORANGES AMÈRES. — Les oranges amères sont employées, comme on sait, à l'état de conserves et subissent une préparation de confiserie qui constitue dans certains départements une industrie assez répandue, et qui n'est pas sans inconvénient pour la santé des ouvrières auxquelles ce travail est confié. Les accidents qu'éprouvent celles-ci ont été l'objet d'observations aussi neuves qu'intéressantes de la part de M. le docteur Imbert Gourbeyre (de Clermont-Ferrand), à qui nous empruntons des détails curieux sur ce genre d'industrie.

Les chinois ne sont autre chose que de petites oranges grosses comme une noix; ce ne sont point, comme on le croit communément, des oranges ordinaires cueillies ou tombées avant maturité; elles sont produites par un oranger particulier qui porte le nom de bigaradier chinois (*Citrus vulgaris Chinensis,* Risso). Les chinois nous arrivent de Marseille à Clermont dans des tonnes remplies d'eau de mer, ce qui les empêche de se gâter en route. Chaque tonne peut en contenir vingt mille environ.

Il se confit en France, année commune, de trois à quatre millions d'orangettes amères; Clermont figure pour la moitié environ dans cette fabrication; le reste se confit à Lyon, Marseille, Avignon, Apt, etc. Cette branche de commerce a pris à Clermont, depuis quelques années, une grande extension, grâce à l'activité intelligente des maisons Frelut et Quinette. Cette dernière maison en a fabriqué l'an dernier jusqu'à neuf cent mille, et M. Frelut en confira cette année-ci un million et demi environ.

La plupart de ces marchandises sont expédiées dans le Nord, et Paris en reçoit la plus grande partie.

Il n'y a qu'une quinzaine d'années environ qu'on a pris à Clermont l'habitude de peler le chinois; auparavant on le recevait tout *tourné* de Marseille. On l'a presque toujours pelé au couteau ; mais depuis quatre ans, grâce au génie inventif de M. Frelut, beaucoup d'ouvrières emploient la mécanique. Cette mécanique très simple n'est autre chose qu'un petit tour consistant en une pièce horizontale : à son extrémité gauche est fixée une double aiguille qui enfile l'orange, et à l'extrémité droite est ajustée une manivelle qui fait tourner la pièce. Un couteau de tour est appliqué sur l'orange, en même temps qu'on fait marcher lamécanique, et le chinois est véritablement tourné ou pelé. Au couteau, l'ouvrière la plus forte peut en peler à peine un mille dans sa journée ; à la mécanique, elle peut en tourner jusqu'à quatre mille. Pendant cette opération, on voit se volatiliser dans l'air l'huile essentielle contenue dans l'écorce du chinois. Des gouttelettes coulent sur les doigts, et l'essence peut être absorbée par la peau elle-même ; mais c'est surtout par les voies aériennes que les ouvrières inhalent continuellement l'huile volatile qui va développer chez elles des accidents ou symptômes que nous indiquerons plus tard.

Les chinois répandent dans les chambres des ouvrières une odeur très forte et très suave. On y travaille habituellement pendant l'hiver, quelquefois pendant une grande partie de l'année, avec des interruptions de deux ou trois semaines, suivant la fréquence des arrivages.

Le chinois appartient au genre *citrus*, de la famille des auriantiacées, et c'est une des onze variétés de l'espèce *citrus vulgaris*, de Risso, ou bigaradier commun, espèce qui comprend les oranges amères.

Tandis que le cédratier (*Citrus medica* R.) paraît être originaire de la Médie et de la Perse, l'oranger proprement dit (*citrus aurantium*), du Japon ou des îles de la mer Pacifique ; le bigaradier des Indes-Orientales, le chinois, ainsi que l'indique son nom, paraît venir des forêts méridionales de la Chine, où il a été retrouvé. L'Europe est redevable à l'invasion arabe de l'introduction du bigaradier dans toutes les îles de la Méditerranée ; le chinois ne paraît avoir été importé en Europe que dans les derniers siècles.

L'arbre qui donne la petite orange connue sous le nom de chinois, forme la neuvième variété de l'espèce bigaradier, de la belle monographie de Risso. Voici la description qu'il en fait : « 9e Variété. — Bigaradier chinois, *Citrus vulgaris Chinensis. Citrus vulg. Chin.*, *fructu parvo sphærico, medulla subacri et amara.* — Chinois, chinotto, chinet. La tige de cet arbrisseau est petite, scabreuse, couverte de petites feuilles lancéolées situées sur de courts pétioles sans ailes ; fleurs placées en thyrse le long des pédoncules ; fruits petits, arrondis, mous, aplatis vers le pédicule, et concaves au sommet, d'un jaune rougeâtre. Leur écorce est assez épaisse, peu adhérente à la pulpe dont le suc est d'un goût acide, un peu amer. On le cultive dans tous nos jardins. »

Il existe un autre bigaradier chinois, à feuilles de myrte, *citrus vulgaris myrtifolia*. Ses fruits ont la couleur et le goût de ceux de la variété précédente; mais ils sont plus petits. Cet arbrisseau est très rare, et ce n'est pas de lui que viennent nos chinois.

Il se fait par an trois cueillettes de l'orangette amère. La première a lieu au mois d'août. Les orangettes sont ramassées avant qu'elles jaunissent, et celles qu'on expédie dans le Nord sont renfermées dans des tonnes pleines d'eau de mer.

On observe une grande analogie entre toutes les plantes de la famille des auriantiacées, et même dans les différents organes de ces arbres. Ils abondent en huile essentielle qui se trouve dans des réservoirs vésiculaires, dans l'écorce, les feuilles, le calice et la paroi épaisse des fruits.

Si l'orange douce l'emporte sur l'amère pour l'usage alimentaire, elle lui cède le pas pour l'usage pharmaceutique dans ses feuilles, ses fleurs et ses fruits. C'est en effet l'espèce bigarade et ses variétés qui fournissent l'eau distillée et l'huile essentielle la plus estimée dans le commerce. La valeur des fleurs de la bigarade est double de celle des fleurs de l'oranger. C'est le bigaradier qui fournit l'écorce propre à faire le curaçao, le sirop d'écorces d'oranges amères et autres préparations pharmaceutiques.

Les fleurs du chinois distillées donnent une eau légère, d'une amertume agréable, qui a de l'analogie avec celle de l'orange et de la bigarade. Leur huile essentielle et limpide se dissout dans un alcool à 34°. Son odeur est moins piquante et plus suave que celle de la bigarade. (Risso.)

Les huiles essentielles du genre *citrus* se retirent en général par expression. Elles peuvent se conserver longtemps, surtout en teinture. Geoffroi rapporte avoir conservé pendant huit ans, sans altération, de l'huile volatile de citron qu'il avait préparée au moyen de l'alcool.

Les analyses de tous les chimistes s'accordent à démontrer que les essences des diverses espèces du genre *citrus* ne paraissent pas différer entre elles quant à la constitution atomique, et qu'elles sont toutes représentées par C^8H^8, formule de l'essence de citron. Elles varient même peu dans leur densité; celle de la bigarade est de 0,855. La composition de ces essences est la même que celle de l'essence de térébenthine qui, à l'état de vapeur, présente comme l'huile de citron, 4,77 de densité. L'essence de térébenthine plusieurs fois distillée est jaunâtre. Son odeur plus suave se rapproche beaucoup de celle du citron; aussi l'emploie-t-on pour falsifier d'autres huiles essentielles. Ces deux essences ne diffèrent qu'au point de vue de la formation de leurs camphres artificiels sous l'influence de l'acide hydrochlorique; car ces deux camphres solides et liquides n'ont point la même composition ni la même action sur la lumière polarisée. Si j'insiste sur ces détails chimiques, c'est que l'action toxique de l'huile essentielle d'oranges amères a quelques rapports avec celle du camphre : or, cette huile, comme beaucoup d'autres, produit un camphre artificiel sous l'influence de l'acide hydrochlorique. Cette présence du camphre dans cette huile volatile peut faire peut-être conclure à priori à son analogie d'action avec le camphre lui-même, analogie que M. Imbert démontre à l'aide de ses observations et de faits bien connus dans la science.

Après avoir traité de l'histoire commerciale, naturelle et chimique du chinois, M. Imbert-Gourbeyre étudie son action sur l'économie animale à l'état sain. Il a examiné toutes les ouvrières qui, depuis quinze ans, sont occupées à peler le chinois à Clermont, et a constaté chez elles les effets suivants :

Les ouvrières éprouvent une céphalalgie générale, tantôt partielle, souvent oppressive et frontale : quelquefois c'est une espèce d'enivrement accompagné de vertiges ; d'autres fois c'est une hémicrânie bien prononcée. Elle s'est rencontrée plus fréquente du côté droit. La céphalalgie est souvent accompagnée de nausées et même de vomissements.

Il existe aussi de véritables névralgies de la face, tantôt générales, tantôt bornées aux tempes, avec douleurs lancinantes ou rongeantes. Ces névralgies ont été également plus fréquentes à droite. Quelquefois ces douleurs de la face sont de véritables odontalgies persistantes, accompagnées d'usure et de carie des dents. La vue est parfois simplement affaiblie. Fréquemment il existe des bourdonnements dans les oreilles, des bruits de cloche ou de moulin, mais sans accompagnement de dysécie ou de surdité. M. Imbert a constaté une fois l'enflure et la rougeur des lobes de l'oreille.

On rencontre quelquefois des tiraillements sur l'un des côtés de la face, espèce de convulsions épileptiformes passagères, et se répétant fréquemment. Souvent il y a suffocation, oppression thoracique, étouffement douloureux à la partie supérieure du sternum, parfois sensation d'étranglement à la gorge et pleurodynie, bâillements fréquents et irrésistibles, et, du côté de l'estomac, malaise fréquent, pyrosis, pesanteur, délabrement, parfois éructations fréquentes et soif. Ordinairement le sommeil est très agité; sommeil avec rêves ; réveil en sursaut, impossibilité de trouver une position, et chaleur brûlante. Les ouvrières se plaignent de sauter dans leur lit et de ne pouvoir dormir. Les membres sont fréquemment le siége de tiraillements, de pandiculations caractérisées par le besoin d'allonger les extrémités, de se tordre les mains. Tout le système musculaire est agacé. Parfois il y a courbature générale et poids sur les épaules; crampes générales, plus souvent partielles; douleurs aux poignets, sous forme *crampoïde*, excitation générale, mouvements brusques, rapides. Les ouvrières brûlent l'ouvrage; travaillent avec une vivacité qu'elles ne peuvent maîtriser. On a même rencontré un tremblement général, des convulsions unilatérales et épileptiformes. Les tiraillements et l'agitation musculaire existent aussi bien le jour que la nuit.

Il existe, en outre, des démangeaisons générales, plus souvent partielles, localisées aux extrémités supérieures, avec enflure et rougeur des mains, ainsi que des éruptions de plaques rouges sur diverses parties du corps, ou des éruptions vésiculeuses sur tout le bras; principalement aux mains et entre les doigts, et quelquefois une enflure érysipélateuse de la face. De tous les symptômes, les plus fréquents ont été la céphalalgie et les douleurs névralgiques de la face, les bourdonnements d'oreilles, les bâillements, la gastralgie, l'oppression thoracique, les tiraillements dans les membres, l'agitation nocturne, l'enflure et les éruptions de la peau.

Ainsi les accidents éprouvés par les ouvrières sont de deux ordres : d'une part, les accidents nerveux, multiples; de l'autre, les accidents du côté de la peau ou éruptions. Les accidents nerveux ont été, en général, plus fréquents; assez habituellement ils ont été accompagnés d'éruptions à la peau, mais presque toujours ils ont été les accidents dominants. Dans quelques cas, au contraire, les éruptions, enflures et démangeaisons ont seules existé sans accompagnement de phénomènes nerveux multiples et notables. Les accidents légers d'intoxication ont presque toujours cessé lorsque les ouvrières ont suspendu l'ouvrage; plus graves, ils ont quelquefois persisté plusieurs mois après.

Ces observations de M. Imbert-Gourbeyre ont été confirmées par les remarques pratiques d'un grand confiseur de Marseille, M. Garnier-Sibillat, qui, dans une communication sur ce sujet, s'exprime ainsi :

« Nos femmes qui pèlent les chinois ressentent souvent des maux de tête et des maux de nerfs. Cette odeur si forte est très mauvaise; et pour éviter d'être fatiguées, elles sont obligées de les peler dehors, et aussitôt pelés, elles ne les laissent pas auprès d'elles. Je remarque que les femmes qui nourrissent leurs enfants ne peuvent pas en peler; l'enfant prend des convulsions, la dysenterie ; enfin elles ne peuvent pas en faire jusqu'à ce que leur enfant soit sevré. Pour ce qui est des enflures aux mains, elles ont la précaution de se mettre des petits linges au bout des doigts; mais malgré cela, il y en a qui ont les mains enflées, surtout lorsqu'elles pèlent les premiers qui sont toujours plus durs et d'une odeur plus forte. Il y a même des femmes qui se trouvent nerveuses, qui ne peuvent pas en peler. Mais, comme je vous le dis, pour éviter d'être malade, il faut les peler en plein air et ne pas trop en garder près de soi une fois pelés. Les chinois verts ont toujours l'odeur plus forte que les blonds, ce qui fatigue davantage. »

Bibliographie. — *Mémoire sur l'action physiologique de l'huile essentielle d'oranges amères*, par Imbert-Gourbeyre (*Gazette médicale*, septembre 1853).

ORFÈVRES. — *Voy.* CENDRES.

ORIENTATION. — *Voy.* CLIMATS, HABITATIONS.

ORSEILLE. — L'orseille est une matière colorante que l'on extrait de diverses variétés de lichens exotiques et indigènes. Le mode de préparation anciennement suivi consistait essentiellement dans l'exposition à l'air des lichens et dans leur macération prolongée dans l'urine fréquemment agitée. Cette fabrication dégoûtante avait été rangée dans la première classe des établissements insalubres. Mais des perfectionnements introduits dans cette industrie, et qui ont spécialement consisté à opérer à vases clos, en n'employant pour traiter les matières végétales que de l'ammoniaque ou des sels alcalins, à l'exclusion formelle de l'urine, ont permis, en 1849, de placer dans la seconde classe les fabriques d'orseille où ces procédés sont suivis.

OS. — Les os constituent depuis 1813, époque à laquelle le noir animal a été introduit dans la fabrication du sucre, une branche de commerce très importante.

La plus grande partie du charbon d'os consommé en France et dans nos colonies se fabriquait primitivement dans le département de la Seine. On le comprend, car la matière première y est abondante plus que partout ailleurs. Les os forment environ le cinquième du poids de l'animal récemment abattu, et à Paris il y est exploité près de 11 713 500 kilogrammes d'os. Il est vrai que chaque jour l'importation des campagnes et de l'étranger s'accroît pour ce produit; et le département du Nord a entrepris sur une grande échelle cette fabrication qui répond aux besoins de ses nombreuses sucreries. La magnifique usine de M. Kuhlmann, près de Lille, est un des établissements les plus considérables en ce genre et les plus dignes d'être proposés comme modèles.

Tous les os recueillis ne sont pas employés à la fabrication du noir animal. Ceux qui ont des dimensions, une densité et une épaisseur suffisantes, sont destinés à des ouvrages de tabletterie : on les désigne sous le nom d'*os de travail*. Les autres sont divisés en deux espèces, les os gras humides et les os secs. Les os gras proviennent des boucheries et ont pu être ramassés encore frais, ou après avoir servi aux usages culinaires. On peut en extraire les 0,8 de la graisse qui s'y trouve en moyenne dans la proportion de 9 pour 100. Après ce traitement on les emploie, sous le nom d'os débouillis, à la fabrication du noir animal. Une partie est traitée dans de grandes marmites ou chaudières autoclaves, afin d'en obtenir de la gélatine, par le procédé de Papin. Les os secs sont employés directement à la préparation du noir. Quelques notions sur la composition organique et chimique des os feront mieux comprendre leurs applications et la nature des produits qu'on en tire.

Les os gras contiennent pour 100 environ 50 de matières organiques, dont 32 de tissu fibreux, 8 d'eau, 9 de graisse, 1 d'albumine, vaisseaux, etc., et 50 de substances minérales qui comprennent 38 de phosphate de chaux et 2 de phosphate de magnésie, 8 de carbonate de chaux, et 2 de divers sels, tels que chlorure de sodium et de potassium, sulfates, etc., etc.

La plus grande partie de la matière organique constitue un tissu spongieux dans lequel se trouvent déposées les substances minérales.

Ce tissu se transforme presque totalement en gélatine par l'ébullition dans l'eau. On peut, du reste, facilement isoler le tissu organique des substances minérales. On fait digérer les os dans de l'eau acidulée avec 0,20 à 0,25 de son poids d'acide chlorhydrique, tous les sels calcaires se dissolvent, et il reste une substance molle, transparente, que l'on épure : 1° à l'aide d'une solution faible d'acide chlorhydrique; 2° par un lavage complet à l'eau pure. Le tissu organique ainsi épuré est très souple tant qu'il est hydraté, il conserve la forme de l'os. Ces réactions sont mises à profit pour la fabrication de la gélatine. Les os très minces et très irréguliers, comme les os du crâne, ou très poreux, comme les os de l'intérieur des cornes, dits *cornillons*, présentant de grandes surfaces à l'action de l'eau, sont surtout employés dans la fabrication de la gélatine par ce procédé.

La matière grasse est répartie dans le tissu des os, et surtout dans les parties les plus spongieuses, comme dans les renflements qui se trouvent aux extrémités des gros os. Ces renflements sont séparés avant de livrer le corps compacte cylindrique comme os de travail, et l'on fait sortir la moelle de ces cylindres ouverts en les trempant un instant dans l'eau bouillante. Lorsqu'on veut extraire la graisse des os, on doit éviter qu'ils ne se dessèchent. On ne traite jamais dans ce but les os qui, par une large exposition à l'air sec, ont perdu la plus grande partie de l'eau qu'ils contenaient à l'état frais, car ils ne cèdent plus de matière grasse ; c'est ce qui avait fait penser à tort que pendant la dessiccation la graisse s'était évaporée : en effet, les os secs retiennent la matière grasse, seulement elle ne peut plus être enlevée par l'ébullition, parce qu'elle s'est infiltrée dans le tissu osseux en se substituant à l'eau, à mesure que celle-ci s'est exhalée en vapeur. Lorsque des os humides et un peu secs sont réunis en masses assez considérables, ils laissent dégager des émanations qui peuvent compromettre la santé publique; aussi ces dépôts ne doivent-ils être tolérés que dans de vastes locaux, situés dans des quartiers peu habités et d'une ventilation large et facile. Les émanations fétides qui sont de nature à s'échapper des amas d'os provoquent souvent des réclamations de la part des habitants du voisinage. Le Conseil d'hygiène et de salubrité de Valenciennes étant consulté sur ce sujet, a proposé de placer les tas d'os dans un bâtiment couvert, convenablement aéré, et de faire emploi d'une couche de noira nimal à revivifier, et même, au besoin, de noir fin pour absorber les émanations. Ces diverses précautions doivent sans doute être approuvées, mais peuvent-elles suffire pour empêcher que la putréfaction, si facile à se développer dans les matières animales, s'étant produite dans les tas d'os, ces tas entamés pour fournir à l'alimentation journalière du travail, ne laissent pas dégager par leurs parties ouvertes et centrales les émanations qui y auraient été momentanément renfermées? Il nous paraît évident que le moyen indiqué manquerait essentiellement de la condition qui lui serait nécessaire, celui d'un effet persistant et continu. Quant à l'emploi du noir fin, nous pensons qu'appliqué selon la quantité qui serait nécessaire pour assurer son efficacité, il y aurait une cause de dépense et de difficultés diverses qui permettraient peu de compter sur un fidèle accomplissement d'une semblable mesure. Le Conseil d'hygiène et de salubrité de Dunkerque fut consulté en 1852 à propos d'une requête faite par un possesseur d'un semblable dépôt, qui par un jugement de simple police avait été obligé de cesser son industrie. L'arrêté de police se fondait : 1° sur ce que les dépôts d'os et de chiffons étant rangés dans la deuxième classe des établissements insalubres, c'est au préfet seul qu'il appartient de connaître de tout ce qui les concerne ; 2° sur ce que l'établissement étant antérieur à la promulgation du décret du 15 octobre 1810, les dispositions de l'article 11 dudit décret lui étaient applicables.

Conformément à la demande du réclamant, on procéda à une enquête.

M. le préfet ne se trouvant point, par un premier rapport, assez édifié sur la classe à laquelle devaient appartenir les dépôts d'os et de chiffons, invita de nouveau le Conseil à préciser les indications sur ce point, afin de statuer sur l'objet du pourvoi avec une entière connaissance de cause.

MM. Duhamel et Delezenne, rapporteurs, furent de nouveau entendus. Après avoir énuméré les phases de l'affaire, ils continuent :

« Nous avons à répondre à cette question : Les dépôts d'os peuvent-ils être assimilés aux dépôts de chairs et débris d'animaux ?

» Nous estimons qu'il y a une trop grande différence entre ces matières, pour qu'il y ait assimilation de classement et de dangers pour la salubrité publique. En effet, les dépôts d'os peuvent être rangés dans la seconde classe, puisque les fabriques de noir animal dans lesquelles on brûle la fumée s'y trouvent classées d'après l'ordonnance de 1815, comme le sont aussi les os destinés à l'usage des boutonniers et des éventaillistes. C'est dans les grandes villes que l'on peut se procurer le plus facilement en grande quantité cette marchandise, et c'est là aussi que se trouvent les acheteurs. Il faut donc nécessairement que ceux qui font ce commerce aient la possibilité de les recevoir chez eux ; mais l'administration doit leur prescrire de ne les conserver que pendant un temps très court, et dont elle doit indiquer la limite, ce qui ne leur permet pas de constituer un véritable dépôt.

» A Lille, l'administration municipale a limité ce temps à vingt-quatre heures ; à la vérité, il arrive souvent que cette prescription n'est pas régulièrement suivie, mais s'il y a plainte portée par les voisins, un procès-verbal s'ensuit ainsi qu'une amende ; on ne reçoit point d'excuses, et si la contravention se renouvelle trop souvent, il y a prison. Nous vous faisons remarquer, messieurs, que ce commerce d'os n'est que toléré : aucun de ces marchands n'a obtenu d'autorisation.

» Généralement les dépôts d'os d'une certaine importance n'existent que dans les établissements où se fabrique le noir animal, et jusqu'à ce moment un seul dépôt a été autorisé à Lille, pour lequel vous avez restreint à 200 kilogrammes le maximum de la quantité à pouvoir tenir dans son magasin qui devra être vidé tous les trois jours.

» On ne pourra y admettre que des os de cuisine parfaitement dépouillés et desséchés, et il est formellement interdit d'avoir d'autres matières osseuses provenant de l'équarrissage des animaux ou des tanneries, matières susceptibles de donner lieu à une fermentation putride.

» Si l'administration jugeait convenable de céder aux sollicitations du plaignant, il a semblé à votre commission qu'en lui imposant les mêmes conditions, dont la police se chargerait de faire exécuter rigoureusement les clauses, il n'y aurait nul danger à courir pour les habitants de son voisinage.

» Voici l'ensemble de ces conditions :

» 1° Le sieur...... ne pourra admettre dans son magasin que des os de cuisine parfaitement dépouillés et desséchés ; la quantité ne pourra en être accumulée au delà de 200 kilogrammes.

» 2° Il lui sera formellement défendu de recevoir d'autres matières osseuses provenant de l'équarrissage des animaux ou des tanneries.

» 3° Deux fois par semaine, le mardi et le samedi, son magasin sera entièrement vidé.

» 4° Le local où seront déposés les os sera parfaitement aéré ; il sera pavé de pierre dure, et nettoyé avec soin les deux jours indiqués ci-dessus. »

Si les dépôts d'os sont une cause puissante d'insalubrité, l'opération du dégraissage des os dégage des odeurs plus fortes et plus désagréables encore. Cette industrie est liée directement à la fabrication du noir animal et à la *fabrication des boutons d'os*. Le Conseil d'hygiène de Bordeaux fut consulté en 1851 pour le maintien d'un établissement de dégraissage d'os auquel était annexée une *fabrication de boutons d'os*.

Il répondit dans la séance du 28 février 1851 :

« La commission, après examen des lieux et du dossier, ne s'est pas dissimulé les inconvénients qui sont attachés au dégraissage des os ; mais ces inconvénients seront nuls si l'on impose au sieur..... les conditions qui ont été imposées par M. le chimiste de la ville. Elles peuvent se ramener à ces termes :

» 1° La coction des os ne pourra être faite que dans une marmite autoclave.

» 2° La pression intérieure de cette marmite ne dépassera jamais une atmosphère et demie.

» 3° La chaudière devra être munie des appareils de sûreté exigés par l'ordonnance royale de 1843, réglementaire des chaudières à vapeur, c'est-à-dire d'une soupape de sûreté, d'un manomètre à air libre, d'un tube indicateur du niveau d'eau, et de deux robinets gousses.

» 4° Les eaux grasses ne pourront séjourner plus de vingt-quatre heures dans l'établissement, et ne pourront, dans aucun cas, être versées sur la voie publique ou enfouies dans l'établissement.

» 5° Les os provenant de cette opération ne pourront rester dans l'établissement plus de vingt-quatre heures.

» 6° La cheminée du fourneau devra être élevée au-dessus du sol à 8 mètres environ.

» 7° Le pavillon isolé dans l'enclos, et qui sert aujourd'hui à la boutonnerie, sera exclusivement destiné au dégraissage des os.

» Moyennant ces conditions ainsi stipulées, la salubrité et la sécurité publiques ont paru, à votre commission, suffisamment garanties. Elle vous propose, en conséquence, d'écrire à M. le préfet que le Conseil ne voit aucun inconvénient à ce que l'autorisation soit accordée. »

Lorsque les os ont été soumis au triage pour les objets de tabletterie et lorsqu'ils ont été dégraissés, puis égouttés et à demi séchés à l'air, on les *carbonise* pour former ce qui a été appelé *noir animal*. Ce produit s'obtient en chauffant les os à l'abri de l'air, en décomposant la matière organique, et volatilisant les gaz, afin de tamiser du charbon interposé entre les substances inorganiques. La quantité de charbon contenu dans le noir d'os est d'environ 10 pour 100.

Les os sont carbonisés dans des cylindres ou dans de gros pots de fonte ou de terre cuite, qui ont ordinairement 0,3 de diamètre et 0,4 de hauteur. On empile ces pots les uns au-dessus des autres, ou sur une seule rangée horizontale, dans de grands fours chauffés à la houille, portés jusqu'au rouge ; on maintient cette température pendant six à huit heures et l'on enlève les pots. Après le refroidissement complet, on retire le charbon d'os, et on le broie entre des cylindres ; il faut éviter, autant que possible, de produire du poussier, car il s'en forme toujours suffisamment. Un blutage et un tamisage séparent le poussier et les grains de diverses grosseurs. La fabrication du noir animal lui-même n'a pas d'inconvénient spécial, en dehors des dangers inhérents à toute espèce d'industrie qui met en mouvement des corps pulvérulents et opère des cuissons considérables à l'aide de fours qui peuvent donner lieu à des incendies.

Ce qui doit appeler une attention sévère sur ces fabriques, c'est qu'assez souvent elles cumulent plusieurs industries, et deviennent des établissements multiples d'équarrissage, de noir animal, et de noir dit animalisé pour les engrais. On comprendra sans peine combien alors ces établissements peuvent être dangereux pour le voisinage et pour les ouvriers qui les desservent.

Le noir animal en poudre est utilisé principalement à la clarification des sucres et des vinaigres. Cette opération consiste à ajouter pour le sucre 3 kilogrammes de noir animal en poudre fine pour 100 de sucre brut, et de 1 à 2 de matière albumineuse coagulable par la chaleur : c'est du sang de bœuf défibriné par le battage que l'on emploie à cet effet, et que l'on agite dans quatre fois son volume d'eau. Le liquide sirupeux une fois clarifié, le noir animal est lavé avec de l'eau pure, ce qui donne une dissolution sucrée, faible, qui s'emploie à la dissolution des sucres bruts. Le résidu du noir est vendu comme engrais sous le nom de *noir des raffineries.*

Lorsque, dans la fabrication du raffinage du sucre, on a fait passer une certaine quantité du sirop plus ou moins coloré sur du noir, la propriété décolorante de ce charbon s'épuise, et si l'on n'avait trouvé un moyen économique de le lui rendre, les quantités de charbon d'os eussent été insuffisantes pour l'industrie. On parvient à rendre au noir en grains sa propriété décolorante en le débarrassant par un lavage des matières solubles ou délayables dans l'eau, puis le soumettant à une calcination qui carbonise les parties organiques adhérentes et met les surfaces charbonneuses à découvert. Le noir peut être révivifié de vingt à vingt-cinq fois, car la déperdition qu'il éprouve est évaluée à 4 ou 5 pour 100 dans chaque révivification. C'est cette propriété qui a permis d'utiliser un fonds permanent de noir que des fabricants donnent en location et par abonnement aux raffineurs.

La révivification n'est autre chose qu'une opération qui consiste à débarrasser le noir des matières mucilagineuses qu'il a enlevées au sucre, et qui, l'entourant comme un réseau, empêchent que sa puissance décolorante ne se reproduise. L'opération ordinaire que l'on pratique dans les raffineries sur le noir en grain, est une simple calcination à l'air libre. Par ce procédé, on détruit peu à peu le carbone du noir et l'on brûle les corps étrangers qui l'enveloppent. Mais ces corps, en se calcinant, obstruent les pores du noir et annulent sa puissance absorbante. Il faut donc, pour révivifier le noir, lui redonner le carbone qu'il a perdu par des ratissages successifs et lui rendre la porosité qu'il n'a plus, d'où dépend sa puissance absorbante et décolorante. Le procédé de MM. Tocchi et Puy atteint ce double but, et les moyens qu'ils emploient ne présentent aucun danger pour la santé publique.

Dans le courant des années 1849 et 1850, deux demandes en autorisation pour établir, à Marseille, des ateliers de révivification de noir animal ont été adressées à M. le préfet de Marseille. En déférant la première de ces demandes au Conseil de salubrité, ce magistrat, après avoir fait remarquer que cette industrie n'était pas comprise parmi les établissements dangereux, insalubres ou incommodes, demandait au Conseil de vouloir bien en opérer l'assimilation à l'une des industries comprises dans les trois grandes classes établies par le décret du 15 octobre 1810. Cette tâche fut confiée à une commission, composée de MM. Chaudoin, Camoin et Rousset. Au nom de cette commission, M. Chaudoin présentait, dans la séance du 17 septembre 1849, les conclusions suivantes :

« Attendu que la révivification du noir animal qui a déjà servi à la clarification des sirops consiste, dans l'espèce, à placer cette matière dans un four chauffé à 500 degrés, à l'humecter avec de l'eau froide au moment où on la sort du four, et cela dans une certaine proportion et à une certaine température, conditions desquelles paraît dépendre l'aptitude à clarifier que reprend le noir, et enfin à la sécher sur la partie horizontale de la cheminée intérieure à l'usine ;

» Que, par conséquent, il y a lieu, pour procéder au classement de cette industrie, de la considérer sous le double rapport du noir en lui-même avant, pendant et après l'opération; et de l'usine, relativement à son emplacement, au four et au combustible ;

» Considérant, quant au noir, que cette substance séjourne en quantité minime dans l'établissement, au sortir des raffineries, celui-ci, par son étendue, ne pouvant en contenir de grands approvisionnements, et le four ne permettant que cinq cuites par jour, chacune de 400 kilogrammes ; qu'en conséquence, il n'y a pas à craindre que les matières organiques dont cette substance est imprégnée se corrompent et donnent lieu à des émanations fétides par leur entassement et leur séjour trop prolongé dans l'établissement, la grandeur de l'usine pouvant être à peu près en rapport avec la consommation journalière ;

» Considérant que, pendant la calcination, le four étant fermé, et communiquant avec une cheminée de 25 mètres environ de hauteur, il ne peut s'en dégager aucun miasme capable d'incommoder les ouvriers de l'usine et les voisins, ainsi que l'expérience nous l'a démontré ;

» Qu'au sortir du four, toute substance organique étant complétement détruite par le feu, ainsi qu'il est de l'intérêt du fabricant, ce noir ne laisse dégager aucune vapeur malfaisante, si ce n'est de la vapeur d'eau au moment où l'on en projette, soit pour en empêcher la combustion, soit pour le noircir ;

» Qu'il ne peut point se former de l'oxyde de carbone, ou de l'acide carbonique, à cette époque de l'opération; que le séchage de ce charbon ainsi humecté, et placé sur la paroi horizontale de la cheminée dans sa partie intérieure à l'usine, ne peut donner lieu qu'au dégagement de vapeur d'eau ;

» Considérant, quant au combustible, qui est du lignite, que la quantité employée pour chaque cuite peut rester dans les limites de 80 à 100 kilogrammes, soit de 400 à 500 kilogrammes par jour, ce qui ne peut nullement occasionner un énorme dégagement de fumée, la quantité employée restant au-dessous de celle qu'il faut pour une cuite de savon, qui, durant deux jours, consomme environ 1400 kilogrammes de charbon ;

» Que l'établissement est convenablement disposé pour cette opération, quant à l'emplacement et au four;

» Considérant que la même industrie avait été déjà autorisée, avec avis favorable du Conseil de salubrité, dans les raffineries de sucre, alors qu'elle consommait environ 4000 kilogrammes de charbon par jour, et cela dans un lieu habité;

» Que ledit Conseil avait été à même de constater, en 1845, dans cette même raffinerie, que la révivification pendant le travail ne donnait lieu, dans l'usine, à aucun dégagement de gaz ni à aucune odeur, et que le noir préparé était lui-même inodore;

» Que les conclusions adoptées à cette époque par le Conseil établissaient que cette opération n'entraînait aucun inconvénient et différait essentiellement, par conséquent, de la fabrication du noir d'os, appartenant à la première classe;

» Attendu donc que cette industrie n'offre aucun danger sous le rapport de la sûreté et de la salubrité;

» Qu'elle ne demande aucune surveillance de la part de l'autorité pour que ce danger ne s'offre jamais ni pour l'ouvrier ni pour les voisins;

» Que dès lors il n'y a aucun péril à ce qu'elle soit placée auprès des lieux habités, « les précautions qu'on a droit d'exiger des exploi-
» tants étant les mêmes que celles que tous les individus qui vivent
» en société prennent ordinairement lorsqu'ils ne veulent pas se
» nuire réciproquement, dit le rapport de l'Institut en 1809, à propos
» des conditions que doivent remplir les établissements de troisième
» classe; » le Conseil, par ces motifs, pense devoir y comprendre la révivification du noir d'os des raffineries de sucre par le procédé énoncé. »

Ces conclusions furent, dans la même séance, adoptées et converties en délibération.

Cependant le Conseil de salubrité du Nord a pensé qu'il y avait à se préoccuper de ce qui est relatif à la révivification du noir animal, qui ne comporte d'inconvénients plus ou moins réels qu'à raison des eaux de lavage. Il a pensé que la précaution à imposer à cet égard est de recueillir les eaux dans des bassins de dépôt où elles puissent se débarrasser des matières solides qu'elles extraient. Cette mesure, qui est indiquée par le Conseil de Valenciennes, paraît suffisante, d'autant plus que le fossé où les eaux de lavage doivent être déversées ne doit jamais servir en aucune manière aux besoins domestiques non plus qu'à l'alimentation des animaux. Mais des inconvénients d'une nature plus grave se rattachent à l'*introduction des os neufs* dans le travail de la révivification. Ces inconvénients sont, on le sait, la production des gaz ammoniacaux dans l'opération de la combustion, les émanations fétides qui s'échappent des dépôts d'os, et enfin le fléau des rats qu'attire l'accumulation des matières animales. Aussi le Conseil du Nord a-t-il exigé les conditions suivantes pour accorder une autorisation demandée dans le cours de l'année 1851 :

1° Que les gaz provenant de la *distillation des os neufs* seraient tous détruits, soit par l'action d'un fourneau fumivore pour ceux qui pourraient être brûlés, soit par un moyen complémentaire et spécial pour ceux qui, par leur nature, échapperaient à la combustion, de manière à éviter les odeurs pénétrantes et incommodes qu'ils peuvent produire; 2° que les dépôts d'os neufs n'auraient pas lieu dans le local de l'usine, mais qu'ils seraient établis sur un point isolé et à une distance suffisante des centres d'agglomération pour les soustraire aux inconvénients que ces dépôts comportent.

Dans la distillation des os comme dans celle de presque toutes les matières animales, il se forme une substance connue autrefois sous le nom d'huile animale de Dippel, et aujourd'hui sous celui d'*huile pyrogénée*. On ne l'obtenait anciennement qu'en petite quantité et pour les seuls besoins des pharmacies, mais depuis la grande extension des fabriques d'ammoniaque et de noir animal, il s'en produit aujourd'hui des masses considérables qui s'élèvent dans quelques établissements à près d'un tonneau dans les vingt-quatre heures.

Payen père, chimiste distingué, qui le premier prépara en grand le sel ammoniac dans sa fabrique de Javelle, avait pris le parti de jeter dans la rivière cette huile pyrogénée; mais comme il n'y a qu'une très faible portion de cette huile qui soit soluble dans l'eau, elle flottait à la surface, se déposait sur les bords et se propageait de cette manière jusqu'à une très grande distance, qui n'était pas moindre de quatre à cinq lieues.

Le plus grand inconvénient qui résulta de cette pratique ne fut pas seulement de rendre impraticable les abords de la rivière par la puanteur que cette huile répandait au loin, les porteurs d'eau n'y pouvaient plus puiser, le linge des blanchisseuses s'en pénétrait, et le filet de Saint-Cloud, en la saisissant au passage, s'en imbibait, ne pouvait plus servir par l'agglutination de ses mailles, et rendait de cette manière incomplet ou nul un service fort utile. Payen ne tarda pas à recevoir l'ordre de ne plus jeter dans la rivière les produits de sa fabrique, mais de les garder chez lui. Privé de la ressource que présente ordinairement un grand fleuve pour détruire ou neutraliser les résidus fournis par les fabriques et les habitations, cet habile chimiste imagina de brûler son huile empyreumatique dans une chaudière de fonte de la plus grande dimension qu'il plaça au milieu de son établissement; mais un inconvénient d'un nouveau genre se manifesta. Il y eut une production énorme de noir de fumée qui, tombant comme une *neige noire*, gâtait les récoltes et le linge des blanchisseuses qui séchait en plein air. Ce noir de fumée était poussé par certains vents jusqu'à une lieue de distance. Payen fit une tentative à l'aide de puisards profondément creusés dans le sol; mais l'huile, entraînée par l'eau, allait, en filtrant, altérer la pureté de la rivière. C'est dans ces circonstances pénibles et embarrassantes que le manufacturier, éclairé par la science, déploya ses ressources et se montra supérieur aux industriels ordinaires.

L'éclairage par le gaz hydrogène venait d'être importé en France, et de vastes établissements se formaient dans Paris pour sa distribution. M. Payen entrevoit qu'il pourra extraire ce gaz de son huile pyrogénée; il tente quelques essais en petit qui réussissent à merveille. Une de ces expériences lui prouve qu'il obtiendra de son huile animale résultant de la distillation des os autant de gaz que de l'huile de colza; que le gaz, contenant plus de carbone, sera d'une qualité supérieure, et que l'atome d'acide cyanhydrique qu'il contient, loin de nuire à la flamme, lui procurera une teinte bleuâtre qui ajoutera à son intensité et à l'éclat qu'elle doit répandre. Dès lors l'emploi de l'huile pyrogénée se trouve assuré. Un marché fut conclu entre l'usine royale et M. Payen pour la fourniture de cette huile, et depuis longtemps déjà toute celle qui provient des usines de Javelle et de Clichy n'a pas d'autre emploi.

Le commerce des os, considéré en général, montre combien l'industrie a fait de rapides progrès dans certaines branches.

Ainsi il y a soixante ou quatre-vingts ans, les os étaient plutôt un objet d'embarras que des matériaux vraiment utiles, aussi les abandonnait-on à la décomposition lente dans le sol. Les plus gros seulement servaient parfois en guise de moellons pour les murs et clôture, et particulièrement pour ceux qui devaient défendre les marais et les jardins. Il suffisait de les unir avec de la terre détrempée pour obtenir un mur solide et en même temps fort léger.

L'histoire de l'équarrissage nous a montré qu'anciennement les os étaient abandonnés avec leurs chairs sur la voie publique, et qu'il n'y a pas quarante ans, on n'avait pas d'autre moyen de se débarrasser de ces immondices qu'en les brûlant lorsqu'elles étaient en trop grande quantité, ce qui causait une telle infection dans le voisinage et même quelquefois dans Paris, qu'on fut obligé de construire un four dans ce seul but. Les os, au contraire, sont tellement recherchés aujourd'hui, que le commerce trouve de l'avantage à les importer en

France de l'Espagne, de l'Italie, de la Turquie et même d'Amérique. — *Voy.* ENGRAIS, ÉQUARRISSAGE, VOIRIES.

Bibliographie. — *Précis de chimie industrielle*, par Payen, 4e édit. Paris, 1859. — *Cours élémentaire de chimie*, par Regnault. Paris, 1859-1860. — *Rapport sur le travail du Conseil de salubrité du département du Nord*. Lille, 1851. — *Rapport du Conseil de salubrité de Bordeaux*. Bordeaux, 1850. — *Rapport général des travaux du Conseil de salubrité de Nantes*. Nantes, 1846. — *Rapport général sur les travaux du Conseil de salubrité de la Seine-Inférieure*. Rouen, 1850. — *Traité de la salubrité dans les grandes villes*, par Monfalcon, p. 243. — *Dictionnaire de l'industrie*, t. VIII, p. 126. — *Des inconvénients que peuvent avoir, dans quelques circonstances, les huiles pyrogénées et les goudrons*, par Parent-Duchâtelet (*Ann. d'hyg. et de méd. lég.*, t. III, p. 26). — *Des chantiers d'équarrissage de la ville de Paris*, par Parent-Duchâtelet (*Ibid.*, t. VIII, p. 87).

OSTÉOCOLLE. — *Voy.* COLLE FORTE.

OUTREMER. — Les fabriques d'outremer sont rangées dans la première classe en raison de l'odeur fétide qu'elles développent.

PAIN. — Le pain occupe si manifestement la première place dans l'alimentation de notre pays, que l'on comprend les constantes préoccupations de l'administration et de la science dans tout ce qui touche à la fabrication et à la vente de cette précieuse denrée. Il faut bien le reconnaître, malgré de réels progrès, la boulangerie est loin d'être au niveau de beaucoup d'autres industries, et de satisfaire à toutes les exigences de perfection des produits et de bon marché que réclame une consommation aussi importante que celle du pain. Nous devons cependant signaler les louables efforts de quelques savants et la haute initiative de l'administration supérieure, qui a mis à l'étude et confié à des hommes pleins de savoir pratique et de généreuses intentions toutes les questions que soulève la production du pain.

Le pain est le résultat de la cuisson d'une pâte faite avec la farine de blé et une certaine quantité d'eau additionnée de *levain* qui y détermine une fermentation appelée autrefois *fermentation panaire*, mais qui n'est autre, en définitive, qu'une fermentation *alcoolique*, avec formation d'alcool et dégagement d'acide carbonique. La pâte, introduite dans des fours, est chauffée par rayonnement. La portion supérieure, la *croûte*, atteint une température de 210 degrés centigrades environ; elle est comme rissolée, et sa cohésion donne aux pains leurs formes diverses. L'intérieur, au contraire, n'atteint guère plus de 100 degrés centigrades, et s'appelle la *mie*. La température brusque que reçoit la pâte dilate les gaz, vaporise une partie de l'eau, arrête la fermentation, hydrate et fait gonfler la substance amylacée; elle produit l'adhérence entre toutes les parties hydratées; le gluten, retenant les gaz qui le gonflent en bulles nombreuses, rend la mie légère. Le pain de bonne qualité doit être poreux et léger; le gluten qu'il contient, et qui plus particulièrement lui communique ses propriétés nutritives, doit n'avoir éprouvé aucune altération.

Outre le pain blanc ordinaire de diverses qualités et le pain de munition, on distingue certaines sortes de pains dits de *luxe*, tels que les *pains de gruau*, les *pains viennois*, les *pains provençaux*, confondus sous le nom de *panasserie*.

Les pains de gruau sont fabriqués avec les farines dites de gruau blanc; ils sont plus blancs et contiennent plus de gluten, mais moins de phosphate, de matière grasse, de substances azotées non extensibles, que les pains préparés avec les farines ordinaires, et surtout que les pains de munition. Les pains viennois sont préparés avec de la farine très blanche, l'eau du pétrissage est remplacée par un mélange de 1 partie de lait et 4 parties d'eau. La croûte de ces pains se vernit, si l'on opère la cuisson dans une atmosphère de vapeur. Les pains provençaux offrent les caractères d'un pain dont la farine est pauvre en gluten; ils sont mats, compactes, parce qu'on y introduit des fécules dans les pâtes pour les rendre plus blanches. Les *pains de dextrine* sont fabriqués avec des farines de première qualité auxquelles on a ajouté de 2 à 4 pour 100 de sucre de glycose ou de dextrine sucrée. La matière sucrée, s'opposant à l'altération des substances azotées, laisse dominer l'odeur agréable de l'huile essentielle du froment, et donne ou plutôt conserve à ces pains la saveur aromatique propre aux meilleures farines. Parfois on fabrique du pain plus chargé de gluten et plus nourrissant en ajoutant du *gluten* frais que l'on dissémine dans la farine au moment du pétrissage. Le pain renferme alors en plus fortes proportions plusieurs matières azotées et grasses de la farine. Il est surtout utile pour les malades atteints de diabète et pour les convalescents qui doivent prendre sous un petit volume une alimentation substantielle.

Consommation du pain. — La consommation du pain à Paris a été, de la part de nombreux économistes, l'objet d'une étude spéciale du plus haut intérêt. M. Husson, qui les dépasse tous par la rigueur des calculs et la certitude de ses appréciations, fournit pour l'année 1854, la plus récente qu'il ait examinée, le chiffre total de 184 556 707 kilos destinés à la consommation de la capitale, savoir: 180 615 512 kilos de pain blanc et 3 941 195 kilos seulement de pain bis. Et en tenant compte de toutes les réductions que doit subir le nombre des consommateurs, on arrive à cette conclusion, que la consommation journalière de chaque Parisien ne dépasse pas 508 grammes.

Nous n'avons pas malheureusement de calculs aussi précis pour Londres ; cependant, d'après les évaluations fournies à M. Robert de Massy, par un courtier très éclairé de Londres, la quantité de farines nécessaires pour la consommation de la ville de Londres s'élèverait en moyenne à 10 000 sacs de 127 kilos ; soit 1 720 000 kilos par jour ; ce qui donne par année 4 622 800 quintaux de France, dont :

Pour la fabrication du pain.	3 302 000	quintaux.
Pour les usages domestiques.	990 600	—
Pour le biscuit et la pâtisserie. . . .	330 200	—

Et si l'on calcule par personne et par jour, on voit que la quantité moyenne de farine employée à Londres sous forme de pain est de 350 grammes qui représentent 455 grammes de pain au lieu de 508 grammes à Paris, différence bien moins considérable qu'on ne serait en général disposé à le croire.

De la fabrication du pain. — On n'attend pas de nous une étude et un exposé complet des divers détails de la fabrication du pain et des nombreux procédés qu'elle emploie avec plus ou moins d'avantages ; mais nous devons faire connaître les principaux points de cette étude qui intéressent la bonne qualité du pain et assurent la consommation au double point de vue de la quantité et du bon marché. Aussi résumerons-nous les travaux qui ont été l'objet d'un contrôle en quelque sorte officiel de la part des commissions municipales et ministérielles instituées à Paris dans ces derniers temps, notamment les expériences relatives à l'adoption d'un pain dit réglementaire, et le système de panification de M. Mège-Mouriès, favorablement jugé par l'Académie des sciences. Mais nous voulons auparavant emprunter à M. Hervé-Mangon, dont le nom est attaché à tant d'utiles travaux que l'hygiène a recueillis avec fruit, un exposé général qui précise avec beaucoup de netteté les diverses questions qui nous paraissent devoir trouver place ici.

« Dans quelles conditions doit être fabriqué le pain qui nourrit les habitants d'une grande cité comme Paris ? Les boulangeries doivent-elles y être très nombreuses et travailler en petit, ou bien limitées et produire en grand ? Le pain doit-il être fait avec les farines les plus blanches ou avec les farines les plus nourrissantes ?

» A ces questions, qui semblent au premier abord purement locales et de circonstance, se lient pourtant, de la façon la plus étroite, la permanence du système de la compensation, adopté pour le département de la Seine par une haute prévoyance, l'établissement de greniers de réserve, son complément naturel, et une plus grande liberté dans le commerce de grains, qui ne peut s'obtenir qu'à la condition d'avoir assuré d'avance, pour toutes les éventualités, l'alimentation du pays. C'est l'ensemble de ces questions que nous nous proposons d'étudier.

» Disons avant tout, pour que l'on comprenne l'importance des moindres détails de l'industrie de la boulangerie, qu'une variation d'*un centime* sur le prix du kilogramme de pain représente, pour les habitants du département de la Seine, un accroissement ou une diminution de dépense de 250 000 francs par mois.

» Quand l'administration taxe le pain au-dessous de sa valeur, elle doit rembourser par mois au commerce de la boulangerie autant de fois 250 000 francs qu'il y a de centimes de différence entre le prix de vente et le prix résultant de la mercuriale. Réciproquement, chaque centime ajouté au prix du kilogramme de pain, déduit de la mercuriale, fait rentrer par mois à la Caisse de la boulangerie, pour la couvrir de ses avances antérieures, une somme de 250 000 francs environ. Comme ce chiffre domine à lui seul la question qui nous occupe, qu'on veuille bien ne pas le perdre de vue dans les détails qui vont suivre.

» Voici d'abord dans quelles conditions opèrent les 604 patrons et les 2650 ouvriers boulangers qui préparent chaque nuit les 600 000 kilogrammes de pain consommés chaque jour à Paris seulement.

» Dans les usages de la meunerie qui approvisionne Paris, on retire, en moyenne, de 100 kilogr. de blé, 65 à 67 kilogr. de farine de première qualité, 8 à 10 kilogr. de farines de seconde, de troisième et de quatrième qualité, et enfin 25 kilogr. d'issues variées et de déchets. Sur les 75 pour 100 de farines panifiables extraites du blé, ce qu'on nomme la première sorte, c'est-à-dire 65 à 67 pour 100, blutée ainsi à 35 ou 33 pour 100 du poids du blé, entre seul dans la fabrication du pain de première qualité de Paris. Les trois autres sortes ne se vendent qu'avec peine et à très bas prix ; elles constituent pour les meuniers une perte et un embarras dont le prix de la farine de première qualité doit les indemniser.

» Le pain fabriqué avec la farine blutée à 35 pour 100, comme nous venons de le dire, forme la base de l'alimentation parisienne. Le pain actuel de deuxième qualité est fait avec des farines rebutées ; il a mauvais goût, renferme trop d'eau et se conserverait très mal. Il ne réalise en rien le pain de ménage des campagnes qu'il devrait remplacer. Aussi sa consommation n'atteint-elle pas même 3 pour 100 de la consommation générale ; aussi est-il même difficile d'en trouver, sans les commander à l'avance, des quantités un peu importantes, et faut-il alors faire le tour de Paris pour y parvenir.

La *taxe* du pain s'établit à Paris en accordant au boulanger 11 fr. par sac de farine de 157 kilogr. pour bénéfices et frais de fabrication, et en admettant que 100 kilogr. de farine produisent 130 kilogr. de pain ; de sorte que le prix du kilogramme de pain s'obtient en multipliant par $\frac{100}{130}$ le quotient de la division du prix du sac de farine augmenté de 11 fr. par son poids marchand de 157 kilogr.

A Lyon, à Rouen, à Clermont, à Dijon, à Orléans, dans presque toutes les grandes villes de France, en un mot, on a adopté l'usage des farines entières blutées à 25 pour 100. A Rouen, on s'y est décidé par suite des expériences habilement dirigées par M. Girardin. Du pain ainsi fabriqué à Clermont et amené à Paris par les soins d'un membre du conseil municipal, Al. Thierry, a soutenu très avantageusement la concurrence avec le pain frais actuel de première qualité.

Le pain des grandes villes de province est plus savoureux, plus appétissant, plus facile à digérer, d'une bien meilleure garde enfin que celui de Paris. Tous les médecins en conseillent l'usage de préférence. Il est à la fois plus nutritif et plus favorable au jeu régulier de l'appareil digestif.

La commission des subsistances s'est demandé si la pratique des provinces ne pourrait pas être suivie à Paris ; quels bénéfices elle promettrait de réaliser et quels changements elle pourrait apporter aux habitudes de la population.

L'étude attentive de la question ne permet aucun doute sur la solution qu'elle comporte.

Laissons parler d'abord les hommes les plus honorables et les plus habiles de leur profession, les syndics de la boulangerie de Paris. Nous voudrions pouvoir reproduire tout entière la note remarquable qu'ils ont adressée au conseil municipal ; faute d'espace, nous citerons seulement les passages suivant :

«....... Nous avons fermement l'opinion, disent ces messieurs, que l'art du meunier peut extraire du blé une proportion de 75 pour 100 en farine propre à faire un pain de bonne et belle qualité.

» Nous croyons que la farine ainsi extraite pourrait former la base de l'alimentation générale ; que par conséquent il serait logique que cette farine fût prise comme base de la taxe du pain dont l'administration réglemente le prix. »

Ainsi les représentants officiels et si éclairés de la boulangerie, qui seule pourrait sembler intéressée au *statu quo*, approuvent le principe des changements projetés et les regardent comme avantageux à la consommation.

Ce point essentiel acquis à la discussion, passons aux expériences entreprises par les soins de la commission des subsistances.

Il s'agissait dans ces essais de déterminer :

1° Combien 100 kilogr. de blé brut peuvent donner de farine propre à la fabrication d'un pain comparable au pain de première qualité de la consommation de Paris.

2° Combien 100 kilogr. de cette farine fournissent de pain.

Les essais exécutés dans une usine montée à cet effet à la boulangerie Scipion ont porté sur un volume de 80 hectolitres de quatre sortes de blés marchands de diverses localités du rayon d'approvisionnement de Paris, Soissons, Montereau, Chartres et Bicêtre.

Les chiffres obtenus, assez peu différents d'un blé à l'autre, ont donné en moyenne le résultat suivant :

Farine	76,44
Issues	19,83
Criblures	1,60
Poussière et paille	0,71
Perte	1,42
Blé brut	100,00

En ajoutant au prix d'achat du blé les frais de mouture estimés à 2 fr. par 100 kilogr. et retranchant le prix de vente des issues et criblures, on a trouvé que les farines en question revenaient en moyenne à 61 fr. 38 c. les 100 kilogr. En appliquant à ce chiffre la formule de la taxe, on trouve pour le prix du kilogramme de pain ainsi obtenu $0^{fr},526$. D'où résultait sur le prix du pain à la même époque une économie de $0^{fr},034$ par kilogr., résultat déjà bien remarquable et cependant de beaucoup inférieur à la réalité, comme on le verra plus loin.

Les farines obtenues, transformées en pains de divers volumes, parmi lesquels se trouvaient beaucoup de pains de 1 kilogr. seulement, ont donné de 130 à 132 kilogr. de pain par 100 kilogr. de farine. Mais en tenant compte seulement des pains de 2 kilogr., le rendement se serait élevé à 135 ou 136 pour 100.

Ce pain, fort analogue au pain de Clermont, a été trouvé d'excellente qualité par toutes les personnes qui en ont consommé. Sa teinte le classe à l'égal du pain blanc de première qualité du boulanger de Paris. La différence n'est pas sensible, même pour des yeux très attentifs et fort exercés. Les personnes non prévenues prennent en effet indifféremment, dans une corbeille où on les a mêlés, des morceaux de l'ancien ou du nouveau pain ; et l'on peut souvent remplacer un morceau de la mie d'un pain actuel par un morceau semblable de la mie du nouveau pain, sans que la substitution soit remarquée.

En présence de ces faits, l'administration municipale a pensé qu'il y avait lieu d'adopter, pour le pain de première qualité, une farine entière blutée à 25 pour 100, et de considérer comme pains de fantaisie tous ceux qui seraient fabriqués avec des farines d'un type plus élevé. Elle s'est résolue en même temps à favoriser l'établissement de grandes boulangeries, les seules qui, pouvant mettre en activité des fours continus et des pétrins mécaniques, soient en mesure de fabriquer le pain à un prix réduit, et de servir de régulateur pour l'établissement de la taxe. Enfin on s'est demandé, et avec raison, si le rendement de 130 de pain pour 100 de farine, admis pour le calcul de la taxe, n'était pas constamment dépassé dans la pratique.

Naturellement la meunerie ne s'est pas montrée convaincue de la nécessité de changer de pratique; mais la boulangerie, comme on l'a vu, n'y fait pas d'objection. Naturellement aussi la boulangerie, à son tour, a contesté la possibilité de fabriquer avec de la farine blutée à 25 pour 100 le pain fendu qu'elle voulait garder pour la consommation de fantaisie. Plus naturellement encore, elle conteste la possibilité d'obtenir un rendement plus élevé que celui qui a été réglé à 130 de pain pour 100 de farine.

La commission des subsistances, préoccupée des goûts et des habitudes de la population parisienne, s'est d'abord inquiétée de l'assurance donnée par les meuniers et les boulangers qu'il serait impossible de faire des pains fendus avec des farines autres que celles de la première qualité actuelle, blutées à 35 pour 100. L'expérience a répondu à cette objection. Les qualités plastiques de ces deux farines sont les mêmes, et la fabrication des pains fendus d'une forme irréprochable n'a présenté aucune difficulté.

Quant au rendement de la farine en pain, il est d'autant moindre, toutes choses égales d'ailleurs, que les pains fabriqués sont d'un moindre volume. Ainsi 100 kilogr. de farine qui peuvent donner, comme nous l'avons dit, de 135 à 136 kilogr. en pains de 2 kilogr. chacun, ne fournissent que 125 kilogr. environ en pains de 1 kilogr., dont l'évaporation au four est beaucoup plus forte que pour les pains plus gros.

En appliquant le rendement moyen de 130 kilogr. de pain pour 100 kilogr. de farine aux pains de 2 kilogr. que consomme l'ouvrier, on lui fait donc payer l'eau que son pain contient en *plus* et que les pains de luxe de 1 kilogr. et au-dessous contiennent en *moins*. Aujourd'hui, résultat vraiment inique, c'est le consommateur le moins aisé qui paye dans son pain l'eau enlevée à celui des ménages plus fortunés. Ce fâcheux état de choses ne peut disparaître qu'en appliquant dans le calcul de la taxe des gros pains leur rendement réel de 135 pour 100 de farine, au lieu du rendement moyen de 130 pour 100.

Le nouveau pain, toutes choses égales d'ailleurs, sera plus nourrissant que le pain actuel. Au fond, il s'agit en effet de savoir si la farine entière blutée à 25 pour 100 est préférable à la farine blutée à 35 pour 100 que fabrique la meunerie qui approvisionne Paris, et à tous les triages qui en sont la conséquence naturelle. Ici encore nous

nous appuierons d'abord sur l'opinion d'un praticien bien connu, M. Boland :

« Le meunier moderne, dit-il, s'attache particulièrement à faire de la farine éclatante de blancheur, afin de satisfaire le boulanger qui, de son côté, veut d'abord séduire le consommateur par la vue, sans consulter le goût, le seul sens que l'on devrait cependant interroger; de là viennent ces changements remarquables survenus tout à coup dans la meunerie. Puisse-t-elle ne pas être obligée de revenir ou au moins d'invoquer le souvenir des anciennes traditions! »

Cette remarquable prévision se réalise : la meunerie parisienne, renonçant à une innovation d'une utilité fort douteuse, car c'est elle qui voudrait innover, abandonnera, on n'en peut douter, pour une partie importante de ses produits, le mode de fabrication qui nous coûte si cher, et elle emploiera sa rare habileté à produire ces excellentes farines entières blutées à 25 pour 100, qui sont le véritable représentant du blé, conservant tout ce qui convient à l'alimentation humaine et dégagé de tout ce qui ne lui convient pas.

Il n'est pas douteux en effet que la farine fabriquée avec les parties les plus friables du grain, comme on le fait par le procédé de mouture des environs de Paris, contient moins de principes nutritifs qu'une farine fabriquée avec le grain tout entier, et qui représente dès lors sa composition moyenne ; car on sait que la richesse en principes azotés, huileux et sapides des tissus d'un grain de blé, dégagé de ses téguments extérieurs, est plus grande dans les parties dures et transparentes du grain que dans les parties blanches et opaques où la fécule se trouve en proportion très dominante.

Or, d'après quelles données élimine-t-on du pain les parties du grain les plus sapides, les plus odorantes, les plus grasses, les plus riches en sels terreux, les mieux pourvues enfin de ces ferments qui favorisent la digestion et l'assimilation? Ce n'est ni de l'illustre Magendie, qui prouve que le pain blanc de Paris est un aliment très inférieur au pain bis, ni de M. le docteur J. Guérin, qui le regarde comme un aliment insuffisant pour les enfants, chez qui il provoquerait le rachitisme, qu'on a pris conseil.

Au pain fabriqué avec cette farine entière, riche de tous les éléments sapides et nutritifs si admirablement réunis dans le blé, appartient donc et appartient seul le nom de pain de *pur froment*. Dans le pain actuel de Paris, les éléments du froment ne se trouvent point réunis dans les proportions où la nature les a sagement associés. Ce pain ne contient que du froment, il est vrai, mais il ne contient pas toute la richesse du grain ; il n'est point de pur froment, et il serait vraiment curieux de rechercher comment et sur l'autorité de qui s'est établi à une époque récente le nouveau procédé de manipulation des farines.

Pour justifier le régime actuel de la boulangerie, on a dit que le pain ne se payait pas plus cher à Paris que dans les autres capitales de l'Europe. Sans discuter l'exactitude de cette assertion, nous dirons seulement que le haut prix du pain dans d'autres villes ne paraît pas être un exemple absolument nécessaire à imiter, s'il est démontré que l'on peut faire autrement.

L'économie de $0^{fr},034$ par kilogramme de pain, réalisée dans les essais de la commission des subsistances, en appliquant à ces farines la formule ordinaire de la taxe, a paru exagérée à quelques personnes, qui sans doute ignoraient tous les soins apportés dans la conduite des expériences, et qui certainement ne savaient pas non plus qu'on avait opéré sur des masses considérables achetées et vendues dans les conditions habituelles du commerce.

Bien loin de conduire à une économie que l'industrie ne pourrait réaliser, les expériences dont il vient d'être question sont restées fort au-dessous de la limite qu'il est possible d'atteindre.

La mouture à 25 pour 100 d'extraction, comparée aux procédés actuels, réduit la main-d'œuvre et augmente le rendement des usines dans une très forte proportion. Les fours continus, qui permettent de brûler de la houille au lieu de bois, et d'éviter les pertes de chaleur résultant des échauffements et des refroidissements périodiques des fours actuels, donnent le moyen de réaliser sur le chauffage de grandes économies. Enfin les pétrins mécaniques marchant à la vapeur réduisent de beaucoup le travail ordinairement si pénible de l'ouvrier boulanger.

Tous les manufacturiers s'étonnent avec raison de voir la boulangerie rester stationnaire au milieu des progrès des autres industries.

Un des plus habiles, M. Devinck, a fait ressortir cette anomalie de la manière la plus évidente ; il est temps qu'elle profite à son tour des perfectionnements que ses procédés comportent.

Nous avons le chiffre exact et détaillé des économies que permettrait de réaliser l'emploi de ces divers moyens perfectionnés de fabrication, consacrés maintenant par des expériences prolongées. Les grandes usines dont le département favorise en ce moment l'organisation justifieront facilement nos évaluations. Mais, sans entrer dans des détails techniques que l'espace ne nous permet pas de développer ici, qu'il nous suffise de dire que les recherches les plus minutieuses et les plus complètes conduisent à admettre que l'on peut calculer le prix du pain de la manière suivante :

Le grain, moulu et bluté à 25 pour 100, fournit un poids de pain de 2 kilogr. égal à celui du blé employé. Dès lors le prix du pain est égal à celui du blé, diminué de la valeur des issues et criblures que l'on peut estimer, selon les circonstances, à $1/15^e$ ou $1/18^e$ de celle du grain, et augmenté des frais de mouture et de fabrication.

Le prix de mouture, estimé à 2 fr. dans les expériences de la commission, peut être réduit à 1 fr. 50 c. par 100 kilogrammes de blé. Quant aux frais de fabrication, évalués à 11 fr. par sac de 157 kilogr. dans le calcul de la taxe actuelle, on peut les réduire à 7 fr. par sac, prix suffisamment rémunérateur, et souvent appliqué, en pratique, dans le commerce de la boulangerie.

Il est facile de comparer ce mode d'évaluation à celui qui sert actuellement au calcul de la taxe du pain à Paris.

Cette comparaison conduit à conclure que l'emploi des farines blutées à 25 pour 100, à la place des farines blutées à 35 pour 100, et l'introduction de quelques procédés perfectionnés, permettent d'obtenir un pain égal pour la nuance et supérieur en goût comme en qualité au pain actuel, moins cher enfin de 4 centimes à 5 centimes par kilogramme. C'est une économie de 1 million à 1 250 000 francs à réaliser par mois sur les dépenses des habitants du département de la Seine.

Résumons cette longue discussion.

Si le raffineur de sucre a raison de s'attacher à produire le sucre le plus blanc, puisque c'est le plus pur, le meunier a tort de considérer les farines les plus blanches comme les meilleures, l'expérience prouvant au contraire qu'elles donnent du pain moins sapide, moins odorant, d'une moins facile digestion, moins nourrissant et moins propre à la garde.

Les farines entières à 25 pour 100 d'extraction sont, d'après l'expérience universelle, celles qui, après une extraction des parties jusqu'à présent les moins panifiables, réunissent en gluten, fécule, produits huileux et odorants, sels terreux enfin, les matières les plus favorablement associées en nature et en quantité pour la fabrication d'un bon pain devant servir de base à l'alimentation publique.

Ces farines donnent des pâtes propres à la fabrication de toutes les variétés de pains admis dans la consommation, ronds, fendus, longs, etc.

Pour les pains de 2 kilogr., chaque kilogramme de blé donne 1 kilogr. de pain. Le rendement doit donc en être réglé à 133 pour 100.

Le prix de manutention de 11 francs par sac de farine est exagéré. Il y a lieu de mettre en pratique des procédés qui permettent de l'abaisser; chose facile, puisque la boulangerie, la plus nécessaire des industries, est la seule qui soit demeurée stationnaire.

Dans un mémoire auquel les connaissances spéciales de l'auteur donnent un intérêt tout particulier, M. Haussmann s'est occupé de cette question du blutage si importante au point de vue hygiénique pour la manutention du pain. Nous avons dit que toutes les farines contiennent du son, et l'on désigne sous le nom de blutage l'opération qui a pour but d'en enlever à la farine brute une certaine quantité. On dit qu'une farine est blutée à 20 ou à 25 pour 100, lorsque sur 100 parties elle contient 20 ou 25 parties de son. Ce taux de blutage a une grande influence non-seulement sur le rendement des farines en pain, mais encore sur la qualité même du pain. En effet, le son absorbant une quantité d'eau énorme, il est facile de comprendre que le pain qui contient une trop grande proportion de son de bluterie est moins bon et moins nourrissant et en même temps d'une mauvaise conservation. L'excès qu'il contient de cette substance si prompte à fermenter, et l'extrême humidité qu'elle a contractée pendant le pétrissage, favorisent la formation des sporules de diverses espèces de champignons qui sont d'un effet funeste sur les organes digestifs. M. Haussmann s'est livré à des expériences très instructives pour établir d'une manière scientifique les bases du rendement des farines. Il a aussi démontré que le tarif uniforme imposé par les règlements de l'administration militaire pour le blutage offre de graves inconvénients eu égard à la composition et à la qualité du pain de munition, et que l'on devrait exiger un blutage et un rendement proportionnels. Il est certain que la présence du son dans le pain n'est ni utile ni économique : c'était l'opinion de Parmentier; et nous ne saurions trop insister sur le haut intérêt et sur le mérite singulier des recherches de M. Haussmann, touchant des questions auxquelles les médecins ne doivent pas rester étrangers.

M. Poggiale a été chargé, par une commission du ministère de la guerre, de faire l'analyse des pains de munition des divers peuples de l'Europe, de la farine et du son.

Les résultats de ce travail que nous allons faire connaître n'ont sans doute pas été étrangers à la rédaction du décret tout récent qui fixe le blutage des farines pour l'armée de terre et de mer à 20 pour 100.

Pain des diverses troupes de l'Europe.

	Azote obtenu.	Azote calculé.
De la manutention de Paris	2,26	14,39
Du grand-duché de Bade	2,24	14,56
Du Piémont	2,19	14,23
De Belgique	2,08	14,52
De Hollande	2,07	13,45
De Stuttgard	2,06	13,39
D'Autriche	1,58	10,27
D'Espagne	1,57	10,20
De Francfort	1,44	9,36
De Bavière	1,32	8,73
De Prusse	1,12	7,28

Dans ces différents pains, les matières azotées ne s'élèvent pas, en résumé, à plus de 8,95 pour 100, le maximum de la proportion est à moins de 8,85.

C'est le pain français qui renferme le plus de gluten et celui de Prusse qui en contient le moins.

Comparé au pain et à la farine de la boulangerie civile et des hôpitaux de Paris, le pain de notre manutention militaire est moins riche en matières azotées que le pain de première qualité de Paris, et l'est plus que le pain des hospices et que la farine de seconde qualité.

M. Poggiale a analysé le son et a trouvé la composition suivante :

Eau.	12,66
Matière soluble non azotée.	7,70
Sucre.	1,90
Matière grasse.	2,87
Matière soluble azotée assimilable.	3,86
Matière soluble azotée non assimilable.	3,51
Amidon.	21,69
Ligneux.	34,57
Sels.	5,51

Ainsi le son contient 44 parties pour 100 de matières assimilables, et 56 parties qui sont inutiles à la nutrition. D'après ces résultats, M. Poggiale se range à l'opinion de ceux qui regardent le son comme une matière peu alibile, et pense qu'il doit être diminué dans le pain de nos troupes de 4 à 5 pour 100. L'expérience directe sur des chiens a pleinement confirmé les données de l'analyse chimique. L'auteur a constamment noté une diminution dans le pouls de l'animal, quand celui-ci était nourri avec du son, ce qui n'avait pas lieu quand celui-ci était nourri avec du pain.

La question capitale du blutage et du pain réglementaire a fixé avec raison l'attention de l'administration municipale de Paris par des motifs que résumait très nettement M. le conseiller d'Etat Merruau, alors secrétaire général de la préfecture de la Seine : « Sous l'influence de différentes causes, les unes passagères, les autres permanentes, le prix du pain tend à s'élever sensiblement ; par suite de cette augmentation de prix, la ville de Paris est entraînée à faire des sacrifices considérables pour diminuer les charges de la population nécessiteuse. Les sacrifices de la ville de Paris ont été et sont encore d'autant plus lourds, que jusqu'ici elle s'est astreinte à faire droit à toutes les exigences du goût du consommateur parisien, qui s'attache particulièrement à la blancheur du pain. Si la ville de Paris trouve de l'économie dans la fabrication de ce pain, elle pourrait en livrer elle-même aux consommateurs les moins aisés, et se dispenser ainsi de donner, sous forme de bons de différence ou de compensation, des secours toujours onéreux pour ses finances. Les économies que la ville réaliserait par cette combinaison pourraient être importantes, et il serait tout à la fois d'une bonne administration et d'une bonne politique de ne pas les négliger. »

C'est en vue de répondre à cette pensée que M. le ministre de l'agriculture et du commerce institua, en 1856, une commission spéciale dont nous allons résumer les travaux.

EXTRAIT DU RAPPORT FAIT PAR M. PAYEN AU NOM DE LA COMMISSION DU PAIN RÉGLEMENTAIRE.

Monsieur le ministre, par un arrêté du 8 avril dernier, vous aviez institué une commission chargée de suivre toutes les opérations relatives au projet d'introduire dans la consommation du département de la Seine un nouveau pain réglementaire, fabriqué avec de la farine blutée à 25 pour 100 au plus d'extraction de son. La commission devait ensuite rendre compte à Votre Excellence des résultats qu'elle aurait obtenus.

Cette commission, dont vous m'aviez fait l'honneur de me confier la présidence, a terminé ses études, et je viens présenter à Votre Excellence le résumé de ses travaux et lui soumettre les conclusions qu'elle a adoptées.

La mission que nous avions à remplir était double : nous devions, d'abord, diriger et suivre avec soin toutes les opérations relatives à la fabrication du pain réglementaire, puis apprécier les résultats que nous aurions obtenus, de manière à pouvoir formuler à Votre Excellence un avis sur la question qu'elle avait soumise à notre examen.

En ce qui concerne les opérations relatives à la fabrication du pain réglementaire, Votre Excellence avait bien voulu nous indiquer elle-même la marche que nous devions suivre. Vous m'aviez fait l'honneur de m'expliquer que les essais auxquels la commission devait se livrer étaient destinés à contrôler, *par une pratique en grand de quelque durée*, des expériences antérieures auxquelles le projet d'établissement d'un nouveau pain réglementaire avait donné lieu, et qui avaient été faites à la boulangerie des hospices, sous la direction d'une commission spéciale du conseil municipal de la ville de Paris. Votre Excellence m'avait fait connaître, en outre, que les nouveaux essais devaient avoir lieu comparativement dans les trois établissements de la boulangerie des hospices, de la manutention militaire et de la boulangerie syndicale de la ville de Paris. Le caractère pratique que Votre Excellence voulait imprimer aux opérations, l'étendue et la durée qu'elle désirait leur voir attribuer, les comparaisons que la fabrication simultanée dans trois établissements différents permettaient de faire, témoignaient de l'importance que Votre Excellence attachait à la question soumise à l'examen de la commission, et du désir qu'elle avait d'entourer les opérations des précautions propres à en rendre les résultats aussi concluants que possible. Aussi la commission n'a-t-elle rien négligé pour se conformer au programme qui lui avait été tracé pour répondre aux intentions de Votre Excellence.

D'après les explications que vous aviez bien voulu me fournir, et les renseignements qui ont été donnés ultérieurement, il a paru à la commission que le but que l'on cherchait à atteindre pour la création d'un nouveau pain réglementaire était double.

On se proposait, d'une part, d'introduire dans la consommation un pain qui se rapprochât autant que possible, sous le rapport de la nuance et de la qualité, du pain blanc qui se consomme actuellement à Paris.

Et, d'autre part, on espérait obtenir une économie dans le prix de revient, en substituant un taux de blutage de 25 pour 100 au taux de blutage actuel, pour la mouture de la farine destinée à la fabrication du nouveau pain.

Dans l'appréciation des résultats des expériences auxquelles elle a procédé, la commission devait donc s'attacher principalement à deux points :

Comparer d'abord le pain réglementaire provenant de sa fabrication avec le pain actuel de la boulangerie de Paris.

Rechercher, en outre, quelle pouvait être l'économie résultant de la substitution du taux de blutage à 25 pour 100 au taux actuel.

La commission a étudié avec une scrupuleuse attention cette double question, et j'aurai l'honneur, monsieur le ministre, de vous soumettre les résultats de son examen, après vous avoir présenté le résumé des expériences auxquelles elle a procédé.

Pour résumer la partie de ce rapport concernant les opérations que la commission avait à suivre, j'ai l'honneur de placer sous les yeux de Votre Excellence un tableau indiquant les résultats généraux des épreuves de mouture et de panification.

		Quintaux.
Le blé ayant servi à l'expérience, du poids de 75kil,5 à l'hect., pesait.		482,50
Au nettoyage, il y a eu un déchet ainsi divisé :	Quintal.	
Criblures vénales.	1,76	3,50
Déchet sans valeur.	1,74	
Après le nettoyage, le blé pesait.		479,00
Il a produit :	Quintaux.	
Farines à 25 pour 100.	358,80	468,63
Farines basses.	10,05	
Son et issues	99,78	
Déchet de mouture.		10,37

	Quint. kil. gr.
Sur la farine produite, il a été employé à la panification.	344 71 130
qui, réunis avec de la farine de seigle.	2 02 650
ont formé un total de.	346 73 780
et ont produit en pain.	455 50 036

En réduisant à l'unité les résultats ci-dessus, on trouve que : 1° un quintal de blé brut a perdu 0,71 pour 100 de son poids par le nettoyage; 2° un quintal de blé nettoyé a produit :

	Kilogr.	
Farine réglementaire.	75,00	97,89
— basse.	1,99	
Issues.	20,90	
Déchet de mouture.		2,11
		100,00

3° Que les 75 kilogrammes de farine réglementaire ont produit 97[kil],86 de pain; et que, par conséquent, avec 100 kilogrammes de blé nettoyé, on a fabriqué 97[kil],86 de pain réglementaire, indépendamment de la quantité qu'auraient pu produire, en outre, les 1[kil],99 de farine basse qui ont été rejetés de la panification.

La commission avait à examiner la question du pain réglementaire à un double point de vue. Elle devait : 1° le comparer avec le pain de première qualité de Paris, et examiner s'il lui était inférieur, égal ou supérieur, soit sous le rapport de la nuance, soit sous le rapport de la qualité ; 2° puis rechercher quelle pouvait être l'économie résultant de la fabrication de ce nouveau pain.

Dans cette seconde question, il y avait à considérer l'influence que les changements introduits dans le taux de blutage de la farine pouvaient exercer sur le prix du pain, soit par la réduction du prix de revient de la farine, soit par l'augmentation de rendement de cette farine en pain.

Avant même que les essais de panification qu'elle était appelée à diriger fussent commencés, la commission, dans deux de ses premières séances, avait comparé le pain réglementaire fabriqué par M. Salone, et vendu sur les marchés, avec le pain des boulangers de la ville de Paris. Dans ces deux comparaisons, l'avantage est resté au pain de la boulangerie civile. A la première épreuve, sur 11 pains de la boulangerie civile et 4 de la boulangerie des hospices, 9 pains de la boulangerie civile avaient été reconnus supérieurs à ceux de la fabrication de Scipion, et deux intermédiaires entre les 4 pains de cette manutention. Dans une deuxième épreuve, les 12 pains de la boulangerie civile avaient été reconnus supérieurs à ceux de la boulangerie des hospices (1).

Pendant toute la durée des expériences, MM. les membres de la sous-commission ont comparé, jour par jour, les pains des trois fabrications avec ceux de la boulangerie civile. Voici quel a été le résultat général de leurs appréciations. Le pain réglementaire a eu, sous le rapport de la nuance, une infériorité constante, comparativement au pain de première qualité. La différence, très notable pendant la première période des essais, est devenue moins sensible, à mesure que la fabrication du pain réglementaire s'est améliorée, mais elle est toujours restée appréciable. On a trouvé généralement que le pain de la boulangerie civile avait une finesse, un éclat et une nuance d'un blanc jaunâtre, qui le distinguaient du pain réglementaire, dont l'aspect intérieur était plus commun et la nuance plus grise.

(1) Les pains de la boulangerie civile ont été choisis au hasard chez les boulangers des différents quartiers de Paris. Dans ces comparaisons, comme dans toutes celles qui ont suivi, on a pris le soin de numéroter les pains, afin d'en dissimuler l'origine, qui n'était connue des membres de la commission qu'après le classement.

Indépendamment de ces observations faites, jour par jour, par la sous-commission, la commission générale a, dans deux de ses séances, procédé à la comparaison du pain réglementaire avec le pain de la boulangerie civile. Cette comparaison a été faite sous le triple rapport : 1° de l'aspect extérieur, 2° de la nuance intérieure, 3° enfin de l'aptitude à tremper dans le bouillon.

Votre Excellence peut voir, par les indications qui précèdent, que le pain réglementaire, qui a pu, jusqu'à un certain point, soutenir la comparaison avec le pain blanc ordinaire, quand on s'en tenait à l'aspect extérieur, a été reconnu constamment comme notablement inférieur à ce pain, sous le rapport de la nuance, puisque dans le premier classement, sur 21 pains, la série des 8 pains de la boulangerie de Paris n'a été interrompue que par un des pains de la fabrication du syndicat, et que, dans le deuxième classement, sur 8 pains comparés, les 2 pains de la boulangerie civile ont primé tous les autres.

La commission a reconnu qu'un des moyens pratiques les plus sûrs pour apprécier la qualité du pain, était de le faire tremper dans le bouillon. Cette opération lui a paru présenter une importance d'autant plus grande, que la plupart des ouvriers consomment une grande partie de leur pain sous forme de soupe. La commission a soumis comparativement au trempage des pains fabriqués dans les trois établissements, et des pains de la boulangerie civile ordinaire. Sous ce rapport encore, le pain de Paris a conservé la supériorité : il absorbe une plus grande quantité de liquide et se gonfle davantage sans se délayer. Dans les deux comparaisons faites les 27 juin et 3 juillet, le pain ordinaire a obtenu le premier rang; dans le classement du 27 juin, le pain du syndicat avait été placé immédiatement après le pain de Paris, et avait été considéré comme assez peu différent de celui-ci sous le rapport de l'aptitude à tremper dans le bouillon. Dans le classement du 3 juillet, le mode de comparaison adopté par la commission n'a pas permis de rapprocher le pain fabriqué par le syndicat du pain de la boulangerie civile.

Enfin, la commission a reconnu que les pains fabriqués avec la farine blutée à 25 pour 100 présentaient une odeur particulière qui les distinguait complétement du pain blanc ordinaire. Cette odeur paraît tenir à la présence de matières inférieures mélangées à la farine.

En résumé, la commission, tout en reconnaissant que le pain réglementaire est d'une bonne qualité, a trouvé ce pain inférieur au pain actuel de première qualité, sous le triple rapport de la nuance, du goût et de l'aptitude à tremper dans le bouillon.

D'après les considérations développées dans l'exposé qui précède, la commission a adopté les conclusions suivantes :

1° La commission est d'avis que l'économie résultant de la substitution du taux de blutage à 25 pour 100 d'extraction au taux ordinaire du blutage de la farine de première qualité, ne pourrait pas dépasser 1 cent. 79 par kilogramme de pain ; que probablement même elle n'atteindrait pas ce chiffre, mais qu'elle se trouverait comprise entre ce chiffre comme limite supérieure et celui de 0 cent. 34 comme limite inférieure.

2° Dans les conditions actuelles du commerce de la boulangerie et de la meunerie, les avantages du pain réglementaire, au point de vue de l'économie, sont faibles et compensés par quelque infériorité de nuance et de qualité. Dans ces conditions, la commission ne serait pas d'avis d'en conseiller l'adoption. »

Nous avons dit déjà l'intérêt qui s'attachait à des procédés nouveaux de panification qui ont mérité la sanction de la science et de l'administration supérieure. Nous parlerons d'abord de celui de M. Mège-Mouriès, pour lequel nous ne pouvons mieux faire que de reproduire le remarquable rapport de M. le colonel Favé, qui a confirmé les conclusions favorables proposées déjà à l'Académie des sciences par M. Chevreul. Nous citerons ensuite une circulaire ministérielle relative à un procédé de M. Gallois de Bienville, qui peut recevoir en quelques circonstances d'utiles applications.

RAPPORT DE M. LE COLONEL FAVÉ SUR LES PROCÉDÉS MÈGE-MOURIÈS (SEPTEMBRE 1860).

Les procédés spéciaux de mouture et de panification dont M. Mège-Mouriès est l'auteur, ont leur point de départ dans des recherches théoriques, dont voici le résumé :

Le grain de blé se compose de couches farineuses concentriques, dont la dureté va en croissant à mesure qu'elles s'éloignent du centre ; autour de ces couches farineuses s'étend la membrane embryonnaire, qui contient une substance spéciale désignée par M. Mège-Mouriès sous le nom de céréaline ; enfin, le grain est recouvert par les enveloppes corticales qui constituent le son. Après les opérations de la mouture ordinaire, on obtient différents produits, dans lesquels se retrouvent ces diverses parties du grain, savoir :

1° La farine de blé ou fleur de farine, qui contient à peu près exclusivement la partie centrale des couches farineuses ;

2° Les gruaux blancs, composés des couches farineuses supérieures et d'une légère portion des enveloppes corticales, et de la membrane embryonnaire ;

3° Les farines bises, dans lesquelles ces dernières matières sont mélangées à la farine en proportion beaucoup plus considérable ;

4° Les remoulages, dans lesquels elles entrent en quantités prédominantes ;

5° Enfin, les sons.

La farine servant à la fabrication du pain blanc vendu à Paris, est formée de la réunion de la farine de blé et des gruaux blancs ; elle est à peu près complétement exempte de son et de parcelles de la membrane embryonnaire.

Cette membrane et la céréaline qu'elle contient ont fait l'objet des études spéciales de M. Mège-Mouriès, et les propriétés qu'il a découvertes dans ces substances constituent le point capital de ses recherches théoriques et pratiques. Sans entrer dans le détail des résultats scientifiques, auxquels l'auteur est arrivé à la suite d'analyses contrôlées par l'Académie des sciences, il suffit de rappeler que M. Mège-Mouriès a observé que la membrane embryonnaire et la céréaline sont douées de propriétés chimiques telles que, sous l'influence de la fermentation qui se produit dans le travail de la panification, elles décomposent les farines auxquelles elles se trouvent mélangées.

Ces observations amenèrent M. Mège-Mouriès à donner une nouvelle explication de la différence que présente le pain bis, sous le rapport de la nuance et de la qualité, comparativement au pain blanc.

On avait attribué jusque-là l'infériorité du pain bis à la présence du son dans les farines qui servent à le fabriquer.

Suivant l'auteur, ces défectuosités sont dues uniquement à l'influence de la céréaline et de la membrane embryonnaire, qui sont de véritables agents de décomposition, tandis que les parcelles de son contenues dans la farine conservent isolément la couleur qui leur est propre, mais n'altèrent pas l'ensemble des farines.

D'un autre côté, M. Mège-Mouriès conclut de ses analyses que les farines inférieures contiennent des éléments précieux pour l'alimentation que ne renferment pas les farines blanches ; que, conséquemment, un pain fait avec ces farines devait posséder des qualités intrinsèques supérieures à celles du pain blanc ordinaire. Il s'est appliqué dès lors à trouver un procédé pratique qui permît d'obtenir avec ces farines un pain réunissant ces avantages, sans présenter la coloration et l'altération du pain bis. A la suite d'essais poursuivis dans ce but pendant plusieurs années, M. Mège-Mouriès soumit, en 1856, à l'Académie des sciences, un mémoire ayant pour titre : *Recherches chimiques sur le froment, sa farine et sa panification.*

Sur les conclusions qui lui furent adressées par une commission spéciale composée de chimistes éminents (1), l'Académie des sciences donna une entière approbation aux travaux scientifiques de M. Mège-Mouriès, et témoigna, en outre, de l'intérêt et de la confiance que lui inspiraient les moyens d'application présentés par l'auteur, en ordonnant l'envoi du rapport de la commission aux divers départements ministériels que la question intéressait. (Séances des 12 janvier et 2 mars 1857).

Dès le mois de février 1857, avant même de recevoir la communication officielle de l'Académie des sciences, M. le ministre de l'agriculture et du commerce prenait l'initiative de soumettre à l'appréciation de la commission des procédés de panification le nouveau système de M. Mège-Mouriès, et la chargeait d'étudier ses procédés sous le rapport de leur application à la boulangerie, et de leur portée économique.

Au moment où la commission recevait cette communication, et où elle instituait, pour faire cette étude, la sous-commission dont nous avons l'honneur de vous adresser le rapport, M. Mège-Mouriès annonçait qu'il avait acheté un établissement de boulangerie (rue Descartes, 8), dans lequel il se proposait d'appliquer industriellement les procédés de panification qu'il avait jusque-là expérimentés sur une échelle assez restreinte, dans un four de son laboratoire.

Au commencement de juin 1857, M. Mège-Mouriès obtint l'autorisation officielle d'exploiter dans cet établissement un nouveau mode de fabrication. Pendant les premiers mois de cette exploitation, M. Mège-Mouriès s'attacha à consulter le goût du consommateur et à recueillir les observations auxquelles le nouveau produit pouvait donner lieu. Le pain fabriqué dans la boulangerie de la rue Descartes comprenait, à cette époque, outre le pain rond, du pain fendu et des petits pains ; c'était déjà un résultat important, car l'impossibilité d'obtenir du pain fendu avait été l'écueil devant lequel avaient échoué toutes les tentatives faites jusque-là, dans le but d'introduire des farines basses dans la fabrication du

(1) Cette commission était composée de MM. Chevreul, Dumas, Pelouze, Payen et Péligot, M. Chevreul en était rapporteur.

pain de Paris. Tant que le pain livré par M. Mège-Mouriès fut vendu au prix de la taxe et sans désignation spéciale, il paraît qu'aucune réclamation ne se produisit, mais l'inventeur ayant abaissé le prix de 3 centimes par kilogramme, en annonçant qu'il vendait un produit fabriqué d'une manière particulière, des critiques s'élevèrent. On reprocha surtout au nouveau pain de présenter une saveur particulière différente de celle du pain ordinaire, de tremper imparfaitement et d'avoir une mie moins ouverte, plus compacte et plus friable que celle du pain de Paris.

M. Mège-Mouriès s'appliqua à corriger les imperfections signalées, et réclama quelque délai pour apporter à ses procédés les modifications jugées nécessaires pour se conformer au goût du public parisien, avant de soumettre sa fabrication au contrôle de la commission.

L'expérimentation officielle commença au mois d'août 1857 ; 30 quintaux de blé, de qualité moyenne, furent moulus à la boulangerie centrale de l'assistance publique, dans les conditions indiquées par l'inventeur, tous les produits de la mouture furent obtenus d'un seul jet, et on ne soumit pas les gruaux aux remoutures usitées dans le travail ordinaire.

La transformation en pain des farines provenant de l'essai de mouture eut lieu à la boulangerie de la rue Descartes, vers le milieu du mois de septembre 1857, un délai de six semaines environ ayant été jugé nécessaire pour laisser reposer les farines, afin de les employer dans les conditions habituelles de la boulangerie.

Dans l'intervalle, la commission fit examiner, par plusieurs de ses membres, du pain de la fabrication courante de M. Mège-Mouriès. On trouva que ce pain était plat, peu développé, que la présence des farines bises s'y révélait, soit par une nuance grisâtre, soit par une odeur et une saveur particulières ; enfin, l'un des membres chargé de l'examen des produits, déclara que le pain trempait mal ; fait qui avait de la gravité, à raison de l'importance qu'attache au trempage la population de Paris, qui consomme une notable proportion de son pain sous forme de soupe.

Les expériences directes de panification furent faites sous la surveillance des délégués de la commission, les 24 et 25 septembre 1857, à la boulangerie de la rue Descartes Le pain fut fabriqué avec les farines provenant de l'essai de mouture, et représentant dans leur ensemble 84 pour 100 environ du poids du blé.

La commission compara les produits de cet essai avec le pain de la boulangerie de Paris. A cet effet, des pains furent pris au hasard dans les boulangeries ordinaires, par les soins d'agents du ministère de l'agriculture et du commerce. Ces pains et des échantillons des pains Mège, marqués de numéros destinés à en dissimuler l'origine, furent soumis aux membres de la commission. Quatre classements furent opérés au double point de vue de l'aspect extérieur et de la nuance intérieure. Dans les deux premiers, le pain Mège fut placé au dernier rang, dans les deux autres, il soutint mieux la comparaison avec le pain de Paris ; sur 11 pains comparés, 8 de la boulangerie ordinaire et 3 pains Mège, ces derniers obtinrent dans l'un des classements les n°s 2, 3, 4 ; dans l'autre, les n°s 2, 10 et 11.

Dans toutes ces expertises, le pain Mège fut reconnu supérieur au pain de munition fabriqué avec de la farine dont le taux du blutage est le même, à peu de chose près.

La commission avait l'intention de donner plus d'extension aux essais de panification, mais après les deux épreuves du 24 et du 25 septembre 1857, elle interrompit ses opérations, sur la demande de l'inventeur, qui réclama un nouveau délai pour améliorer et simplifier sa fabrication (1).

Au commencement de décembre 1857, M. Mège annonça qu'il avait réalisé des perfectionnements consistant surtout à substituer le sel marin à la levûre pour le traitement des farines inférieures. Il croyait avoir remarqué que la levûre employée en quantités importantes, comme elle l'était précédemment dans son travail, donnait au pain la saveur dont on s'était plaint, et contribuait à rendre la fabrication moins régulière et plus difficile à diriger. L'emploi du sel permettrait en outre de réunir chaque jour en une seule opération la préparation des gruaux bis qui, précédemment, donnaient lieu à des manipulations répétées autant de fois qu'il y avait de fournées à faire.

Avant de renouveler les expériences rigoureuses de mouture et de panification analogues à celles qu'elle avait déjà faites, la commission suivit le travail de la boulangerie Descartes pendant plusieurs jours (du 8 au 12 décembre 1857) : elle procéda en outre à de nouvelles comparaisons entre le pain de cette fabrication et le pain de la boulangerie ordinaire, en prenant toutes les précautions d'impartialité indiquées plus haut. Chaque comparaison porta sur 10 pains ; 2 pains Mège, 2 pains de la boulangerie des hospices vendus sur les marchés, 6 de la boulangerie ordinaire.

La moyenne des six classements assurés attribua au pain Mège le cinquième rang pour l'aspect extérieur, et le sixième rang pour la nuance intérieure. Le pain de la boulangerie des hospices se classa au-dessous du pain Mège, et n'obtint que le huitième rang pour l'apparence extérieure de même que pour la nuance intérieure.

Après ces constatations, la commission reprit ses expériences de mouture et de panification ; des nécessités de service de la boulangerie centrale de l'assistance

(1) Voici en quoi consistait à cette époque le procédé de M. Mège-Mouriès, dont la description, ainsi que celle des méthodes adoptées ultérieurement, se trouve détaillée dans les procès-verbaux :

On employait à la panification la farine commerciale ordinaire, blutée à 70 p. 100 environ, et les gruaux bis à 25 p. 100, représentant ensemble 85 p. 100 du poids du blé. Les levains étaient faits séparément avec la farine première du commerce, d'après la méthode ordinaire. Les gruaux étaient soumis à un premier tamisage à sec qui séparait la partie la plus blanche ; l'autre, plus grise et plus chargée de son, était soumise à un second tamisage par la voie humide. Les résidus de son provenant de ce tamisage étaient recueillis à part, le liquide farineux était versé dans un vase où l'on introduisait une levûre spéciale, dite levûre *Ludwig*, adoptée alors par plusieurs boulangers. On ajoutait au mélange les gruaux provenant du tamisage à sec et on laissait le tout fermenter pendant plusieurs heures ; le liquide ainsi préparé était employé à la place d'eau ordinaire pour le pétrissage des fournées ; la levûre avait pour effet d'empêcher l'action de la céréaline ; mais la préparation qui vient d'être décrite exigeait beaucoup de soins, parce que la fermentation devait être maintenue dans des conditions de durée assez rigoureuses, et qui variaient avec la saison et l'état atmosphérique. Le travail était, en outre, assez compliqué, et il le fallait renouveler pour chaque fournée ; enfin, l'addition de la levûre avait l'inconvénient de donner au pain une saveur à laquelle le public de Paris n'est pas accoutumé.

publique n'ayant pas permis de recourir, comme précédemment, à cet établissement, les essais de mouture eurent lieu dans un moulin particulier appartenant au sieur Brichard, situé à Ivry, rue Nationale, 38; les opérations furent faites comparativement d'après le système ordinaire, et d'après la méthode de M. Mège-Mouriès. Dans ce dernier travail, tous les produits furent obtenus d'un seul jet; dans l'autre, on fit la remouture des gruaux, conformément aux habitudes du commerce; voici les résultats auxquels on arriva, de part et d'autre, pour 100 parties de blé :

MOUTURE MÈGE. *Farines panifiables.*			MOUTURE ORDINAIRE. *Farines panifiables.*		
Farine de blé	52	} 83,5	Farines de blé	51	} 72
Gruaux blancs	25,5		Gruaux remoulus	23	
Gruaux bis	6		Issues		24
Issues		16	Déchet		4
Déchet		0,5			
		100,00			100,00

Les farines provenant de ces deux moutures furent employées, dans les proportions respectivement indiquées ci-dessus, à fabriquer des pains d'après le système ordinaire et d'après les procédés de M. Mège-Mouriès.

Les opérations de panification faites sous la surveillance de la commission eurent lieu à la boulangerie commune du syndicat de Paris, du 21 février au 8 mars 1858.

Le rendement de la farine en pain fut, dans le travail ordinaire, de 132,5 de pain pour 100 de farine, et dans le travail Mège de 131,5. La différence entre les deux systèmes, sous ce premier rapport, fut trop faible pour qu'il y eût lieu d'en tenir compte.

Pour apprécier la qualité des produits, la commission compara les pains des expériences entre eux et avec le pain de la boulangerie ordinaire. Les comparaisons portèrent chaque fois sur 10 pains :

2 du procédé Mège-Mouriès

2 des expériences comparatives de panification faites d'après la méthode ordinaire ;

6 de la boulangerie ordinaire.

La moyenne générale des classements attribua le 8ᵉ rang au pain Mège-Mouriès, au point de vue de l'aspect extérieur et de la nuance. Le pain fait au syndicat, d'après la méthode ordinaire, se classa en moyenne au 7ᵉ rang pour l'apparence, et au 6ᵉ pour la nuance. La commission constata que, bien que ces classements ne fussent pas très favorables au pain Mège, ce pain se rapprochait beaucoup plus, sous le rapport de la blancheur et de la qualité, du pain ordinaire que lors de la comparaison faite en 1857; elle reconnut que le pain ne présentait plus aucune infériorité sous le rapport du trempage, mais elle fut d'avis que, malgré ces incontestables progrès, la fabrication Mège-Mouriès comportait encore certains inconvénients; il lui semblait, d'une part, que les opérations spéciales relatives au tamisage humide et à l'emploi des gruaux bis étaient trop compliquées pour être facilement pratiquées dans la boulangerie de Paris. D'un autre côté, M. Mège-Mouriès faisait usage, pour la préparation des levains. de farines de blé blutées à 50 pour 100, et qui ne sont pas habituellement vendues sous cette forme par le commerce. Il paraît que la difficulté de se procurer des farines dans ces conditions pouvait encore être un obstacle à l'application industrielle de ce nouveau système (1).

M. Mège tint compte de ces observations et annonça qu'il allait faire de nouveaux efforts pour lever les difficultés pratiques qui lui étaient signalées.

Les laborieuses et persévérantes recherches poursuivies par M. Mège-Mouriès, dans le but d'atteindre ce résultat, motivèrent une interruption de deux années dans les travaux de la commission qui, sur la demande de l'inventeur, furent repris au mois de mai 1860.

Pendant cet intervalle, il s'était produit dans l'exploitation de la boulangerie de la rue Descartes des faits sur lesquels l'attention de la commission fut tout d'abord appelée.

D'abord la fabrication de cet établissement, qui ne comportait en 1858 que 5 sacs de farine par jour en moyenne, s'était élevée à 10 sacs. D'un autre côté, le pain livré à la consommation était vendu au prix de taxe du pain de première qualité, et la réduction de 3 centimes consentie précédemment avait été supprimée. M. Mège-Mouriès déclara que cette assimilation de son pain au pain de Paris, sous le rapport du prix de vente, au lieu d'être une cause de défaveur, avait eu pour effet au contraire de détruire les préventions dont le pain avait été l'objet de la part d'une certaine partie de la population.

Enfin, M. Mège-Mouriès désirant s'assurer que le pain fabriqué par ses procédés était de nature à satisfaire certaines classes de consommateurs réputées plus difficiles que le public ordinaire, avait soumissionné la fourniture d'établissements publics, tels que l'école Polytechnique, l'école Normale, l'institution des Sourds-Muets, les lycées Louis-le-Grand, Napoléon, Saint-Louis, etc. (2).

Des certificats présentés par M. Mège-Mouriès constatent que ces établissements sont satisfaits de la fourniture du nouveau pain.

Ainsi, au moment où la commission a repris ses études, il était démontré par

(1) A cette époque, M. Mège-Mouriès avait déjà apporté à son procédé les modifications suivantes :

Les levains étaient faits séparément avec de la farine blutée à 50 p. 100; les gruaux blancs représentaient 28 p. 100 environ du poids du blé : ils étaient introduits directement dans la pâte au moment du pétrissage des fournées ; les gruaux bis (5 p. 100 environ du poids du blé) étaient seuls soumis à un tamisage humide destiné à séparer les sons de la farine ; l'effet de la céréaline était ensuite neutralisé par le sel marin que l'on introduisait dans l'eau farineuse provenant du tamisage ; le sel marin n'avait plus, comme la levûre, l'inconvénient de produire une fermentation difficile à diriger : le travail était en outre, simplifié, car le tamisage, au lieu d'être répété pour chaque fournée, était fait en une seule fois pour toutes les opérations de la journée; on remplaçait l'eau ordinaire par le liquide farineux chargé de sel pour le pétrissage des fournées.

(2) Les pains livrés à ces établissements se composent exclusivement de pains fendus de 750 gr., vendus au poids et au cours de la taxe dans toutes les institutions, sauf à l'école Polytechnique, où M. Mège-Mouriès reçoit une plus value de 1 p. 100 sur le prix de la taxe.

l'expérimentation industrielle pratiquée dans la boulangerie de la rue Descartes que les procédés de M. Mège-Mouriès comportaient une fabrication régulière et suivie analogue au travail de la boulangerie ordinaire, et que ses produits étaient facilement acceptés au prix de la taxe par la masse de la population, aussi bien que par certains consommateurs d'une nature spéciale. Ces résultats importants une fois acquis, il ne restait plus à la commission qu'à apprécier, par des constatations directes, les conditions dans lesquelles la fabrication de M. Mège-Mouriès se maintenait, et d'examiner si les farines inférieures y étaient employées dans les proportions indiquées par l'auteur.

La commission se transporta d'abord au moulin situé à Ivry, dans lequel les essais de 1858 avaient été faits, et dont M. Mège-Mouriès a pris l'exploitation depuis la fin de l'année 1859.

C'est dans cet établissement qu'il fabrique, depuis cette époque, les farines nécessaires à la confection de son pain.

La commission reconnut que le travail accompli dans ce moulin était plus simple que celui de la meunerie ordinaire, en ce qu'au lieu de soumettre une notable portion des produits à une série de remoutures successives, on ne repasse qu'une seule fois sous la meule une faible portion des gruaux. La moyenne générale des produits de la mouture s'établit ainsi d'après les livres de commerce tenus dans cet établissement :

Farines panifiables.

Farines analogues à la farine du commerce	69,83	82,05
Gruaux blancs	7,82	
Gruaux bis	4,40	
Sons divers		15,97
Petit blé		57
Perte et évaporation		1,41
Total égal au poids du blé mis en mouture		100,00

Ces résultats ont été contrôlés indirectement par des appréciations commerciales faites par des facteurs aux farines de la halle de Paris.

Ces experts, auxquels des échantillons des produits de la mouture Mège-Mouriès ont été soumis sans qu'ils en connussent l'origine, ont trouvé que la farine blutée à 70 pour 100 était assimilable à la moyenne des farines premières employées dans la boulangerie de Paris. Le prix de ces farines à cette époque étant de 43 fr. 63 c. le quintal, ils ont établi une différence de 13 fr. environ par quintal métrique entre ces farines et les gruaux blancs, et un écart de 12 fr. entre ces mêmes gruaux et les gruaux bis.

La commission, après avoir examiné les produits de la mouture, s'est rendu compte du travail de la panification dans la boulangerie de la rue Descartes. Pendant plusieurs jours, deux de ses membres ont suivi dans tous leurs détails les opérations de l'établissement.

Il est résulté des constatations faites par ces membres, que la méthode actuelle de M. Mège-Mouriès ne présente plus, avec le travail ordinaire, que deux différences consistant dans une modification du pétrissage des fournées, et dans un tamisage par la voie humide des gruaux bis introduits dans la panification. Ce tamisage a, du reste, été simplifié par suite de modifications que l'on a fait subir à l'appareil dans lequel il est effectué, et l'opération est terminée plus rapidement que précédemment. L'un des inconvénients signalés en 1858 se trouve ainsi notablement diminué. Le sel ajouté précédemment dans l'eau du tamisage ayant été supprimé, le liquide une fois recueilli ne reçoit plus aucune préparation. Enfin, les levains, au lieu d'être faits comme précédemment avec la farine de fleurs, sont préparés avec de la farine ordinaire du commerce, et la seconde des principales objections faites précédemment contre l'application du procédé se trouve aujourd'hui complétement détruite (1).

Pour ce qui concerne la proportion des farines employées à la panification, il a été reconnu qu'elles se composaient moyennement ainsi :

Farine blanche ordinaire blutée à.	70 pour 100.
Gruaux blancs.	7
Gruaux bis.	5
Total pour 100 de blé.	82 pour 100.

Ces trois produits représentent 82 pour 100 du poids du blé; le tamisage humide sépare environ 20 pour 100 du poids des gruaux soumis à l'opération ; cette dernière proportion, indiquée par M. Mège-Mouriès, a été vérifiée par des expériences directes faites par la commission. Les cinq parties de gruaux bis se réduisent donc à quatre, et l'ensemble des matières qui concourent réellement à la fabrication du pain, dans le système Mège-Mouriès, représentent environ 81 pour 100 du poids du blé. Les résidus du tamisage rejetés de la panification peuvent d'ailleurs être utilisés pour la nourriture des animaux.

Après avoir contrôlé l'ensemble de la fabrication de M. Mège-Mouriès, la commission a dû se rendre compte de nouveau de la qualité relative des produits au moyen de comparaisons diverses faites avec le pain ordinaire et avec le pain vendu sur les marchés par l'administration municipale.

Ces comparaisons ont été faites par la commission elle-même et par des experts pris parmi d'anciens syndics de la boulangerie de Paris retirés des affaires.

Elles ont porté sur les pains de la fabrication courante de la rue Descartes achetés dans cet établissement, et sur des pains achetés chez les boulangers de Paris, ainsi que sur des pains fabriqués à la boulangerie Mège, pendant les jours

(1) Il paraît inutile d'insister ici sur les détails du procédé actuel de M. Mège-Mouriès qui sont indiqués avec beaucoup de développement dans l'instruction pratique annexée au présent rapport. Il importe seulement de faire remarquer que cette nouvelle méthode repose sur un principe différent de celui qui servait de base aux premiers procédés de l'auteur. Au lieu de combattre l'effet de la céréaline à l'aide de substances étrangères, telles que l'acide tartrique, la glycose, la levûre ou le sel marin, qu'il a successivement employés dans ce but, M. Mège-Mouriès empêche maintenant la céréaline d'altérer la farine en arrêtant son action avant qu'elle ait eu le temps de se produire.

Pour obtenir ce résultat, il n'introduit les farines basses (gruaux blancs et gruaux bis tamisés) qu'au moment du pétrissage des fournées. Ces matières ne restent pas plus d'une heure au contact de la farine avant le moment de la cuisson, et cet intervalle est trop court pour que la décomposition de la farine puisse avoir lieu.

où ses opérations ont été soumises au contrôle de la commission. Dans toutes ces comparaisons, les pains étaient marqués de numéros qui en dissimulaient l'origine aux personnes chargées du classement.

Voici le résultat de ces diverses comparaisons :

1° Comparaisons faites par la commission : Sur 14 pains comparés chaque fois, 3 pains Mège, 2 de la boulangerie des hospices, 9 de la boulangerie ordinaire, le pain Mège a obtenu les n°s 2, 4, 6 pour l'aspect extérieur, les n°s 8, 10, 12, et 11, 12, 13 sous le rapport de la nuance intérieure. Le pain de la boulangerie des hospices a été classé pour l'aspect extérieur 13 et 14 et pour la nuance 7, 14, 8 et 14.

2° Comparaisons faites par les experts entre le pain de la fabrication courante de la boulangerie Mège, le pain de la boulangerie ordinaire et le pain des hospices vendu sur les marchés :

Sur 6 pains comparés chaque fois : 1 Mège-Mouriès, 1 des hospices, 4 de la boulangerie ordinaire, le pain Mège a obtenu en moyenne, dans 20 classements opérés par les experts, le n° 3 sous le rapport de l'aspect extérieur, et le n° 4 sous le rapport de la nuance.

Dans toutes ces comparaisons, le pain des hospices a été constamment classé après le pain Mège.

Les experts ont constaté, en outre, que ce pain trempait aussi bien que le pain ordinaire, et cette expérience paraît être la plus concluante.

Il faut ajouter qu'il n'y a été trouvé aucune infériorité sous le rapport du goût.

3° Comparaisons faites par les experts entre le pain Mège fabriqué sous la surveillance de la commission et le pain ordinaire :

7 pains comparés chaque fois : 1 pain Mège, 1 pain de la boulangerie des hospices et 5 pains de la boulangerie ordinaire;

4 classements ont été faits d'après l'aspect extérieur et autant d'après la nuance ; le pain Mège a obtenu, pour l'aspect, les n°s 6, 2 et 6, 5, moyenne 4 1/2 ; pour la nuance les n°s 5, 5 et 4, 4, moyenne 4 1/2.

De l'ensemble de toutes ces comparaisons, il résulte que le pain Mège peut être considéré comme égal, sous le rapport de la fabrication, à la moyenne du pain de première qualité, et qu'il s'est classé, sous le rapport de la nuance, un peu au-dessous de cette moyenne ; mais il a été constamment supérieur au pain de la boulangerie des hospices, fabriqué avec de la farine dont le taux de blutage est moins élevé que le sien.

Ces appréciations ont démontré qu'aux yeux mêmes des praticiens les plus exercés, le pain de la fabrication Mège-Mouriès ne présente qu'une très faible différence avec le pain de Paris, sous le rapport de la nuance, et qu'il trempe aussi bien que celui-ci. La commission considérant, d'un autre côté, que ce pain se vend journellement au prix de la taxe, en quantité importante aux consommateurs parisiens, a été conduite à penser que ce pain pouvait être regardé comme commercialement égal au pain de première qualité de Paris.

Elle ne doute pas d'ailleurs que les perfectionnements que l'on doit attendre encore d'une application plus étendue du procédé, aient pour résultat d'améliorer encore la qualité des produits fabriqués avec les mêmes farines.

La commission s'est préoccupée, en outre, de déterminer l'économie que l'application des procédés Mège-Mouriès permet de réaliser.

Cette économie résulte principalement de la substitution dans la confection du pain d'une certaine portion de farines inférieures à des farines de prix supérieur. Ainsi, pour obtenir une même quantité de pain, M. Mège-Mouriès, au lieu de 100 kilogrammes de farine ordinaire à 70 pour 100 de blutage, emploie 85 de farine à 70,9 de gruaux blancs et 6 de gruaux bis. L'économie due à l'emploi des 15 parties de gruaux blancs et bis dépend nécessairement de l'écart entre la valeur commerciale des farines et celle des gruaux ; cet écart n'est pas constant, il s'accroît généralement dans le temps de cherté et diminue aux époques de bas prix ; de telle sorte que les avantages économiques du procédé doivent être d'autant plus importants que la cherté se fera plus vivement sentir.

Les estimations des produits de la mouture Mège-Mouriès faites, comme il a été dit plus haut, par des facteurs aux farines de la halle de Paris, avaient attribué un prix de 43 fr. 63 c. par quintal à la farine à 70 pour 100, de 30 fr. aux gruaux blancs et de 18 fr. aux gruaux bis. L'économie résultant de l'emploi des procédés Mège-Mouriès se déduit de la comparaison ci-après, d'après ces bases de calcul :

Système Mège-Mouriès.				*Système ordinaire.*			
Farines à 70 p. 100.	85 k.	37 f.	08	Farines ordinaires à 70 pour 100.	100 k.	43 f.	63
Gruaux blancs. . .	9	2	70				
Gruaux bis.	6	1	08				
	100	40	86	ci.		40	86
Différence par 100 kilogrammes de farine employés.						2	77

Pour un prix de farine ordinaire de 43 fr. 63 c. le quintal, ou de 68 fr. 50 c. le sac, l'économie ressort donc à 2 fr. 77 c. par 100 kilogrammes de farine employés (4 fr. 35 c. par sac), ou 2 c. par kilogramme de pain. D'après des calculs faits par M. Mège-Mouriès et contrôlés par la commission, l'économie ressort à 3 fr. seulement par sac de farine, ou à 1 c. 1/2 par kilogramme de pain, lorsque le cours de la farine ordinaire s'abaisse à 50 fr. le sac. L'économie dépasse 7 fr. par sac, ou 3 c. 1/2 par kilogramme de pain, quand le prix de la farine s'élève à 110 fr. le sac.

Les chiffres de 50 fr. et 110 fr. indiqués dans ces diverses hypothèses comme prix du sac de farine, représentant les termes extrêmes des variations que subissent les cours des temps d'abondance aux époques de cherté, on peut dire que l'économie résultant de l'application des procédés Mège-Mouriès est comprise entre un minimum et un maximum de 1 c. 1/2, et de 3 c. 1/2 par kilogramme de pain ; elle s'accroît, en outre, d'une manière constante des bénéfices réalisés par la simplification du travail de la mouture et des produits de la vente des résidus du tamisage des gruaux. Ces deux derniers éléments d'économie sont évalués en moyenne par M. Mège-Mouriès à 95 c. par sac de farine élaborée (0 fr. 75 c. pour l'économie de mouture, et 0 fr. 20 c. pour les produits du son humide).

Ces diverses économies dans le prix de revient du pain, qui, du reste, se trouvent atténuées dans une certaine mesure par un léger accroissement des frais de main-d'œuvre, ne sont pas, dans la pensée de la commission, le principal avantage que présente le système Mège-Mouriès.

Le résultat le plus important du procédé consiste à appliquer à la fabrication du pain des farines inférieures aujourd'hui réservées, dans le plus grand nombre des localités, à la nourriture des animaux. Ainsi, actuellement, les boulangers de Paris n'emploient guère que des farines représentant 70 pour 100 du poids du blé, et dans les villes, il paraît y avoir tendance à augmenter également la blancheur du pain, en diminuant le taux du blutage de la farine. Grâce à l'application des procédés de M. Mège-Mouriès, le goût des consommateurs pour le pain blanc serait satisfait avec une extraction d'issues beaucoup moindre, car 100 parties de blé donneraient 80 parties au moins de farines panifiables au lieu de 70, ce qui revient à dire que, pour fournir une même quantité de pain d'une nuance et d'une qualité égales, à une population déterminée, il faudrait, avec le système Mège-Mouriès, 100 kilogrammes de blé, au lieu de 114, ou 87 au lieu de 100.

La mise en pratique du procédé, si elle se généralisait, aurait donc pour effet d'apporter une économie d'un huitième dans la quantité totale de blé employé pendant une année à la fabrication du pain blanc, économie qui correspond à une consommation de quarante-cinq jours ; il est facile d'apercevoir les conséquences que produirait un fait semblable sur la richesse alimentaire du pays.

D'après ces considérations, la commission pense qu'il est à désirer, dans un intérêt public, que les procédés de M. Mège-Mouriès puissent se propager à Paris et dans le reste de la France. Mais elle ne se dissimule pas que cette propagation devra rencontrer des difficultés et des obstacles très sérieux.

Le système Mège-Mouriès, s'appliquant à la mouture des grains et à la fabrication du pain, ne pourra entrer dans la pratique industrielle qu'à la condition que les deux industries y prêteront leur concours.

Or, la commission considère qu'en dehors de tout esprit de parti et de tout sentiment d'opposition systématique, des motifs très légitimes d'intérêt personnel peuvent éloigner la meunerie et la boulangerie de l'adoption des nouveaux procédés.

Depuis vingt-cinq ou trente ans, l'industrie meunière a fait de grands efforts pour obtenir du blé la plus grande proportion de farine blanche.

Le système Mège-Mouriès, en donnant les moyens d'employer les farines inférieures à la confection du pain blanc, enlève aux procédés perfectionnés de la meunerie une partie de leur intérêt, et fait perdre à ces industriels le fruit des sacrifices qu'ils ont faits pour réaliser ces progrès.

Une industrie ne saurait renoncer ainsi volontairement aux bénéfices d'une situation chèrement acquise, sans y être excitée par la perspective d'une large compensation, et les procédés Mège-Mouriès n'offrent pour avantage, au point de vue de la meunerie, qu'une assez faible économie résultant des simplifications apportées dans le travail.

D'un autre côté, l'organisation actuelle de la boulangerie rend les industriels qui exercent cette profession très peu intéressés et souvent contraires à un changement quelconque dans leur fabrication ; car s'ils parvenaient, à l'aide de nouveaux procédés, à diminuer leurs dépenses, ils seraient exposés à voir réduire d'autant l'allocation réglementaire qui leur est attribuée par la taxe. Ils n'ont donc aucun profit à espérer de perfectionnements qui ont toujours l'inconvénient pour eux de leur faire perdre en partie les avantages de l'expérience que leur a donnée la pratique de leur profession difficile.

En dehors de ces obstacles généraux qui s'opposent à l'adoption de toute nouvelle méthode dans la boulangerie, il existe certains inconvénients inhérents au procédé Mège-Mouriès, et qui résultent de l'achat de trois farines au lieu d'une et d'une certaine complication introduite dans le travail de la panification (1).

D'après les considérations qui précèdent, la commission n'hésite pas à penser que l'on ne saurait compter sur l'initiative du commerce de la meunerie et de la boulangerie pour l'application industrielle des procédés Mège-Mouriès.

D'un autre côté, contraindre les boulangers à pratiquer le nouveau système n'a pas paru un seul instant admissible.

Dans cette situation, voici à quoi la commission s'est arrêtée :

(1) Un des membres de la commission, qu'une longue pratique de la boulangerie a rendu très compétent pour toutes les questions techniques qui se rattachent à cette profession, a présenté les observations suivantes sur la complication introduite par la méthode de Mège-Mouriès dans les opérations de la panification, et sur les frais supplémentaires qui peuvent en résulter.

Il lui semble difficile que les diverses opérations relatives au tamisage des gruaux bis puissent être accomplies sans augmentation de nombre par les ouvriers qui composent les brigades de la boulangerie. Il fait remarquer, en outre, que dans la fabrication Mège-Mouriès, les opérations relatives au pétrissage des fournées sont doublées, et, bien que les quantités à pétrir soient diminuées de moitié chaque fois, il n'en est pas moins nécessaire d'employer deux hommes pour exécuter le travail qui se fait aujourd'hui par un seul ouvrier.

De ces diverses considérations, il conclut que l'application du système Mège-Mouriès nécessitera l'emploi d'un ouvrier supplémentaire chargé tout à la fois de tamiser les gruaux et de pétrir une partie de la pâte des fournées.

Dans la pensée du même membre, un des hommes employés à la confection du pain, d'après la méthode Mège Mouriès, devrait être investi d'une certaine autorité sur les autres ouvriers, afin d'assurer aux opérations la régularité nécessaire et de prévenir les défectuosités que le travail pourrait présenter, si les détails de la fabrication, et notamment la préparation et l'emploi des gruaux n'étaient pas rigoureusement surveillés.

Cette opinion est fondée sur des observations directement faites sur le travail de la boulangerie de la rue Descartes, et qui ont permis de constater des inégalités assez frappantes dans les produits de cet établissement, inconvénient qu'une meilleure marche ferait disparaître.

Sous la réserve des observations qui précèdent, la commission pense avec M. Mège-Mouriès, que, dans les villes où le goût public est moins délicat qu'à Paris, où la population ne s'attache pas autant à la finesse et à la blancheur des produits, on pourrait s'affranchir d'une partie des difficultés qui viennent d'être signalées, en supprimant toutes les opérations du tamisage et en introduisant directement les gruaux bis dans la pâte au moment du pétrissage des fournées, comme cela a déjà lieu pour les gruaux blancs. Dans les villes dont il s'agit, l'auteur affirme qu'il ne serait pas nécessaire de diminuer sensiblement la proportion des gruaux bis. A Paris, au contraire, si l'on voulait supprimer le tamisage, on devrait retrancher à peu près complétement les gruaux bis, et n'introduire que les gruaux blancs. On arriverait encore à un emploi de farines panifiables d'environ 77 à 78 p. 0/0 de blutage, parce qu'on pourrait augmenter un peu l'extraction des gruaux blancs.

L'inventeur a déclaré qu'il consentait à abandonner complétement au gouvernement sa découverte, dans la confiance que, si les résultats répondaient aux espérances qu'il est en droit d'avoir, l'administration le dédommagerait des déboursés que l'élaboration de ses procédés a nécessités.

Il appartient au gouvernement de seconder et d'encourager, par tous les moyens en son pouvoir, la propagation des nouveaux procédés.

Parmi ces moyens, la commission croit devoir en signaler deux :

En premier lieu, la ville de Paris semble la mieux placée pour prendre l'initiative de l'application des nouveaux procédés ; c'est à Paris que le procédé a été expérimenté, et tous les efforts de l'inventeur ont eu pour but de satisfaire au goût des consommateurs de cette ville. De plus, la réunion de la meunerie à la boulangerie dans un établissement appartenant à l'administration des hospices, offre à la ville de Paris des facilités d'application qui ne se rencontrent dans aucune autre ville, et dont elle semble devoir profiter.

La commission pense donc qu'il conviendrait d'inviter la ville de Paris à appliquer dans la boulangerie des hospices le système Mège-Mouriès avec la coopération de l'inventeur.

Si les résultats présentaient les avantages que la commission a lieu d'attendre de cette application, les bénéfices provenant de l'emploi du nouveau système devraient être abandonnés, pendant un certain temps, par la ville de Paris, de manière à couvrir les sacrifices pécuniaires faits par les intéressés.

En second lieu, aussitôt que l'application des procédés Mège-Mouriès aurait commencé à la boulangerie des hospices, il serait donné, à tous les boulangers de Paris, connaissance de cette fabrication. Dans ce but on pourrait leur adresser des exemplaires de l'instruction pratique que la commission a fait préparer et qui se trouve annexée au présent rapport. Ces industriels seraient d'ailleurs invités à venir étudier la pratique du procédé à la boulangerie des hospices, et l'administration municipale leur faciliterait l'apprentissage des procédés dans l'établissement.

L'instruction pratique dont il vient d'être parlé serait également adressée aux municipalités et aux boulangers des principales villes de France.

Pour encourager la propagation du système, en faisant appel à l'intérêt même des boulangers, les administrations municipales de Paris et des autres villes devraient réserver, pendant un certain temps, par un engagement formel, la jouissance entière des bénéfices de cette fabrication aux boulangers qui en feraient l'application, et régler en conséquence, à l'égard des boulangers, les calculs de la taxe officielle.

Pendant ce temps même, la population profitera déjà de l'excédant de rendement du blé en farine et de la diminution qui en résultera dans le prix du pain.

La commission croit que les mesures qu'elle indique auront une assez grande efficacité, et elle est portée à penser que, si les boulangers n'étaient pas disposés à changer immédiatement leur mode de fabrication, cette transformation pourrait se trouver accélérée lorsqu'il surviendrait une année de cherté, par suite de l'accroissement de bénéfices que les procédés permettraient de réaliser dans ces circonstances, et ce serait aussi à une semblable époque que le développement du système servirait le mieux l'intérêt général, par l'économie qu'il apporterait dans les qualités de blé employées à la consommation.

Conclusions. — Le pain blanc vendu actuellement à Paris se fait avec de la farine blutée à 70 pour 100 environ.

M. Mège-Mouriès fabrique un pain de même qualité avec une farine blutée à 80 pour 100 au moins.

Il y a lieu, dans un intérêt public, d'encourager la propagation des procédés à l'aide desquels l'inventeur obtient ce résultat.

A cet effet, la commission exprime à titre de vœux les résolutions suivantes :

Engager la ville de Paris à appliquer industriellement le système Mège-Mouriès dans la boulangerie centrale de l'assistance publique, avec le concours de l'inventeur. Les bénéfices de cette application seraient employés, pendant un certain temps, à couvrir les déboursés faits pour l'élaboration du procédé ;

Donner à tous les boulangers de Paris et des autres villes de l'empire connaissance des procédés Mège-Mouriès, et les inviter à en faire l'application ;

Informer, en outre, ces industriels de l'application des procédés faite à la boulangerie des hospices de Paris, et leur faciliter l'apprentissage de la nouvelle fabrication dans cet établissement ;

Inviter les administrations municipales de Paris et des autres villes à prendre l'engagement de conserver, pendant un certain temps, aux boulangers qui feraient l'emploi des procédés, la totalité des bénéfices résultant de cette application, et à régler en conséquence le calcul de la taxe réglementaire.

La commission joint au présent rapport l'instruction pratique ci-dessus mentionnée.

INSTRUCTION PRATIQUE POUR L'APPLICATION DES PROCÉDÉS MÈGE-MOURIÈS.

Mouture.—Il n'y a rien à changer à l'installation des moulins actuels, ni aucune modification à apporter à la disposition des meules, des appareils de nettoyage ou des bluteries.

Le travail de la mouture est seulement simplifié.

Ainsi, lorsque le grain a été broyé sous la meule et que les bluteries ont séparé les différentes parties de la boulange, le meunier n'a plus à reprendre qu'une portion des gruaux blancs et les fait repasser une seule fois sous la meule. Tous les autres produits sont obtenus d'un seul jet et il n'y a plus à y retoucher.

On réunit, après la mouture, de la manière ci-après indiquée, les différents produits, dont voici moyennement les proportions relatives :

Farine de 1re qualité comprenant :

Farine de fleur ou farine de blé. . . .	50 pour 100	70 pour 100	82
Premiers gruaux remoulus.	20		
Gruaux blancs	7		
Gruaux bis.	5		
Sons gros et petits.			16
Déchet			2
Poids égal à celui du blé mis en mouture.			100

Parmi ces produits, les farines premières à 70 pour 100 de blutage (farine de fleur et premiers gruaux repassés), les gruaux blancs et les gruaux bis doivent entrer dans la panification, et sont vendus à la boulangerie; mais il est nécessaire de maintenir ces produits séparés, parce qu'ils doivent être employés d'une manière distincte par la boulangerie.

La meunerie n'aura donc à vendre, en dehors des produits destinés à la boulangerie, que les 15,5 de sons gros et petits.

Panification. — Pour faire le pain blanc, on prend de la farine de première qualité (à 70 pour 100), les gruaux blancs et les gruaux bis; on met de côté les sons divers, gros et petits.

Il est essentiel de laisser, comme cela se pratique du reste dans la boulangerie ordinaire, reposer la farine et les gruaux pendant un mois au moins après la mouture; cette précaution est particulièrement indispensable pour les gruaux blancs et bis.

Pour rendre plus facilement saisissables les explications relatives au travail de la panification, on suppose une boulangerie dans laquelle on fait huit fournées de pain et où l'on cuit cinq sacs de farine par jour ou 785 kilogrammes. Les farines employées à la fabrication du pain, d'après le nouveau procédé, devront se composer ainsi :

Farine 1re ordinaire, blutée à 70 pour 100 environ, un peu moins de quatre sacs et demi, soit	670 kilog.
Gruaux blancs	70
Gruaux bis	45
Total	785 kilog.

Ces trois produits sont employés séparément de la manière suivante :

Le levain chef, le 1er, le 2e levain et le levain de tous points sont faits exclusivement avec de la farine première à 70 pour 100. Le pétrissage a lieu dans les conditions ordinaires.

Les gruaux blancs seront introduits en nature dans le travail au moment du pétrissage de chaque fournée.

Les gruaux bis sont soumis à un tamisage par la voie humide, qui a pour but de séparer le son de la farine, et dont voici la description :

A une heure de l'après-midi en été, à onze heures et demie du matin en hiver, on verse 90 litres d'eau dans un vase de fer-blanc d'une contenance de 300 litres environ. Sur cette eau, on étend régulièrement et avec soin 45 kilog. de gruaux bis et on laisse ces gruaux s'imprégner d'eau sans les remuer ni les toucher.

Au bout d'une heure en été, et de deux heures et demie en hiver, on laisse tomber 135 litres d'eau à l'aide d'un robinet; à mesure que l'eau descend dans les gruaux imbibés, on les remue avec une sorte de spatule semblable à un rateau de la largeur du vase. Cette agitation dure un quart d'heure environ, après quoi l'on sépare le son de la farine, ainsi qu'il suit :

A l'intérieur du vase est adapté un tube en caoutchouc qui, sortant par le fond, s'élève et s'abaisse à volonté; au-dessous de ce tube se trouve un tamis métallique du n° 50, et au-dessous du tamis un second vase pouvant contenir 250 litres au moins. Ce vase soutient, à l'aide de deux traverses de bois, le tamis qui doit se mouvoir librement.

Quand le mélange de l'eau et des gruaux bis est fait comme il vient d'être dit, le son tombe peu à peu à la partie inférieure du liquide, et, à mesure que cette séparation se fait, on tire le tube de caoutchouc sur le tamis; alors, le liquide, débarrassé de la plus grande partie du son, tombe sur ce tamis et de là dans le vase. Le tamis retient le son restant, et une secousse régulière non-seulement facilite le passage du liquide chargé de farine, mais encore force le son resté sur la toile à gagner une échancrure du tamis, formée d'une petite gouttière de fer-blanc, qui conduit le son dans un sac.

Quand tout le liquide farineux est passé, on remet sur le dépôt de son resté dans le vase supérieur 75 litres d'eau, pour épuiser tout à fait ce dernier; on abaisse encore le tube qu'on avait relevé et on recommence le tamisage, en ayant soin, cette fois, de laisser couler avec l'eau farineuse tout le son qui est reçu dans le sac.

Ce son humide constitue un bon aliment pour les animaux, et peut être vendu pour cet usage.

On laisse le liquide farineux au repos, et, à six heures, on le trouve divisé en deux parties : l'une, inférieure chargée de farine, l'autre, qui n'est que de l'eau un peu jaunie. On rejette la moitié de ce liquide à l'aide d'une ouverture pratiquée dans le vase qui le contient.

La partie farineuse restante est destinée à servir, avec l'eau ordinaire, pour le pétrissage des fournées. Il est préférable d'employer ce liquide avec l'eau ordinaire, afin de pouvoir régler plus aisément la marche du travail et obtenir la température convenable.

La quantité de liquide approximativement nécessaire pour chaque fournée est d'environ 15 litres. Il est bon, pour faciliter les opérations, de se servir de seaux ayant cette contenance, et d'employer un vase dont la capacité, au-dessous de l'ouverture par laquelle s'écoule l'eau rejetée, représente autant de fois 15 litres que l'on doit faire de fournées.

A six heures, on débouche l'ouverture du vase, et l'excès d'eau s'écoule. A ce moment les levains préparés par les procédés ordinaires sont prêts, et on commence. Il importe, dans le nouveau procédé, de ne pas se servir de levains qui soient trop avancés; en termes techniques, il faut qu'ils soient *jeunes*.

Lorsque le levain de tout point est prêt, il est divisé en deux parties : la première (environ les trois cinquièmes du levain), mélangée avec de la farine ordinaire (à 70 pour 100) et de l'eau, sert de levain de tout point pour la deuxième fournée; ce levain est pétri séparément par un ouvrier; la deuxième partie du levain de tout point (deux cinquièmes environ) est destinée à former la pâte de la première fournée. Pour la préparer, un second ouvrier ajoute au levain 15 litres d'eau farineuse provenant du tamisage des gruaux bis, et la quantité d'eau froide ou tiède nécessaire pour la fournée. Il délaye son levain et met sa farine ordinaire (à 70 pour 100) comme d'habitude. Seulement, après la première *frase*, il ajoute, au lieu de farine, une mesure contenant 9 kilogrammes de gruaux blancs, il termine la pâte, et toutes les autres opérations se font comme dans le travail ordinaire.

A la seconde fournée on divise encore le levain en deux parties : l'une sert à faire le levain pour la troisième fournée; l'autre sert à faire la pâte, comme on l'a dit pour la première fournée; les opérations se succèdent ainsi jusqu'à la fin.

Le boulanger doit s'arranger de manière que la pâte et le levain soient pétris séparément par deux ouvriers travaillant simultanément à chaque extrémité du pétrin.

Toutes les quantités respectives d'eau, de farine et de gruaux se rapportent à une fabrication évaluée par hypothèse à 5 sacs de farine par jour. On doit les augmenter ou les diminuer, en ayant soin de conserver les mêmes proportions lorsque la fabrication réelle excède 5 sacs, ou est inférieure à ce chiffre.

Dans les pays où l'on s'attache moins qu'à Paris à la blancheur du pain, on peut supprimer le tamisage humide des gruaux bis. Dans ce cas on fait, comme il est indiqué ci-dessus, des levains indépendants avec de la farine blanche ordinaire à 70 pour 100, et l'on introduit les gruaux blancs et bis en nature au moment du pétrissage des fournées. La proportion des gruaux à employer varie suivant la nuance du pain en usage dans le pays ou dans les établissements où il doit être consommé.

A Paris, on pourrait aussi supprimer l'opération du tamisage humide, mais on devrait alors éliminer de la panification la plus grande partie des gruaux bis.

Il importe toutefois de faire remarquer que l'extraction pourrait être, dans ce cas, poussée plus ou moins loin, suivant qu'on ferait usage de blé blanc ou de blé roux.

CIRCULAIRE MINISTÉRIELLE DU 3 DÉCEMBRE 1853 SUR UN NOUVEAU PROCÉDÉ DE PANIFICATION.

Monsieur le préfet, dans sa constante sollicitude pour le sort des classes pauvres, le gouvernement de l'empereur s'est vivement préoccupé des procédés qui ont été proposés à diverses époques pour obtenir le pain à meilleur marché.

Parmi ceux qui lui ont été présentés dans ces derniers temps, celui du sieur Gallois, de Bienville (Oise), a paru mériter une attention toute particulière et pourrait peut-être être employé avec quelque avantage dans certains départements. Il consiste à incorporer dans le pain une plus grande quantité de pommes de terre qu'on ne l'a fait jusqu'ici. Ainsi les boulangers de Paris, en imitant et perfectionnant la fabrication du pain anglais, introduisent facilement dans la pâte 6 à 9 de pommes de terre cuites pour 100 de farine, tandis que M. Gallois parvient à mélanger 48 kilogr. de pommes de terre avec 100 de farine pour former la pâte.

Voici, d'après un rapport que m'a adressé M. Payen sur le procédé de M. Gallois, le compte appproximatif du prix de revient, dans le cas où la farine est à 60 fr. le quintal et les pommes de terre à 7 fr., et en prenant pour base les éléments de la taxe du pain à Paris :

	fr.	c.
25 kilogr. de farine à 60 fr. les 100 kilogr.	15 fr.	» c.
12 kilogr. de pommes de terre à 7 fr.	»	84
1 kilogr. 500 gr. de levain.	»	61
Déchet proprement dit, combustible, main-d'œuvre pour cuire, éplucher, passer la pomme de terre.	1	»
Allocation pour sel, levûre, cuisson, etc., comme pour 30 kilogr. de farine employée à fabriquer du pain ordinaire, d'après la taxe de Paris.	2	10
Produit 47 kilogr. coûtant.	19	55
100 kilogr. coûteraient.	41	57

Ainsi, quand la farine est à 60 fr. le quintal, le pain Gallois reviendrait à 0 fr. 41 c. 57 le kilogramme, tandis que le pain ordinaire serait taxé à 52 c., d'après les bases adoptées pour la taxe de Paris, qui sont les suivantes : rendement présumé de la farine en pain, 130 kilogr. de pain pour 100 kilogr. de farine ; allocation aux boulangers pour frais de fabrication, etc., 7 fr. par quintal de farine, mais comme le pain Gallois contient neuf dixièmes d'eau de plus que le pain ordinaire, l'économie ne serait que de la moitié environ de ce qu'elle paraît être.

Le pain de M. Gallois a été trouvé bon par presque toutes les personnes qui en ont goûté ou mangé pendant plusieurs jours, et, bien que son procédé ne doive pas augmenter la masse des subsistances, M. Payen a pensé qu'il pourrait être utile pour combler un certain déficit en farine, surtout dans les pays où la pomme de terre est moins chère qu'à Paris, en donnant satisfaction aux consommateurs qui tiennent absolument à prendre sous la forme de pain une grande partie de leur nourriture.

Vous apprécierez, monsieur le préfet, si dans votre département il y aurait lieu de recommander l'usage du procédé Gallois, dont vous trouverez ci-jointe une description détaillée. Dans le cas où vous croiriez devoir le faire, il serait indispensable d'inviter, en même temps, les maires à établir pour cette sorte de pain une taxe particulière dans laquelle on tiendrait compte de la différence du prix de revient, afin que l'économie obtenue ne tournât pas au profit des boulangers ; il faudrait aussi que le public fût bien averti que le pain Gallois contient, à poids égal, 9 pour 100 d'eau de plus que le pain ordinaire, car il importe que les personnes qui achèteront de ce pain économique ne se méprennent pas sur sa valeur nutritive, et cet avertissement serait également nécessaire pour ceux qui, fabriquant eux-mêmes leur pain, voudraient faire usage du nouveau procédé.

Veuillez, je vous prie, monsieur le préfet, me faire connaître les dispositions que vous aurez cru devoir prendre par suite de cette circulaire dont je vous prie de m'accuser réception. *Signé* MAGNE.

Fabrication d'un pain économique. — *Procédé de M. Gallois.* — On fait cuire à l'eau ou à la vapeur 13 kilogr. de pommes de terre.

Lorsqu'elles sont bien cuites et encore chaudes, on enlève la pelure et on les pile dans un mortier jusqu'à ce que toute la masse forme une pâte bien liante qui se roule et s'étire facilement entre les mains.

On se hâte de passer le tout au travers d'une passoire ou d'un gros tamis (ou canevas métallique) en appuyant et frottant avec force à la main ou à l'aide d'un tampon de bois.

On délaye alors la pâte de pomme de terre tamisée ainsi, plus 1 kilogr. et demi de levain ordinaire et 5 kilogr. de farine, avec 4 litres d'eau, dans laquelle on a bien délayé d'abord 125 grammes (ou un huitième de kilogr.) de levûre de bière.

Ce mélange forme un levain qu'il faut laisser fermenter une heure et demie à deux heures.

Alors on ajoute 11 kilogr. (ou 11 litres) d'eau dans laquelle on a fait dissoudre 85 grammes de sel commun.

Ce nouveau mélange étant bien délayé, on y incorpore 20 kilogr. de farine en en formant une pâte convenablement pétrie.

Cette pâte est aussitôt *tournée* (c'est-à-dire divisée en pâtons de forme et poids correspondant aux pains que l'on veut obtenir) ; on la met dans des corbeilles ou sébiles de bois, où elle reste à une douce chaleur jusqu'à ce qu'elle ait pris son apprêt (c'est-à-dire que les pâtons se soient bien gonflés, mais en ayant soin de ne pas attendre trop, car la pâte s'affaisserait et le pain serait lourd).

L'apprêt étant bien à point, on enfourne aussitôt. Si le four est convenablement chauffé, la cuisson dure trente-cinq minutes environ, pour les pains de 2 kilogr.

On obtient de ces quantités 44 à 47 kilogr. de pain, suivant la qualité des pommes de terre et de la farine.

Voici, en les réunissant, les quantités de matières premières employées :

Pommes de terre, 13 kilogr., produisant épluchées et passées.	12 kil.	» gr.
Farine blanche ordinaire de froment.	25	»
Levain de pâte.	1	500
Levûre de bière (un huitième de kilogr.).	»	125
Sel commun.	»	85
Eau.	15	»
Total.	53	710

Chacun pourra calculer le prix coûtant de ce pain, suivant les cours de la farine, des pommes de terre et le prix de la main-d'œuvre dans chaque localité.

Des succédanés du pain. — Dans les années où la pénurie et le haut prix des céréales se font sentir, on a cherché des succédanés du pain de froment dans des pains de *chiendent* (*Triticum repens*), de *betterave*, qui n'ont qu'un défaut, c'est d'être très peu nourrissants. La poudre de chiendent a été mélangée en Égypte à la farine destinée à faire le pain. En Pologne on s'en sert pour faire une espèce de gruau et pour en extraire, dit-on, la fécule. Ce pain de chiendent a l'odeur du pain ordinaire, sa saveur n'est pas désagréable, sa pâte est plus lourde et plus serrée. En 1847, l'administration municipale de Rouen fit venir de Bordeaux d'assez-grandes quantités de farine de maïs dont une partie fut livrée aux boulangers de la ville, à la condition de la mêler par moitié à la farine de blé, pour confectionner un pain mixte, vendable à un prix inférieur à celui du pain ordinaire de pure farine de blé. Ce pain, examiné par M. Girardin, présentait les caractères suivants : Sa croûte avait une couleur brune ou jaunâtre ; sa saveur était agréable, mais fade ; son odeur était celle du pain de munition ; la pâte était compacte. A Bordeaux, l'administration se préoccupe aussi de la même question, et M. Magonty, chargé de faire des recherches sur la panification du maïs, paraît avoir obtenu un succès complet en associant au maïs et à la farine de blé la pomme de terre cuite et réduite en bouillie, dans certaines préparations.

On a employé dans plusieurs contrées les tourteaux de lin à la confection du pain. Il en est résulté des inconvénients graves. En analysant les cendres de ces tourteaux, on y rencontra une notable quantité de cuivre provenant des vases qui ont servi à exprimer la graine de lin. En Angleterre, on a imaginé de faire des pains de luxe sans levûre, en y substituant le bicarbonate de soude et l'acide chlorhydrique; il y a formation de chlorure de sodium et dégagement d'acide carbonique. Il paraît que, par suite de la présence de l'arsenic dans l'acide sulfurique qui sert à préparer l'acide chlorhydrique, l'usage de ce pain a donné lieu à des accidents, tels que nausées, douleurs vives à l'estomac, vomissements, irrégularité dans les digestions, et enfin dans certains cas éruption arsenicale. Il existe dans quelques départements du nord-est de la France une espèce distincte de céréale appelée *épeautre* (*Triticum spelta*), qui est souvent prise pour du froment, mais qui en diffère néanmoins sous plusieurs rapports. A cause de l'écale qui le recouvre et qui adhère fortement, le grain de l'épeautre offre des difficultés à la mouture. La pâte qu'il fournit par sa farine passe pour être, comme celle de l'orge, plus courte et pour se sécher plus vite que celle du froment.

Schwerz estime son pain autant que celui de cette dernière céréale; Berger, au contraire, le regarde comme inférieur. Le seigle, qui offre une si grande ressource aux paysans, puisqu'il se consomme presque en totalité à la campagne et qu'on trouve beaucoup de localités où l'on ne mange que le pain qu'il fournit, est une céréale qui donne un pain bis, mat, frais, gras, assez savoureux et d'une odeur agréable. Il se conserve sept à huit jours sans se dessécher, mais il moisit très aisément. On peut dire, en général, que tandis qu'à Paris et dans les grandes villes, des ouvriers spéciaux se livrent à la fabrication du pain sous la surveillance immédiate de l'autorité, dans les campagnes, au contraire, le pain est loin d'être dans d'aussi bonnes conditions. La farine employée par les campagnards est rarement pure, leurs procédés de mouture sont détestables, et l'on sait combien cette opération peut altérer le gluten, lorsque la masse a été échauffée par la trop grande rapidité de la meule. La cuisson n'a pas lieu non plus dans les limites convenables. Le terme moyen de la température doit être 100 degrés au moment de l'enfournement; plus élevée, la pâte se trouve saisie et se durcit à la périphérie.

L'eau qui n'a pu s'échapper rend la mie molle, gluante, susceptible de se moisir en peu de jours, la croûte restant dure et cassante. Il suffit d'avoir assisté aux repas du cultivateur ou d'avoir goûté son pain pour rester convaincu que cet aliment présente fréquemment au moins quelques-uns des inconvénients attribués à ces diverses causes. En outre, on ne e mange que rarement frais, il n'est guère renouvelé qu'au bout de quinze jours et même plus tard, dans le but d'économie. Aussi arrive-t-il qu'il est attaqué par la moisissure, accident ordinaire lorsqu'il a été placé dans un lieu humide.

Le paysan ne confectionne pas son pain avec de la farine de froment seulement : il combine souvent cette dernière avec celle de seigle, soit qu'il récolte ces denrées séparément, soit qu'il les mélange dans la semence elle-même, pour en obtenir un produit connu sous le nom de *méteil*. Le pain de méteil participe donc à la fois de la qualité du pain de froment et de celle du pain de seigle, en se rapprochant plus ou moins de l'une ou de l'autre, selon les proportions respectives des céréales d'où il provient. Quand il contient 1/18e de farine de seigle, il est plus frais et plus agréable.

Des altérations du pain. — Toutes les espèces de pains sont sujettes à plusieurs sortes d'altérations. Ainsi à Paris, un pain dont la pâte est pétrie avec l'*eau de puits*, qui, comme on le sait, est très séléniteuse, peut présenter des inconvénients qui disparaîtraient par l'emploi d'une eau moins crue, pure relativement, telle que l'eau de la Seine. Une autre altération peut provenir du *défaut de cuisson :* le pain contient une plus forte proportion d'eau. S'il a été préparé avec des farines avariées, échauffées, dont le gluten a subi une altération plus ou moins profonde sous l'influence de l'humidité, il peut y avoir danger de le livrer à la consommation. Pour constater cette altération du gluten, on prend 50 grammes, par exemple, du pain suspect, que l'on triture avec de l'eau dans un mortier de porcelaine, et que l'on mêle ensuite avec une solution brute de diastase, obtenue par le traitement aqueux de 500 grammes d'orge germée, pulvérisée. Le mélange est chauffé dans une capsule de porcelaine, au bain-marie à une température de 60 à 70 degrés que l'on règle à l'aide d'un thermomètre plongé dans le liquide du bain. Au bout de quatre ou cinq heures, on filtre toute la partie amylacée du pain saccharifié, il ne reste sur le filtre que les autres substances telles que le gluten, qu'on lave sous un filet d'eau pour le soumettre à l'examen.

L'excès d'eau que renferme la mie du pain de munition peut donner naissance à des altérations plus ou moins rapides, et notamment à diverses sortes de moisissures. Dès 1819, M. le professeur Bartholomeo Bizio (de Venise) entreprit des recherches sur le développement anormal d'une matière rouge dans la polenta.

M. Bizio a été conduit à admettre que la substance colorée était un végétal d'un genre nouveau, et qu'il a nommé *Serratia*. Il est parvenu à conserver les sporules de cette plante d'une année à l'autre, et à en produire, après ce terme, le développement.

Au mois d'août 1842, des pains de munition de la garnison de

Paris, de Versailles, de Saint-Germain et de quelques autres localités, présentèrent inopinément une altération qui éveilla au plus haut degré les craintes de l'administration : une portion de la mie surtout était recouverte d'une poussière rouge, à odeur désagréable, même repoussante. Des échantillons de ces pains furent d'abord examinés, et l'on reconnut une végétation microscopique qui put être semée et reproduite sur du pain normal. Les sporules de ce végétal étaient renfermées dans le blé de 1841, employé à la manutention, et celui de 1842 n'en renfermait pas.

Postérieurement, une commission spéciale nommée par le ministre de la guerre fut appelée à étudier la nature de cette substance anormale, et reconnut que ces altérations étaient dues au champignon microscopique nommé *Oïdium aurantiacum*, dont les sporules répandues en poussières nuisibles peuvent végéter avec une extrême rapidité sous l'influence de la chaleur et de l'humidité. M. Payen a constaté que les sporules qui reproduisent cette moisissure résistent à la température de 100 à 120 degrés ; elles sont altérées par une température de 140 degrés. Ainsi, les sporules de cet oïdium conservent leur faculté végétative dans la mie du pain, tandis que, dans la croûte, la température qui dépasse 200 degrés détruit cette faculté.

La commission a admis que les circonstances les plus favorables au développement des champignons du pain étaient les suivantes : 1° l'humidité du pain et celle de l'atmosphère ; 2° une température de 30 à 40 degrés ; 3° une grande quantité de remoulage adhérente à la croûte inférieure ; 4° l'accès de la lumière.

Considérés sous le point de vue chimique, les champignons du pain ont paru formés de cellulose, d'une substance azotée et d'une certaine proportion de matière huileuse. Il a été également constaté qu'ils se développaient aux dépens du pain lui-même, et que la matière grasse et azotée et le phosphate de chaux qu'il renferme concouraient principalement à leur entretien.

La commission a conclu de ces observations :

1° Que lorsqu'on sépare de la farine les parties superficielles du grain, il faut éviter de les remettre à la surface du pain, comme on fait jusqu'ici dans les boulangeries militaires, où l'on emploie le remoulage pour l'enfournement du pain ;

2° Qu'en thèse générale, l'art de conserver les blés doit surtout être en garde contre les altérations dont leurs parties corticales peuvent devenir le siége, et que les précautions doivent redoubler dans les localités où le grain entier entre dans la confection du pain ;

3° Que dans nos climats humides, le pelletage fréquemment renouvelé est le seul moyen assuré de conservation des grains, et que cette opération peut être pratiquée avec de grands avantages au moyen du grenier mobile imaginé par M. Vallery, qui réalise par des dispositions simples la pensée d'un pelletage continu et d'une expulsion sans retour de la plus grande partie des poussières, des sporules des champignons et de tous les charançons du blé.

En 1849, une altération du pain occasionnée par le même champignon a été signalée à la Bastide (Gironde), à Florac, à Poitiers, etc. Le conseil de salubrité de Bordeaux étudia de nouveau cette question, et arriva à peu près aux mêmes conclusions que la commission de 1843.

Le pain contenant de l'*ergot de seigle* offre des taches ou points de couleur violette ; sa pâte a même quelquefois une teinte de la même couleur; il a une saveur très désagréable de pourri qui laisse dans la gorge une âcreté très persistante et qui est beaucoup plus prononcée que celle de l'ergot de seigle en poudre. On connaît les accidents nombreux, incontestables qui ont été causés par l'usage du pain contenant de l'ergot.

Falsifications du pain. — Le pain peut être l'objet d'adultérations nombreuses qui intéressent vivement l'hygiène publique, et que M. Chevallier a indiquées de la manière la plus complète.

On y a introduit de l'alun, du sulfate de zinc, du sulfate de cuivre, du carbonate d'ammoniaque, du carbonate et du bicarbonate de potasse, du carbonate de magnésie, du carbonate de chaux (craie), de la terre de pipe, du borax, du plâtre, de l'albâtre en poudre, des sels de morue, de la fécule de pomme de terre, du salep, de la poudre d'iris de Florence, de la farine de féveroles, d'orge, de maïs, etc.

L'usage de l'alun (sulfate d'alumine et de potasse), dans la fabrication du pain, paraît fort anciennement connu en Angleterre. La présence d'une petite quantité d'alun dans le pain peut ne pas occasionner facilement des accidents immédiats; cependant il est à craindre que ce sel n'exerce une action funeste par son introduction journalière dans l'estomac, surtout chez les personnes d'une constitution faible. En 1840, M. le docteur Lefebvre a constaté que, dans un quartier de Paris, plusieurs familles avaient éprouvé des accidents que l'on a reconnus occasionnés par le pain dont elles faisaient usage, et dans lequel l'analyse chimique décela la présence d'une certaine quantité d'alun.

Il y a plusieurs années, l'alun fut introduit dans le pain par les boulangers de Londres en telle proportion, que de nombreux accidents en résultèrent ; les médecins et la Société de médecine de cette ville frappèrent cette falsification d'une réprobation unanime.

Voici le procédé employé par M. Kuhlmann pour reconnaître la présence et déterminer le poids de l'alun dans le pain. On incinère

200 grammes de pain, et l'on traite par l'acide nitrique les cendres préalablement porphyrisées. Le mélange est évaporé jusqu'à siccité, et le résidu de l'opération, délayé dans 20 grammes environ d'eau distillée, est additionné d'un excès de potasse caustique à l'alcool qui retient l'alumine en dissolution; on chauffe, on filtre, et l'on précipite la liqueur filtrée au moyen du chlorhydrate d'ammoniaque; le liquide est porté à l'ébullition pendant quelques minutes, afin d'opérer la séparation totale de l'alumine, dont le poids fait connaître la proportion d'alun renfermée dans le pain. Si la quantité d'alumine était très petite, il ne faudrait pas conclure que le pain contenait de l'alun; car M. Kuhlmann a démontré que les cendres de céréales renfermaient toujours une certaine quantité d'alumine. En outre, l'alumine peut provenir des matières terreuses adhérentes au blé.

Si l'on veut simplement rechercher la présence de l'alun dans le pain, on en prend 100 grammes, que l'on fait macérer dans l'eau distillée; on exprime la masse, on filtre et l'on évapore le liquide jusqu'à siccité. Le résidu, dissous dans l'eau, est divisé en deux portions : dans l'une, on verse du chlorure de baryum, qui donne un précipité blanc, insoluble dans l'acide nitrique; dans l'autre, de l'ammoniaque, qui détermine la formation d'un précipité blanc, gélatineux, d'alumine. Si le pain est pur, il ne se fait aucun précipité dans les deux cas.

La présence du sulfate de zinc dans le pain sera décelée par un procédé tout à fait analogue à celui que nous venons de décrire en dernier lieu. Seulement, la liqueur filtrée sera divisée en trois portions : dans l'une on versera du chlorure de baryum,qui donnera lieu à un précipité d'oxyde de zinc, soluble dans un excès de réactif; dans la troisième on versera du cyanure rouge de potassium et de fer, qui donnera lieu à un précipité jaune.

Une fraude odieuse, commise, à ce qu'il paraît, depuis un certain nombre d'années, par un grand nombre de boulangers en Hollande, en Belgique, dans le nord de la France, consiste à introduire du sulfate de cuivre dans le pain. En 1844, toute une famille belge faillit être empoisonnée par du pain, dans la pâte duquel un boulanger ne se faisait aucun scrupule de mêler une quantité considérable de sulfate de cuivre. Ce pain présentait, en plusieurs endroits, des parcelles amoncelées de la matière toxique.

En décembre 1843, le tribunal correctionnel de Bruxelles a condamné le nommé P...., boulanger, à deux ans d'emprisonnement, 423 francs d'amende, privation à jamais du droit de demander une patente, et affichage, à Bruxelles et dans ses faubourgs, du jugement intervenu, pour avoir introduit du sulfate de cuivre dans sa panification. La cour de Bruxelles a confirmé ce jugement. En décembre 1847, onze boulangers belges comparurent devant le tribunal correctionnel, sous la prévention d'avoir mêlé au pain du sulfate de cuivre. Cinq d'entre eux ont été condamnés à deux ans de prison et 200 francs d'amende.

Cette question, qui intéresse à un si haut point la santé publique, a été l'objet des recherches de plusieurs chimistes. Car il était urgent de punir sévèrement de pareils délits, et, par suite, d'étudier avec soin les moyens que la science peut fournir pour en constater l'existence.

Les quantités de sulfate de cuivre employées dans la boulangerie sont très faibles. D'après les renseignements obtenus par M. Kuhlmann près de quelques boulangers, l'un mettait, dans l'eau destinée à préparer une cuisson de 200 pains de 1 kilogr., un verre à liqueur plein d'une dissolution contenant 30 grammes de sulfate de cuivre pour 1 litre d'eau ; un autre n'employait qu'une tête de pipe pleine de cette dissolution. Si ces mélanges étaient répartis uniformément dans la masse du pain, aucun inconvénient prochain n'en résulterait peut-être pour une personne valide ; mais, à la longue, les effets nuisibles se manifesteraient ; sur des constitutions affaiblies, les effets délétères seraient plus prompts. Enfin chacun comprend le danger de l'emploi frauduleux d'un agent aussi vénéneux que le sulfate de cuivre, mis aux mains d'un garçon boulanger dont l'inexpérience ou la maladresse peuvent occasionner les accidents les plus graves : on ne saurait donc sévir avec trop de rigueur contre l'introduction dans le pain des plus petites quantités de ce poison. Cette faible proportion du sel cuivreux et la présence du cuivre contenu naturellement dans le blé réclament des procédés analytiques assez longs.

Toutefois voici, d'après M. Chevallier, à qui nous empruntons ces détails pratiques, un moyen d'essai très simple que chaque consommateur peut mettre en usage, et qui décèle la présence du sulfate de cuivre dans le pain, bien avant que ce sel soit en quantité suffisante pour occasionner des accidents graves. Une goutte de cyanure jaune en dissolution, versée sur le pain, le colore en rose jaunâtre au bout de quelques instants, lors même que cet aliment ne renferme que 1 partie de sulfate de cuivre sur 9000 parties de pain blanc ; car cette coloration ne serait pas reconnaissable sur le pain bis.

Le procédé de M. Parizot (de Dieuze) consiste à faire une pâte avec 100 grammes de pain et une certaine quantité d'acide sulfurique pur, étendu de six fois son poids d'eau distillée ; on place ensuite au milieu de cette pâte une lame ou un cylindre de fer bien décapé et bien uni ; on abandonne ainsi le tout pendant trente ou quarante heures, suivant la quantité de cuivre qui se trouve dans le pain : au bout de ce temps, si l'on retire et qu'on examine le cylindre de fer, on aperçoit une couche de cuivre qui recouvre tout le cylindre de fer; cette couche sera d'autant plus marquée et d'autant plus visible, que la quantité de cuivre contenue dans le pain sera plus considérable.

Un procédé plus long, mais beaucoup plus délicat, est celui de M. Kuhlmann, qui permet de retrouver des quantités infinitésimales de sulfate de cuivre, par exemple, 1 partie de ce sel sur 70 000 parties de pain, ce qui représente 1 partie de cuivre métallique sur près de 300 000 parties de pain.

On fait incinérer dans une capsule de platine 200 grammes de pain. Les cendres, réduites en poudre fine, sont mêlées dans une capsule de porcelaine avec 8 à 10 grammes d'acide nitrique ; on chauffe pour évaporer l'acide libre, et la pâte poisseuse qui reste est traitée à chaud par 20 grammes environ d'eau distillée. On filtre, et dans la liqueur filtrée on verse un petit excès d'ammoniaque liquide et quelques gouttes de dissolution de sous-carbonate d'ammoniaque. Après refroidissement, on sépare au moyen du filtre le précipité blanc et abondant de carbonate et de phosphate terreux qui s'est formé ; la liqueur alcaline est soumise à l'ébullition pendant quelques instants, pour dissiper l'excès d'ammoniaque et la réduire au quart de son volume. Cette liqueur, étant rendue légèrement acide par une goutte d'acide nitrique ou sulfurique, est partagée en deux parties : sur l'une on fait agir le cyanure jaune qui donnera, s'il y a du cuivre, une coloration ou un précipité rouge briqueté; sur l'autre, l'acide sulfhydrique ou le sulfhydrate d'ammoniaque, qui fournira un précipité brun de sulfure de cuivre.

Il y a encore d'autres procédés pour rechercher le sulfate de cuivre dans le pain ; ils ont été récemment soumis à un examen comparatif par MM. d'Hauw et Van de Vyvere, pharmaciens à Bruges. Il résulte de leurs expériences :

1° Que le procédé qui consiste à carboniser le pain et à traiter le charbon obtenu par l'acide nitrique ne permet de déceler que la présence de $0^{gr},1085$ de sulfate de cuivre par kilogramme de pain ;

2° Que le procédé dans lequel on traite les cendres du pain par l'eau régale permet de reconnaître des atomes de cuivre ; mais que, dans le cas où l'on n'obtient que de très faibles quantités de ce métal, on ne peut attribuer sa présence qu'au cuivre normal contenu dans le blé, et nullement à une certaine quantité d'un sel de cuivre incorporé dans la pâte du pain pendant sa confection;

3° Que le procédé de M. Van den Broeck et celui d'Orfila indiquent assez exactement la proportion de cuivre résultant d'un sel cuivreux introduit dans le pain, à moins cependant que ce dernier ne contînt une grande quantité de son ;

4° Que le procédé indiqué par Orfila en 1847 est celui qui donne les indications les plus précises. Il consiste à faire bouillir le pain dans de l'eau acidulée par 1/10e de son poids d'acide acétique radical, à vaporiser ensuite à siccité la liqueur filtrée, à carboniser le résidu par l'acide nitrique et le chlorate de potasse, puis à faire bouillir le charbon pendant vingt minutes dans de l'acide acétique affaibli, et à traiter le liquide filtré par l'acide sulfhydrique.

MM. d'Hauw et Van de Vyvere ont modifié ce procédé de la manière suivante : le pain est mis en macération pendant deux jours dans de l'eau distillée étendue de 1/10e de son poids d'acide acétique pur ; et le liquide exprimé de cette pâte est soumis à l'action d'un cylindre de fer, de la pile de Grove ou de la capsule de platine, afin d'opérer la réduction du cuivre. Suivant ces deux chimistes, ce moyen permet non-seulement de constater la présence du sel de cuivre introduit dans le pain, mais encore d'en déterminer la quantité.

On ignore l'origine de l'emploi du sulfate de cuivre dans la boulangerie ; mais il paraît que les fraudeurs en ont retiré de grands avantages par l'action véritablement spécifique que ce sel exerce dans la panification, surtout quand on considère combien sont minimes les quantités de sulfate de cuivre employées. Ainsi l'usage de ce sel permet d'employer des farines de qualité médiocre et mélangées ; la main-d'œuvre est moindre, la panification plus prompte, la mie et la croûte plus belles. On peut introduire une plus grande quantité d'eau. Toutes ces propriétés, on pourrait dire magiques, du sulfate de cuivre, ont été une séduction dangereuse pour les boulangers. L'alun et le sulfate de zinc paraissent exercer une action analogue. L'alun, suivant certains boulangers de Paris, possède au plus haut degré la propriété d'augmenter l'absorption de la pâte pour l'eau ; il donne, en outre, à celle-ci du corps et de la viscosité, conditions qui lui assurent, après la fermentation, une belle apparence.

M. Kuhlmann, dans le but d'éclairer la question, s'est livré à de nombreuses expériences pratiques. D'après ce chimiste, la présence du sulfate de cuivre, même dans la plus petite proportion, s'est manifestée par un raffermissement de la pâte, une tendance à empêcher celle-ci de s'étendre ou de pousser plat et à la faire pousser gros. Cet effet est habituellement produit par l'emploi du levain et du sel marin. L'action du sulfate de cuivre correspond donc à celle de ces deux matières. Tout porte à croire que dans le sulfate de cuivre c'est la base qui influe sur la panification en raffermissant le gluten altéré. Le sulfate de soude, le sulfate de fer, l'acide sulfurique, n'ont donné, dans des essais comparatifs, aucun résultat analogue. On peut donc obtenir un pain bien levé avec des farines dites lâchantes ou humides. L'action très énergique du sulfate de cuivre sur la fermentation et la levée du pain est encore très apparente, lors même qu'il n'entre dans la confection du pain que pour 1/70000e environ, ce qui fait à peu près 1 partie de cuivre métallique sur 300000 parties de pain, ou 0g ,05 de sulfate par 3kil, 75 de pain. La proportion qui donne la levée la plus grande est celle de 1/30000 à 1/150000e ; au delà de ce terme, le pain devient humide, il acquiert une couleur moins blanche, et en même temps il a une odeur particulière désagréable, analogue à celle du levain. La quantité de sulfate la plus grande qui puisse être employée sans altérer la beauté du pain est celle de 1/4000e ; passé cette proportion, le pain est très aqueux et présente de grands yeux ; avec 1/1800e de sulfate de cuivre, la pâte ne peut lever, la fermentation semble arrêtée, et le pain acquiert une couleur verte.

Pour obtenir un effet sensible avec l'alun, il faut, suivant M. Kuhlmann, élever la quantité à 1/936e ; à la dose de 1/176e, l'effet a été plus remarquable.

Ce savant chimiste a également étudié l'action des carbonates que l'on introduit dans le pain. Le carbonate d'ammoniaque ne peut être d'un grand secours pour faire lever le pain que lorsqu'il est employé à une dose très forte. Il permet aussi de rendre la dessiccation du pain plus lente et d'augmenter sa blancheur, probablement à cause de sa volatilité et de sa décomposition en acide carbonique et en ammoniaque par l'action de la chaleur.

L'addition du carbonate de magnésie paraît améliorer la qualité du pain fait avec des farines de basse qualité. Dans la proportion de 1/442e, il communique au pain une couleur jaunâtre qui peut modifier d'une manière avantageuse la couleur sombre que ces farines lui donnent. Cette adultération peut, jusqu'à un certain point, être préjudiciable à la santé, car le carbonate de magnésie doit être converti en grande partie en lactate par l'acide lactique que développe la fermentation ; or, le lactate de magnésie est un sel très purgatif.

Les carbonates de potasse semblent avoir été employés pour rendre la dessiccation du pain plus lente, et pour augmenter sa légèreté par le dégagement de l'acide carbonique.

Le sel marin possède la propriété de raffermir la pâte ; il fait aussi augmenter le poids du pain. Il a été, dans quelques localités, remplacé par les sels impurs de morue et de charnier. Il résulte de visites faites, en juin 1848, chez les boulangers de Nantes, que plusieurs d'entre eux faisaient entrer dans la confection du pain de méteil des sels de charnier, de sardine et de morue, dans lesquels on a trouvé même des têtes de sardine, des écailles de poisson et des morceaux de lard.

Pour reconnaître la présence du carbonate d'ammoniaque dans le pain, on en prend une certaine quantité sur laquelle on verse de la potasse ou de la soude caustique en solution concentrée : il se produit un dégagement d'ammoniaque sensible à l'odorat et rendu manifeste par la vapeur blanche qui se développe au contact d'une tige de verre imprégnée d'acide acétique.

Pour reconnaître la présence du carbonate de magnésie, on fait macérer dans une suffisante quantité d'eau distillée 200 grammes de pain convenablement divisé ; au bout de deux ou trois heures, on jette le tout sur une toile et l'on passe avec expression ; le liquide filtré est ensuite évaporé jusqu'à siccité au bain de sable ; on laisse refroidir, puis on traite par une certaine quantité d'alcool à 0,85, qui dissout l'acétate de magnésie en lequel le carbonate s'est transformé par suite des réactions qui surviennent dans la panification. La solution alcoolique filtrée est évaporée à siccité, et le résidu, repris par l'eau et filtré, est additionné de carbonate de potasse ou de soude qui donne lieu à un précipité blanc de carbonate de magnésie, insoluble dans un excès du réactif.

Les carbonate et bicarbonate de potasse se découvrent de la manière suivante : On fait macérer dans l'eau distillée, pendant environ deux ou trois heures, 2 à 300 grammes de pain coupé par tranches ; on passe la liqueur avec expression, puis on la filtre et on la fait évaporer à siccité. Le résidu, s'il y en a un, est traité par l'alcool ; on filtre et l'on évapore à siccité. Si dans ce résidu, préalablement dissous dans une petite quantité d'eau distillée, une dissolution de chlorure de platine forme un précipité jaune serin, on aura la certitude que le pain soumis à l'essai contenait de la potasse. On peut, en outre, incinérer le pain, et l'on obtiendra une cendre très alcaline, infiniment plus riche en potasse que celle qui provient de la farine non additionnée de carbonate de potasse.

M. Duvillé, pharmacien à Montdidier, a eu souvent l'occasion de constater dans le pain, surtout dans celui de deuxième qualité, la présence du borax. Ce sel est peu nuisible, il est vrai, mais l'usage doit en être proscrit, puisqu'il facilite l'écoulement de farines de mauvaise qualité. Pour reconnaître cette fraude, on opère sur une grande quantité de pain, à cause du peu de solubilité du borax. La solution filtrée est mise dans une bassine d'argent avec un blanc d'œuf battu dans de l'eau distillée ; on porte à l'ébullition, on passe, puis on verse dans la liqueur et peu à peu de l'acide sulfurique concentré, en ayant soin d'agiter avec un tube de verre. On passe à travers un blanchet, on laisse reposer pendant vingt-quatre heures, on décante l'eau claire, et l'on fait égoutter l'acide borique.

L'emploi de la craie, de l'albâtre, du plâtre, de la terre de pipe, pour adultérer le pain, ne paraît avoir eu lieu que dans le but d'augmenter son poids et peut-être sa blancheur. Au reste, cette fraude qui s'était pratiquée autrefois sur une petite échelle pourrait aujourd'hui se reproduire difficilement, lors même de la cherté excessive des grains ; attendu que l'expérience a fait reconnaître que le pain provenant d'une farine qui ne contiendrait que 4 pour 100 de ces substances terreuses présenterait, dans sa coupe, des points blancs résultant de l'agglomération de petites quantités de ces dernières. D'un autre côté, comme elles ne subiraient aucune transformation pendant la fermentation de la pâte, elles se distingueraient facilement à l'œil nu en s'agglomérant, surtout étant introduites en grande quantité, comme cela serait nécessaire pour influer sur le poids du pain. D'ailleurs l'incinération de 100 à 200 grammes de pain dans une capsule de platine suffirait pour faire apercevoir ces sortes de fraudes par l'excès du poids des cendres, poids qui varie de $1^{gr},07$ à $1^{gr},50$ pour 200 grammes de pain pur.

Quant à l'introduction de la fécule, des farines de légumineuses dans le pain, provenant d'additions faites avant la panification, les procédés de M. Donny sont applicables à la recherche directe de ces substances dans le pain.

Ainsi, pour retrouver la fécule, on verse sur le porte-objet de la loupe montée deux ou trois gouttes de solution de potasse dans lesquelles on écrase un très petit fragment de mie de pain, et l'on ajoute un peu d'eau iodée : quand le pain est falsifié, on aperçoit, à la loupe, des grains de fécule fortement distendus, très larges et colorés en bleu.

Pour reconnaître la farine de féveroles, de fèves ou de vesces dans le pain, on doit, autant possible, isoler le principe colorant propre à ces légumineuses. A cet effet, on traite le pain par l'eau froide, on passe ensuite la bouillie sur un tamis, et, par le repos, la liqueur passée se sépare lentement en deux couches. La couche supérieure, décantée et évaporée en consistance d'extrait, est épuisée par l'alcool ; la dissolution alcoolique, rapprochée à son tour, laisse sur les bords de la capsule une couche d'une substance extractive que l'on traite successivement par les vapeurs d'acide nitrique et d'ammoniaque. Si le pain est frelaté, la matière extractive prend partiellement une belle coloration rouge ; dans le cas de pureté, cette coloration ne se manifeste pas.

Il n'est pas jusqu'au pain de seigle qui n'ait été falsifié par la farine de graine de lin et par les farines de féveroles et de vesces. Voici le procédé de M. Donny pour reconnaître la première adultération. On écrase un très petit fragment de mie de pain dans quelques gouttes de solution de potasse, sur le porte-objet d'une loupe montée ou d'un microscope ; par un examen attentif, on aperçoit en grand nombre les petits corps anguleux caractéristiques.

Telles sont les principales falsifications que l'on a fait ou que l'on fait encore subir à la première et principale nourriture de l'homme, surtout pour une portion nombreuse et souffrante de la population qui n'a guère d'autre aliment que le pain.

Bibliographie. — *Le parfait boulanger*, ou *Traité complet sur la fabrication et le commerce du pain*, par A.-A. Parmentier. Paris, 1778. — *Mémoires sur les avantages que le royaume peut retirer de ses grains*, par A.-A. Parmentier. Paris, 1789, in-4°. — *Traité des subsistances et des grains, de la mouture, etc.*, par E. Béguillet. Dijon, 1802, 6 vol. in-8. — *Rapport sur une prétendue falsification du pain par les sulfates de cuivre et de zinc*, par Barruel (*Ann. d'hyg. et de méd. lég.*, t. III, p. 342). — *Sur l'emploi d'un sel de cuivre dans la préparation du pain*, par A. Chevallier (*Ibid.*, t. IV, p. 20). — *Considérations sur les divers modes d'adultération du pain*, par Kuhlmann (*Rapport du Conseil central de salubrité du département du Nord*, Lille, 1830, p. 109). — *Dictionnaire des falsifications*, par A. Chevallier. — *Note sur les moyens de recueillir l'alcool qui se produit pendant le lavage et qui se dégage pendant la cuisson du pain*, par Barruel (*Ann. d'hyg. et de méd. lég.*, t. VII, p. 110). — *Rapport sur un nouveau four pour la cuisson du pain*, par M. Bouard (*Ibid.*, t. XI, p. 77). — *Rapport sur la fabrication du pain par le pétrissage à bras et par les machines*, par H. Gaultier de Claubry (*Ibid.*, t. XXI, p. 1). — *De l'influence de certains corps dans la panification*, par A. Chevallier (*Ibid.*, t. XXIV, p. 82). — *Rapports généraux des travaux du Conseil de salubrité de la Seine*, collection de Moléon et suite par Trébuchet (*Ann. d'hyg. et de méd. lég.*, t. XXV, p. 68, et t. XXXVIII, p. 83). — *Des effets de la présence de la gesse dans le pain*, par A. Chevallier (*Ibid.*, t. VI, p. 126). — *Note sur le pain dans la fabrication duquel on a fait entrer du savon*, par le même (*Ibid.*, t. XXVII, p. 306). — *Note sur le pain moisi*, par le même (*Ibid.*, t. XXIX, p. 39). — *Notes sur une altération particulière du pain*, par M. Guérard et M. Gaultier de Claubry (*Ibid.*, p. 35 et 347). — *Examen de diverses farines servant à la fabrication d'un pain de qualité inférieure, suivi de remarques sur celui qui est vendu aux indigents dans la ville de Paris*, par M. Bussy (*Ibid.*, t. XXXII, p. 315). — *Rapport sur du pain fait avec de la farine contenant des charançons* (*Ibid.*, t. XXXV, p. 98). — *Note sur le danger de l'emploi dans le pain de la graine de jarosse*, par M. Vilmorin (*Ibid.*, t. XXXVII, p. 667). — *Note sur les moyens de reconnaître dans la farine de froment le mélange de substances étrangères*, par Mareska (*Ibid.*, t. XXXVIII, p. 156). — *Du blutage et du rendement des farines, de la composition du pain de munition*, par M. Haussmann (*Ibid.*, t. XXXIX, p. 5, 42). — *De l'altération du pain par l'*Oidium aurantiacum, par M. Payen (*Comptes rendus de l'Académie des sciences*, juillet 1848). — *Rapport sur le rendement de la farine en pain* (*Ann. d'hyg. et de méd. lég.* t. XLIII, p. 88 et 291). — *Mémoire sur les accidents causés par du pain fait avec de la farine de seigle contenant de l'ivraie*, par A. Chevallier (*Ibid.*, t. L, p. 147). — *Divers mémoires sur la composition de la farine et du son, et sur la manutention*, par Millon (*Annuaire de chimie*, 1849, p. 463 ; 1850, p. 484 ; 1851, p. 432 ; (*Annales d'hygiène*, t. XLI, p. 451, t. XLII, p. 464). — *Collection des ordonnances de police*, passim. — *Essai sur la falsification des farines*, par MM. Parisot et Robine. Paris, 1840. — *Considérations pratiques sur la composition du pain de munition*, par I.-C. Lyon, 1843. — *Mémoire par un officier d'administra-*

tion des subsistances militaires à ses collègues. Paris, 1846. — *Documents sur les boulangeries publiés par le ministre de l'agriculture, du commerce et des travaux publics.* Paris, 1857-1860. — *Rapport sur les commerces du blé, de la farine et de pain,* par M. Le Play. Paris, 1860. — *Rapport sur les nouveaux appareils de panification* de M. Rolland, par M. Payen (*Comptes rendus de l'Académie des sciences*, et *Ann. d'hyg.*, t. XLVIII, p. 225). — *Du pain, sa composition, sa fabrication, son rôle dans l'alimentation,* par J. Robert de Massy. Paris, 1862, in-8.

PAINS A CACHETER. — Quelques auteurs ont établi qu'on avait fait usage de substances toxiques pour colorer la pâte des pains à cacheter. M. Malapert (de Poitiers) a fait connaître que dans cette ville on avait vendu des pains à cacheter colorés avec le *vert métis* (arsénite de cuivre), et que ces petits objets, du poids de 0,20, contenaient environ 30 à 35 pour 100 de cette substance vénéneuse. En 1845, on a trouvé des pains à cacheter colorés par le *vert de Schweinfurt* (arsénite de cuivre) ; un seul de ces pains à cacheter aurait suffi pour empoisonner un enfant. Les pains de gélatine ont été aussi colorés par des substances minérales, telles que des mélanges de *sulfate de cuivre* et de *fer*.

Ces substances toxiques seront décelées : l'arsenic, en carbonisant les pains à cacheter à l'aide de l'acide sulfurique, traitant le charbon par l'eau, filtrant le liquide et l'introduisant dans l'appareil de Marsh; le fer et le cuivre, en incinérant les pains à cacheter, et en soumettant les cendres aux essais qui peuvent permettre d'y reconnaître la présence de ces métaux.

PAPIERS.—L'introduction dans certains papiers, et surtout dans les papiers peints, de diverses préparations métalliques, en rend, dans un grand nombre de circonstances, la fabrication et l'emploi plus ou moins dangereux.

Déjà nous avons fait connaître quelques-uns de ces effets en parlant de l'ARSENIC qui entre dans la composition du vert de Schweinfurt, et des BONBONS et sucreries enveloppés dans des papiers diversement colorés. Nous n'avons ici qu'à compléter ces détails.

Bien que l'usage des couleurs métalliques vénéneuses à base de cuivre, d'arsenic et de plomb, tende à disparaître dans la fabrication des papiers peints, et que les accidents auxquels pourraient être exposés les ouvriers soient, sinon tout à fait nuls, au moins rares et de peu de gravité, il importe de surveiller les manufactures de papiers peints, et de parer aux inconvénients qui pourraient résulter du mélange des produits toxiques avec les eaux du voisinage. Il ne faut pas perdre de vue la possibilité d'accidents analogues à ceux qu'a observés M. Braconnot (de Nancy) qui a vu l'eau de divers puits empoisonnée par de l'arsenic provenant des eaux d'une fabrique de papiers peints voisine, infiltrées dans le sol. Ainsi doit-on, dans tous les cas, lorsque de semblables fabriques s'établissent, donner à ce point une attention toute spéciale.

Il y a moins à se préoccuper des prétendus dangers qui résulteraient de l'emploi en tentures des papiers teints avec des couleurs vénéneuses. Les faits avancés par Gmelin et par M. Louyer (de Bruxelles), dans le but de démontrer que l'habitation dans des appartements tapissés de papiers semblables a eu des suites funestes et a causé la mort de plusieurs personnes, ne se sont pas vérifiés, et paraissent devoir être attribués à une tout autre cause.

Un inconvénient beaucoup plus réel résulterait de l'emploi des papiers peints à base toxique pour envelopper des substances alimentaires. Aux prescriptions déjà citées qui s'adressent spécialement aux confiseurs, nous ajouterons l'avis suivant, qui n'est pas moins important dans sa généralité, et la circulaire plus récente qui l'a complété.

AVIS DU PRÉFET DE POLICE CONCERNANT L'EMPLOI DES PAPIERS PEINTS POUR ENVELOPPER LES SUBSTANCES ALIMENTAIRES (1853).

Des accidents graves ont été causés par l'emploi des papiers peints dont se servent quelquefois les charcutiers, les fruitiers, les épiciers et autres marchands de comestibles, pour envelopper les substances alimentaires qu'ils livrent à la consommation.

Les papiers les plus dangereux, sous ce rapport, sont les papiers peints ou teints en vert et en bleu clair, qui sont ordinairement colorés avec des préparations métalliques. Viennent ensuite les papiers lissés blancs et les papiers aurores. Ces papiers, mis en contact avec des substances molles et humides ou grasses, peuvent leur communiquer une portion de leurs matières colorantes; il peut, dès lors, en résulter, suivant la proportion de matière colorante mêlée à l'aliment, des conséquences plus ou moins graves.

CIRCULAIRE AUX COMMISSAIRES DE POLICE DE PARIS ET DE LA BANLIEUE, DU 28 NOVEMBRE 1855.

Messieurs, à l'application de ma circulaire du 3 octobre dernier, relative à l'emploi par les charcutiers de papiers de couleur pour la couverture des pots à rillettes et pour les manches de jambons, a suscité des réclamations de la part des marchands de papiers de couleur.

L'affaire a été examinée de nouveau par le Conseil d'hygiène publique et de salubrité, et il résulte de cet examen qu'il n'y a pas lieu de proscrire l'usage de certains papiers, dans la fabrication desquels il n'entre aucune matière métallique, minérale ou toxique. Je citerai, par exemple, le papier bleuâtre, dont les rognures servent à parer les étalages des charcutiers. Ce papier est teint dans la pâte avec une substance qui ne contient aucune partie de cendres bleues (oxyde ou carbonate hydraté de cuivre.)

Au surplus, pour vous faciliter l'exécution de la mesure en question, je vous adresse, messieurs, une carte-spécimen contenant des échantillons de papiers coloriés dangereux dont le contact avec les substances alimentaires, surtout lorsqu'elles sont humides, molles ou grasses, présenterait les plus graves inconvénients.

Comme vous le remarquerez, messieurs, les papiers dangereux sont généralement coloriés en vert clair, en orange, en jaune, lissés blancs ou dorés faux. Ils sont très souvent lissés et coloriés des deux côtés. Les verts sont coloriés avec l'arsenic de cuivre ; les oranges, les jaunes, les lissés blancs, avec des oxydes ou des sels de plomb. Les papiers dorés faux sont faits avec du chrysochalque, qui est un alliage de cuivre et de zinc.

L'emploi de ces divers papiers et tous les autres semblables (car les nuances sont très variables) devra être formellement interdit pour faire des sacs, des enveloppes, des manchettes, des boîtes ou des étiquettes, non-seulement aux charcutiers, mais encore à tous les marchands ou débitants de denrées ou substances alimentaires quelconques, comme les bouchers, les confiseurs, les chocolatiers, les marchands de comestibles, de beurre et de fromages, les pâtissiers, les épiciers, les fruitiers, etc.

Les échantillons de la carte-spécimen ci-jointe ne doivent être considérés que comme des modèles, car, je le répète, les nuances de couleurs sont très variées. En cas de doute, vous devrez regarder comme dangereux tout papier brunissant lorsqu'on le touche avec de l'hydrosulfate de potasse ou avec de l'eau de Baréges non altérée (l'eau de Baréges non altérée dégage l'odeur d'œufs pourris).

Ne perdez pas de vue, messieurs, que l'emploi des papiers dangereux constitue une contravention à l'ordonnance de police du 28 février 1853, concernant les substances alimentaires et les vases de cuivre (art. 12, paragr. de l'instruction annexée à ladite ordonnance). Je vous recommande donc, le cas échéant, de dresser des procès-verbaux et de les transmettre. *Signé* PIÉTRI.

PAPIER TUE-MOUCHES. — *Voy.* INSECTICIDES.

PARCHEMINIERS.—L'industrie des parcheminiers, en raison des dangers d'incendie, est classée dans la deuxième classe des établissements insalubres.

PASTILLAGE. — *Voy.* BONBONS.

PÂTE PHOSPHORÉE. — *Voy.* PHOSPHORE.

PATENTES DE SANTÉ. — *Voy.* SANITAIRE (RÉGIME).

PAUPÉRISME. — *Voy.* ASSISTANCE.

PAVAGE.—Les faits que nous avons rappelés touchant les conditions générales d'assainissement des villes, et en particulier le balayage et l'enlèvement des boues, ont déjà fait pressentir l'importance que présentent, au point de vue de la salubrité, l'état du sol des lieux habités, et les moyens employés pour en entretenir la viabilité et la propreté. Ces considérations, agrandies par l'esprit profond et investigateur de notre savant M. Chevreul, ont besoin d'être développées ici.

Tout ce qui tend à imprégner le sol de matières organiques peut être considéré comme une cause prochaine ou éloignée d'insalubrité; et tout ce qui tend à empêcher cette imprégnation, à la limiter ou à détruire les matières infiltrées, est une cause d'assainissement. Le pavage se présente à la fois, quoique inégalement, sous ce double aspect. D'autre part, il s'oppose en partie à l'imprégnation du sol par les détritus organiques de toutes sortes qui, dans une cité populeuse, se répandent à sa surface, ou du moins il limite cette imprégnation; mais, de l'autre, en empêchant l'introduction des eaux pluviales dans le sol, il diminue l'action salutaire que ces eaux exerceraient en dissolvant les matières imprégnées et en renouvelant les sources et les nappes d'eau souterraines qui alimentent les puits dans un sol perméable. C'est ce que Franklin exprimait en disant que « le sol de la ville étant pavé ou couvert de maisons, la pluie était charriée au loin, et ne pouvait point pénétrer dans la terre et renouveler et purifier les sources : ce qui est cause que l'eau des puits devient chaque jour plus mauvaise, et finira par ne plus être bonne à boire, ainsi qu'il arrive dans toutes les anciennes villes. » — Malgré cette restriction dont il ne faut pas exagérer la portée, le revêtement du sol par une couche imperméable, pavage, dallage, macadamisage ou autre, offre des avantages supérieurs à ces inconvénients.

Le pavage des rues est donc nécessaire, ainsi que le reconnaît M. Chevreul : non-seulement il assure la circulation du public en prévenant l'inconvénient des ornières, des mares d'eau, des boues dans la saison pluvieuse, mais il diminue beaucoup les effets fâcheux de la poussière dans la saison sèche; enfin le pavage des rues a encore l'avantage d'éloigner des fondations des maisons une grande partie des eaux pluviales et des eaux qui ont servi aux usages domestiques. Il existe entre les pavés des grandes villes et dans la couche de sable sur laquelle ils reposent une matière noire qui n'est autre que du fer oxydé et sulfuré provenant des roues de voiture, des fers de chevaux, etc., et qui, tendant à passer à l'état de peroxyde, retient l'oxygène des eaux d'infiltration, oxygène qui eût été nécessaire à la destruction des matières organiques contenues dans le sol, et par conséquent à son assainissement. Nous n'avons pas besoin de dire combien il importe d'éviter que les intervalles mal joints des pièces de pavage deviennent des foyers infects de matières en décomposition et d'eaux croupissantes ; et, par conséquent, d'entretenir avec soin le pavage des cités populeuses.

La matière employée pour le revêtement du sol des grandes villes n'offre pas, au point de vue de l'hygiène, une importance assez directe pour que nous nous y arrêtions longuement. Nous avons dû indiquer seulement les conditions que doit remplir un bon système de pavage.

Bibliographie. — *Mémoire sur plusieurs réactions chimiques qui intéressent l'hygiène des cités populeuses*, par M. Chevreul (*Annales d'hygiène publique*, Paris, 1853, t. L, p. 5). — *Études sur le pavage, le macadamisage et le drainage*, par E. Boudin (*Ann. d'hyg. et de méd. lég.*, t. XLV, p. 263). — *Rapport officiel sur le pavage de Londres et de Paris, adressé à M. le ministre des travaux publics*, par M. Darcy. Paris, 1850.

PEAUX. — *Voy.* Corroieries, Tanneries.

PÉDÉRASTIE. — *Voy.* Prostitution.

PEINTRES. — *Voy.* Plomb.

PELLAGRE. — Vers le milieu du siècle dernier, la pellagre, maladie inconnue aux anciens, s'est montrée sur divers points de l'Europe, et, malgré les améliorations apportées depuis cette époque aux conditions d'existence des peuples, on a vu cette maladie se répandre et s'aggraver chaque jour, décimant sans bruit une partie des populations agricoles, et menaçant de les entraîner dans une dégradation physique et morale irrémédiable. Actuellement, la pellagre, dont la marche est encore entourée d'une certaine obscurité, s'étend sur plusieurs royaumes, et alors que la plupart des médecins français la considéraient comme une maladie exotique, une série de travaux importants vient de la montrer fixée et endémique dans nos provinces du Midi, et même jusque dans le centre de la France.

C'est vers 1730, qu'on peut faire remonter la première notion de la pellagre. Casal, médecin de Philippe V et exerçant à Oviedo dans les Asturies, l'aurait distinguée le premier du groupe d'affections avec lesquelles on la confondait.

Il l'avait nommée *mal de la rosa.* Mais ses manuscrits ne furent guère connus que vingt-ans après par la description que Thiéri en donna d'après lui. D'un autre côté, en Italie, vers 1770, Antonio Pujati décrivit à Padoue une maladie particulière sous le nom de *scorbut alpin*, et en 1771, Francesco Frappoli décrivit à Milan une affection qu'il appela *pellagre*, de deux mots latins, *pellis agra.*

Ces études eurent assez de retentissement pour que le grand conseil de Milan fondât dans la petite ville de Legnano, en 1784, un hôpital spécial pour soixante pellagreux dont la direction fut confiée à Strambio. Malheureusement cet hôpital fut fermé quatre ans après. Enfin, en 1789, Francesco Fanzajo, jeune médecin, plus tard professeur à l'université de Padoue, montra que le scorbut alpin et la pellagre milanaise n'étaient qu'une seule et même maladie. Depuis ce temps, Strambio fils fit paraître en 1820 un traité de la pellagre. La France n'est pas restée en arrière, et nos compatriotes y ont apporté tous leurs soins, si bien qu'aujourd'hui plusieurs d'entre eux font autorité dans cette question. Nous ne mentionnerons ici que MM. G. Hameau, Brierre de Boismont, Th. Roussel, Costallat et Landouzy, comme ayant particulièrement éclairci la question de la pellagre, et nous renvoyons pour les autres à la bibliographie qui termine cet article.

Nous admettons avec M. Th. Roussel, et jusqu'à preuve démonstrative contraire, que la pellagre est une maladie nouvelle en Europe; que son origine ne remonte pas au delà du XVIIIe siècle, même dans les pays qui en ont été attaqués les premiers; que partout elle a suivi, dans ses progrès et dans son influence sur les populations, les progrès de la culture et de la part plus grande du maïs dans la consommation.

On peut définir la pellagre, une maladie cachectique, le plus souvent endémique, quelquefois sporadique, caractérisée par un érythème particulier, un dérangement des fonctions digestives, un trouble profond du système nerveux, et notamment des facultés intellectuelles, et une altération de toutes les forces de l'économie, et probablement produite par une altération parasitaire du maïs ou d'autres céréales.

La multiplicité et la diversité des phénomènes qui caractérisent la pellagre, l'irrégularité de leur marche, rendent une description méthodique difficile. Frappoli avait distingué trois périodes, une commençante, une confirmée et une désespérée. Strambio le père, qui était à la tête de l'hôpital de Legnano, exclusivement destiné aux pellagreux, avait également établi trois degrés fondés sur les caractères des lésions cutanées et sur la marche des accidents. Dans le premier degré, la maladie est intermittente, la peau est le siége d'une rougeur érythémateuse ou érysipélateuse; dans un deuxième, la maladie est rémittente, et la peau est couverte d'un plus ou moins grand nombre de vésicules; dans un troisième, la maladie est continue, l'épiderme se dessèche et tombe sans que l'on observe ni tuméfaction ni rougeur. Sans tenir grand compte de ces divisions, qui, surtout la dernière, ne comprennent pas toute l'évolution de la maladie, on peut dire que la pellagre débute quelquefois brusquement, mais qu'elle s'annonce ordinairement par un malaise général, de l'abattement, de la tristesse, de l'éloignement pour le travail, état dont la durée varie depuis plusieurs jours jusqu'à plusieurs semaines. Quelquefois il s'y joint de la céphalalgie, des vertiges ou un peu de diarrhée ; puis apparaissent les symptômes de la maladie ; on constate alors trois groupes de symptômes : les uns, caractérisés par une éruption, apparaissent sur les parties découvertes ; les autres portent sur les fonctions digestives et nerveuses. Ces troubles n'apparaissent pas tous en même temps ; les phénomènes cutanés commencent en général la scène, bientôt accompagnée des troubles digestifs et suivie des troubles nerveux. Bien que cette succession ne soit pas fatale, comme elle est la plus fréquente, c'est cet ordre que nous suivrons dans notre description.

C'est en général vers l'équinoxe du printemps qu'apparaît l'érythème sur les mains, le visage, le cou, la poitrine et parfois les pieds, en un mot, sur les parties découvertes et exposées au soleil, si bien que l'érythème cesse brusquement au niveau où ces vêtements viennent couvrir les membres. Pour les mains, c'est surtout à la face dorsale qu'on trouve l'érythème; cependant il peut envahir même la face palmaire, comme l'avait déjà vu G. Hameau père, et y former des crevasses assez douloureuses. M. Landouzy, qui a vu le même fait, pense en outre qu'à Reims l'érythème est plus intense que dans les Landes.

Cette affection cutanée est constituée d'abord par une simple rougeur avec un peu de tuméfaction, et ressemble au *coup de soleil;* puis au bout de quelque temps la peau se fendille et se desquame. Rarement voit-on apparaître des bulles ou vésicules; en même temps il y a de la démangeaison et de la chaleur. Au niveau de la séparation de la peau saine et de la peau malade, il y a une zone noirâtre, plus foncée chez les malades des Landes que chez ceux des autres parties de la France. Ces accidents peuvent se reproduire une seconde ou une troisième fois pendant la saison d'été, si le malade s'expose de nouveau au soleil ; le plus souvent on les voit cesser pour reparaître plus intenses l'année suivante. Strambio, cependant, a signalé des cas où, après un ou plusieurs érythèmes, la peau n'offrait plus l'année suivante que de la desquamation.

La peau reste en général altérée après la guérison de l'érythème ; il existe des épaississements et des rides, surtout au niveau des jointures où la peau doit se plier pour obéir aux mouvements des membres. Cette sorte de cicatrice ressemble à ce qu'on voit persister après le lichen invétéré : elle a reçu le nom de *peau ansérine*, par une analogie facile à comprendre.

Si le printemps est la saison où l'érythème se montre le plus souvent, on peut le voir néanmoins, par exception, dans d'autres. M. Hameau père, après une première manifestation en octobre, et MM. Billod et Gintrac fils ont vu des récidives en hiver.

L'intensité et la gravité de l'érythème coïncident en général avec l'intensité et la gravité de la diathèse; cependant la cachexie et la mort même peuvent survenir avec des éruptions légères ou d'intensité moyenne.

A la dermatose se rattachent d'autres phénomènes : les ongles prennent une teinte noire, affection qui disparaît à mesure que les anciennes couches de l'ongle sont remplacées par des nouvelles. La teinte noire ne se montre pas qu'aux limites de l'érythème, il se produit quelquefois une teinte bronzée sur d'autres régions, comme l'épigastre, le ventre et les lombes, sans qu'il se fasse d'érythème en ce point. Ce fait, observé d'abord par le docteur Bonacossa, à Turin, a été vu deux fois à Reims par M. Landouzy, puis plus tard sur un assez grand nombre de malades de Sainte-Gemmes et des Landes. M. Landouzy fait remarquer que ce fait doit être pris en sérieuse considération en raison de l'obscurité qui règne encore sur la maladie d'Addison; il ne le croit pas lié à une complication scorbutique ou cachectique, il l'a constaté en particulier chez un malade de force herculéenne, qui n'est souffrant que six semaines chaque année à l'époque du printemps.

L'érythème s'accompagne presque toujours, et dès le principe, d'un malaise général ordinairement plus marqué du côté des fonctions digestives. Une diarrhée rebelle s'établit et se complique fréquemment d'embarras gastrique, de crampes d'estomac, de gastralgie, quelquefois simplement de boulimie, d'appétit vorace ; la langue se couvre de gerçures plus prononcées dans les pays à maïs. On trouve sur la face dorsale de la langue des sillons profonds qui la parcourent en tous sens, sans rougeur, et pouvant exister seuls sans grands troubles digestifs; d'autres fois il n'y a que de simples gerçures de la muqueuse qui se compliquent d'un état scorbutique des gencives, auquel s'ajoutent quelquefois des ecchymoses disséminées sur les membres, véritable scorbut qui avait fait donner à cette maladie le nom de scorbut alpin par Antonio Pujati (de Padoue) avant que Francisco Fanzajo eût reconnu l'identité de cette maladie avec la pellagre de Lombardie, que Francisco Frappoli avait observée à Milan.

La pellagre n'est pas une maladie fébrile ; le pouls est rare, en général, et considérablement ralenti. Les malades se plaignent en outre de faiblesse dans les extrémités inférieures; ils éprouvent des douleurs le long de la colonne vertébrale ou dans les membres, parfois une chaleur brûlante à la plante des pieds. Leur démarche, mal assurée, traînante et comme tremblante, s'accompagne de vertiges, d'éblouissements, d'une grande tendance à la tristesse, et parfois de troubles variés dans les organes des sens.

L'aliénation mentale chez les pellagreux est un fait qui a dû frapper tous les observateurs; aussi elle a été l'objet d'une étude particulière de la part de quelques médecins spécialement voués à l'étude de la folie. Ceux-ci ont montré que la plupart des malades deviennent souvent, au début, tristes, moroses, chagrins, taciturnes; ils ne prennent plus d'intérêt à leurs travaux, s'éloignent quelquefois de leur maison, de leurs compagnons, ou se montrent insensibles à leurs plaisirs et à leurs jeux; la conversation les fatigue. Chez plusieurs les accidents de l'hypochondrie sont très prononcés; le mal s'accroissant, le désordre de l'intelligence acquiert plus de gravité, quelquefois il se borne à un délire aigu; mais le plus communément la folie éclate; elle roule presque exclusivement sur des sujets religieux. Le malade a la physionomie sombre, abattue, exprimant l'angoisse et le désespoir; il ne veut parler à personne, fuit la société, joint les mains, marmotte des prières, lève les yeux au ciel, regarde fixement la terre, s'accuse de ses péchés, veut se confesser, se croit poursuivi par la vengeance divine, chante la messe, prêche, ou bien se croit prêtre, Dieu, apôtre, etc. La manie du suicide est très fréquente à cette époque. Beaucoup de malades cherchent à terminer leurs jours dans les flots, disposition qu'il faut sans doute attribuer à la chaleur brûlante et aux douleurs qu'ils ressentent à l'intérieur. Strambio a donné à cette variété de suicide le nom d'hydromanie. En outre, le docteur Piantada a constaté que les pellagreux étaient souvent poursuivis par l'envie de se jeter par la fenêtre et de s'étrangler. Un fait curieux qui a été noté par ce praticien, et qui a été confirmé par M. Brierre de Boismont, c'est que la plupart des pellagreux aliénés ont l'idée d'étrangler ou de noyer leurs enfants; quelques-uns disent qu'ils veulent les soustraire à la mort, d'autres qu'ils désirent les faire jouir du bonheur céleste avant qu'ils aient commis un péché mortel. Beaucoup ne peuvent rendre compte de ce penchant. La manie s'observe assez fréquemment dans cette période. Les malades sont agités, quelquefois furieux, menaçants. On est alors obligé de les maintenir; mais, au milieu du désordre de leur raison, il n'est pas rare de voir régner les idées religieuses. Quelques écrivains ont également noté l'existence de la démence. Il est plus ordinaire de l'observer, ainsi que l'imbécillité, dans la dernière période du mal. La proportion des individus atteints de délire pellagreux est considérable. A l'hôpital de la Sinabre, où il y a environ 500 aliénés, le nombre est presque constamment des deux tiers. Strambio, au contraire, a été loin d'admettre une aussi forte proportion, mais MM. Brierre de Boismont, Piantada et Panceri confirment tous ce nombre.

La folie, comme nous l'avons dit, ne vient qu'après les autres symptômes ; le cas où la pellagre débute par la folie est l'exception.

La maladie ne parcourt pas les différentes périodes d'une manière suivie et régulièrement progressive. Après une durée variable d'un à plusieurs mois, l'érythème change d'aspect : l'épiderme durcit, prend un aspect rugueux et une teinte gris sale ou brunâtre, se fendille en petites lamelles et s'exfolie lentement, en laissant à la peau une apparence lisse, unie et une coloration rouge qui persiste assez longtemps. La diarrhée et les phénomènes nerveux s'amendent en même temps, ordinairement vers la fin de l'été ; mais l'année suivante les accidents reparaissent à l'époque du printemps. Les attaques se répètent ainsi d'année en année, tantôt avec prédominance des symptômes nerveux, tantôt des symptômes gastriques, et à mesure qu'elles se renouvellent, elles augmentent de gravité. La peau, dans la partie affectée, se creuse de sillons plus ou moins profonds, de rhagades ; l'épiderme parcheminé acquiert une épaisseur et une coloration foncée toute particulière, qui simule aux mains une espèce de gant. Après un nombre très variable de récidives, la maladie devient continue, la diarrhée et l'état scorbutique atteignent le plus haut degré d'intensité. Il survient parfois, dans les contrées basses et humides, de l'anasarque et des hydropisies ; l'intelligence s'altère à son tour, les malades tombent dans un état de mélancolie lypémaniaque avec hallucinations et tendance au suicide poussée jusqu'à la stupidité. Ils succombent enfin, soit à l'étendue des lésions intestinales, soit dans le marasme qui accompagne le dernier degré de la démence, soit enfin à une affection aiguë des méninges ou de l'abdomen ou à quelque complication tuberculeuse. Quelques malades cependant résistent à un grand nombre de récidives, et leur vie n'est pas abrégée par la pellagre.

On voit donc, par ce qui précède, que la pellagre est une maladie des plus graves, et que non-seulement elle conduit à la folie, qui est une mort intellectuelle, mais qu'elle conduit même presque fatalement à une mort réelle, en faisant passer par des maux horribles. On peut donc la regarder comme un des grands fléaux qui ont sévi sur l'humanité depuis un siècle.

Quant à l'anatomie pathologique de la pellagre, elle est bien peu avancée ; le plus grand nombre de pellagreux morts n'a pas été examiné, et les autopsies dont nous possédons la relation ne permettent pas d'en donner, à l'heure qu'il est, une description. Dans quelques-unes faites en France, on a regardé, il est vrai, tous les organes principaux, mais sans y découvrir des lésions qui, mises à côté des symptômes, pussent fournir un ensemble avec l'harmonie que nous trouvons dans les maladies dont l'étude cadavérique nous paraît sinon terminée, du moins très avancée. On a noté fréquemment un ramollissement de la moelle souvent localisé, et occupant presque exclusivement la substance blanche; mais si l'on considère combien il est difficile de distinguer un ramollissement cadavérique d'un ramollissement morbide, et si l'on ajoute que ces ramollissements de la substance blanche n'ont été accompagnés d'aucun phénomène de paralysie du mouvement ou de la sensibilité, on se demande quelle importance on doit lui accorder. La physiologie expérimentale et l'étude de l'anatomie pathologique, si scrupuleusement faite depuis le commencement de ce siècle, ne nous ont pas habitués à de pareils résultats. A côté de cela, le ramollissement de la muqueuse digestive n'a pas eu plus de succès. Dirons-nous que M. Roussilhe a trouvé le sang pauvre en globules? Ce ne serait guère nous en apprendre davantage. Nous pouvons donc dire, sans crainte d'être taxé d'exagération, que les connaissances d'anatomie pathologique que nous possédons sur la pellagre se bornent aux lésions extérieures, qui, accessibles à notre exploration pendant la vie, constituent les symptômes de la maladie et ont été décrits comme tels. L'histoire des lésions internes est encore tout entière à faire.

Il nous reste à traiter les deux points les plus importants de la pellagre, et malheureusement les plus obscurs : l'étiologie et les mesures d'hygiène qui s'y rattachent, puis le traitement.

Les causes qui ont été données comme pouvant produire la pellagre sont l'alimentation par le maïs, l'influence solaire; la misère, dans laquelle on peut faire rentrer l'insuffisance ou l'altération dans l'alimentation générale et les privations de toute nature.

Si nous considérons d'abord quels sont les pays envahis par la pellagre, nous voyons que cette maladie ne règne pas partout. Nous la voyons sévir plus particulièrement sur l'Italie, l'Espagne, le midi de la France et quelques autres provinces; tandis que nous ne la voyons à Paris que comme une très rare exception. On ne pourra dire qu'elle y soit méconnue; cette objection de M. Landouzy ne saurait être admise. Il suffit de rappeler que presque tous les dermatologistes de Paris en ont vu des exemples envoyés ou amenés à Paris par des médecins de province, et que plusieurs d'entre eux ont même donné la relation des faits qui se sont présentés de loin en loin. A cela nous ajouterons que de jeunes médecins, ayant fait leurs études à Paris, mais familiers avec cette maladie qu'ils avaient pu étudier dans leur pays natal, ont fait de la pellagre le sujet de leur thèse inaugurale, sans pouvoir en rencontrer à Paris. L'attention ainsi éveillée n'aurait certes pas laissé passer inaperçus les faits de pellagre qui se seraient développés à Paris : aussi nous croyons-nous en droit d'affirmer que cette maladie ne règne pas à Paris. Le soin que nous mettons à démontrer ce fait pourrait sembler puéril, s'il ne servait de base à l'examen de l'étiologie de la pellagre.

Une maladie ne peut en effet rester confinée dans un endroit que pour deux raisons : la première, parce qu'elle y est produite et entretenue par des causes tenant à la localité ; la seconde, parce qu'il s'agirait d'une maladie contagieuse dont la sphère d'action n'aurait pas encore pris une grande extension. Eh bien ! la pellagre n'est pas contagieuse : la plupart des observateurs sérieux l'ont nié formellement. Ils ont fort bien remarqué que parmi les populations pauvres où sévissait cette maladie, jamais ni le curé, ni le médecin, ni le notaire, ni les agents du gouvernement qui vivent au milieu des pellagreux, ne la contractaient.

C'est pourquoi Facheris, en réfléchissant à ce fait si constant, disait :

Qu'est-ce qu'une maladie contagieuse qui respecte les rangs et les conditions sociales ?

Buniva s'inocula lui-même, et inocula à plusieurs personnes de la salive, du sang de pellagreux, et même de la matière qui suintait des fissures existant sur les portions malades de la peau. Il n'obtint jamais rien de ces inoculations.

Le dilemme que nous avons posé plus haut place donc nécessairement la misère et ses dérivés dans la catégorie des causes prédisposantes : c'est sous ce titre que nous l'étudierons plus tard.

Il n'en est pas de même de l'action du maïs. La zone où se voit la pellagre est comprise entre le 42e et le 46e degré de latitude. On sait de plus qu'à ce niveau, le maïs commence à ne plus avoir ses qualités normales, et si au-dessous de cette zone il mûrit parfaitement, au-dessus il n'en est plus de même, et il semble devenir plutôt une plante fourragère qu'une véritable céréale. Aussi n'est-il pas étonnant que l'attention ait été portée tout de suite sur le maïs comme cause de pellagre. Le docteur Balardini, qui le premier a pensé que la cause de la pellagre était le maïs altéré, s'appuyait sur ces données : « La pellagre n'est pas une maladie ancienne, c'est de nos jours et peu de temps après l'introduction et la généralisation du maïs, qu'elle s'est manifestée et propagée. Cette affection sévit avec fureur, et d'une manière générale, dans toutes les provinces de la grande vallée du Pô, où le maïs est devenu une nourriture générale et exclusive du paysan. La pellagre n'existe pas dans quelques pays, et même dans une province entière de l'Italie supérieure, la Valteline, où règnent à un degré égal, et supérieur même, les autres causes et influences qui, à l'exclusion du blé de Turquie, sont accusées de produire la nouvelle maladie.

Or, le maïs, dans ces endroits, est cultivé en très petite quantité, et l'on en use encore moins. La maladie épargne ceux qui se nourrissent d'autres aliments, et cesse entièrement si l'économie n'a pas été atteinte trop profondément chez ceux qui discontinuent l'usage du pain et de la polenta de maïs, pour se nourrir d'un autre genre d'aliments. La maladie du blé de Turquie, altération du grain dite vert-de-gris, produite par une maturité imparfaite, est assez commune chez nous, dans les contrées froides, pour qu'on considère le maïs comme exotique dans nos climats, tandis qu'il est indigène dans les régions les plus chaudes. Cette altération ou maladie, favorisée par l'humidité et modifiée par les qualités physiques et chimiques, le rend âcre et propre à causer une certaine forme de maladie. Cette altération consiste dans un véritable champignon propre au maïs (*Sporisorium* du maïs). » Ces conclusions, bien qu'adoptées incomplétement par le congrès scientifique de Milan, l'ont été entièrement par M. Th. Roussel, qui a étudié l'affection dans le pays même et a examiné trois mille pellagreux.

De plus, on peut y ajouter le témoignage de la plupart des médecins italiens.

Le docteur Guiseppe Azzaroli, à Monte.Grimano, assure que le développement de la pellagre y a coïncidé avec l'introduction de la culture du maïs, il y a cinquante ans à peine. Cette action du maïs, comme cause de la pellagre, est acceptée également en Italie par Girolani, Tintori, Francesco Bartolucci, Brucci, Cassiano Tozzoli, Gambari, Galloni, etc. De son côté, le docteur Guizzardi a fait observer qu'à Mercatello il n'y a pas de pellagre, et qu'on y fait usage du maïs d'une façon très restreinte. En France, cette opinion est soutenue énergiquement par M. Costallat. De son côté, M. Pons (de Bazas) a fait voir que des paysans très misérables des Landes, ne mangeant pas de maïs parce qu'ils n'avaient pas de quoi en acheter, et se nourrissant de pain que leur donnaient leurs maîtres, n'ont pas eu la pellagre pendant que leurs voisins moins pauvres en étaient atteints. M. Gazailhan (de Biscarrosse) se range également à cette opinion. En présence d'arguments si puissants, nous disions dernièrement dans un rapport au comité d'hygiène sur les travaux de M. Costallat : « Si quelques faits exceptionnels, dont l'origine et surtout la nature ne sont pas à l'abri de toute contestation, ont été établis, il n'en reste pas moins certain que la pellagre n'existe que dans les pays à maïs, et qu'elle ne sévit que sur des individus qui s'en nourrissent principalement. » Faut-il enfin rappeler l'observation du docteur Nardi, de ce paysan atteint de pellagre, qui s'en guérit trois fois quand il rentrait domestique à Milan, et la reprenait aussitôt en arrivant dans son pays. Bien plus, le malade de M. Brierre de Boismont atteint de pellagre héréditaire en fut débarrassé tant qu'il voyagea, et n'en fut atteint de nouveau que quand il fut rentré dans son pays.

Le verdet, verderame ou vert-de-gris, est un parasite dont le siége est facile à trouver. Il occupe toujours le sillon oblong du grain. D'après Balardini et M. Ch. Robin, il se compose de spores unicellulaires, sphériques, brunes, à surface lisse, à contenu homogène, toutes larges de 0mm,004 à 0mm,006. C'est le *Sporisorium maydis* du baron Cesati, le *Reticularia ustilago* de Linné, la quatrième espèce du *charbon maïs* de M. Bosc, l'*Ustilago carbo* de M. Tulasne. C'est une affection tellement fréquente, qu'il faut avoir choisi et conservé le grain d'une manière toute particulière, pour qu'il n'en soit pas atteint. Depuis M. Jules Kuhn, il y aurait dans le verdet, non pas une seule espèce de champignons vénéneux, mais plusieurs.

Pour qu'un poison acquière la propriété de manifester son action, il faut que l'individu qui y est soumis soit dans certaines conditions. Nous savons bien que dans les pays à pellagre l'aisance est une sorte de protection.

En opposition aux fervents défenseurs de la théorie du maïs altéré, d'autres médecins, et des plus distingués, ne regardent pas la pellagre comme une maladie ayant une cause spécifique. L'un d'entre eux, M. Landouzy, après avoir établi que la pellagre était épidémique ou sporadique suivant les localités, en est venu jusqu'à prétendre que si dans d'autres on ne l'observait pas, on devait en accuser l'esprit humain qui ne trouve pas ce qu'il ne cherche pas, et que l'attention une fois éveillée sur ce sujet, on en trouvera à Paris comme à Reims.

C'est un devoir pour nous d'examiner cette question sous toutes ses faces. D'abord est-ce bien la pellagre que M. Landouzy observe à Reims? Nous l'admettons sans hésiter; et si nous n'avons pas vu nous-même les malades, nous regardons le fait comme suffisamment prouvé, tant par les descriptions de M. Landouzy que par la confirmation qu'en donnent les nombreux médecins qui les ont vus. Nous ne partageons pas à ce sujet l'opinion de M. Costallat, qui prononce du fond des Landes, que les malades de Reims sont atteints d'acrodynie, et non de pellagre, et qu'il est inutile d'aller vérifier sur les lieux ce diagnostic fait à une distance de deux cents lieues.

Quant au second point, nous nous écartons de M. Landouzy. La circonscription de la maladie nous semble un fait très important pour l'étiologie, et nous ne répéterons pas à ce sujet ce que nous disions quelques pages plus haut. Nous nous rangeons à une opinion émise par M. Constantin Paul, qui a eu l'extrême obligeance de se rendre à Reims sur notre invitation, et dont le témoignage éclairé nous inspire toute confiance.

De ce que les malades de Reims n'ont pas mangé de maïs, en résulte-t-il que le verdet ne soit pas la cause de la pellagre? Non.

Ce qui est dangereux suivant les défenseurs de la théorie du verdet, ce n'est pas le maïs, mais bien le verdet. Reste à savoir si les pellagreux de la Marne n'ont pas mangé d'autres céréales que le maïs altéré par des parasites. M. le professeur Bouchardat incline à cette explication très plausible.

Le verdet n'est pas un champignon spécifique particulier au maïs. Il a été rencontré, nous le savons, des parasites analogues ou peut-être même identiques avec le verdet dans ces céréales, et ces altérations ont donné lieu à une maladie qui ressemble beaucoup à la pellagre, si elle n'est la pellagre elle-même.

Les objections de M. Landouzy à cette opinion ne l'ont pas détruite, et nous croyons que c'est la théorie qui ressort des travaux publiés jusqu'à présent. Du reste, cette question vient d'être proposée par l'Académie des sciences à l'étude de tous les médecins, et un prix de 10 000 francs doit récompenser celui qui y apportera le plus d'éclaircissements. Il est donc probable que nous allons bientôt posséder sur ce sujet des matériaux précieux, et le temps s'approche sans doute où nous serons tout à fait fixés à cet égard.

En dehors du maïs altéré, on a signalé d'autres causes dont le rôle paraît aujourd'hui bien défini : c'est ainsi que la *misère* doit être regardée comme la condition qui favorise l'action spécifique du maïs, si bien que les gens dont les fatigues sont modérées et la réparation suffisante y échappent sûrement. Nous savons bien qu'autrefois on lui avait attribué une importance plus grande, et que la pellagre s'appelait *mal de misère*. Enfin, un observateur français, M. Gazailhan, lui attribue une telle importance comme cause prédisposante, qu'il en fait, non une règle avec ses exceptions, mais une véritable loi étiologique.

Quant au soleil, on l'avait aussi accusé de produire à lui seul la pellagre: on disait *mal del sole;* on ne le regarde plus aujourd'hui que comme une cause occasionnelle qui fait apparaître l'éruption sur les parties découvertes et exposées à l'action intense des rayons solaires. M. G. Hameau a bien fait voir que l'on ne trouve jamais l'éruption que sur les parties de la peau non couvertes par les vêtements ; il cite même le cas d'un pellagreux qui, ayant recouvert ses mains avec des mitaines, vit l'éruption apparaître sur les parties des doigts restées à nu. Gherardini a fait des expériences décisives : il a fait exposer au soleil différentes parties du corps, et c'est sur ces parties qu'a eu lieu l'érythème. Enfin, Strambio, de son côté, a montré qu'on peut éviter l'éruption pellagreuse en restant à l'ombre, et qu'on n'en était pas pour cela exempt de pellagre.

L'*hérédité* de la pellagre est admise par la généralité des médecins. Ce fait seul doit appeler au plus haut degré l'attention des hommes voués au soulagement de leurs semblables.

Il se lie intimement à l'histoire de l'abâtardissement des races et à la dépopulation de certaines contrées.

Ce fléau, qui tend à s'accroître et qui se montre rebelle à la thérapeutique d'une façon si constante, ne peut être combattu avec succès que par l'hygiène publique. Les pellagreux n'apportent pas en naissant la maladie, mais ils paraissent puiser dans l'hérédité des conditions pathologiques qui prédisposent à la pellagre, qui les plaçent sous une influence morbide où la maladie les atteint plus facilement que tout autre individu, ou enfin, lorsqu'elle les atteint, elle se montre plus grave et plus tenace.

Les observations des docteurs Ghiotti et Longhi, rapportées par Calderini, offrent une importance réelle, en ce qu'elles prouvent que la pellagre tend à se perpétuer, à s'étendre et à s'aggraver dans les familles qu'elle a attaquées. Ainsi, sur un total de 184 familles offrant des individus atteints de *pellagre héréditaire*, et se composant de 1319 membres, ces médecins ont trouvé 671 individus sains et 648 pellagreux. L'hérédité suit ici les mêmes lois que dans les autres maladies transmissibles.

Calderini dit que la transmission a lieu plus souvent par la mère que par le père, et M. Landouzy, que les enfants n'héritent de l'imminence morbide que si les parents avaient des manifestations pellagreuses au moment de la conception.

Le pronostic de la pellagre est des plus graves, la terminaison en est presque constamment fatale. Strambio regarde la pellagre confirmée comme incurable. Les observateurs français sont un peu moins alarmistes, et espèrent en guérir quelques cas. On a vu, par exemple, des cas datant de treize années, offrir une amélioration graduelle, et tout fait espérer que l'on en verra survenir la guérison.

Le traitement de la pellagre est encore peu avancé. La médication par les eaux sulfureuses, que M. Verdoux père employa la première fois à Labassère, n'a pas donné tout le succès qu'on lui avait attribué d'abord. On en est donc réduit à une médecine de symptômes qui ne donne ici comme ailleurs que du soulagement.

Le traitement prophylactique est celui qui, suivant nous, a le plus d'avenir et rendra le plus de services; il a sur l'autre toute la supériorité qui élève le médecin des populations au-dessus du médecin des individus. Il consiste à mettre les gens dans les meilleures conditions hygiéniques possible, pour les rendre moins aptes à subir l'influence des causes spécifiques. Quant au maïs, il consisterait, suivant M. Costallat, à prendre le grain au moment de sa récolte, de le passer au four par le procédé Bourguignon, et d'en conserver la farine avec soin. M. Grouvelle a dressé les plans d'un four aérotherme qui permettrait de chauffer rapidement une grande quantité de grains de maïs, de la dessécher en emportant l'eau en vapeur avec l'air en roulement, et d'entretenir le four à une température fixe. Une exposition d'une heure et demie et deux heures au plus à une température de 150 à 180 degrés suffirait pour que le maïs fût parfaitement torréfié.

Au point où en est la question scientifique de la pellagre, nous pensons qu'il n'est pas possible de rejeter ou de différer l'expérimentation proposée par M. Costallat pour prévenir le développement du verdet; et nous désirons de grand cœur voir se réaliser sur ce point les espérances de ce médecin dévoué, qui débarrasserait ainsi des populations entières d'un des fléaux les plus graves qui sévissent sur certaines contrées.

Bibliographie. — *Animadversiones in morbum vulgo pellagram*, par Francesco Frappoli. Milan, 1775. — Thiéri (*Journal de Vandermonde*, 1775). — *De pellagra*, par Strambio. Milan, 1784. — Jourdan, *Dictionnaire des sciences médicales*, t. XI, p. 81, 1819. — *De pellagra*, par Strambio fils. Milan, 1820. — *Praxeos medicæ*, par J. Frank, 2e édition, Turin, 1821. — Brierre de Boismont, *Académie des sciences*, 1830. — G. Hameau, *Bulletin de l'Académie de médecine*, 1837, t. II, p. 7. — *Mémoire sur la pellagre observée dans le canton de Captieux*, par Ardusset, 1841. — Th. Roussel, *Revue médicale*, 1843. — Marchand, *Gazette des hôpitaux*, 1843. — *Présentation à l'Académie de médecine d'un mémoire sur la pellagre des Landes*, par M. L. Marchand, 1843. — Calderini, *Annales des maladies de la peau*, juin 1844. — Brugière de Lamotte, *Gazette des hôpitaux*, 1844. — *Arguments et faits démontrant que le blé de Turquie est la vraie cause de la pellagre, et moyens propres à arrêter cette maladie endémique dans les provinces de Lombardie*, par M. Balardini. Milan, 1844. — *De la pellagre, de son origine, de ses progrès*, par Th. Roussel. Paris, 1845. — G. Hameau, *Bulletin de l'Académie de médecine*, 1845, t. X, p. 790. — Roussilhe (de Bordeaux), *Journal de médecine de Bordeaux*, avril 1845. — *Mémoire sur la pellagre à propos d'observations prises dans le service de M. Rayer* (*Arch. de méd.*, 1847). — *De la paralysie pellagreuse* (*Mémoires de l'Académie de médecine*, 1848, t. XIII, p. 708). — Cazaban, *Thèse de Paris*, 1848. — *Clinique de l'hôpital Saint-Louis*, par M. Devergie (*Gazette des hôpitaux*, 1848). — *Mémoire sur la pellagre de la vallée du Vernet* (*Pyrénées-Orientales*), par M. Courty (*Gazette médicale*, Paris, 1850). — Devergie, *Séances de la Société médicale*, 1853. — Marrotte, *Société méd. des hôpitaux de Paris*, 1851. — *Mémoire à la Société de médecine de Bordeaux, avec dix-huit observations prises dans la Chalosse* (*Landes*), par M. Martin d'Amon, 1851. — Cazenave fils, *Revue médicale*, 1851, n° 85. — Becquerel, *Union médicale*, 1851, t. IV, p. 409. — *Observation d'un pellagreux observé à l'hôpital de Reims*, par Landouzy (*Bulletin de l'Académie de médecine*, 1852). — *Sur des cas vus dans le département des Landes*, par J. Hameau (thèse de Paris, 1853). — Barth, *Société anatomique*, 1853. — Gibert,

Séances de l'Académie de médecine, 1853. — Cazenave père, *Union médicale*, 1853, t. IV, p. 104. — Alaboissette, *Union médicale*, 1853, t. IV. — *D'une variété de pellagre propre aux aliénés* (*Maine-et-Loire*), par M. Billod (*Arch. de méd.*, mars et suiv., 1858). — *D'une épidémie de pellagre chez les aliénés d'Ille-et-Vilaine et du Maine-et-Loire*, par M. Billod (*Société méd. psychologique*, 1858). — *De la pellagre dans de Bearn*, par M. Ducondut (thèse de Paris, 1858). — Balhadère, *Thèse de Paris*, 1859. — *De la pellagre sporadique*, par M. Landouzy, 1860. — *Etiologie et prophylaxie de la pellagre*, par M. Costallat, 1860. — *Pellagre de la haute Italie*, par M. Boudin (*Annales d'hygiène*, 1861, t. XV, p. 5). — *De la pellagre, influence du maïs altéré, etc.* (*Annales d'hygiène*, 1861, t. XV, p. 429). — *Les pellagreux de la Marne à Reims* (*Gazette des hôpitaux*, 1861). — *Deuxième leçon sur la pellagre*, par Landouzy (*Union médicale*, 1861).

Voy. ÉPIPHYTIES, MAÏS, PAIN, SUBSISTANCES.

PÉNITENTIAIRE (SYSTÈME). — Les systèmes pénitentiaires, au point où les a amenés le progrès de la civilisation, sont entrés dans le domaine de la science. Le moraliste et le politique n'ont pas seuls à s'en occuper ; l'hygiéniste et le médecin interviennent avec autorité et profit dans leur étude. On comprendra que nous donnions à celle-ci tous les développements que comporte l'importance du sujet.

Jusqu'au moment où la révolution française éclata, la peine de mort, avec toutes les variétés de son application, embrassait cent quinze cas différents, et les crimes et délits qui échappaient au dernier supplice étaient punis de la mutilation d'un membre, de l'empreinte du fer rouge, de la section de la lèvre ou de la langue, etc. Ce fut l'Assemblée constituante qui, réalisant un vœu émis par Louis XVI dans la célèbre déclaration du 23 septembre 1788, par laquelle il convoquait les États généraux, et obéissant aux instructions de tous les bailliages du royaume, mit fin à cette justice barbare, en décrétant, en 1791, qu'après la peine capitale, qui ne devait plus être que la simple privation de la vie, sans aggravation, sans torture, il n'y aurait plus qu'une seule peine, l'emprisonnement. Cette mesure, qui fait honneur à l'illustre assemblée qui a su l'accomplir, était empreinte tout à la fois d'une grande humanité et d'une grande sagesse. Elle introduisait un élément tout nouveau dans notre droit criminel, et fondait un système pénal basé sur l'amendement du coupable et la possibilité de sa réhabilitation. Jusque-là, le législateur n'avait envisagé la peine que sous deux points de vue; il la voulait inflictive et exemplaire : inflictive pour que le crime se rachetât par l'expiation; exemplaire, pour étouffer au dehors la pensée du mal dans son germe. Le principe unique de sa législation pénale était de châtier le corps; aux divers degrés de tourments qui lui étaient infligés, on mesurait les salutaires effets de l'intimidation. Mais on ne songeait nullement à prémunir, en outre, la société par l'amendement du coupable, contre les conséquences menaçantes pour elle de sa libération.

Tout en faisant de la peine de l'emprisonnement la base de notre système répressif, l'Assemblée constituante avait en même temps jugé nécessaire de la varier, tant par la durée que par le mode d'exécution, de manière à la proportionner aux faits auxquels elle devait se rapporter. C'est dans cette pensée qu'elle créa les bagnes, les maisons de force et les maisons de correction. Ces trois ordres d'établissements constituèrent longtemps à eux seuls tout notre système pénitentiaire ; mais dans ces dernières années, sous l'influence d'idées de réformes dont nous aurons plus tard à discuter la valeur et l'importance, la classification établie par le Code pénal entre les diverses peines a subi une profonde modification. D'une part, à l'emprisonnement collectif auquel étaient soumis indistinctement tous les détenus dans nos anciennes prisons, on a substitué, en partie du moins, l'emprisonnement individuel, et, d'autre part, l'emprisonnement dans les bagnes a été remplacé par l'emprisonnement dans des colonies pénales. De ces modifications apportées à notre système pénitentiaire, il résulte que la question capitale de nos jours est la question comparative des divers modes de détention, considérés au point de vue de leur influence sur la santé physique et morale des détenus. Aussi les hommes les plus éminents dans la magistrature, dans la politique, dans l'administration, dans la science, en ont-ils fait l'objet de leurs méditations et de leurs études. C'est à elle que nous devons spécialement consacrer cet article dans lequel nous examinerons successivement les *maisons d'emprisonnement en commun*, les *prisons cellulaires* et les *colonies pénales*.

Maisons d'emprisonnement en commun.—Laissées longtemps dans l'état d'abandon le plus complet, les prisons, au dire des historiens, n'avaient pas cessé d'être, depuis les temps les plus reculés, de véritables foyers d'insalubrité et d'infection. Vers la fin du dernier siècle, elles offraient encore le spectacle le plus hideux et le plus repoussant. Dans un rapport officiel adressé au conseil des Cinq-Cents, un chef de bureau de la première division de l'intérieur en faisait le tableau suivant : « Dans presque tous les départements, les prisons, restes impurs de l'ancienne féodalité, sont des lieux infects, de véritables cloaques, des antres immondes, sans air, sans étendue, où les rayons du jour ne pénètrent qu'avec peine, où les prévenus et les condamnés, où les femmes, les hommes, où les vieillards comme les enfants, sont entassés sur un fumier pourri, où ils languissent consumés par la misère, la famine et le désespoir, et d'où ceux qui y sont entrés innocents, ou coupables de délits légers, ne peuvent sortir qu'avec le germe de maladies incurables et la propension la plus forte aux crimes de toute espèce avec lesquels ils n'ont eu que trop le temps de se familiariser. » A ce tableau déjà si sombre nous devons ajouter encore que les détenus couverts de vêtements qui bientôt tombaient en lambeaux, et qui étaient presque toujours insuffisants pour les garantir du froid, recevant une nourriture rare et parcimonieuse, que dans beaucoup de lieux ils ne tenaient que de la charité publique, ne tardaient pas à être en proie aux maladies les plus graves ; aussi la mortalité, dans les prisons, était-elle arrivée à un chiffre véritablement effrayant. Ce point de départ signale suffisamment tous les progrès obtenus depuis cette époque. Après la révolution, les diverses lois qui avaient décrété la réforme des prisons ne purent pas être exécutées, et les choses restèrent dans l'état où elles étaient auparavant.

Ce fut le gouvernement impérial qui fit le premier pas dans la voie indiquée avec une si haute prévoyance par l'Assemblée constituante. Le décret du 16 juin 1808, qui établit les maisons centrales, ramena les maisons d'arrêt et de justice à leur vraie destination en les débarrassant d'une population qui ne devait pas y trouver place. En même temps, des quartiers supplémentaires, destinés aux condamnés à moins d'un an, étaient ajoutés aux maisons d'arrêt et de justice. En 1811, conformément à une prescription formelle de la loi qui voulait que les prévenus fussent renfermés dans les maisons d'arrêt, les condamnés pour simples délits dans des maisons de correction, les condamnés à la réclusion dans des maisons de force, et les forçats dans les bagnes, on s'occupa de classer les détenus des maisons centrales d'après la nature de la condamnation et les différences d'âge ou de sexe; toutefois il ne paraît pas qu'on fût arrivé sur ce point à de grands résultats.

Sous la restauration, le régime des lieux de détention éprouva, sous le rapport matériel, de grandes améliorations. Une ordonnance rendue en 1819 institua une Société royale des prisons, ayant pour mission d'indiquer les changements qui, à tous égards, lui paraîtraient utiles, de dresser les règlements sur lesquels devait être assise la constitution intérieure de ces établissements, et de recueillir tous les renseignements propres à assurer de toutes parts l'uniforme application des mêmes principes. Cette Société se mit à l'œuvre avec une louable ardeur, déchira le voile qui couvrait la plus hideuse, mais la plus secrète de nos plaies, signala les nombreux abus qui existaient, et indiqua les moyens d'y mettre un terme.

Les investigations auraient plus particulièrement porté sur la situation matérielle de nos prisons. Les maisons centrales qui étaient directement sous la main de l'administration furent les premières à en ressentir les effets. Elles furent assainies; l'air, l'espace, furent donnés aux prisonniers; les dortoirs, les ateliers, reçurent une distribution qui rendait la surveillance plus facile; le travail fut mieux organisé; la nourriture devint plus saine et plus abondante; la séparation des sexes fut exigée. Les maisons départementales, sur lesquelles le gouvernement avait moins d'action, ne participèrent aux mêmes avantages que lentement et dans la mesure de l'attention qu'y apportaient les conseils généraux. La plupart des améliorations qui furent alors adoptées avaient une utilité incontestable; mais, il faut le dire, elles eurent pour conséquence d'accroître le bien-être des détenus dans les conditions physiques d'existence, au point d'ôter à la répression toute son efficacité. Il y avait là un danger sérieux contre lequel fut dirigée l'ordonnance du 10 mai 1839, qui établit dans les maisons centrales une discipline plus sévère, et décréta le silence au dortoir, à l'atelier, au réfectoire, à la chapelle, n'exceptant que les cas de nécessité absolue pouvant se rattacher à l'exécution des travaux et au service intérieur de la prison. En outre, cette ordonnance, due à l'administration de M. de Gasparin, ne permet plus aux prisonniers de communiquer entre eux à l'aide d'un argot ou d'une langue particulière, et, de plus, réduisit les cantines, cette occasion de désordres de toutes natures, à ne plus fournir aux détenus que du pain de ration, des pommes de terre cuites à l'eau, du beurre et du fromage, proscrivant d'une manière absolue l'usage du vin, de la bière, du cidre, des liqueurs fermentées et du tabac. Ces dernières mesures furent rendues plus rigoureuses encore par une ordonnance royale du 27 décembre 1843, établissant des catégories pénales, et qui, en réduisant la portion de salaire afférente aux condamnés sur leur pécule, les placent dans l'impossibilité de se procurer, à la cantine, un supplément à la nourriture administrative. Leur application faite préalablement à toute modification favorable dans le régime ordinaire des détenus, produisit un surcroît de mortalité qui détermina les instructions données, le 5 juin 1844, à MM. les inspecteurs généraux, à l'égard des améliorations alimentaires que pouvait nécessiter, dans les maisons centrales, la réduction considérable dont le pécule s'était trouvé frappé par l'ordonnance du 27 décembre. D'après ces instructions, il était enjoint aux inspecteurs des maisons centrales, partout où cette disposition n'était point encore adoptée, d'y organiser des distributions de pain et de les fractionner convenablement; de renfermer enfin la consommation de tous les aliments dans les réfectoires mêmes, autant, toutefois, que les dispositions locales se prêteraient à cette mesure d'ordre, dont l'influence sur la santé générale des détenus ne pouvait demeurer douteuse.

Tel est l'ensemble des actes législatifs et administratifs qui ont apporté, dans la situation matérielle des prisons, des améliorations si importantes, quoique incomplètes encore à tant d'égards. Nous citerons plus loin un rapport adressé à l'Empereur par M. le ministre de l'intérieur de Persigny, en 1861, où se trouvent énumérés les progrès sérieux réalisés dans ces derniers temps.

Les maisons de détention sont, en général, mal situées. La plupart d'entre elles ne sont autres que d'anciennes abbayes ou d'anciens édifices qui, pour être appropriés à leur nouvelle destination, nécessitèrent des constructions supplémentaires qui, souvent, vinrent ajouter encore à l'insalubrité de l'emplacement. C'est ainsi que les murs de ronde très élevés dont on les a entourées, s'en trouvent presque toujours trop rapprochés, que les moindres emplacements disponibles ont dû, pour satisfaire aux besoins des différents services, et en particulier à ceux de l'industrie, être convertis presque partout en passages couverts, en corridors obscurs, en magasins encombrés. Il n'est pas jusqu'à leur entourage qui ne soit devenu fort souvent insalubre par le voisinage de certaines industries, de dépôts d'immondices, d'abattoirs d'animaux, d'amas de fumier, d'eaux stagnantes, et même de cimetières.

On compte en France 25 maisons centrales de force et de correction, 393 maisons départementales d'arrêt et de justice, dont 8 dans le département de la Seine, 58 établissements d'éducation correctionnelle, et près de 3000 prisons cantonales. Ce chiffre, quelque considérable qu'il paraisse, n'est pourtant point en proportion suffisante avec celui des détenus qui s'élève à plus de 100 000. De cette disproportion résulte, pour presque toutes nos maisons de détention, un encombrement nuisible à la santé des prisonniers, et, pour la plupart d'entre elles, l'inexécution des prescriptions légales et réglementaires concernant la séparation des diverses catégories de détenus.

Le régime alimentaire se compose d'une soupe matin et soir, d'un plat de légumes secs chaque jour, et d'un régime gras deux fois la semaine. Il suffit à la masse des détenus; du reste, l'administration, usant d'une tolérance utile, permet à ceux qui travaillent et à ceux dont la constitution est détériorée, de se procurer supplémentairement des rations de viande et même une faible ration de vin.

Une mesure déjà mise en pratique dans plusieurs maisons centrales, et qui devrait être généralisée, serait de faire manger les détenus dans des réfectoires. Elle permettrait de leur ôter la faculté de conserver une partie de leurs aliments pour la consommer ensuite à leur gré, ou la jouer, comme ils le font souvent, et de leur accorder le pain à discrétion pendant le repas.

« Cette innovation, fait observer avec raison Ferrus, donnerait lieu évidemment, par la régularité qu'elle apporterait dans le régime, à une amélioration hygiénique, sans constituer matériellement pour l'administration une surcharge sensible, car si la ration actuelle est insuffisante pour un certain nombre de personnes, les autres, ainsi que l'expérience l'a démontré dans plusieurs essais analogues, n'arriveraient pas à l'atteindre, et la différence des besoins et des appétits laisserait, à peu de choses près, la consommation dans les limites où elle est aujourd'hui renfermée. »

L'entretien des vêtements des prisonniers laisse beaucoup à désirer, tant sous le rapport des réparations que sous celui de la propreté. Le cahier des charges des maisons centrales dit, article 22, que : « Le vêtement sera renouvelé tous les deux ans, à partir du jour où il aura été délivré. » Et plus loin : « On pourra pourtant se dispenser de remplacer les effets qui, après deux ans d'usage, seront assez bien conservés et entretenus pour rester plus longtemps en service. » Abusant de cette restriction additionnelle, les entrepreneurs s'efforcent de prolonger autant qu'ils le peuvent la durée des vêtements, et attendent souvent pour les renouveler qu'ils tombent en lambeaux. Il en résulte que les prisonniers, mis ainsi dans l'impossibilité de lutter contre l'effet des variations atmosphériques, contractent avec une extrême facilité des affections catarrhales, soit de l'appareil digestif, soit des poumons.

L'usage salutaire de faire baigner les arrivants est maintenant introduit dans toutes les prisons. Il est regrettable que le bain de propreté ne soit encore donné qu'exceptionnellement dans les établissements les mieux dirigés, et que partout ailleurs il ne puisse être accordé qu'aux détenus atteints d'une affection cutanée ou dévorés par la vermine.

A défaut de bains, on peut du moins exiger des prisonniers qu'ils se lavent le visage chaque matin et les mains plusieurs fois dans la journée et après le travail. Cette contrainte tend à les corriger peu à peu d'une malpropreté pour ainsi dire innée, et dans laquelle ils ont une tendance si prononcée à se maintenir.

En général, les prisons ne sont pas aussi bien tenues qu'elles devraient l'être. Le plus sûr moyen d'arriver à inspirer aux détenus la propreté sur leurs personnes, serait certainement de la faire régner dans les lieux qu'ils habitent. Pourquoi n'y introduirait-on pas les habitudes régulières, la discipline de nos casernes ? Pourquoi ne punirait-on pas rigoureusement toute infraction à la bonne tenue des dortoirs et des ateliers ? Pourquoi enfin ne soumettrait-on pas les prisonniers, comme nos soldats, à des visites individuelles ? La salubrité générale ne pourrait qu'y gagner, le moral des détenus ne manquerait pas d'en recevoir une salutaire influence.

Les lits consistent en un matelas, un traversin, une couverture de laine et une paire de draps qui, d'après les règlements, devront être changés tous les mois, ce qui n'a pas toujours lieu. D'un autre côté, la négligence apportée dans le cardage et l'entretien des matelas finit par les rendre d'une dureté insupportable. Dans une inspection faite à la maison centrale d'Haguenau, Ferrus a constaté que, par suite de cette négligence, les matelas étaient tombés dans un tel état de détérioration, que les femmes détenues étaient obligées de réunir au milieu de leur couche la petite quantité de laine tamponnée et agglomérée que le matelas contenait encore, afin de préserver leurs reins pendant le sommeil d'une compression trop douloureuse ou d'un refroidissement dangereux. Un pareil état de choses ne saurait se justifier par la raison d'économie, et le déchet que peut faire subir à la laine l'opération du cardage ne saurait entrer en ligne de compte avec l'inhumanité qu'il y aurait à forcer des détenus qui travaillent et ont besoin de leurs forces à coucher sur des grabats qui leur rendraient impossible un sommeil réparateur.

Les dortoirs sont toujours trop petits pour le nombre de détenus qu'ils contiennent. Il y a à cela des inconvénients sérieux : d'abord les lits se trouvent trop rapprochés les uns des autres, et facilitent ainsi, sans que la plus active surveillance puisse toujours s'y opposer d'une manière efficace, les conversations clandestines et le scandale d'un commerce honteux ; ensuite l'air, n'étant pas suffisamment renouvelé, ne tarde pas à se vicier et à se corrompre. Cette cause d'insalubrité se trouve encore augmentée, dans la plupart des prisons, par l'odeur infecte qui se dégage, soit des lieux d'aisances, soit des baquets qui les remplacent, et qu'on laisse séjourner dans les dortoirs pour y recevoir les excréments de la nuit.

L'ordonnance de 1810, en créant les maisons centrales, avait décidé en même temps que le travail y serait introduit. Cette mesure, étendue depuis à toutes les maisons de détention, a été féconde en résultats utiles. Elle a détruit dans les prisons l'oisiveté, et est devenue même, de tous les moyens de moralisation, celui que l'expérience a proclamé le meilleur. Le travail, par le salaire qui en est la récompense, ne devait pas avoir pour seul effet de moraliser le prisonnier, il a encore servi à adoucir son état actuel et à lui préparer pour l'avenir de salutaires ressources. Depuis l'ordonnance du 27 décembre 1843, la part de salaire qui revient à chaque détenu est fixée ainsi qu'il suit :

« A partir du 1er avril 1844, la portion accordée sur le produit de leur travail aux détenus des maisons centrales de force et de correction sera, savoir :

» De 3 dixièmes pour les condamnés aux travaux forcés ;

» De 4 dixièmes pour les condamnés à la réclusion ;

» De 5 dixièmes pour les condamnés à l'emprisonnement de plus d'un an.

» Des retenues totales ou partielles sur le pécule pourront être prononcées par arrêté du préfet, soit à titre de punition individuelle, soit pour assurer la réparation du dommage causé :

» 1° Contre les condamnés qui se seront rendus coupables d'infraction à la discipline;

» 2° Contre ceux qui auront commis des dégâts au préjudice du trésor, de l'entreprise générale du service, des fabricants ou de toute autre personne, ou qui n'auront pas accompli leur tâche de travail.

» Le pécule des condamnés sera divisé en deux parties égales : l'une sera employée à leur profit pendant leur captivité, par les soins de l'administration; l'autre sera mise en réserve pour l'époque de leur sortie. »

Un arrêté du 25 mars 1854 a permis d'accorder des dixièmes supplémentaires à ceux des condamnés qui en sont jugés dignes par leur bonne conduite et leur assiduité au travail. Dans aucun cas, le condamné ne peut obtenir plus de 6 dixièmes sur le produit de son travail.

Le travail est obligatoire pour tous les détenus. Dans les maisons centrales, c'est le directeur qui est chargé de prononcer sur les catégories de travailleurs et de s'entendre avec les entrepreneurs ou les sous-traitants des différentes industries qui y sont admises.

Dès leur arrivée et avant toute formalité de classement, les condamnés ont à subir, aux termes des règlements, la visite du médecin ou du chirurgien, qui formule son opinion sur l'état de leur constitution ou de leur santé.

L'inspecteur s'occupe ensuite de leur répartition individuelle dans les ateliers. Si le condamné s'abstient de réclamer auprès de l'administration à l'égard de la taxe qui lui a été assignée, son classement est considéré comme définitif; s'il allègue, au contraire, une raison d'impuissance physique pour obtenir ou une réduction sur la taxe, ou son appropriation à une autre industrie, on l'assujettit à une nouvelle visite médicale, et alors, selon que sa réclamation semble ou non fondée, son classement est maintenu ou sa transmutation effectuée.

On comprend quel soin extrême exige une telle classification, puisque toute erreur d'appréciation, en faisant imposer au détenu une tâche au-dessus de ses forces, doit provoquer inévitablement le délabrement de sa constitution, l'affaiblissement de son pécule, l'application de punitions imméritées, et, par suite, un découragement profond qui doit rendre sa moralisation plus difficile.

Ferrus, dont l'excellent travail sur les prisons nous a fourni une grande partie des détails qui précèdent, s'empresse de reconnaître que les inspecteurs des maisons centrales, dans la détermination des taxes de travail, s'efforcent d'ordinaire de rester un peu en deçà de la limite que l'ouvrier détenu est en mesure d'atteindre, afin qu'il puisse la dépasser et accroître son pécule disponible des produits du travail supplémentaire. « Seulement, fait remarquer avec raison Ferrus, on n'a point assez envisagé que la santé des détenus se détériorant progressivement par le séjour dans la prison, la fixation de la taxe, quoique modérée au début, finit par excéder les forces de la plupart des travailleurs, ce que ne compense pas la plus grande habileté qu'ils acquièrent. »

Un grand nombre d'industries diverses ont pu être introduites dans les prisons ; mais presque toutes, à l'exception de celles qui ont pour objet la menuiserie, la charpente, la marbrure, la corderie, exigent que le travailleur soit assis ou fixe à la même place. C'est là, au point de vue de la santé, une condition défavorable à laquelle vient ajouter encore l'insalubrité des lieux dans lesquels ces industries sont exercées.

Le manque d'espace et d'aération est un défaut qu'on peut reprocher à toutes les prisons. Il existe dans tous les lieux où se réunissent les prisonniers, dans les réfectoires, dans les dortoirs, aussi bien que dans les ateliers. Ainsi, pour ne parler que de ces derniers, M. Lélut a constaté dans la prison du *dépôt des condamnés* de Paris, pour l'atelier le plus nombreux et le plus fréquenté, l'atelier des ouvriers en chaussons de lisière, que chaque détenu n'avait pas 8 mètres cubes d'air. Dans plusieurs ateliers qu'a inspectés Ferrus, le cubage était descendu à 5, 4 même à 3 mètres. C'est là une condition fâcheuse que ne compense pas suffisamment l'heure de récréation en plein air, accordée chaque jour aux prisonniers.

Il y a longtemps déjà que M. Villermé, qui, sur cette question comme sur tant d'autres, a ouvert la voie, a demandé que, pour parer aux inconvénients des travaux inactifs et pour compenser autant que possible l'influence dangereuse de l'emprisonnement par l'effet salutaire d'un exercice forcé, on assignât alternativement aux mêmes détenus plusieurs occupations, qu'on fît succéder un travail pénible à un travail qui ne l'est pas, un travail qui développe les forces à un travail sédentaire, un travail extérieur ou en plein air à un travail intérieur qui peut s'exécuter en tout temps. C'est dans le même but qu'ont été conseillés, de nos jours, les travaux agricoles. Mais il y a dans toutes ces idées des difficultés d'application qui en ont jusqu'ici empêché la réalisation.

Les punitions le plus fréquemment mises en usage dans les prisons sont :

1° Le peloton de punition. Ce peloton est formé par les détenus qui, pour des infractions légères à la discipline, ne peuvent participer aux repas communs, et n'ont droit qu'à une ration de pain sec qu'ils sont tenus de manger debout dans la salle du réfectoire.

2° L'interdiction de la cantine, c'est-à-dire l'impossibilité de s'y procurer un supplément aux distributions habituelles.

3° La privation de légumes, ce qui réduit le régime journalier des détenus au pain et à la soupe exclusivement.

4° La privation du matelas pendant la nuit.

5° La salle de police, où ils sont renfermés dans les cellules éclairées, avec une ration de pain sec pour tout aliment.

6° Le cachot ou la cellule obscure, où ils sont couchés sur un lit de camp, sans matelas, n'ayant qu'une simple couverture, et où ils se trouvent privés des rations administratives : le prix du pain, seul aliment qu'ils puissent obtenir, est prélevé sur leur pécule.

7° Les punitions pécuniaires et la réduction de dixièmes.

Ces punitions sont laissées à la discrétion du directeur. Il y a moins peut-être à leur reprocher les sévérités dont elles sont empreintes, que la tendance qu'elles montrent à réduire le condamné par l'abstinence et la faim. Les privations alimentaires peuvent avoir des inconvénients sérieux pour la santé de celui à qui elles sont infligées. L'administration avertie, par les rapports des inspecteurs, des abus qui s'étaient produits à cet égard, a dû y mettre un terme, afin de ne laisser à aucun condamné, quelles que fussent sa position pénale et la gravité de ses fautes, le droit de se plaindre de n'avoir pas une nourriture suffisante.

Toutes les maisons centrales sont pourvues d'une infirmerie à laquelle sont attachés un médecin ou chirurgien et un pharmacien. Les malades des autres prisons sont transportés dans les hôpitaux.

Toutes les questions relatives à la statistique médicale que l'on rencontre dans la constitution des maisons centrales ont été admirablement élucidées dans le beau rapport de M. l'inspecteur général Parchappe, auquel nous ne pouvons nous dispenser d'emprunter quelques faits d'une importance capitale et d'une authenticité absolue.

La comparaison de la mortalité moyenne et de ses variations dans les deux périodes de 1836 à 1849, et de 1850 à 1855, permet de reconnaître une très notable amélioration de l'état sanitaire des maisons centrales pendant la seconde période.

En effet, la mortalité moyenne a été, pour les deux sexes, dans la première période 7,44, dans la seconde période 6,28. (Elle est descendue en 1858 à 6,18, et en 1859 à 5,50.)

La différence réelle est plus grande que celle qui est exprimée par ces chiffres. Dans la période de 1836 à 1849, la proportion de la mortalité appartient à une population qui comprend les jeunes détenus dont la mortalité est beaucoup plus faible que celle des adultes; elle n'appartient dans la deuxième période qu'à une population d'adultes. La proportion de la mortalité pour les jeunes détenus du sexe masculin, dans les maisons centrales de Clairvaux, de Fontevrault, Gaillon et Loos, ne s'est élevée en 1853 qu'à 2,74, c'est-à-dire à moins de la moitié de la mortalité des adultes du même sexe.

De 1850 à 1855, si l'on néglige la mortalité tout exceptionnelle de 41,99 produite par le choléra-morbus en 1854 dans la maison centrale d'Aniane, le maximum de la mortalité ne dépasse pas, pour les hommes, la proportion de 13,72, et, pour les femmes, la proportion de 18,33, atteinte une seule fois dans la maison centrale de Limoges.

Une proportion atteignant ou dépassant 10 sur 100 n'a été en outre observée, pendant cette période, que cinq fois pour les hommes, savoir : Riom, 11,89 en 1852, 11,19 en 1853, 10,00 en 1854 ; Fontevrault, 11,81 en 1853 ; Limoges, 10,76 en 1852 ; et quatre fois pour les femmes, savoir : Limoges, 13,40 en 1852, 13,15 en 1854, 15,38 en 1855 ; Montpellier, 10,09 en 1855.

Cette amélioration de l'état sanitaire des maisons centrales depuis quelques années est surtout évidente en ce qui concerne les hommes, dont la mortalité s'est abaissée de 7,79, moyenne de 1836 à 1849, à 6,23, moyenne de 1850 à 1855.

La mortalité moyenne a légèrement augmenté pour les femmes pendant la seconde période.

On avait déjà remarqué, dans le passé, que la mortalité des femmes, primitivement très inférieure à celle des hommes, tendait à lui devenir égale. Dans la période de 1850 à 1855, la mortalité des femmes s'est encore accrue et est devenue un peu supérieure à celle des hommes.

A ce sujet, il y a lieu de remarquer que cette augmentation de la mortalité chez les femmes, de 1850 à 1855, porte principalement et presque exclusivement sur les deux maisons centrales de Haguenau et de Limoges.

Si l'on cherche à apprécier l'influence de l'aération, on constate que les résultats de la comparaison du fait de la capacité des habitations de nuit à la proportion de la mortalité sont peu significatifs, et paraissent même, à certains égards, contradictoires.

Les avantages ou les inconvénients d'une capacité plus grande ou plus petite dans les habitations peuvent être considérablement atténués par les conditions plus ou moins favorables de la ventilation. C'est quand l'action des deux conditions essentielles du renouvellement de l'air respirable, la capacité de l'habitation et la ventilation, concourent dans le même sens, que des effets très sensibles peuvent se produire.

Une capacité grande et une ventilation convenable assurent des conditions hygiéniques favorables dans les maisons centrales de Poissy, de Clairvaux, de Nîmes, dont la mortalité est faible.

Une capacité petite et une ventilation insuffisante réalisent des conditions contraires dans la maison centrale de Riom, dont la mortalité est forte.

L'insuffisance de la ventilation neutralise les avantages de la grande capacité des habitations dans les maisons centrales d'Eysses et de Fontevrault.

Les variations de la mortalité sont généralement trop faibles, et les causes qui peuvent l'influencer trop nombreuses et trop variables, pour que l'action de chacune de ces causes puisse très sensiblement et très sûrement se manifester dans les faits communs à un grand nombre de maisons centrales. C'est dans l'étude approfondie des causes exerçant leur influence sur chaque maison centrale, considérée en particulier, qu'il est permis d'espérer, à l'aide du temps, des enseignements très clairs et très positifs.

Plusieurs changements considérables, se rapportant aux conditions les plus importantes de la vie des détenus, et qui ont été simultanément opérés à diverses époques dans les maisons centrales, ont dû certainement influencer l'état sanitaire de ces établissements, et n'ont pourtant pas introduit dans les faits de mortalité le signe évident et caractéristique de leur influence.

La réforme importante qui, par suite de l'arrêté du 10 mai 1839, a imprimé à la peine de la détention un caractère de sévérité plus grande, en imposant aux détenus le silence et en prohibant l'usage du vin et du tabac, n'a pas influencé l'état sanitaire des maisons centrales de manière à donner à leur mortalité un caractère exceptionnel dans l'année 1840, qui a suivi immédiatement l'application du nouveau règlement.

Il y a lieu néanmoins de remarquer d'une manière générale que la persistance de l'état créé par la réforme semble avoir déterminé, à partir de 1840, une augmentation assez sensible de la mortalité, qui s'est maintenue jusqu'à 1848.

Les effets propres à cette influence ont été neutralisés par les effets dus à d'autres causes pendant la période de 1850 à 1855, dont la mortalité est devenue plus faible, bien que le régime disciplinaire ait peu à peu repris, depuis 1850, tous les caractères qui lui avaient été donnés par l'arrêté de 1839.

Le relâchement de la sévérité disciplinaire et la cessation du travail paraissent n'avoir pas été sans influence sur la diminution de la mortalité offerte par les maisons centrales en 1848, 1849 et 1850.

Ce résultat a surtout frappé les esprits, parce que la mortalité faible de ces années succédait à la mortalité très forte de 1847, qui me paraît pouvoir être principalement attribuée à la cherté des subsistances.

Ce qui prouve que la cessation du travail n'a pas eu par elle-même, pour améliorer l'état sanitaire des prisons, l'influence qui lui a été accordée, c'est que la reprise du travail, en 1853, 1854 et 1855, n'a pas sensiblement augmenté la proportion de la mortalité.

Enfin, un changement considérable, la substitution du régime de la régie au régime de l'entreprise, dans un certain nombre de maisons centrales, n'a produit aucune influence notable ni sur l'état sanitaire ni sur la mortalité de ces établissements.

M. Parchappe termine son rapport en résumant, d'une manière générale, les résultats que contiennent les documents statistiques, en ce qui se rapporte à la nature des maladies qui ont motivé l'admission aux infirmeries et qui ont causé la mort, pendant l'exercice 1853, dans l'ensemble des maisons centrales, pour les adultes ; dans les maisons centrales de Clairvaux, Fontevrault, Gaillon et Loos, pour les jeunes détenus du sexe masculin.

Le nombre des maladies qui ont motivé l'admission aux infirmeries s'est élevé à 18 038 pour les adultes des deux sexes (14 027 pour les hommes, 4011 pour les femmes), 1348 pour les jeunes garçons.

Ces maladies ont revêtu la forme aiguë 12 346 fois pour les deux sexes (9548 fois pour les hommes, 2798 fois pour les femmes), 997 fois pour les jeunes garçons.

Elles ont présenté la forme chronique 5692 fois pour les deux sexes (4479 fois pour les hommes, 1213 fois pour les femmes), 351 fois pour les jeunes garcons.

Ces maladies se sont réparties, d'après leur nature, ainsi qu'il suit :

	ADULTES.			
	Deux sexes.	Hommes.	Femmes.	Jeunes garçons.
Maladies de l'appareil circulatoire. .	263	210	53	8
— de l'appareil respiratoire. .	4292	3463	829	192
— de l'appareil digestif. . . .	4078	3199	879	311
— de l'appareil génito-urinaire.	278	191	87	6
— de l'appareil cérébro-spinal et nerveux.	814	560	254	25

	ADULTES.			
	Deux sexes.	Hommes.	Femmes.	Jeunes garçons.
Maladies des sens, de la peau et du tissu cellulaire.	1995	1554	441	182
— de l'appareil locomoteur. .	763	581	182	16
— de l'appareil sécrétoire. . .	242	204	38	6
Pyrexies.	1648	1220	428	131
Cachexies.	1350	1120	230	88
Maladies contagieuses.	922	648	274	180
— de cause toxique.	2	2	»	»
— de cause mécanique. . . .	562	479	83	92
Accouchements.	66	»	66	»
Maladies épidémiques.	230	214	16	43
— indéterminées.	176	163	13	20
— simulées.	351	216	135	47

Les maladies les plus fréquentes ont fourni les nombres suivants :

	ADULTES.			
	Deux sexes.	Hommes.	Femmes.	Jeunes garçons.
Gastrites, entérites, diarrhées, dysenteries.	2453	1891	562	148
Maladies des bronches et du larynx. .	2280	1877	403	58
Indigestions et embarras gastriques. .	1188	988	200	126
Pneumonies, pleurésies.	1158	915	243	72
Fièvres diverses.	879	722	157	74
Scrofules	870	704	166	81
Phthisie pulmonaire.	854	671	183	62
Abcès, furoncles, ulcères, fistules. .	824	730	94	91
Gale.	718	507	211	149
Rhumatismes.	521	402	119	12
Fièvres intermittentes.	515	336	179	41
Contusions, plaies, luxations, fractures.	505	429	76	92
Maladies des yeux.	»	»	»	38
Teigne.	»	»	»	31
Variole et varioloïde.	»	»	»	25
Rougeole.	»	»	»	18

Le nombre des maladies qui ont causé la mort s'est élevé à 1319 pour les adultes des deux sexes (1016 pour les hommes, 303 pour les femmes), 54 pour les jeunes garçons.

Ces maladies ont revêtu la forme aiguë 345 fois pour les adultes des deux sexes (247 fois pour les hommes, 98 fois pour femmes), 16 fois pour les jeunes garçons.

Elles ont présenté la forme chronique : 974 fois pour les adultes des deux sexes (769 fois pour les hommes, 205 fois pour les femmes), 38 fois pour les jeunes garçons.

Ces maladies se sont réparties, d'après leur nature, ainsi qu'il suit :

	ADULTES.			Jeunes garçons.
	Deux sexes.	Hommes.	Femmes.	
Maladies de l'appareil circulatoire. .	37	28	9	1
— de l'appareil respiratoire. .	671	530	141	29
— de l'appareil digestif. . . .	257	198	59	10
— de l'appareil génito-urinaire.	14	12	2	»
— de l'appareil cérébro-spinal.	72	57	15	3
— des sens, de la peau et du tissu cellulaire.	7	5	2	»
— de l'appareil locomoteur. .	16	12	4	2
— de l'appareil sécrétoire. . .	48	44	4	2
Pyrexies.	85	49	36	3
Cachexies.	101	74	27	2
Maladies de cause mécanique. . . .	2	1	1	»
— indéterminées.	1	»	1	»
Suicides.	8	5	3	1
Mort par accident.	»	»	»	1

Les causes de la mort les plus fréquentes ont fourni les nombres suivants :

	ADULTES.			Jeunes garçons.
	Deux sexes.	Hommes.	Femmes.	
Phthisie pulmonaire.	422	344	78	24
Gastrites, entérites, diarrhées, dysenteries.	208	165	43	7
Pneumonies, pleurésies.	193	133	60	5
Fièvre typhoïde.	77	42	35	3
Maladies du cerveau et de la moelle épinière.	72	57	15	3
Maladies des bronches et du larynx.	56	53	3	»
Hydropisies.	48	44	4	2
Scrofules.	46	36	10	2
Maladies du cœur et du péricarde. .	36	28	8	1
Péritonite.	35	23	12	»

Les résultats de la statistique, en ce qui concerne l'influence particulière à attribuer à chaque cause distincte, ne sont dépourvus ni d'intérêt ni d'importance, lors même qu'ils ne conduisent qu'à des solutions négatives, c'est-à-dire lorsqu'ils ne permettent pas de saisir, dans les faits constatés, un effet considérable et incontestable de l'action propre à chaque cause.

Dans ces cas, la statistique a au moins démontré qu'il n'est pas possible d'attribuer à chaque cause étudiée une influence prépondérante relativement aux autres causes.

C'est surtout à ce point de vue que les études de statistique médicale, entreprises dans le passé pour éclairer l'hygiène des prisons, ont été une source réelle d'enseignements utiles.

Les études que résume ce rapport n'ont pas été de beaucoup au delà de ce but déjà atteint.

Elles n'ont pas, en effet, permis de reconnaître, plus évidemment qu'on ne l'avait fait dans le passé, l'influence qui a certainement été exercée, dans les maisons centrales, par l'introduction du régime disciplinaire de 1839, par la suspension du travail de 1848.

Elles n'ont pas révélé les causes des différences considérables et persistantes que présentent les maisons centrales, considérées en particulier, relativement à leur mortalité.

Toutefois, même dans les résultats négatifs auxquels ces études ont abouti, il en est un qui a une grande importance : c'est la constatation bien certaine de l'absence de toute influence évidemment favorable à la santé des détenus, qu'on puisse imputer à la substitution du régime de la régie à celui de l'entreprise.

Parmi les résultats positifs que ces études ont mis en évidence, il en est un qui doit être pour l'administration à la fois un sujet de satisfaction et un motif de persévérance : c'est l'amélioration très certaine et très notable que l'état sanitaire des maisons centrales a présentée dans la période de 1850 à 1855 par rapport aux temps antérieurs.

L'influence de la cherté des subsistances, pour la première fois signalée, est de nature à fournir l'explication générale, peut-être la plus sûre, et certainement la plus satisfaisante pour l'administration, des variations les plus grandes de la mortalité d'une année à l'autre.

Enfin, l'influence de la capacité des habitations de nuit dans les maisons centrales, rendue plus décisive par l'appréciation simultanée d'autres conditions de la ventilation, met sur la voie de la solution de l'importante question des différences offertes par les maisons centrales relativement à leur salubrité.

Il est bon de rapporter des chiffres recueillis par M. l'inspecteur général Parchappe, ceux qu'ont donnés les statistiques ultérieures qui sont venus confirmer ses vues. En 1859, les faits qui concernent la santé et la mortalité dans les établissements pénitentiaires ont été recueillis avec plus de détails que dans les précédentes statistiques, et le tableau spécial qui enregistre ces résultats présente, pour la première fois, par catégorie pénale, le nombre des malades, des décédés, la nature des maladies. Dans les maisons centrales, les journées d'infirmerie ont été de 461 249 (362 983 pour les hommes, 101 256 pour les femmes).

La totalité des malades a été de 19 418, répartis ainsi qu'il suit :

	Hommes.	Femmes.	Totaux.
Condamnés aux travaux forcés.	191	977	1168
— à la réclusion.	4811	477	5288
— à l'emprisonnement correctionnel.	10081	2403	12484
— aux fers.	478	»	478
	15561	3857	19418

La moyenne générale des malades s'est élevée à 55 par 1000 individus : 54 parmi les hommes et 58 parmi les femmes. C'est la même situation qu'en 1858.

Le nombre total des décédés a été de 1267, non compris 5 suicides et 7 morts par accident.

Voici la répartition des décès par catégorie et par sexe :

	Hommes.	Femmes.	Totaux.
Travaux forcés.	23	112	135
Réclusionnaires.	256	40	296
Correctionnels.	675	154	829
Fers.	7	»	7
	961	306	1267

Le nombre des décès, l'année précédente, s'était élevé à 1437. C'est une diminution de 170 en faveur de 1859.

Le tableau suivant fait connaître la population moyenne et la proportion pour 100 de la mortalité par catégories de détenus :

	POPULATION MOYENNE.		MORTALITÉ.	
	Hommes.	Femmes.	Hommes.	Femmes.
Condamnés aux travaux forcés.	397	1436	5,79 p. 100.	7,79 p. 100.
Réclusionnaires.	4952	543	5,16	7,36
Correctionnels.	12635	2775	5,34	5,55
Condamnés aux fers.	306	»	2,28	»

D'après ces données, les réclusionnaires hommes qui sont condamnés aux plus longues peines n'entrent dans l'élément de la mortalité que pour 5,16 pour 100, tandis que les correctionnels condamnés à des peines de plus courte durée y entrent pour 5,34 pour 100.

La moyenne générale de la mortalité, qui était en 1858 de 6,18 pour 100, est descendue à 5,50 pour 100 :

5,25 pour les hommes,
6,43 pour les femmes.

L'agrandissement des localités, la création des dortoirs et l'amélioration du régime des infirmeries ont contribué à ce résultat satisfaisant.

On a constaté 72 cas d'aliénation mentale : 27 avaient une origine antérieure à l'entrée, 20 pour les hommes et 7 pour les femmes ; 45 s'étaient déclarés pendant la détention, 24 pour les hommes et 21 pour les femmes. En 1858, il y avait eu 101 cas d'aliénation mentale.

Dans les établissements d'éducation correctionnelle le nombre des malades a été de 5156, dont 4549 pour les garçons et 607 pour les filles ; celui des décès de 249, dont 191 pour les garçons et 58 pour les filles. Les journées d'infirmerie ont été de 92 873, dont 76 626 pour les garçons et 16 217 pour les filles. La proportion pour 100 décès, sur une population moyenne de 7459, a été, pour les garçons, de 2,56 pour 100 ; elle a été de 3,40 pour 100 pour les filles sur une population de 1701. Sur les décès réunis des garçons et des filles, c'est une proportion générale de 2,71 pour 100. En 1856, elle était de 4,57 ; en 1857, de 3,15, et en 1858, de 2,75.

Dans les prisons départementales, non compris celles de la Seine, le nombre des décès a été de 383, dont 48 femmes ; c'est, sur une population moyenne de 15 926, 2,09 pour 100. La moyenne de la mortalité en 1858 était de 2,29. Dans le département de la Seine, les décès ont été de 4,51 sur une population moyenne de 4704 : c'est une proportion de 8,16 pour 100 ; en 1858, cette proportion était de 9,21 ; l'année 1858 était également en progrès sur 1857. Avant l'entrée dans les prisons, 22 avaient donné des signes d'aliénation mentale ; après l'entrée 5 en ont été atteints.

Des prisons cellulaires. — Nous avons dit, en commençant, que toute bonne législation pénale devait avoir pour objet l'expiation que réclame la violation de la loi, la terreur dont le châtiment doit frapper les coupables et ceux qui seraient tentés de le devenir, l'amendement des détenus dans leur intérêt et dans celui de tous. Eh bien ! s'il est un fait généralement reconnu aujourd'hui, c'est l'impuissance de l'ancien mode d'emprisonnement à réaliser la dernière de ces conditions. Le contact incessant qu'il permet entre les détenus entretient parmi eux une corruption sans frein et les met à même de former, dans la prison, ces associations redoutables dont la société a eu jusqu'ici tant à souffrir. La nécessité de mettre un terme à ce double inconvénient a conduit à adopter le nouveau système d'emprisonnement qui nous reste à examiner, et dont le principe est tout entier dans l'isolement du condamné.

La pensée d'isoler les détenus date de la fin du siècle dernier. Elle avait inspiré les plans de réforme qu'un Anglais, Howard, avait proposés à son pays, et qui ne furent rejetés que parce que le dessein de coloniser la Nouvelle-Galles au moyen de la déportation des condamnés préoccupait alors l'Angleterre. Ce furent les États-Unis qui les premiers la réalisèrent.

En 1786, en effet, ils contruisirent une prison dans laquelle les condamnés furent classés par catégories, les uns soumis à l'isolement sans travail, les autres travaillant en commun avec la faculté de converser ensemble. Ce premier essai n'eut pas tout le résultat qu'on s'en promettait. En 1797, l'État de New-York entra dans la même voie. La multiplicité des récidives fit bientôt comprendre l'insuffisance du régime adopté. Alors les deux États de Pensylvanie et de New-York s'efforcèrent de l'améliorer; mais animés des mêmes intentions, ils se séparèrent sur les moyens. De là deux systèmes qui, après plusieurs tâtonnements plus ou moins heureux, consistent maintenant, pour l'État de Pensylvanie, dans la séparation et l'isolement absolus des détenus le jour et la nuit, avec travail solitaire; pour l'État de New-York, dans la séparation de nuit seulement, et dans le travail en commun pendant le jour avec rigoureuse observation du silence. C'était le système qui avait déjà été mis en pratique dans une prison érigée à Gand, en 1772, sous le règne de Marie-Thérèse.

Ces deux systèmes, dits de Pensylvanie et d'Auburn, ont eu chacun de nombreux et chaleureux partisans. Ils furent essayés avec empressement par la plupart des gouvernements de l'Europe. La France accueillit ces projets de réforme avec plus de réserve. En 1840 seulement, M. de Rémusat, alors ministre de l'intérieur, proposait aux méditations des chambres le système de l'emprisonnement cellulaire, ne l'appliquant encore qu'aux détentions préventives. En 1843, M. Duchâtel, reprenant et complétant le projet de loi de son prédécesseur, étendait le principe de l'incarcération individuelle à l'emprisonnement pénal, mais dans la limite de douze ans. Au delà de ce terme, suivant le projet de loi de M. Duchâtel, l'emprisonnement en commun devait succéder à l'emprisonnement individuel. La chambre des députés, dans sa session de 1844, consacra par son vote le système de substitution, ou plutôt de succession d'un mode d'emprisonnement à l'autre, mais dans ces termes seulement qu'après dix et non douze ans d'emprisonnement cellulaire, les condamnés seraient transportés hors du territoire continental de la France. En 1847, ce même ministre, fort des données de l'expérience et appuyé sur les travaux d'une commission nommée par lui, présenta à la chambre des pairs une loi véritablement nouvelle sur le régime des prisons. L'emprisonnement cellulaire y était étendu à toute la durée des peines; les bagnes y étaient remplacés par des maisons de travaux forcés, où la réclusion pouvait ne finir qu'avec la vie. Le rapport fut fait par le savant M. Bérenger, et allait être soumis aux délibérations de la chambre des pairs, lorsque éclata la révolution de 1848.

Il y a maintenant en France environ 25 à 30 prisons cellulaires dont plusieurs sont en exercice depuis une vingtaine d'années. De ces maisons, quelques-unes sont sans importance et l'isolement n'est pas réel ; mais il y en a 10 ou 12 où l'emprisonnement individuel est appliqué tel que le proposait le projet de loi précédent. Après avoir fait connaître les conditions matérielles et hygiéniques de ce nouveau régime, nous rechercherons quel est le degré d'influence qu'il exerce sur la santé et le moral des détenus.

Le plan généralement adopté dans la construction des pénitenciers modernes est le plan rayonnant. Dans ce système, tous les bâtiments convergent vers un centre commun, du milieu duquel s'élève une espèce de belvédère d'où le directeur et les employés peuvent apercevoir d'un coup d'œil tout ce qui se passe dans les galeries ; l'espace laissé entre les bâtiments est occupé par les cours dans lesquelles sont construits de petits promenoirs-cellules, dont une partie est abritée contre la pluie, de manière à permettre aux détenus de prendre en tout temps l'heure de récréation qui leur est accordée chaque jour. Les avantages qu'on attribue à la forme rayonnante sont, d'une part, de faciliter la surveillance, et, d'autre part, de favoriser la pratique des secours généraux, surtout en ce qui se rattache aux distributions d'aliments. De chaque côté des galeries intérieures se trouvent deux autres étages de cellules superposées ; chacune d'elles est munie d'une fenêtre donnant sur la cour, et d'une porte ouvrant sur la galerie. A cette porte est adapté un petit judas qui permet de surveiller sans cesse tous les mouvements du prisonnier. La capacité des cellules a été déterminée par le conseil des bâtiments civils, d'après l'avis des hommes de l'art les plus compétents : longues de 4 mètres, larges de 2 mètres 25 centimètres, hautes de 3, elles doivent avoir 28 mètres cubes de vide au moins ; dans quelques maisons déjà construites, ce dernier chiffre est porté jusqu'à 30 ; à Tours, il est de 35. L'intérieur de la cellule contient un hamac, une table, un tabouret, une cuvette avec un robinet d'eau, un bec de gaz et un siége d'aisances. Placé sur un tuyau de descente, ce siége d'aisances avait laissé, jusqu'à ces derniers temps, échapper les émanations les plus fétides. Mais cet inconvénient peut être désormais évité, grâce à un système combiné de chauffage, de ventilation et de désinfection des fosses d'aisances, dont l'application a été faite à Mazas il y a quelques années.

Ce système, dû à M. Grouvelle, ingénieur civil, est ainsi établi : Sous les six corridors formant les grandes ailes du bâtiment sont de grandes caves hermétiquement fermées, ouvrant sur le chemin de ronde par une double porte doublée de peaux de mouton, et dont les deux vantaux sont séparés par un tambour destiné à faire le service de vidanges. Dans ce couloir souterrain sont rangées des tonnes en nombre égal au nombre des cellules. A chaque tonne répond un tuyau de conduite sur lequel est ajusté un tube à angle aigu par lequel le tuyau de conduite, et par suite la cellule, communique avec la cave. Celle-ci, par une ouverture ou canal voûté, communique avec une grande cheminée centrale où le feu est constamment entretenu, de manière à appeler tout l'air des caves et des cellules. Les cellules prennent l'air pur dans les corridors par une ouverture placée près des tuyaux de chauffage. La ventilation est réglée au moyen de registres à la partie inférieure de chaque tuyau de vidange, et par la diminution de l'ouverture de la cave sur la cheminée. On remarque que la vitesse du courant est sensiblement égale pour toutes les cellules d'un même étage, mais qu'elle va en diminuant du rez-de-chaussée au premier étage et du premier au deuxième; c'est pour remédier à cela que l'on a établi des registres. On avait cru d'abord que l'on ne pouvait ouvrir les fenêtres, surtout du côté chauffé par le soleil, sans qu'il se fît un courant inverse des fosses dans les cellules et une infection; mais il a suffi de placer un tampon à chaque cuvette pour que les fenêtres pussent être ouvertes. L'appel de la cheminée reste assez fort pour que la ventilation continue à s'opérer. Dans le principe, la prise d'air des cellules avait lieu à l'extérieur par des ouvertures aux murs; mais il en résultait, d'après l'inégalité d'échauffement de l'air extérieur, une grande variation dans la ventilation; parfois venait un courant en sens inverse. Le chauffage a lieu à l'aide de six fourneaux qui envoient de la vapeur d'eau à l'aide d'un serpentin dans une caisse d'eau qui s'échauffe et circule dans un double tuyau revenant sur lui-même le long des corridors.

Il est donc permis de dire aujourd'hui que, sous le rapport de la salubrité, la cellule ne laisse plus rien à désirer.

Quant au régime alimentaire et aux vêtements, ils sont les mêmes dans les deux systèmes d'emprisonnement. Dans les cas où la nourriture est insuffisante, il y est pourvu à l'aide de rations supplémentaires que le directeur et le médecin ont le droit de prescrire.

Le travail, utile dans l'emprisonnement collectif, est indispensable dans l'emprisonnement individuel; sans lui, l'isolement devient insupportable. Aussi une des graves objections élevées par les adversaires du nouveau système d'incarcération était-elle l'impossibilité de procurer aux condamnés étroitement enfermés dans une cellule des occupations variées, et de les soumettre à un travail productif. Eh bien ! il existe aujourd'hui dans nos prisons cellulaires des industries de tous genres; on y voit jusqu'à des travaux de passementerie, de bonneterie, de tissage du lin, du coton, de la soie au métier, jusqu'à des travaux à l'établi, de papeterie, de brochure, de reliure, d'ébénisterie, de serrurerie, etc.

Le travail, au reste, n'est pas le seul correctif opposé aux effets fâcheux que pourrait avoir une solitude trop absolue. Dans l'emprisonnement individuel, tel qu'il est appliqué en France, en effet, le détenu n'est complétement séparé que de ses compagnons de captivité. Il a avec les employés de la prison, avec les agents des travaux, avec les visiteurs du dehors, toutes les communications que permettent les nécessités du service et le caractère à la fois répressif et moralisateur de la peine à laquelle il est soumis. Il reçoit dans sa cellule l'instruction scolaire qui lui manque et l'éducation qui le préservera des dangers d'une nouvelle chute. Il en sort une ou deux fois par jour, pour prendre une heure au moins d'exercice dans une cour également solitaire où le suit l'œil d'un gardien. Le dimanche, enfin, du seuil de sa cellule entr'ouverte, il assiste, le matin, à l'office divin, et dans le reste de la journée à quelques instructions morales et religieuses.

Maintenant est-il vrai, comme on le prétend encore, que le régime de la séparation individuelle, malgré tous les adoucissements qu'il a reçus, ait une influence plus funeste sur la santé et le moral des détenus que l'emprisonnement individuel? Le parallèle suivant, emprunté à l'excellent mémoire de M. Lélut sur la déportation et l'emprisonnement cellulaire, prouvera que c'est le contraire qui est la vérité.

« Dans les prisons de l'ancien mode, dit le savant académicien, il y a approximativement, sur 100 individus de cet âge, 4, 5, 6 malades. C'était là, à peu près, la proportion des maladies dans une prison dont j'ai été durant dix-sept ans le médecin, la prison du dépôt des condamnés à Paris. Son infirmerie contenait, en moyenne, 20 à 25 malades sur une population de 400 détenus. J'ai rencontré une proportion analogue, le 24 août 1846, dans la maison centrale de Nîmes. Elle avait, ce jour-là, 52 malades à l'infirmerie sur un total de 1067 détenus adultes. Or, en cette même année 1846, quelle a été, dans les prisons cellulaires que j'ai visitées, la proportion des malades à la totalité de la population? Dans la prison cellulaire de Lons-le-Saulnier, cette proportion était, le jour où je l'ai examinée, de trois malades ou indisposés sur une population de 70 détenus. Dans celle de Montpellier, elle était de 2 sur un total de 110 détenus. Dans celle de Bordeaux, elle était de 9 sur un total de 209 détenus, y compris les 54 prisonniers encore abandonnés à la vie en commun. Mais de ces 9 malades, 4 n'étaient atteints que d'affections honteuses, indépendantes du régime de toute prison. Dans la prison de Tours, la proportion des malades était de 5 sur un chiffre de 110 détenus. Dans celle de Versailles, enfin, il n'y avait pas de malades sur le total de ses détenus, lequel se montait à 45. En 1847, dans la maison centrale de Clermont (Oise), sur 699 détenus il y avait 50 malades à l'infirmerie. C'est une proportion de 7 malades sur 100 dans une maison d'emprisonnement collectif. Dans la maison centrale de Loos, occupée par 1064 détenus, cette proportion était de 10 pour 100. La prison cellulaire de Rhetel, le jour où je la visitai dans cette même année 1847, n'avait, sur 88 détenus, pas un seul malade. Celle de Remiremont avait 2 malades sur 62 détenus. Il résulterait donc de ce que j'ai ainsi constaté dans mes visites de 1846 et de 1847 que la proportion des maladies dans nos prisons cellulaires est notablement inférieure à celle qu'on observe dans nos maisons centrales, ou maisons d'emprisonnement en commun. Mais, dire que les prisons cellulaires ont moins de malades que les prisons de l'ancien régime, c'est dire qu'elles donnent moins de morts, et c'est précisément ce qui a lieu. Dans la vie libre, chez les classes pauvres et à un âge moyen de trente à quarante ans, il meurt annuellement un peu moins de 2 individus sur 100. C'est là, et sans attacher à ce chiffre l'idée d'une exactitude mathématique que la statistique ne comporte pas, c'est là ce qui résulte des recherches qu'on doit sur ces matières aux hommes qui s'en sont le plus et le mieux occupés, et, par exemple, à MM. de Montferrant, Quetelet, Ch. Dupin, Villermé, Benoiston de Châteauneuf. Dans les prisons de l'ancien mode, dans les maisons de correction, dans les maisons centrales, dans les bagnes, la mortalité est double au moins de ce qu'elle est dans la vie libre du pauvre, c'est-à-dire qu'elle va annuellement à 4, 5, 6 sur 100. Ce fait a été établi par les études récentes du docteur Chassinat sur la mortalité dans les bagnes et dans les maisons centrales de force et de correction ; il découle encore de mes propres observations dans la prison du dépôt des condamnés et dans diverses maisons centrales. Dans la la prison du dépôt des condamnés, la mortalité, calculée sur une période de neuf ans, s'est trouvée de 4,21 pour 100. Le maximum a été de 8,10 ; le minimum, de 2,47.

» Dans quatre des maisons centrales que j'ai visitées, celles de Nîmes, de Clermont (Oise), de Haguenau, d'Ensisheim, la mortalité moyenne s'est trouvée de 6 pour 100 par an. Dans la maison centrale de Nîmes, cette moyenne, calculée sur une période de cinq ans, a été de 5,2 pour 100.

» Dans celle de Clermont (Oise), calculée sur une période de six ans, elle a été de 4,1 pour 100 environ.

» Dans celle de Haguenau, sur une période de dix ans, elle a été de 6,75 pour 100.

» Dans celle d'Ensisheim, sur une période de douze ans, elle a été de 7,70 pour 100.

» Enfin, dans celle de Beaulieu, que j'ai visitée en 1851, elle a été, sur une période de dix ans, de 8 pour 100.

» Voyons maintenant quelle a été la mortalité dans un certain nombre de prisons cellulaires que j'ai visitées dans les années 1846, 1847 et suivantes. En 1846, la prison cellulaire de Lons-le-Saulnier, qui compte 86 cellules, n'avait encore eu, à l'époque à laquelle je la visitai, aucun mort depuis trois mois qu'elle était en activité.

» Celle de Montpellier, composée de 84 cellules, n'avait eu, depuis deux ans qu'elle était ouverte, qu'un seul mort sur plus de 1000 détenus.

» La prison cellulaire de Tours, constituée par 112 cellules, n'avait eu que 2 morts en vingt-huit mois, et sur un total général de plus de 1200 détenus.

» Celle de Versailles, composée de 62 cellules, n'avait pas eu un seul mort depuis quinze mois qu'elle était en activité, et sur un total de près de 300 détenus des deux sexes.

» L'importante prison cellulaire de Bordeaux avait vu, depuis qu'elle était devenue cellulaire, sa mortalité diminuée de plus d'un tiers.

» En 1847, dans la prison cellulaire de Rhetel, composée de 114 cellules, la mortalité, calculée sur une période de trois années et un total général de 1369 détenus, avait été de 1 1/2 pour 100 par an.

» Dans la prison cellulaire de Remiremont, composée de 72 cellules, la mortalité, observée dans une période de dix-sept mois et sur un total général de 514 détenus, avait été de zéro.

» Enfin, tout récemment, dans la prison cellulaire de Mazas, sur une période de deux ans, s'étendant du 20 mai 1850 au 20 mai 1852, la mortalité a été juste moitié moindre de celle qui avait été antérieurement constatée, et sur une moyenne de sept ans dans la maison d'emprisonnement collectif à laquelle elle succède, la prison de l'ancienne Force.

» Il n'est certes pas besoin de réunir tous ces chiffres et de tirer de leur réunion une moyenne générale approximative pour établir que la mortalité dans nos prisons cellulaires, dans celles au moins que j'ai citées, est moindre, plus de moitié moindre que dans les maisons centrales d'emprisonnement collectif. C'est un résultat qui saute aux yeux, et qu'on doit, ce me semble, regarder comme acquis.

» Je passe donc à la question de la proportion des cas de folie dans es prisons des deux systèmes. Voici comment on avait posé et résolu cette question. On avait dit : Dans la société libre et honnête, sur 1000 individus il y a un chiffre d'aliénés qui est 1. Sur le même nombre d'individus dans l'emprisonnement cellulaire, ce chiffre est de 2, 3, 4. Donc l'emprisonnement cellulaire rend insensé. C'était cette manière de résoudre la question qui était insensée. Il fallait dire, et je crois avoir dit le premier : Dans la vie libre et honnête, il y a sur 1000 individus un nombre d'aliénés qui n'est pas de 1, mais de 2. Dans toute vie prisonnière, pour des raisons tirées de la nature même de cette vie, et qu'il est bien facile de deviner, ce chiffre d'aliénés doit être beaucoup plus considérable. Dans les prisons de l'ancien régime, ce chiffre est de 4, 5, 6, 7 et plus, sur 1000. Dans les prisons du nouveau régime, il n'est que de 2, 3, 4, 5 au plus. Donc ces prisons donnent moins d'aliénés que les anciennes. En 1844, lors de la discussion de la loi sur le régime des prisons à la chambre des députés, le ministre de l'intérieur, M. Duchâtel, voulut mettre à l'épreuve la généralité de cette assertion, que je venais d'émettre. Il ordonna en conséquence qu'on lui fît savoir quelle était la proportion des aliénés dans les vingt et une maisons centrales de France. Il s'en trouva plus de 10 sur 1000. Voici sur ce sujet ce que j'ai observé et recueilli moi-même dans un certain nombre de prisons, soit de correction, soit, et surtout, de réclusion. En 1844, dans la prison du dépôt des condamnés à Paris, le chiffre des aliénés, constaté et calculé de diverses façons et à diverses reprises, s'est trouvé de 7 sur 1000. Dans la même année, dans la maison centrale de Melun, ce même chiffre s'est montré de 10 sur 1000. En 1845, dans la prison correctionnelle de Roanne, à Lyon, il s'est trouvé, le jour où j'ai visité cette maison, de 30 sur 1000. En 1846, il a été, dans la maison centrale de Nîmes, de 12,3 sur 1000 ; dans celle de Montpellier, de 10 sur 1000. En 1847, il a été, dans la maison centrale de Clermont (Oise), de 21 sur 1000 ; dans celle de Loos, de 12 sur 1000 ; dans celle de Haguenau, de 29 sur 1000 ; dans celle d'Ensisheim, de 10 sur 1000. Enfin, en 1851, dans la maison centrale de Beaulieu, il s'élevait, d'après la déclaration du directeur, à plus de 12 sur 1000. On pourrait tirer de ces divers chiffres une moyenne générale du chiffre de la folie dans les maisons d'emprisonnement collectif, laquelle serait de 15 sur 1000. Je ne la tire ou plutôt ne l'indique que pour montrer que ce chiffre, dans cet ordre de prisons, s'élève certainement au-dessus de celui que j'avais donné d'abord.

» Voyons maintenant quelle est cette proportion des cas de folie dans les maisons d'emprisonnement individuel, ou plus exactement dans celles de ces maisons que j'ai visitées. Au moment de ma visite, il ne se trouvait aucun aliéné dans les prisons cellulaires de Châlon-sur-Saône, de Lons-le-Saulnier, de Tours, de Montpellier, de Bordeaux, de Rethel, de Remiremont, de Versailles. De plus, il ne m'y fut signalé, ou il ne me fut donné d'y rencontrer aucun indice d'un dérangement intellectuel qui fût un acheminement à la folie. Quant au nombre des aliénés observés dans ces diverses maisons cellulaires avant l'époque de ma visite et depuis leur mise en activité, je dirai que la prison de Châlon-sur-Saône n'avait pas eu un seul aliéné sur une population moyenne de 80 détenus et dans une période de plus d'un an ; qu'il n'y avait pas eu non plus un seul aliéné dans la prison de Lons-le-Saulnier durant une période de trois mois et sur un chiffre moyen de plus 60 détenus ; pas un seul dans celle de Versailles durant une période de quinze mois, et sur un total de près de 300 détenus ; que la maison de Montpellier n'en avait eu que 4 dans une période de deux ans et sur un total de près de 1000 détenus ; que celles de Tours et de Bordeaux n'en avaient pas eu une proportion plus grande ; que la prison cellulaire de Rethel, dans une période de trois ans et sur un total de 1369 détenus, n'avait pas vu se déclarer dans son sein un seul cas de folie ; qu'enfin il en avait été de même de celle de Remiremont pour une période de dix-sept mois et un total de 594 détenus. A quoi j'ajouterai ce résultat tout à fait récent, que, dans la prison cellulaire de Mazas et sur un total d'environ 1200 prévenus, on ne rencontre souvent pas un seul aliéné, et que, dans l'espace de deux ans et sur une population flottante de 12 542 détenus, cette prison n'a offert que neuf cas de cette maladie, nés et développés dans ses cellules. »

Ces chiffres prouvent donc, de la manière la plus positive, que l'emprisonnement individuel est beaucoup moins meurtrier pour le corps et pour l'âme que l'emprisonnement collectif. Un tel résultat n'a pas lieu de surprendre ; car, ainsi que le fait remarquer, avec raison, M. Lélut, toutes les conditions de l'incarcération individuelle sont égales ou supérieures à celles du vieil emprisonnement ; égales : l'alimentation, le vêtement, le travail, l'exercice en plein air, tout cela est identique dans les deux modes d'incération ; supérieures : dans l'emprisonnement individuel le détenu habite une cellule dont la capacité est de 30 à 40 mètres cubes, tandis que dans l'emprisonnement collectif il travaille dans des ateliers où, la plupart du temps, il n'a pas 8 mètres cubes d'air à respirer, et couche dans des dortoirs ou des cellules où souvent il n'en a pas 10. Dans l'emprisonnement individuel, le détenu peut, dans les intervalles de son travail, prendre plus de mouvement qu'on n'en permet dans les ateliers de l'emprisonnement en commun. Enfin, dans l'emprisonnement individuel, il n'existe pour le détenu aucune de ces excitations au vice, et par conséquent à la maladie, inévitables dans l'emprisonnement collectif.

Une dernière accusation, que nous ne devons pas omettre, a été portée contre la détention individuelle : on a dit qu'elle conduisait au suicide, et des faits malheureux qui s'étaient passés à Mazas semblaient justifier cette assertion. Dans cette prison, en effet, en deux ans, sur une population flottante et totale de 12 512 détenus, il y avait eu douze suicides, c'est-à-dire 1 suicide sur 1050. C'était là un chiffre bien considérable sans doute. Mais si l'on examine séparément les deux années 1850 et 1851, on trouve que, pour la première, le chiffre est inférieur à celui des autres prisons. Pour l'année 1851, seulement, il est plus considérable. Il est donc permis de le croire tout à fait exceptionnel. Si l'on voulait d'ailleurs argumenter contre le régime de détention individuelle, de ce chiffre malheureux, il serait facile de répondre par des chiffres empruntés à l'ancienne prison de la Force, à bien d'autres prisons communes, où la proportion a été et est parfois bien plus considérable. Dans la prison commune du dépôt des condamnés, nous trouvons dans les années 1838 et 1848, le chiffre de 1 suicide sur 770 détenus. On pourrait y répondre encore par des citations plus décisives, plus frappantes. En Angleterre et en Amérique, les chiffres de suicides dans les prisons cellulaires sont excessivement restreints.

Les résultats si favorables obtenus sur les adultes par l'emprisonnement solitaire, peut-on se les promettre également à l'égard de l'enfance. Il n'est plus permis d'en douter après l'expérience si décisive tentée à la Roquette. Cette prison, affectée à la correction des jeunes détenus du département de la Seine, a été, depuis 1840, entièrement soumise au système de l'emprisonnement individuel. Sous l'influence de ce nouveau système, l'état sanitaire des enfants s'est tellement amélioré, que la mortalité, qui dans les années précédentes s'était élevée à 40 et même 45 décès par an sur une population d'environ 500 détenus, était descendue, en 1846, à 12. Les effets moraux du nouveau système n'ont pas été moins satisfaisants. Tout ce que la Société de patronage instituée pour donner appui et secours à cette classe de libérés avait pu obtenir avant que la séparation fût complète, c'est-à-dire avant 1840, c'était l'abaissement de la récidive parmi ses jeunes pupilles à 14,90 pour 100, tandis que, depuis l'adoption du système d'isolement, la récidive est graduellement descendue à 7,12.

Depuis l'époque où a paru la première édition de ce livre, malgré l'opposition persistante de quelques publicistes, et notamment de M. de Pietra-Santa, dont l'Académie de médecine n'a pas voulu sanctionner les idées, malgré l'abandon par l'administration supérieure sinon des principes, du moins des applications du régime d'emprisonnement cellulaire, mes opinions, mes convictions n'ont pas varié, et je persiste à croire que tout système pénitentiaire vraiment moralisateur doit conserver une place aux prisons cellulaires. Non pas que je me déclare partisan absolu de ce régime à tous les degrés et dans tous les modes de la pénalité, mais parce qu'il me paraît l'emporter sur tous les autres au point de vue dominant de l'expiation et de la dignité morale du condamné.

Et je ne crois nullement en cela sacrifier l'intérêt de la santé et du bien-être physique des condamnés. Aux preuves qui viennent d'être citées, aux chiffres que j'ai précédemment réunis, j'en peux ajouter d'autres qui répondront mieux que je ne pourrais le faire aux critiques dont la principale prison cellulaire de Paris a été l'objet, et où mes fonctions de médecin légiste me donnent accès presque chaque jour.

Depuis le 20 mai 1852, la proportion des cas d'aliénation mentale a été sensiblement moins élevée à Mazas que dans les deux années précédentes. En effet, jusqu'au 20 mai 1860, on n'a constaté que 36 cas de folie, soit 4 1/2 par an. Mais, comme durant cette période de huit années, la population flottante totale a été de 60 766 individus, il n'y a eu qu'un cas d'aliénation mentale sur 1687 détenus. Ce résultat est plus favorable encore que celui que la commission signalait déjà en 1852 comme meilleur que ceux des prisons en commun.

Il y a eu, à Mazas, depuis l'installation des détenus, des suicides nombreux : 53, qui se distribuent ainsi qu'il suit :

Années.	Suicides.	Années.	Suicides.
1850.	3	1856.	3
1851.	8	1857.	1
1852	5	1858.	4
1853.	9	1859.	9
1854.	5	1860 (jusqu'au 20 août).	0
1855.	6		
		Total.	53

Pour cet espace de dix années et deux mois, cela fait une moyenne de 5 suicides et une fraction par année. Avant d'aller plus loin, notons ici cette circonstance remarquable que, depuis onze mois, Mazas n'a pas été affligé d'un de ces tristes accidents ; le dernier suicide a eu lieu le 29 septembre 1859.

Ce nombre de suicides constitue-t-il contre l'emprisonnement individuel et contre la prison de Mazas une objection sérieuse ? C'est ce qu'il s'agit d'examiner.

La commission, qui s'était trouvée, au bout de deux années, en présence de 12 suicides, et d'une moyenne de 1 suicide sur 1050 détenus, et pour l'année 1851 seule, de 8 suicides, ou d'une moyenne de 1 suicide sur 1006 détenus, la commission n'avait cependant pu arriver à une conclusion défavorable au système et au pénitencier. Elle avait, en effet, rapproché le chiffre des suicides de Mazas de celui des suicides constatés dans le département de la Seine, et elle avait trouvé que, proportion gardée, il n'y avait pas une différence bien considérable ; elle en avait tiré la conséquence que le nombre des suicides accomplis par les détenus n'avait rien qui dût surprendre, encore moins effrayer.

Aujourd'hui, c'est sur plus de dix années que portent les observations et sur le nombre immense des détenus qui ont séjourné à Mazas. Les calculs présentent donc infiniment plus de certitude. Or, pendant ces dix années, si le nombre total des suicides s'est élevé à 53, celui des détenus a dépassé le chiffre de 73 000, ce qui ne donne plus que 1 suicide sur 1371 détenus. Maintenant, de 1853 à 1858, d'après les statistiques, la moyenne annuelle des suicides mâles, dans le département de la Seine, a été de 453. Durant la même période, d'après les recensements de 1852 et de 1857, la population totale de ce département s'est élevée à 1 574 742 individus. Si, comme l'a fait la commission, on défalque de ce chiffre d'abord un septième pour les enfants au-dessous de dix ans; si, du surplus, ou de 1 350 000 individus, on déduit environ 650 000 femmes, il restera 700 000 hommes sur lesquels la moyenne annuelle de 463 suicides donnera 1 suicide sur 1512 habitants. Cette proportion, on le voit, est encore plus favorable à Mazas que celle du rapport de la commission pour les seules années 1850 à 1852.

Ainsi, 1 suicide sur 1512 habitants de la population libre de Paris, 1 sur 1371 hommes détenus à Mazas. Cette proportion, assurément, loin de surprendre, encore moins d'effrayer, est telle que les esprits craintifs doivent se sentir rassurés. Ce sentiment recevra une nouvelle force, si l'on prend garde à la variation du nombre des suicides à Mazas, d'une année à l'autre, et au peu de temps qui s'écoule, pour le plus grand nombre, entre l'entrée en prison et la mort du détenu qui vient à s'ôter la vie.

En effet, on a vu plus haut qu'en 1853 et en 1859 il y avait eu 9 suicides; en 1858, 4 seulement; 3 en 1856 et en 1857 *un seul*. Pourquoi ces différences considérables? Si les prisonniers se renouvellent, et plusieurs fois durant la même année, la prison, elle, ne se modifie pas; son action reste la même : le nombre des suicides peut donc, jusqu'à un certain point, dépendre du personnel des détenus.

D'un autre côté, c'est surtout dans les commencements de la détention que ces tristes accidents s'accomplissent : sur 53 suicides, 33 ont eu lieu dans les vingt premiers jours, savoir : 11 dans les trois premiers ; 13 du quatrième au dixième jour ; 9 du onzième au vingtième. L'impression produite par la vie cellulaire était-elle bien, dans ces cas, la cause efficiente du suicide ? N'y a-t-il pas là, dans une certaine mesure, l'effet moral qui résulte sur les esprits faibles et pervertis de l'action redoutable de la justice, accompagnée de la crainte du châtiment ?

Chaque année, dans les grandes villes, on constate un certain nombre de suicides accomplis dans les chambres de sûreté des corps de garde, où le séjour des individus arrêtés dépasse bien rarement quelques heures ; où le mouvement et le bruit viennent distraire le prévenu ; là ces suprêmes résolutions ne sont pas causées par la détention solitaire.

Du reste, il y a lieu d'espérer, je crois, que les suicides à Mazas sont arrivés à leur apogée, et que de nouvelles et sages précautions prises par l'administration auront pour résultat d'en diminuer singulièrement le nombre. Dans l'intérieur des cellules ont été enlevés aux détenus la plupart des moyens (ceux de la suspension) qu'ils employaient pour s'ôter la vie. C'est, en effet, à l'aide de la pendaison que l'immense majorité des suicides (48 sur 53) s'est accomplie à Mazas. Ce procédé est le plus facile ; ses apprêts n'offrent rien d'effrayant, et dans ce cas l'action mortifère ne demande ni force physique, ni grande énergie morale. Ce moyen ravi aux détenus, beaucoup de suicides ne pourront s'exécuter.

CIRCULAIRE MINISTÉRIELLE DU 7 AOUT 1853 SUR LA SÉPARATION DES DIVERSES CATÉGORIES DE DÉTENUS.

Monsieur le préfet, d'après les rapports annuels de l'inspection générale et les derniers renseignements qui m'ont été transmis en réponse à une circulaire du 4 mai dernier, la plupart des prisons départementales sont loin d'offrir les dispositions locales nécessaires à l'exécution des prescriptions légales et réglementaires concernant la séparation des diverses catégories de détenus. Sur 396 maisons d'arrêt, de justice et de correction, il en est seulement 60, outre les prisons cellulaires, qui réalisent à cet égard le vœu de la loi ; dans 166, la séparation par quartiers est incomplète, et dans 71 elle n'existe pas.

Cependant vous n'ignorez pas, monsieur le préfet, que la morale et la discipline commandent d'éviter la promiscuité des détenus, et que l'état de choses actuel constitue une dérogation permanente aux articles 603 et 604 du Code d'instruction criminelle, relatifs aux prévenus, accusés et condamnés, à l'art. 2 de la loi du 5 août 1850 sur les jeunes détenus, et aux articles 89 et 115 du règlement général du 30 octobre 1841.

Les retards apportés par les administrations locales dans l'exécution des mesures nécessaires pour approprier les prisons à ces diverses prescriptions doivent être imputés aux circulaires du 2 octobre 1836, du 9 août 1841 et du 20 août 1849, qui repoussaient tout projet de réparation ou de reconstruction non conforme aux règles du système cellulaire. Les conditions dispendieuses qu'entraîne l'application de ce système, l'impossibilité absolue pour le plus grand nombre des départements d'y pourvoir avec leurs seules ressources, ont fait ajourner des améliorations indispensables.

Aujourd'hui, le gouvernement renonce à l'application de ce régime d'emprisonnement pour s'en tenir à celui de la séparation des quartiers. Mais en donnant ainsi aux départements toute facilité de pourvoir par des sacrifices limités aux besoins de ce service, l'administration est fondée à exiger que partout il soit immédiatement procédé aux travaux nécessaires pour faire cesser une situation qui viole les lois et compromet les intérêts les plus graves.

Je vous invite, en conséquence, à provoquer à ce sujet une délibération du conseil général de votre département : il serait désirable que, dès cette année, des fonds pussent être votés pour mettre à exécution des plans de restauration qui seront désormais admis sous la simple condition de réaliser la séparation des diverses classes de détenus. Il y aura lieu d'examiner si, dans un intérêt moral et disciplinaire, ces plans ne devront pas comprendre un certain nombre de chambres destinées à isoler quelques détenus à l'égard desquels des circonstances particulières peuvent nécessiter des mesures exceptionnelles.

Je terminerai cette instruction en vous signalant une lacune regrettable dans la plupart des maisons d'arrêt et de justice concernant l'exercice du culte. Je tiens autant que possible à ce qu'il existe dans toutes une chapelle où les détenus puissent assister à l'office, conformément aux dispositions de l'article 117 du règlement du 30 octobre 1841. Les administrations locales comprendront, j'en suis sûr, qu'un de leurs premiers devoirs est de mettre à portée de la population prisonnière la consolation et le frein des pratiques religieuses.

J'ai l'espérance, monsieur le préfet, que votre initiative amènera le conseil général de votre département à s'associer à cette réforme, que le gouvernement de l'empereur tient à honneur d'accomplir.

Le Ministre de l'intérieur, DE PERSIGNY.

La loi du 5 août 1850 avait déjà disposé que les jeunes détenus seraient élevés *en commun*, sous une discipline sévère. La circulaire ministérielle qui précède ne fait donc que généraliser la mesure en l'appliquant à toutes les classes de condamnés. Elle ne peut d'ailleurs modifier en rien l'opinion que nous avons cru devoir émettre sur la valeur relative des deux modes d'emprisonnement qui se trouvent en présence. Le régime de l'isolement a pour effet, selon nous, de fortifier et de rendre plus efficace la répression. Nous regretterions donc de voir le gouvernement y renoncer complétement, au moment même où ses adversaires les plus déclarés en adoptaient le principe dans une certaine mesure, et où l'Angleterre l'adopte comme base de son système pénitentiaire, pour revenir purement et simplement à l'ancien régime, dont les résultats et les fruits sont écrits en chiffres tous les ans dans les tableaux statistiques de la justice criminelle.

M. le ministre espère qu'on parviendra à conjurer tous les dangers de l'emprisonnement en commun, en mettant rigoureusement à exécution des mesures qui tendent à la séparation des diverses classes de détenus. Ces divisions, malgré tous les efforts tentés jusqu'ici, n'ont jamais pu être obtenues d'une manière complète, et, en outre, personne ne peut contester que celles qui sont adoptées aujourd'hui ne soient tout à fait insuffisantes. Diviser, en effet, les condamnés selon la nature de leurs crimes, sans tenir compte de leurs antécédents, de leur caractère, de leurs dispositions, c'est risquer d'exposer les natures qui seraient heureusement susceptibles de se régénérer à la contagion de natures entièrement perverties, fatalement contagieuses. Avec l'emprisonnement individuel, ce danger est évité, et c'est pour cela que nous en approuvons le principe, laissant au temps et à l'expérience le soin d'en modifier les applications. Aussi nous aimons à penser qu'il ne s'agit ici que d'un temps d'arrêt dans la généralisation du système d'isolement nécessité par certaines exigences locales toutes matérielles.

Des conditions communes de l'emprisonnement. — Nous avons indiqué, à propos de chacun des deux modes d'emprisonnement que nous avons étudiés, les conditions matérielles et hygiéniques sous lesquelles l'un et l'autre se trouvent plus spécialement placés. Il nous reste maintenant à poser quelques règles générales qui leur sont applicables à tous les deux.

C'est dépasser le but de la loi et en altérer l'esprit que d'imposer aux prisonniers une habitation malsaine ; on devra donc choisir pour l'emplacement des prisons, quelles qu'elles soient, un lieu exempt d'humidité, ouvert, élevé et balayé par les vents. Les constructions seront disposées de manière à assurer la libre circulation de l'air. Il faut, de plus, qu'elles soient assez vastes pour procurer aux détenus, tant dans leurs ateliers que dans leurs dortoirs, un espace suffisant et bien aéré. Les cours destinées à servir de préaux doivent être grandes, autant que possible plantées d'arbres et entourées d'arcades, sous lesquelles les prisonniers pourraient se promener par les temps de pluie. Le mur d'enceinte extérieur doit toujours être séparé des bâtiments par un intervalle assez large. C'est le seul moyen d'assurer la ventilation complète de toutes les parties de la prison. La nourriture accordée aux détenus devrait toujours être suffisante. L'article 613 du Code d'instruction criminelle le prescrit formellement. Si cette prescription de la loi était observée, elle rendrait possible la suppression de la cantine, où se dépense encore aujourd'hui, en presque totalité, non-seulement la part du produit du travail qui peut être remise au condamné pendant qu'il subit sa condamnation, mais encore les gratifications que les entrepreneurs sont autorisés à lui donner à titre d'encouragement. Outre les gratifications en argent, les détenus reçoivent encore souvent, des entrepreneurs, des rations supplémentaires de pain, de viande et même de vin. Ces rations leur sont accordées, moins à titre de récompense, que dans le but d'obtenir d'eux un travail plus considérable. C'est là un abus que ne devrait pas tolérer l'administration. D'abord, nous croyons qu'il peut avoir une influence fâcheuse sur la santé du détenu ; et, de plus, il tend à ôter au travail son caractère moralisateur. Ce n'est pas, en effet, pour inspirer au prisonnier l'amour du lucre que le travail lui a été imposé, mais bien pour faire naître en lui l'esprit d'ordre et de prévoyance qui lui manque généralement, et pour lui préparer des ressources utiles, quand viendra pour lui le moment de la libération. En le soumettant à un travail excessif, on compromet ses forces et sa santé, et on ne lui laisse le temps, ni de la réflexion, ni du repentir indispensables à son amendement ; nous ne saurions donc trop recommander aux inspecteurs chargés de fixer les taxes du travail, de rester toujours un peu en deçà de la limite que l'ouvrier détenu est en mesure d'atteindre.

S'il est nécessaire que l'alimentation des prisonniers soit suffisante, il ne l'est pas moins que les aliments dont elle se compose soient de bonne qualité. A cet égard, MM. les inspecteurs ont eu souvent à élever des plaintes qui dénotent, de la part de l'administration, une regrettable négligence. Ainsi, le pain est quelquefois fait avec de mauvaises farines, et presque toujours il pèche par son défaut de cuisson et de manutention. Or le pain mal conditionné, ainsi qu'on l'a dit avec raison, passe vite ; il ne nourrit pas, il fatigue l'estomac, il use les forces et ne les répare point. La viande, dont chaque détenu reçoit, deux fois par semaine, une petite portion, ne devrait point être de qualité aussi médiocre qu'elle l'est généralement. Il vaut mieux qu'elle soit grillée, rôtie ou cuite au four, que bouillie dans l'eau.

Sous certains climats, dans les localités malsaines, ou lorsque la constitution des détenus est détériorée par quelque maladie grave, comme le scorbut ou l'affection scrofuleuse, il devient nécessaire de prescrire l'usage de boissons fortifiantes, telles que la bière ou le vin. Cette prescription est laissée à l'initiative des directeurs, qui ne sont autorisés à la suivre qu'exceptionnellement et comme dérogation à la règle générale. L'eau est, en effet, d'après les règlements, l'unique boisson des prisonniers. Aussi sa pureté et sa bonne qualité importent-elles essentiellement à leur santé.

Il est nécessaire que toute prison puisse se procurer l'eau avec facilité et en abondance. Cette double considération importe tout aussi bien à la propreté des détenus qu'à celle des différentes parties de l'établissement. Il résulte d'études entreprises par MM. Parchappe et Bouteville, que l'étendue de toiture nécessaire pour abriter une population quelque peu nombreuse, sans que les bâtiments soient extrêmement élevés, peut fournir la possibilité de recueillir, en grande partie, sinon en totalité, les eaux exigées par les besoins du service. Un séminaire, placé dans un lieu absolument dépourvu d'eau et à proximité du terrain choisi pour l'érection de la succursale, présentait cette condition favorable. Les eaux pluviales du Mont-Saint-Michel composent l'unique boisson des détenus, et l'on trouve à leur emploi d'incontestables avantages.

Le travail dans les prisons est aujourd'hui soumis à deux modes administratifs différents : l'entreprise et la régie. Dans le premier de ces modes, un entrepreneur est chargé de la totalité du service de l'établissement : c'est lui qui, au moyen de marchés, se charge de nourrir les détenus, de les fournir de médicaments, de les vêtir, de les blanchir, de les coucher ; de subvenir aux dépenses de sépulture et d'inhumation ; de pourvoir aux frais du culte ; de munir les gardiens de capotes et d'armes ; de fournir certaines prestations aux employés et même au directeur ; de faire enfin les réparations locatives des bâtiments. Enfin c'est l'entrepreneur qui se charge de procurer du travail aux détenus, d'après un prix de journée réglé par un tarif. Il verse les sept dixièmes de ce prix dans la caisse du greffier comptable de la maison pour être employés conformément aux règlements; les trois autres dixièmes lui sont abandonnés. On comprend quelle influence donne à l'entrepreneur ce système dans lequel, ainsi que l'ont fait remarquer MM. de Beaumont et de Tocqueville, la santé, la vie, la religion, la mort, tout est donné à l'entreprise. Ce que nous avons dit des moyens employés pour obtenir des détenus un travail exagéré, ou de la négligence calculée apportée dans le renouvellement de leurs vêtements, prouve que cette influence n'est pas toujours exercée sans inconvénients. Dans le système de la régie, au contraire, c'est le gouvernement qui se charge lui-même de la nourriture et de l'entretien des détenus, en même temps qu'il centralise dans ses mains tous les travaux et en recueille le produit, le bénéfice. Un des grands avantages de cette méthode est d'apporter des garanties plus certaines de moralité et de justice dans la fixation des taxes mises en pratique, à titre d'essai ; dans plusieurs maisons centrales, elle a réussi au delà de toute espérance. Quel que soit d'ailleurs celui des deux systèmes que l'expérience fasse prévaloir, il importe que l'administration exerce la plus active surveillance sur les éléments du travail pénitentiaire.

Les industries insalubres, qui ne feraient qu'ajouter encore aux autres causes d'affaiblissement et de maladie qui existent déjà dans les prisons, en seront exclues. Toutes les précautions jugées nécessaires seront prises contre celles qui peuvent être pernicieuses à la constitution de ceux qui les exercent, soit à cause des poussières irritantes qui se dégagent des matières premières, soit à cause des gaz délétères que respirent les travailleurs. Dans le premier cas, sont les industries du chanvre, des boutons de nacre, du cardage de la soie; et dans le second, l'industrie des peigneurs de laine, qui oblige les détenus qui y sont attachés à travailler près des réchauds où brûle du charbon de bois. A l'exception des travaux de menuiserie, de charpenterie, de marbrerie, de corderie, dont l'exercice exige de l'espace et de l'air, la plupart des industries exercées dans la prison sont sédentaires. C'est là, on ne saurait le nier, une condition fâcheuse au point de vue de la santé des détenus. Pour y obvier autant que possible, les hommes qui se sont occupés de l'hygiène des prisons ont conseillé dès longtemps d'assigner alternativement aux mêmes individus plusieurs occupations; de faire succéder un travail pénible à un travail qui ne l'est pas; un travail qui développe les forces à un travail sédentaire; un travail extérieur ou en plein air à un travail intérieur qui peut s'exécuter en tout temps. Ce dernier point était spécialement indiqué à l'attention de l'administration supérieure, dans un rapport que Ferrus avait été chargé de faire, en 1842, sur la maison centrale de Clairvaux. C'est surtout, disait alors le savant inspecteur général, sous le rapport de la nature et de l'organisation des travaux auxquels les détenus sont assujettis, qu'il y aurait, à notre avis, de larges modifications à opérer; en plus d'une occasion je me suis formellement exprimé à ce sujet. Je crois qu'il est à désirer que l'on remplace en partie ou en totalité pour les détenus les travaux essentiellement nuisibles qui n'obligent qu'à des mouvements restreints et qui s'exécutent au sein d'ateliers obscurs et encombrés, par des travaux en plein air, exerçant vivement les forces du corps. On a proposé de multiplier et de prolonger les promenades. Ce serait diminuer, en effet, les inconvénients de la captivité; mais les malfaiteurs ne sont point renfermés pour avoir une distraction, mais pour subir un châtiment; l'indication est précise : la difficulté est d'établir une combinaison propre à la réaliser. Un système de travaux agricoles est, suivant moi, très praticable pour de jeunes détenus; mais en serait-il de même pour les adultes, hommes et femmes? Le docteur Fourcault a lu à l'Académie un mémoire sagement conçu sur les vices sanitaires que renferment nos établissements publics, et dans lequel il conclut qu'on devrait soumettre les prisonniers à deux ordres d'occupations dans la journée, celles-ci sédentaires, celles-là fatigantes, se corrigeant l'une par l'autre, et permettant, sans préjudice pour la santé, l'emploi d'un plus grand nombre d'heures de travail.

L'idée d'employer les détenus à des travaux agricoles a été réalisée dans plusieurs maisons centrales. A Clairvaux, entre autres, dix-huit prisonniers adultes, choisis de préférence parmi les scrofuleux, les scorbutiques, les hommes affaiblis, les convalescents, étaient journellement conduits, en 1847, dans les bois qui avoisinent cet établissement, et employés au nettoiement de la forêt domaniale. Les détenus, une fois au grand air et soumis à des labeurs propres à réparer leurs forces, ont obtenu, en très peu de temps, les uns une santé meilleure, les autres une complète guérison.

M. Léon Faucher, dirigé par des préoccupations différentes de celles qui ont inspiré le rapport de Ferrus, avait également demandé que l'on créât, pour les individus nés à la campagne et dont le nombre est d'environ 20 000 sur un personnel de 50 à 60 000 détenus, des pénitenciers agricoles, qui, d'une part, fussent en rapport avec leur ancien genre de vie et les nécessités de leur avenir, et qui, d'autre part, rétablissent pour eux l'égalité dans la peine.

Nous croyons qu'une telle mesure, ainsi généralisée et fondée d'ailleurs sur une distinction dans laquelle la loi ne nous paraît point pouvoir entrer, ne manquerait pas de rencontrer, dans l'application, de sérieuses et insurmontables difficultés. Il n'en serait pas de même de celle qui se bornerait à faire alterner des travaux inactifs avec des travaux exigeant un certain déploiement de forces musculaires. L'exécution de cette sage mesure sanitaire ne serait pas plus difficile à réaliser dans le système de l'emprisonnement individuel que dans le système de l'emprisonnement collectif. Déjà des travaux de reliure, d'ébénisterie, de serrurerie, etc., à l'établi, sont en exercice dans nos prisons cellulaires. D'autres occupations plus pénibles pourraient même y être introduites. Ainsi, il est facile, dit M. Bérenger, de l'intérieur du pénitencier de faire mouvoir des artifices, qui, placés en dehors de l'enceinte, seraient mis en œuvre, soit pour élever des eaux, soit pour le moulinage du grain, le sciage des planches, le forage du bois ou du fer, soit pour une foule d'industries dont le commerce, la marine et l'administration de la guerre pourraient tirer avantage. L'agent destiné à faire jouer ces artifices traverserait un certain nombre de cellules ; il y serait mis en mouvement par les détenus, qui pourraient y être occupés plusieurs heures chaque jour.

Dans les prisons où les détenus travaillent en commun, les ateliers doivent toujours être très proprement tenus, spacieux, bien aérés et pourvus d'appareils ventilateurs qui en renouvellent incessamment l'air, et dispensent d'y établir de temps à autre, comme cela se pratique aujourd'hui, des courants d'air qui ont le grave inconvénient d'en abaisser brusquement la température et de développer chez les prisonniers de nombreuses affections pulmonaires. C'est, sans aucun doute, à l'inobservation de ces règles hygiéniques dans les occupations imposées aux détenus qu'a été dû l'affaiblissement de la mortalité qui résulta de la cessation du travail décrétée en 1848 par le gouvernement provisoire. M. le docteur Boileau de Castelnau, qui a tant fait pour éclairer la question relative au système pénitentiaire et pour améliorer dans une juste mesure la santé des détenus, nous a fait l'honneur de nous communiquer à cet égard des renseignements très importants.

La mortalité annuelle de la maison centrale de Nîmes, pendant les vingt-trois ans où les détenus ont été occupés à l'industrie, a été de 91,82 par an, ou de 1 sur 12,93. En quatre ans, depuis la suspension de l'industrie, sur une population moyenne de 1175 détenus, il en est mort. 157

Moyenne annuelle. 39,25

Si l'industrie avait continué, il aurait dû mourir. . . . . 91,82 × 4 = 367,28

Il n'en est mort que. 157

La suspension des travaux a donc sauvé la vie à. . 210

Soit, par an. 52,50

Voici les détails :

1848. . .	Population. . .	1191 ;	36 décès,	ou 1 sur	33,08
1849. . .	—	1093 ;	45	—	26,51
1850. . .	—	1161 ;	32	—	36,28
1851. . .	—	1158 ;	44	—	26,32

Mais cet honorable médecin, pas plus que personne, ne prétend substituer l'oisiveté au travail : il regarde celui-ci comme indispensable à la moralisation pénitentiaire; il faut seulement s'attacher à lui faire des conditions telles, qu'il ne puisse, en aucun cas, devenir fatal aux détenus. Eh bien ! ces conditions, selon nous, sont tout entières dans une bonne organisation des ateliers et dans une distribution convenablement modérée des tâches.

Nous avons signalé, en parlant des vêtements, la négligence calculée que certains entrepreneurs apportent à les renouveler. Cet abus est d'autant plus regrettable que le froid et l'humidité sont d'actives causes de maladies parmi les prisonniers. Il serait, par conséquent, de la dernière importance que les habits fussent fournis toutes les fois qu'il en est besoin et que la substitution de ceux d'hiver à ceux d'été fût toujours d'accord avec la marche ordinaire des saisons. Il est également utile que les vêtements soient assez longs pour couvrir convenablement toutes les parties du corps, et assez amples pour ne gêner aucune fonction. Conformément à un désir depuis longtemps exprimé par les inspecteurs, il serait à souhaiter que l'administration voulût bien accorder à chaque détenu un vêtement supplémentaire, comme une limousine, par exemple, qui pourrait lui servir, soit pour passer d'ateliers très chauds dans des réfectoires non chauffés ou dans de froids promenoirs où il est tenu de marcher à pas lents, soit pour suppléer, dans certains cas, à l'insuffisance des couvertures.

Des colonies pénales. — Le projet d'introduire la déportation dans notre système pénal n'est pas d'une date récente. La déportation, en France, est une institution de 1789 ; seulement il n'était question alors que de l'appliquer aux crimes politiques. C'est en 1821 que le gouvernement se proposa de substituer la transportation à la peine des travaux forcés. En 1827, les vœux de quarante-deux conseils généraux de département demandaient de remplacer les bagnes par la transportation et l'établissement de colonies pénales. Quelques années après, l'opinion publique ne manqua pas de remarquer un fait très significatif. L'Angleterre avait, depuis longtemps, entrepris une grande et mémorable expérience. Portée, en 1838, devant une commission composée des hommes les plus éminents; la question de la déportation avait subi une condamnation d'une accablante autorité. Mais, malgré cette condamnation, l'Angleterre n'avait pas renoncé à ses colonies pénales ; en 1842, et surtout en 1847, elle avait adopté un système nouveau qui, tout en maintenant la déportation, donnait satisfaction aux exigences des doctrines pénales les plus récentes. Cette obstination de l'Angleterre à ne céder aux conseils des novateurs que pour mieux persister dans ses errements avait averti les esprits pratiques. Il paraissait désormais opportun d'introduire en France les derniers résultats de l'expérience anglaise ; car la réforme de notre régime pénal, jugée par tous nécessaire, se trouvait en présence de difficultés presque insurmontables. Nous n'en citerons qu'une signalée à la fois par les membres de la magistrature et par tous les inspecteurs des prisons : la nécessité de vider les bagnes et d'enlever de notre sol ces foyers de crimes et de perversité. C'est alors que le décret suivant est venu donner à ces principes une solennelle et définitive confirmation :

DÉCRET DU 27 MARS 1852 SUR LES COLONIES PÉNITENTIAIRES.

Louis-Napoléon, président de la république française :

Sur le rapport du ministre secrétaire d'État de la marine et des colonies,

Considérant que, sans attendre la loi qui doit modifier le Code pénal quant au mode d'application des travaux forcés pour l'avenir, le gouvernement est dès à présent en mesure de faire passer à la Guyane française, pour y subir leur peine, un certain nombre de condamnés détenus dans les bagnes,

Décrète :

Article 1er. Les condamnés aux travaux forcés actuellement détenus dans les bagnes, et qui seront envoyés à la Guyane française pour y subir leur peine, y seront employés aux travaux de la colonisation, de la culture, de l'exploitation des forêts et à tous autres travaux d'utilité publique.

Art. 2. Ils ne pourront être enchaînés deux à deux ou assujettis à traîner le boulet qu'à titre de punition disciplinaire ou par mesure de sûreté.

Art. 3. Les femmes condamnées aux travaux forcés pourront être conduites à la Guyane française et placées sur un établissement créé dans la colonie; elles seront employées à des travaux en rapport avec leur âge et avec leur sexe.

Art. 4. Les condamnés des deux sexes qui auront subi deux années au moins de leur peine, tant en France que dans la colonie, et qui se seront rendus dignes d'indulgence par leur bonne conduite et leur repentir, pourront obtenir :

1° L'autorisation de travailler, aux conditions déterminées par l'administration, soit pour les habitants de la colonie, soit pour les administrations locales;

2° L'autorisation de contracter mariage;

3° La concession d'un terrain et la faculté de le cultiver pour leur propre compte.

Cette concession ne pourra devenir définitive qu'après dix années de possession.

Un règlement déterminera : 1° les conditions sous lesquelles ces concessions pourront être faites, soit à titre provisoire, soit à titre définitif; 2° l'étendue des droits des tiers, de l'époux survivant ou des héritiers du concessionnaire sur les terrains concédés.

Art. 5. La famille du condamné pourra être autorisée à le rejoindre dans la colonie et à vivre avec lui, lorsqu'il aura été placé dans la condition prévue par l'article 4.

Art. 6. Tout condamné dont la peine sera inférieure à huit années de travaux forcés sera tenu, à l'expiration de ce terme, de résider dans la colonie pendant un temps égal à la durée de sa condamnation.

Si la peine est de huit années et au delà, il sera tenu de résider à la Guyane française pendant toute sa vie.

En cas de grâce, le libéré ne pourra être dispensé de l'obligation de la résidence que par une disposition spéciale de lettres de grâce. Toutefois le libéré pourra quitter momentanément la colonie en vertu d'une autorisation expresse du gouverneur, mais sans pouvoir être autorisé à se rendre en France.

Art. 7. Des concessions provisoires ou définitives de terrains pourront être faites aux individus qui, ayant subi leur peine, resteront dans la colonie, conformément à ce qui est prévu par l'article 6.

Art. 8. Les condamnés libérés en France pourront obtenir d'être transportés à la Guyane, à la condition d'y être soumis au régime établi par les articles 1, 3 4, 5, 6 et 7 du présent décret, sans préjudice de l'application de l'article 44 du Code pénal relatif à la surveillance de la haute police.

Ar. 9. Les condamnés pourront obtenir partiellement ou intégralement l'exercice des droits civils de la colonie. Ils pourront être autorisés à jouir ou à disposer de tout ou partie de leurs biens.

Les actes faits par les condamnés dans la colonie jusqu'à leur libération ne pourront engager les biens qu'ils possédaient au jour de leur condamnation ou ceux qui leur seront échus par succession, donation ou testament, à l'exception des biens dont la remise a été autorisée.

Art. 10. Tout condamné à temps qui se sera rendu coupable d'évasion sera puni de deux à cinq ans de travaux forcés. Cette peine ne se confondra pas avec celle antérieurement prononcée.

La peine pour le condamné à perpétuité sera l'application à la double chaîne pendant deux ans au moins et cinq ans au plus.

Art. 11. Tout libéré astreint à résider à la Guyane, conformément à l'article 6, et qui aura quitté la colonie sans autorisation, sera renvoyé aux travaux forcés pendant une durée de un à trois ans.

Art. 12. Les infractions prévues par les articles 9 et 10, et tous crimes et délits commis par les condamnés, seront jugés par le premier conseil de guerre de la colonie, faisant fonction de tribunal maritime spécial, et auquel seront adjoints deux officiers du commissariat de la marine.

Art. 13. Un arrêté du gouverneur déterminera, jusqu'à ce qu'il y soit pourvu par un décret, le régime disciplinaire des établissements qui seront créés à la Guyane, en exécution des dispositions qui précèdent.

Art. 14. Le ministre de la marine et des colonies est chargé de l'exécution du présent décret. LOUIS-NAPOLÉON.

Tout le monde a applaudi à la suppression des bagnes; restait pourtant la question de savoir si le système pénal adopté pour les remplacer résisterait au jugement souverain des faits et de l'expérience. Les nouvelles de plus en plus favorables qui ont été publiées sur la situation des nouveaux établissements fondés à Cayenne sont de nature à rassurer pleinement sur l'avenir de cette entreprise.

Maisons de correction et patronage des détenus. — Pour compléter l'histoire de notre système pénitentiaire, il nous reste encore à parler des maisons d'éducation correctionnelle affectées aux jeunes détenus et des sociétés de patronage.

Ce fut l'Angleterre qui, vers la fin du XVIIIe siècle, prit l'initiative des essais de réforme applicables aux jeunes détenus. Entraînés par son exemple, les États-Unis élevèrent des maisons de refuge ayant la même destination. Les Pays-Bas, l'Allemagne, fondèrent également, vers la même époque et dans le même but, des colonies correctionnelles et des colonies préventives. La France fut longtemps avant de s'associer à ce mouvement. Le gouvernement de la restauration, le premier, comprit que commencer la réforme pénitentiaire par l'enfance, c'était procéder dans l'ordre logique, c'était attaquer le mal à sa racine. Il songea donc à élever des maisons de correction pour les jeunes détenus. Les ordonnances des 18 août et 9 septembre 1814 prescrivirent l'érection d'une maison d'essai; mais ce projet ne fut pas réalisé, et l'on dut se borner à opérer, dans l'intérieur des maisons centrales, la séparation des jeunes détenus et des adultes;

malgré de louables efforts, cette séparation a été longtemps sans être effectuée.

Le gouvernement de Juillet a été plus heureux, et il a eu le mérite de réaliser ou il a vu se réaliser sous ses auspices presque toutes les réformes qui avaient été tentées ou projetées sous la restauration. Noüs empruntons au travail de M. Bucquet l'énumération de toutes les mesures et de toutes les créations qui sont l'œuvre de cette époque. Dès 1831, les enfants dispersés dans les différentes prisons de Paris étaient réunis dans un quartier spécial de la prison de Sainte-Pélagie, et bientôt après transférés dans les bâtiments des Madelonnettes. En 1835, la nouvelle prison de la Roquette était affectée comme maison centrale d'éducation correctionnelle aux jeunes détenus du département de la Seine. En même temps on voyait s'établir dans les départements les quartiers correctionnels de Lyon, de Toulouse, de Carcassonne, et un peu plus tard les maisons centrales d'éducation correctionnelle de Bordeaux, de Marseille, d'Amiens et de Toulouse.

Quelques années après, au mois de juillet 1839, MM. de Metz et de Bretignières, en fondant la colonie de Mettray, où les jeunes détenus sont formés en commun aux travaux de l'agriculture, donnaient le premier exemple de ces créations particulières qui se sont rapidement multipliées depuis cette époque. Dans les six années suivantes, des colonies semblables étaient annexées aux maisons correctionnelles de Bordeaux et de Marseille, et aux maisons centrales de Fontevrault, de Clairvaux, de Loos, de Gaillon. Dans le court espace de quatre années, de 1843 à 1847, l'exemple de Mettray faisait surgir les colonies privées du Petit-Quevilly, de Saint-Ilan, de Sainte-Foy, du Petit-Mettray, d'Ostwalde et du Val-d'Yèvre, toutes également consacrées aux jeunes détenus.

A côté de ces institutions et comme leur complément, s'organisaient des sociétés de patronage en faveur des jeunes libérés. M. Charles Lucas, inspecteur général des prisons, fondait en 1833 la Société de patronage de Paris; en 1856, celle de Lyon; en 1839, celle de Besançon; en 1841, celle de Saumur. En 1836, madame de Lamartine et madame de Lagrange créaient la Société de patronage pour les jeunes filles détenues et libérées de la Seine. Les sociétés de patronage de Rouen, de Bordeaux, de Grenoble et de Dijon se constituaient vers la même époque.

Le gouvernement s'associa à ce mouvement de la charité privée par une foule de mesures administratives et législatives qui toutes avaient pour but d'améliorer la situation morale et matérielle des jeunes détenus. Avant cette époque, on peut dire que l'article 66 du Code pénal n'avait jamais été compris et exécuté comme il devait l'être. On sait que, d'après les articles 66 et 67, les enfants traduits devant la justice sont divisés en deux classes bien distinctes : ceux qui sont reconnus avoir agi sans discernement sont acquittés et rendus à leur famille, ou conduits dans des maisons de correction, non pour y subir une peine, mais pour y être élevés par mesure de discipline et pour un temps déterminé par le jugement; ceux qui sont déclarés avoir agi avec discernement sont condamnés à une des peines portées par l'article 67, c'est-à-dire à une peine moindre que celle qui les atteindrait s'ils étaient adultes. Cependant, jusqu'en 1832, on ne faisait aucune distinction entre ces deux catégories d'enfants : ceux qui étaient jugés en vertu de l'article 67, c'est-à-dire ceux qui étaient acquittés, étaient traités de la même manière que ceux qui étaient condamnés. Le gouvernement de 1830 rentra dans la pensée du législateur, et par la circulaire du 2 décembre 1832, il décida que les enfants jugés en vertu de l'article 66 pourraient être placés en apprentissage chez des cultivateurs ou des artisans pour y être élevés, instruits et utilement occupés. Les gardiens des prisons durent veiller, sous peine de destitution, à la séparation complète et permanente des jeunes détenus et des adultes. En 1839, un projet ayant pour but de généraliser l'établissement des pénitenciers de jeunes détenus fut mis à l'étude et soigneusement élaboré. Le projet de loi sur la réforme générale des prisons, présenté en 1840 par M. de Rémusat, assignait des maisons spéciales ou des quartiers distincts aux enfants. Dans la même année, le gouvernement prit des mesures pour assurer le bienfait de l'instruction primaire à tous les enfants détenus dans les maisons centrales. L'année suivante, un règlement général prescrivait dans les prisons départementales la séparation de jour et de nuit des enfants et des adultes, exigeait pour les premiers des quartiers distincts, n'autorisait leur mise en apprentissage qu'après un certain temps de détention, et recommandait qu'on s'occupât avec soin de leur éducation morale, religieuse et professionnelle. Plusieurs circulaires ministérielles vinrent successivement tracer le régime des maisons qui leur étaient spécialement affectées. Dans le projet de loi sur la réforme des prisons, présenté par M. Duchâtel en 1847 à la Chambre des pairs, le gouvernement proposait d'appliquer aux enfants comme aux adultes le système cellulaire de jour et de nuit. Enfin la circulaire ministérielle du 17 février 1847 organisa le patronage administratif des jeunes libérés, et confia le soin de l'exercer aux autorités municipales. De 1848 à 1850, de nouveaux établissements privés, destinés à l'éducation des jeunes détenus, vinrent s'ajouter à ceux que nous avons déjà cités.

Les établissements privés sont au nombre de trente-deux. Les uns sont industriels et agricoles, les autres exclusivement agricoles. Parmi les premiers se trouvent les maisons centrales d'éducation correctionnelle de Bordeaux, Marseille et Toulouse ; parmi les seconds, les colonies agricoles de Mettray, du Val-d'Yèvre, de Cîteaux, Petit-Bourg, Fontevrault, Sainte-Foy, Petit-Quevilly, la Loge, les Matelles, Villette et quatre autres sans importance.

Il est douze de ces établissements publics et privés dans lesquels les jeunes délinquants sont employés à des travaux industriels qui comprennent quarante-six industries différentes occupant environ 2571 enfants, tandis que, dans vingt et une colonies agricoles, les travaux des champs et les industries auxiliaires de l'agriculture occupent environ 2960 détenus, le surplus se composant d'infirmes, de malades et d'employés à des travaux de service intérieur qui n'ont aucun rapport avec les professions agricoles ou industrielles.

Plusieurs établissements religieux possèdent des quartiers correctionnels pour les jeunes filles détenues. Ce sont : les maisons de solitude de Nazareth, les Bon-Pasteur de Limoges, d'Angers et de Bourges, l'institut des Dames de Glaubitz; d'autres, tels que les Bon-Pasteur d'Amiens, de Lille, du Mans, de Metz, de Varenne-lez-Nevers, de Saint-Omer, les refuges de Tours, de Caen, de Lyon, et l'institut des servantes protestantes des Dames diaconesses, reçoivent des jeunes filles en apprentissage. Les travaux de couture, de lingerie et de service domestique, constituent dans tous les établissements publics et privés leur genre d'occupation ; leur effectif est à peine aujourd'hui de 500. Ces dernières maisons religieuses ne sont pas assujetties à un règlement unique. Chacune a son régime de correction et sa méthode d'enseignement. Comme jusqu'à présent on n'a fait que traverser une période d'essai, on n'a pu encore arrêter un système uniforme auquel elles seraient toutes soumises. C'est un des objets du règlement d'administration publique que M. le ministre de l'intérieur vient d'envoyer au conseil d'État.

Toutes les maisons d'éducation correctionnelle sont soumises au même régime. Partout la nourriture est simple, mais fortifiante et réparatrice. Trois repas en hiver, quatre en été. 250 grammes de pain, une ration de soupe et de légumes au dîner ; une seconde ration de soupe et de légumes ou de fruits et laitage au souper. En été, une ration supplémentaire de 250 grammes de pain. L'eau est la boisson généralement adoptée pour les détenus ; dans certaines circonstances on leur donne du cidre, du vin, pour mettre dans leur eau, jamais de vin pur.

Les costumes sont convenables, les dortoirs généralement vastes et bien aérés ; pour coucher, une paillasse, un matelas, un drap sac, une couverture en été, deux en hiver. La mortalité est plus du double dans les quartiers industriels que dans les quartiers agricoles.

Le gouvernement alloue 70 centimes par jour pour chaque détenu et 70 francs pour le trousseau. Depuis 1851, le gouvernement fait confectionner les trousseaux. Les dépenses des jeunes détenus en 1851 se sont élevées à la somme de 1 165 221 fr. 95 c., les frais de transportement à celle de 1 211 721 fr. 95 c. Chaque jour on obtient davantage du travail des enfants ; on arrive à couvrir par le produit de ce travail les sacrifices faits pour leur éducation correctionnelle.

L'éducation correctionnelle est parfaitement entendue ; l'enseignement religieux donné aux jeunes détenus est historique et doctrinal. Il consiste dans la connaissance de l'histoire sainte, l'étude du catéchisme diocésain, et se complète par l'accomplissement des devoirs religieux. L'instruction primaire donnée aux jeunes détenus est tout à fait élémentaire : la lecture, l'écriture, les quatre règles et le système métrique. La durée des classes est d'une heure ou deux par jour. On compte vingt et une colonies agricoles.

Les travaux auxquels sont appliqués les jeunes colons sont agricoles, horticoles, et même, comme à Bordeaux, floricoles. Au 1er janvier 1853, sur une population de 2960 jeunes détenus, 531 étaient occupés à 22 industries diverses, dont les principales étaient celles de tailleurs, cordonniers, sabotiers, maçons, menuisiers, forgerons. A Fontevrault, on fait surtout de la filature ; à Gaillon, de la brosserie, de la cordonnerie, de la serrurerie, de la sculpture sur bois ; à la Roquette, de la ciselure, de l'ébénisterie, etc. Quant aux jeunes filles, on leur apprend la couture, la lingerie, la ganterie.

La loi du 5 août 1850, œuvre de la dernière assemblée législative, a peut-être une trop grande tendance à favoriser la fondation d'établissements privés. En se multipliant, sous l'influence de cette loi, ces établissements, en effet, tendent à perdre le caractère de leur destination. La discipline s'y affaiblit. Ils deviennent des fermes-écoles et finissent par ressembler à des institutions plutôt charitables que pénitentiaires. Ne vaudrait-il pas mieux, pour graduer la sévérité de régime et la proportionner aux divers degrés de moralité, conserver et développer, en les améliorant, les établissements publics qui seuls maintiendront aux peines prononcées contre les enfants leur caractère d'intimidation. La loi de 1850 a encore eu une autre conséquence qui a déjà appelé l'attention. En appliquant exclusivement aux travaux agricoles l'activité des jeunes détenus, elle ne leur a pas toujours préparé les moyens de se créer dans l'avenir une position convenable. Un grand nombre, lors de leur libération, rentrent dans leurs familles qui habitent les villes et qui se livrent à des travaux industriels. Or ces jeunes gens, en reprenant l'industrie de leurs pères, perdent tous les avantages de l'apprentissage qu'ils ont fait dans les colonies pénitentiaires, et se trouvent rejetés dans cette population d'ouvriers qui, ne sachant rien, sont toujours près de tomber dans le vagabondage. Il serait mieux, selon nous, de combiner, autant que possible, dans les maisons d'éducation correctionnelle, les travaux agricoles et l'apprentissage des métiers exercés dans les villes, de façon que, lors de leur mise en liberté, les jeunes détenus pussent toujours se livrer au travail, dont les habitudes sont les meilleures garanties de leur moralité.

Quelque fondés que soient, d'ailleurs, les reproches que nous venons de formuler, il faut toutefois reconnaître que dans la plupart des établissements correctionnels, tant publics que privés, la situation morale et matérielle des jeunes détenus est satisfaisante ; c'est une justice que leur rend un inspecteur général adjoint des prisons, M. Paul Bucquet, dans un livre plein de renseignements précieux et de saines observations sur cette grave question sociale.

Les sociétés de patronage ont été instituées pour venir en aide aux prisonniers, quand arrive le moment, toujours si périlleux pour eux, de leur libération. Elles ont pour but d'affermir la régénération commencée dans le pénitencier et de la rendre durable. Abandonnés à eux-mêmes au sortir de la prison, livrés à toutes les obsessions de leurs anciens compagnons de captivité, la plupart des libérés auront bientôt épuisé les ressources, toujours faibles, que leur offre leur pécule, et ils ne tarderaient pas à tomber dans la misère, et de la misère dans le crime.

La surveillance de la haute police ne saurait atteindre le but que se proposent d'atteindre les sociétés de patronage. Cette précaution, nécessaire peut-être au point de vue de la sûreté de la société, a le tort grave de peser ostensiblement sur les coupables, et d'entretenir le sentiment de répulsion qu'inspirent les souvenirs infamants qu'ils traînent après eux. Les sociétés de patronage, au contraire, garantissent les condamnés contre ces inconvénients redoutables, et leur offrent, pendant les premières années de leur libération, les secours d'une sollicitude tout à la fois prévoyante et active. Le projet de loi de 1847 renvoyait à des règlements d'administration publique le soin de déterminer les rapports de l'autorité avec ces sociétés. Leurs attributions y étaient indiquées de la manière suivante. Le pécule du prisonnier libéré devait être remis à la société ; c'est elle qui en dirigerait l'emploi, qui pourvoirait à ce que des vêtements décents remplaçassent l'habit de la prison, qui lui procurerait les moyens de se rendre à sa destination, l'y ferait accompagner au besoin, l'y installerait, et lui achèterait les outils et le petit mobilier qui pourraient lui être nécessaires. Le pécule, sagement ménagé, servirait à payer les dépenses ; il deviendrait entre les mains de la société et aux yeux de l'État une garantie de la bonne conduite du libéré. Si au sortir de prison il voulait résider au loin, la société du lieu qu'il désignerait, à laquelle seraient adressés le pécule et tous les renseignements recueillis, lui donnerait les mêmes soins.

Enfin le libéré, une fois établi, pourrait vouloir changer de résidence ; dans ce cas la société à la circonscription de laquelle appartiendrait cette résidence nouvelle serait substituée à tous les devoirs de la précédente société. Si un libéré voulait se soustraire à l'action protectrice du patronage, ce serait à ses périls et risques ; mais il perdrait son pécule, qui demeurerait acquis à l'œuvre, et il s'exposerait à toutes les conséquences qui pourraient être la suite de cette détermination. Nul doute qu'ainsi réglées et surtout soigneusement tenues à l'abri des écarts d'une philanthropie trop souvent fausse ou exagérée, les sociétés de patronage ne soient appelées à rendre de grands services et ne prêtent le plus utile concours à l'œuvre de la réforme pénitentiaire.

Nous terminerons en citant l'intéressant rapport adressé à l'Empereur, en 1861, par M. le comte de Persigny, ministre de l'intérieur, sur l'état actuel des établissements pénitentiaires.

RAPPORT A L'EMPEREUR.

Sire, en 1852, sous ma précédente administration, j'avais prescrit l'organisation d'une statistique annuelle du service pénitentiaire, et, dans un rapport que j'avais l'honneur de soumettre à Votre Majesté, en avril 1854, avec la première publication de ce travail (1), je lui exposais la situation de cette branche de l'administration, à laquelle se rattachent d'importantes questions, qui ont plus d'une fois, et récemment encore, à l'occasion de la catégorie des condamnés à la réclusion, éveillé votre haute sollicitude.

Ce relevé, continué d'année en année, embrasse aujourd'hui une période de neuf ans. Au moyen des renseignements qu'il a successivement recueillis, et de ceux que fournit, en dernier lieu, la statistique de 1859, je puis, en comparant la situation de ce service à celle que constatait mon précédent rapport de 1854, signaler sommairement à Votre Majesté les résultats, plus amplement décrits dans le cours de cet exposé, des mesures de réforme et d'amélioration accomplies pendant ce laps de temps.

En première ligne figure l'extension donnée aux lieux de détention, dans lesquels l'encombrement était antérieurement une cause d'insalubrité et d'embarras pour la discipline et l'organisation du travail. Trois nouvelles maisons centrales ont été créées, dont deux dans les établissements de Belle-Isle et de Doullens, précédemment consacrés à la détention pour motifs politiques. C'est un sujet de satisfaction pour le gouvernement de Votre Majesté de pouvoir proclamer que

(1) Par décision ministérielle du 23 décembre 1853, M. Louis Perrot, alors inspecteur général, actuellement directeur de l'administration des prisons, a été chargé de cette publication annuelle.

ces deux prisons ont changé de destination. Au moyen de l'affectation de deux nouvelles maisons à la détention des femmes, on a pu faire cesser l'ancien état de choses qui réunissait les deux sexes dans des quartiers distincts des mêmes établissements. En Corse, il a été créé deux grands pénitenciers agricoles qui, après quelques années d'épreuves laborieuses, de difficultés inhérentes au climat, à la nature du sol et à ce mode nouveau de détention, sont aujourd'hui en pleine activité, et présentent tous les caractères d'une organisation définitive et viable.

Des constructions importantes ont été annexées à presque toutes les maisons centrales du continent. Des quartiers d'isolement, des dortoirs cellulaires, des chapelles, des écoles, des infirmeries, des ateliers, ont permis, en complétant les bâtiments existants, de faire fonctionner plus régulièrement tous les services de discipline, de santé, d'enseignement religieux et élémentaire, et de travail professionnel.

Les prisons départementales, dont le service a été mis à la charge de l'État par la loi de finances de 1855, ont pris une large part dans ces améliorations. Depuis plus de vingt années, les incertitudes qui régnaient sur le mode de détention à appliquer dans ces prisons, les études sur le système d'emprisonnement cellulaire, avaient fait ajourner toute reconstruction, toute appropriation de ces lieux de détention, qui présentaient, sur un grand nombre de points de la France, les conditions les plus défectueuses. Dans mon rapport sur la situation de ces établissements en 1852, j'exposais que, sur quatre cents prisons de cette catégorie, soixante à peine, récemment construites, réalisaient d'une manière plus ou moins satisfaisante les prescriptions du Code pénal. Dans toutes les autres, une promiscuité à peu près complète confondait toutes les classes de détenus : prévenus, accusés, condamnés à un an et au-dessous, jeunes détenus, passagers civils et militaires.

Une décision de votre gouvernement a mis un terme à ces ajournements, en déclarant que désormais les prisons départementales devaient être reconstruites d'après le mode de séparation par catégories, tel que le prescrivait la législation pénale, c'est-à-dire au moyen de quartiers, de chambres communes ou individuelles, selon le nombre, la classe des détenus et les besoins de la discipline et de l'instruction judiciaire. Une circulaire émanée de mon administration en 1853, bientôt suivie d'un programme et de spécimens, invitait les préfets à saisir les conseils généraux de projets pour hâter l'accomplissement de cette réforme si longtemps différée ; et ces démarches ont été couronnées d'un plein succès. Plus de cent trente-cinq projets de construction de prisons neuves ou d'appropriation de celles existantes ont été étudiés, d'après ce système mixte, sur lesquels quarante-trois sont aujourd'hui terminés, dix-huit en voie d'exécution ; pour trente-cinq autres les voies et moyens ont été créés. Il est donc permis d'espérer que, dans un temps peu éloigné, la constitution matérielle des prisons départementales sera complétement remaniée, de manière à donner satisfaction à tous les intérêts d'ordre, de sûreté et d'humanité que comporte ce service. En attendant, des prisons spacieuses et salubres, construites dans les chefs-lieux de département, permettront d'y centraliser les condamnés à de courtes peines, et même d'y créer des quartiers correctionnels où seraient retenus des condamnés à plus d'un an, de manière à diminuer les agglomérations que présentent certaines maisons centrales. Ces mesures, concertées avec mon collègue le ministre de la justice, auront pour effet de préserver un plus grand nombre d'individus de la contagion funeste dont il est souvent difficile de combattre les effets dans les grands établissements de répression.

Le travail, qui est la vie des établissements pénitentiaires, qui assure l'ordre et la discipline, qui procure aux condamnés les moyens d'améliorer leur condition pendant la captivité, les ramène à des habitudes laborieuses, et garantit la société contre les dangers de la récidive, avait reçu une grave atteinte en 1848, par suite du décret du gouvernement provisoire qui l'abolissait dans les prisons, pour éviter une concurrence dommageable à l'industrie libre. Des efforts soutenus ont triomphé des difficultés qui s'opposaient à sa réorganisation. Un arrêté du 1er février 1852, après avoir stipulé toutes les garanties propres à éviter cette concurrence, en faisant intervenir les chambres de commerce dans le règlement des tarifs, a prescrit le rétablissement du travail. De plus larges parts ont été concédées aux entrepreneurs et aux détenus dans le prix de la main-d'œuvre, et, grâce à ces mesures, les produits qui, en 1847, atteignaient à peine 2 millions, se sont élevés successivement jusqu'à près de 4 millions, et dans les prisons des départements, où ils étaient à peu près nuls, ils ont été portés de 100 000 francs à environ 800 000.

Cependant ce n'est pas seulement en vouant les détenus au travail industriel que ces résultats ont été obtenus. L'administration n'a pas perdu de vue l'intérêt agricole ; et pendant que, dans quelques maisons centrales du continent, un certain nombre de condamnés étaient employés à des travaux de culture, elle créait en Corse deux grands pénitenciers dans lesquels mille condamnés adultes et cinq cents jeunes détenus sont employés au défrichement et à la mise en valeur d'environ 2500 hectares de terre. Dans cette contrée, où l'état des voies de communication, l'attitude des habitants, la difficulté de quitter l'île, ont rendu les évasions à peu près impossibles, les deux problèmes de l'acclimatation des condamnés et de l'exploitation du sol ont fait de grands pas vers une solution favorable. L'état sanitaire, qui d'abord a subi de rudes épreuves, est aujourd'hui dans des conditions à peu près normales ; et la culture de la vigne promet, dans un temps peu éloigné, d'abondantes compensations au surcroît des charges qu'impose nécessairement ce mode de détention.

Parmi ceux que frappe la loi pénale, il en est que leur jeune âge recommande à certaines mesures protectrices. Ce sont d'abord les détenus âgés de plus de seize ans, et qui cependant sont assimilés aux adultes, et doivent subir leur peine dans les mêmes lieux de détention. Cette catégorie comprend environ 1700 individus. Il appartient à l'administration, tout en observant la loi, de pourvoir aussi à ce que son application n'ait pas des conséquences funestes à la moralité de ceux qu'elle atteint. C'est dans ce but que j'ai prescrit la création, dans les principaux établissements pénitentiaires, de quartiers spéciaux destinés aux jeunes gens de seize à vingt et un ans. Dans ces quartiers, où ils seront soumis à la discipline et au régime que commande l'égalité des peines, ils seront du moins soustraits à des conseils funestes et à des contacts pernicieux. Ils devront y recevoir d'une manière plus complète l'instruction religieuse, élémentaire et professionnelle, qui souvent leur fait défaut, et se préparer, pour l'époque de leur libération, à des habitudes laborieuses. Cette mesure aura pour effet de combler une lacune regrettable dans le régime des maisons pénitentiaires.

Cette classe de détenus, malgré de certaines analogies d'âge, est d'ailleurs complétement distincte, sous le rapport légal, des jeunes détenus au-dessous de seize ans envoyés en correction. Ceux-là, conformément à la loi de 1850, sont répartis dans des établissements d'éducation correctionnelle publics ou privés. Les établissements publics qui existaient avant cette nouvelle législation consistaient en quartiers industriels ou en colonies agricoles annexés aux principales maisons centrales. L'administration, afin de se conformer de plus en plus au vœu de la loi, a restreint le nombre des établissements publics au profit des institutions privées; elle a supprimé trois quartiers industriels dépendants des maisons de Clairvaux, de Fontevrault et de Loos, et en a versé l'effectif dans des colonies exclusivement agricoles. Elle n'a conservé d'autre annexe de ce genre que celle qui a été fondée à Gaillon en 1847, pour recevoir des enfants provenant en grande partie de la capitale et impropres aux travaux agricoles. Elle a, en outre, multiplié le nombre des établissements privés qui ont, entre autres avantages, celui de préserver les jeunes détenus de toute assimilation avec l'effectif des condamnés adultes détenus dans les maisons centrales, et des préventions défavorables qui sont la conséquence de leur séjour dans ces lieux de détention. Le nombre des fondations privées qui, en 1852, était de trente-cinq, a été successivement porté à quarante-cinq. Toutes les jeunes filles détenues ont été placées dans des maisons religieuses. Il reste encore à organiser le patronage prévu par la loi de 1850. Cette institution, qui est le corollaire indispensable de l'éducation correctionnelle, et qui seule peut lui faire porter des fruits utiles à la morale et à la société, sera très prochainement l'objet de la sollicitude de mon administration.

Telles sont les principales améliorations qu'une période de moins de neuf années a amenées dans cette partie de l'administration. J'ai la satisfaction de constater qu'elles n'ont pas été obtenues au prix de plus grands sacrifices pour le Trésor. La substitution du système d'entreprise par adjudication à celui de la régie, dans la plupart des services économiques, le développement des produits industriels et l'uniformité du régime introduit par la loi de finances de 1855 dans les prisons de département, ont au contraire permis d'opérer dans les dépenses une réduction dont la comparaison du point de départ et de la situation actuelle fait ressortir l'importance. En 1855, les dépenses de tous les services s'étaient élevées à 18 882 527 francs. Celles de l'année 1859, à laquelle se rapporte la présente statistique, ont été, d'après le compte rendu officiel, de 14 244 012 francs. La liquidation de 1860, aujourd'hui à peu près terminée, donne un chiffre plutôt inférieur que supérieur au précédent.

Ainsi la création de nouveaux établissements, l'extension donnée à la plupart de ceux existants, des travaux considérables de construction exécutés partout, l'amélioration du régime intérieur, ont été réalisés en même temps qu'un contrôle rigoureux des dépenses et des procédés plus économiques introduits dans le mode des fournitures dégrevaient les charges du Trésor. Je m'applaudis, Sire, d'avoir, dans ma précédente administration, posé les bases de ces réformes, et de les voir aujourd'hui presque entièrement accomplies sans efforts coûteux, dans un sens conforme aux intentions de Votre Majesté et à sa haute sollicitude pour des questions qui intéressent l'humanité et la société.

Bibliographie. — J. Howard, *Des prisons des hôpitaux et des maisons de force.*

Paris, 1788, 2 vol. in-8. — *Rapport de la Société royale des prisons*. Paris, 1819, in-4. — Danjou, *Des prisons et de leur régime*. Paris, 1820, in-8. — Villermé, *Des prisons telles qu'elles sont et telles qu'elles devraient être*. Paris, 1820. — *Dictionnaire des sciences médicales*, art. PRISON. — *Mémoire sur la mortalité dans les prisons* (*Ann. d'hyg. publ. et de méd. lég.*, Paris, 1829, t. I, p. 1). — Zimmermann, *La solitude : de ses avantages et de ses inconvénients*, traduit de l'allemand par Jourdan. Paris, 1825, in-8. — Raisin, *Aperçu statistique sur la maison centrale de détention de Beaulieu* (*Ann. d'hyg. et de médecine lég.*, 1831, t. VI, p. 180). — *Discours de M. le ministre de l'intérieur à la Société royale des prisons* (*Moniteur* du 20 janvier 1829). — De Beaumont et de Tocqueville, *Du système pénitentiaire aux États-Unis, et de son application en France*. — Marquet-Vasselot, *Examen théorique et critique des diverses théories pénitentiaires*. Lille, 1835, 3 vol. in-8. — Marc d'Espine, *Rapport sur un point de l'hygiène des prisons* (*Annales d'hygiène*, t. XXII, p. 183). — Crawfort e Russel, *Report of the inspector appointed, etc., to visit the different prisons of Great-Britain*, March 1836, *printed by order of the house of Commons*. — Aubanel, *Mémoire sur le système pénitentiaire*. Genève, 1837. — Moreau-Christophe, *De l'état actuel des prisons en France, considéré dans ses rapports avec la théorie pénale du Code*, 1 vol. in-8. Paris, 1837. — *De la réforme des prisons en France, basée sur la doctrine du système pénal et le principe de l'emprisonnement individuel*, in-8. Paris, 1838. — *De la mortalité et de la folie dans le régime pénitentiaire* (*Ann. d'hyg. et de méd. lég.*, 1839, t. XXII, p. 5). — *Rapport sur ce travail* par M. Esquirol, au nom d'une commission de l'Académie royale de médecine (*Bulletin de l'Acad. roy. de méd.*, 1839, t. III, p. 372 et suiv.). — Gosse, *Examen médical et philosophique du système pénitentiaire*. Genève, 1838. — Ch. Coindet, *Observations sur l'hygiène des condamnés détenus dans la prison pénitentiaire de Genève* (*Annales d'hygiène et de méd. lég. etc.*, 1838, t. XIX, p. 273). — Benoiston de Chateauneuf, *Du système pénitentiaire* (*Ann. d'hyg. et de méd. lég.*, 1844, t. XXXI, p. 52). — Chassinat, *De la mortalité dans les bagnes et les maisons centrales de force et de correction, depuis 1822 jusqu'en 1837* (*Ann. d'hyg. et de méd. lég.*, t. XXXII, p. 221). — Lélut, *De l'influence de l'emprisonnement cellulaire sur la raison des détenus* (mémoire lu à l'Académie des sciences morales et politiques, dans sa séance du 23 mars 1844, publié intégralement : 1° dans les tomes III et IV des *Annales médico-psychologiques*, p. 292 et suiv., 57 et suiv.; 2° dans la *Défense du projet de loi sur les prisons*, par M. Moreau-Christophe, p. 19 et suiv.). — *Note médico-légale à propos de condamnations prononcées par les tribunaux, etc.* (*Annales médico-psychologiques*, t. III, p. 132 et suiv.). — *Une visite aux prisons cellulaires de France* (mémoire lu à l'Académie des sciences morales et politiques, dans sa séance du 17 octobre 1848, publié dans le *Compte rendu des séances et travaux* de cette Académie, t. X, p. 321 et suiv., et dans le *Moniteur*, n°s du 11 et du 13 janvier 1847). — Rapport sur l'ouvrage de M. Bonneville, ayant pour titre : *Traité des diverses institutions complémentaires du système pénitentiaire* (lu à l'Académie des sciences morales et politiques, dans ses séances du 28 août et du 4 septembre 1847, publié dans le *Compte rendu des séances et des travaux de l'Académie*, t. XII, p. 225 et suiv., dans le *Moniteur* du 11 janvier 1848, dans la *Revue de législation* de la même année). — Art. PRISON du *Dictionnaire de médecine usuelle*, t. II, 1849. — Rapport sur un ouvrage de M. Ferrus, intitulé : *Des prisonniers, de l'emprisonnement et des prisons* (lu à l'Académie des sciences morales et politiques, dans sa séance du 1er juin 1850, publié dans le *Compte rendu des travaux de l'Académie*, t. VIII, 8e série, p. 17, et dans le *Moniteur* du 10 juillet 1850). — *Rapport à M. le préfet de police sur la question des suicides observés dans la prison cellulaire de Mazas*, in-4, 1852 (dans les rapports de la commission chargée de l'*examen des conditions physiques et morales de cette prison*).

— *Mémoire sur la déportation, suivi de considérations sur l'emprisonnement cellulaire.* Paris, 1853. — Fourcault, *Influence du régime pénitentiaire sur le physique et le moral de l'homme* (*Revue des spécialités*, n[os] de mai et juin 1846). — Bonnet, *Hygiène physique et morale des prisons.* Paris, 1847. — Bérenger, *Rapport fait à la chambre des pairs* (séance du 24 avril 1847), au nom d'une commission spéciale chargée de *l'examen du projet de loi sur le régime des prisons.* — Boileau Castelnau, *De l'influence du régime des prisons sur la santé des détenus* (*Ann. d'hyg. et de méd. lég.*, 1849, t. XLI, p. 69). — *Influence de la suppression des travaux dans les prisons* (*Ibid.*, t. XLII, p. 219). — Ch. Lucas, *Des systèmes pénitentiaires*, 3 vol. in-8. — P. Ferrus, *Des prisonniers, de l'emprisonnement et des prisons*, 1 vol. in-8. Paris, 1850. — *De l'expatriation pénitentiaire.* Paris, 1853. — *Rapport de la commission nommée par M. le préfet de police pour l'examen de la prison cellulaire de Mazas* (*Moniteur* des 8 août 1859, 29 mars, 2 juillet et 7 septembre 1852), et *Mémoire* de M. Guérard (*Ann. d'hyg.*, 1853, t. XLIX, p. 5). — Bérenger, *Rapport fait à l'Académie des sciences morales et politiques sur l'état des lieux de répression de France et de l'Angleterre* (dans les séances des 21 janvier, 6 mars, 10 avril et 8 mai 1852). — Dugat, *Rapport sur les colonies pénales en Algérie.* — Bucquet, *Sur les colonies agricoles*, 1853. — Faucher, *Question d'hygiène et de salubrité des prisons, de la possibilité des travaux agricoles dans les maisons centrales.* Paris, 1853. — *Encyclopédie du XIXe siècle*, art. RÉGIME PÉNITENTIAIRE. — Pietra-Santa, *Études sur l'emprisonnement cellulaire et la folie pénitentiaire.* Paris, 1858, in-8. — Parchappe, *Statistique médicale des établissements pénitentiaires de 1850 à 1855, rapport à S. Exc. le ministre de l'intérieur*, in-4. Paris, 1859.

PÉRAS. — *Voy.* CHARBON, GOUDRON, HOUILLE.

PESTE. — La peste est restée longtemps et est encore aujourd'hui, à bien des égards, le type des maladies pestilentielles, celle contre laquelle ont été surtout dirigées les rigueurs des mesures sanitaires de toutes les nations qu'elle pouvait atteindre. Cependant, depuis quelques années et sous l'influence du progrès de la civilisation, ce grand fléau tend à s'éteindre dans son foyer même. Et s'il garde toujours dans l'esprit des peuples l'apparence de la plus redoutable épidémie, il est permis de dire que ses coups, en se ralentissant, sont devenus de moins en moins à craindre, et que, après avoir longtemps servi de prétexte aux sévérités des lois quarantainaires usitées dans les États de l'Europe, la peste, réduite aujourd'hui aux proportions d'une épidémie accidentelle ou locale, doit justifier les adoucissements de cette législation surannée.

Il n'est pas de sujet sur lequel les savantes discussions de la Conférence sanitaire internationale aient jeté plus de jour que sur l'histoire de la peste, et l'on peut considérer aujourd'hui cette question, si bien préparée par les travaux de quelques médecins français et étrangers, par le beau rapport de Prus à l'Académie de médecine et les recherches suivies des médecins sanitaires de la France en Orient, on peut considérer cette question comme définitivement résolue dans ce qu'elle a d'accessible aux connaissances humaines.

Nous donnerons ici un aperçu très succinct de ses caractères, de sa marche et de son mode de propagation, qui sert de base aux mesures sanitaires dont elle est l'objet et dont l'exposé trouvera place plus loin.

L'invasion de la peste a le plus souvent lieu vers la fin du jour ou dans la nuit; elle s'annonce par un frisson superficiel, une céphalalgie violente, un enrouement plus ou moins considérable, et surtout par un regard fixe et brillant, une contraction des traits qui donne à la physionomie une expression d'hébétude et de tristesse profonde, un dégoût universel et un grand abattement des forces physiques et morales ; en même temps, ou quelquefois plusieurs jours auparavant les malades ressentent des douleurs dans les aines. Des vertiges, des frissons joints à une grande chaleur intérieure, des rêvasseries, du délire, la parole brève, entrecoupée, une soif vive, une altération et une coloration livide du visage, pouls irrégulier, lent, petit, très variable, sont les premiers symptômes de la peste grave. On voit paraître ensuite les bubons, qui sont le signe caractéristique de la maladie ; ils se montrent principalement au-dessous de l'arcade crurale, à l'orifice inférieur du canal crural, ou au pli de l'aine, au cou, à l'angle de la mâchoire, dans l'aisselle, ou tout à fait exceptionnellement au coude ou dans le jarret. Les bubons forment des tumeurs dures, allongées ou arrondies, de volume variable, souvent douloureuses, rouges et prenant quelquefois une teinte livide. Autour d'eux les vaisseaux lymphatiques peuvent être tuméfiés et douloureux. Ils sont, pour les cas les plus graves, très volumineux et fluctuants dès leur origine. Le nombre des bubons peut être très limité, mais il est rare qu'ils manquent. Leur développement est suivi ou accompagné, plus rarement précédé de l'apparition de tumeurs gangréneuses qui se montrent en nombre variable et indifféremment sur les points où le tissu cellulaire est le plus abondant, à la face, sur les joues, au cou, au dos ; déterminant, avant d'être apparents, une sensation de douleur ou de chaleur et de démangeaison incommode ; commençant par un point rouge qui s'agrandit, s'élève, se couvre de vésicules contenant une sanie rougeâtre, s'entoure d'une aréole rouge qui devient bientôt brune, puis livide, et se transforme en une eschare gangréneuse. C'est là le charbon de la peste, qui est quelquefois remplacé, sur le cou et sur le dos, par un véritable anthrax. Les symptômes ne tardent pas à prendre un caractère encore plus effrayant. Le corps perd sa chaleur; le pouls s'abaisse, se ralentit, disparaît ; la tête est de plus en plus lourde ; la vue s'obscurcit, le regard se voile et s'éteint; la voix s'étrangle, la langue se sèche. Les bubons disparaissent quelquefois brusquement. Les traits se décomposent et sont déjà frappés d'une empreinte de mort. Des pétéchies noires et livides qui se montrent sur toute la surface du corps ; des ecchymoses, des hoquets, des vomissements, des déjections fétides et sanglantes, du délire, des convulsions, des phénomènes nerveux très variés, quelquefois un assoupissement profond, précèdent la terminaison funeste, qui arrive presque toujours avant la fin du premier septénaire.

La mort n'arrive pas toujours de cette manière chez les pestiférés. Elle est quelquefois subite, et frappe au milieu de la santé et de la vie la plus active ; plus souvent elle arrive, en quelques heures, sans qu'aucun bubon ait paru ; ou bien elle surprend des malades dont l'état paraissait le moins grave, chez lesquels le pouls était régulier et qui n'avaient qu'un bubon et quelques taches. Plus souvent elle termine la maladie le second, le troisième et quatrième jour, soit que la vie se retire et s'éteigne sans secousses, soit que les désordres les plus violents brisent l'équilibre de toutes les fonctions. Enfin, certains accidents consécutifs peuvent, après un temps plus ou moins long, entraîner la mort des malades : telles sont la suppuration des ganglions profonds du bassin et la péritonite qui peut en être la suite ; tels sont encore les progrès de l'inflammation gangréneuse d'un charbon mal placé, les affections purulentes, etc.

La peste peut se terminer par la guérison. Après avoir présenté les symptômes graves que nous avons indiqués au début, et lorsque les bubons et les tumeurs charbonneuses ont paru régulièrement, la maladie prend une marche plus louable, les bubons se ramollissent et suppurent ou se résorbent lentement ; les eschares se détachent, les plaies se cicatrisent ; il ne paraît pas de pétéchies ; le pouls devient égal et régulier, la langue humide, et tout danger a cessé pour les malades, dont le complet rétablissement se fait quelquefois très longtemps attendre. Toute imprudence expose à des rechutes très dangereuses et qui conservent quelquefois des traces indélébiles de la maladie, comme des cicatrices profondes, la perte de la vue, etc. La guérison, dans les cas graves, peut être précédée d'un véritable état léthargique plus ou moins prolongé. Mais il est des cas où la peste est tout à fait bénigne, où les symptômes caractéristiques se montrent sans troubles généraux, et où la maladie parcourt ses périodes en douze ou quinze jours. Enfin, elle est quelquefois réduite à quelques accidents légers, à une sorte d'aura qui se dissipe spontanément dans un espace de douze à vingt-quatre heures ou de trois à quatre jours. C'est ce que l'on remarque surtout chez les individus qui ont été déjà atteints de la peste, et qui dans les épidémies ressentent des douleurs sourdes dans les points où existent d'anciennes cicatrices de bubons ou de charbons.

Lorsque la peste règne épidémiquement, les épidémies paraissent se développer dans une saison déterminée, sous l'influence des vents du sud, de la chaleur humide et des brouillards. La saison morbide commence en Turquie vers le milieu du mois de mai. On observe alors, jusqu'à la fin de juin, des cas de peste sporadique toujours très graves. L'épidémie se prononce et la mortalité augmente en juillet; après cette époque on la voit s'éteindre, quelquefois d'une manière brusque et complète, plus souvent d'une manière progressive. Elle dure en général de quatre à cinq mois, et offre souvent des recrudescences. La saison morbide paraissait un peu plus précoce en Égypte. Les vents du nord et les températures extrêmes, chaude ou froide, font cesser les épidémies. On a attribué encore aux mauvaises conditions hygiéniques d'habitation et d'alimentation, de même qu'à des émanations miasmatiques diverses, l'endémicité de la peste dans certaines contrées. Mais cette endémicité de la peste, de même que son apparition isolée sous forme sporadique, ne peut plus être admise aujourd'hui, ou du moins ne doit plus recevoir la même interprétation. C'est là la base fondamentale des travaux de la conférence internationale, et nous laissons M. Mélier, son habile rapporteur, exposer, avec sa précision et sa rectitude si remarquables, l'état vrai de la question :

« Lors de la mémorable discussion qui eut lieu sur cette maladie à l'Académie de médecine de France, en 1846, discussion dont les résultats ont si heureusement contribué à faire changer la législation sanitaire existante, on pensa que les quarantaines contre la peste pourraient être réduites au temps d'épidémies.

» On croyait alors, généralement, que la peste, endémique en Orient, y existait constamment, et qu'il y en avait toujours, là ou là, quelques cas isolés ; et c'était en vue de ces cas isolés que, par prudence et sans les croire communicables, on imposait le minimum de traversée, minimum qui fut de dix jours d'abord, et qui n'est plus, aujourd'hui, que de huit jours, c'est-à-dire égal à la plus longue durée de l'incubation, telle qu'elle résulte des observations les mieux faites, et en particulier des belles recherches de M. Ségur Dupeyron.

» Depuis lors, les renseignements les plus certains, les investigations les plus minutieuses, ont fait voir que cette peste soi-disant permanente, à laquelle on a cru si longtemps et contre laquelle on n'a cessé de prendre des précautions, n'existe véritablement pas, et que, les épidémies une fois éteintes, la peste disparaît complétement.

» La connaissance de ce fait considérable, aujourd'hui démontré, est due, en premier lieu, aux recherches et aux observations des médecins sanitaires que la France a eu la salutaire pensée d'établir en

Orient, et qu'elle y entretient, lesquels, comme nous aurons occasion de le dire, sont devenus la base la plus solide et le premier anneau de nos garanties actuelles contre l'Orient et ses maladies. Ces médecins existent sur six points : à Alexandrie et au Caire, à Beyrouth et à Damas, à Constantinople et à Smyrne.

» Après un séjour qui remonte déjà à plus de quatre ans, et malgré les recherches et les informations les plus minutieuses, nul d'entre eux n'a encore vu la peste. La plupart, cependant, ont voyagé dans l'intérieur du pays. Prus, en particulier, Prus qui a occupé tour à tour Alexandrie et le Caire, et parcouru toute la basse Égypte, est mort sans avoir vu un cas de peste ; et, à son grand regret, ce complément a manqué à son savoir comme il manque encore à tous les médecins sanitaires qui sont actuellement en Orient. Tous écrivent qu'ils n'ont jamais rencontré la peste, et qu'elle a complétement disparu de l'Orient. Prus, après lui M. Willemin, l'ont déclaré pour l'Égypte ; M. Sucquet le déclare pour la Syrie ; M. Fauvel le déclare pour la Turquie en général, et très expressément pour Constantinople en particulier.

» Ce fait important de l'absence actuelle de la peste, en Orient, absence qui remonterait, pour la Turquie, à plus de quinze ans, et pour l'Égypte à la dernière et très légère épidémie de 1841-42, ressort encore d'une enquête récemment faite en Égypte par les soins d'une commission envoyée de Constantinople, et dont le docteur Laval a été l'habile rapporteur. Cette commission avait pour mission d'étudier le système sanitaire d'Égypte, et d'en constater l'état, en vue de la question de savoir si la libre pratique pouvait être accordée à ce pays. Elle a parcouru l'Égypte, en se montrant généralement satisfaite de ce qu'elle a vu ; elle ne dit nulle part qu'elle ait rencontré la peste ou qu'on lui en ait signalé des cas.

» L'absence de la peste est donc un fait certain, ou, comme on le dirait en langage de droit, un fait acquis.

» Ainsi tombe une grande préoccupation, cette préoccupation de la peste sporadique, en vue de laquelle on maintenait ou l'on maintient encore actuellement partout, quoique à des degrés divers, des précautions sanitaires, précautions réduites en France à un minimum de traversée, mais qui vont, en Italie, jusqu'à exiger le débarquement des marchandises au lazaret, leur purification, et tout ce qui s'ensuit, pour une maladie, nous le répétons, qui a cessé de se montrer depuis des années, et dont, avec la meilleure volonté, on ne trouve pas trace.

» Ces faits, exposés avec détail devant la commission, et que plusieurs membres sont venus fortifier tour à tour de leurs renseignements particuliers, des déclarations formelles de M. Grassi, de celles de M. Rafalowitz et de beaucoup d'autres, devaient nécessairement être pris en très grande considération ; ils prouvent, contrairement à ce que l'on croyait, à ce que croient encore quelques personnes placées, en général, à un point de vue particulier, que la peste n'existe pas à l'état permanent, et que, conséquemment, il n'y a pas lieu de rester toujours et sans cesse armé et prémuni contre elle, comme on croyait devoir le faire : résultat considérable, dû, en grande partie, comme nous l'avons dit, aux médecins sanitaires de l'Orient, et qui prouve à quel point la France fut bien inspirée quand elle les institua. »

Tous les documents recueillis confirment l'opinion de la non-existence de la peste en Orient. Nous les trouvons résumés avec une grande autorité dans le rapport présenté à la conférence pour l'organisation du service sanitaire dans le Levant, par le savant délégué de la Russie, le docteur Rosemberger. La disparition successive de la peste a eu lieu à Constantinople dès 1838, dans le reste de la Turquie d'Europe dès 1840, en Asie Mineure et en Syrie en 1843. La dernière peste d'Odessa est de 1837 à 1838. Quant à l'Égypte, Prus, dans sa lettre à M. le docteur Fauvel, à la date de 1848, s'exprime ainsi : « Aucun cas de peste n'a été signalé en Égypte, depuis la fin de 1844. Le docteur Rafalowitz, qui, de 1846 à 1848, a parcouru toutes les parties du pays pour remplir la mission qu'il avait reçue du gouvernement russe, de rechercher les causes qui engendrent la peste en Egypte, vient de partir sans avoir rencontré une seule peste, soit épidémique, soit sporadique. Notre collègue Willemin, qui habite le Caire depuis six mois, et qui tout récemment vient d'employer un mois à parcourir la basse Égypte, n'a vu aucun cas de maladie suspecte. Les renseignements recueillis par moi, depuis cinq mois que j'ai passés soit au Caire, soit à Alexandrie, m'autorisent aussi à déclarer que la peste ne s'est pas montrée pendant ce laps de temps, même à l'état sporadique. » En 1840, la commission autrichienne, présidée par M. le professeur Sigmund, et dont le rapport a été publié en 1851, confirme le fait. Le docteur Burguières, l'un de nos médecins sanitaires, le précise encore davantage. «Les derniers cas, dit-il dans un de ces intéressants rapports, en date du Caire le 12 août 1851, ont été officiellement constatés le 10 octobre 1844 à Alexandrie, et le 8 décembre de la même année au Caire. Depuis cette époque, on n'a observé la peste sur aucun point du territoire égyptien. » En résumé, et pour nous servir de l'expression saisissante de M. Mêlier, il existe une espèce de chaîne d'affirmation qui constate que la peste n'existe plus depuis 1844, et conséquemment qu'elle n'est pas permanente, grand fait qu'il importe de bien établir. Et c'est ce grand fait qui a reçu une éclatante consécration du vote à peu près unanime de la conférence internationale.

« La conférence déclare être arrivée, par la réunion et le rapprochement de documents divers et positifs, produits par les deux commissions chargées d'étudier l'état sanitaire de l'Orient, à se convaincre que la peste n'existe pas en permanence comme on le croyait ; qu'il est de longues périodes pendant lesquelles elle disparaît, et que nous sommes depuis plusieurs années dans une de ces périodes ; que la maladie n'existant pas toujours, il est inutile et superflu d'observer toujours des mesures ; que ces mesures devraient être réservées pour les temps où la maladie existe réellement, et cesser quand elle n'existe plus ; que la question devient ainsi une question d'informations et de garanties à établir ou à étendre, informations et garanties qui devraient comprendre les trois termes de voyage : départ, traversée, arrivée. »

Nous devons ajouter que ces vues se justifient chaque jour davantage, et qu'au moment où nous écrivons la seconde édition de ce livre, en 1862, les rapports mensuels si pleins d'intérêt des médecins sanitaires français en Orient n'ont pas encore rencontré un seul cas de peste sporadique dans le Levant.

Le mode de transmission de la peste n'est pas moins intéressant à étudier. Il n'est pas douteux qu'elle ne se propage par importation, et si la contagion immédiate n'est pas la condition naturelle et ordinaire de son développement, il est au moins démontré qu'elle se comporte à la manière des maladies épidémiques, à foyers mobiles, qui peuvent facilement être importées d'un pays dans un pays plus ou moins éloigné. Il est un point particulier qui offre une importance capitale, relativement aux mesures sanitaires, c'est la question de la transmissibilité par les matières inertes, marchandises ou autres. Elle a été longuement et brillamment discutée au sein de la conférence, où elle a reçu une solution négative. Les faits de peste si souvent invoqués comme preuve de l'importation par les marchandises, à Marseille en 1720, à Malte en 1813, à Noja en 1815, à Odessa en 1837, n'ont pas résisté à l'enquête approfondie à laquelle ils ont été soumis par les commissaires, et entre tous, par notre consciencieux collègue M. Mêlier.

La nécessité des mesures sanitaires à opposer à l'importation de la peste épidémique étant reconnue, il importe d'en fixer les termes sur des bases certaines. La durée de l'incubation de la maladie serait la principale, et l'on peut dire que c'est là le point culminant qu'a établi Prus dans son rapport. M. le docteur Carbonaro, dans les observations qu'il a publiées à Naples en 1847, a donné le tableau suivant des limites fixées par les principaux auteurs : Duvigneau, 3 jours ; Wolmar, 4 ; Aubert-Roche, 8 ou 10 ; Grassi, 7 ; Zacchia, 10 ;

Valli, 7 ; Ségur Dupeyron, 8 ; Clot-bey, 8 ; Russel, 10 ; Bulard, 12 ; Verdoni, 13 ; Siraud, 14 ; Edwards, 15 ; Maurice (de Toulon), 15. C'est là le dernier terme qu'a adopté, comme maximum, la conférence internationale.

En effet, en ce qui concerne la peste, le minimum de la quarantaine est fixé à dix jours pleins et le maximum à quinze.

Voy. CONTAGION, ÉPIDÉMIES, SANITAIRE (RÉGIME).

Bibliographie. — *Relation historique de tout ce qui s'est passé à Marseille pendant la dernière peste*, par Bertrand. Cologne, 1723, in-12. — *Relation de la peste dont la ville de Toulon fut affligée en* 1721, par M. d'Autrechaus. Paris, 1766.— *Traité des causes, des accidents et de la cure de la peste*, par Senac. Paris, 1744, in-4. — *Traité de la peste*, par R. Mead (*OEuvres*, Bouillon, 1774, t. I, p. 267). — G. Orraei *Descriptio pestis quæ anno.* 1770 *in Jassia, et* 1771 *in Moscua grassa est.* Petropoli, 1784. — *Observationes medicæ de peste*, auct. Mertens. Ticini, 1791. — *Mémoire sur la peste de Moscou*, par Samoilowitz. Paris, 1787. — *De la peste, ou époques mémorables de ce fléau et des moyens de s'en préserver*, par Papon. Paris, an VII. 2 vol. in-8. — *Histoire médicale de l'armée d'Orient*, par R.-D. Desgenettes. Paris, 1802. — *Mémoires sur les fièvres de mauvais caractères du Levant et des Antilles*, par J. Pugnet. Lyon, 1804, in-8. — *Observations sur la maladie appelée peste*, par Assalini. Paris, 1805, in-8. — *Storia della peste di Noja*, di V. Morea. Napoli, 1817. — *Pièces historiques sur la peste de Marseille et d'une partie de la Provence.* Marseille, 1820, 2 vol. in-8. — *The history of plague in Malta, Gozro*, etc., by J.-D. Tully. London, 1821. — *Abhandlung ueber die Pest*, von Wolmar. Berlin, 1827, in-8. — *Mémoire sur les causes de la peste et sur les moyens de la détruire*, par E. Pariset. Paris, 1837. — *Notice sur la peste de Moscou*, par Gérardin (*Mémoires de l'Académie de médecine*. Paris, 1836, t. V, p. 1). — *De la peste orientale*, par Bulard. Paris, 1839. — *De la peste ou typhus d'Orient*, par L. Aubert-Roche. Paris, 1840. — *Della peste et della pubblica amministrazione sanitaria*, di Frari. Venezia, 1840. — *De la peste observée en Égypte*, par Clot-bey. Paris, 1840. — *Rapport à l'Académie royale de médecine, sur la peste et les quarantaines*, par R. Prus, *accompagné de pièces et documents, et suivi de la discussion dans le sein de l'Académie.* Paris, 1846. — *Procès-verbaux de la conférence sanitaire internationale.* Paris, 1852. — *Rapport fait au Conseil consultatif d'hygiène publique sur la non-existence de la peste sporadique en Orient*, par Amédée Latour (*Annales*, t. XLIX, p. 61). — *Documents inédits sur la grande peste de* 1348, par J. Michon. Paris, 1860.

PÉTROLE. — *Voy.* HUILE.

PHARMACIE. — L'exercice de la pharmacie ne rentre pas, à vrai dire, dans les matières de l'hygiène ; mais la vente des médicaments, la bonne tenue des officines, intéressent à un si haut degré et si directement la santé publique ; les Conseils d'hygiène et de salubrité ont si souvent à s'occuper des questions relatives à cet objet, qui est d'ailleurs dans les attributions des autorités chargées des affaires sanitaires, que nous n'avons pas cru devoir passer complétement sous silence ce grave sujet. Nous ne voulons d'ailleurs l'aborder que par ses côtés en quelque sorte administratif et hygiénique, et pour mieux faire, nous reproduirons la pièce suivante émanée du Comité consultatif d'hygiène publique, qui nous paraît devoir s'appliquer d'une manière toute spéciale au but que nous nous proposons d'atteindre.

INSTRUCTIONS SUR L'EXÉCUTION DES DISPOSITIONS LÉGISLATIVES QUI RÉGISSENT L'EXERCICE DE LA PHARMACIE ET LA VENTE DES MÉDICAMENTS.

Depuis longtemps des plaintes s'élèvent sur l'inexécution ou sur l'insuffisance des dispositions législatives qui ont pour objet de prévenir les abus auxquels peut donner lieu la vente des médicaments. L'école de pharmacie de Paris et plusieurs jurys médicaux ont plus d'une fois appelé sur ces abus toute l'attention de l'autorité, et l'autorité elle-même a cherché à y remédier par des instructions, par des circulaires qu'il est inutile d'énumérer ici. Convaincue, toutefois, de l'impuissance de la législation actuelle, dans quelques cas où l'intérêt de la santé publique réclame des garanties sérieuses, l'administration avait cru devoir rattacher toute pensée de réforme et d'amélioration en cette matière à l'adoption d'un projet de loi sur l'enseignement et sur l'exercice de la pharmacie ; mais ce projet se lie aussi à la réorganisation de tout l'ensemble de nos institutions médicales, et, par cette raison, quoiqu'il ait été soumis récemment encore à un nouvel examen, on ne saurait prévoir avec certitude l'époque où les questions qu'il soulève pourront recevoir une solution définitive. En attendant, on oublie trop que la plupart des abus dont on se plaint sont prévus par les lois actuellement en vigueur ; que si la sanction pénale est quelquefois absente, l'autorité municipale peut, jusqu'à un certain point, y suppléer par des règlements qui entrent dans la sphère de ses attributions ; qu'il suffit d'une surveillance sévère et d'une volonté ferme pour faire cesser, en partie au moins, des abus qui ne portent pas moins atteinte aux intérêts et à la dignité de la profession de pharmacien qu'ils ne sont préjudiciables au public.

Dans cet état de choses, le Comité consultatif d'hygiène publique a pensé qu'il ne serait pas inutile de rappeler aux jurys médicaux chargés de la visite des pharmacies et des magasins de drogueries et d'épiceries, aux maires et aux préfets, les dispositions des lois et des règlements dont l'exécution incomplète ou négligée fait trop souvent accuser la loi d'impuissance ; d'indiquer quels sont les abus qui ne sont pas directement atteints par la législation en vigueur, mais qui sont contraires à son esprit, et auxquels l'autorité municipale, ou, à son défaut, les préfets, pourraient, provisoirement au moins, mettre un terme ou opposer des entraves par des règlements de police rendus en exécution des lois des 16-24 août 1790 et des 19-27 juillet 1791. Tel est le but des observations qui vont suivre et qui seront présentées dans l'ordre des articles de la loi du 21 germinal an XI, relatifs à la police de la pharmacie et à la vente des médicaments (articles 21 à 38).

Conditions d'exercice de la pharmacie. — On signale, en général, peu d'infractions aux dispositions de la loi qui déterminent les conditions d'exercice de la pharmacie. Quelquefois seulement on abuse de la permission accordée aux veuves de pharmaciens par l'article 41 de l'arrêté du 21 thermidor an XI, de tenir, pendant un an, après la mort de leur mari, l'officine délaissée, sous des conditions déterminées. L'autorité doit veiller à ce que le délai fixé par ce règlement ne soit jamais dépassé.

Mais si la lettre de la loi est ordinairement observée, en ce sens que la déclaration de l'établissement d'une pharmacie ou du changement de propriétaire d'une pharmacie déjà établie est faite au nom d'un pharmacien légalement reçu, on élude trop souvent, en réalité, surtout dans les grandes villes, l'intention du législateur par l'abus des prête-noms. Il arrive, en effet, que des spéculateurs entièrement étrangers à la pharmacie s'entendent avec un pharmacien muni d'un diplôme, et placent sous son nom un établissement qu'ils font gérer par un élève ou par d'autres personnes qui n'ont pas donné les preuves de savoir qu'exige la pratique de la pharmacie. Cet abus est un de ceux contre lesquels l'école de pharmacie de Paris et les diverses réunions de pharmaciens se sont élevées avec le plus de force et d'insistance dans ces derniers temps. Peut-être dans l'état actuel de la législation, n'est-il pas possible d'y remédier complétement, de manière à concilier la liberté des transactions commerciales avec les garanties que réclame l'intérêt public. Il est des mesures que l'autorité municipale peut prendre sans sortir de la limite de son droit, et qui auraient pour effet d'imposer une certaine retenue dans ces sortes d'associations, et de rendre la responsabilité plus sérieuse. Un de ces moyens consisterait à exiger que tout pharmacien fût tenu d'avoir son nom inscrit à l'extérieur de son établissement, sur ses étiquettes et sur ses factures ; on préviendrait ainsi l'établissement des pharmaciens anonymes ou en nom collectif, à moins que, dans ce dernier cas, tous les associés ne fussent pharmaciens. Les professeurs des écoles de pharmacies et les membres des jurys médicaux devront s'assurer, dans leurs visites annuelles ou dans les visites extraordinaires qui seraient ordonnées par les préfets, si ces prescriptions sont observées ; ils devront aussi vérifier si le pharmacien titulaire a sa résidence dans l'établissement, s'il dirige personnellement les opérations de l'officine, et si c'est bien lui particulièrement qui tient la clef de l'armoire où doivent être conservées les substances vénéneuses. Toute infraction à cette injonction de la loi devra être constatée avec soin dans les procès-verbaux et déférée aux tribunaux.

De la vente des médicaments. — Les dispositions de la loi du 21 germinal an XI qui ont paru laisser le plus à désirer sont celles qui ont spécialement pour objet la vente des médicaments. L'article 21 porte que les drogues mal préparées ou détériorées seront saisies à l'instant par le commissaire de police, et qu'il sera procédé ensuite conformément aux lois et règlements actuellement existants. Or, différents cas peuvent se présenter dans l'application de cette disposition : en cas de vente de médicaments gâtés, la loi des 19-22 juillet 1791, relative à l'organisation de la police municipale, veut que le délinquant soit renvoyé à la police correctionnelle et puni de 100 livres d'amende et d'un emprisonnement qui ne pourra excéder six mois. Dans les circonstances ordinaires, les jurys d'inspection ne constatent pas seulement la vente, mais l'existence de drogues détériorées dans les établissements dont ils font la visite. On a demandé quelle loi est ici applicable ; les tribunaux ont quelquefois appliqué, dans ce cas, le règlement de l'arrêt du parlement de Paris, en date du 23 juillet 1748, qui punissait de 600 fr. d'amende la mise en vente de médicaments mal préparés, détériorés ou impropres à l'usage médical. Mais, lorsqu'il n'y a pas de circonstances aggravantes, et si le détenteur des drogues détériorées y consent, pour éviter des poursuites, le jury doit se borner à faire détruire les médicaments qui viennent d'être indiqués. C'est ainsi que procède l'école de pharmacie, dans le ressort de la préfecture de police, en vertu de l'article 2 de l'arrêté du 12 messidor an VIII, qui a déterminé les attributions de cette administration.

La loi du 21 germinal an XI se réfère également aux lois antérieures, pour ce qui concerne les peines à appliquer aux personnes qui fabriquent ou débitent, sans autorisation légale, des préparations ou compositions médicinales (art. 30). La disposition législative qui s'applique à ce cas ne peut être que l'article 6 de la déclaration du 25 avril 1777, lequel est ainsi conçu : « Il est défendu aux » épiciers et à tous autres de fabriquer, vendre et débiter aucuns sels, prépa» rations ou compositions entrant au corps humain, ni de faire aucune mixtion » de drogues simples pour administrer, en forme de médecine, sous peine de » 500 francs d'amende. »

Il convient de rappeler ici que cette disposition prohibitive est trop souvent mise en oubli par des personnes appartenant à des congrégations religieuses et par les administrations hospitalières qui ont recours à leurs services. Quelque louables que soient les intentions, quelque grand que soit le zèle des sœurs de Charité qui sont préposées, dans beaucoup de localités, à la pharmacie des hospices et des bureaux de bienfaisance, on ne doit jamais perdre de vue que la bonne préparation des médicaments suppose des études auxquelles elles n'ont pu se livrer. L'obéissance aux lois est d'ailleurs un devoir pour tous, et l'on voudrait vainement s'en dispenser en invoquant l'intérêt des pauvres, qui n'est pas ici en question, puisqu'il est extrêmement facile aux administrations des hôpitaux et des établissements de bienfaisance de traiter avec des pharmaciens pour faire délivrer gratis, ou à prix réduits, aux malades indigents, les médicaments qui leur sont nécessaires. Depuis plusieurs années déjà, le ministre de l'intérieur a défendu aux commissions administratives des hospices et hôpitaux de laisser vendre des médicaments par leurs pharmacies, même lorsque ces pharmacies sont tenues par des pharmaciens légalement reçus. Les jurys médicaux ont été autorisés et invités à inspecter, dans leurs visites annuelles, les pharmacies et les dépôts de médicaments des établissements de bienfaisance. On ne saurait trop leur recommander de continuer à s'acquitter de cette partie de leur mission, de signaler, dans leurs rapports à l'autorité, les sœurs de Charité qui contreviendraient aux dispositions de la loi, en préparant elles-mêmes des médicaments, autres que ceux qui sont désignés dans l'instruction rédigée par la Faculté de médecine de Paris, en l'an X.

La vente des médicaments (1), quels qu'ils soient, doit être, dans tous les

(1) *Extrait de l'instruction rédigée par la Faculté de médecine :*

« Elles seront autorisées à préparer elles-mêmes les tisanes, les potions simples, les » loochs simples, les cataplasmes, les fomentations, les médecines et autres médica» ments magistraux dont la préparation est si simple, qu'elle n'exige pas de connais» sances pharmaceutiques très étendues.

» Il leur sera interdit de s'occuper de médicaments officinaux, tels que les sirops » composés, les pilules, les électuaires, les extraits, les liqueurs alcooliques, et générale» ment tous ceux dont la bonne préparation est subordonnée à l'emploi de manipula» tions compliquées. »

cas, interdite à ces religieuses. Quant à la distribution gratuite, elle ne doit avoir lieu que sur l'ordonnance du médecin de l'hospice ou du bureau de bienfaisance. L'article 32 de la loi de germinal porte que les épiciers et droguistes ne pourront vendre aucune composition ou préparation pharmaceutique, sous peine de 500 francs d'amende, qu'ils pourront continuer de faire le commerce en gros des drogues simples, sans pouvoir néanmoins en débiter aucune au poids médicinal.

Il se commet de nombreuses infractions à cet article de la loi. On doit remarquer, d'abord, que la première partie n'est que la reproduction, en d'autres termes, de l'article 6 de la déclaration du 25 avril 1777, et que la seule question est de savoir ce qu'on doit entendre par compositions ou préparations médicinales ou pharmaceutiques, suivant la qualification, peut-être un peu moins précise, que donne à ces préparations l'article 32 de la loi de germinal. Or, cette détermination est à peu près impossible à établir d'une manière rigoureuse. Un certain nombre de préparations sont usitées, en même temps, dans la pharmacie, dans les arts, dans l'économie domestique; mais ces usages varient suivant les temps et les lieux, et à côté de ces préparations médicamenteuses, qui seront toujours et partout considérées comme appartenant exclusivement à la pharmacie, il y a une sorte de domaine mixte, où se confondent les professions de pharmacien, d'épicier et de confiseur. L'administration n'a jamais pensé qu'il y eût lieu d'appliquer la prohibition portée par la loi à la vente des préparations que chacun pourrait faire chez soi, ou qui sont employées comme boissons d'agrément ou comme boissons simplement hygiéniques, telles que les sirops de gomme ou de guimauve, etc. ; mais cette faculté laissée à la liberté du commerce et aux convenances du public peut, sans aucun doute, faire naître des abus dont les pharmaciens se plaindraient avec juste raison. Pour les prévenir, autant qu'il est possible, il convient que les trois écoles de pharmacie indiquent, d'après les principes qui viennent d'être rappelés, quelles sont les préparations dont la vente devrait être interdite aux épiciers et aux confiseurs. Les conseils d'hygiène des départements où sont situées ces écoles seront appelés à donner leur avis sur les propositions ainsi formulées, et ces avis seront adressés au ministre de l'agriculture et du commerce qui avisera aux moyens de faire publier la liste des compositions ou préparations que les épiciers et les confiseurs pourront vendre concurremment avec les pharmaciens, sans s'exposer aux peines portées par l'art. 32 de la loi du 21 germinal.

La seconde partie de l'article 32 permet aux épiciers le commerce en gros des drogues simples, en leur défendant d'en débiter aucune au poids médicinal. On sait qu'il n'existe plus en France de poids médicinal, mais l'intention de la loi est évidente; elle ne veut pas que les épiciers puissent vendre des drogues médicinales en détail : or, ici la loi est à peu près dépourvue de sanction pénale. On ne peut, en effet, se référer à l'article 5 de la déclaration du 25 avril 1777, auquel la disposition dont il s'agit ici a été empruntée; car cet article, en défendant aux épiciers, sous peine de 500 francs d'amende, de débiter en détail des drogues simples, exceptait cependant de cette prohibition, la manne, la rhubarbe et le séné, ainsi que les bois et les racines que les épiciers pouvaient vendre, pourvu que ce fût en nature, sans préparation, manipulation, ni mixtion. L'exception, dans ce cas, annulerait complétement la règle. Dans la désignation de drogues simples, d'ailleurs, il y a beaucoup de substances qui ne sont pas exclusivement propres à la pharmacie, et dont la vente en gros et en détail ne peut être interdite aux épiciers. Il faudrait donc que les drogues simples dont la vente en détail doit être réservée uniquement aux pharmaciens fussent désignées nominativement; les écoles de pharmacie et les Conseils d'hygiène devront être consultés à ce sujet, comme il a été dit dans le paragraphe précédent.

Vente de substances vénéneuses. — Les articles 34 et 35 de la loi du 21 germinal an XI étaient relatifs à la vente des substances vénéneuses ; ils ont été abrogés par la loi du 19 juillet 1845 et par l'ordonnance du 10 octobre 1846, modifiée elle-même par le décret du 8 juillet 1850. Ces actes n'ont pas besoin de commentaires, et l'on peut se borner à recommander aux écoles de pharmacie et aux membres des jurys médicaux d'en surveiller l'exécution et d'en observer avec soin les effets.

Remèdes secrets. — La question des remèdes secrets auxquels s'applique l'article 36 de la loi du 21 germinal an XI est une de celles qui, par les variations et l'incohérence de la législation, présentent malheureusement le plus de difficultés. D'après la jurisprudence de la Cour de cassation, on devait entendre par remède secret toute préparation qui n'était point inscrite au Codex, ou qui n'aurait pas été composée par le pharmacien sur l'ordonnance d'un médecin, pour un cas particulier, ou qui n'aurait pas été spécialement autorisée par le gouvernement.

Cette jurisprudence ayant paru porter obstacle à l'introduction de remèdes nouveaux et utiles dans la thérapeutique, il a été rendu, le 3 mai 1850, un décret ainsi conçu :

« Les remèdes reconnus nouveaux et utiles par l'Académie nationale de mé-
» decine, et dont les formules, approuvées par le ministre de l'agriculture et du
» commerce, conformément à l'avis de ce corps savant, auront été publiées dans
» son *Bulletin*, avec l'assentiment des inventeurs ou possesseurs, cesseront d'être
» considérés comme remèdes secrets. Ils pourront être, en conséquence, vendus
» librement par les pharmaciens, en attendant que la recette en soit inscrite dans
» une nouvelle édition du Codex. »

Ainsi, quand les professeurs des écoles de pharmacie, ou les membres des jurys médicaux, trouveront chez les pharmaciens dont ils visitent les officines des médicaments tout préparés non inscrits au Codex, ils devront s'assurer si ces médicaments ont été approuvés dans les formes ci-dessus indiquées ; au cas contraire, ces préparations, quelque publicité qu'elles aient pu recevoir d'ailleurs, seront considérées comme rentrant dans la catégorie des remèdes secrets.

Quant aux remèdes secrets proprement dits, la vente en est interdite aux pharmaciens par l'article 32 de la loi du 21 germinal an XI ; toute annonce ou affiche imprimée qui indiquerait de pareils remèdes, sous quelque dénomination qu'ils soient présentés, est sévèrement prohibée par l'article 36 de la même loi. La loi interprétative du 29 pluviôse an XIII porte que ceux qui contreviendraient aux dispositions de cet article 36 seront poursuivis par mesure de police correctionnelle et punis d'une amende de 25 à 600 francs, et en outre, en cas de récidive, d'une détention de trois jours au moins, de dix jours au plus.

Ce qu'il faut remarquer d'abord ici, c'est que la loi punit l'annonce des remèdes secrets, mais qu'elle semble ne prononcer aucune peine contre la vente même de ces remèdes : car l'article 32 de la loi du 21 germinal an XI, qui défend aux pharmaciens de vendre des remèdes secrets, n'est accompagné d'aucune sanction pénale. Il est aisé de voir, toutefois, que la loi n'est réellement pas impuissante contre ce genre de contravention ; en effet, la vente des remèdes secrets par de simples particuliers est atteinte par l'article 6 de la déclaration du 25 avril 1777, qui défend aux épiciers ou à tous autres de vendre et débiter aucune préparation entrant au corps humain, sous peine de 500 francs d'amende. Quant aux pharmaciens, cette peine ne leur est pas applicable, ils seraient seulement passibles d'une amende de simple police, pour le fait de la vente d'un remède secret non autorisé.

Mais y a-t-il, et peut-il y avoir des remèdes secrets autorisés ? C'est là le point qui, dans l'état actuel de la législation, donne lieu aux plus grandes difficultés. On sait que la loi du 21 germinal an XI prohibait toute annonce ou affiche imprimée qui indiquerait des remèdes secrets ; cette prohibition absolue ne fut pas de longue durée, car un décret en date du 25 prairial an XIII dispose que la défense d'annoncer et de vendre des remèdes secrets, portée par l'article 26 de la loi du 21 germinal, ne concerne pas les préparations ou remèdes qui, avant la publication de ladite loi, avaient été approuvés, et dont la distribution avait été permise dans les formes alors usitées ; qu'elle ne concerne pas non plus les préparations ou remèdes qui, d'après l'avis des écoles, des sociétés de médecine ou de médecins connus, commis à cet effet, depuis ladite loi, auraient été ou seraient approuvés, et dont la distribution serait permise par le gouvernement, quoique leur composition ne soit pas divulguée.

Il semble que ce décret ait été abrogé par celui du 18 août 1810, portant en substance que toutes les permissions accordées pour la vente des remèdes secrets cesseront d'avoir leur effet, à partir du 1er janvier suivant ; que tous les inventeurs ou propriétaires de remèdes de cette nature devront en déposer la recette pour qu'elle soit examinée par une commission instituée à cet effet ; qu'il y aura une commission de révision, que les remèdes secrets qui seront définitivement reconnus nouveaux et utiles seront achetés par le gouvernement et rendus publics, et que les autres seront prohibés.

Mais l'exécution de ce décret a éprouvé des difficultés jusqu'à présent insolubles dans son application à un certain nombre de remèdes secrets qui avaient été précédemment autorisés, et dont les possesseurs furent dispensés, par un autre décret en date du 20 décembre 1810, de soumettre leurs recettes à un nouvel examen. Ce n'est pas ici le lieu d'exposer et de discuter les motifs qui ont porté l'administration à admettre que, dans cette impossibilité d'accorder deux décrets ayant également force de loi, il était juste et convenable de considérer le décret du 25 prairial an XIII comme étant toujours en vigueur à l'égard des remèdes dont il s'agit ; il suffit de rappeler que les remèdes anciennement approuvés auxquels s'applique cette décision sont seulement : 1° les pilules du docteur Belloste ; 2° les grains de santé du docteur Franck ; 3° la poudre d'Irroë ; 4° le rob Laffecteur ; 5° la pommade Farnier ; 6° l'élixir vermifuge de Chiarini ; 7° l'eau de mélisse Royer.

Il y a une autre classe de remèdes secrets autorisés, qui comprend seulement les biscuits antisyphilitiques du docteur Ollivier et la poudre de Sency, contre le goître, remèdes sur lesquels l'Académie de médecine a porté un jugement favorable, quoique non définitif en ce qui concerne la poudre de Sency, mais dont le gouvernement n'avait pas jugé convenable de proposer l'acquisition aux chambres. Ces remèdes ont été assimilés à ceux auxquels s'applique le décret du 20 décembre 1810.

Il a toujours été entendu que les autorisations plus ou moins explicites qui ont été accordées pour la vente de ces remèdes étaient essentiellement provisoires. Les remèdes qui en sont l'objet ne peuvent d'ailleurs être vendus que sous les conditions déterminées par les articles 2 et 3 du décret du 25 prairial an XIII, c'est-à-dire par l'inventeur ou le propriétaire lui-même, ou par des dépositaires qui doivent être agréés, à Paris par le préfet de police, et, dans les autres villes, par le préfet, le sous-préfet, ou, à son défaut, par le maire, qui peuvent, en cas d'abus, retirer leur agrément.

Obligations imposées aux pharmaciens. — Si les pharmaciens demandent, à juste titre, d'être protégés contre les empiétements de diverses professions, sur le domaine qui leur est exclusivement réservé par la loi, il faut que, de leur côté, ils justifient ce privilége, en remplissant toutes les conditions qu'exige l'exercice réel de la pharmacie.

Il importe donc que les professeurs des écoles de pharmacie et les jurys médicaux s'assurent, lorsqu'ils font la visite des pharmacies, si les officines sont établies dans un local convenable, et si elles renferment les appareils et ustensiles nécessaires pour la bonne préparation des médicaments. Il faut aussi avoir soin de noter dans les procès-verbaux des visites les officines où l'on ne trouverait pas tous les médicaments les plus usuels, tous ceux qui sont marqués d'un astérisque dans la dernière édition du Codex. Il ne paraît pas y avoir lieu, dans l'état actuel de la législation, de procéder, soit judiciairement, soit par mesure administrative, contre les pharmaciens qui manqueraient ainsi aux devoirs de leur profession ; mais on ne peut douter que de simples avertissements donnés par les professeurs des écoles ou par les membres des jurys ne suffisent, dans la plupart des cas, pour que les pharmaciens qui seraient trouvés en faute ne s'exposent pas à de nouveaux reproches; en cas de persistance, la publicité que pourrait recevoir la censure prononcée par les juges, dans les rapports adressés à l'autorité, serait peut-être un moyen d'action efficace, en attendant que la loi projetée assure l'observance des obligations qu'impose le titre de pharmacien, par une pénalité proportionnée à la gravité des conséquences que leur oubli peut entraîner.

Une difficulté non prévue s'est élevée récemment dans quelques grandes villes au sujet de la tenue des *pharmacies* dites *homœopathiques*, et le Comité consultatif d'hygiène publique a eu à se prononcer sur les conflits qui avaient pu résulter de la difficulté d'inspecter ces officines et d'exiger d'elles les conditions ordinaires. Le comité a été unanime pour reconnaître qu'il ne saurait y avoir d'exception, pas plus pour une catégorie de pharmaciens que pour une espèce particulière de médecins, et que si, d'une part, tous les pharmaciens légalement reçus devaient exécuter les prescriptions des médecins formulées suivant la prétendue méthode homœopathique, les pharmaciens qui se consacrent exclusivement à cette branche spéciale de commerce ne pourraient se soustraire d'ailleurs à aucune des obligations que la loi leur impose.

Nous devons citer encore le texte du décret si libéral et si intelligent qui ouvre le Codex d'une manière en quelque sorte permanente à tous les remèdes nouveaux et utiles, et qui est un des titres d'honneur les plus considérables de l'administration de M. Dumas. Nous y joignons la circulaire qui en règle l'application.

DÉCRET SUR L'APPROBATION DES REMÈDES NOUVEAUX (DU 3 MAI 1850).

Le président de la république :

Sur le rapport du ministre de l'agriculture et du commerce, vu les articles 32 et 36 de la loi du 21 germinal an XI ; vu le décret du 18 août 1810 ; vu l'avis de l'Académie nationale de médecine ;

Considérant que, dans l'état actuel de la législation et de la jurisprudence, tout remède non formulé au Codex pharmaceutique, ou dont la recette n'a pas été publiée par le gouvernement, est considéré comme remède secret ;

Considérant qu'aux termes de la loi du 21 germinal an XI, toute vente de remèdes secrets est prohibée ;

Considérant qu'il importe à la thérapeutique de faciliter l'usage des remèdes nouveaux dont l'utilité aurait été régulièrement reconnue,

Décrète :

Article 1er. Les remèdes qui auront été reconnus nouveaux et utiles par l'Académie nationale de médecine, et dont les formules, approuvées par le ministre de l'agriculture et du commerce, conformément à l'avis de cette compagnie savante, auront été publiées dans son *Bulletin*, avec l'assentiment des inventeurs ou possesseurs, cesseront d'être considérés comme remèdes secrets.

Ils pourront être, en conséquence, vendus librement par les pharmaciens, en attendant que la recette en soit insérée dans une nouvelle édition du Codex.

Art. 2. Le ministre de l'agriculture et du commerce est chargé de l'exécution du présent décret. LOUIS-NAPOLÉON BONAPARTE.

CIRCULAIRE MINISTÉRIELLE DU 2 NOVEMBRE 1850, CONCERNANT L'APPROBATION ET LE DÉBIT DES REMÈDES NOUVEAUX.

Monsieur le préfet, la législation et la jurisprudence concernant l'exercice de la pharmacie, en ce qui touche l'annonce et la vente des remèdes secrets, sont depuis longtemps une cause d'embarras pour l'administration, d'hésitation et de doute pour les jurys médicaux, de décisions opposées et contradictoires pour les tribunaux.

Cependant la haute jurisprudence de la cour de cassation semblait avoir fixé sur ce point les idées et les principes. Suivant cette jurisprudence, on doit entendre par un remède secret toute préparation qui n'est point inscrite au Codex ou qui n'a pas été composée par un pharmacien sur l'ordonnance d'un médecin pour un cas particulier, ou enfin qui n'a pas été spécialement autorisée par le gouvernement. La même jurisprudence a établi, en outre, qu'on ne doit considérer ni comme remèdes, ni comme médicaments, les préparations simplement hygiéniques, qui sont parfois tout aussi bien du domaine du confiseur ou du parfumeur que de celui du pharmacien : telles sont les pâtes pectorales de guimauve, de jujube, de Regnault et autres du même genre ; les eaux de Cologne et de Portugal, l'eau de mélisse des Carmes, etc.

Les jurys médicaux, en présence de la jurisprudence de la cour de cassation, se sont trouvés dans l'obligation de sévir contre plusieurs préparations médicinales dont l'utilité avait été consacrée déjà par l'expérience clinique, et dont les avantages avaient été reconnus par l'Académie nationale de médecine.

Les inventeurs ou les possesseurs de ces préparations invoquaient en vain leur bonne foi, l'approbation des corps scientifiques, la publicité donnée à la composition de ces médicaments et l'usage général qui en était fait par les hommes de l'art, les jurys médicaux et même les parquets trouvaient une contravention dans l'annonce et dans la vente de ces médicaments ; de là des poursuites contre lesquelles on invoquait l'appui de l'administration.

L'administration, de son côté, a dû se préoccuper, dans l'intérêt des inventeurs sérieux et de la santé publique, des difficultés sans cesse renaissantes, et qui toutes prenaient leur source dans l'application rigoureuse de la jurisprudence ; elle s'est demandé si les remèdes qui avaient été accueillis par l'Académie de médecine, dans l'intervalle écoulé entre leur approbation et leur insertion au Codex, devaient et pouvaient être assimilés à des remèdes secrets, et si, par suite, on devait en poursuivre les annonces et la vente.

L'Académie de médecine, consultée, a émis un avis par suite duquel j'ai été amené à proposer à la signature du président de la république le décret ci-joint, qui décide que les remèdes reconnus comme nouveaux et utiles par l'Académie nationale de médecine cesseront d'être considérés comme remèdes secrets, et pourront être, en conséquence, vendus librement par les pharmaciens, en attendant que la recette en soit insérée dans une nouvelle édition du Codex, lorsque les formules approuvées par mon ministère, conformément à l'avis de l'Académie, auront été publiées dans le *Bulletin* de cette compagnie savante.

Vous le voyez, monsieur le préfet, le décret a pour but de concilier les exigences salutaires de la loi avec les intérêts des inventeurs sérieux de choses utiles, les garanties précieuses données à la santé publique, avec les progrès non moins précieux de l'art.

Si ce décret ne change rien à la législation, l'esprit dans lequel il a été conçu doit, à l'avenir, éclairer les jurys médicaux dans la conduite qu'ils auront à tenir, et prévenir les difficultés et les divergences d'opinions qui s'étaient produites.

Il est bien entendu, monsieur le préfet, que l'annonce et la vente des remèdes secrets continueront à être poursuivies par les jurys médicaux, auxquels vous devez même recommander de redoubler de surveillance et de sévérité pour réprimer les dangereux abus qui sont journellement signalés à cet égard.

Mais le décret du 3 mai 1850 ayant eu pour but de modifier la jurisprudence de la cour de cassation, en ce qui concerne les remèdes nouveaux reconnus utiles, les jurys médicaux seront, par les soins de mon département, tenus au courant des remèdes qui, autorisés en vertu du décret du 3 août 1850, pourront être annoncés et vendus légalement.

Quant à ceux qui ont été, dans ces derniers temps, et antérieurement au décret, l'objet de rapports favorables de l'Académie de médecine, et qui sont, on peut le dire, passés dans la pratique, tels que :

1° Les pilules de carbonate ferreux de Vallet ;

2° Les pains ferrugineux de Dérouet-Boissières ;

3° Les lactates de fer de Gélis et Conté ;

4° Le citrate de magnésie de Rogé ;

5° Le kousso, remède contre le ténia, apporté d'Abyssinie par M. Rochet d'Héricourt ;

6° La poudre et les pastilles de charbon végétal du docteur Belloc.

Ceux-là, dis-je, me semblent aujourd'hui à l'abri de toute poursuite et ne pouvoir être assimilés à des remèdes secrets.

En conséquence des explications qui précèdent, vous devez, monsieur le préfet, recommander aux jurys médicaux de n'apporter aucune entrave à l'annonce et à la vente des médicaments qui, depuis la promulgation du Codex, auront été, ainsi que ceux dont l'énumération est ci-dessus faite, approuvés par l'Académie nationale de médecine, soit avant, soit après le décret du 5 mai 1850, et dont les formules ou procédés de fabrication, insérés dans son *Bulletin*, auront été, conformément audit décret, soumis à mon approbation. J. DUMAS.

Enfin, nous terminerons en reproduisant les pièces officielles relatives au changement qui a été opéré dans le mode d'inspection des pharmacies et qui nous intéresse particulièrement en ce qu'il a placé ce service dans les attributions des conseils d'hygiène.

CIRCULAIRE MINISTÉRIELLE DU 24 AVRIL 1859 ACCOMPAGNANT L'ENVOI DU DÉCRET RELATIF A L'INSPECTION DES PHARMACIES.

Monsieur le préfet, j'ai l'honneur de vous adresser un décret impérial, en date du 23 mars dernier, qui règle le mode à suivre, à l'avenir, pour l'inspection des officines des pharmaciens et des magasins des droguistes, en exécution de la loi du 21 germinal an XI.

Par l'effet de l'article 17 du décret du 22 août 1854, portant règlement d'administration publique sur le régime des établissements d'enseignement supérieur, les jurys médicaux ont cessé d'être investis du droit de conférer les grades d'officier de santé, de sage-femme, de pharmacien de 2e classe et d'herboriste ; ces jurys ont perdu, de cette manière, leur attribution la plus importante, celle qui avait motivé leur création ; et l'expérience a démontré qu'ils ne pouvaient être plus longtemps maintenus en exercice, au seul point de vue de la visite annuelle des pharmacies.

Il y avait donc à procéder à la réorganisation de ce dernier service, et il a été reconnu qu'elle pouvait être effectuée par décret, comme constituant une mesure purement réglementaire, du domaine du pouvoir exécutif, en vertu des lois générales de police de 1790 et 1791, lesquelles donnent à ce pouvoir la compétence dans les matières qui touchent à l'intérêt de la santé publique.

L'article 1er du nouveau décret rendu en conséquence, et que vous trouverez à la suite de la présente circulaire, charge les Conseils d'hygiène publique et de salubrité des fonctions dont cesseront d'être investis les jurys médicaux. Le même article, se référant implicitement aux dispositions actuellement en vigueur, porte que la visite sera faite au moins une fois par année, dans chaque arrondissement. Il confie, de plus, cette opération à trois membres desdits Conseils, qui doivent être spécialement désignés par un arrêté préfectoral.

Aux termes de l'article 2, les écoles supérieures de pharmacie de Paris, Strasbourg et Montpellier conservent, à cet égard, les attributions qui leur ont été conférées exceptionnellement par l'article 29 de la loi précitée du 21 germinal an XI.

Sur ce dernier point, monsieur le préfet, je n'ai point d'instructions particulières à vous faire parvenir.

Quant à ce qui se rattache aux visites attribuées à des membres des conseils d'hygiène, il importe d'établir, autant que possible, l'uniformité dans la mise en pratique de cette nouvelle disposition.

Les commissions d'inspection que vous aurez à désigner annuellement devront donc, à moins d'obstacles dont vous voudriez bien m'informer, se composer d'un docteur en médecine et de deux pharmaciens, ou d'un docteur en médecine, d'un pharmacien et d'un chimiste.

Les membres délégués prendront le titre d'*Inspecteurs de la pharmacie*, et vous devrez, d'année en année, en transmettre la liste nominative à mon ministère, dès que vous l'aurez arrêtée. Suivant l'article 3 du décret, il sera pourvu au payement des frais d'inspection conformément aux lois et règlements en vigueur. La quotité des taxes spéciales à percevoir demeure donc fixée à 6 francs pour chaque pharmacie visitée, et à 4 francs pour chaque magasin de droguiste ou d'épicier tenant quelqu'un des articles de droguerie énoncés au tableau annexé à l'ordonnance du 20 septembre 1820.

Les magasins d'herboristes devront aussi être visités ; mais je crois utile de rappeler ici que ces établissements ne donneraient lieu à la perception du droit qu'autant qu'on y vendrait de la droguerie, et, dans ce cas, les propriétaires seraient désignés au rôle comme droguistes.

Les inspecteurs de la pharmacie devront, en outre, comme le faisait le jury médical, mettre à profit leurs tournées pour vérifier la qualité des substances alimentaires tenues par les épiciers et les droguistes, et pour éclairer sur ce point les autorités appelées à constater les contraventions ou à en poursuivre les auteurs. Il vous appartient, monsieur le préfet, de leur donner, à cet effet, une délégation spéciale, par l'arrêté même qui prescrira les visites et désignera les membres chargés d'y procéder.

Ainsi se trouveront conciliés, d'une manière favorable à la santé publique, le principe de la surveillance municipale et les avantages d'une inspection s'étendant simultanément aux divers points du département.

Je vous recommande, monsieur le préfet, à raison de l'incontestable importance des visites dont il est ici question, d'insister, dans les termes les plus pressants, auprès du conseil général, le cas échéant, afin d'obtenir le complément de fonds qui serait reconnu nécessaire pour assurer l'exact accomplissement de ces inspections annuelles, suivant le vœu de la loi.

Il reste entendu que vous continuerez de me soumettre, en me communiquant le compte rendu des visites, vos propositions pour le règlement des frais de route et des indemnités auxquels donneront lieu les déplacements des inspecteurs de la pharmacie.

De mon côté, et conformément aux usages actuels, je ferai part de mes décisions à M. le ministre de l'intérieur, pour l'ordre de la comptabilité départementale.

Signé E. ROUHER.

DÉCRET IMPÉRIAL DU 23 MARS 1859, RELATIF A L'INSPECTION DES PHARMACIES.

NAPOLÉON, par la grâce de Dieu et la volonté nationale, empereur des Français, à tous présents et à venir, salut.

Sur le rapport de notre ministre secrétaire d'État au département de l'agriculture, du commerce et des travaux publics;

Vu les lois des 16-24 août 1790 et 19-22 juillet 1791;

Vu les lois des 19 ventôse et 21 germinal an XI;

Vu l'arrêté du gouvernement, du 25 thermidor, même année;

Vu les lois annuelles du budget des recettes;

Vu la loi du 14 juin 1854, et le décret portant règlement d'administration publique, du 22 août suivant;

Notre conseil d'État entendu, avons décrété et décrétons ce qui suit :

Article 1er. L'inspection des officines des pharmaciens et des magasins des droguistes, précédemment exercée par les jurys médicaux, est attribuée aux Conseils d'hygiène publique et de salubrité; la visite en sera faite, au moins une fois par année, dans chaque arrondissement, par trois membres de ces Conseils, désignés spécialement par arrêté du préfet.

Art. 2. Les écoles supérieures de pharmacie de Paris, de Strasbourg et de Montpellier, continueront à remplir, en ce qui concerne la visite des officines des pharmaciens et des magasins des droguistes, les attributions qui leur ont été conférées par l'article 29 de la loi du 21 germinal an XI.

Art. 3. Il sera pourvu au payement des frais de ces inspections conformément aux lois et règlements en vigueur.

Art. 4. Notre ministre secrétaire d'État au département de l'agriculture et du commerce et des travaux publics est chargé de l'exécution du présent décret.

Signé NAPOLÉON.

CIRCULAIRE MINISTÉRIELLE DU 30 OCTOBRE 1859 SUR L'EXÉCUTION DU DÉCRET QUI PRÉCÈDE.

Monsieur le préfet, l'exécution du décret du 23 mars 1859, qui a reconstitué sur de nouvelles bases le service d'inspection de la pharmacie, a donné lieu, sur certains points, à des hésitations qui me paraissent rendre quelques explications nécessaires.

Le décret du 23 mars 1859 renferme une prescription unique, mais absolue : l'inspection annuelle des pharmacies, drogueries, etc., doit être faite par trois membres des conseils d'hygiène publique et de salubrité, désignés spécialement par arrêté préfectoral. Il suit de là que, pour aucun motif, une personne étrangère à ces conseils ne peut être appelée à faire partie d'une commission d'inspection.

Quant à la composition des commissions de cette espèce, s'il arrivait que les instructions contenues dans la circulaire du 24 avril 1859 ne pussent recevoir leur exécution dans votre département, vous auriez à organiser le service de la manière qui vous paraîtrait tout à la fois la plus conforme à l'intérêt public et le plus en rapport avec la situation, en attendant que l'époque du renouvellement des conseils d'hygiène vous permît d'y faire entrer les éléments qui manqueraient pour l'accomplissement des instructions que je viens de rappeler.

Si les circonstances l'exigeaient, MM. les préfets feraient opérer temporairement la visite par trois médecins ou par deux médecins et un chimiste : ils seraient même libres de faire entrer, dans la commission chargée de l'inspection d'un arrondissement, un ou plusieurs membres choisis au sein du conseil d'hygiène d'un autre arrondissement ; ils pourraient enfin, s'ils avaient des raisons sérieuses d'en agir ainsi, ne pas instituer autant de commissions qu'il y a d'arrondissements dans le département.

Je vous recommande toutefois, monsieur le préfet, de n'user qu'avec réserve de la latitude qui vous est laissée à ces différents égards ; la règle posée par ma circulaire du 24 avril dernier devant être appliquée autant que possible.

La question s'est élevée de savoir si les pharmaciens de seconde classe, membres des conseils d'hygiène, peuvent faire partie des commissions d'inspection. L'administration ne saurait, sans blesser de légitimes susceptibilités, sans affaiblir l'effet des visites et en compromettre, jusqu'à un certain point, le résultat, appeler des pharmaciens d'un ordre inférieur à contrôler les opérations d'autres pharmaciens reçus par les écoles supérieures. Les pharmaciens pourvus du diplôme de première classe doivent donc toujours être préférés pour les fonctions d'inspecteurs de la pharmacie, à moins de circonstances tout à fait exceptionnelles, et vous auriez, monsieur le préfet, à m'en référer préalablement.

D'après ce qui précède, vous comprendrez que, tout en conservant, jusqu'à un certain point, la faculté de faire entrer dans les conseils d'hygiène les pharmaciens de seconde classe que des études et des travaux spéciaux recommanderaient à votre choix, il doit, en règle générale, se porter préférablement sur les praticiens reçus dans les écoles supérieures de pharmacie.

Signé ROUHER.

CIRCULAIRE DU PRÉFET DE POLICE CONCERNANT LA VENTE DES MÉDICAMENTS D'USAGE EXTERNE (AVRIL 1856).

Messieurs, malgré les garanties résultant de la législation sur l'exercice de la pharmacie, malgré toutes les précautions des pharmaciens et la surveillance de l'administration, on a trop souvent à déplorer des empoisonnements par imprudence. Une des causes les plus fréquentes de ces accidents est la confusion que les personnes qui soignent les malades sont exposées à faire entre les médicaments destinés à être pris à l'intérieur et ceux réservés à l'usage externe. On s'explique la facilité avec laquelle ces regrettables méprises peuvent être commises, quand on pense que les malades sont souvent entourés de plusieurs médicaments de diverses natures, destinés à des usages différents, et qui leur sont administrés par des personnes souvent peu éclairées. Il est vrai que, dans le but de prévenir la confusion, les pharmaciens ont ordinairement soin d'indiquer par ces mots : *usage externe*, que le médicament serait dangereux s'il était pris intérieurement. Mais, indépendamment de ce que cette précaution peut être souvent négligée, elle ne s'adresse qu'aux personnes qui savent lire, et elle n'a d'effet utile que lorsqu'elles ont la prudence de vérifier sur l'étiquette la nature et la destination du remède.

Désirant mettre un terme au danger que je viens de vous signaler, M. le ministre de l'agriculture, du commerce et des travaux publics a consulté le comité d'hygiène publique sur les mesures à prendre à cet effet, et, d'après son avis, Son Excellence m'a adressé les instructions qui vont suivre.

Un moyen toujours efficace pour prévenir de funestes erreurs consisterait dans un signe de convention apparent, que chacun pût facilement reconnaître, et qui fût susceptible d'attirer l'attention et d'éveiller la méfiance des personnes illettrées, et on a pensé que le but serait atteint si l'on imposait aux pharmaciens l'obligation de placer sur les fioles ou paquets contenant des médicaments toxiques destinés à l'usage externe, une étiquette de couleur tranchante, portant l'indication de cet usage.

Cette mesure, pratiquée déjà dans quelques pays étrangers, a paru à M. le ministre mériter d'être adoptée dans tous les départements. Les lois de police des 22 décembre 1789 ; 16-24 août 1790 ; 19-22 juillet 1791 ; celles des 21 germinal an XI, 18 juillet 1837, 19 juillet 1845 ; l'ordonnance du 29 octobre 1846 et le décret du 8 juillet 1850 sur la vente des substances vénéneuses, donnent à l'administration les pouvoirs nécessaires pour en prescrire l'application.

Le signe de convention dont il s'agit ne saurait être un préservatif qu'à la condition d'être partout uniforme. Autrement, on ne ferait qu'accroître le danger qu'on se proposerait de conjurer. Une personne, en effet, sachant que, dans le département où elle réside habituellement, telle couleur est caractéristique d'une substance toxique réservée à l'usage externe, serait tout naturellement portée à attribuer une autre signification à la couleur différente qui serait usitée dans un autre département, et cette personne se trouverait exposée ainsi à employer avec confiance, à l'intérieur, une substance vénéneuse. Peu importait la couleur à adopter, pourvu qu'elle fût partout la même. M. le ministre a fait choix de la couleur rouge orangé, dont l'éclat est de nature à frapper les yeux. Sur ce fond, les mots : *Médicament pour l'usage extérieur* seront imprimés en noir et en caractères aussi distincts que possible. Il importe que l'étiquette rouge orangé porte uniquement ces mots. Je vous adresse un certain nombre de ces étiquettes pour que vous les remettiez aux pharmaciens qui sont établis dans vos circonscriptions.

Il est bien entendu, messieurs, que l'étiquette spéciale ne dispense pas de l'étiquette ordinaire, qui devra être imprimée sur papier blanc et porter le nom du pharmacien, la désignation du médicament, toutes les indications nécessaires à son administration, et qui pourra, en outre, représenter les attributs qui seraient propres à l'établissement, et dont le pharmacien croirait utile de faire usage. La présence de ces deux étiquettes, dont les couleurs trancheront vivement l'une sur l'autre, sera de nature à fixer l'attention des personnes qui ne seraient pas initiées à l'avance à leur signification respective.

Afin que l'étiquette rouge orangé prenne promptement et sûrement, dans le public, son caractère distinctif, il convient qu'elle soit exclusivement réservée aux médicaments toxiques affectés à l'usage externe. Celles qui seront appliquées sur les autres remèdes externes non dangereux, ou sur ceux destinés à être administrés à l'intérieur, devront partout être imprimées en noir, sur papier fond blanc.

M. le ministre de l'agriculture, du commerce et des travaux publics n'a pas cru qu'il y eût lieu d'appliquer, ainsi que cela avait été proposé, la mesure aux droguistes et herboristes. En effet, en ce qui concerne les droguistes, aux termes de la loi du 21 germinal an XI, qui régit la vente des médicaments, *ils ne peuvent vendre que des drogues simples en gros*. Il leur est interdit d'en débiter aucune au poids médicinal (art. 23). Il résulte de là que le droguiste, à moins qu'il ne soit pharmacien, ne vend pas directement au malade. Il ignore complétement si la drogue qu'il vend sera appropriée à l'usage interne ou externe, si même elle servira à la pharmacie ou à l'industrie. Dès qu'elle est sortie de chez lui, dans les conditions fixées par l'ordonnance du 29 octobre 1846, sur les substances vénéneuses, il n'est plus responsable. Exiger de lui l'indication de l'usage à faire de la substance, serait lui demander plus qu'il ne doit et ne peut faire. Quant aux herboristes, *la vente des substances vénéneuses pour l'usage médical leur est implicitement interdite* par l'ordonnance (article 5, titre II). *Ils ne peuvent vendre que des plantes vertes ou sèches*, et ces plantes, qui ne s'emploient pas en nature, sont également destinées à être préparées par un autre que l'herboriste.

La formalité de l'étiquette spéciale (rouge orangé) ne saurait donc être imposée ni aux droguistes, ni aux herboristes, mais elle doit l'être aux médecins des communes rurales, qui, à défaut de pharmaciens, tiennent des dépôts de médicaments, ainsi qu'aux personnes qui dirigent les pharmacies des hospices et des bureaux de bienfaisance.

Il est permis, messieurs, d'attendre d'heureux résultats des dispositions qui précèdent, dans une matière qui touche de si près à la santé et à la sûreté publique. Je vous recommande donc de vous pénétrer de leur esprit, et de vous attacher d'une manière toute particulière à en assurer l'exacte application.

Voy. Médecins cantonaux, vénéneuses (Substances).

Bibliographie. — *Manuel légal des pharmaciens et des élèves, ou Recueil des lois, arrêtés, règlements et instructions concernant l'enseignement, les études et l'exercice de la pharmacie*, par J.-B. Guibourt. Paris, 1852, in-12.

PHOSPHORE, PÂTE PHOSPHORÉE. — La fabrication du phosphore n'a pas en France une importance considérable, et à différentes reprises des demandes ont été adressées à l'administration pour obtenir l'entrée de ce produit importé de l'étranger. Cependant elle offre un intérêt très réel au point de vue de l'hygiène, non-seulement en raison des dangers que peut offrir une substance aussi inflammable que le phosphore, et qui ont fait ranger les ateliers où on le fabrique dans la deuxième classe des établissements insalubres, mais encore et surtout en raison des accidents que l'on a attribués à son action. Nous avons eu déjà à nous occuper de cette question, que nous avons traitée longuement en parlant des fabriques d'allumettes chimiques dans lesquelles exclusivement ont été observés ces prétendus effets des émanations phosphorées. Nous n'avons donc que quelques mots à ajouter, en vue principalement de signaler la nécessité d'une étude nouvelle et plus étendue de la question. Il paraît, en effet, très probable qu'il faut se garder de confondre la fabrication du phosphore lui-même avec celle des mastics inflammables qui servent à la préparation des allumettes. M. Dupasquier, à la suite d'une enquête faite avec toute la rigueur désirable dans la fabrique de phosphore de la Guillotière, a tracé avec une remarquable précision l'histoire hygiénique de cette fabrication.

On sait que le phosphore est extrait des os au moyen de l'acide sulfurique et de la distillation, et que les principales opérations, celles surtout qui donnent lieu à des émanations irritantes, sont le traitement par l'acide sulfurique des os calcinés et réduits en poudre, la distillation du phosphate acide de chaux mélangé de charbon, et enfin la mise en forme du phosphore préalablement fondu dans l'eau chaude et aspiré par l'ouvrier dans des tubes de verre où il se solidifie.

Chacune de ces opérations produit un dégagement de vapeurs très acides et très chargées de phosphore. Il n'est pas douteux que cette dernière substance ne soit absorbée en très grande quantité, et les exhalations lumineuses qui s'échappent du corps même des ouvriers en sont une preuve manifeste. Cependant les observateurs éminents que nous avons cités déclarent unanimement que parmi ceux-ci on n'a jamais constaté la moindre maladie qui pût être rapportée à l'influence spéciale du phosphore. Les seuls accidents sont dus à l'irritation des voies respiratoires par les vapeurs acides, et l'habitude suffit le plus ordinairement à en faire prompte justice. Les symptômes d'intoxication observés à une certaine époque étaient uniquement déterminés par l'emploi de l'acide sulfurique arsenical dans le traitement du phosphate des os. En résumé, il est permis de penser que les vapeurs dont sont remplis les ateliers des fabriques de phosphore n'exercent pas d'action bien sensible ni bien funeste sur la santé des ouvriers.

Quant à l'emploi du phosphore et de ses composés, outre la préparation des allumettes, il est un autre point qui mérite d'être signalé d'une manière toute spéciale à l'attention des hygiénistes. Nous voulons parler de la pâte phosphorée destinée à détruire les animaux nuisibles, tels que les souris, les rats, les pies, etc. Les documents pleins d'intérêt que nous allons rapporter exposeront mieux que nous ne pourrions le faire toutes les faces de cette question à la fois si importante et si neuve.

RAPPORT FAIT PAR M. BUSSY AU COMITÉ CONSULTATIF D'HYGIÈNE PUBLIQUE SUR LA VENTE ET L'EMPLOI DE LA PATE PHOSPORÉE (ADOPTÉ DANS LA SÉANCE DU 15 JANVIER 1850).

M. le maire de Saint-Christoly a signalé à M. le préfet de la Gironde différents accidents produits par la pâte phosphorée sur les animaux de basse-cour. Il rapporte qu'une trentaine de ces animaux ont succombé pour avoir mangé de la pâte phosphorée qui avait été mélangée, par hasard, à leurs aliments.

M. le maire de Saint-Christoly demande, à cette occasion, s'il ne serait pas convenable de soumettre la vente de cette préparation aux formalités qui sont imposées par la loi pour la vente des substances vénéneuses.

M. le préfet de la Gironde a renvoyé les observations de M. le maire de Saint-Christoly au Conseil d'hygiène du département. Ce Conseil appuie la demande faite par ce fonctionnaire, et reconnaît avec lui les dangers que peut présenter l'emploi de la pâte phosphorée.

Le rapport du conseil d'hygiène a été transmis par M. le préfet à M. le ministre de l'agriculture et du commerce, auquel il demande également s'il n'y aurait pas lieu, ainsi que le propose le Conseil, de comprendre la pâte phosphorée dans le tableau des substances vénéneuses.

C'est sur cette dernière proposition que M. le ministre consulte le Comité d'hygiène.

La pâte phosphorée employée pour la destruction des animaux nuisibles se prépare en mélangeant du phosphore très divisé avec de la farine de sucre, de la graisse et autres substances analogues qui sont recherchées par ces animaux.

Voici quelques-unes des formules que l'on suit pour cette préparation :

1° *Pâte usitée en Prusse, et qui a été rendue officielle par ordonnance du 27 avril 1843 :*

Phosphore divisé.	8	grammes.
Eau tiède.	180	
Farine de seigle.	180	
Beurre fondu.	180	
Sucre.	125	

2° *Pâte de Roth :*

Colle de pâte.	97	grammes 8 décigrammes.
Phosphore divisé.	2	

3° *Pâte de Duboys :*

Phosphore.	20	grammes.
Eau bouillante.	400	
Farine.	400	
Huile de noix.	200	
Sucre en poudre.	250	

Ces différentes préparations détruisent parfaitement les rats et les souris, mais, ainsi que l'ont remarqué M. le maire de Saint-Christoly et plusieurs autres personnes, elles empoisonnent également les autres espèces d'animaux.

Nous pourrions ajouter au fait signalé par M. le maire de Saint-Christoly beaucoup d'autres faits analogues, nous nous contenterons d'en citer un seul dans lequel la vie de plusieurs personnes a été mise en danger, et dont nous devons la connaissance à M. le docteur Montandon. Nous le rapportons avec tous les détails qui ont été donnés par celui-là même qui a failli être victime de l'empoisonnement, sans omettre aucune des circonstances qui s'y rapportent. Il montrera jusqu'où peut s'étendre l'influence du poison à l'insu et contre l'intention même des personnes qui s'en servent dans des intentions qui sont loin d'être criminelles.

C'est un cultivateur âgé d'environ quarante ans, et demeurant en la commune du Haut-Farsac (Corrèze). « Il vint, dit M. Montandon, me consulter dans la matinée du 15 avril dernier, et me dit que lui et sa famille, composée de sa femme et de deux enfants, l'un âgé de dix à douze ans et l'autre de quatorze, avaient, dans la nuit précédente, après avoir fait leur repas d'une poule, été atteints de fièvre, de coliques et de douleurs extrêmement violentes dans tous les membres; qu'ils étaient tous en bonne santé avant d'avoir mangé cette poule, et qu'il craignait, ainsi que tous les siens, d'avoir été empoisonné.

» Je l'engageai alors à me raconter ce qui s'était passé et voici, ce qu'il me dit :

« Hier matin, j'étais occupé à travailler dans ma grange, lorsque ma femme vint me trouver en me disant qu'on avait blessé une de ses poules ; je l'engageai à la saigner tout de suite et à la préparer pour le repas du soir, ce qui fut fait à l'instant. Ma femme me dit alors que bien certainement la poule n'était pas atteinte de maladie, car le sang qui s'échappait de la blessure qu'elle lui avait faite était vif et très rouge.

» Cependant un voisin qui passa lorsqu'on plumait cette poule, donna le conseil de ne pas la manger; il insista vivement sur ce conseil dont il ne fut pas tenu compte.

» Dans la soirée, la poule fut dépecée et mise dans la poêle pour la faire cuire; mais alors ma femme fut effrayée en voyant que, toutes les fois qu'elle agitait les morceaux de cette poule, une lumière blanchâtre paraissait sur toute la surface du ragoût, et que la fourchette qui lui servait à le remuer était, après avoir été retirée de la poêle, toute couverte de flammes; elle me le fit remarquer à plusieurs reprises, mais j'attribuai ceci au feu qui, probablement, s'était communiqué à la graisse.

» Je me moquai des frayeurs de ma femme et la poule fut apportée sur la table. Elle fut mangée en presque totalité; pour ma part je pris les deux ailes et une des cuisses, elles ne présentèrent rien d'extraordinaire au goût, et nous allâmes nous coucher bien portants; mais deux ou trois heures après, j'éprouvai une agitation extraordinaire, j'eus de la soif, des coliques et des douleurs dans tous les membres. Ma femme et mes enfants éprouvèrent les mêmes accidents; nous eûmes des inquiétudes, et, craignant d'être empoisonnés, nous bûmes du lait. Un de mes enfants fut pris de dévoiement et alla plusieurs fois à la selle; les coliques se calmèrent un peu, et je me levai de bon matin, mais j'étais brisé et fatigué comme si j'avais fait une longue maladie. Mes craintes cependant commençaient à se dissiper, lorsque, en entrant dans ma grange, je trouvai mon chat crevé. Cet animal, qui la veille se portait bien, avait mangé une partie des intestins de la poule, l'autre partie avait été réservée pour le lendemain.

» Je fus alors vivement affligé en pensant que la poule qui la veille avait servi à notre repas avait été probablement empoisonnée. Pour m'en assurer, je rentrai chez moi, je fermai la porte, et fis cuire ce qui restait du repas du soir avec la portion d'intestins qui avait été conservée. J'en fis de la soupe que je donnai à un chien. Toutes les fois que j'agitais le bouillon et les débris de viande, la même lumière que j'avais observée dans la poêle paraissait et formait comme des serpents de feu. Le bâton dont je me servais pour agiter le bouillon devenait également luisant, même après avoir été retiré de l'écuelle. Une heure après avoir mangé sa soupe, le chien est devenu triste, il a commencé à se plaindre et est allé se coucher dans son étable ; alors j'ai été effrayé, et sans en rien dire à personne je suis venu vous consulter, mais j'ai eu beaucoup de peine à me conduire jusqu'ici. »

» Cet homme, quoique fort robuste, ajoute M. le docteur Montandon, était en effet extrêmement abattu ; sa figure exprimait l'anxiété, son pouls était fort et fréquent, il y avait un peu de moiteur à la peau ; je le rassurai et lui prescrivis ainsi qu'à sa femme et à ses enfants, qui furent encore plus malades que lui, des boissons adoucissantes, des bains de siége, des lavements avec une décoction de racine de guimauve, etc. Tous se rétablirent, mais pendant longtemps ils ont été d'une faiblesse excessive.

» Des renseignements furent pris, et il fut bientôt démontré que la poule avait été empoisonnée dans le champ du voisin qui avait donné le conseil de ne pas la manger, et que le poison n'était autre que la pâte phosphorée, préparation spécialement employée maintenant contre les rats et les taupes, et qui avait été, comme cela se pratique journellement, semée dans le champ où la poule avait été chercher sa nourriture (1). »

Il est une sorte d'accident auquel peut donner lieu l'emploi de la pâte phos-

(1) Aux faits qui viennent d'être cités, on peut joindre le suivant, qui s'est passé dans le département de la Haute-Marne, et qui doit être manifestement attribué à la même cause.

Le 11 novembre 1850, vers les deux heures de l'après-midi, le nommé Lancelin (de Louze), après avoir préparé des pommes de terre et un pied de porc qu'il mit dans la marmite pour le souper du soir, sortit de chez lui et alla remplacer sa femme qui gardait du bétail à quelque distance du village. Cette dernière revint à la maison ; en rentrant, elle est frappée d'une odeur étrange qui s'exhale de la marmite ; elle s'approche, remue le contenu, et voit, à sa grande surprise, une lueur phosphorescente courir sur la surface des aliments. Elle tire le pied de porc, le coupe, et de l'intérieur des chairs s'échappe cette même lueur. La femme Lancelin ne comprend rien à ce singulier phénomène, et se promet bien d'en demander l'explication à son mari lorsqu'il sera rentré.

A peu de temps de là, ce dernier arrive ; sa femme n'a rien de plus pressé que de le conduire à la marmite, et, en lui faisant observer l'odeur et la couleur des aliments, elle dit : « Quelle drôle de cuisine tu nous as faite là ! » Lancelin reste stupéfait et ne comprend pas plus que sa femme cet étrange mystère. Néanmoins, devant le danger évident, il s'abstient de toucher aux aliments et les met de côté, de concert avec sa femme. Pour tenter une expérience, il se contenta d'en donner à un chat qui creva le lendemain, avec tous les symptômes de l'empoisonnement.

phorée et qui n'est pas moins à redouter pour la société que ceux dont nous venons d'entretenir le Conseil, vous voulons parler des incendies que pourrait occasionner cette préparation.

Une lettre adressée à M. le ministre de l'agriculture et du commerce par M. Thorel, pharmacien à Avallon, signale en effet la possibilité d'incendie au moyen de cette pâte, lorsque, n'ayant pas été convenablement préparée, elle renferme le phosphore en fragments d'une certaine grosseur.

Dans ce cas, la pâte, se desséchant à l'air, peut donner lieu à la combustion vive du phosphore, combustion qui se communique aux corps environnants.

La lettre de M. Thorel a été transmise à l'École de pharmacie de Paris, afin que des expériences fussent faites pour savoir jusqu'à quel point étaient fondées les craintes exprimées par ce pharmacien.

Bien que ces expériences n'aient pas confirmé complétement les inquiétudes que l'on pouvait concevoir à priori, elles ont démontré cependant que dans certaines circonstances et dans le cas d'une mauvaise préparation, comme nous l'avons indiqué plus haut, il pourrait y avoir quelques inconvénients dans son usage.

Il y aurait donc intérêt à ce que la préparation et la vente de ce produit ne se fissent pas en dehors de toute surveillance de l'autorité, et qu'il ne fût pas colporté partout, et surtout dans les campagnes, par des personnes qui, sous le rapport de la moralité et des connaissances, n'offrent pas toujours les garanties suffisantes.

Il suffirait, pour assurer cette surveillance, de placer la pâte phosphorée sous le régime de l'ordonnance du 29 octobre 1846 ; l'administration y serait parfaitement autorisée. En effet, le phosphore est une substance vénéneuse, elle a été maintenue dans le tableau annexé à ladite ordonnance : or, la pâte phosphorée n'est autre chose, en réalité, que du phosphore en nature très divisé ; elle tombe donc, par la nature même de sa composition, sous le régime de l'ordonnance, quoiqu'elle ne s'y trouve pas nominalement désignée. Ce classement par assimilation que nous proposons pour la pâte phosphorée rentrera parfaitement dans l'esprit de la loi.

En conséquence, nous avons l'honneur de vous proposer de répondre à M. le ministre, que le Comité consultatif d'hygiène publique partage entièrement l'opinion émise par M. le maire de Saint-Christoly, par le Conseil d'hygiène de la Gironde et par M. le préfet de ce département ; que le pâte phosphorée, qui jouit des mêmes propriétés et présente les mêmes dangers que le phosphore lui-même, doit, au point de vue des garanties que réclame la société, être soumise pour sa vente, aux mêmes mesures de précaution ; qu'il y aurait lieu de l'inscrire à côté du phosphore dans le tableau annexé à l'ordonnance du 29 octobre, mais que l'on peut, dès à présent et par une assimilation qui ressort de la nature même des choses, appliquer dès aujourd'hui à la pâte phosphorée les dispositions de l'ordonnance citée, et qu'il convient d'adresser des instructions dans ce sens aux différents agents de l'autorité chargés de l'exécution de ladite ordonnance.

Le rapport entendu, le Comité a été d'avis que indépendamment des mesures indiquées plus haut, il pourrait être utile de publier une instruction qui éclairât sur les dangers de la pâte phosphorée, et sur la nécessité de prendre des précautions pour son emploi.

RAPPORT FAIT PAR M. BUSSY AU COMITÉ CONSULTATIF D'HYGIÈNE PUBLIQUE SUR LA PATE PHOSPHORÉE (LE 29 AVRIL 1851).

M. le ministre a renvoyé à l'examen du Comité d'hygiène un rapport de M. le préfet d'Ille-et-Vilaine, qui appelle l'attention de l'autorité supérieure sur les dangers de la pâte phosphorée, au point de vue des incendies auxquels elle pourrait donner lieu.

Ce rapport de M. le préfet a été motivé sur une communication du docteur Ernoul qui fait connaître qu'un homme, François Detonquedu, du village de l'Orme, voulant empoisonner des rats, étala de la pâte phosphorée sur un morceau de galette et la déposa dans son grenier, à quelques centimètres de la toiture de paille qui le recouvre. Comme il descendait, il fut surpris de voir une grande flamme à l'endroit où il avait déposé sa pommade; il remonta précipitamment et eut beaucoup de peine à arrêter ce commencement d'incendie. C'est en raison des brûlures qu'il s'était faites dans cette circonstance, que le docteur Ernoul fut appelé à lui donner des soins. La pâte phosphorée employée par le sieur Detonquedu est un produit anglais importé en France, et dont un échantillon se trouve joint au rapport de M. le préfet.

A l'occasion de cet accident, M. le préfet a désiré que la pâte phosphorée, et particulièrement le produit cité plus haut, fussent examinés. Cet examen a été confié à M. Destouches, professeur à l'École secondaire de médecine et de pharmacie de Rennes. La conclusion de cet examen est :

1° Que la pâte phosphorée employée pour la destruction des rats n'est pas, dans les circonstances ordinaires, capable de produire d'incendie lorsqu'elle a été convenablement préparée, c'est-à-dire lorsqu'elle ne contient que la quantité voulue de phosphore, et qu'il se trouve convenablement divisé dans la masse des substances qui lui sont ajoutées;

2° Que l'échantillon qui avait mis le feu n'avait pas la composition ordinaire des pâtes phosphorées; qu'il ne contenait pas de farine, comme ces dernières, et qu'il paraissait n'être que du phosphore divisé dans une matière grasse ; que la division du phosphore y était très imparfaite ; qu'on doit attribuer surtout à cette dernière circonstance l'accident produit.

Le Comité se rappellera sans doute, qu'à l'occasion de plusieurs empoisonnements produits par la pâte phosphorée, nous avons signalé les dangers qu'elle pouvait présenter au point de vue des incendies.

Le fait signalé par M. le préfet d'Ille-et-Vilaine, l'examen fait par M. Destouches, et les conclusions auxquelles il était parvenu, confirment de tous points l'opinion que nous avons émise dans le rapport qui a été présenté à ce sujet et approuvé par le comité.

A l'égard des mesures à prendre, nous croyons qu'il n'y a pas autre chose à faire que de mettre à exécution les conclusions du rapport déjà cité.

Nous avons, en conséquence, l'honneur de proposer au Comité de répondre à M. le ministre :

1° Que la pâte phosphorée employée pour la destruction des rats étant une substance doublement dangereuse, soit comme poison, soit, lorsqu'elle est mal préparée, comme pouvant occasionner des incendies, il y a lieu de la soumettre aux conditions qui régissent la vente des substances dangereuses, et par conséquent d'en interdire le commerce aux colporteurs et tous autres débitants non autorisés;

2° Que l'ordonnance du 29 octobre 1846, qui régit aujourd'hui la matière, ayant classé nominativement le phosphore parmi les substances dangereuses, la pâte phosphorée, qui n'est qu'une simple division du phosphore dans une matière inerte, doit être assimilée à ce produit toxique, et que l'ordonnance précitée lui est rigoureusement applicable sans qu'il soit indispensable de modifier pour cela le tableau réformé annexé à ladite ordonnance;

3° Qu'il y a lieu de donner des instructions aux jurys médicaux et aux Écoles de pharmacie pour qu'ils veillent à ce que la vente de ce produit se fasse conformément aux prescriptions des règlements;

4° Qu'il serait convenable que l'autorité indiquât une ou plusieurs formules auxquelles les pharmaciens devraient se conformer pour la préparation de la pâte phosphorée comme pour la préparation de la pâte arsenicale. Ces formules pourraient être prises parmi celles dont un long usage a établi l'efficacité comme mort-aux-rats, et qui ne présentent point d'inconvénient au point de vue de l'incendie. Nous avons donné ces formules dans un précédent rapport : c'est la formule officielle adoptée en Prusse, la formule de Roth, celle de Duboys.

5° Il y a lieu d'interdire la vente du produit imparfaitement fabriqué, importé d'Angleterre, qui a produit l'accident signalé par M. le préfet du Finistère.

Ce produit, en raison de sa préparation et de son action très énergique sur l'économie animale, est entièrement assimilable à un médicament composé, et, à ce titre, il ne pourrait être introduit qu'après l'avis de l'École de pharmacie.

CIRCULAIRE MINISTÉRIELLE SUR LA VENTE DE LA PATE PHOSPHORÉE (9 AVRIL 1852).

Monsieur le préfet, l'usage s'est introduit, dans ces dernières années, d'employer, pour la destruction des rats et des souris, une préparation connue sous le nom de *pâte phosphorée*. Cette préparation n'est, en effet, que du phosphore très divisé, que l'on mélange mécaniquement et en petite quantité avec de la pâte de farine, à laquelle on ajoute des matières grasses, du sucre et d'autres substances recherchées par les animaux que l'on veut détruire.

La pâte phosphorée est également mortelle pour les autres animaux et même pour l'homme, et, à ce titre seul, son emploi aurait besoin d'être surveillé; mais il est un autre intérêt qui commande encore l'attention.

Le phosphore est une substance très combustible et qui peut prendre feu spontanément. La pâte phosphorée contenant le phosphore en trop grande quantité, ou mal divisé, produit les mêmes effets. De graves accidents de ce genre ont été signalés.

Ces circonstances, dont l'administration ne doit entretenir le public qu'avec la plus grande réserve, ont dû cependant éveiller toute sa sollicitude.

Après avoir pris l'avis du Comité consultatif d'hygiène publique, j'ai décidé que la pâte phosphorée, substance dangereuse à double titre, serait assimilée, en ce qui concerne les formalités à observer pour sa vente et son emploi, aux substances vénéneuses dont la nomenclature est annexée à l'ordonnance du 29 octobre 1846, nomenclature reproduite avec des modifications dans le décret du 8 juillet 1850, et dans laquelle le phosphore se trouve compris. Cette assimilation n'entraîne aucun changement ni aucune addition, soit à l'ordonnance dont il s'agit, soit au tableau qui l'accompagne. La pâte phosphorée n'étant, comme nous l'avons dit plus haut, que du phosphore en nature, simplement divisé et mélangé avec des substances alimentaires, il suffira de lui appliquer le régime auquel est soumis le phosphore lui-même en vertu de l'ordonnance précitée.

En conséquence, monsieur le préfet, je vous invite à prendre les mesures nécessaires pour qu'à l'avenir la pâte phosphorée ne soit plus vendue par les marchands forains dans les rues et sur les places publiques.

Les personnes qui font le commerce de ce produit devront, dorénavant, ne le délivrer que sur une demande écrite et signée de l'acheteur ; toutes les ventes seront inscrites sur un registre coté et parafé par le maire ou le commissaire de police, conformément aux articles 2, 3 et 9 de l'ordonnance du 29 octobre 1846.

Vous aurez donc à donner des instructions en ce sens aux autorités locales, et surtout aux membres des jurys médicaux, chargés de la visite des pharmacies et des établissements de droguerie. Ils devront veiller avec le plus grand soin à ce que les pharmacies et les différents débitants de pâte phosphorée se conforment exactement, pour la tenue et la vente de ce produit, aux prescriptions de la législation existante sur les substances vénéneuses.

Je recevrai avec intérêt la communication de tous les faits nouveaux qui pourraient se rattacher à l'objet des présentes instructions, sur lesquelles j'appelle votre plus sérieuse attention.

Voy. Allumettes, Vénéneuses (Substances).

PIEDS DE BŒUF ET DE CHEVAL.—Les fabriques d'huile de pieds de bœuf et de cheval sont rangées dans la première classe des établissements insalubres. (*Voy.* Huile.)

PIERRES A FUSIL. — *Voy.* Caillouteurs.

PIERRES MEULIÈRES. — *Voy.* Meules.

PIGOULIÈRES. — *Voy.* Goudron.

PIPES (Fabriques de). — Le seul inconvénient qui résulte de la fabrication des pipes à fumer consiste dans la fumée qui se répand au commencement des fournées, comme dans les fabriques de faïence. Cette industrie a, pour cette seule raison, été rangée dans la deuxième classe des établissements incommodes, et assujettie aux conditions de cette catégorie.

PISCICULTURE. — Rien de ce qui peut contribuer à augmenter les ressources alimentaires des hommes, et à donner surtout aux populations pauvres une nourriture animale plus abondante et moins coûteuse, ne saurait être étranger à l'hygiène ; rien, en effet, ne peut exercer une influence plus directe sur la santé publique, et par suite sur les conditions mêmes de la vie. A ce titre, nous ne pouvions passer sous silence l'admirable découverte de deux hommes obscurs qui ont imaginé et pratiqué la fécondation artificielle des œufs de poisson, et les efforts des savants qui ont agrandi et complété leur œuvre, et dont le nom restera attaché à la pisciculture. Sur un sujet si spécial et si neuf, nous nous contenterons de reproduire deux pièces officielles qui en résument les principaux éléments.

RAPPORT A M. LE MINISTRE DE L'INTÉRIEUR, DE L'AGRICULTURE ET DU COMMERCE, SUR LES MOYENS DE REPEUPLER TOUTES LES EAUX DE LA FRANCE PAR L'ÉCLOSION ARTIFICIELLE DES ŒUFS DE POISSON.

Monsieur le ministre, deux pêcheurs des Vosges, Gehin et Remy, ont eu le mérite de découvrir, par un remarquable esprit d'observation, un mode de fécondation artificielle des œufs de poisson, jusqu'à eux resté, depuis près d'un siècle, dans le domaine de la science. Ils ont su lui donner, pour la première fois en France, une application heureuse et de la plus haute utilité.

Ce n'est qu'en 1850 que le gouvernement fut éclairé sur la véritable portée des expériences poursuivies par eux. Un savant naturaliste. M. Milne Edwards, membre de l'Institut, put constater sur les lieux mêmes les résultats obtenus; et depuis lors, sous la direction d'une commission spéciale, des essais de fécondation, de repeuplement, d'acclimatation même, ont été entrepris dans les eaux de Versailles, dans l'Isère, l'Eure et plusieurs autres départements du midi et du centre de la France.

L'ingénieur en chef du canal du Rhône au Rhin, M. Berthot, parfaitement secondé par M. Detzem, ingénieur placé sous ses ordres, conçut la pensée d'utiliser la vaste étendue d'eau mise à sa disposition, pour appliquer sur une grande échelle la découverte des pêcheurs des Vosges. Malgré l'insuffisance des ressources, un million de truites, de saumons, de métis de ces deux espèces ont été disséminés dans le canal. Afin d'agir plus sûrement, les opérations ont été centralisées sur un point favorable aux éclosions, dans le voisinage du canal d'Huningue, où se trouvent des eaux très limpides et faciles à aménager.

Là, par le zèle le plus louable, dès cette année, et dans l'espace de six mois, ils ont pu, ainsi que le constatent des procès-verbaux réguliers, féconder 3 302 000 œufs d'espèces diverses qui ont donné 1 683 200 poissons vivants. Préoccupé de ces faits signalés à l'administration de l'agriculture, vous avez pensé, monsieur le ministre, qu'il importait de connaître d'une manière exacte le caractère et l'importance des expériences poursuivies avec tant de dévouement par MM. Berthot et Detzem. Dans ce but, et sur l'invitation que vous lui en avez adressée, M. Coste, membre de l'Institut et de la commission spéciale près de votre ministère, savant qui, depuis plusieurs années, se livre à des recherches du plus haut intérêt, qui ont fait faire à l'ichthyologie des progrès considérables, se rendit dans le département du Haut-Rhin.

Frappé des merveilleux résultats déjà obtenus et qu'il est facile d'accroître, M. Coste, avant de continuer le voyage scientifique qu'il a entrepris dans l'est et le midi de la France, s'est empressé de revenir à Paris et vous a présenté un rapport complet que j'ai l'honneur de placer sous vos yeux. Il rend compte des travaux importants accomplis par MM. Berthot et Detzem, et signale le parti qu'il y aurait lieu de tirer de la situation d'Huningue pour créer un vaste appareil d'éclosion d'où l'on dirigerait ensuite, dans nos fleuves et dans nos rivières, les œufs de poisson fécondés ou à l'état d'alevin.

Pour réaliser ce vaste projet du repeuplement de toutes les eaux de la France, une somme relativement peu considérable vous est demandée : 22 000 francs suffiront pour les constructions et achats nécessaires ; 8000 francs serviront aux frais d'exploitation.

Quand on compare ce que MM. Berthot et Detzem, livrés à leurs propres forces, ont déjà fait, il est impossible de douter qu'au moyen de ce crédit de 30 000 francs, que vous consentirez, je pense, à leur accorder, le gouvernement n'obtienne, au point de vue de l'alimentation publique, d'immenses résultats. Le but à atteindre est digne de toute la sollicitude du gouvernement du Prince-président. Sur nos marchés, le poisson est déjà un des approvisionnements les plus recherchés ; c'est un aliment sain et substantiel, dont l'accroissement, dans une large proportion, serait considéré comme un véritable bienfait par nos populations. A ce point de vue, on peut affirmer que le difficile problème des subsistances sera résolu en partie, et que la disette de céréales n'effrayera plus autant les esprits qui se préoccupent de questions économiques.

Mais en ne s'appliquant qu'à la fécondation artificielle des poissons d'eau douce, la question ne me paraîtrait qu'incomplétement résolue. Il n'importe pas moins, en effet, d'étendre l'application de cette découverte aux poissons de mer. Aujourd'hui surtout que nos grandes lignes de chemins de fer ont fait disparaître, en quelque sorte, les distances, les poissons de mer pourront facilement être transportés dans presque toutes les villes, même les plus éloignées. Pour quelques-unes seulement, mais en petit nombre, ils n'y arriveront que conservés. Il serait donc également utile, tout en cherchant à multiplier les poissons de mer, les crustacés et les mollusques, de s'enquérir des meilleurs moyens de préparation et de conservation. Déjà, en 1851, M. Valenciennes, membre de l'Institut, a rapporté de sa mission en Prusse de précieux renseignements sur ce dernier point : vous jugerez sans doute convenable, monsieur le ministre, de les compléter.

M. Coste, qui va, sous peu de jours, poursuivre sa tournée scientifique dans l'Isère, où il constatera les résultats de la mission accomplie par Gehin, à la fin de l'automne dernier et au commencement de cette année, pourrait, en descendant le Rhône, qu'il doit explorer, visiter les étangs ou lagunes si fréquents sur une partie du littoral de la Provence, du bas Languedoc et du Roussillon, et plus particulièrement l'étang de Berre, les lagunes de la Camargue, les étangs de Thau et de Leucate. Ces eaux, pour la plupart salées, mais qui se trouvent parfois mêlées d'eau douce, serviraient à des fécondations et à des acclimatations intéressantes, et se changeraient, si les prévisions de la science se réalisent, en riches réservoirs de poissons de toute sorte.

De là ce naturaliste, afin d'étudier les modes de conservation des poissons et la préparation qu'on leur fait subir en Italie, pourrait également visiter les lagunes de l'Adriatique voisines des embouchures du Pô, de l'Adige et de la Brenta. Il se rendrait surtout à Comacchio où se préparent, de temps immémorial et sur une vaste échelle, des conserves de poissons dont le goût est excellent. Tous ces renseignements recueillis, des mesures efficaces seraient alors prises pour garantir le succès des travaux à entreprendre.

Ainsi, dès à présent, affecter sur le budget de l'exercice de 1853 un crédit de 30 000 francs qui permette à MM. Berthot et Detzem de créer, à Huningue, un vaste établissement de fécondation et d'éclosion ; inviter M. Coste à parcourir, dans son prochain voyage, une partie importante du littoral de la Méditerranée, et étudier, en Italie, ce qui se fait à Comacchio, telles sont, monsieur le ministre, les propositions que j'ai l'honneur de vous soumettre. Si vous voulez bien les approuver, je vous prierai de revêtir de votre signature le présent rapport.

Le directeur général, HEURTIER.

RAPPORT SUR LES MOYENS DE REPEUPLER TOUTES LES EAUX DE LA FRANCE, ADRESSÉ A M. LE MINISTRE DE L'INTÉRIEUR, DE L'AGRICULTURE ET DU COMMERCE, PAR M. COSTE, MEMBRE DE L'INSTITUT.

Monsieur le ministre, par votre lettre, en date du 30 juin dernier, vous avez bien voulu m'inviter à me rendre à Mulhouse pour visiter l'établissement de pisciculture fondé près d'Huningue par MM. Berthot et Detzem, ingénieurs du canal du Rhône au Rhin, et pour vous proposer les meilleures mesures à prendre, afin que cet établissement puisse suffire au repeuplement de toutes les eaux de la France. Je viens aujourd'hui, monsieur le ministre, vous faire connaître le résultat de cette mission.

Depuis que la découverte de la fécondation artificielle, longtemps renfermée dans les laboratoires de la science où elle restait exclusivement consacrée aux expériences de physiologie, a été transportée dans le domaine de l'application où les heureux essais du comte Golstein, de Boccius, et surtout des deux pêcheurs de la Bresse l'ont accréditée, des études sérieuses ont été entreprises pour donner aux procédés qui se rattachent à cette nouvelle industrie toute la précision que l'on doit attendre des méthodes les mieux éprouvées.

J'ai démontré, pour ma part, avec le concours de MM. Berthot et Detzem, que non-seulement des œufs de poisson, transportés hors de l'eau aux plus grandes distances, conservent toutes les propriétés que la conception leur a données, mais qu'on peut, au moyen d'un appareil d'une extrême simplicité, les faire éclore beaucoup plus promptement, beaucoup plus sûrement que dans les conditions où les femelles les déposent ; en sorte que, dans le même laps de temps, au lieu d'une seule récolte, on en obtient deux.

Ce double résultat, celui du transport des œufs à de grandes distances sans qu'ils s'altèrent, celui qui en assure la rapide éclosion ; ce double résultat, dis-je, conduit à la possibilité de repeupler toutes les eaux de la France en une seule saison, sans qu'il en coûte rien à l'État que les avances nécessaires pour organiser un établissement où le frai, accumulé de tous les points où il est facile de s'en procurer, soit confié aux soins du personnel attaché à l'entretien de nos canaux, personnel dont les attributions s'étendront désormais à ce service nouveau. Je dis sans qu'il en coûte rien à l'État, car ses avances pourront lui être facilement et surabondamment remboursées par une contribution que s'imposeront volontiers les propriétaires, en échange des espèces précieuses qu'on mettra à leur disposition, soit sous forme d'œufs fécondés, soit sous forme d'alevin.

Plus je réfléchis aux moyens de réaliser cette utile entreprise, plus je considère comme un devoir d'insister pour que la France en prenne l'initiative et donne l'exemple de ces grandes applications de la science, qui doivent augmenter la richesse publique en créant une source inépuisable de production. C'est un vœu que j'exprime avec d'autant plus de confiance, qu'il m'a été permis de voir de plus près les lieux où ce projet a déjà reçu un commencement d'exécution sous les auspices des deux ingénieurs qui, malgré l'insuffisance de leurs ressources, n'en ont pas moins élevé, cette année, un million de truites, de saumons, de métis de ces deux espèces, dont ils m'ont montré la plus grande partie disséminée dans les viviers qu'ils ont creusés le long du canal du Rhône au Rhin.

Il ne s'agit donc plus maintenant que de mettre à profit l'expérience et le dévouement dont ils ont, depuis deux ans, donné tant de preuves, et que de leur accorder un crédit suffisant pour transformer l'établissement précaire que l'on doit à leur persévérance en une véritable fabrique où, comme dans les manufactures les mieux ordonnées, se trouvent réunis tous les éléments d'une facile exploitation.

La localité qu'ils ont choisie se prête merveilleusement à ce dessein : une source d'eau vive, transparente comme du cristal, y coule, du pied d'un coteau qui l'abrite, sur un terrain communal de plusieurs hectares d'étendue, situé près de l'écluse n° 4 de la branche d'Huningue, et s'y divise en plusieurs ruisseaux secondaires, dont je parlerai tout à l'heure, et qui seront d'une grande utilité.

Cette source si éminemment propre au développement des œufs de poisson, et particulièrement de ceux de la truite et du saumon, pourra être facilement convertie en un vaste appareil à éclosion. Il suffira pour cela de substituer aux boîtes de toile métallique dont on a été obligé de se servir jusqu'ici, mais qui ont le double inconvénient de s'obstruer et de devenir moins perméables ; il suffira, dis-je, de leur substituer de simples planches, disposées longitudinalement en cloisons parallèles, qui encaisseront la source tout entière dans une série plus ou moins nombreuses d'étroites rigoles, à travers chacune desquelles l'eau se précipitera avec une certaine rapidité. Ces rigoles, destinées à recevoir les œufs et à en favoriser l'éclosion, seront coupées, de distance en distance, par des barrages qui ménageront des chutes successives, propres à accélérer les courants, à opérer l'aération du liquide, à l'entretenir dans les conditions les plus favorables aux résultats qu'on veut atteindre. Puis chacune de ces rigoles se prolongera dans la prairie, sans jamais se confondre avec les autres, et finira par s'élargir en un bassin spacieux, indépendant, où ses eaux seules auront accès, et où viendront plus tard se réfugier les jeunes poissons qu'elle aura fait éclore, en attendant qu'on leur donne une autre destination.

Lorsque cette source aura été ainsi transformée en un vaste appareil, conçu d'après le plan que je viens d'indiquer, on couvrira cet appareil d'un hangar vitré, semblable à une serre, qui permettra à la lumière d'y pénétrer, et formé de pièces mobiles, tournant sur leur axe, afin de ménager à l'air, quand on le jugera opportun, un accès facile. On ajoutera à ce hangar une baraque, convenablement disposée, pour abriter le garde et les ingénieurs, et où l'on organisera un laboratoire qui renfermera tous les instruments d'exploitation; laboratoire où sera ouvert un registre pour consigner les observations de tous les jours. L'histoire naturelle des poissons y puisera de précieux documents qu'elle peut difficilement espérer de rencontrer ailleurs.

Quand cette espèce d'usine sera construite, le problème se réduira alors à se procurer des œufs fécondés en assez grande abondance pour en remplir tout l'appareil, et donner à cette exploitation des proportions suffisantes pour repeupler toutes les eaux de la France.

Ce problème ne sera pas difficile à résoudre.

Placé sur la frontière de l'Allemagne, avec toutes les parties de laquelle le Rhin leur donne des communications faciles, MM. Berthot et Detzem se sont mis en rapport avec les principaux pêcheurs du fleuve et des grands lacs où vivent les espèces les plus estimées. Des pêcheurs ont pris l'engagement de leur livrer les œufs de tous leurs poissons, moyennant une rétribution de beaucoup inférieure aux prix qu'il aurait fallu leur donner si l'on avait été obligé d'acheter ces poissons eux-mêmes. Nos deux ingénieurs n'auront donc, aux époques des pontes, qu'à envoyer sur les bords du Rhin, du lac de Constance, de Zurich, de Federsee, des employés de leur canal chargés de vider ces poissons, de pratiquer la fécondation artificielle, d'expédier ensuite les œufs à leur établissement dans des boîtes préparées d'avance pour cet usage.

En puisant à une pareille source, ils ne tarderont pas à faire une récolte assez abondante pour que l'appareil d'éclosion, si étendu qu'on le suppose, en soit encombré tout entier. Les espèces que nous ne possédons pas en France pourront être ainsi introduites par myriades et avec la plus grande facilité. Leur séjour dans les viviers de notre frontière sera un premier pas vers leur acclimatation.

Déjà MM. Berthot et Detzem ont obtenu un beau résultat dans cette direction. Non-seulement, à l'exemple de M. Valenciennes, qui a doté la France du silure, ils en ont transporté du lac de Federsee, où ils vivent en très grand nombre, trente-six individus gigantesques que j'ai vus dans leurs bassins, mais ils attendent un convoi d'alevin de cette espèce qui, dans leur jeune âge, supporte si aisément le voyage, que j'ai pu en faire arriver trois individus au collége de France, en les confiant simplement aux soins du conducteur d'une diligence, qui les a gardés deux jours et une nuit, sous sa bâche, dans un vase peu spacieux. Ce poisson pullule jusque dans les tourbières; en sorte que l'on pourra facilement le propager dans celles de la Picardie et dans nos plus mauvaises eaux. Son importation sera donc un service rendu à la pisciculture par M. Valenciennes, qui vient d'être secondé dans cette entreprise par les deux ingénieurs du canal du Rhône au Rhin.

C'est surtout lorsqu'on aura le soin de faire éclore les poissons dans les eaux où l'on voudra les habituer, que les tentatives d'acclimatation seront opérées avec succès. J'en puis donner aujourd'hui un exemple frappant en citant une expérience que je poursuis au collége de France, au milieu de conditions où je devais le moins espérer de réussir. De jeunes saumons nés dans mon laboratoire et placés ensuite dans un ruisseau artificiel, alimenté par un simple filet d'eau d'Arcueil, y prospèrent aussi bien que ceux qui vivent dans le Rhin, comme j'ai pu m'en convaincre en les comparant à ceux que j'en ai rapportés. Ils ont à peine quatre mois d'existence, et déjà leur longueur est de 60 millimètres, sur lesquels ils en ont gagné 12 pendant les derniers vingt-cinq jours qui viennent de s'écouler ; accroissement remarquable, qu'il faut attribuer sans doute à la nourriture particulière qu'on leur distribue, et dont ils se montrent avides. Mais revenons à notre appareil d'éclosion et aux œufs qui y sont en voie de développement.

Ici, un second problème se présente : Que deviendront, immédiatement après leur naissance, tous ces jeunes poissons éclos par millions dans les rigoles étroites où ils auront été déposés à l'état d'œufs fécondés ?

Ce second problème ne sera pas plus difficile à résoudre que le premier. La merveilleuse disposition de la localité suffira encore à toutes ces exigences. Dès que les nouveau-nés seront assez agiles pour se mettre en mouvement, ils suivront le courant qui les entraînera vers la prairie par l'extrémité du hangar sous laquelle ce courant passera, et les conduira au bassin spécial auquel aboutit, à l'extérieur, la rigole où ils seront éclos. Là ils grandiront un peu plus ; mais leur nombre s'y accroissant tous les jours, par suite des naissances qui se multiplieront sous le hangar, ils ne pourront bientôt plus tenir dans ce vivier, devenu trop étroit. Il faudra leur trouver alors des bassins plus étendus, où une nourriture particulière leur permettra de se transformer promptement en alevin.

Les dépendances du canal du Rhône au Rhin rempliront cet office, et sur une si vaste échelle, qu'il n'y aura pas de récolte, si abondante qu'on la suppose, qui ne puisse y trouver place. Voici comment :

L'administration possède, sur les bords de ce canal, à droite et à gauche, sur une longueur de 117 730 mètres, une bande de terrain de 15 mètres de large. Déjà, sur chacune de ces bandes, elle a creusé un certain nombre de longs viviers, alimentés par d'abondantes prises d'eau. Ces viviers, placés bout à bout, pourront être multipliés à l'infini, et liés entre eux par des communications assez finement grillées pour que les espèces ne se mêlent pas ensemble, et interrompus, à certaines époques seulement, par des barrages hermétiques qui permettront de les vider séparément, afin d'en extraire sans difficulté l'alevin qu'ils renfermeront. Or, comme les viviers déjà creusés sur un des côtés du canal se trouvent placés sur la limite même de la prairie où sont les bassins d'entrepôt, dans chacun desquels les rigoles de l'éclosion amèneront une espèce particulière, il en résulte que pour transborder les jeunes de ces espèces de l'établissement où ils seront éclos dans les longs viviers où ils doivent se convertir en alevin, il n'y aura presque rien à faire. L'opération s'accomplira, pour ainsi dire, d'elle-même, et par le seul fait d'une heureuse distribution des eaux de nature diverse qui coulent à côté les unes des autres.

Lorsque les poissons seront parvenus à l'état d'alevin, le canal du Rhône au Rhin, qui coule entre ces deux longues lignes de piscines où l'on tiendra ces poissons en réserve, sera lui-même le véhicule naturel qui les conduira dans toutes les eaux de la France, à travers les voies de communication qui les relient ensemble. Pour atteindre ce but, on construira, au moyen de traverses de bois, un radeau articulé dont on pourra, à volonté, détacher les anneaux, et dans les insterstices duquel on enclavera autant de tonneaux qu'il en faudra pour recevoir toute la récolte. Ces tonneaux, que des grillages convenablement ménagés rendront perméables, seront remplis d'herbes aquatiques, afin que les jeunes animaux ne s'y trouvent pas pressés de manière à se nuire.

Le convoi ainsi organisé, se présentera successivement devant chaque vivier, et, de droite et de gauche, les ouvriers attachés au service ordinaire du canal y verseront l'alevin qu'ils puiseront dans ces viviers taris; puis, quand la cargaison sera terminée, le radeau se mettra en marche, et les tonneaux, défoncés de distance en distance, sèmeront le poisson comme la charrue qui ensemence son sillon à mesure qu'elle le trace.

Lorsque le convoi passera au point de jonction d'un autre cours d'eau, on en détachera un anneau, comme on détache un waggon du train dont il fait partie, et on le livrera aux ingénieurs de la contrée que ce cours d'eau traverse; ces ingénieurs l'amèneront pour le vider dans les localités qui leur paraîtront les plus convenables ou qu'on leur désignera d'avance, le rendront ensuite au lieu de départ, afin qu'à son retour le grand convoi réunisse tous ses fragments détachés et puisse rentrer à l'établissement pour y reprendre un nouveau chargement si le premier n'a pas suffi, ou y attendre qu'une seconde récolte l'appelle à se remettre en marche.

Le repeuplement de toutes les eaux de la France s'accomplira donc à l'aide de moyens très peu dispendieux, puisque, d'une part, le personnel des ponts et chaussées suffira aux besoins du service, et que, de l'autre, l'organisation de l'établissement tout entier n'exigera qu'une première mise de fonds de 22 000 francs, nécessaire pour la construction du hangar, de la maison du garde, pour le creusement des viviers, l'achat des outils et de 8 hectares d'un terrain enclavé dans la prairie communale déjà concédée par le conseil municipal ou qui est attenant à cette prairie.

Cette première dépense faite, un crédit annuel de 8000 francs suffira pour entretenir l'exploitation, se procurer les espèces étrangères les plus estimées, faire face aux frais quotidiens de manipulation et donner à la production une extension indéfinie.

Vous trouverez sans doute, monsieur le ministre, que cette somme est bien minime si on la compare aux richesses qu'elle permettra de créer, car il ne s'agit de rien moins que d'élever les moyens d'alimentation au niveau des besoins dont l'accroissement continu de la population impose aux gouvernements le devoir de se préoccuper d'une manière efficace: l'hésitation ne serait permise que dans le cas où l'insuffisance des procédés pourrait faire craindre de ne pas réussir; mais ici l'expérience a déjà fourni des résultats si positifs, qu'il ne saurait y avoir le moindre doute sur le succès de l'opération.

Le temps presse, monsieur le ministre; il ne reste plus que trois mois pour arriver à l'époque des premières pontes du saumon et de la truite. Si d'ici là les constructions ne sont pas faites, la partie la plus intéressante de l'exploitation sera manquée.

J'ose donc espérer que vous voudrez bien donner des ordres pour qu'un crédit de 30 000 francs soit immédiatement ouvert aux deux ingénieurs du canal du Rhône au Rhin, et je m'empresse de vous offrir mon concours pour veiller à l'organisation de l'établissement que vous allez fonder, trop heureux de prendre ma part de responsabilité dans une entreprise qui fera le plus grand honneur à l'administration.

Je ne terminerai pas ce rapport, monsieur le ministre, sans vous parler d'une expérience relative à la propagation des crustacés d'eau douce, expérience que j'avais instituée avec la pensée d'en faire l'application aux crustacés marins dont la multiplication ne sera plus difficile à obtenir. Voici en quoi consiste cette expérience :

J'ai mis, au collége de France, dans un ruisseau artificiel semblable à celui où vivent mes jeunes saumons, entretenu par un filet de la même eau, un certain nombre d'écrevisses femelles, portant toutes sous la queue leurs œufs fécondés. Au bout de vingt à vingt-cinq jours, tous ces œufs sont éclos, et mon ruisseau s'est trouvé envahi par une myriade de ces jeunes crustacés, qui y grandissent visiblement. Ce résultat prouve combien il serait facile d'en peupler toutes les eaux courantes qu'un abus de la pêche dévaste, ou même celles qui n'en ont jamais nourri. La question se réduirait simplement à entreposer, aux époques des pontes, dans des réservoirs en forme de ruisseaux communiquant avec les fleuves ou les rivières, toutes les femelles qui ont alors leurs œufs attachés aux appendices de la queue, et de ne les livrer à la consommation qu'après l'éclosion de leur progéniture. Cette progéniture, retenue ensuite pendant un certain temps dans ces ruisseaux propagateurs, ne serait admise à en franchir les grilles que lorsqu'elle pourrait suffire aux besoins de sa propre conservation.

Quant aux crustacés marins, la France possède, sur le littoral de la Méditerranée, d'immenses lagunes salées où les femelles de ces animaux pourront aussi être parquées jusqu'au moment de l'éclosion de leurs œufs, qu'elles portent sous la queue comme les écrevisses. Si l'expérience réussit, et que les jeunes provenant de ces éclosions prennent sur place un accroissement suffisant, on les engraissera dans ces vastes parcs. Si, au contraire, les conditions ne leur sont pas favorables, on leur laissera la liberté d'aller au large chercher un autre milieu et peupler nos côtes.

Mais cet usage ne sera pas le seul auquel les lagunes puissent être consacrées. Les poissons de mer s'y plaisent trop pour qu'on ne se préoccupe pas des moyens de les y multiplier, soit par les fécondations artificielles, soit par le transport de l'alevin de certaines espèces. En favorisant la réalisation d'une semblable entreprise, l'État aura créé, au bout de peu d'années, des viviers de beaucoup plus riches que les piscines artificielles que creusèrent à si grands frais les Romains dans le golfe de Naples, piscines parmi lesquelles cependant celle de Lucullus ne produisit pas moins de 4 000 000 de sesterces, dans une vente à laquelle présida Caton d'Utique, en qualité de tuteur du fils de cet épicurien fameux. Le soin et la garde de ces immenses réserves seront confiés aux douaniers qui font le service de nos côtes, et n'entraîneront, par conséquent, aucune dépense nouvelle que celle qu'exigera l'empoissonnement des eaux.

Pendant qu'on prendra les mesures qui doivent assurer la multiplication des poissons marins, on sera naturellement conduit à chercher les moyens de les livrer à la consommation à un prix assez modéré pour qu'ils puissent aller, même dans les contrées les plus éloignées du lieu de production, concourir à améliorer l'alimentation des classes laborieuses. Vous trouverez sur cette question, monsieur le ministre, des documents d'une grande importance dans les pratiques auxquelles on se livre, de temps immémorial, sur les bords de la lagune de Comacchio, dont les eaux sont sans cesse rafraîchies par le flux et le reflux de l'Adriatique. Là, une population de près de quatre cents hommes, enrégimentés et soumis à une sorte de discipline comme sur un vaisseau, est occupée, durant toute l'année, aux soins de la pêche, à faire subir aux poissons certaines préparations qui permettent de les conserver assez pour les transporter dans toutes les parties de l'Italie, où ils deviennent l'objet d'un grand commerce. Il serait donc utile de connaître les procédés à l'aide desquels on y obtient ce dernier résultat.

Signé COSTE.

En 1855, M. Coste rendit compte à l'Académie des résultats importants déjà obtenus.

« Les espèces de la famille des salmonidés importées des lacs de la Suisse, des bords du Rhin, à l'état d'œufs fécondés artificiellement, écloses dans mes appareils du collége de France, élevées ensuite dans l'étroite piscine consacrée à mes expériences, commencent à s'y reproduire.

» Une truite des lacs (*Salmo lemanus*, Cuv.), âgée de deux ans et demi, ayant 35 centimètres de long et un poids de 750 grammes, a pondu naturellement, le 12 de ce mois, sur un lit de caillou préparé d'avance dans le point particulier du bassin où je voulais la déterminer à déposer sa progéniture. Ses œufs, que j'ai eu le soin de faire retirer, à l'aide d'une grande pipette, après chaque ponte, et de placer dans mon appareil à éclosion, sont au nombre de 1065, et ont été fécondés par un mâle de truite commune (*Salmo fario*, L.), âgé seulement de dix-neuf mois. Le croisement s'est opéré ici spontanément.

» La mortalité des œufs provenant de cette ponte naturelle n'a été encore que de 17 sur 1000 depuis douze jours qu'ils sont en incubation, et l'embryon est parfaitement visible sur la plupart des autres.

» Si le fait que je signale était isolé, on pourrait peut-être ne point en apprécier toute l'importance, et le prendre pour une de ces exceptions qui n'aboutissent point à des conséquences générales ; mais ce fait n'est pas unique. Dans le bassin où il s'est produit, il y a encore, à l'heure qu'il est, une truite saumonée (*Salmo trutta*, L.), une truite commune (*Sal. fario*, L.), une seconde truite des lacs (*Sal. lemanus*, Cuv.), les deux premières écloses en février 1853, la dernière âgée de dix-huit mois seulement, et n'ayant encore qu'un poids de 200 grammes, qui sont sur le point de se reproduire. La distension excessive de leur paroi abdominale, la coloration particulière de leur peau, sont les indices certains de la maturation de leurs œufs, et, par conséquent, de l'imminence de la ponte. Elles ont déjà reconnu la frayère, et commencent à y préparer leur lit.

» Six mâles, parmi lesquels se trouvent deux saumons francs (*Sal. salar*, L.), ont depuis longtemps leur robe de noces et sont gorgés de laitance. Ceux d'entre eux qui, après des luttes violentes, sont restés en possession de la femelle dont ils doivent féconder les œufs, suivent partout cette femelle et pourchassent rudement les rivaux qui l'approchent. Tout présage donc de nouvelles et prochaines pontes.

» Ce résultat merveilleux confirme toutes mes prévisions sur l'avenir de la nouvelle industrie. Désormais, grâce à l'intervention persévérante de la science, et en dépit de toutes les objections, cette industrie se trouve donc en possession de pratiques éprouvées qui lui permettent d'obtenir l'acclimatation et la domestication des poissons avec autant de facilité que l'on a obtenu celle de la plupart des animaux soumis au régime de la stabulation, ou celle des végétaux alimentaires qui se propagent aujourd'hui sur un sol et sous un climat étrangers.

» L'économie rurale n'a pas d'exemple plus complet d'acclimatation que celui dont j'entretiens l'Académie. Cet exemple démontre qu'une graine animale, si je puis ainsi dire, fécondée artificiellement, transportée dans un autre milieu que celui où vivent les espèces dont elle provient, s'y développe, y éclôt, et produit des individus qui, après avoir atteint aussi rapidement qu'en l'état de nature et en pleine liberté leur âge adulte, se reproduisent spontanément, au temps voulu, et sur les points qu'on leur assigne.

» L'acclimatation et la domestication des poissons n'offrent donc pas autant de difficulté qu'on l'avait supposé jusqu'à ce jour. Ce n'est pas à dire pour cela que l'on réussira également dans toutes les eaux où se feront des essais de ce genre ; que toutes les eaux conviendront indifféremment à toutes les espèces, et que partout on pourra les amener à se reproduire naturellement. Un avenir prochain, en nous donnant le résultat des applications qui se font dans l'Europe entière, et dans les conditions les plus variées, nous apprendra tout ce qu'on peut obtenir à cet égard des espèces que l'on élève loin des milieux où elles semblent avoir été confinées.

» Ce qui est irrévocablement acquis aujourd'hui, c'est que des poissons que l'on avait cru jusqu'à ce jour ne pouvoir vivre et prospérer que dans des eaux vives ou courantes, *se reproduisent* même dans des bassins clos où l'eau est simplement renouvelée, et y acquièrent, en aussi peu de temps qu'en liberté, sans perdre de leurs qualités estimées, une taille qui les rend parfaitement *comestibles et marchands*.

» Ce qui se passe dans le lac du bois de Boulogne tend à confirmer les résultats que je signale. J'y ai fait transporter, il y a quelques mois à peine, sur la demande de M. le ministre de l'agriculture, du commerce et des travaux publics, environ 50 000 jeunes truites communes (*Sal. fario*, L.), de truite saumonée (*Sal. trutta*, L.), de truite des lacs (*Sal. lemanus*, Cuv.), d'ombre-chevalier (*Sal. umbla*, L.), de saumon franc (*Sal. salar*, L.), de saumon heuch (*Sal. hucho*, L.), éclos au collége de France, et déjà la plupart d'entre eux ont de 12 à 13 centimètres de longueur.

» Leur accroissement rapide, qui tient aux conditions d'alimentation naturelle que ces poissons ont rencontrées dans ce bassin, conditions dont ils ont parfaitement profité, quoiqu'ils eussent été alevinés artificiellement, assure le succès à venir, pourvu qu'on prenne des mesures pour que les gelées de l'hiver n'entravent pas l'expérience. Il est probable que l'année prochaine plusieurs de ces espèces seront en état de se reproduire. Je demanderai alors à l'administration l'autorisation de faire organiser des frayères comme celle du collége de France.

» Quant au croisement naturel qui s'est accompli sous mes yeux, donnera-t-il des produits supérieurs comme taille et comme qualité aux parents dont ces produits émanent? donnera-t-il des hybrides inféconds, comme on en rencontre quelquefois parmi les salmonidés? ou des générations qui auront la faculté de se reproduire et de transmettre aux descendants les qualités ou les défauts qui les distinguent. Ce sont des questions dont je me préoccupe, et que les éléments dont je dispose me mettront en mesure de résoudre. »

Ajoutons, en terminant, qu'en 1856 l'établissement d'Huningue avait déjà distribué plusieurs milliers d'œufs fécondés, soit de truite commune, soit de saumon, soit de grande truite des lacs. Des établissements semblables ont été créés en Allemagne, en Angleterre, en Suisse. Il est permis de s'associer à ces paroles du ministre d'État exposant la situation de l'empire en 1861 : « Les résultats obtenus à la suite des expériences entreprises sur divers points du littoral permettent d'espérer qu'avec le concours de la science, l'administration ouvrira une nouvelle source de bien-être pour la population. »

Bibliographie. — Coste, *Instruction pratique sur la pisciculture.* Paris, 1856, in-12. — Coste, *Voyage d'exploration sur le littoral de la France.* Paris, 1861, in-4.

PISCINES. — *Voy.* EAUX MINÉRALES.

PLANTATIONS. — Parmi les moyens d'assainissement des lieux habités par de grandes agglomérations d'hommes, il n'en est pas de plus généralement admis que les plantations d'arbres, qui occupent à ce titre une place considérable dans la salubrité. Mais en même temps il est bon d'ajouter que l'on s'est fait à l'égard de leur mode d'action les idées les plus fausses, et que les erreurs les plus graves ont été accréditées sur ce point par les hygiénistes eux-mêmes ; à tel point que, par la fausseté des explications, on a été conduit à contester le fait lui-même, ou tout au moins à en amoindrir l'importance. Il n'est pas inutile de rétablir ici les choses sous leur vrai jour. Nous l'avons déjà tenté en parlant des plantations dans les lieux d'inhumation. Nous pouvons le faire ici avec une bien autre autorité, en reproduisant quelques passages du beau travail de M. Chevreul sur l'hygiène des cités populeuses, où le rôle des arbres plantés dans les villes est si largement et si justement apprécié.

L'illustre chimiste considère comme le moyen le plus efficace de prévenir l'infection du sol des villes et d'assainir un terrain infecté par l'infiltration des matières organiques, les plantations d'arbres faites avec intelligence quant à leur nombre, à leur distribution dans l'intérieur de la ville, au choix des espèces relativement aux lieux, et aux dispositions à prendre pour que les racines puissent, en s'étendant dans la terre, y puiser la nourriture nécessaire aux besoins de la végétation, sans être jamais exposées à trouver des principes délétères ou des couches absolument privées d'oxygène atmosphérique.

« Avant de faire une plantation d'arbres d'une espèce déterminée dans un lieu donné, il faudra être sûr que l'exposition leur conviendra, que leurs racines auront l'espace convenable en superficie et en profondeur, pour s'étendre sans nuire aux fondations des maisons et aux murs des égouts. D'après ces considérations, on est conduit à ne point planter d'arbres trop près des maisons, ainsi qu'on l'a fait sur des boulevards de Paris.

» Enfin, d'après ce qu'on sait de l'influence des arbres pourvus de leurs feuilles et frappés par le soleil pour restituer à l'atmosphère l'oxygène qu'elle a perdu, je dois dire la part que j'attribue aux plantations d'une ville sur la purification de l'air de cette ville : à mon sens, elle est excessivement faible, par la raison que, lorsque l'oxygène se dégage sous l'influence de la lumière, il doit s'élever dans l'atmosphère, et non en gagner la région inférieure.

» Si l'utilité des arbres pour prévenir la dénudation des terrains en pente, atténuer les effets des pluies d'orage ou des pluies nuisibles par leur continuité, est incontestable, elle ne l'est pas moins dans les cités populeuses, pour combattre incessamment l'insalubrité produite ou sur le point de se produire par les matières organiques et la trop grande humidité du sol. Les racines ramifiées à l'infini, enlevant à la terre qui les touche l'eau avec des matières organiques et des sels que ce liquide tient en solution, rompent l'équilibre d'humidité des couches terrestres ; dès lors, en vertu de la capillarité, l'eau se porte des parties terreuses les plus humides à celles qui le sont le moins en raison de leur contact avec les racines, et ces organes deviennent ainsi la cause occasionnelle d'un mouvement incessant de l'eau souterraine, extrêmement favorable à la salubrité du sol. Pour apprécier toute l'intensité de l'effet que les végétaux sont alors capables de produire, je rappellerai que Hales, dans une de ses expériences, observa qu'un soleil (*Helianthus annuus*) transpira en douze heures une livre quatorze onces d'eau ; et j'ajouterai que, dans une expérience que je fis au Muséum d'histoire naturelle, en juillet 1811, conjointement avec MM. Desfontaines et de Mirbel, sur une plante de la même espèce, de $1^{m},80$ de hauteur, dont les racines plongeaient dans un pot vernissé et couvert d'une feuille de plomb qui donnait passage à la tige, l'eau dissipée par une transpiration de douze heures s'éleva à 15 kilogr. Il est vrai que, d'heure en heure, on avait soin de ramener la terre du pot au maximum de saturation d'eau.

» On voit donc comment les eaux qui pénètrent de l'extérieur à l'intérieur du sol avec les matières organiques altérables et des matières salines, se trouvent dans la belle saison sans cesse soutirées par les végétaux, qui en répandent la plus grande partie dans l'atmosphère, après en avoir fixé une portion comme aliment avec les matières organiques et les sels qu'elles tenaient en solution. »

Voy. Assainissement, Habitations, Inhumation.

PLÂTRAGE DES VINS. — *Voy.* Vins.

PLÂTRE. — *Voy.* Chaux (Four a).

PLOMB. — En abordant l'étude si complexe et si importante des questions hygiéniques qui se rattachent aux effets du plomb sur la santé des hommes, il est un point dominant que nous voudrions ne jamais perdre de vue, car il nous paraît devoir être sans cesse rappelé comme le meilleur encouragement au progrès et le meilleur conseil à donner aux médecins, aux industriels et aux administrateurs eux-mêmes. C'est que le plomb, sous toutes les formes et dans toutes les conditions, est un poison : un poison d'autant plus terrible que son action est plus insidieuse et plus lente. Et, cependant, à côté de ce fait, il en est un non moins constant, c'est la multiplicité des usages auxquels sont appliquées, dans les arts, dans l'industrie, dans l'économie domestique, les différentes préparations de plomb. Peu de substances en ont reçu de plus variées, et l'on comprend que, dans l'état actuel des choses, quelques-uns des composés de plomb soient considérés comme impossible à remplacer. Mais il ne s'ensuit pas, ne craignons pas de le dire, dès le principe, que l'on ne doive, par tous les moyens, chercher à substituer à des substances éminemment dangereuses d'autres matières qui soient sans action nuisible sur la santé, et qu'il ne faille accueillir comme un véritable service rendu à l'humanité tout progrès accompli dans ce sens.

En attendant un résultat que la science et l'activité humaines ne peuvent manquer d'atteindre, nous devons indiquer d'une manière aussi complète que possible toutes les circonstances dans lesquelles peut s'exercer l'action délétère du plomb, et passer en revue les nombreuses professions qui y sont exposées. Il importe toutefois de faire remarquer que des améliorations nombreuses ont été obtenues dans ces derniers temps sur plusieurs points importants, et que les victimes de l'empoisonnement saturnin sont loin d'être aussi nombreuses qu'elles l'ont été à d'autres époques encore assez voisines de nous. A cet égard, il est nécessaire de faire une distinction entre la fabrication des matières plombiques et leur emploi. Mais, avant tout, nous croyons utile de donner un aperçu des accidents caractéristiques et de la marche de cet empoisonnement.

Nous diviserons donc cette étude en trois parties : 1° influence du plomb sur la santé; 2° fabrication ; 3° emploi des préparations saturnines.

I. Influence du plomb sur la santé. — L'action des préparations de plomb sur l'économie s'exerce d'une manière plus ou moins rapide. Quelques jours suffisent parfois pour que les accidents se manifestent, mais le plus souvent c'est après deux ou plusieurs mois de séjour habituel dans une atmosphère viciée par les émanations saturnines que paraissent les premiers signes de l'intoxication. Ceux-ci sont précédés de prodromes caractéristiques des affections saturnines. En effet, la plupart du temps on observe pendant une période plus ou moins longue certains phénomènes qui indiquent que le plomb agit peu à peu sur l'organisme.

Ainsi quelquefois, au bout de deux ou trois semaines au plus, les individus placés dans les conditions où l'absorption des émanations saturnines est la plus active commencent à pâlir et à maigrir. Leurs chairs deviennent flasques ; la peau, surtout celle de la face, prend une teinte d'un jaune pâle, subictérique, à laquelle participe la sclérotique, et qui coïncide avec une coloration jaune foncé des urines. Tous les tissus se décolorent sous l'influence d'une véritable anhémie ; les forces diminuent. Beaucoup de malades éprouvent une saveur sucrée ou styptique ; leur haleine exhale une odeur d'une fétidité particulière et comme saburrale. En général, les gencives restent fermes, cependant quelquefois elles sont saignantes et il y a un peu de ptyalisme. La sertissure des gencives offre une coloration d'un gris bleuâtre qui s'étend presque constamment sur les dents. Ces phénomènes persistent pendant un temps plus ou moins long sans troubler gravement la santé jusqu'à ce que, soit pendant que la cause toxique agit encore, soit après que les malades ont cessé d'y être exposés, on voie éclater l'une des affections symptomatiques de l'intoxication saturnine.

Le plus souvent c'est par la colique que débutent les accidents. Cependant, quelquefois, c'est par des douleurs névralgiques dans la continuité des membres ou même par des accidents cérébraux, et notamment par des convulsions épileptiformes, par un affaissement comateux ou par du délire, que l'invasion du mal est caractérisée. Enfin, dans des cas très rares, il survient avant tout autre phénomène une amaurose qui débute brusquement, ou des vertiges et une céphalalgie persistante. Mais il est d'observation que dans presque tous les cas d'intoxication saturnine on rencontre dès le début une anesthésie bornée le plus souvent à l'abolition du sentiment de la douleur, tantôt générale, tantôt partielle, et occupant spécialement les bras et les avant-bras.

Les malades atteints de coliques saturnines (colique de plomb, des peintres, etc.), après quelques jours de malaise, d'inappétence et de resserrement du ventre, sont pris d'une douleur plus ou moins vive siégeant à l'ombilic et s'irradiant vers les lombes et les parties génitales, tantôt obtuse et contusive, tantôt aiguë et déchirante. Elle est continue, mais sujette à des exacerbations irrégulières pendant lesquelles les malades, en proie à l'anxiété la plus cruelle, poussent des cris, se roulent dans leur lit, et se pressent le ventre avec les contorsions les plus violentes, afin d'obtenir un peu de soulagement. Le pouls reste naturel, mais le visage est grippé, les yeux caves, le ventre souvent rétracté. La constipation est opiniâtre; il y a des nausées, des éructations presque toujours suivies de vomissements bilieux ou porracés, parfois un véritable ictère. La langue est nette ou blanchâtre, la soif variable, l'inappétence complète, l'urine rare et rendue avec difficulté. En même temps il existe très souvent des douleurs, tantôt bornées aux articulations (arthralgie saturnine), tantôt s'étendant dans la continuité des membres inférieurs et même au tronc, dans les parois thoraciques, fixes, exacerbantes, diminuant par la pression, parfois accompagnées de crampes et coïncidant quelquefois avec la paralysie des muscles, qui est cependant plus rare que l'anesthésie.

Ordinairement une première attaque d'intoxication saturnine est bornée aux accidents que nous venons de décrire, et qui cèdent après un temps assez court, un ou deux septénaires, quelquefois plus pour la paralysie musculaire. Mais il est très fréquent de voir les mêmes phénomènes reparaître à plusieurs reprises chez les individus qui, ne changeant pas de profession, continuent à rester exposés aux émanations saturnines, ou qui n'ont pas été traités la première fois avec assez de persévérance.

C'est, en général, dans le cours d'une de ces attaques répétées, avec ou sans apparition des coliques, que l'on voit survenir les accidents nerveux les plus graves (encéphalopathie saturnine), débutant brusquement ou après quelques jours de céphalalgie, de vertige, de somnolence, d'hébétude, de tristesse vague, d'engourdissements et de fourmillements dans les membres. Ces accidents consistent le plus souvent en convulsions épileptiformes avec perte de connaissance, parfois irrégulières, durant de quatre à dix minutes, laissant l'intelligence obtuse, fréquemment suivies et plus rarement précédées de délire tantôt calme, tantôt furieux, ou au contraire d'un véritable coma. Après des alternatives variables, ces troubles nerveux, qui se prolongent au plus pendant un ou deux septénaires, peuvent se dissiper; mais quelquefois ils sont assez violents pour amener rapidement une terminaison funeste, soit par asphyxie, soit par une sorte d'apoplexie parfois subite.

L'intoxication saturnine amène encore très fréquemment, soit à la suite de simples coliques, soit après les accidents nerveux que nous venons de décrire, une paralysie presque toujours partielle et souvent très circonscrite, offrant ce caractère très remarquable d'affecter spécialement les muscles extenseurs, et surtout ceux du poignet et des doigts (paralysie saturnine). En même temps on observe souvent une abolition complète ou incomplète de la sensibilité tactile (anesthésie), ou même une paralysie d'un des organes des sens, notamment une amaurose qui affecte simultanément les deux yeux, et qui, ordinairement passagère, peut cependant persister indéfiniment. Il en est d'ailleurs de même de ces différentes affections secondaires de l'intoxication saturnine qui se montrent ordinairement très rebelles.

Les accidents causés par les émanations de plomb, et qui se montrent tantôt isolés, tantôt réunis, se reproduisent, comme nous l'avons dit, à des intervalles très variables, tantôt éloignés seulement de quelques mois, tantôt, au contraire, de plusieurs années. Le développement de la cachexie saturnine ne dépend pas toujours du nombre et de la violence des récidives; mais il est presque inévitable, et peut être porté à un degré tel que les malades, épuisés, plongés dans un état anémique déplorable, atteints de paralysie, parfois d'hydropisie et d'albuminurie, l'intelligence obscurcie, finissent par succomber lentement lorsque la mort n'arrive pas d'une manière plus rapide, comme conséquence directe des accidents cérébraux. Cette terminaison est malheureusement trop commune; elle est surtout à redouter lorsque l'action prolongée de la même cause renouvelle et aggrave les accidents. Dans d'autres conditions, ceux-ci disparaissent sous l'influence d'un traitement convenable.

Il semble même que l'intoxication saturnine ne se borne pas à ceux qui s'y exposent. Des observations récentes et neuves de M. le docteur Constantin Paul ont montré que les enfants issus d'hommes et surtout de femmes atteints de maladies saturnines sont presque voués à une mort certaine même avant d'avoir quitté le sein de leur mère. Il importe de faire connaître ces recherches d'un si haut intérêt.

Dans une première série de cinq femmes atteintes, sur 27 grossesses, il y eut 22 avortements, et 4 autres enfants morts, soit dans les derniers mois de la vie intra-utérine, soit dans les vingt-quatre premières heures après l'accouchement. Un seul enfant a vécu.

Dans une deuxième série qui comprend les six femmes qui avaient eu déjà des enfants, et qui justement n'avaient pas eu d'accidents dans leurs grossesses au nombre de 10; il y eut, après intoxication, sur 43 nouvelles grossesses, 32 fausses couches, 3 enfants moururent dans le sein de leur mère à une époque plus avancée de la grossesse, et il ne resta que 2 enfants vivants, mais chétifs. Une femme qui, après cinq fausses couches, quitta sa profession dangereuse, eut au contraire un bel enfant. Bien plus, si les femmes quittaient ou reprenaient alternativement leur état, les enfants vivaient ou mouraient.

La même influence se fait sentir quand ce sont les pères qui sont atteints d'empoisonnement saturnin. L'intoxication saturnine n'a même pas besoin d'être très grave chez les parents, pour que les enfants soient atteints. En somme, sur 141 grossesses survenues pendant les travaux au plomb, il y a eu 82 avortements, 4 accouchements prématurés où les enfants sont venus morts, 5 sont mort-nés à terme; et dans les 50 qui sont venus au monde vivants, 20 sont morts la première année, 15 dans les deux suivantes, 14 étaient encore vivants au moment où M. Constantin Paul les a vus; mais 4 seulement avaient passé l'âge de trois ans, époque à laquelle les enfants peuvent être regardés comme ayant échappé à cette cause de mort.

Ce fait s'est trouvé confirmé depuis par d'autres médecins, entre autres par M. Archambault, qui a vu survenir deux grossesses chez des femmes exposées au silicate de plomb. La première de ces grossesses s'est terminée à quatre mois par un avortement, et l'autre enfant venu à huit mois est mort presque aussitôt.

II. Fabrication. — Nous n'avons pas à entrer ici dans les détails de la fabrication du plomb et de ses différents composés, mais seulement à rechercher les conditions dans lesquelles cette fabrication des matières plombiques agit sur la santé des ouvriers qui y sont employés. Nous devons faire remarquer que c'est ce point qui a surtout fixé l'attention, et que pendant longtemps c'est exclusivement sur la préparation de la céruse et la profession de cérusier qu'ont porté les observations des savants et les prescriptions de l'autorité. C'est pour nous-même un devoir d'insister sur ce sujet. Nous nous bornerons à y joindre quelques mots sur la métallurgie du plomb, la révivification des cendres de plomb, et la préparation du plomb de chasse.

1° **Métallurgie du plomb.** — Sans entrer dans des développements qui seraient déplacés ici, nous rappellerons que l'on trouve dans la nature un grand nombre de minéraux renfermant du plomb, mais que les minerais exploitables sont le sulfure et le carbonate, le premier surtout, connu sous le nom de *galène.* Plusieurs usines à plomb existent en France, notamment à Poullaouen en Bretagne, et à Pontgibaud en Auvergne. Le traitement auquel les minerais sont soumis, et la nécessité d'agiter le bain de plomb en fusion, exposent les ouvriers aux vapeurs qui engendrent la colique saturnine. Il ne paraît pas cependant qu'elles soient très communes dans les usines que nous venons de citer. Sur quatre-vingt-cinq ouvriers employés aux fonderies de Poullaouen, M. le docteur Testard, en 1836, en notait seulement dix au plus atteints en deux ans. Il est vrai que les excès de boisson sont inconnus dans cette population, et que de plus, habitant presque tous à de grandes distances dans la campagne où ils cultivent leur champ, ils prennent un grand exercice et ne travaillent à la fonderie que douze heures sur trente-six. Les vapeurs d'acide sulfureux qui se dégagent n'ont pas non plus sur eux d'effets fâcheux. L'habitude, à cet égard, suffit pour neutraliser l'action irritante du gaz. La fonte et le laminage du plomb sont placés dans la deuxième classe des établissements insalubres.

2° **Révivification des cendres de plomb.** — La réduction des oxydes contenus dans les cendres et des déchets de plomb s'opère dans des établissements spéciaux qui appellent la surveillance de l'autorité, et qui sont rangés dans la première classe. Le Conseil de salubrité du département du Nord a eu souvent à s'occuper de ces sortes d'ateliers. Un de ses membres les plus éminents, M. Kuhlmann, a proposé d'imposer au fabricant les conditions suivantes, dans le but d'empêcher que des parcelles d'oxyde, emportées par la fumée, ne se répandissent dans le voisinage : « 1° On ne pourra dépasser, dans la construction des fourneaux à manches, les dimensions ci-dessous : hauteur, 1 mètre ; diamètre intérieur vers la base, $0^m,20$. 2° Le fourneau devra déboucher dans un chenal de maçonnerie de 30 centimètres de largeur et $1^m,20$ de hauteur, sur une longueur de 4 mètres. 3° Le chenal communiquera, par la base, à son autre extrémité, avec une cheminée de poterie ayant 8 mètres de hauteur à partir du sol. 4° On n'opérera que la nuit. »

3° **Préparation du plomb de chasse.** — On emploie, pour fabriquer le plomb de chasse, du plomb auquel on allie de 0,3 à 0,8 pour 100 d'arsenic. L'addition de cette petite quantité d'arsenic donne au plomb la propriété de former des gouttelettes parfaitement sphériques. L'alliage fondu est versé dans une sorte de cuiller percée de trous et tapissée de crasse de plomb ; il filtre à travers la crasse et tombe par gouttes d'une très grande hauteur, afin qu'elles puissent se solidifier dans leur chute. Cette opération se fait ordinairement dans de vieilles tours en ruine ou dans des puits. Ces établissements sont classés, mais dans la troisième classe seulement. Ils exigent néanmoins une assez grande attention, eu égard à la disposition des localités, et pour éviter le danger d'incendie. Le fourneau de la chaudière destinée à la formation de l'alliage doit être établi sous une voûte de maçonnerie, de manière que les vapeurs sulfureuses arsenicales ne puissent se répandre dans le local, mais s'échappent par un tuyau correspondant à la cheminée du fourneau; en outre la bouche de la partie du fourneau où doit reposer la chaudière doit être garnie d'une porte de tôle, pouvant être fermée aussitôt après la projection de la matière servant d'alliage au plomb. A l'aide de ces précautions et d'une aération, facile en général à obtenir, on évitera les inconvénients de vapeurs qui ne seraient pas sans danger.

4° **Fabrication de la céruse.** — Nous l'avons dit déjà, c'est la fabrication de la céruse qui a été considérée comme la principale cause de l'empoisonnement saturnin. Il n'en existerait pas en effet de plus apparente, sinon de plus active. Aussi est-ce contre cette industrie qu'ont été dirigées toutes les plaintes, toutes les menaces de prohibition qui ont abouti en réalité aux plus heureux perfectionnements. Les améliorations déjà obtenues ne tarderont sans doute pas à s'accroître sous l'influence de l'initiative de M. le ministre, aidé des lumières des comités consultatifs des arts et manufactures et d'hygiène publique, qui ont été chargés de préparer un règlement sur la fabrication du blanc de plomb. Si l'on n'arrive pas à faire disparaître complétement les funestes effets de cette dangereuse industrie, il est permis d'espérer que l'on arrivera à les atténuer considérablement. Il est bon cependant de faire remarquer encore une fois que l'on n'aura pas tout fait pour détruire le danger des préparations saturnines quand on aura assaini la fabrication de la céruse. D'ailleurs, le nombre d'ouvriers qu'elle emploie n'a jamais été très grand et devrait l'être encore moins, si la population des cérusiers n'était pas si mobile. En 1836, M. Chevallier comptait, pour toute la France, un effectif d'environ 450 hommes employés à la fabrication de la céruse. Mais il importe de noter que c'est là le chiffre des travailleurs occupés chaque jour. Outre les procédés de fabrication, il faut encore améliorer, au point de vue hygiénique, la forme sous laquelle la céruse se débite dans le commerce : nous examinerons la question sous ces diverses faces.

Nous ne pouvons passer en revue les différentes fabriques de céruse qui existent. Nous avons visité celles du département de la Seine et des environs de Lille; d'autres sont établies encore à Strasbourg et dans différentes villes de France. Mais nous résumerons exactement les procédés perfectionnés, mis en usage par M. Th. Lefèvre, à Lille, et par M. Besançon, à Ivry près Paris, en signalant les modifications dont ils pourraient encore être l'objet.

Fonderie. — A chaque usine est annexée une fonderie dans laquelle le plomb destiné à la carbonatation est coulé, soit en lames pleines, soit en grilles, comme à Ivry. Cette dernière forme aurait pour objet de faciliter une transformation plus complète du plomb en céruse ; mais elle n'atteint pas ce but de manière à dispenser de l'épluchage que nous indiquerons plus bas. La fonderie se compose d'une hotte de tôle.

Carbonatation. — La formation du carbonate a lieu partout maintenant, on peut le dire, par le procédé hollandais. A Clichy même, le procédé qui portait le nom de *procédé français* est abandonné, et nous y avons vu employer la méthode hollandaise que nous allons exposer succinctement.

Dans un certain nombre de loges, sont disposées en couches alternatives séparées par du fumier ou de la tannée, des pots de grès sur lesquels reposent à plat les lames ou les grilles de plomb, et qui contiennent au fond environ un demi-litre de vinaigre de mélasse ou de bois très faible, l'acide ne devant servir qu'à l'oxydation du métal. Lorsqu'on emploie les lames pleines, on en roule une dans chaque pot, où elle est soutenue par deux espèces d'oreilles intérieures. Sur les lames on dispose des madriers de 6 à 8 centimètres d'équarrissage, laissant entre eux des carrés de 1 mètre environ : le tout est recouvert de planches jointoyées sur lesquelles on étend une couche de fumier épaisse de 40 centimètres environ. On ménage quelquefois des cheminées aux quatre angles de la couche. Le plomb reste en loge de six semaines à deux mois dans le fumier, et trois mois environ dans la tannée. Chaque loge, de celles qui sont composées comme chez M. Lefèvre, à Lille, coûte de 90 à 100 francs. Elle donne 8000 kilogrammes de blanc pour 10 000 kilogrammes de plomb employé ; il en reste 4500 kilogrammes non carbonatés. Le fumier qui a servi perd les trois quarts de sa valeur.

Lorsque les couches sont défaites, les lames, déroulées à la main, sont transportées dans des bacs, puis soumises à un premier triage, après lequel elles sont jetées sur une toile sans fin qui les conduit entre des rouleaux cannelés où se fait la séparation du carbonate et du plomb métallique. L'un et l'autre sont recueillis dans des appareils fermés, contenant des caisses à roulettes qui, lorsqu'elles sont pleines, peuvent être roulées dans les autres parties de l'atelier. Les écailles sont traitées comme les lames sur un système de cylindres qui les triturent et en séparent les dernières portions de plomb. On les jette dans une trémie, et la céruse tombe dans un grand cuvier à double couvercle. L'appareil tout entier est enfermé dans une espèce de grande armoire à double et triple porte ; il en existe une semblable à chaque angle de l'atelier. Il ne se produit d'ailleurs dans cette pièce d'autre ventilation que la ventilation naturelle. Les cinq ouvriers employés au triage qui précède l'écaillage travaillent avec de gros gants de peau. Il se dégage une poussière assez considérable, mais cependant moindre qu'à Ivry ; les cloisons des appareils surtout sont beaucoup moins imprégnées extérieurement de céruse que les parois de papier de l'usine Besançon.

Les lames de plomb décarbonatées sont, ou directement remises en pots ou reportées à la fonderie. Quant à la céruse, lorsqu'on veut la retirer du cuvier, on interrompt le travail pendant un certain temps pour éviter la poussière, où l'on jette dans la masse une certaine quantité d'eau par une espèce de pomme d'arrosoir, et l'on enlève la céruse à l'état de pâte.

De là, la céruse passe à la meule ; il y a vingt paires de meules horizontales ; la céruse mélangée avec l'eau en traverse successivement huit, et sort à l'état de pâte fine ; les huit paires de meules font 5000 kilogrammes par jour.

La céruse en pâte est enlevée dans des espèces de truelles, et montée, à l'aide d'une poulie mue par la vapeur, dans le séchoir placé à l'étage supérieur. Ce séchoir est à air libre et chauffé, dans certaines parties, par des poêles et un courant d'air chaud. On met la pâte dans les pots avec une main de cuivre, et chaque jour on apporte au séchoir environ 3300 pots qui doivent contenir chacun 1 kilogr. 1/2. Ces pots sont extérieurement tout imprégnés de céruse : les ouvriers les transportent à la main ; de sorte qu'ils ont les mains habituellement couvertes de céruse.

La dessiccation ne doit pas être trop prompte : on laisse la céruse en pots de huit à dix jours. On la dépote ensuite sur les planches mêmes du séchoir, où on laisse le pain de céruse encore quatre ou cinq jours ; après quoi les pains sont transportés dans des auges qui les descendent mécaniquement dans une étuve à air chaud.

L'étuvage est indispensable ; la céruse non étuvée ne se broierait pas bien. Elle reste à l'étuve de quinze jours à trois semaines. Celle-ci est chauffée de 60 à 80 degrés ; il y a douze étuves pouvant contenir 12 000 pains, soit 18 000 kilogrammes de céruse.

Une partie de la céruse est vendue en pains et ne reçoit pas d'autre préparation que celle dont nous venons de parler, mais la plus grande partie est moulue à l'état de poudre. La pulvérisation s'opère dans un moulin à noix ; la poudre tombe dans des bacs enfermés dans de doubles portes.

La céruse en pains est enveloppée dans du papier peint, et les pains sont entassés dans des barils.

La céruse en poudre est mise dans des tonneaux au moyen d'une poche de cuivre ; un disque de bois sur lequel agit une presse à vis sert à tasser la poudre.

Une autre partie de céruse délayée à l'eau est cylindrée, puis broyée dans un pétrin à huile. On emploie 8 ou 10 pour 100 d'un mélange de 2/3 d'huile d'œillette et 1/3 d'huile de lin ; l'huile d'œillette a la propriété de séparer l'eau par son seul mélange avec la céruse (300 kilogrammes de céruse en pâte rendent en général 60 kilogrammes d'eau). La céruse à l'huile se conserve parfaitement pendant un an. Ce n'est qu'au bout de ce temps que la dessiccation commence, et seulement à la surface.

Vente de la céruse. — Il ne sort pas de l'usine Lefèvre le dixième de céruse broyée. Quant aux mélanges destinés à abaisser la qualité, et notamment le mélange de sulfate de baryte, du 1er janvier au 1er mai de l'année 1853, M. Lefèvre a livré 115 000 kilogrammes de céruse pure et seulement 5000 des qualités inférieures. Chez M. Faure (de Lille) la céruse se débite à peu près dans la proportion suivante : en poudre, 8/10es ; en pains, 1/10e ; broyée à l'huile, 1/10e au moins.

Cette condition du débit de la céruse, sous telle ou telle forme, en influant directement sur le mode d'emploi ultérieur, présente, au point de vue hygiénique, une importance qui avait été sentie depuis longtemps. C'est cette légitime préoccupation qui inspira, à diverses époques, des ordonnances relatives à cet objet, et qui explique les alternatives qu'a eu à subir le commerce de la céruse. En effet, le 5 novembre 1823, deux ordonnances royales interdirent, d'une part la vente, et de l'autre l'importation dans toute l'étendue du royaume de la céruse en pains et en trochisques, par le motif que la mise en pains et l'emballage, sous cette forme, du blanc de plomb, présentent des dangers pour la santé des ouvriers employés à ces opérations ; mais, sur les réclamations des fabricants du Nord, des Ardennes et du Loiret, et pour la raison que par la différence des usages et procédés, la mesure ordonnée ne se trouvait pas également utile ou suffisante dans toutes les manufactures, et qu'elle pourrait même induire en une erreur dangereuse les fabricants qui se croiraient tenus de pulvériser la céruse après la dessiccation, deux ordonnances, des 13 juillet et 10 août 1825, rapportèrent les deux précédentes. Sans vouloir apporter aucune entrave aux convenances et à la liberté du commerce, il serait fort à désirer que l'on pût généraliser, autant que possible, la vente de la céruse en pâte broyée, soit à l'huile, soit à l'eau. C'est, du reste, ce qui tend à s'établir naturellement, et ce qui explique les mélanges qu'opèrent dans les fabriques mêmes certains industriels qui débitent des céruses mélangées de sulfate de baryte à des titres divers.

État des ouvriers et précautions individuelles. — L'usine de M. Lefèvre emploie, par jour, de 85 à 110 ouvriers qui demeurent à la campagne, ou sont disséminés pendant la semaine chez des logeurs voisins de la fabrique et ne retournent dans leur famille que le samedi. L'usine de M. Besançon emploie de 20 à 30 ouvriers ; celle de M. Roard, à Clichy, en emploie de 50 à 65 environ. La population, qui se recrutait autrefois parmi les repris de justice et au milieu du rebut des plus basses classes, est aujourd'hui moins mal composée. Mais il y a toujours cette particularité que, à part quelques ouvriers attachés à chaque fabrique depuis un temps assez long, le plus grand nombre se compose d'individus déclassés et sans ouvrage qui viennent chercher un asile et des ressources momentanées dans les ateliers de blanc de plomb. Dans quelques usines du département du Nord, notamment dans celle de M. Faure, qui occupe 50 ou 60 ouvriers, ceux-ci sont divisés en deux ateliers, l'un d'hiver, composé d'ouvriers des campagnes, l'autre d'été formé de betteraviers. On comprend l'avantage que présente cette condition au point de vue de l'hygiène.

Il est assez difficile de se rendre un compte exact de la proportion dans laquelle les ouvriers sont atteints. Il demeure cependant bien démontré que, grâce aux perfectionnements des procédés, et aux habitudes, ainsi qu'à la nature des ouvriers employés, on n'a presque plus d'accidents à déplorer dans les fabriques des environs de Lille. Les témoignages sont unanimes sur ce point, et M. Lefèvre nous a dit pouvoir se passer actuellement de médecin. Il n'en est pas de même à Paris. En admettant que la fraude et l'erreur grossissent les statistiques des cérusiers qui se font admettre dans les hôpitaux, ainsi que l'honorable et savant M. Roard n'a pas eu de peine à nous le démontrer, il n'en faut pas moins reconnaître que si la mortalité a heureusement diminué d'une manière très notable, il reste encore un assez grand nombre d'ouvriers atteints par l'empoisonnement. Et, chose remarquable, c'est précisément dans les usines de Clichy et d'Ivry où sont employés les moyens réputés prophylactiques, notamment les bains sulfureux, les lotions de même nature et le changement de travail. Rien de semblable n'est pratiqué actuellement à Lille, et chez M. Lefèvre, quoi qu'on en ait pu dire, les ouvriers ne sont ni surveillés régulièrement par un médecin, ni astreints aux bains, aux lotions ou à l'usage de breuvages particuliers. Tout au plus sont-ils munis de blouses de travail et de gants dont ils négligent le plus souvent l'emploi. Il n'y a même pas de roulement entre les ouvriers occupés aux diverses opérations de la fabrique. Les prix de journée sont de 2 francs, 1 fr. 75 et 1 fr. 50. Un fait qui ne pourrait être passé sous silence, c'est le renouvellement presque continuel des ateliers des environs de Paris, tel que pour une centaine d'ouvriers employés par jour, il en passera quinze cents par année dans la fabrique, tandis que dans le Nord, pour une fabrique secondaire, celle de M. Lecroart, par exemple, qui emploie 18 ouvriers, il n'en passe guère plus du double dans le cours de l'année.

Nous donnons ici un relevé des malades et des morts par suite d'affections saturnines, pris dans les hôpitaux de Paris, pour quatorze années, de 1839 à 1852, en distinguant les cérusiers des deux fabriques, celle de Clichy, où n'ont pas été introduits les procédés récents, et celle d'Ivry, qui est établie sur un système très perfectionné. Ce tableau comprend également les peintres et les autres professions parmi lesquelles on a compté quelques victimes de l'empoisonnement par le plomb.

ANNÉES.	TOTAL DES MORTS.	TOTAL DES MALADES.	CÉRUSIERS				PEINTRES.	AUTRES PROFESSIONS.
			MORTS.	MALADES.				
				Total.	Clichy.	Ivry.		
1839	8	211	7	139	130	7	48	24
1840	10	248	»	152	123	28	47	49
1841	12	302	11	236	161	51	39	27
1842	22	316	18	232	169	53	43	41
1843	9	260	»	204	»	»	45	11
1844	14	325	12	231	159	62	41	53
1845	17	475	13	257	196	29	113	105
1846	13	552	9	355	»	»	133	64
1847	10	425	7	227	180	40	132	66
1848	1	172	»	88	65	22	59	25
1849	1	202	»	118	108	10	38	46
1850	1	238	1	154	134	20	49	35
1851	1	216	»	140	125	»	48	28
1852	1	217	»	»	»	»	»	»

Quelque atténués que soient les dangers de la fabrication de la céruse, l'insalubrité notoire et persistante de cette industrie n'a pas cessé un seul jour d'être l'objet de la sollicitude des hommes éclairés, et lorsque la découverte et l'exploitation industrielle du blanc de zinc sont venues faire entrevoir la possibilité de substituer cette préparation inerte au blanc de plomb si nuisible, on conçoit l'émotion qui a dû se produire parmi ceux que préoccupe la santé des classes ouvrières. Le gouvernement de l'Empereur ne pouvait rester étranger à cette émotion ; et la question de la suppression absolue de la fabrication et de l'emploi de la céruse a été sérieusement mise à l'étude. Appelé à l'honneur de participer à cet utile travail, nous devons donner place ici au rapport que nous avons rédigé sur ce sujet.

RAPPORT SUR LA SUPPRESSION DE LA FABRICATION ET DE L'EMPLOI DU BLANC DE PLOMB.

(*Commissaires :* MM. Chevreul, Magendie, Regnault, Séguier, Bussy, Legentil, Barbier, Davenne, et A. Tardieu, *rapporteur.*)

Les deux *Comités* réunis *des arts et manufactures* et *d'hygiène publique* sont appelés à donner leur avis sur une des plus graves questions que puisse leur soumettre la haute confiance de M. le ministre de l'intérieur, de l'agriculture et du commerce : *la suppression de la fabrication du blanc de plomb et de l'emploi de cette substance dans l'industrie et dans les arts.* Chargée de préparer vos délibérations, la commission dont j'ai l'honneur d'être l'interprète, a pensé qu'elle devait avant tout s'efforcer de préciser l'objet et le but de votre mission. Cette tâche était rendue facile par l'exposé qui vous a été fait au nom de l'administration et par les paroles de M. le ministre qui traçaient nettement la ligne de conduite si prudente que le gouvernement se propose de suivre dans cette affaire.

En effet, il ne s'agit plus d'établir la prééminence du blanc de zinc sur le blanc de plomb et de favoriser ou d'étendre ses applications industrielles. Vous avez à rechercher si la prohibition absolue de la céruse est utile et possible. La question se présente à la fois sous trois faces distinctes : au point de vue sanitaire ; au point de vue industriel, commercial et financier ; au point de vue du droit et de la légalité.

En appelant avant tout votre attention sur le côté hygiénique de la question, M. le ministre avait clairement fait comprendre que la fabrication et l'emploi du blanc de plomb ne devaient être proscrits qu'en raison des dangers qu'ils pouvaient offrir pour la santé des ouvriers de certaines professions. Votre commission, s'associant à cette pensée, a dû rechercher tout d'abord si ce danger était tellement certain, tellement grand, tellement inévitable, qu'il n'y eût d'autre remède à lui opposer que la prohibition. Mais, tout en s'attachant à ce point culminant, elle a cru devoir vous présenter en même temps, dans leur ensemble, les considérations qui peuvent éclairer les autres parties de la question soumise à votre examen.

1° *Hygiène.* — Les préparations de plomb, et notamment la céruse, constituent un poison subtil et lent qui, introduit par le simple contact ou par les voies respiratoires au sein de l'organisme, y détermine les accidents les plus funestes et peut causer la mort. C'est là un fait constant qu'il ne faut ni dissimuler ni amoindrir, qu'il convient au contraire de rappeler au début de cette discussion ; car il marque le but que la science doit s'efforcer d'atteindre, et inspire au gouvernement, soucieux de protéger la santé des classes ouvrières, ces vues philanthropiques que les comités réunis dans cette circonstance tiennent tous deux à honneur de seconder par leurs travaux.

Mais en même temps il faut se garder d'exagérer l'insalubrité que peuvent offrir les industries qui préparent ou emploient le plomb, et ne pas oublier qu'une des lois du travail de l'homme est de s'exercer trop souvent dans les conditions les plus défavorables à la santé et au bien-être physique. Ce n'est pas ici le lieu de passer en revue les diverses professions insalubres; il est cependant permis de dire qu'un grand nombre portent en elles des causes de maladies non moins graves et surtout plus difficiles à éviter que celles qui travaillent le plomb.

Pour ces dernières, qui doivent seules nous occuper, il est une distinction capitale à faire entre les dangers de la *fabrication* et ceux de l'*emploi* des préparations saturnines. Cela est d'autant plus important, que la vérité sur ce point est loin d'être suffisamment connue, et que les préjugés qui l'obscurcissent ont jusqu'ici résisté même à l'autorité des faits.

A. La *fabrication* de la céruse reste, en effet, pour le plus grand nombre, la plus périlleuse des industries; et, par malheur, cette opinion est encore aujourd'hui trop justifiée par le chiffre des malades que certaines usines livrent chaque année à l'assistance publique. Les statistiques des hôpitaux de Paris, recueillies depuis quatorze ans, quelque inexactes, quelque insuffisantes qu'on les suppose, témoignent hautement des dangers auxquels sont exposés les cérusiers employés dans certaines fabriques. Si la mortalité, celle du moins qui est accusée dans les relevés des établissements hospitaliers, a réellement diminué parmi eux dans les quatre dernières années, les affections saturnines ne les ont guère frappés en moindre proportion, et sont encore relativement trop communes, si l'on a égard au nombre des ouvriers cérusiers du département de la Seine. Mais en même temps un autre fait ressort des données statistiques fournies par les rapports annuels de l'un des membres du Conseil de salubrité de la ville de Paris, M. Chevallier, dont le nom restera attaché à cette partie de l'histoire de l'hygiène professionnelle : c'est la différence qui existe entre le chiffre des malades provenant des deux principales fabriques du département, différence qui n'est pas seulement en rapport avec le nombre d'ouvriers employés par chacune d'elles, mais qui tient aux procédés suivis dans l'un et l'autre de ces établissements. La différence est plus marquée encore, si l'on compare ce qui se passe aux environs de Paris, avec l'état actuel des choses, soit dans les usines du département du Nord, soit à l'étranger, en Angleterre par exemple. Les rapports si intéressants du Conseil central d'hygiène et de salubrité de la ville de Lille font foi d'un fait désormais acquis, et qui doit dominer toute cette question : c'est que la fabrication de la céruse ne fait plus une seule victime dans les usines convenablement établies, et que des années entières se sont écoulées, sans qu'un ouvrier y ressentît les atteintes de l'empoisonnement saturnin.

Ce grand et heureux résultat ne doit pas être attribué à quelques circonstances fortuites ; il est le fruit légitime et constant des perfectionnements introduits dans cette industrie, sous la double pression des efforts incessants de l'administration et surtout de la concurrence salutaire du blanc de zinc. Pour n'avoir pas atteint la dernière période, ces améliorations n'en sont pas moins de nature à rassurer complétement sur les effets de la fabrication de la céruse.

Nous n'avons pas à exposer ici en quoi consistent ces perfectionnements, qui portent à la fois sur les procédés de fabrication et sur les précautions personnelles imposées aux ouvriers. Qu'il suffise de dire que, substituant presque partout les machines à la main de l'homme, et les appareils clos, parfaitement connus aujourd'hui, à l'exploitation à l'air libre, ils ont principalement pour but de mettre l'ouvrier à l'abri des poussières de plomb. Ils ont passé dans la pratique, et s'il reste encore quelque chose à faire, il serait extrêmement facile d'arriver à une réforme complète.

En résumé, la fabrication de la céruse, dangereuse seulement par l'imperfection des procédés employés, n'offre plus aujourd'hui aucune cause réelle d'insalubrité, qui puisse être de nature à justifier la suppression de cette industrie. Il serait sans raison comme sans justice de fermer, comme compromettant la vie des ouvriers, des usines où dans toute une année on n'en rencontre pas un seul atteint d'affections saturnines. Il appartient d'ailleurs à l'autorité supérieure de rendre la fabrication absolument sans dangers, soit par un nouveau classement de cette industrie, soit en imposant aux fabricants et aux cérusiers, par des règlements formels, l'adoption de moyens de préservation que la science indique et que l'expérience a déjà consacrés.

B. En ce qui touche l'*emploi* des préparations de plomb, la question n'est peut-être pas tout à fait aussi simple, et doit rester jusqu'à un certain point distincte. En effet, le blanc employé par les peintres n'est pas seul en cause. Les raisons sanitaires qui pourraient justifier l'interdiction de la céruse dans les travaux de peinture s'appliqueraient avec non moins de force aux diverses préparations saturnines usitées dans les arts, dans l'industrie, dans l'économie domestique, et dont il est impossible de calculer l'influence sur la santé publique. Aussi est-ce là un sujet d'étude digne d'être signalé à toute l'attention des administrateurs et des savants, et dans lequel la substitution du blanc de zinc au blanc de plomb n'a fait qu'ouvrir la voie. Quoi qu'il en soit, c'est sur ce point que doivent presque exclusivement porter nos observations. Les peintres figurent dans les statistiques des affections saturnines pour un cinquième environ, et, en les comparant aux cérusiers, dans le rapport de 1 à 3. Ces chiffres sont sans doute fort au-dessous de la réalité : car les peintres en bâtiments forment une classe d'ouvriers assez aisés, qui, pour la plupart, soit en raison de leurs ressources personnelles, soit par les soins des entrepreneurs, soit encore par l'assistance des sociétés de secours mutuels, se font rarement soigner à l'hôpital. Il est donc probable que le nombre des peintres atteints par l'empoisonnement saturnin est aujourd'hui presque aussi élevé que celui des cérusiers. Mais là encore il faut reconnaître que la négligence des précautions les plus simples est la principale source des accidents, et que le grattage, notamment, qui constitue l'opération la plus nuisible, pourrait perdre une partie de ses inconvénients, à l'aide de certains moyens préservatifs, tels que le mouillage à l'eau seconde des surfaces peintes. Il est vrai que là où il s'agit d'un travail isolé, l'ouvrier ne peut être protégé contre sa propre incurie par les prescriptions tutélaires de l'administration mais il n'en demeure pas moins certain que le danger peut encore, même de ce côté être, jusqu'à un certain point atténué.

D'ailleurs un remède plus certain existe aujourd'hui, et peut être considéré comme éprouvé. C'est le blanc de zinc, dont l'innocuité ne pourrait être proclamée trop haut (1), et qui a déjà remplacé en partie la céruse dans les travaux des bâtiments. L'hygiène ne peut qu'applaudir à ce progrès. Là se borne sa mission, puisque, d'une part, les moyens existent de neutraliser les effets délétères de la peinture au blanc de plomb, et que, d'une autre part, ceux-ci tendent à disparaître radicalement avec la substance qui les produit, devant la supériorité hygiénique du blanc de zinc.

Pour tous les autres usages des préparations de plomb, vernis, couleurs diverses, émaux, poteries, verres et cristaux, mastics, caractères d'imprimerie, etc., leur fabrication et leur emploi, sans être exempts d'inconvénients, ne paraissent pas présenter assez de dangers pour qu'il ne soit pas permis de compter sur les moyens préservatifs généraux actuellement connus. Par ce double motif, on le voit, au point de vue hygiénique, l'emploi de la céruse ne peut pas plus être proscrit que la fabrication.

2° *Intérêts commerciaux et financiers.* — Nous avons dû nous attacher avant tout à rechercher jusqu'à quel point l'hygiène pouvait être intéressée dans le projet soumis à votre examen. Mais il est un autre ordre de considérations qui ne sauraient être passées sous silence, et qui, bien que subordonnées à la question sanitaire, doivent exercer une influence puissante sur la décision du gouvernement.

Nous avons vu déjà que les préparations de plomb autres que la céruse ne pouvaient être, quant à présent, remplacées dans un grand nombre de leurs applications industrielles ou artistiques. Il y a là une nécessité dont il est impossible de ne pas tenir compte. Il n'est pas permis davantage de ne pas se préoccuper de la situation que ferait au commerce la prohibition de la céruse, même pour le seul emploi de la peinture en bâtiments. L'accord qui existe entre la majorité des fabricants de blanc de plomb et ceux qui exploitent le zinc ne doit pas faire illusion sur ce point. On ne peut, en effet s'abuser sur les conséquences immédiates, inévitables, de la suppression de la première industrie et du monopole accordé à la nouvelle. Les effets d'une telle perturbation seraient incalculables : car le commerce se trouverait dans la dépendance de la production et de l'exploitation du zinc ; d'où l'abus des contrefaçons, qui dès aujourd'hui se fait déjà sentir ; l'avilissement de la qualité des produits, et par suite peut-être l'abandon des travaux de peinture, que l'art et l'industrie trouveraient mille moyens de remplacer. D'ailleurs, il ne faut pas oublier que le blanc de zinc, grâce à la protection qui lui a été accordée, grâce à la différence de droits perçus

(1) Cette innocuité tient à la difficulté avec laquelle l'oxyde de zinc fortement calciné se dissout dans les acides faibles ; elle n'existe pas pour les sels de zinc solubles et les combinaisons de ce métal, qui sont facilement attaqués par ces acides.

(puisque le zinc n'acquitte qu'un droit de 10 centimes, alors que le plomb est imposé à 5 francs les 100 kilogr.), grâce enfin à ses avantages reconnus, le blanc de zinc occupe déjà une place importante, qui n'est pas moindre du tiers de la consommation, et que les progrès toujours croissants continueront de s'accomplir sans que l'équilibre commercial en soit rompu.

Enfin il est une observation dont la commission a dû se préoccuper. Le trésor retire un million des droits perçus sur le plomb, et ne peut renoncer à cette source du revenu public, même pour la portion qui provient spécialement de la céruse. En outre, la France, liée par des traités internationaux, reçoit la céruse des Pays-Bas et de la Sardaigne, et les plombs de l'Espagne ; ces conventions ne pourraient se rompre sans d'énormes difficultés et sans jeter le pays dans cette guerre de tarifs et de représailles qui, elle aussi, a ses dangers et ses désastres. En présence de ces motifs, il faudrait, pour persévérer dans le projet de suppression de la céruse, l'évidence d'un dommage réel et considérable pour la santé publique.

3° *Légalité.* — Il serait superflu, après l'exposé si lucide et si précis qui vous en a été fait, d'insister sur les difficultés de droit qui viennent s'ajouter aux précédentes considérations. Nous laissons à des autorités plus compétentes le soin d'éclairer ce point particulier, qui à lui seul soulève de si graves problèmes. Nous ne pouvons, toutefois, nous empêcher de faire remarquer dans quelle voie fâcheuse la suppression d'une industrie pourrait entraîner le gouvernement, et quel précédent périlleux une telle mesure pourrait créer.

Conclusions. — Si les considérations que nous venons d'avoir l'honneur de présenter aux deux comités réunis reçoivent leur approbation, nous leur proposerons, au nom de la commission, de transmettre à M. le ministre l'avis suivant :

1° Il n'y a pas lieu d'interdire la *fabrication* de la céruse, les perfectionnements introduits dans cette fabrication lui ayant enlevé d'une manière à peu près complète son insalubrité et ses dangers ; mais il importe que l'administration prenne des mesures pour que ces perfectionnements soient adoptés dans toutes les usines, et que celles-ci soient l'objet d'une surveillance spéciale.

2° Il n'y a pas lieu d'interdire l'*emploi* de la céruse dans les travaux de peinture, car certaines précautions peuvent mettre les ouvriers à l'abri des poussières de plomb, et jusqu'à un certain point, d'ailleurs, pour cet usage particulier, la substitution du blanc de zinc au blanc de plomb tend à s'opérer naturellement ; l'appui du gouvernement et la différence des droits perçus sur le plomb et sur le zinc favorisent cette transformation sans perturbation violente, sans atteinte portée à la liberté du commerce.

3° L'interdiction de la fabrication et de l'emploi de la céruse dans les arts et dans l'industrie aurait de plus l'inconvénient de susciter les plus graves difficultés au point de vue de l'état des finances et de la légalité.

Ce rapport, lu et discuté en présence de M. le ministre et de M. le directeur général, ayant été adopté à l'unanimité, M. le ministre pensa qu'il importait, en maintenant l'industrie de la fabrication de la céruse, d'assurer à tous les ouvriers qu'elle emploie le bienfait des perfectionnements déjà réalisés et de ceux qui pourraient être encore obtenus. Il confia donc à la même commission le soin de préparer un règlement général applicable à toutes les fabriques de blanc de plomb et une instruction sur l'emploi de cette substance. Cette mission exigeait une étude approfondie de tous les procédés usités dans les principales usines, soit en France, soit à l'étranger. Cette étude a été malheureusement abandonnée, et il ne nous appartient pas de pressentir quels en eussent été les résultats. Nous nous bornerons donc à dire que l'assainissement complet de la fabrication de la céruse exige, outre l'emploi généralisé des appareils mécaniques précédemment décrits, la plus grande extension possible du travail sous l'eau ; et, d'une autre part, la préparation la plus grande possible de céruse sous la forme de pâte broyée. En attendant, nous croyons devoir analyser ici, comme la meilleure instruction à suivre, les conclusions de la commission de l'Académie des sciences, composée de MM. Rayer, Pelouze et Combes :

« Les maladies des ouvriers cérusiers peuvent être généralement prévenues par la substitution des procédés mécaniques au travail manuel dans les opérations où les hommes sont obligés de toucher et de manier la céruse.

» Par l'intervention de l'eau dans la séparation des écailles des résidus de plomb, la pulvérisation de ces écailles et le criblage qui la suit.

» Par la substitution du moulage en prismes ou en briques, à l'empotage de la céruse broyée à l'eau.

» Par le broyage à l'huile, dans la fabrique même, à l'aide d'appareils convenables, de toute la céruse qui subit cette manipulation avant d'être mise en œuvre.

» Par la clôture, dans des chambres isolées des ateliers, de tous les mécanismes servant à la pulvérisation, tamisage ou blutage à sec de la céruse, lorsque ces opérations sont indispensables. On préviendrait l'issue de la poussière par les ouvertures nécessaires à l'introduction des matières et au passage des arbres de transmission du mouvement, par des courants d'air dirigés vers l'intérieur des chambres, qui seraient, à cet effet, surmontées d'un tuyau en forme de cheminée, s'élevant au-dessus du toit, et en faisant tourner les arbres de transmission dans des anneaux de matière élastique, ou des bourrelets constamment humectés et fixés aux parois.

» Enfin, on complétera ces mesures par une ventilation très active des ateliers et des précautions hygiéniques d'une observation facile aux ouvriers. »

5° **Fabrication du minium et de la mine orange.** — La fabrication du minium et de la mine orange forme ordinairement une annexe de certaines fabriques de céruse ; c'est ce qui existe notamment à Clichy, et elle participe en grande partie de l'insalubrité de ces dernières.

Le minium, qui est, comme on sait, un oxyde de plomb intermédiaire entre le protoxyde et le bioxyde de composition variable, est employé en grande quantité dans la fabrication du cristal. Pour l'obtenir on commence par fondre au contact de l'air, dans de grands fourneaux à réverbères, des saumons de plomb métallique très pur, en agitant fréquemment avec un ringard. Cette première opération donne une poudre verdâtre, qui est un mélange de massicot et de plomb métallique, que l'on sépare par la lévigation. Le massicot, ainsi purifié, est étendu sur de larges surfaces chauffées où il sèche et prend une teinte plus foncée. On le ramasse alors dans des caisses plates de tôle que l'on remet au four pour une nuit ; puis on tamise et l'on enfourne encore pendant une nuit. Les caisses qui contiennent le minium sont alors portées dans un atelier où le produit est soumis au blutage. Les parties incomplétement oxydées, ou grabots, sont broyées à la meule. On procède enfin à l'embarillage. Les ateliers où ont lieu ces diverses opérations, et les ouvriers qui y sont employés, sont littéralement couverts d'une poudre rouge dont les propriétés délétères ne sont pas moins à redouter que celles de la céruse.

La *mine orange* n'est autre chose que du minium un peu plus pâle, obtenu par la décomposition du carbonate de plomb chauffé au contact de l'air.

III. Emploi du plomb et de ses composés. — On a vu déjà dans le rapport sur la suppression de la céruse que l'usage des préparations de plomb n'était pas moins dangereux que leur fabrication ; ajoutons que les effets en sont beaucoup plus difficiles à prévenir. Il serait impossible d'indiquer ici tous les cas dans lesquels l'homme se trouve exposé aux émanations du plomb ; nous indiquerons seulement les principaux, en passant successivement en revue : 1° l'emploi des préparations de plomb dans les arts et dans l'industrie ; 2° leur emploi dans l'économie domestique.

1° Emploi du plomb dans les arts et dans l'industrie. — L'énumération, même incomplète, des professions qui manient ou travaillent quelque composé plombique, suffit à elle seule à montrer quels ravages peut faire l'empoisonnement saturnin, et quelle place tient cette question dans l'hygiène professionnelle. Les broyeurs de couleurs, les peintres, les restaurateurs de tableaux, les coloristes, les ouvriers en papiers peints, les fabricants de vernis, les émailleurs, les fondeurs en caractères, les imprimeurs, les doreurs, les chaudronniers, les tourneurs et les fondeurs en cuivre, les polisseurs de glaces, les ferblantiers, les étameurs, les lamineurs de plomb, les plombiers, les tisserands, les lapidaires, les porcelainiers, les potiers de terre, les fabricants de cartes, les dentellières, d'autres encore peuvent être, à des degrés différents, victimes des émanations du plomb. Déjà nous sommes entré dans quelques détails sur plusieurs de ces professions (*voy.* Dentelles, Doreurs, Émail, Étamage, Fer-blanc, Papiers), nous n'aurons que peu de chose à ajouter. Mais, si on les envisage d'une manière générale, on voit que les unes manient directement la céruse ou le plomb, comme les broyeurs, les fabricants de vernis, les plombiers; d'autres se servent des alliages de plomb en fusion : fondeurs, étameurs. Dans d'autres professions, le contact habituel d'objets de plomb donne lieu à une absorption par la peau des mains : ce sont les imprimeurs, les lapidaires, qui travaillent les objets montés dans des espèces de tirets de plomb; les tisserands, dont nous parlerons plus bas. Quelques-uns enfin sont exposés à la poussière de la céruse, comme les peintres en bâtiments, les fabricants de cartes porcelaine les ouvrières en dentelles. Dans tous les cas, le poison, absorbé par les voies respiratoires ou la surface cutanée, exerce plus ou moins rapidement ses ravages. Il est bon de revenir sur quelques points spéciaux.

Les *broyeurs de couleurs*, qui, après les cérusiers et les peintres, fournissaient en général le plus grand nombre de victimes, sont beaucoup moins frappés depuis que l'habitude de livrer au commerce la céruse broyée à l'huile se répand davantage. Quelques marchands de couleurs résistent encore cependant, et préfèrent faire procéder chez eux à l'opération du broyage, quoique nous ayons vu que la céruse broyée à l'huile puisse se conserver plus d'un an sans s'altérer.

Les *peintres en bâtiments* ont de tout temps fourni une part considérable des malades atteints d'affections saturnines ; et encore est-il extrêmement probable, ainsi que nous l'avons dit, que la statistique ne donne à leur égard qu'un chiffre très inférieur à la réalité. L'opération la plus dangereuse de leur travail est celle du grattage des surfaces peintes, qui donne lieu à un dégagement si abondant de poussière plombique. Il faut reconnaître que les moyens de préservation sont plus difficiles à trouver et surtout à appliquer. Le plus simple est celui qu'indiquait M. Chevreul, et qui consistait à humecter préalablement avec de l'eau seconde la surface à gratter. Car toutes les fois qu'il faut compter sur les précautions individuelles, telles que les masques ou éponges appliqués sur le visage, les gants aux mains, etc., on doit s'attendre à voir ces moyens demeurer complétement stériles en présence de l'invincible incurie des ouvriers, même les plus intelligents. Mais, pour les peintres, le véritable remède existe dans la substitution du blanc de zinc au blanc de plomb ; c'est pour eux que ce progrès admirable constitue une véritable ancre de salut. Nous aurons, d'ailleurs, à revenir sur cette grande question.

Les *émailleurs de crochets* destinés à supporter les *fils télégraphiques* viennent, dans une industrie nouvelle, de montrer une fois de plus que la poussière de cristal ou silicate de plomb peut donner lieu à des intoxications saturnines. Ce fait, noté d'abord par M. Ladreit de Lacharrière, alors interne à l'hôpital Cochin, puis par MM. Chevallier, Archambault et E. Duchesne, est aujourd'hui mis hors de doute par ces différents travaux ; ce serait même, d'après M. Ladreit de Lacharrière, une cause d'intoxication des plus rapides, puisque c'est après une durée de travail de trois semaines à un mois que les malades ont dû entrer à l'hôpital. Deux circonstances sont à remarquer dans les accidents éprouvés par ces ouvriers, c'est qu'ils étaient sujets à des vomissements précédant les attaques de coliques (Dr Archambault), et que leurs cheveux devenaient malades et tombaient. Cette industrie étant peu connue encore, nous dirons qu'elle consiste à envelopper, avec de la poudre de cristal, les fils métalliques enduits d'une solution de gomme, et à les faire chauffer ensuite au four, de manière à avoir un vernis qui les rend inaltérables à l'air et mauvais conducteurs de l'électricité.

Les *dessinateurs en broderie sur étoffe* ont été reconnus atteints de maladies saturnines par M. le docteur Thibault. Cela tenait à ce qu'ils formaient leurs dessins en blanc avec de la céruse sur des étoffes de couleur foncée. Le blanc de zinc, substitué au blanc de plomb, n'a pas tardé à faire disparaître ces accidents.

Les *confectionneuses* ont été, dans ces dernières années, victimes d'une altération qu'on faisait subir à la soie en la chargeant d'un sel plombique jusqu'à 21 pour 100, afin de réaliser des bénéfices plus considérables sur la vente. M. Chevallier, qui a fait connaître cette sorte de falsification, a noté des cas d'empoisonnement saturnin chez des ouvrières qui ont fait usage de ces soies et avaient l'habitude de les porter fréquemment à leur bouche. Enfin, on a encore constaté, en 1856, dans le service de M. Trousseau, des accidents saturnins produits par une préparation qui entre dans la confection des *bâches*, et dont le plomb fait partie.

Les *tisserands* peuvent aussi, dans des conditions toutes particulières, éprouver l'influence nuisible du plomb. Nous devons insister sur ce fait, peut-être peu connu. Signalée déjà, en 1842, par M. le docteur Dalmenesche, l'influence des métiers à la Jacquart, comme cause de coliques de plomb, a été plus tard l'objet des observations éclairées des Conseils d'hygiène de Rouen et de Lyon. Les rapports que nous reproduisons sont à la fois le meilleur exposé et la solution même de cette intéressante question.

RAPPORT FAIT AU CONSEIL DE SALUBRITÉ DE ROUEN PAR MM. HELLIS, FLAUBERT ET PILLORE, SUR LES ACCIDENTS OBSERVÉS CHEZ LES OUVRIERS TRAVAILLANT AUX MÉTIERS A LA JACQUART (6 JUILLET 1850).

M. le docteur Desalleurs, médecin adjoint à l'Hôtel-Dieu, a, dans une lettre adressée à M. le préfet, en date du 12 avril 1850, signalé que, depuis quelques années, il avait été amené à reconnaître, tant par les signes de la maladie que par les résultats du traitement, que plusieurs des individus admis dans son service, comme atteints de coliques de plomb, étaient, à sa grande surprise, des tisserands travaillant aux jacquarts. Alors, examinant la chose de plus près, il lui a été donné de constater que les coliques dont ces ouvriers étaient atteints prenaient leur source dans l'usage des plombs qui tendent leurs fils dont le mouvement continuel dégage une poussière qui n'est autre que du carbonate de plomb, ou céruse, dont l'absorption a un effet fâcheux sur la santé de ceux qui la manipulent ou qui en respirent les émanations. Il propose ensuite de substituer au plomb la fonte, qui serait exempte de tout inconvénient.

Les faits rapportés par M. le docteur Desalleurs sont de toute vérité, et nous paraissent dignes d'être pris en considération, mais leur notoriété n'est pas nouvelle. Les médecins et les industriels se sont depuis longtemps préoccupés de ce point important de l'hygiène de l'ouvrier.

L'introduction des métiers à la Jacquart ne date pas, chez nous, de plus de trente ans. Un des membres de votre commission, qui avait eu l'occasion de soigner un grand nombre d'individus atteints de cette maladie, fut, il y a plus de vingt ans, trouver M. Auber, rue Saint-Gervais, qui alors était le seul qui fît usage de ces sortes de métiers. Le mal était grave, car sur 150 ouvriers qu'il employait, plus de 20 étaient attaqués en même temps. Ce fut alors qu'on commença à chercher les moyens de remédier à ces accidents. Le même membre ne jugea pas à propos d'écrire à ce sujet, il se contenta de donner quelques conseils.

En 1834, M. le docteur Descamps saisit le Conseil de salubrité de cette question ; j'ai regretté de n'avoir rien trouvé, dans les bulletins imprimés, qui rappelât cette communication.

Le travail le plus important, sur ce point, est celui de M. le docteur Dalmenesche, offert en 1840 à la Société d'émulation. On y trouve des recherches intéressantes et des vues éclairées. Alors les accidents causés par le plomb étaient bien réels, mais déjà moins fréquents qu'il y a une vingtaine d'années.

Un nouvel examen fait, chez plusieurs industriels, par votre commission, l'a amenée à constater les faits suivants :

Les accidents causés par l'usage des plombs dans les métiers à la Jacquart sont bien moins fréquents, il est vrai, qu'autrefois, mais ils se rencontrent encore. Leur apparition à l'Hôtel-Dieu est devenue une chose rare. Les maîtres et les ouvriers ont fait plus d'une tentative pour s'en affranchir, car cela dépend et des uns et des autres : ainsi, nous avons pu constater que dans les établissements bien tenus, comme celui de M. Gilles, qui a succédé à M. Auber, la colique est à peine connue aujourd'hui; mais tous les ateliers sont loin d'être dirigés avec le même soin. Ainsi, quand l'atelier est planchéié, la poussière de couleur noirâtre qui tombe sous le métier avertit que le plomb commence à poudrer : si alors l'ouvrier a l'attention d'enlever cette poussière et de tenir son métier proprement, en le nettoyant tous les dimanches, il ne sera point atteint. Mais il est des ateliers plus négligés où les métiers sont posés sur le sol; pour ceux-là, il est plus difficile de prévoir le danger, et l'humidité de la terre doit favoriser l'altération du métal.

La fréquence des accidents dépend aussi du soin qu'on apporte à renouveler les plombs. Ceux qui sont neufs, bien droits, se conservent très longtemps en cet état et ne causent aucun accident. Mais il n'en est pas de même de ceux qui sont tordus ou détériorés par un trop long usage.

Depuis longues années beaucoup d'ouvriers ont adopté l'usage de vernir les plombs, tantôt avec de l'huile cuite, d'autres fois avec le vernis ordinaire, ce qui préserve bien, tant que ce vernis subsiste; mais il faut le renouveler chaque année.

A Lyon, où les jacquarts sont très nombreux, la colique due à cette cause n'est point connue, ou elle est si légère, qu'on n'en tient aucun compte ; ce qui provient, ou de ce que les ouvriers sont plus soigneux, ou de ce qu'ils travaillent tous dans des ateliers peu étendus, moins ventilés, moins agités; car l'air en mouvement est nécessaire pour soulever cette poussière, que son poids porte naturellement en bas, et qui ne s'élève point et ne se disperse point avec la même facilité que beaucoup d'autres substances pulvérulentes. Peut-être aussi a-t-on là substitué au plomb une autre matière, ce que votre commission ignore complétement.

Nous pensons que les soins d'une propreté rigoureuse et le renouvellement des plombs difformes ou excoriés suffiraient, dans la plupart des cas, pour prévenir tout accident.

L'usage du vernis suffisamment renouvelé nous paraît aussi un bon préservatif.

Néanmoins, comme il est difficile, dans la classe ouvrière, d'obtenir des précautions bien suivies, même pour ce qui la touche de plus près; comme il n'est pas toujours possible d'améliorer l'état des ateliers qui se trouvent dans des conditions défavorables, votre commission pense qu'il y aurait tout avantage à substituer la fonte au plomb pour tendre les fils dans les métiers à la Jacquart, ainsi que cela se pratique à Paris, depuis bien des années.

Le prix d'achat de la fonte ne doit pas surpasser celui du plomb; cela dispenserait des précautions sur lesquelles on ne peut rigoureusement compter, et couperait court à tout inconvénient.

RAPPORT FAIT AU CONSEIL D'HYGIÈNE DE LYON PAR UNE COMMISSION COMPOSÉE DE MM. ROUGIER, POINTE, RATIER, CANDY ET ROY, SUR LES ACCIDENTS OBSERVÉS CHEZ LES OUVRIERS QUI TRAVAILLENT AUX MÉTIERS A LA JACQUART.

Un médecin de l'Hôtel-Dieu de Rouen a observé, l'année dernière, chez les ouvriers tisseurs se servant des métiers à la Jacquart, une colique particulière à laquelle il trouva une analogie parfaite avec les coliques des peintres ; désirant s'assurer si le fait se rencontrait dans toutes les villes manufacturières où ces métiers étaient employés, il s'adressa à M. le ministre du commerce, qui demanda des renseignements à M. le préfet.

Le magistrat consulta d'abord la chambre de commerce de notre ville, qui répondit que rien de semblable n'était observé à Lyon, et que le soin qu'on avait à Rouen de recouvrir les plombs, tenseurs des fils, d'une couche de vernis, pouvait donner lieu à une poussière qui serait alors la cause des accidents ; mais qu'on pouvait aussi l'attribuer à l'humidité constante qui règne dans les ateliers de la Seine-Inférieure, humidité qui doit revêtir les plombs d'une couche d'oxyde que le mouvement détache en poussière fine constamment respirée par les travailleurs.

Ces opinions émises, sous toutes réserves, par la chambre du commerce, engagèrent M. le préfet à vous saisir de la question, ce qu'il fit par sa lettre du 1er juin dernier.

A la séance suivante, M. le président nomma une commission composée de MM. Pointe, Brachet, Ratier et Roy, à laquelle il se réunit, ainsi que M. le secrétaire général.

Ainsi constituée, la commission se mit tout de suite à l'ouvrage, et après s'être assurée qu'à Lyon les ouvriers tisseurs n'étaient nullement atteints d'accidents analogues aux accidents saturnins, elle pensa que sa sollicitude ne devait pas s'arrêter là, mais que faisant attention à une des opinions émises par la chambre du commerce, celle relative à l'influence de l'humidité des ateliers de la Seine-Inférieure, elle devait aussi s'occuper de ce qui pourrait avoir lieu dans les ateliers de Tarare, Thizy, Villefranche, où le travail s'exerce sur des matières demandant un certain degré d'humidité.

En conséquence, votre commission, par l'organe de son secrétaire, écrivit à MM. les maires de ces localités, ainsi qu'à plusieurs praticiens exerçant dans ces centres manufacturiers. Leur silence nous fit avoir recours à M. le préfet, qui, le 11 novembre dernier, nous fit transmettre leur réponse.

Ces magistrats, après avoir consulté les fabricants, les ouvriers et les médecins appelés à leur donner des soins, sont unanimes dans leur réponse : les ouvriers tisseurs ne sont pas soumis à une colique particulière.

M. le docteur Perret (de Villefranche) nous affirme, par une lettre datée du 25 novembre, que ni lui ni son père, qui pratique la médecine à l'hôpital de Villefranche depuis plus de trente ans, n'ont jamais rien observé de semblable à ce que le médecin de Rouen a observé.

Là ne se borna pas notre enquête; nous allâmes visiter des ateliers, interroger les ouvriers, et nous n'avons pu obtenir que des faits complétement négatifs.

Ainsi, après des recherches longues, consciencieuses, qui ont duré six mois, nous ne sommes arrivés qu'à un résultat négatif.

Ne serait-il pas convenable, pour épargner le temps de M. le ministre, des préfets et des sociétés savantes, d'émettre le vœu que, dorénavant, M. le ministre ne puisse être saisi d'une question intéressant la santé publique que sur la demande d'une société de médecine, et non sur celle d'un praticien trop prompt à s'alarmer et à trouver des rapports et des analogies qui souvent n'existent pas ?

Votre commission vous propose de répondre à M. le préfet :

Que les ouvriers de notre ville ne sont nullement soumis à une maladie ayant quelques rapports avec la colique de plomb ;

Que nous ne pouvons pas attribuer les accidents observés à Rouen à l'humidité des ateliers de cette localité, puisque tout prouve que les ouvriers de Tarare, Thizy, Villefranche, en sont exempts aussi bien que ceux de Lyon, quoique les premiers soient obligés de travailler dans des endroits humides ;

Que la poussière occasionnée par la chute du vernis ne peut non plus être mise en cause, puisque les plombs sont également vernis à Lyon, ce qui, du reste, ne dure que trois mois environ ;

Qu'il serait plus rationnel d'en rechercher les causes dans la nourriture ou la boisson des ouvriers de la Seine-Inférieure.

Nous ajouterons, pour terminer sur ce point, que M. le préfet de la Loire, consulté par le ministre sur cette question, a transmis un avis de la chambre du commerce de Saint-Étienne, qui constate que, dans cette ville, où la fabrication des rubans emploie un très grand nombre de métiers à la Jacquart, on n'a jamais eu l'occasion d'observer d'accidents saturnins ; mais que d'ailleurs les métiers à rubans diffèrent notablement de ceux qui sont destinés au tissage du coton.

2° **Emploi du plomb dans l'économie domestique.** — Notre tâche est loin d'être accomplie ; il nous reste à parler des conditions les plus variées, les plus multiples, et en même temps peut-être les plus insaisissables de l'influence délétère du plomb et de ses composés. L'emploi de cette substance dans la construction des habitations, dans la composition d'une foule d'ustensiles de cuisine ou d'usage domestique, dans la confection de tuyaux de conduite ou d'enveloppes pour certaines substances ; l'addition accidentelle ou artificielle de certains sels de plomb aux aliments ou aux boissons, et enfin la composition de divers cosmétiques, constituent autant de sources diverses, et trop souvent méconnues, de l'empoisonnement saturnin.

Nous n'avons qu'un mot à dire des *appartements fraîchement peints* à la céruse, qui passent pour insalubres à cause des émanations de plomb que l'on suppose devoir s'en échapper. C'est là une erreur qui doit être combattue. La céruse, combinée avec l'huile et avec le siccatif dans la peinture, est absolument fixe et ne subit aucune volatilisation. Les belles recherches expérimentales de M. Chevreul sur la peinture à l'huile ne laissent aucun doute à cet égard. C'est à l'essence que doivent être attribués les accidents qu'ont éprouvés un si grand nombre de personnes, pour avoir habité des appartements trop récemment peints.

Les *réservoirs* et les *tuyaux de plomb*, qui contiennent et conduisent les eaux employées aux usages alimentaires et domestiques, ont été souvent l'occasion des plus graves maladies et de malheurs irréparables. Nous avons déjà consacré à ce sujet quelques mots en parlant de la BOULANGERIE et des EAUX ; ajoutons que des faits nombreux sont venus démontrer l'action de l'eau potable sur les conduites et sur les réservoirs de plomb. M. H. Gueneau de Mussy en a observé un exemple remarquable au château de Claremont, en Angleterre. Après quelques mois de séjour au château de Claremont, en 1848, plusieurs membres de la famille du roi Louis-Philippe furent atteints de symptômes d'intoxication saturnine. Coliques violentes, nausées, vomissements, tels furent, avec une constipation opiniâtre, les premiers accidents qui se manifestèrent. Plus tard, la peau se colora d'une teinte ictérique, des troubles nerveux se déclarèrent, simulant des attaques d'hystérie ; toute la surface de la peau devint le siége d'une telle exaltation morbide de la sensibilité, que le moindre attouchement arrachait des cris et des larmes aux malades. La perte toujours croissante des forces, l'amaigrissement progressif, la coloration fortement cachectique de la peau, etc., inspirèrent une vive inquiétude à M. Gueneau de Mussy, qui leur donnait des soins, et le portèrent, après avoir inutilement employé les purgatifs, à recourir aux antispasmodiques, aux préparations martiales, sulfureuses, etc., dont il obtint les meilleurs résultats. D'autres habitants du château furent également atteints, mais à un moindre degré. En somme, sur 38 personnes dont se composait la petite colonie, 13 furent frappées de l'intoxication, et la moitié de ces malades offrirent le liséré bleuâtre des gencives, et des taches de même couleur sur la membrane muqueuse buccale. Ces taches et ce liséré constituèrent même, pour plusieurs personnes, la seule trace de l'action de la matière toxique. A quelle cause devait-on attribuer ces empoisonnements ? L'analyse chimique de l'eau employée au château pour les usages domestiques et culinaires y fit découvrir plus de $0^{gr},01$ de plomb métallique par litre. Mais comment expliquer la présence de ce plomb dans l'eau ? Voici en quels termes M. Gueneau de Mussy fait connaître les changements introduits dans les appareils de distribution des eaux du château :

« Lorsque le château de Claremont fut occupé par ses nouveaux » habitants, ils trouvèrent que l'eau arrivait par des tuyaux de plomb » depuis une citerne naturelle située près de la source (distante de » 3 kilomètres), jusque dans la citerne de plomb située dans le palais. » Cette citerne naturelle était encombrée de détritus animaux et » végétaux. On jugea à propos de la remplacer par un cylindre de » fer de 6 pieds ($1^{m},95$) de diamètre, et de 20 pieds ($6^{m},50$) de haut, » que l'on mit dans la terre à une profondeur de 15 pieds ($4^{m},87$).

» On adapta à ce cylindre un tuyau de plomb faisant une saillie de » quelques pouces à l'intérieur, et le cylindre fut fermé par un » couvercle de fer percé de trous, afin de permettre l'introduction » de l'air. »

M. le docteur Guérard, dans un travail rempli d'observations intéressantes, a donné de ce fait une explication qui mérite d'être prise en considération. Rien n'est plus facile à expliquer, dit-il, que ce qui s'est passé dans cette circonstance. On sait, d'après les expériences directes de Pouillet, que le plomb est positif à l'égard du fer, et surtout de la fonte. La substitution du cylindre de fer à la citerne de plomb aura eu pour résultat de favoriser l'oxydation du plomb, qui, une fois transformé en oxyde hydraté, se sera changé en carbonate, et dissous dans l'excès d'acide carbonique contenu dans l'eau. — Comme la proportion d'agent toxique était peu considérable, les effets auxquels il a donné lieu n'ont commencé à se manifester qu'après un usage assez prolongé de l'eau empoisonnée.

Nous tirerons de ce fait intéressant un précepte qu'il ne faut pas perdre de vue : c'est que, dans les réservoirs destinés à conserver l'eau alimentaire, on doit éviter d'établir un contact même médiat entre le plomb et un autre métal, et notamment le fer.

Nous ne devons pas non plus passer sous silence une observation qui intéresse au plus haut degré la santé des marins, et à laquelle des faits récents sont venus donner une très grande importance. L'eau distillée obtenue en mer à l'aide des *cuisines distillatoires* munies de serpentins de plomb s'est chargée de ce métal, et c'est à l'usage qui a été fait de cette eau que l'on a été fondé à attribuer, dans quelques cas, les coliques d'un grand nombre d'hommes d'équipage. Nous savons quelle confusion pourrait être faite entre les coliques saturnines et la colique sèche des pays chauds. Mais il n'en est pas moins très utile d'appeler l'attention sur des inconvénients aussi graves que ceux qui résulteraient de l'emploi des tuyaux de plomb dans les appareils distillatoires placés à bord des navires.

Quant aux *ustensiles* et aux *vases* destinés à la cuisine, à la table ou à la conservation des aliments, il est difficile de calculer quelle peut être l'influence du plomb qui entre dans la composition d'objets si universellement employés. Lorsque l'on considère que toutes les faïences communes sont recouvertes d'un *émail plombeux* attaquable par la plupart des condiments, matières grasses et acides, on est invinciblement conduit à se demander si le mélange incessant de ces petites quantités de substances vénéneuses ne peut pas à la longue exercer une action plus ou moins profonde sur la santé publique. Cette idée, que nous n'aurions peut-être avancée qu'avec hésitation, nous l'avons entendu émettre et soutenir par l'un des esprits les plus éminents de la commission dont nous avons fait partie ; et nous ne craignons pas de dire qu'elle est digne d'être méditée par tous les hygiénistes. Dans quelques cas, l'observation directe montre combien cette crainte est fondée. M. Chevallier rapporte l'exemple d'un cultivateur de la Gironde qui éprouva une colique de plomb déterminée par des cornichons qui avaient séjourné dans un pot de terre verni. Le vernis avait été décomposé presque partout par l'acide acétique ; le vinaigre dans lequel les cornichons macéraient étaient trouble, épais, laiteux ; il contenait de l'acétate, du carbonate, du sulfate et du chlorure de plomb.

Mais, outre l'emploi des vernis et des émaux plombeux dans la fabrication des *ustensiles de vaisselle*, quelques vases employés aux mêmes usages sont faits tout de plomb ; et à cet égard on ne doit pas hésiter à se prononcer formellement sur les inconvénients qu'ils présentent. Barruel avait indiqué, il y a longtemps, la nécessité de substituer aux saloirs de plomb dont se servaient les charcutiers, des saloirs de bois ou de grès. On sait dans combien de liquides on a ainsi constaté la présence du plomb. (*Voy.* EAU DE FLEUR D'ORANGER, COMPTOIRS, ETC.)

Un fait non moins important, mais moins connu, a été signalé récemment : c'est le danger que présentent les appareils métalliques destinés à conserver ou à préparer les eaux salines et gazeuses, lorsqu'il entre un alliage de plomb dans quelques-unes de leurs parties. Ainsi, les *bouteilles siphoïdes* à eau de Seltz, dont la fermeture et le tube intérieur étaient d'étain mélangé de plomb, ont donné lieu à des accidents. M. Baude, membre du Conseil d'hygiène et de salubrité de la Seine ; M. Chatin et M. le docteur Robert, en ont cité des exemples reproduits par M. Chevallier.

Nous devons mentionner encore les préparations de plomb qui entrent dans la composition des *cosmétiques*, blanc de fard, pommades ou eaux pour teindre les cheveux, etc., les feuilles de plomb employées comme *enveloppes* pour certaines substances alimentaires, notamment pour les *conserves*, et aussi pour le tabac. Ce dernier point, signalé déjà par M. Chevallier, a été plus récemment l'objet d'un rapport de M. F. Boudet, motivé par des accidents qui avaient été signalés au Conseil d'hygiène et de salubrité de la Seine en 1858.

Le sieur Colardeau, dans une lettre qu'il a l'honneur de vous adresser, a signalé à votre sollicitude les inconvénients et les dangers qui peuvent résulter pour la santé publique de l'usage adopté par un grand nombre de débitants de tabacs, et notamment par le sieur Gibert, directeur du bureau dit de la Civette, rue Saint-Honoré, n° 214, de livrer au public le tabac enfermé dans des sacs de plomb en feuilles. Cette pratique serait, d'après le sieur Colardeau, excessivement dangereuse, parce que l'enveloppe de plomb s'oxyde au contact du tabac et lui communique des propriétés vénéneuses. La régie, ajoute-t-il, vend les tabacs étrangers dans des enveloppes d'étain, sans augmentation de prix ; les buralistes pourraient adopter ce système au grand avantage des consommateurs.

Vous avez, monsieur le préfet, demandé l'opinion du Conseil d'hygiène publique et de salubrité sur cette communication officieuse, et j'ai été chargé d'étudier la question qu'elle soulève.

Une enveloppe de plomb peut-elle, par le contact plus ou moins prolongé avec le tabac en poudre, lui communiquer des propriétés vénéneuses ? Tel était le point à examiner.

Pour apprécier l'action du tabac sur le plomb, j'ai institué les trois expériences suivantes :

1° J'ai renfermé une certaine quantité de tabac dans un sac de plomb.

2° J'ai renfermé dans un bocal un certain nombre de disques de papier de plomb, les uns sur les autres, mais séparés par autant de couches de tabac en poudre.

3° Enfin, j'ai suspendu une feuille de plomb dans une cloche sous laquelle j'avais placé une large capsule remplie de tabac, de telle sorte que la vapeur seule du tabac pût agir sur le plomb. Je n'ai pas tardé à observer que, dans ces trois expériences, le plomb était rapidement et fortement attaqué. Le plomb en contact avec le tabac se ternissait bientôt, présentait une surface chagrinée et sur laquelle on pouvait facilement observer à la loupe de petites plaques blanchâtres. L'action produite par la vapeur du tabac était beaucoup moindre, mais très évidente cependant, et la surface métallique exposée directement à cette vapeur se couvrait d'une espèce de duvet blanchâtre, qui en ternissait l'éclat. Ayant versé doucement sur un papier le tabac contenu dans le sac de plomb, j'ai remarqué que les portions de poudre détachées des surfaces métalliques renfermaient une certaine quantité de parcelles blanchâtres.

Une partie du sac de plomb, nettoyée avec soin et décrassée des parcelles de tabac qui y adhéraient, a été lessivée à froid, avec de l'eau distillée ; la liqueur, filtrée, a donné les réactions d'eau sans sel de plomb avec l'iodure de potassium, et l'examen plus approfondi de la substance blanche formée à la surface du métal m'a démontré qu'elle était composée de sous-acétate de plomb.

Il résulte de ces observations que dans les sacs de plomb dans lesquels on enferme le tabac en poudre, il se forme du sous-acétate de plomb en petites plaques très friables, qui se détachent facilement du métal et se mêlent au tabac ; que ce mélange du tabac et d'une substance aussi vénéneuse que l'acétate de plomb, étant introduit dans les narines des consommateurs, peut donner lieu à une intoxication plombique et causer de graves accidents ; les faits, d'ailleurs, ont déjà par avance justifié cette conclusion.

On trouve en effet dans la *Gazette hebdomadaire de médecine*, publiée le 31 juillet 1857, des observations du docteur Maurice Meyes (de Berlin) qui constatent cinq cas d'intoxication et paralysie saturnine produits par du tabac à priser, qui avait été, suivant l'usage répandu en Allemagne, livré aux consommateurs dans des sacs de plomb.

Ainsi, monsieur le préfet, les accidents produits par l'usage du tabac enfermé dans des enveloppes de plomb, l'existence démontrée par l'analyse chimique d'un sel de plomb à la surface des feuilles de métal en contact avec le tabac lui-même, démontrent que l'emploi des enveloppes de plomb pour le débit de tabac offre de très graves dangers, et qu'il y a lieu de le proscrire.

En conséquence, monsieur le préfet, le délégué du Conseil, soussigné, a l'honneur de vous proposer d'ordonner que l'usage des enveloppes de plomb soit interdit dans tous les débits de tabac, et qu'elles y soient remplacées par des enveloppes de papier d'étain parfaitement pur.

Si nous pouvions passer en revue, ainsi que nous l'avons fait d'ailleurs dans un très grand nombre d'articles qu'il serait trop long d'énumérer, toutes les altérations et falsifications des aliments et des boissons, nous n'en trouverions pas une peut-être dans laquelle le plomb ne figure comme un élément des plus constants et des plus nuisibles. C'est à poursuivre ce dangereux poison dans tant de substances usuelles où il se glisse, que l'infatigable et savant M. Chevallier, guidé par l'intérêt bien compris de l'humanité, a consacré une partie de sa vie laborieuse et de sa vaste expérience.

Nous ne pouvons terminer l'examen de cette partie si importante du sujet, sans signaler d'une manière spéciale les graves accidents résultant de l'usage qui s'est introduit dans certains débits de boissons, notamment en Flandre, de *pomper la bière à l'aide de tuyaux de plomb*, usage qui a été imité pour *tirer le vin* de la cave dans quelques établissements.

Ce dernier cas s'est présenté dans une circonstance bien digne d'être rappelée, chez un très honorable pépiniériste des environs de Paris, qui, pour faciliter le service de sa maison, avait fait établir par ses ouvriers une pompe semblable. Deux d'entre eux ont été atteints d'empoisonnement saturnin ; l'un d'eux a succombé, et une action correctionnelle et civile, intentée au chef de l'établissement, a amené contre lui une condamnation à des dommages-intérêts considérables.

Dans le département du Nord ce fait avait pris des proportions bien plus étendues, et le Conseil d'hygiène de Lille s'est emparé de la question, et l'a approfondie avec sa sagacité ordinaire. Le rapport si instructif de M. Gosselet doit trouver place ici.

RAPPORT FAIT AU CONSEIL CENTRAL DE SALUBRITÉ DU DÉPARTEMENT DU NORD SUR L'ACTION QUE LES TUYAUX DE PLOMB EXERCENT SUR LA BIÈRE, PAR M. LE DOCTEUR GOSSELET (13 JUIN 1853).

Messieurs, le rapport que vous avez adopté sur les procédés de clarification des bières à l'aide d'agents saturnins contenait l'engagement d'étudier, par des expériences directes, l'action des tuyaux de plomb sur les bières qu'ils amènent de la cave au corps de pompe en usage chez les débitants : des résultats variables ayant à cette époque laissé quelque doute dans notre esprit, votre bureau vient aujourd'hui vous rendre compte des différentes recherches qui ont été continuées à ce sujet par M. Meurein.

1° Un tuyau de conduite qui avait longtemps servi donna lieu aux premiers essais; il avait 3 mètres de long, une épaisseur de 3 millimètres, et un diamètre intérieur irrégulier, par suite de déformation, de 12 à 13 millimètres.

Il était recouvert à l'intérieur d'un enduit assez épais de couleur ocracée à l'état humide, jaune chamois à l'état sec.

Il fut rempli d'une bière reconnue exempte de plomb, et bouché avec soin.

Après un contact de douze heures, le liquide qu'il contenait était trouble, jaunâtre et comparable aux urines jumenteuses : le filtre en sépara une bière transparente et retint un résidu jaunâtre, abondant, qui fut desséché, incinéré, traité à chaud par l'acide azotique, repris par l'eau distillée bouillante, et après filtration, neutralisé par l'ammoniaque, puis additionné de sulfhydrate de soude. Il se forma un précipité de sulfure de plomb très abondant.

La même série de manipulations vint révéler dans la bière que le filtre avait laissée passer un précipité de sulfure de plomb abondant aussi et bien caractérisé par les différents réactifs.

A deux reprises la même expérience donna lieu à des résultats identiques.

Après le contact des bières dans les tubes, comme il vient d'être dit, le tuyau était lavé à l'eau distillée, puis rempli d'eau également distillée, et laissé ainsi pendant douze heures. Cette eau, recueillie avec soin, était limpide, mais colorée en jaune; elle précipita par l'acide sulfhydrique, et donna 20 centigrammes de sulfure sur 300 grammes d'eau que contenait le tube.

2° Un second tuyau enlevé directement à la pompe, et tapissé comme ci-dessus, fut soumis aux mêmes expériences, et, bien qu'après chaque séjour de douze heures de la bière, il fût lavé à l'eau pure jusqu'à ce que celle-ci en sortît limpide, les bières soumises à un nouveau contact donnèrent lieu à d'abondants précipités de sulfure de plomb.

3° Ces deux premières expériences devaient dissiper nos doutes; mais nous n'étions pas encore absolument dans les conditions des tuyaux en fonction, et les premiers essais faits dans ces conditions avaient été négatifs, on se le rappelle. Il était donc important d'expérimenter sur une plus grande échelle.

Huit litres de *première bière* furent recueillis en deux fois chez quatre cabaretiers, le matin après huit à dix heures de séjour dans le corps de pompe et les conduits, c'est-à-dire dans les conditions les plus défavorables où elle puisse être livrée aux consommateurs.

Ces huit litres furent évaporés dans une capsule de porcelaine neuve, et après la répétition des manœuvres précitées, soumis à un courant assez prolongé de gaz acide sulfhydrique. Le précipité qui se forma, recueilli sur le litre, lavé et séché, donna 6 milligrammes de sulfure de plomb.

Ou environ un demi-milligramme de plomb métallique par litre.

Ajoutons que toutes les expériences faites pour reconnaître dans ces bières la présence de cuivre qu'on aurait pu attribuer au corps de pompe ont toujours donné des réponses négatives.

Il serait ici sans importance de suivre M. Meurein dans les explications théoriques de la reproduction constante de l'enduit, dont on ne peut constater la présence sur le fragment de tube divisé soumis au Conseil.

Disons seulement qu'il s'est assuré par des analyses minutieuses dont nous déposons le détail sur le bureau, que le dépôt qui tapisse la paroi intérieure des tubes de plomb est composé d'acétate de plomb basique, de sulfate et de chlorure de plomb, d'une combinaison d'oxyde de plomb et de principes colorants, gommeux et mucilagineux ; ce qui tend à confirmer ce chimiste dans la pensée que l'oxyde de plomb surabondant pour saturer l'acide acétique d'une première quantité de bière, et qui donne lieu au sel basique, se combine avec l'acide d'une seconde portion de liquide qui l'entraîne en dissolution, d'où naît, par cette espèce de transmission, la possibilité d'une nouvelle oxydation pour reformer le sel basique, et ainsi de suite.

Le fragment du tube, débarrassé de son enduit, montre les érosions plus ou moins profondes subies par le métal.

On est donc autorisé à conclure :

1° Que la bière, après un séjour de douze heures dans un tuyau de plomb ayant servi longtemps à conduire le liquide, entraîne du plomb à l'état de combinaison soluble et de combinaison insoluble ;

2° Que cette action se produit sur un tube expérimenté au moment où il vient d'être séparé de la pompe ;

3° Qu'elle a lieu encore tous les jours dans les tuyaux de conduite ; qu'elle doit être augmentée en raison de l'acidité des bières ; qu'elle devient surtout sensible par un séjour prolongé de la bière dans les tubes, comme cela a lieu toutes les nuits, de telle sorte que celle-ci peut contenir alors en moyenne 1/2 milligramme de plomb par litre.

Si faible que puisse paraître cette proportion, vous avez pensé, messieurs, qu'elle pouvait devenir nuisible, puisqu'il est impossible de mesurer la tolérance de chaque idiosyncrasie, et il peut arriver, par exemple, que cette bière soit servie chaque matin à un ou deux individus qui viennent la prendre avant le premier repas.

Si par précaution, et pour offrir la bière plus fraîche, les premières portions sont écoulées dans les réservoirs des fonds et résidus, vous savez encore ce qu'elles deviennent : elles vont former la base des petites bières consommées par les ouvriers.

Vous avez donc pensé qu'il serait prudent de proscrire, d'une manière absolue, les tuyaux de plomb dans les pompes des cabarets.

Mais il ne suffirait pas d'inviter l'autorité à en prescrire la suppression, il fallait encore aviser à les remplacer par des moyens à la fois pratiques et inoffensifs.

C'était la principale difficulté du problème, car il est important que les conduits ne communiquent à la bière aucune odeur et qu'ils jouissent d'une certaine flexibilité pour s'adapter à toutes les positions des tonneaux dans les caves.

Aussi avons-nous eu à peser bien des considérations pour et contre telle et telle matière à employer ; nous n'avons pas à vous entretenir de nos tâtonnements et des conseils qui se croisaient en tous sens sans nous satisfaire. Il nous suffit de démontrer que la chose est possible et réalisable à l'aide de tubes d'étain laminés et soudés longitudinalement d'une manière parfaite par le chalumeau d'une lampe alcoolique ou par une lance de gaz détonant. Le tube présenté au Conseil est d'étain fin, que nous avons vu très cassant avant le laminage ; il a pu être roulé en spirale, puis déplié sans se rompre et sans endommager en rien la soudure. Dans ces conditions d'épaisseur et de diamètre, le prix du mètre courant pesant 769 grammes, serait de 2 fr. 75. (L'étain fin coûte en ce moment 2 fr. 80 le kilog.) On obtient aussi des tubes d'étain sans soudure en les passant à chaud à la filière ou au laminoir; mais ceux que nous avons vus sont plus épais, c'est-à-dire plus coûteux, et ils sont moins flexibles.

Il est d'ailleurs évident que l'industrie ne tardera pas à améliorer les produits, à faire à meilleur marché, et dans ce but elle introduirait bientôt les alliages qui arriveraient, dans un temps donné, à ramener les inconvénients signalés en faisant entrer le plomb en proportion considérable.

C'est pourquoi il faudrait exercer une surveillance sur ces tubes comme celle qui s'applique aux mesures de capacité formées de ce métal. Depuis les belles expériences de Vauquelin, consulté par la commission célèbre qui créa le système métrique, expériences confirmées quelques années plus tard par Proust, l'étain, qui n'est soumis à aucun titre dans le commerce, doit cependant, quand il est employé comme mesure de capacité, être astreint, avant de subir l'épreuve de la jauge, à un contrôle qui détermine que l'alliage ne contient que 16 pour 100 de plomb, avec tolérance jusqu'à 18 pour 100.

En adoptant pour les tuyaux de conduite ce même titre légal, qui suffit largement à prévenir l'oxydation du plomb, la surveillance serait aussi facile que celle des mesures utilisées dans les lieux où se débite la bière du Nord.

En indiquant la possibilité de remplacer avantageusement les tubes de plomb par des tuyaux d'étain, il ne saurait entrer dans notre pensée de proscrire tout autre moyen que l'industrie trouverait avantageux d'employer, pourvu qu'il ne pût nuire en rien à la santé des consommateurs.

Ainsi les tubes de caoutchouc, de gutta-percha (1), de cuir, de bois, de métal argenté ou autres, ne sauraient être prohibés. Quand on sera parvenu à les produire dans des conditions convenables, ils pourront avoir des avantages, comme ils ont aujourd'hui des inconvénients qui ne permettent point d'en conseiller l'application.

Il n'est pas inutile, cependant, de rappeler que l'usage du zinc a été proscrit, avec raison, comme vases culinaires, comme mesures de capacité, etc. Il est également important de dire que le cuivre, mis en contact avec la bière à l'air libre, y produit des combinaisons de cuivre très dangereuses; qu'il serait imprudent de l'employer pour tuyaux de conduite, car si la présence de ce métal n'a pu être révélée dans les bières en contact avec les corps de pompe, cela ne peut tenir qu'à la non-intervention de l'air, et que cette condition ne serait pas toujours remplie avec des tubes qu'il faut souvent monter ou démonter pour les ajuster. Ils pourraient s'oxyder en certains points, et donner lieu à des accidents avant d'être rendus impropres à fonctionner.

Par surcroît de précaution, vous auriez désiré, messieurs, que les corps de pompe, actuellement faits de cuivre, pussent être remplacés par des pparcils d'étain, ou du moins recouverts d'une couche d'étain à défaut d'autre matière

(1) Les tubes de gutta-percha employés déjà dans quelques établissements à Roubaix ont été préparés à cette destination par les macérations dans l'alcool de la surface interne, en vue d'empêcher ensuite l'action de l'alcool faible contenu dans la bière.

inattaquable. Les études nouvelles entreprises à ce sujet ont révélé des difficultés inattendues, se rapportant, les unes à la souplesse de la matière même, si elle est employée isolément, les autres à la prévision d'actions électro-chimiques, si par l'effet de l'usure ou de la nécessité de conserver du cuivre dans certaines parties de l'appareil, les métaux en contact se trouvaient mis en présence d'un liquide acidulé. Il n'est pas douteux, cependant, que l'industrie ne parvienne à lever bientôt toutes les difficultés, et à donner ainsi à vos appréhensions entière satisfaction, car nous avons eu entre les mains des corps de pompe coulés en étain pur, qui étaient bien près d'atteindre le but, et auxquels il ne manquera plus que la consécration de la pratique.

Mais avant que de nouvelles expériences aient démontré, dans les bières, la présence d'une dissolution de cuivre due à l'action de ces appareils, il y aurait peut-être de l'arbitraire à exiger que tous les débitants qui se sont imposé une dépense faite une fois pour la vie fussent contraints de remplacer leurs pompes à bière, pour satisfaire des prévisions que l'esprit conçoit comme éventuelles, mais que rien n'a justifiées jusqu'ici.

Nous ne parlerons point de proposer à l'autorité des dispositions pour l'avenir; elles seraient futiles, puisque les nombreux établissements en activité sont munis de pompes de cuivre, et qu'ils continueraient à faire courir des dangers aux consommateurs s'il y en avait de réels.

Dans cet état de choses, nous pensons donc qu'il y a lieu de laisser aux travaux ultérieurs et à l'expérience de la pratique le soin de vider cette question, en nous bornant à demander la réforme des instruments dont les faits et la science ont reconnu le danger.

En résumé :

Attendu que les tuyaux de plomb qui amènent la bière depuis le tonneau jusqu'à la pompe des comptoirs de cabarets ou estaminets produisent, avec cette boisson, des combinaisons de nature à incommoder les consommateurs ; qu'il en serait de même des tubes de zinc ou de cuivre ;

Attendu qu'il est possible de remplacer ces tuyaux de plomb par des tubes de matière inoffensive ; qu'on peut, par exemple, obtenir des tubes d'étain qui remplissent le but proposé ;

Attendu que dans le commerce l'étain contient souvent du plomb en quantité considérable ; qu'il est important, dans cette application, d'en surveiller le titre comme on le fait pour les mesures de capacité,

Nous avons l'honneur de proposer au Conseil d'inviter M. le préfet :

1° A proscrire dans tous les lieux où se débite la bière l'usage des tuyaux de plomb qui font suite au corps de pompe à bière.

2° A interdire de les remplacer par des tubes de zinc ou de cuivre qui offrent aussi des dangers.

3° A prescrire que les tuyaux d'étain qui seront employés à cette destination ne pourront contenir plus de 16 pour 100 de plomb, et qu'ils seront assujettis, par les soins du fabricant, au contrôle du titre exigé pour les mesures de capacité. Les industriels restant libres d'ailleurs de choisir telle matière inoffensive qu'ils jugeront convenable.

Ce rapport a reçu la sanction du Comité consultatif d'hygiène publique et de l'autorité supérieure, et a inspiré les pièces officielles suivantes :

CIRCULAIRE MINISTÉRIELLE DU 28 SEPTEMBRE 1853 PORTANT PROHIBITION DES TUYAUX DE PLOMB.

Monsieur le préfet, par une circulaire du 10 juillet dernier, j'ai appelé votre attention sur les mesures qu'il serait nécessaire de prendre dans le but de garantir la santé publique contre le danger d'intoxication qu'entraîne l'emploi des préparations saturnines pour la clarification et le collage de la bière. Le même danger se trouve dans l'usage des tuyaux ou des ustensiles de plomb qui servent au débit de ce liquide. L'expérience a prouvé, en effet, que la bière peut, par suite de son contact avec le plomb, s'approprier une quantité appréciable de ce métal et acquérir ainsi des propriétés toxiques.

Ce n'est pas seulement dans les brasseries que l'on se sert de tuyaux ou conduits de plomb pour transvaser la bière : l'usage s'est introduit dans les cabarets et dans les maisons où l'on détaille des boissons, d'établir dans les salles de consommation une petite pompe qui communique, par un tuyau de plomb, avec le tonneau renfermant le liquide, et à l'aide de laquelle on obtient immédiatement, et sans déplacement, la quantité dont on a besoin. L'emploi de ce tuyau offre d'autant plus d'inconvénients, que le fonctionnement de la pompe est moins continu. On cite l'exemple d'une famille entière qui a été empoisonnée pour avoir fait usage, pendant quelque temps, d'une pompe semblable, à l'aide de laquelle on élevait le vin nécessaire à la consommation ordinaire. Aussi M. le préfet du Nord, qui avait déjà pris l'initiative des mesures jugées nécessaires contre le mode adopté dans son département pour la clarification des bières, vient-il, suivant l'avis du Conseil d'hygiène publique et de salubrité, de proscrire l'emploi des tuyaux de plomb, de cuivre ou de zinc pour l'aspiration et le transvasement de cette boisson. Aux termes des articles 2 et 3 de son arrêté, les conduits dont il s'agit doivent être remplacés par des tuyaux d'étain, dont l'alliage ne peut excéder 16 pour 100 de plomb, ou par des tuyaux composés de toute autre matière inoffensive. Ceux d'étain seront assujettis au contrôle du titre exigé, comme il est pratiqué pour les mesures de capacité, en matière de poids et mesures.

Le Comité d'hygiène publique établi près de mon département a pensé que ces dispositions étaient susceptibles d'approbation, et qu'il serait bon de les faire adopter dans les autres départements où l'on se sert également de tuyaux de plomb, de cuivre ou de zinc pour le transvasement des boissons. Si le vôtre est de ce nombre, monsieur le préfet, je vous invite à prendre un arrêté en ce sens. Vous en trouverez le modèle à la suite de la présente circulaire.

En ce qui concerne le mode à suivre pour constater le titre de l'étain, je vous invite à vous reporter, en tant qu'il serait besoin, aux pages 132 et suivantes du *Recueil officiel des ordonnances et instructions relatives à la fabrication et à la vérification des poids et mesures*, dont un exemplaire a été envoyé, en 1839, à toutes les préfectures et sous-préfectures.

Je vous prie de m'accuser réception de cette circulaire, et de me faire part des mesures auxquelles elle aura donné lieu dans votre département.

Signé HEURTIER.

MODÈLE D'ARRÊTÉ.

Nous, préfet du département d , etc.;

Vu les lois des 16-24 août 1790 et 18 juillet 1837;

Considérant que de nombreux accidents ont révélé les dangers que présentait pour la santé publique l'usage des tuyaux de plomb dont se servent la plupart des cabaretiers ou débitants de boissons pour l'aspiration de la bière;

Considérant qu'il est du devoir de l'autorité de prescrire les mesures nécessaires pour remédier, sous ce rapport, aux dangers signalés;

Vu la circulaire du 20 septembre 1853, arrêtons:

Article 1er. Il est défendu de faire usage, dans les débits de boissons, de tuyaux de plomb, de cuivre ou de zinc, pour l'aspiration de la bière.

Art. 2. Les conduits de cette nature qui existent en ce moment seront remplacés dans un délai d'un mois, à partir de la publication du présent arrêté.

Art. 3. Les tuyaux faisant suite aux corps de pompe à bière devront être d'étain ne contenant pas plus de 16 pour 100 de plomb, ou de toute autre matière inoffensive. Les tuyaux d'étain seront assujettis, par les soins du fabricant, au contrôle du titre exigé pour les mesures de capacité.

Art. 4. MM. les sous-préfets, maires, officiers de gendarmerie et commissaires de police sont chargés de l'exécution du présent arrêté, qui sera publié et affiché dans toutes les communes du département.

Il est intéressant de rappeler, à cette occasion, les expériences récentes tentées par M. Chevallier dans le but d'apprécier le mode et la rapidité d'action du vin, du cidre et de la bière sur les vases de plomb. Il a ainsi constaté qu'au bout de quarante minutes de contact ces liquides donnaient des traces de plomb, et que, si le cidre attaquait le métal avec plus d'énergie que les autres liqueurs, toutes trois présentaient, après vingt-quatre heures, lorsqu'on les traitait par l'hydrogène sulfuré, une très notable quantité de plomb.

Il nous reste à parler d'une pratique non moins grave, et qui, connue depuis longtemps, mais renouvelée dans ces derniers temps, a eu les conséquences les plus déplorables: il s'agit de l'addition d'un sel de plomb, ou d'un mélange contenant une préparation de plomb, à des liquides fermentés, *vin*, *cidre* ou *bière*, dans le but d'en opérer la *clarification* ou de les adoucir.

Le mélange de la *litharge au vin* a été autrefois l'objet de nombreuses prescriptions de l'autorité. Mais, depuis la fin du siècle dernier, cette falsification est devenue très rare. M. Chevallier dit avoir examiné, dans le cours de l'année 1852, plus de cent échantillons de vins pris dans les faubourgs de Paris, et les avoir trouvés tous exempts de plomb. Le même auteur rapporte cependant qu'en 1847 on constata, au camp de Compiègne, une grande quantité de coliques saturnines, que l'on reconnut avoir été produites par l'usage de vin qui, étant trop acide, avait été adouci par de l'acétate de plomb.

Les mêmes fraudes ont été souvent, et à différentes époques, pratiquées sur du *cidre*, dans un but semblable. Mais tout récemment un mélange où entrait un sel de plomb a été employé, sans aucune intention mauvaise, pour clarifier des cidres fabriqués dans plusieurs des principales brasseries de Paris : le mélange était formé de 125 grammes d'acétate de plomb et 125 grammes de carbonate de potasse, délayés dans un seau d'eau, pour un tonneau de cidre de 600 à 700 litres. Ces cidres, répandus par le commerce sur un grand nombre de points de la capitale, déterminèrent des accidents multipliés. Dans plusieurs hôpitaux, dans les quartiers les plus éloignés, des cas d'empoisonnement très graves furent simultanément observés. Deux des victimes succombèrent, et la justice ayant été saisie de cette triste affaire, je fus appelé à constater ces faits de concert avec M. le docteur Bonvalet, qui, le premier, avec une rare sagacité, avait signalé cette source d'accidents meurtriers, et avec notre savant collègue M. Chevallier. Nous avons pu, dans le cours des expériences auxquelles nous nous sommes livrés, remarquer que les cidres clarifiés par le mélange de sel de plomb et du carbonate de potasse ne contenaient pas une égale quantité de plomb. En effet, il peut arriver, lors de l'opération, que le cidre, étant plus ou moins acide, réagisse plus ou moins vivement sur la céruse qui a été produite et qui est à l'état naissant ; que ce liquide, par suite des manipulations exercées, soit plus ou moins longtemps en contact avec le carbonate de plomb formé ; ou que le liquide qui bouillonne rejette au dehors des vases, avec les écumes, une plus grande quantité de la céruse ajoutée au liquide.

La *bière*, comme le vin, comme le cidre, a été soumise à des mélanges analogues. C'est principalement dans le département du Nord que ces faits ont été observés ; ils y ont été l'objet d'une étude très complète de la part du Conseil d'hygiène de Lille, et d'un arrêté excellent de M. le préfet du Nord. Il nous suffira de citer ces deux pièces, en les recommandant à toute l'attention des administrateurs et des Conseils de salubrité.

RAPPORT FAIT AU CONSEIL CENTRAL DE SALUBRITÉ DU DÉPARTEMENT DU NORD SUR QUELQUES PROCÉDÉS EMPLOYÉS POUR CLARIFIER LA BIÈRE, PAR LE DOCTEUR GOSSELET (14 FÉVRIER 1853).

Les journaux de médecine se sont préoccupés, il y a quelque temps, des faits relatifs à une intoxication saturnine, dont la bière serait le véhicule. Le *Journal de chimie médicale* rapporte, dans le numéro de décembre 1852 (page 45), un fait de cette nature observé sur un individu de Cassel qui, victime d'accidents croissants de paralysie, dont il accusait un état rhumatismal, est allé à Paris, dans le service de M. Cruveilhier, chercher une guérison qu'il n'obtenait pas chez lui.

D'autres faits analogues ont été signalés dans la capitale, et des médecins, à Lille, à Armentières, ont été, depuis quelques années, témoins d'accidents de même nature. Les coliques, la constipation, la torpeur, l'état caractéristique des gencives, frappaient de plus en plus les observateurs.

Nous abrégeons les détails de la maladie qui nous est décrite sommairement par un médecin de la ville appelé à donner des soins à beaucoup d'ouvriers. Il récapitule les cas de cette affection dans un tableau qui en contient vingt-neuf, dont un seul sujet aurait été, par profession, en contact avec le plomb. Sur ce nombre, cinq ont conservé de la paralysie des extenseurs des doigts et des orteils. Il connaît aussi, en dehors de sa clientèle, plusieurs cas semblables, et spécialement chez des cabaretiers.

L'attention éveillée sur ce sujet, M. Bailly se rappelle les accidents qu'il a eu à combattre sur la personne même d'un brasseur. M. Godefroy, notre ancien collègue, a, dans sa pratique, des faits semblables en tous points.

Mais arrivons à la recherche des causes qui nous intéressent spécialement au point de vue de l'hygiène publique.

Le *Journal de chimie* fait remarquer dans le cas précité, que le malade était un buveur de bière, pas à domicile, mais au cabaret. Nos praticiens font cette même remarque, qu'ils ont obtenu de leurs clients des aveux en tout conformes à ceux-là : consommation de bière au cabaret. D'un autre côté, plusieurs personnes habituées à cette boisson ont dû y renoncer, en alléguant que la bière les fatiguait ; que l'usage soutenu les incommodait, sans qu'il y ait eu chez elles des symptômes alarmants.

Il y a donc uniformité dans les allégations.

Les phénomènes de cette intoxication saturnine seraient imputables à certaines bières, ou au moins à la bière prise dans certains cabarets.

Le *Journal de chimie* pense que les tuyaux de plomb destinés à conduire la bière de la tonne au corps de la pompe, placé sur le comptoir, pour éviter aux débitants la fatigue d'aller à la cave, sont attaqués par les acides contenus dans la boisson fermentée et donnent naissance aux sels vénéneux que le liquide tient ensuite en dissolution. Il prétend que quarante minutes de contact avec le plomb ont suffi (dans des expériences faites par l'auteur de l'article), pour donner à la bière la propriété de brunir par l'acide sulfhydrique. Plusieurs personnes ont accepté, sans contrôle, cette appréciation des causes.

Il n'est pas douteux cependant, que les faits d'intoxication, amenés exclusivement par cette cause, auraient dû se produire depuis l'introduction des pompes dans les cabarets ; ils auraient, depuis longues années, été signalés, soit en Angleterre, soit en Allemagne, soit en Belgique, où ces appareils fonctionnent depuis très longtemps et sur une très grande échelle.

Il n'est pas moins évident que l'empoisonnement, alors, devrait se remarquer moins chez ceux qui prennent de grandes quantités de bière, que chez ceux qui fréquentent les cabarets peu achalandés, où la bière qui remplit les tubes de pompe reste longtemps en contact avec le métal, et que les premières portions tirées le matin, après la décomposition opérée durant la nuit, seraient extrêmement vénéneuses, et auraient infailliblement amené plus tôt les désordres qui se révèlent aujourd'hui.

Sans nier d'une manière absolue cette action dissolvante sur laquelle nous aurons à revenir, il paraît donc logique de chercher ailleurs la cause des propriétés délétères dont la bière est le véhicule.

Grâce au zèle pour le bien public de notre ami et confrère Loiset, la tâche nous sera facile. Voici la lettre qu'il adresse à votre secrétaire, sous la date du 15 janvier 1853:

« Vous n'ignorez pas que depuis quelque temps des accidents saturnins se sont déclarés sur des personnes complétement étrangères aux professions qui font usage du plomb ou de ses préparations ; vous savez également que c'est généralement sur les forts consommateurs de bière qu'ont été observés ces accidents. Ce qu'on connaît beaucoup moins, c'est la source d'où découlent ces sortes d'intoxications. Il résulte de renseignements précis et très concluants, qui m'ont été fournis, que c'est à un nouveau mode de collage des bières qu'il faut attribuer les effets malfaisants signalés par plusieurs praticiens, bons observateurs. Le mode de clarification récemment introduit dans l'art du brasseur consiste dans l'association de la litharge ou du minium et de la colle de poisson ; on confectionne avec les deux substances des boules rougeâtres, du volume d'un œuf, que l'on introduit dans les tonneaux livrés chez le cabaretier à la consommation ; aucun soutirage n'est ensuite pratiqué, et même indépendamment de la belle couleur que prend le liquide, on se prévaut de l'atténuation apportée par ce procédé pour les bières dures de goût, c'est-à-dire trop acides.

» Ce sont particulièrement les brassins faits dans le cours des chaleurs de l'été qu'on traite avec de plus fortes doses de litharge. Trop souvent, une température élevée donne des bières de nuance un peu verdâtre et qui manquent de transparence ; c'est pour les amener à un état qui flatte mieux l'œil du consommateur, qu'on les soumet à l'action d'un oxyde de plomb. Le plus communément, ces bières sont bues dès le commencement, ou, au plus tard, dans le cours de l'hiver.

» De ces détails, il résulte bien positivement qu'un principe toxique est introduit dans la boisson populaire du pays ; on peut même ajouter que ce dangereux abus tendrait à se propager, si l'on ne se hâtait d'y mettre un terme, et qu'il est urgent, par conséquent, d'adopter des mesures qui protégent efficacement la santé publique.

» Je comprends pourtant tous les ménagements que de grands intérêts imposent en pareille matière. Il serait, d'un côté, fâcheux d'exciter des alarmes exagérées dans l'esprit des populations, et, de l'autre, il conviendrait d'éviter qu'une grande et belle industrie exercée par des hommes très honorables ne devienne l'objet d'incriminations de la part du public. La question présente donc des difficultés très réelles pour être traitée convenablement et recevoir une solution satisfaisante. »

Après cette communication, tout commentaire serait superflu : la cause doit être celle indiquée. Ce n'est pas la première fois que les sels de plomb sont vantés comme moyen d'arriver à la clarification des boissons, ils ont été aussi employés à la fabrication des sucres en tablettes, des pains d'épice et autres, et chaque fois on a eu des accidents à déplorer.

Les journaux politiques ou scientifiques ont reproduit et relatent encore aujourd'hui les condamnations sévères prononcées par les tribunaux contre les fabricants de cidre de Paris, coupables d'avoir préparé et vendu des boissons contenant des préparations saturnines, qui ont occasionné des accidents chez les consommateurs, et que la chimie sut reconnaître.

Ici la constatation des faits ne vous sera pas plus difficile : nous avons pu nous procurer, d'une part, des bières altérées par le plomb, et de l'autre, des préparations vantées et utilisées par les brasseurs, dont l'ignorance seule peut être accusée dans cette matière.

Nous allons vous donner quelques détails sur plusieurs des opérations faites dans le laboratoire de M. Meurein, pharmacien, dont vous connaissez le zèle, la patience dans les recherches, et qui nous promet de suivre l'étude chimique de ce sujet dans un travail complet.

1° Les bols que je soumets au Conseil central pèsent 82 grammes, et contiennent l'un 13 grammes de litharge, l'autre 6 grammes de minium mélangé avec l'ichthyocolle. (Le plomb de bols semblables a pu être ramené à l'état métallique.) Nous avons aussi soumis à l'analyse une préparation liquide, sirupeuse, blanche, qui contient, avec de la dextrine, une matière que l'acide chromique jaunit, que l'acide sufhydrique noircit : c'est le plomb. Ce mélange a été pris entre les mains d'un garçon brasseur au moment où il allait l'employer à la clarification des bières.

2° Un litre de bière provenant d'un cabaret où nous savions que le procédé de collage était employé, soit par le débitant, soit par le brasseur, a été concentré, puis le résidu charbonné; une portion de ce charbon, traitée par l'acide azotique, a donné une liqueur qui, ramenée à l'état neutre par l'ammoniaque, a été essayée par le sulfhydrate de soude. L'autre portion de charbon incinéré a aussi été essayée par le réactif. *Cette première expérience ne nous a donné aucun résultat.*

Nous avons alors introduit un sel de plomb dans une bière que nous savions pure de métal : la proportion était de 5 milligrammes pour 120 grammes de liquide; tout de suite et sans rapprochement, nous avons obtenu avec le réactif une coloration, puis un précipité.

3° A quelques jours de distance, nous fîmes prendre de la bière dans le cabaret cité ci-dessus : elle fut traitée par la condensation, la carbonisation, et la liqueur obtenue comme précédemment se brunit par le sulfhydrate de soude, et un précipité très abondant troubla la transparence et vint s'amasser au fond du verre. Le produit de l'incinération nous conduisit au même résultat. Ces deux précipités peuvent être appréciés par les échantillons soumis au Conseil central.

Il serait ici sans importance de fournir une analyse quantitative des matières toxiques, car elles doivent varier considérablement suivant l'état d'acidité, de fermentation ou de limpidité des bières au moment où l'on fait usage du moyen de collage. Les parties gommeuses et mucilagineuses tenues en suspension, et qui troublaient la transparence de la boisson, forment avec les sels de plomb un mélange moins soluble et qui se précipite, d'où naît la limpidité du liquide à décanter. Il résulte de ce fait que les fonds de tonneaux, les sédiments, doivent contenir le métal en plus grande quantité; c'est encore ce que l'analyse est venue confirmer.

4° Des lies de bières nous ont été procurées et ont fourni aux réactifs des précipités extrêmement abondants; tandis que nous n'avons rien obtenu en expérimentant sur de la bière non soumise au collage saturnin, et qui avait été pendant toute une nuit laissée dans la pompe et tirée le matin.

Ainsi donc on emploie, pour clarifier les bières, des préparations de plomb en grande proportion. C'est tantôt du minium, tantôt de la litharge, tantôt le sel ou sucre de Saturne associé à la colle de poisson, à la dextrine ou autre excipient; et les bières ainsi préparées contiennent des parties notables de sel de plomb.

Les sédiments qui s'opèrent au fond des tonnes recèlent surtout les sels de Saturne, ainsi que nous l'avons prouvé: or, ces fonds sont parfois réunis, ou pour être décantés, et alors ils constituent des bières très chargées de principes toxiques, ou repris par le brasseur, et alors ils sont mélangés aux petites bières qui doivent contenir, elles aussi, les sels de plomb.

Nous venons de voir que les bières prises dans un même cabaret ne révèlent point toutes la présence des substances saturnines, bien que puisées également à l'aide de la pompe incriminée. Ces différences peuvent être rapportées à des circonstances diverses qu'il y aura lieu d'examiner: ainsi il faudra tenir compte de la hauteur à laquelle est arrivée la bière dans la vidange, puisqu'il est démontré que la lie recèle une plus grande quantité de plomb, ou de ce qu'il s'est produit des quantités plus ou moins considérables de précipité, ainsi que nous l'avons expliqué.

Il ne faudrait pas non plus écarter, d'une manière absolue, l'action des tuyaux de conduite; ce que nous avons appris à ce sujet nous commande la réserve et nous inspire des doutes que lèveront bientôt de nouvelles expériences. Voici sommairement l'état de la question. Les lames de plomb légèrement oxydées laissent dans la bière des traces appréciables après un séjour prolongé, et la pratique des pompes a fait reconnaître que s'il n'était pris aucune précaution préparatoire, la bière en contact avec les tubes de plomb prenait une apparence laiteuse et *jumenteuse*, comme on dit de certaines urines; qu'en raison de ces faits, il est d'usage (au moins dans notre arrondissement) de confier, au préalable, ces tubes aux brasseurs qui leur font subir une macération dans la drèche ou dans les fonds de bière. Pendant ce bain prolongé, ils se recouvrent d'un enduit muqueux, d'une sorte de fausse membrane qui les rendrait inaltérables au liquide. Mais les déchirures de ce dépôt, produites quelquefois par les frottements exercés lors de la pose des ajutages, ou des tuyaux d'allonge, ramènent toujours le trouble du liquide en contact et y font naître un sédiment qui a certaine apparence de la litharge. Ces usages et ces observations, on le voit, nous permettent de soupçonner une action réelle qui fera l'objet de nouvelles études et d'un rapport ultérieur, et alors, s'il y avait lieu, le Conseil central aurait à indiquer à M. le préfet les mesures à prendre pour faire disparaître les inconvénients résultant de ce chef.

Mais, dès à présent, nous avons cru devoir appeler votre attention et celle de l'autorité administrative sur les procédés de collage des bières signalés par notre collègue.

En effet, la question amenée à ce point, il est démontré que des brasseurs emploient pour cette opération des préparations de plomb, et que cette substance se retrouve dissoute dans les bières à doses appréciables et pouvant occasionner des accidents graves chez les consommateurs.

Il nous reste à rechercher les voies et moyens propres à arrêter le mal immédiatement, tout en respectant les intérêts des producteurs de la boisson du pays, et ceux surtout des consommateurs, chez qui le moindre cri d'alarme ferait naître les défiances les plus exagérées. Vous partagez entièrement, à cet égard, les sentiments de convenance de M. Loiset, et si je formule en terminant quelques propositions, c'est uniquement pour servir de thème aux conclusions que vous aurez à prendre sur un sujet d'une si haute gravité. Vous penserez, sans doute, messieurs, que l'autorité administrative, par des circulaires rédigées sous une forme dubitative, arriverait à conjurer le mal sans éveiller de craintes sérieuses.

J'ai donc l'honneur de vous proposer de faire connaître les faits à M. le préfet, et de l'inviter :

1° A prémunir, par une circulaire, MM. les brasseurs et les cabaretiers, contre les dangereuses conséquences d'un procédé de clarification et de collage de bières qu'ils auraient pu se décider à employer d'après les apparences flatteuses des produits obtenus, et dans l'*ignorance* des accidents que les bières ainsi préparées pourraient occasionner.

2° A avertir ces commerçants que des recherches actives seront faites pour reconnaître dans la bière les substances dangereuses qu'on y aurait introduites, et que la chimie décèle facilement.

CIRCULAIRE DE M. LE PRÉFET DU DÉPARTEMENT DU NORD, SUR LA CLARIFICATION DE LA BIÈRE ET AUTRES LIQUIDES (DU 26 FÉVRIER 1853).

Messieurs, l'article 1er de la loi du 27 mars 1851, adoptée dans le but d'obtenir une répression plus efficace de certaines fraudes dans la vente des marchandises, punit des peines portées par l'article 423 du Code pénal, tout individu reconnu coupable d'avoir falsifié des substances ou denrées alimentaires, ou d'avoir sciemment mis en vente des substances ou denrées alimentaires reconnues falsifiées.

L'article 2 de la même loi dispose que la peine sera de trois mois à deux ans de prison, et l'amende de 50 à 500 francs, lorsque les denrées ou substances alimentaires contiendront des mixtions nuisibles à la santé.

Depuis quelque temps, en exécution de cette loi, des condamnations sévères ont été prononcées par les tribunaux de différents départements, et notamment de la Seine, contre des fabricants de cidre, coupables d'avoir employé dans la fabrication de ce liquide des procédés dont ils ne connaissaient pas eux-mêmes le danger et qui ont occasionné les accidents les plus graves.

Comme les mêmes procédés produiraient les mêmes résultats si l'on s'en servait pour la préparation de la bière, je crois indispensable de prémunir les brasseurs, ainsi que les cabaretiers, contre les dangereuses conséquences que pourrait avoir l'emploi des compositions saturnines pour la clarification ou le collage des boissons qu'ils fabriquent ou débitent.

En conséquence, à la réception de la présente circulaire, je vous prie, messieurs, de faire connaître à tous les brasseurs et cabaretiers établis dans vos communes respectives, qu'ils doivent s'abstenir, avec le plus grand soin, de faire usage pour clarifier les bières, soit du minium, soit de la litharge, soit du sel ou sucre de Saturne, associés à la colle de poisson, à la dextrine ou autre excipient, attendu que les liquides préparés au moyen de ces substances contiennent des parties notables de sel de plomb, et présentent dès lors des dangers réels pour les consommateurs. Vous les préviendrez en même temps que des recherches actives auront lieu soit par vos soins, soit par les Conseils d'hygiène et de salubrité, pour reconnaître si, malgré mes recommandations, on n'aurait pas introduit dans la bière des substances dangereuses et que la chimie décèle facilement.

Vous ferez enfin comprendre aux brasseurs et cabaretiers qu'avant de renoncer aux modes de collage et de clarification consacrés par l'usage et dont l'expérience a démontré l'innocuité, pour leur substituer des préparations qui leur seraient préconisées par des personnes étrangères à la science, ils doivent prendre l'avis d'hommes compétents, et s'assurer que ces préparations ne contiennent rien de nuisible à la santé.

La loi du 27 mars 1851 que je viens de vous citer impose à tous les fabricants et débitants une responsabilité très grande, et l'autorité devrait nécessairement sévir contre tous ceux qui contreviendraient aux sages dispositions qu'elle a édictées.

Je recommande aussi, messieurs, à tous vos soins et à votre sollicitude personnelle, l'objet de la présente circulaire, et je vous serai reconnaissant de porter à ma connaissance tous les faits qui, dans cet objet, vous paraîtraient dignes de fixer mon attention comme intéressant la santé publique.

Agréez, Messieurs, l'assurance de ma considération très distinguée.

Le préfet du Nord, BESSON.

Nous terminerons ici cette étude bien longue, et pourtant bien incomplète, de l'influence du plomb et de ses composés sur la santé des hommes. On ne peut considérer cette question comme définitivement résolue à l'époque actuelle. La voie du progrès est ouverte : des améliorations hygiéniques considérables ont été réalisées sur quelques points de ce vaste sujet ; et l'on peut avoir confiance dans les efforts de la science, de l'industrie et des pouvoirs publics pour combattre sans relâche et sous toutes ses formes l'action de ce poison redoutable.

Bibliographie. — *Traité des mauvais effets de la fumée de la litharge*, par Samuel Stockhasen ; traduit par Guardane, pour servir à l'*histoire des maladies des artisans*. Paris, 1776. — *Traité des affections saturnines*, par Tanquerel Desplanches. Paris. — *Rapport sur la fabrication de la céruse en France, au point de vue de la santé des ouvriers*, par M. Combes (*Comptes rendus des séances de l'Académie des sciences*, Paris, 1849, t. XXIX, p. 575). — *Mémoire sur les accidents résultant de la fabrication de la céruse*, M. Bréchot fils (*Ann. d'hyg. et de méd. lég.*, t. XII, p. 72).

— *Note sur les inconvénients des vases de plomb employés dans la préparation des aliments*, par Barruel (*Ibid.*, t. XIV, p. 131). — *Recherches sur les causes de la maladie dite colique de plomb chez les ouvriers qui préparent la céruse*, par A. Chevallier (*Ibid.*, t. XV, p. 1). — *Rapport au préfet de police sur les maladies que contractent les ouvriers qui travaillent dans les fabriques de céruse*, par A. Chevallier (*Ibid.*, t. XIX, p. 1). — *Note statistique sur les ouvriers atteints de la colique de plomb, traités dans les hôpitaux de Paris*, par A. Chevallier (*Ibid.*, t. XXVI, p. 451 ; t. XXVII, p. 469). — *Observations sur les causes de la colique de plomb chez les tisserands à la Jacquart ; moyens d'y remédier*, par le docteur Dalmenesche (*Ibid.*, t. XXVIII, p. 205). — *Note sur le plomb et sur les accidents déterminés par ce métal*, par A. Chevallier (*Ibid.*, t. XXVIII, p. 224). — *De la présence de divers sels de plomb dans le tabac*, par A. Chevallier (*Ibid.*, t. VI, p. 197). — *Mémoire sur la substitution de l'oxyde blanc d'antimoine à la céruse*, par M. de Ruolz (lu à l'Académie des sciences, 13 novembre 1843). — *Lettres de M. Th. Lefèvre (de Lille), à M. Chevallier, sur l'état des ouvriers de la fabrique de céruse* (*Ibid.*, t. XXXVIII, p. 452). — *Rapport sur la fabrique de blanc de céruse de M. Théodore Lefèvre*, par A. Chevallier (*Ibid.*, t. XLVII, p. 314). — *De l'emploi du carbonate de plomb dans la préparation des dentelles dites de Bruxelles*, par A. Chevallier (*Ibid.*, t. XXXVII, p. 121). — *Sur l'hygiène des ouvriers en général, et sur celle des cérusiers en particulier*, par A. Chevallier (*Ibid.*, t. XLVIII, p. 331). — *Collection des rapports généraux sur les travaux du Conseil de salubrité du département du Nord*. Lille, 1830, 1839, 1842, 1843, 1851. — *Rapport général des travaux du Conseil d'hygiène du département des Bouches-du-Rhône*. Marseille, 1851. — *Rapport sur quelques procédés employés pour clarifier la bière*, par A. Gosselet. Lille, 1853. — *Rapport sur l'action que les tuyaux de plomb exercent sur la bière*, par A. Gosselet. Lille, 1853. — *Recueil des actes administratifs de la préfecture du Nord*, mars 1853. — *Sur les accidents causés par l'usage du cidre et des boissons clarifiées ou adoucies au moyen des préparations de plomb*, par A. Chevallier (*Ann. d'hyg. et de méd. lég.*, t. XLIX, p. 69). — *De la nécessité de proscrire les vases de plomb pour la conservation des matières alimentaires, de défendre l'usage des tuyaux de plomb pour la conduite des boissons, d'interdire la clarification des boissons par des sels de plomb*, par A. Chevallier (*Ibid.*, t. L, p. 314). — *Mémoire sur l'industrie et l'hygiène de la peinture au blanc de zinc*, par E. Bouchut (*Ann. d'hyg. et de méd. lég.*, t. XLVII). — *De la substitution du blanc de zinc au blanc de plomb*, par Richelot. Paris, 1852. — *Question de la céruse et du blanc de zinc*, par Soudée. Paris, 1852. — *Question de la céruse et du blanc de zinc*, par M. Coulier. Paris, 1852. — *De l'intoxication saturnine*, par M. Constantin Paul. Paris, 1860. — *De la nécessité d'établir une surveillance sur la fabrication des poteries vernissées au plomb*, par A. Lefèvre (*Annales d'hyg. et de méd. lég.*, 2e série, t. XV, 1861).

PLOMBIERS. — L'industrie des plombiers est rangée dans la troisième classe des établissements insalubres.

PLUIE. — *Voy.* CLIMATS, EAU, MÉTÉOROLOGIE.

PLUMES. — Les plumes et duvets sont l'objet de diverses opérations industrielles qui appellent et justifient la surveillance et les règles de l'hygiène.

L'épuration en grand se fait, soit par la voie sèche, c'est-à-dire par une sorte de battage et de cardage, source de poussière qui a motivé le classement dans la deuxième catégorie des établissements insalubres ; soit par la voie humide, qui entraine une buée odorante et a provoqué le classement dans la troisième classe seulement.

Une nouvelle industrie s'est fondée pour la teinture des plumes avec la murexide (urate ou purpurate d'ammoniaque, extrait du guano), et ce procédé, qui exige l'emploi d'un mordant à l'acétate de plomb ou au sublimé corrosif, a donné lieu à des accidents signalés par un excellent observateur, M. le docteur Thibaut, membre d'une des commissions d'hygiène d'arrondissement de Paris. Les ouvriers qui plongent les plumes dans le bain et les ouvrières qui travaillent ensuite ces plumes sont exposés à des coryzas, de la salivation, des ulcérations aux mains qui exigeraient certainement des précautions hygiéniques particulières.

POÊLIERS. — Les poêliers appartiennent aux industries classées, et sont rangés dans la troisième catégorie des établissements incommodes.

POILS DE LIÈVRE ET DE LAPIN. — *Voy.* SÉCRÉTAGE.

POIRÉ. — *Voy.* BOISSONS, CIDRE.

POISONS. — *Voy.* VÉNÉNEUSES (SUBSTANCES).

POISSONS. — Nous avons, à l'occasion de la pisciculture, montré la place considérable que pouvaient occuper les différents genres de poissons dans l'alimentation publique. Il n'est pas sans intérêt de consigner ici l'état de la consommation actuelle que nous n'avons malheureusement que pour Paris.

Les chiffres fournis par M. Husson, de 1851 à 1853, époque où s'arrête la période examinée, donnent pour quantité de poisson de mer consommée par habitant et par an, 9 kil. 335 gram.; pour celle de poisson d'eau douce, 655 grammes. Si nous comparons ces chiffres avec les résultats compris dans une thèse intéressante de M. Rougon sur la pisciculture dans ses rapports avec l'alimentation publique, nous voyons que la consommation des poissons de mer et d'eau douce a subi une proportion croissante, et qu'elle a atteint en 1860, pour les premiers, le chiffre de 10 kil. 625 gram., et, pour les seconds, celui de 853 grammes, et cela malgré l'élévation sensiblement croissante qu'a éprouvée le prix moyen de ces denrées.

TABLEAU comparatif du poids, des produits de vente et de la consommation individuelle, par an et par jour, des poissons de marée pendant les années 1855-1860.

ANNÉES.	POIDS.	PRODUITS.	PRIX moyen.	CONSOMMATION PAR TÊTE.	
				PAR AN.	PAR JOUR.
	Kilogrammes.		Centimes.	Kil.	Gr.
1855	10 219 413	8 785 320 fr. » c.	86	8,700	23,83
1856	10 748 905	8 754 477 25	81	9,155	25,08
1857	11 579 980	9 164 547 »	79	9,860	27,01
1858	11 682 188	9 222 820 50	78	9,947	27,23
1859	11 654 054	9 465 114 »	83	9,923	27,19
1860	12 478 269	10 947 125 25	88	10,625	29,12

TABLEAU comparatif du poids, des produits de vente et de la consommation individuelle, par an et par jour, des poissons d'eau douce pendant les années 1855-1860.

ANNÉES.	POIDS.	PRODUITS.	CONSOMMATION PAR TÊTE.	
			PAR AN.	PRIX MOYEN.
	Kilogrammes.		Grammes.	
1855	746 651	908 312 fr. 10 c.	630	1 fr. 22 c.
1856	777 513	961 292 10	663	1 23
1857	848 849	998 985 »	722	1 17
1858	889 555	1 076 134 25	757	1 20
1859	897 251	1 095 062 50	764	1 23
1860	1 002 313	1 277 395 »	853	1 28

Voy. HALLES, PISCICULTURE, SALAISONS, SÉCHERIES.

POIVRE. — Le poivre, qui constitue l'un des condiments les plus usités et les plus actifs, et dont la consommation de Paris seule représente un chiffre de 135 492 kil., n'a pas échappé plus que toutes les autres substances alimentaires à de nombreuses falsifications qui sont plutôt, à vrai dire, du ressort de la justice que du ressort de l'hygiène, et intéressent moins la santé publique que le commerce. Cependant, si l'on considère que les effets stimulants que l'on doit attendre de l'usage des condiments sont souvent salutaires pour le libre exercice des fonctions digestives, on comprendra l'importance qu'il y a à signaler et à poursuivre la fraude qui s'exerce sur les qualités du poivre. M. Chevallier, qui a fait une si persévérante étude de toutes les questions de cette nature, n'a pas manqué d'indiquer avec son exactitude habituelle les altérations et falsifications dont le poivre peut être l'objet. Le plus ordinairement il s'agit d'une sorte de poivre véritablement factice, composé d'un mélange d'écorce de poivre avec diverses farines de seigle, de moutarde, de son et de toutes sortes de matières amylacées, etc. Il s'est fait encore un débit considérable, sous le nom d'épice d'Auvergne, d'une poudre de grains de chènevis, de fécule grise et de pellicules de poivre et même de terre pourrie. Enfin, comme il arrive si souvent, par une fraude doublement coupable, la céruse elle-même a été employée pour donner plus de poids au poivre blanc. On comprend qu'une falsification de cette nature, si elle n'était pas d'ailleurs assez rare, appellerait, plus que toute autre, l'attention des hygiénistes. L'acide sulfhydrique, qui noircirait les grains de poivre altérés, décèlerait facilement la présence du vernis plombique.

Le poivre dit *poivre blanc* a été en particulier l'objet de l'attention des hygiénistes, et nous croyons utile de citer le rapport fait en 1857 sur ce sujet au Conseil d'hygiène de la Seine, par M. le professeur Bouchardat.

Par la nature des préparations qu'on leur fait subir, les poivres blancs sont-ils nuisibles ?

Les poivres blancs de Paris sont-ils vendus pour poivres blancs de l'Inde ou de Malabar, et cette fabrication est-elle ainsi le point de départ de tromperie sur la nature de la marchandise vendue ?

Pour résoudre la première question, il me faudra entrer dans quelques détails de fabrication. Pour résoudre la seconde, je me suis livré à une enquête dans le commerce de Paris.

Le poivre blanc, comme le poivre noir, nous vient de Sumatra, Malabar, Java ; il paraît certain que la plus grande partie, pour ne pas dire la totalité, du poivre blanc qui nous est exporté de ces localités n'est que du poivre noir décortiqué ; pour l'obtenir, on laisse, dit-on, davantage mûrir le fruit, on le soumet, avant dessiccation, à une assez longue macération dans l'eau, et l'on détache ainsi, en frottant dans les mains, l'enveloppe colorée du poivre.

Si l'on s'en rapportait cependant à un passage de Garcias, appuyé par des figures de Clusius, le poivre blanc serait fourni par une espèce différente, mais très voisine de celle qui donne le poivre noir. Cela peut être exact pour un poivre blanc de première qualité, qui apparaît de temps à autre dans le commerce, sous le nom de la côte d'Alep.

Arrivons maintenant aux préparations que l'on fait subir, à Paris, au poivre noir pour le convertir en poivre blanc.

1° Les grabeaux sont retirés par le criblage.

2° On sépare le poivre lourd du poivre léger par deux opérations : immersion dans l'eau, immersion dans l'acide sulfurique étendu à 10 pour 100, puis immersion dans l'eau.

La portion qui surnage est vendue comme poivre noir.

3° Le poivre lourd est plongé dans l'eau chaude, dans laquelle il séjourne huit à dix jours; il fermente, s'échauffe; l'eau est renouvelée plus ou moins fréquemment dans les derniers jours, matin et soir.

4° Arrivé à point, il est mis dans l'eau chaude, puis décortiqué à la main et lavé.

5° On le passe dans un tonneau avec du sable fin, on le roule avec ce sable.

6° On le lave trois fois à l'eau; l'action est aidée par trois heures de macération.

7° Le poivre ainsi décortiqué a perdu de 18 à 25 pour 100. On en plonge environ 100 kilogrammes dans de l'eau dans laquelle on a délayé un kilogramme de chlorure de chaux; il reste dix heures dans ce bain. Cette opération est renouvelée une deuxième fois.

8° Après ce bain au chlorure de chaux, on passe le poivre pendant trois heures dans une dissolution contenant la même proportion d'alun.

9° Le poivre séché est ensuite enduit d'une légère couche de gomme, puis tourné dans un tonneau avec quelques pincées de talc, puis grabelé, pour qu'il ne soit pas teinté.

J'ai suivi toutes ces opérations, j'ai examiné les produits et les matières premières employées, tout m'a paru conforme à la description que je viens de donner.

Si, maintenant, je cherche à juger de la valeur de ces opérations, je dirai, comme un expert, M. Lassaigne, qui a eu déjà à s'occuper de cette industrie : L'opération du blanchiment du poivre est un travail inutile; mais je n'adopterai pas sa conclusion, quand il dit : « C'est une opération qu'on devrait interdire. »

J'irai plus loin que lui dans mon jugement sur la valeur réelle de l'opération, et je le formulerai ainsi : Non-seulement le blanchiment du poivre est un travail réellement inutile, mais il a pour but de le priver de ses principes actifs en augmentant son prix.

Cependant, dans ma pensée, ce n'est pas une raison suffisante pour interdire cette fabrication; si les maîtresses de maison veulent orner leurs tables de poivre d'une grande blancheur, et que cette qualité soit acquise au détriment de sa force, libre à elles; nous n'avons à nous enquérir que d'une chose : ce produit est-il nuisible à la santé?

Il ressort des détails dans lesquels je suis entré que le poivre blanc de Paris ne devient pas nuisible par la préparation qu'on lui fait subir.

Pour résoudre la seconde question, je me suis transporté chez plusieurs négociants en poivre, dignes de ma confiance, et je leur ai demandé : Les poivres blancs de Paris sont-ils vendus comme poivres blancs de l'Inde ou de Malabar; tous m'ont répondu non, et la preuve, c'est que presque toujours leur prix est plus élevé. J'ajouterai qu'un homme qui connaît les marchandises ne peut confondre ces produits, un examen même superficiel suffit pour les distinguer.

1° Les préparations que l'on fait subir au poivre noir pour le convertir en poivre blanc de Paris ne lui communiquent aucune qualité nuisible.

2° Le poivre blanc de Paris n'est pas vendu comme poivre blanc de l'Inde.

3° Il est bon d'insister encore auprès des fabricants afin qu'il ne puisse y avoir aucune équivoque sur la nature de la chose vendue.

Contrairement à cette doctrine, le parquet de Lille a vu dans la vente du poivre ainsi préparé une falsification de denrées alimentaires, et a mis en cause un marchand épicier en gros de cette ville et le négociant parisien qui avait été son fournisseur, et après de longs débats, le tribunal a déclaré que le fait reproché aux négociant et épicier constituait une falsification, et a condamné le négociant parisien et le négociant lillois à l'amende.

POIX. — *Voy.* RÉSINES.

POLICE MÉDICALE. — *Voy.* ADMINISTRATION, EAUX MINÉRALES, PHARMACIE, VÉNÉNEUSES (SUBSTANCES). — Les sujets si importants et si délicats que comprend la police médicale seront exposés, avec les développements qu'ils méritent, dans le *Dictionnaire de médecine légale, jurisprudence et police médicales* que je prépare et dont la publication suivra de près la seconde édition de ce livre.

POLISSEURS. — Il est peu de professions qui s'exercent sur des objets plus variés, et qui, en même temps, exposent les hommes et les femmes qui s'y livrent à des lésions plus constantes, que le métier de polisseurs. Nous indiquerons seulement ici les principales.

On emploie les femmes à polir l'écaille, l'ivoire, la nacre, le buffle, la corne, opération qui s'exécute en frottant la plaque que l'on veut polir avec la main imprégnée de vinaigre, et spécialement avec la masse que forme l'éminence hypothénar, tantôt avec la main droite, tantôt avec la gauche, quelquefois avec l'extrémité des trois premiers doigts. Dans ces parties, la peau est, non pas calleuse, mais très rugueuse, grisâtre, fendillée, rayée, durcie par le frottement et probablement aussi par le vinaigre.

Le polissage des métaux façonnés, et notamment des cuillers, est plus pénible encore. Les femmes livrées à ce travail portent à la face dorsale de tous les doigts, au niveau de chaque articulation, un durillon très fort provenant du frottement continu de la main sur le pouce. En outre, l'ongle des deux petits doigts est usé et divisé dans toute sa longueur, parce que le doigt étant fléchi dans la paume de la main, c'est sur ce point que porte principalement le frottement. L'intérieur de la main est noirci par l'huile grasse qui sert à polir.

Le polissage du verre de glace se fait au moyen d'un lourd tas de 24 centimètres de long sur 12 de large, muni d'une poignée qu'embrassent les deux mains de l'ouvrier. Cette manœuvre exige une assez grande force, et donne lieu aux résultats suivants : toutes les saillies de la paume de la main droite sont calleuses ; mais c'est surtout l'éminence hypothénar et le bord cubital du métacarpe qui offrent un large calus épidermique tout à fait usé, rayé et noirci ; à la main gauche, on trouve les mêmes caractères, quoiqu'à un moindre degré. De plus on voit, dans les plis de l'épiderme, des raies rouges formées par ce qu'on appelle la *potée*, poudre très ténue et très dure obtenue par la pulvérisation de diverses substances et alliages métalliques ou autres, potée d'émeri, potée d'étain, etc. — *Voy.* NACRE DE PERLES.

POMMES DE TERRE. — *Voy.* DEXTRINE, FÉCULE, PAIN, SUBSISTANCES.

POMPES A FEU. — *Voy.* MACHINES A VAPEUR.

POPULATION. — Les lois qui régissent les mouvements de la population, l'ordre des naissances et de la mortalité dans les différents pays, constituent l'un des problèmes les plus élevés offerts aux méditations des économistes et des philosophes. Elles ne sauraient rester étrangères à l'hygiéniste, car elles sont étroitement liées aux conditions mêmes de la vie humaine, et aux circonstances diverses morbifiques ou autres qui peuvent en abréger ou en accroître la durée. Il est d'ailleurs une foule de cas où l'appréciation des influences pathogéniques, des constitutions médicales, des épidémies, etc., exige une connaissance exacte et précise du chiffre de la population de telle ou telle localité, et plus encore de la distribution de cette population dans certaines contrées ou dans certains quartiers, en d'autres termes de la population spécifique ; ajoutons de la proportion croissante ou décroissante des naissances et des décès, ainsi que des causes de mortalité.

Mais en reconnaissant toute l'importance de ces données, nous ne voudrions pas qu'on en exagérât la valeur, et que l'on transportât dans l'hygiène, qui est, avant tout, une application pratique de la science, les discussions théoriques sur le principe de population ou le calcul abstrait des probabilités. A plus forte raison, ne pouvons-nous songer à faire entrer, dans notre cadre restreint, les éléments statistiques presque innombrables qui se rattachent à cette immense question. Nous nous contenterons d'exposer très sommairement l'état actuel et le mouvement annuel de la population en France, en nous guidant sur les recherches exactes et en quelque sorte officielles consignées par le savant M. Mathieu dans l'*Annuaire du bureau des longitudes*, et sur le dénombrement promulgué par le décret du 9 février 1856. Mais nous voulons auparavant exposer le mécanisme de dénombrement usité en France et qui peut servir de modèle.

Dénombrement de la population. — Le dénombrement est d'abord ordonné par un décret dans la forme suivante, et exécuté d'après les instructions générales que nous allons citer.

DÉCRET PORTANT QU'IL SERA PROCÉDÉ AU DÉNOMBREMENT DE LA POPULATION DANS LE COURS DE L'ANNÉE.

Napoléon, par la grâce de Dieu et la volonté nationale, empereur des Français, à tous présents et à venir, salut.

Sur le rapport de notre ministre secrétaire d'État au département de l'intérieur;

Vu la loi du 22 juillet 1791;

Vu les lois de finances des 28 avril 1816, 16 décembre 1831, 21 avril 1832 et 4 août 1844;

Vu la loi du 25 avril 1844;

Vu les lois des 22 juin 1833 et 7 juillet 1852;

Vu la loi du 28 juin 1833;

Vu l'avis du Conseil d'État du 23 novembre 1842;

Vu le décret du 10 mai 1852;

Avons décrété et décrétons ce qui suit :

Article 1er. Il sera procédé au dénombrement de la population par les soins des maires dans le cours de la présente année.

Art. 2. Ne compteront pas dans le chiffre de la population servant de base à l'assiette de l'impôt ou à l'application de la loi sur l'organisation municipale, les catégories suivantes : Corps de troupe de terre et de mer; maisons centrales de force et de correction; maisons d'éducation correctionnelle et colonies agricoles de jeunes détenus; maisons d'arrêt, de justice et de correction; bagnes; dépôts de mendicité; asiles d'aliénés; hospices; lycées impériaux et colléges communaux; écoles spéciales; séminaires; maisons d'éducation et écoles avec pensionnat; communautés religieuses; réfugiés à la solde de l'État; marins du commerce absents pour les voyages de long cours.

Art. 3. Nos ministres secrétaires d'État aux départements de l'intérieur et des finances sont chargés de l'exécution du présent décret, qui sera inséré au *Bulletin des lois*.

Signé NAPOLÉON.

INSTRUCTIONS MINISTÉRIELLES SUR LE DÉNOMBREMENT QUINQUENNAL DE LA POPULATION DE L'EMPIRE.

Monsieur le préfet, un décret impérial que vous trouverez joint à la présente circulaire, porte qu'il sera procédé au dénombrement de la population, par les soins des maires, dans le cours de la présente année. Je crois devoir recommander à toute votre sollicitude l'exécution prompte de cette importante opération destinée à fournir les éléments des tableaux officiels de population qui devront être rendus exécutoires à partir du 1er janvier 1857 pour une période de cinq années.

Le dénombrement de la population a été primitivement prescrit, dans un intérêt de police et de bon ordre, par les lois des 22 juillet 1791, 11 août 1793 et 10 vendémiaire an IV. D'autres lois ont postérieurement décidé que les chiffres de population serviraient à établir, pour chaque localité, diverses charges et divers avantages. Il importe donc que le dénombrement soit fait de manière à rendre l'application de ces lois parfaitement exacte, équitable et uniforme. L'article 2 du décret du 9 février a pour but de faire la distinction entre la population propre des communes, c'est-à-dire celle qui leur appartient, et certaines catégories d'individus qui ne sauraient être regardés comme faisant partie de la population normale et municipale.

Notion générale du dénombrement de la population. — Ce dénombrement doit, en même temps, donner la population générale de toute la France et assigner à chaque localité la population qui lui appartient en propre.

La population de chaque commune se compose des habitants résidants.

La résidence n'exige pas le domicile dans le sens légal du mot, et elle ne résulte pas non plus du simple fait accidentel de la présence d'un individu dans un certain lieu.

Il m'a paru qu'il fallait entendre par résidence le lieu auquel chaque individu est présumé devoir rester attaché par un séjour d'habitude, par un établissement, par des occupations, par une industrie, par des moyens d'existence notoires.

Individus qui devront être compris au tableau nominatif du dénombrement. — Le tableau nominatif de la population de chaque commune comprendra donc nécessairement tous les individus, quels que soient leur âge, leur sexe ou leur condition, qui y ont un établissement permanent, une habitation personnelle ou de famille ; et il n'y a pas lieu de distinguer s'ils en sont originaires ou non, s'ils y sont anciennement ou nouvellement établis, s'ils ont fait, dans ce dernier cas, la déclaration du changement de domicile mentionnée par l'article 104 du Code Napoléon, et, dans le cas où ils sont étrangers, s'ils ont ou non obtenu l'autorisation régulière d'exercer leurs droits civils en France.

D'après le même principe, les commis, employés, clercs, apprentis, serviteurs ou domestiques, appartiennent à la population de la commune, lors même qu'ils n'en sont pas originaires, n'y ont pas de domicile à eux propre, et même ne sont pas parvenus à l'âge de majorité.

On y comprendra également les enfants placés en nourrice par leurs parents ou par un hospice.

Les militaires qui n'ont pas encore été appelés, et ceux qui, après avoir été appelés, ont été envoyés en congé et inscrits sur les contrôles de la réserve, devront figurer dans le dénombrement nominatif des communes où ils se trouvent en résidence.

On inscrira au tableau nominatif, quoique absents de la commune :

Les ouvriers travaillant au dehors à la journée ou à la tâche, et qui reviennent, après des absences périodiques, à leur résidence habituelle ;

Les individus en voyage pour raison d'affaires, de plaisir ou de santé, et qui n'ont pas pris un autre domicile ;

Les commis-voyageurs attachés à une maison de commerce dont le siége est dans la commune.

On comprendra encore au dénombrement des communes où ils résident et travaillent, et bien qu'ils n'aient pas renoncé à leur pays natal, les ouvriers qui vont seulement y faire de courts voyages.

Les propriétaires qui passent une partie de l'année dans une ville et l'autre partie dans une résidence de campagne devront être inscrits dans cette dernière résidence, s'ils sont propriétaires de leur habitation et s'ils y passent plus de la moitié de l'année. S'ils ne sont que de simples locataires, ou s'ils ne font à la campagne qu'un séjour moins prolongé, ils devront être inscrits dans leur résidence de ville. On aura, dans tous les cas, égard aux circonstances qui peuvent donner à l'une des résidences un caractère particulier de fixité, et, pour cette appréciation, il sera utile de savoir dans quel lieu se paye la contribution personnelle.

Les marins du grand et du petit cabotage et de la pêche sont comptés dans le port de partance du bâtiment sur lequel ils se trouvent employés.

Enfin, pour éviter des omissions qui pourraient avoir lieu dans le travail général de dénombrement, on devra inscrire dans chaque commune où ils se trouveront de passage, encore bien qu'ils aient un domicile d'origine où ils retournent quelquefois :

Les ouvriers compagnons faisant leur tour de France ;

Les artistes dramatiques appartenant à des troupes ambulantes ;

Les individus exerçant des professions ambulantes ;

Les mariniers des canaux et des rivières qui n'ont pas d'autre habitation que leur bateau ;

Les individus mis en état d'arrestation comme vagabonds.

Cette dernière partie du dénombrement nominatif, comprenant les cinq catégories d'individus ci-dessus désignés, sera faite à jour déterminé, comme il est dit ci-après.

Des catégories désignées par l'article 2 du décret du 9 février. — Conformément au texte de la loi du 22 juillet 1791, le dénombrement doit être nominatif, et il importe que cette prescription soit observée dans les villes même les plus populeuses. A l'égard des catégories désignées par l'article 2 du décret du 9 février, on se bornera à constater les résultats numériques, et les inscriptions seront faites collectivement et en bloc.

Mais il faut éviter d'y confondre un certain nombre d'individus qui, bien que se rattachant aux désignations de ces catégories, appartiennent néanmoins aux éléments ordinaires de la population municipale.

C'est ainsi qu'on devra comprendre, non aux inscriptions collectives, mais au dénombrement individuel et nominatif des habitants :

Les officiers désignés sous le nom générique d'*officiers sans troupes*, tels qu'officiers, sous-officiers et gardes attachés aux états-majors, aux places, aux directions et aux écoles militaires, les officiers et employés d'administration de divers services, officiers et sous-officiers de recrutement, membres de l'intendance militaire, chirurgiens et autres employés des hôpitaux militaires.

(On fera, selon le cas, une distinction semblable à l'égard des officiers et employés de la marine impériale.)

Les gendarmes et les préposés des douanes ;

Le personnel fixe des établissements désignés par l'article 2 précité, tels que directeurs, économes, surveillants, professeurs, ainsi que les employés, gardiens, concierges et gens de service;

Les membres des congrégations religieuses détachés de la communauté ;

Les malades des hôpitaux qui ont conservé leur domicile dans la commune;

Les élèves externes des lycées, collèges, séminaires, écoles primaires normales, écoles primaires supérieures, maisons d'éducation et pensions;

Les élèves internes de ces établissements dont les parents habitent la commune ;

Les élèves des facultés et des écoles spéciales se trouvant dans la même situation ;

Les individus déposés dans les maisons d'arrêt et de justice, en état d'arrestation préventive et jusqu'à ce qu'ils aient été mis en jugement.

Les marins de long cours seront comptés en bloc dans le port de partance de leur bâtiment.

Dénombrement des populations flottantes. — Il est un grave inconvénient à éviter pour le dénombrement de ces sortes de populations, c'est celui des doubles emplois qui peuvent résulter de la présence successive des mêmes individus dans plusieurs localités pendant un court laps de temps.

Le mode le plus sûr est de faire opérer ce dénombrement à un jour déterminé pour toute l'étendue de l'empire.

Je me suis concerté, à cet effet, avec MM. les ministres de la guerre et de la marine pour tout ce qui concerne les troupes de terre et de mer, et les marins.

Dans votre département, l'intendant ou le sous-intendant militaire vous remettra, pour le jour dont il s'agit, le contrôle des officiers, sous-officiers et soldats, enfants de troupe, femmes et enfants présents ou absents pour quelque motif que ce soit, qui comptent à l'effectif des corps de troupes dont la police administrative lui est confiée ou qui y sont attachés régulièrement.

De même les commissaires de marine vous fourniront, pour les ports du littoral de votre département, l'état numérique des individus qui devront être compris dans le chiffre des populations en bloc.

Vous ferez parvenir immédiatement un extrait de ces états à chacun des maires des communes qu'ils concernent.

Les mêmes renseignements seront donnés aux maires par les chefs et directeurs de tous les autres corps et établissements mentionnés dans l'article 2 du décret.

C'est à jour déterminé que seront également comptés les compagnons faisant leur tour de France, artistes dramatiques, mariniers, dont il a été parlé page 170.

Les officiers de gendarmerie remettront, en outre, l'état des gens reconnus vagabonds et sans domicile fixe qui auront passé la nuit dans le dépôt annexé à leurs casernes.

Ce dénombrement exceptionnel aura lieu le 15 mai.

Je vous invite, monsieur le préfet, à prendre les mesures nécessaires pour que cette opération se fasse à la date précitée.

Formation des tableaux. — J'ai fait préparer les modèles de tous les cadres qui seront mis en usage pour exécuter le travail du dénombrement.

Le premier, côté A, est un tableau-modèle de l'état nominatif des habitants par commune, dans lequel l'opération se trouve simulée, de manière à faire comprendre comment cet état sera formé, ainsi que les récapitulations qui l'accompagnent.

Un exemplaire de ce tableau-modèle devra être adressé à chaque commune.

Le second, côté B, qui est le cadre même de l'état nominatif, présente sur la feuille de tête le sommaire des instructions d'après lesquelles les maires se guideront dans l'exécution matérielle de leur travail. Les feuilles intercalaires que vous aurez à y faire ajouter seront la reproduction des pages 2, 4, 3 et 5.

En faisant imprimer ces cadres, vous prendrez soin que les pages en soient divisées en un nombre fixe de trente cases, de telle sorte que trente noms étant compris dans chaque page, il suffira de compter le nombre des pages pour reconnaître l'exactitude du dénombrement fait dans chaque commune. En même temps, cet espacement régulier vous permettra de calculer à l'avance la quantité de cadres que vous aurez à faire imprimer et à adresser à chaque commune.

Chacun des tableaux de la population des communes doit être dressé en double expédition : l'une sera transmise à la préfecture, l'autre restera déposée aux archives de la commune.

Pour que les résultats du dénombrement présentent toute l'utilité qu'on doit en attendre, il importe que tous les renseignements indiqués par le cadre soient donnés.

Le tableau de dénombrement, dressé conformément aux instructions, fera connaître la répartition de la population par quartiers ou sections, villages, hameaux, maisons et ménages. Il importera que la division par ménage soit établie avec soin : on sait que ce renseignement est souvent d'une grande utilité dans l'appréciation de diverses questions administratives. Il est bien entendu qu'un ménage n'est pas la réunion d'un certain nombre d'individus dans la même maison, mais la réunion de plusieurs individus habitant et vivant ensemble sous la direction d'un même chef. Une famille peut former plusieurs ménages. On doit regarder comme faisant partie d'un ménage tous les domestiques et autres personnes qui peuvent y être attachées, telles que secrétaires ou commis vivant avec les personnes qui composent le ménage. L'individu non marié, garçon ou fille, veuf ou veuve, ayant ou non des enfants ou des domestiques, lorsqu'il occupe dans une maison un logement particulier et ne vit pas avec les autres habitants de la maison, doit être regardé comme chef de ménage, et il recevra un numéro d'ordre spécial.

Je vous invite à recommander aux maires d'apporter le plus grand soin à consigner sur l'état nominatif les renseignements qui concernent les individus mendiants ou indigents, aliénés, sourds-muets, aveugles, enfants trouvés. Il ne vous échappera pas que, si cette partie du travail est bien faite, l'administration sera dispensée de la nécessité d'imposer aux autorités municipales des travaux extraordinaires pour la formation de ces statistiques spéciales.

Les inscriptions en bloc des catégories désignées par l'article 2 du décret ne seront pas comprises dans l'état nominatif. Elles donneront lieu à la formation d'un état particulier dont le modèle est placé à la fin de la présente circulaire et pour lequel vous ferez préparer des cadres destinés aux communes qui renferment des populations appartenant à ces catégories (1). Cet état, annexé à l'état nominatif qui devra comprendre exclusivement la population municipale, en complétera les résultats et résumera tous les éléments du dénombrement de la commune.

Opérations des maires. — L'opération du dénombrement est essentiellement municipale : elle devra être faite par les agents de la municipalité (2).

MM. les maires ne manqueront pas d'y apporter le plus grand soin et la plus grande exactitude. Ils se pénétreront de cette idée que le tableau de dénombrement est un procès-verbal authentique destiné à faire foi pour cinq années dans un grand nombre de cas importants.

Les officiers municipaux des villes ayant une population agglomérée de plus de 4000 habitants ne perdront pas de vue que l'article 22 de la loi de finances du 28 avril 1816 confère à l'administration des contributions indirectes le droit de provoquer un nouveau dénombrement, s'il y a lieu de penser que le travail des agents municipaux a été inexact, et que l'article 4 de la loi de finances du 4 août 1844 donne le même droit au conseil général du département et à l'administration des contributions directes, s'il s'élève des difficultés relativement à la catégorie dans laquelle une commune devra être rangée, soit pour la fixation du contingent dans la contribution des portes et fenêtres, soit pour l'application du tarif des patentes.

Il est bon que l'opération, une fois commencée, se poursuive sans interruption, afin d'éviter, soit les doubles emplois, soit les omissions que pourraient occasionner les changements de domicile.

Dans les communes populeuses, MM. les maires pourront diviser le dénombrement par sections et par quartiers, et charger de cette opération des commissaires qu'ils délégueront par arrêté, afin de leur donner un caractère officiel. Une grande division de ce travail peut en faciliter la prompte exécution, surtout si les commissaires s'en occupent sur tous les points simultanément.

Populations agglomérées. — Ainsi que l'indique le modèle A, les maires auront soin d'inscrire au-dessous de la récapitulation du tableau nominatif le chiffre de la population agglomérée, ainsi que le chiffre de la population éparse, formant par leur réunion la population municipale de la commune.

Suivant la définition donnée par M. le ministre des finances, on doit considérer comme agglomérée la population rassemblée dans les maisons contiguës ou réunies entre elles par des parcs, jardins, vergers, chantiers, ateliers ou autres enclos de ce genre, lors même que ces habitations ou enclos seraient séparés l'un de l'autre par une rue, un fossé, un ruisseau, une rivière ou une promenade. On

(1) Des exemplaires de ces cadres devront être mis, avant le 15 mai, à la disposition des autorités militaires et maritimes, qui les renverront après les avoir fait remplir, ainsi qu'il est dit ci-dessus.

(2) L'article 30, n° 4, de la loi du 18 juillet 1837 classe parmi les dépenses obligatoires à la charge des communes les frais de cette opération.

Par dépenses obligatoires du dénombrement, dans le sens de la loi, il ne faut pas entendre seulement les frais du *matériel*, c'est-à-dire les fournitures d'imprimés, mais encore toutes les dépenses quelconques que nécessite cette opération, notamment les frais d'auxiliaires ou de délégués municipaux dont le concours est indispensable dans les grandes villes, quand les maires n'ont pas pu obtenir gratuitement ce concours.

doit aussi, et quelle que soit la distance qui, dans les villes de guerre surtout, sépare les faubourgs de la cité proprement dite, considérer comme faisant partie de l'agglomération la population de ces faubourgs, formellement assujettie au droit d'entrée par l'article 21 de la loi du 28 avril 1816. Mais la population éparse dans les dépendances rurales, dans les hameaux ou villages séparés, dans les métairies, les maisons de campagne isolées, bien que dépendant de la commune, ne doit pas être comprise dans l'agglomération.

L'agglomération doit, en général, être appréciée d'après l'état des lieux ; elle existe toutes les fois qu'il peut y avoir continuité et communication et qu'on peut aller d'une habitation à une autre, même en franchissant les clôtures qui séparent ou limitent les propriétés.

Ainsi, ces communications, sinon réelles, du moins possibles, à travers des enclos fermés de murs et de haies, sont suffisantes pour constituer l'agglomération ; mais elle est, de fait, interrompue par des terrains non clos, vagues ou en culture.

Tableau de la population du département. — Au fur et à mesure que les tableaux des communes vous rentreront, vous les contrôlerez. Dans les états nominatifs, chaque page, régulièrement distribuée, devant contenir 30 noms, il ne s'agira, pour le contrôle du relevé des totaux de chaque page, que de multiplier par 30 le nombre des pages remplies, moins la dernière, si elle n'est pas complète, et d'ajouter au produit le chiffre variable de la dernière page.

Les tableaux de dénombrement étant reconnus exacts ou rectifiés, s'il y a lieu, vous en ferez consigner les résultats sur un tableau pour la formation duquel je vous adresse des cadres en nombre suffisant pour que vous puissiez faire une minute et deux expéditions, dont l'une me sera envoyée et l'autre restera déposée aux archives de la préfecture.

En faisant préparer votre minute et inscrire à l'avance, dans la colonne 3, les noms de toutes les communes du département, et dans la colonne 12, les chiffres de populations donnés par le dénombrement de 1851, vous gagnerez beaucoup de temps, puisque vous pourrez faire reporter les totaux de chaque commune au fur et à mesure que chaque tableau vous arrivera et aura été contrôlé. Votre travail serait, au contraire, fort retardé, si vous ne commenciez que lorsque tous les tableaux des communes vous seront rentrés.

La première partie de ce tableau, intitulé : *Population par commune*, n'est pas autre chose que le relevé des totaux des tableaux que vous adresseront les maires.

Pour remplir cette partie du tableau, on suivra un ordre alphabétique rigoureux (1), d'abord pour les arrondissements entre eux, puis pour les cantons, dans chaque arrondissement, et enfin pour les communes, dans chaque canton. On fera des totaux partiels par canton, sans faire de totaux au bas des pages, ni les reporter de page en page. Les communes qui sont divisées en plusieurs cantons figureront en tête des communes de ces cantons pour la portion de leur popula-

(1) Les communes dont le nom est précédé du mot *Saint* doivent être inscrites à la lettre *S*; celles dont le nom est précédé des articles *le*, *la* ou *les* devront être classées suivant l'ordre alphabétique de leur nom propre, et les articles suivront entre parenthèses.

tion afférente à chacun. On fera mention de cette circonstance dans la colonne des observations.

Vous remarquerez qu'un cadre spécial est réservé aux communes divisées en plusieurs cantons ; vous y reporterez avec leurs noms le chiffre de leur population totale qui figure par fractions dans le tableau général.

La récapitulation par canton consiste dans le rapport des totaux partiels qui ont été compris dans le tableau général. Dans cette partie comme dans l'autre, vous observerez l'ordre alphabétique rigoureux entre les arrondissements, et ensuite entre les cantons dans chaque arrondissement.

Des totaux seront faits par arrondissement et reportés dans la troisième partie du tableau, intitulée : *Récapitulation par arrondissement.*

Dès que votre tableau sera complété, vous m'en adresserez une expédition. Je le ferai contrôler et je vous ferai connaître le résultat de cette vérification. Je vous conseille d'attendre cette communication pour faire l'expédition destinée à rester dans vos archives, afin de profiter, pour la correction de cette seconde expédition, du résultat de la vérification de la première.

Vous aurez soin de joindre au tableau de la population du département un état, dont je vous envoie les cadres, comprenant le relevé de toutes les inscriptions en bloc opérées dans les communes. Un double de cet état devra être conservé aux archives de la préfecture.

Délais pendant lesquels le dénombrement devra se faire. — Les instructions que vous avez à rédiger et les cadres que vous avez à faire imprimer pourront parvenir aux maires dans le courant d'avril. Vous pourrez donc prescrire à ces fonctionnaires de commencer l'opération du dénombrement le 1er mai prochain.

Ce travail pourra être terminé dans le plus grand nombre des communes vers la fin de mai. Pressez-en la rentrée par une fréquente correspondance : c'est le seul moyen de l'obtenir à l'époque fixée.

Le travail à faire dans vos bureaux ne peut exiger plus d'un mois. Votre tableau devra donc me parvenir *le 15 juillet au plus tard*, et *je vous invite à ne pas dépasser ce délai.* Vous concevez, en effet, le travail qui résultera, pour les bureaux du ministère, de l'obligation de vérifier tous les chiffres des tableaux des quatre-vingt-six départements, tableaux dont, malgré toutes mes recommandations, plusieurs peut-être devront être renvoyés. Il ne restera pas trop de temps à donner à ce travail pour que le décret puisse être rendu et que les tableaux officiels puissent être imprimés avant la fin de décembre. Je compte, je le répète, sur votre exactitude.

Je vous invite, monsieur le préfet, à m'accuser réception de cette circulaire, et à m'envoyer en même temps un exemplaire des instructions et des cadres que vous adresserez à MM. les maires.

Recevez, monsieur le préfet, l'assurance de ma considération très distinguée.

Le Ministre secrétaire d'État au département de l'intérieur.

Signé Billaut.

d DÉPARTEMENT

d ARRONDISSEMENT

DÉNOMBREMENT DE LA POPULATION EN 1856.

ÉTAT des populations inscrites en bloc.

d CANTON

d COMMUNE

NATURE DES INSCRIPTIONS.	TOTAL de chaque inscription.	DÉTAIL SELON L'ÉTAT CIVIL.								TOTAL des populations en bloc.	POPULATION municipale d'après le dénombrement nominatif.		POPULATION totale de la commune.
		SEXE MASCULIN.			TOTAL des trois colonnes précédentes.	SEXE FÉMININ.			TOTAL des trois colonnes précédentes.				
		Garçons.	Hommes mariés.	Veufs.		Filles.	Femmes mariées.	Veuves.			Agglomérée.	Eparse.	
15e régimt d'infant. de ligne.	871	871	»	»	871	»	»	»	»	2228	6700	2200	11 128
Hospice des indigents. . . .	330	160	40	30	230	30	52	18	100				
Maison centrale de détention.	854	256	124	80	460	120	210	64	394				
Maison d'arrêt.	34	2	17	»	19	6	9	»	15				
Collége communal.	75	75	»	»	75	»	»	»	»				
Réfugiés espagnols.	64	36	20	8	64	»	»	»	»				
TOTAL.	. . . .	1400	201	118	1719	156	271	82	509				

INSTRUCTION SUR LE DÉNOMBREMENT DE LA POPULATION.

Monsieur le préfet, un décret du 9 février dernier, contresigné par mon collègue, M. le ministre de l'intérieur, a prescrit un nouveau dénombrement de la population dans le courant de cette année, et une circulaire du même ministre, du 14 de ce mois, vous a donné des instructions sur la manière dont cette opération doit être faite, ainsi que sur les renseignements que MM. les maires auront à recueillir dans cette circonstance.

Conformément aux indications du tableau B, joint à la circulaire précitée, et aux termes de la circulaire elle-même, ces renseignements sont, pour chaque commune, les suivants :

Le nombre des maisons, des ménages, des habitants; leur sexe, leur état civil, leur âge, leur profession, les aliénés, les sourds-muets et aveugles, les populations flottantes, les populations agglomérées.

Bien que mon collègue prescrive la réunion de ces divers documents, il vous demande de ne lui faire parvenir que les cinq premiers et les deux derniers seulement, les autres paraissant destinés, dans son intention, à rester déposés dans les archives des communes.

Or, monsieur le préfet, c'est la totalité de ces divers renseignements que je viens vous prier de vouloir bien inviter MM. les maires à consigner sur le cadre B, ci-joint, et que vous aurez également à me faire parvenir sous la forme du cadre récapitulatif A, également ci-joint.

En jetant les yeux sur ce cadre, vous remarquerez quelques différences dans la forme sous laquelle vous devez me transmettre les documents que vous aurez à faire parvenir à mon collègue.

Ainsi, M. le ministre de l'intérieur se borne à vous demander le nombre total des maisons et des ménages, tandis que je désire savoir, en outre, le nombre de celles qui sont ou non habitées, qui sont en construction, qui ont un ou plusieurs étages, etc., etc., et relativement aux ménages, le nombre de ceux qui comprennent une seule ou plusieurs personnes.

Les mêmes différences de détail se présentent quant au tableau des populations flottantes, dans la préparation duquel je fais entrer quelques développements que ne paraît pas comporter le cadre modèle qui accompagne la circulaire de mon collègue.

Enfin, au document relatif à l'état civil, tel qu'il vous est demandé par cette circulaire, j'ai joint une indication sur le nombre des mariés et veufs qui ont ou n'ont pas d'enfants.

Il ne vous échappera pas, d'ailleurs, monsieur le préfet, que ces divers renseignements supplémentaires peuvent être recueillis avec la plus grande facilité, puisqu'ils résultent les uns, de la simple constatation (pour les maisons) des faits extérieurs et visibles; les autres du principe même du dénombrement qui doit être fait à *domicile* et *par ménage* (circulaire de M. le ministre de l'intérieur).

Je vous envoie, ci-joint, en même temps que le cadre destiné à être rempli par les maires, un modèle de *Bulletin de dénombrement par ménage* dont je vous engage à recommander fortement l'adoption à MM. les maires, parce qu'il a l'avantage (consacré par l'expérience) de faciliter les opérations et de les rendre plus exactes, en permettant un contrôle aussi prompt que sûr. Il contient, en outre, toutes les questions relatives aux documents dont j'ai besoin, et, par conséquent, à ceux qui vous sont demandés par M. le ministre de l'intérieur, de telle sorte que son dépouillement permet de remplir à la fois les deux cadres préparés par les deux ministères.

Les annotations placées en tête de chacun des tableaux du cadre B sont destinées à faciliter l'intelligence, par les maires, de la nature des renseignements que je demande, et ces annotations sont telles, que je ne prévois aucun embarras de leur part à ce sujet. Je me bornerai donc, monsieur le préfet, à quelques courtes observations sur ceux de ces tableaux qui doivent contenir les renseignements que vous n'aurez qu'à adresser à mon ministère, et qui sont relatifs : 1° à la population par âge ; 2° aux aliénés, aveugles et sourds-muets ; 3° aux professions.

1° *Population par âge* (tableau 6 du cadre B). — Ce tableau est le même que celui qui a déjà été rempli en 1851, et dont la récapitulation a été publiée dans le XIVe volume de la *Statistique générale de France*.

Comme ce document présente, au point de vue de la construction des tables de mortalité, auxquelles se rattachent les plus graves combinaisons financières, un intérêt de premier ordre, je vous prierai, monsieur le préfet, de donner aux maires les instructions les plus pressantes pour qu'il soit recueilli, autant qu'il peut dépendre de ces fonctionnaires, avec plus d'exactitude qu'au dernier dénombrement. Les recenseurs devront, notamment, faire les plus grands efforts pour obtenir non pas l'âge approximatif, mais l'âge réel des habitants des deux sexes.

En rapprochant la population par âge, en 1851, du chiffre des naissances dans l'année précédente et dans le premier semestre de 1851, j'ai acquis la preuve que, dans le dernier dénombrement, beaucoup d'enfants au berceau n'ont pas été recensés, sans doute dans la supposition que le gouvernement n'a qu'un faible intérêt à en connaître le nombre. Cette supposition est complétement erronée. Les renseignements à demander sur les enfants de tout âge doivent donc être recueillis avec le même soin que pour les adultes.

2° *Aliénés, aveugles et sourds-muets* (tableau n° 5). — Le nombre des personnes atteintes de ces trois maladies ou infirmités a déjà été recueilli en 1851 ; mais il m'a paru important de connaître, en outre, leur âge d'après certaines catégories, et de savoir quels sont ceux des aveugles et sourds-muets qui sont nés avec cette infirmité ou qui l'ont contractée postérieurement à la naissance. Comme les familles n'ont aucun intérêt à refuser ce renseignement, dont l'importance scientifique est très grande, il y a lieu de penser qu'il sera obtenu avec exactitude.

3° *Professions* (tableau n° 8). — Je vous prie, monsieur le préfet, d'appeler toute l'attention de MM. les maires sur l'intérêt que j'attache à ce que le cadre des professions soit rempli avec tout le soin possible.

On avait reproché au cadre des professions rempli en 1851 sur la demande d'un de mes prédécesseurs, de ne pas contenir un nombre suffisant de divisions ; il en était résulté que, dans beaucoup de cas, les maires s'étaient vus obligés de placer dans des catégories avec lesquelles elles n'avaient qu'une analogie fort éloignée des professions très importantes qui eussent exigé une classification distincte. J'ai lieu de penser que la nouvelle nomenclature facilitera un classement des professions plus méthodique et plus complet que celui de 1851.

Le tableau récapitulatif du dénombrement dans votre département ne devra m'être adressé que lorsque vous aurez transmis à mon collègue, M. le ministre de l'intérieur, celui qui lui est destiné. Vous voudrez bien prendre, monsieur le préfet, les précautions nécessaires pour que les totaux, en ce qui concerne les mêmes renseignements, soient identiques dans les deux documents.

En outre du tableau récapitulatif du dénombrement pour votre département, je vous serai obligé de me transmettre l'exemplaire certifié de ce tableau, que vous auront adressé directement, pour l'arrondissement préfectoral, et qu'auront adressé à MM. les sous-préfets, pour les autres arrondissements, les maires 1° des villes chefs-lieux d'arrondissement ; 2° des villes non chefs-lieux d'arrondissement ayant 10 000 âmes de population totale.

Cet exemplaire vous sera renvoyé après qu'il en aura été pris copie dans mes bureaux.

Vous trouverez ci-joint exemplaires des deux cadres A et B, et du *Bulletin de ménage.*

Je vous prie de m'accuser réception de cette circulaire et des cadres qui l'accompagnent.

Recevez, monsieur le préfet, l'assurance de ma considération très distinguée.

Le Ministre de l'agriculture, du commerce et des travaux publics.

Signé E. ROUHER.

DÉPARTEMENT DE

CANTON DE

A

DÉNOMBREMENT DE LA POPULATION

dans la commune de

RÈGLES GÉNÉRALES RELATIVES AU DÉNOMBREMENT. — 1° Le dénombrement doit comprendre toutes les personnes domiciliées ou simplement résidantes dans la commune, lors même qu'elles seraient momentanément absentes pour affaires ou plaisir. On ne doit en exclure que les personnes qui se trouvent momentanément dans la commune pour affaires ou plaisir.

2° Le dénombrement doit être *personnel*, c'est-à-dire que les agents chargés d'y procéder doivent, *à moins d'une impossibilité absolue*, voir chaque habitant et recueillir de sa propre bouche les renseignements demandés ci-après. Quand cette impossibilité est constatée, les renseignements doivent être recueillis, d'abord auprès des membres de la famille ; s'il n'y en a pas, auprès des voisins, dans les campagnes ; dans les villes, auprès du concierge, ou du principal locataire, ou du propriétaire, quand il habite la maison. Si l'individu à recenser est absent et si aucune de ces personnes ne peut fournir les renseignements demandés, on fera bien de laisser à l'une d'elles un bulletin en blanc que l'absent remplira à son retour.

3° On conseille de procéder au dénombrement par *Bulletin de ménage*, qui consiste à remplir, pour chaque ménage, un bulletin spécial et distinct conforme au modèle joint à ce cadre. Le dénombrement terminé, les bulletins sont dépouillés et les résultats de ce dépouillement sont portés, sur le présent cadre, aux tableaux qui y sont affectés.

4° Le dénombrement, une fois commencé, doit être poursuivi sans interruption et le plus promptement possible. C'est le seul moyen d'éviter les doubles emplois.

Tableau N° 1. — **Maisons par catégories.**

Nota. — Il ne faut entendre par *maisons* que les constructions destinées à l'habitation, et non les granges, étables, écuries, hangars, magasins ou ateliers. Les maisons de campagne qui ne sont habitées que l'été doivent figurer dans la catégorie des maisons habitées (colonne n° 1). — Les totaux des colonnes 4, 7 et 14 doivent être identiques.

NOMBRE DES MAISONS					NOMBRE des MAISONS COUVERTES			NOMBRE DES MAISONS						TOTAL GÉNÉRAL des maisons.
entièrement habitées.	non habitées. en partie.	non habitées. en totalité.	en construction.	TOTAL.	en chaume.	en tuiles, ardoises ou zinc.	TOTAL.	n'ayant qu'un rez-de-chaussée.	ayant un rez-de-chaussée et un étage.	ayant un rez-de-chaussée et deux étages.	ayant un rez-de-chaussée et trois étages.	ayant un rez-de-chaussée et quatre étages.	ayant un rez-de-chaussée et *plus* de quatre étages.	
1	2	3	4	5	6	7	8	9	10	11	12	13	14	15

Tableau N° 2. — **Ménages par catégories.**

Nota. Il ne s'agit pas ici des familles, mais des ménages. Une personne vivant seule dans un logement distinct forme un ménage. Une famille composée du mari, de la femme, d'un ou de plusieurs enfants, d'un ou de plusieurs domestiques, *demeurant ensemble* dans le même appartement, forme également un ménage.

NOMBRE DE MÉNAGES COMPRENANT :							TOTAL DES MÉNAGES.
une personne.	deux personnes.	trois personnes.	quatre personnes.	cinq personnes.	six personnes.	sept personnes et au-dessus.	
1	2	3	4	5	6	7	8

Tableau N° 3. — **Population par état civil.**

SEXE MASCULIN.						SEXE FÉMININ.						POPULATION TOTALE.
GARÇONS.	HOMMES mariés avec enfants.	HOMMES mariés sans enfants.	VEUFS. avec enfants.	VEUFS. sans enfants.	TOTAL des individus du sexe masculin.	FILLES.	FEMMES mariées avec enfants.	FEMMES mariées sans enfants.	VEUVES avec enfants.	VEUVES sans enfants.	TOTAL des individus du sexe féminin.	
1	2	3	4	5	6	7	8	9	10	11	12	13

Tableau N° 4. — **Populations flottantes** (ART. 2 DU DÉCRET DU 9 FÉVRIER 1856).

NOTA. — 1° Les individus appartenant à ces populations doivent être recensés comme les autres habitants et de la même manière. Seulement ils doivent, tout en figurant dans la population totale de la commune où ils ont été recensés, être portés, en outre, sur un tableau spécial et distinct sous la forme ci-après.

2° Ne doivent pas figurer dans ces populations les personnes attachées d'une manière permanente, comme employés, salariés ou gagistes, dans les établissements désignés sous les n°s 3, 4, 5 et 6. Ces personnes font partie de la population sédentaire ou normale de la commune.

1° ARMÉE				2° MARINS DU COMMERCE	3° ÉTABLISSEMENTS PÉNITENTIAIRES DE TOUTE NATURE (bagnes, maisons centrales, prisons départem., maisons d'arrêt et de justice, maisons d'éducation correctionnelle, colonies agricoles pour les jeunes détenus, dépôts de mendicité, etc.).		
DE TERRE (gendarmerie, compagn. de vétérans, etc., comprises).		DE MER (équipages de ligne non embarqués, infanterie de marine, etc.).		embarqués pour des voyages de long cours.			
Hommes.	Femmes.	Hommes.	Femmes.		Hommes.	Femmes.	TOTAL
1	2	3	4	5	6	7	8

4° ÉTABLISSEMENTS DE BIENFAISANCE.											
HOSPICES.			HÔPITAUX.			MAISONS DE REFUGE.			ASILES PUBLICS D'ALIÉNÉS.		
Nombre.	Hommes.	Femmes.	Nombre.	Hommes.	Femmes.	Nombre.	Hommes.	Femmes.	Nombre.	Hommes.	Femmes.
9	10	11	12	13	14	15	16	17	18	19	20

5° ÉTABLISSEMENTS D'INSTRUCTION PUBLIQUE.
(Les colonnes du nombre des élèves doivent comprendre les élèves tant internes qu'externes.)

LYCÉES IMPÉRIAUX.		COLLÉGES COMMUNAUX.				SÉMINAIRES.				MAISONS D'ÉDUCATION ET ÉCOLES AVEC PENSIONNAT.							
		tenus par des laïques.		tenus par des ecclésiastiques.		grands.		petits.		pour les garçons		pour les filles.		tenues par des laïques.		tenues par des ecclésiastiques, religieux ou religieuses	
Nombre de ces établissements.	Nombre des élèves.	Nombre de ces établissem.	Nombre des élèves.	Nombre de ces établissem.	Nombre des élèves.	Nombre de ces établissem.	Nombre des élèves.	Nombre de ces établissem.	Nombre des élèves.	Nombre de ces établissem.	Nombre des élèves.	Nombre de ces établissem.	Nombre des élèves.	Nombre de ces établissem.	Nombre des élèves.	Nombre de ces établissem.	Nombre des élèves.
21	22	23	24	25	26	27	28	29	30	31	32	33	34	35	36	37	38

6° Communautés religieuses vouées — A l'instruction publique — Nombre de ces communautés.	A l'instruction publique — Nombre de leurs membs dans le département — Sexe masculin.	A l'instruction publique — Nombre de leurs membs dans le département — Sexe féminin.	A des devoirs de charité — Nombre de ces communautés.	A des devoirs de charité — Nombre de leurs membs dans le département — Sexe masculin.	A des devoirs de charité — Nombre de leurs membs dans le département — Sexe féminin.	A des devoirs purement religieux — Nombre de ces communautés.	A des devoirs purement religieux — Nombre de leurs membs dans le département — Sexe masculin.	A des devoirs purement religieux — Nombre de leurs membs dans le département — Sexe féminin.	7° Réfugiés à la solde de l'État — Espagnols.	Polonais.	Italiens.	Allemands.	Hongrois.	Autres.	Total.
39	40	41	42	43	44	45	46	47	48	49	50	51	52	53	54

Tableau N° 5. — **Aliénés, idiots et crétins, aveugles et sourds-muets.**

Nota. — Ce dénombrement spécial terminé, les maires feront sagement d'en communiquer le résultat aux médecins de la commune, en les invitant à signaler les lacunes qu'ils y auraient constatées.

1° Aliénés. — A domicile.	1° Aliénés. — En traitement dans les asiles publics ou privés.	1° Aliénés. — Total. — Sexe masculin.	1° Aliénés. — Total. — Sexe féminin.	2° Idiots et crétins. — A domicile.	2° Idiots et crétins. — En traitement dans les asiles publics ou privés.	2° Idiots et crétins. — Total. — Sexe masculin.	2° Idiots et crétins. — Total. — Sexe féminin.	3° Aveugles. — De naissance. — Sexe masculin.	3° Aveugles. — De naissance. — Sexe féminin.	3° Aveugles. — Devenus tels postérieurement à la naissance. — Sexe masculin.	3° Aveugles. — Devenus tels postérieurement à la naissance. — Sexe féminin.	3° Aveugles. — Pour lesquels cette distinction n'a pu être établie. — Sexe masculin.	3° Aveugles. — Pour lesquels cette distinction n'a pu être établie. — Sexe féminin.	3° Aveugles. — Total. — Sexe masculin.	3° Aveugles. — Total. — Sexe féminin.
1	2	3	4	5	6	7	8	9	10	11	12	13	14	15	16

4° Sourds-muets. — De naissance. — Sexe masculin.	De naissance. — Sexe féminin.	Devenus tels postérieurement à la naissance. — Sexe masculin.	Devenus tels postérieurement à la naissance. — Sexe féminin.	Pour lesquels cette distinction n'a pu être établie. — Sexe masculin.	Pour lesquels cette distinction n'a pu être établie. — Sexe féminin.	Total. — Sexe masculin.	Total. — Sexe féminin.
17	18	19	20	21	22	23	24

Tableau N° 6. — **Population par âge selon l'état civil.**

Nota. — Faire les plus grands efforts pour connaître exactement, et non pas seulement *approximativement*, les âges de tous les habitants, depuis l'enfant nouveau-né jusqu'au centenaire.

AGES.	SEXE MASCULIN.				SEXE FÉMININ.			
	Garçons.	Mariés.	Veufs.	TOTAL.	Filles.	Mariées.	Veuves.	TOTAL.
De 0 à 12 mois accomplis. .								
1 à 2 ans. . .								
2 à 3.								
3 à 4.								
4 à 5.								
5 à 6.								
6 à 7.								
7 à 8.								
8 à 9.								
9 à 10.								
10 à 11.								
11 à 12.								
12 à 13.								
13 à 14.								
14 à 15.								
15 à 16.								
16 à 17.								
17 à 18.								
18 à 19.								
19 à 20.								
20 à 21.								
21 à 22.								
22 à 23.								
23 à 24.								
24 à 25.								
25 à 26.								
26 à 27.								
27 à 28.								
28 à 29.								
29 à 30.								
30 à 31.								
31 à 32.								
32 à 33.								
33 à 34.								
34 à 35.								
35 à 36.								
36 à 37.								
37 à 38.								
38 à 39.								
39 à 40.								
40 à 41.								
41 à 42.								
42 à 43.								
43 à 44.								
44 à 45.								
45 à 46.								
46 à 47.								
47 à 48.								
48 à 49.								
49 à 50.								
50 à 51.								
51 à 52.								
52 à 53.								
53 à 54.								

AGES.	SEXE MASCULIN.				SEXE FÉMININ.			
	Garçons.	Mariés.	Veufs.	TOTAL.	Filles.	Mariées.	Veuves.	TOTAL.
De 54 à 55 ans accomplis. .								
55 à 56.								
56 à 57.								
57 à 58.								
58 à 59.								
59 à 60.								
60 à 61.								
61 à 62.								
62 à 63.								
63 à 64.								
64 à 65.								
65 à 66.								
66 à 67.								
67 à 68.								
68 à 69.								
69 à 70.								
70 à 71.								
71 à 72.								
72 à 73.								
73 à 74.								
74 à 75.								
75 à 76.								
76 à 77.								
77 à 78.								
78 à 79.								
79 à 80.								
80 à 81.								
81 à 82.								
82 à 83.								
83 à 84.								
84 à 85.								
85 à 86.								
86 à 87.								
87 à 88.								
88 à 89.								
89 à 90.								
90 à 91.								
91 à 92.								
92 à 93.								
93 à 94.								
94 à 95.								
95 à 96.								
96 à 97.								
97 à 98.								
98 à 99.								
99 à 100.								
100 à 101.								
101 à 102.								
102 à 103.								
103 à 104.								
104 à 105.								
Au-dessus								
Age inconnu. . . .								
Total								

Tableau N° 7. — **Professions.**

Nota. — 1° Avant d'opérer le dépouillement des professions et de les classer conformément au cadre ci-après, il est indispensable que les maires fassent préalablement de ce cadre une lecture très attentive, afin d'en bien comprendre les dispositions. Cette étude une fois faite, et le mécanisme du cadre bien saisi, le classement ne devra plus présenter aucune difficulté. Le principe qui a présidé à a préparation de ce cadre est d'ailleurs des plus simples. Il a été rédigé de manière à pouvoir répondre à cette question : *Quel est le nombre d'individus que fait vivre chaque profession en France ?*

2° Lorsque les agents du dénombrement demanderont la profession exercée, ils ne devront pas se contenter de réponses vagues comme celle-ci : « *ouvrier, employé* » ; ils auront soin de faire préciser l'industrie à laquelle cet ouvrier est employé, et le nom de l'industriel qui l'emploie ; s'il s'agit d'un employé, l'administration, l'établissement quelconque auxquels cet employé est attaché.

3° En cas de doute sur le classement d'une profession, les maires devront en référer directement au ministre de l'agriculture, du commerce et des travaux publics, à Paris. Il leur sera répondu par le retour du courrier.

I. AGRICULTURE (1).	SEXE		TOTAL (2).
	Masculin.	Féminin.	
A. Propriétaires habitant leurs terres et faisant valoir — eux-mêmes			
A. Propriétaires habitant leurs terres et faisant valoir — par un régisseur ou maître valet. . .			
B. Propriétaires vivant sur leurs terres, qu'ils ont affermées. (*Les classer dans la catégorie des individus sans profession*, VII, lettre A). . .			
C. Régisseurs et maîtres valets faisant valoir pour le compte d'un propriétaire			
D. Fermiers (3)			
E. Colons et métayers (4).			
F. Journaliers et ouvriers agricoles de toute nature, soit employés à la journée, soit attachés à un domaine (laboureurs, bouviers, bergers, vignerons, jardiniers)			
G. Bûcherons et charbonniers			
H. Autres professions agricoles (5).			

(1) Ne doivent figurer dans cette catégorie que les personnes dont les professions A, B, C, D, E, F, G, H, sont le *principal moyen d'existence*. Toute personne joignant à l'une de ces professions une industrie non agricole, formant sa principale ressource, doit être inscrite à l'INDUSTRIE, dans la classe affectée à la fabrication dont elle s'occupe. Un individu qui est à la fois propriétaire et fermier, doit être classé à la lettre A ou à la lettre D, selon que le produit de sa propriété et de sa ferme est son principal moyen d'existence.

Les propriétaires de bien *affermés*, lors même qu'ils vivraient sur leurs terres, n'exerçant, en réalité aucune profession, doivent être classés dans la catégorie des *individus sans profession*. Il en serait autrement s'ils faisaient valoir une réserve plus ou moins considérable ; dans ce cas, ils devraient figurer à l'AGRICULTURE, lettre A.

(2) Inscrire dans ces colonnes les chefs de famille, ainsi que leurs femmes et enfants, *quand ils n'exercent pas d'autre profession*, et les domestiques. On doit entendre par *domestiques* les personnes attachées au service de la personne et du ménage, et qui ne se livrent à aucun travail agricole permanent.

(3) On entend par *fermier* celui qui cultive la terre d'autrui, moyennant une redevance annuelle fixe, soit en argent, soit en nature, soit en partie en argent, en partie en nature.

(4) On entend par *colon* ou *métayer* celui qui cultive la terre d'autrui, moyennant une part fixe dans les produits (le plus souvent la moitié).

(5) Les maraîchers et les jardiniers fleuristes, dont l'industrie s'exerce généralement aux environs et quelquefois au sein même des villes, ne sont pas des agriculteurs dans le sens ordinaire du mot. Ils doivent donc figurer à l'INDUSTRIE, à la place qui leur est affectée. Il en est autrement des *jardiniers-pépiniéristes*, qui sont de véritables agriculteurs, et doivent être inscrits à la lettre A.

II. INDUSTRIE (1).	NOMBRE des établissements ou exploitat.	SEXE		TOTAL (2)
		Masculin.	Féminin.	
1. Tissus (*industrie textile*).				
Fabrication (filature comprise) des tissus de :				
A. Coton (imprimé ou non)				
B. Laine (non compris les tapis, qui doivent être classés à l'*industrie de l'ameublement*, n° 10, lettre B.).				
C. Lin et chanvre.				
D. Soie				
E. Poils et crins, sparterie.				
F. Tissus mélangés et passementeries.				
G. Dentelles, tulles, blondes.				
H. Autres tissus et étoffes.				
2. Mines et carrières (*industrie extractive*).				
Exploitation des :				
A. Mines et minières.				
B. Salines de sel gemme.				
C. — de sel marin.				
D. Carrières				
E. Tourbières				
F. Autres				
3. Fabrication des métaux (*industrie métallurgique*).				
Fabrication :				
A. De la fonte, du fer, de l'acier.				
B. Du cuivre.				
C. Des autres métaux (plomb, zinc, étain).				

(1) Il s'agit ici de personnes qui fabriquent un produit en totalité ou lui font subir une élaboration quelconque tendant à le modifier, à le transformer, à l'achever, à la parer.

Lorsque la même personne fabrique plusieurs produits différents, il y a lieu de le classer dans l'industrie qui forme l'objet principal de sa fabrication.

Le fabricant qui vend directement ses propres produits doit être inscrit à l'INDUSTRIE, dans la classe qui est affectée à sa fabrication.

Les établissements industriels de l'État (chantiers et usines de la marine, fabriques d'armes à feu, fonderies de canons, fabriques de tabac, de papier timbré, hôtel des monnaies) doivent figurer, à leur place, dans les diverses classifications industrielles.

(2) Classer dans les colonnes 2 et 3 tous les individus que fait vivre la profession indiquée en regard, c'est-à-dire le chef de l'établissement, sa femme et ses enfants, *quand ils n'exercent pas une autre profession ;* leurs domestiques, les ouvriers et contremaîtres, commis, caissiers, teneurs de livres, voyageurs, garçons de recette, homme de peine, buralistes, etc., ainsi que les femmes et enfants de ces derniers (toujours s'ils n'exercent pas une autre profession), et leurs domestiques.

Il faut considérer comme vivant du produit de la profession de leurs parents, lors même qu'ils n'habitent pas avec eux : 1° les enfants qui étudient dans les établissements d'instruction publique (pensionnats, lycées, séminaires, facultés de droit, de médecine, écoles spéciales ; 2° les apprentis, 3° les enfants en nourrice.

INDUSTRIE (SUITE).	NOMBRE des établissements ou exploitat°	SEXE		TOTAL.
		Masculin.	Féminin.	
4. Fabrication d'objets de métal.				
A. Machines de toute espèce; moteurs à vapeur fixes et mobiles; rails, coussinets ; fer forgé et ouvré pour construction ; tuyaux pour conduite d'eau et de gaz ; appareils à gaz ; essieux, bandes de roues; appareils de chauffage et de ventilation; ustensiles aratoires; pièces d'architecture de fonte, fer, zinc; clous, vis, limes, épingles et aiguilles.				
B. Armes blanches. (Classer ces fabriques à l'industrie de *guerre*, n° 16, lettre A.).				
C. Armes à feu ; fonderies de canons ; fabriques d'amorces fulminantes. (Même observation.). . .				
D. Lits de fer. (Classer cette fabrication à l'industrie de l'*ameublement*, n° 10, lettre D.).				
E. Fabrication d'instruments de mathématiques, de chirurgie; d'instruments de musique de cuivre. (Les classer aux industries relatives aux *sciences et arts*, n° 14, lettres I et J.).				
F. Fondeurs en caractères. (*Id.*, lettre C.).				
G. Fondeurs, fourbisseurs, taillandiers, chaudronniers, forgerons, potiers d'étain, tourneurs sur métaux, couteliers.				
H. Objets de quincaillerie et lampisterie.				
I. Bijoutiers, orfèvres, fabricants de bronzes, horlogers, batteurs d'or, ciseleurs sur métaux. (Les classer aux industries de *luxe*, n° 15, lettre A.).				
5. Industrie du cuir.				
A. Tanneurs, corroyeurs, hongroyeurs, mégissiers, chamoiseurs, parcheminiers, maroquineurs, portefeuillistes.				
B. Culottiers, gantiers, bandagistes. (Les classer à l'industrie de l'*habillement* et de la *toilette*, n° 11, lettre G.).				
C. Pelletiers et fourreurs. (*Id.*, lettre F.).				
D. Cordonniers. (*Id.*, lettre H.).				
E. Selliers et bourreliers. (Les classer à l'industrie des *transports*, n° 13, lettre C.).				
F. Fabricants de cuir verni.				
G. Autres.				
6. Industrie du bois.				
A. Constructeurs de navires et bateaux. (Les classer à l'industrie des *transports*, n° 13, lettre B, pour les bâtiments de la marine marchande ; et à l'industrie de *guerre*, n° 16, lettre D, pour les bâtiments de la marine militaire.).				
B. Tourneurs sur bois.				

INDUSTRIE (SUITE).	NOMBRE des établissements ou exploitat°	SEXE Masculin.	SEXE Féminin.	TOTAL.
C. Ébénistes. (Les classer à l'industrie de l'*ameublement*, n° 10, lettre A.).				
D. Menuisiers et charpentiers. (Les classer à l'industrie du *bâtiment*, n° 9, lettre E.).				
E. Boisseliers, tonneliers, tamisiers, vanniers, layetiers et coffretiers.				
F. Tabletiers.				
G. Sabotiers. (Les classer à l'industrie de l'*habillement*.).				
H. Autres.				
7. Industrie céramique.				
A. Fabriques de verres et cristaux.				
B. *Id.* de glaces. (Les classer à l'industrie de l'*ameublement*, n° 6, lettre E.).				
C. Fabrique de porcelaine, faïence et pipes.				
D. Potiers, briquetiers, tuiliers, fabricants de tuyaux à drain, fonteniers.				
E. Autres.				
8. Produits chimiques proprement dits et produits analogues.				
A. Fabriques de produits chimiques servant dans les arts et pour la médecine (acides divers, soude, alun, potasse, etc.).				
B. Fabrique de noir animal, de vernis et cirage, colle, garance, couleurs.				
C. Fondeurs de suif.				
D. Fabriques d'engrais artificiels.				
E. — de gaz à brûler.				
F. — d'huile à brûler, de chandelles et bougies.				
G. Fabriques de savons.				
H. Féculeries et amidonneries.				
I. Toiles cirées.				
J. Préparation du caoutchouc et de la gutta-percha.				
K. Raffineries de bitume, d'asphalte, de soufre, de résine, de goudron.				
L. Autres.				
9. Industrie du bâtiment.				
A. Architectes. (Les classer aux *professions libérales*, V, D, *b*.).				
B. Entrepreneurs de bâtiments.				
C. Fours à chaux.				
D. Fabriques de papiers peints.				
E. Tailleurs de pierres, maçons, couvreurs, scieurs de bois, menuisiers, charpentiers, rampistes,				

INDUSTRIE (SUITE).	NOMBRE des établissements ou exploitat[s]	SEXE		TOTAL.
		Masculin.	Féminin.	
serruriers, peintres-vitriers, décorateurs, ornementistes, doreurs, vernisseurs, badigeonneurs, plâtriers, plombiers, plafonneurs, parqueteurs, fumistes, poêliers, ramoneurs, marbriers. . .				
F. Autres.				
10. Industrie de l'ameublement.				
A. Ebénistes, fabricants de meubles et chaises, marqueteurs.				
B. Fabricants de tapis.				
C. Tapissiers.				
D. Fabriques de lits de fer et d'objets de literie. . .				
E *Id.* de glaces.				
F. Autres.				
11. Industrie de l'habillement et de la toilette.				
A. Chapeliers et bonnetiers.				
B. Tailleurs, couturières, costumiers.				
C. Modes, lingerie, chemiserie, broderie ordinaire, broderie d'or et argent; chasubliers et fabricants d'étoles, guêtriers.				
D. Fabriques de fleurs artificielles et de plumes. . .				
E. *Id.* de boutons de métal, ivoire, porcelaine.				
F. Blanchisseurs, apprêteurs, calandreurs, décatisseurs d'étoffes.				
G. Pelletiers, fourreurs.				
H. Culottiers, gantiers, bandagistes.				
I. Cordonniers, bottiers, sabotiers, chaussonniers.				
J. Fabricants de cannes et de parapluies.				
Id. de peignes, brosses, nécessaires de toilette.				
K. Barbiers, coiffeurs et perruquiers.				
L. Fabricants de parfumerie.				
M. Autres.				
12. Industrie de l'alimentation.				
A. Maraîchers.				
B. Raffinerie de sel. (Ne pas les confondre avec les exploitations de salines.).				
C. Raffineries de sucre.				
D. Distillateurs.				
E. Boulangers et pâtissiers.				
F. Bouchers, charcutiers, tripiers.				
G. Fabriques de pâtes et de légumes et autres substances alimentaires à l'état de conserve. . . .				
H. Restaurateurs et tables d'hôte, cuisiniers, aubergistes, cabaretiers, hôtels garnis donnant à manger, cafetiers, rôtisseurs, confiseurs, glaciers, chocolatiers, crémiers.				

INDUSTRIE. (SUITE).	NOMBRE des établissements ou exploitat^{s}	SEXE Masculin.	Féminin.	TOTAL.
I. Brasseurs, vinaigriers, moutardiers, huiliers. . .				
J. Fabriques de bouteilles et verres. (Les classer à l'industrie *céramique*, n° 7, lettre A.).				
K. Fabriques de bouchons de liége.				
L. Autres.				
13. Industrie des transports.				
A. Marins du commerce (embarqués et non embarqués).				
B. Construction de navires et bateaux pour la marine marchande, le cabotage et la navigation fluviale. (Les constructions pour la marine militaire doivent être classées à l'industrie de *guerre*, n° 16, lettre D.).				
C. Carrossiers, charrons, selliers, bourreliers, maréchaux ferrants.				
D. Maîtres de poste				
E. Administrateurs, agents de toute nature et ouvriers employés à la construction, à l'entretien, à l'exploitation des chemins de fer et des canaux exploités par des compagnies.				
F. Agents et ouvriers employés à la construction et à l'entretien des canaux exploités par l'État. (Le personnel des bureaux doit être classé aux *professions libérales*, V, F, *a*.).				
G. Agents préposés à la surveillance de la navigation et à la perception des droits sur les rivières et sur les canaux exploités par l'État. (Le personnel des bureaux doit être classé aux *professions libérales*, V, F, *a*.).				
H. Agents et ouvriers employés à la construction et à l'entretien des routes impériales et départementales et des chemins vicinaux. (Le personnel des bureaux doit être classé aux *professions libérales*, V, F, *a*.).				
I. Individus employés au hallage, au remorquage sur les cours d'eau, et au chargement ou déchargement des bateaux sur les ports.				
J. Mariniers.				
K. Individus employés à l'établissement et à l'entretien des rues (paveurs, balayeurs et enleveurs d'immondices, cureurs d'égout).				
L. Agents et ouvriers employés, d'une manière permanente, à l'entretien et à la conduite des voitures de l'administration des postes. . . .				
M. Agents et ouvriers employés à la construction, l'entretien et l'exploitation des lignes télégraphiques (moins le personnel des bureaux, qui doit être classé aux *professions libérales*, V, F, *a*.).				

INDUSTRIE (SUITE).	NOMBRE des établissements ou exploitat°	SEXE Masculin.	Féminin.	TOTAL.
N. Agents et ouvriers employés à l'établissement, entretien et exploitation des voitures publiques (diligences, omnibus, fiacres), moins le personnel des bureaux, qui doit être classé aux *professions libérales*, V, F, *b*.).				
O. Entreprises de roulage (même observation). . .				
O. Entreprises de déménagement (même observ.). .				
14. Industrie relatives aux sciences, lettres et arts.				
A. Fabriques de papier.				
B. *Id.* de plumes, crayons et autres fournitures de bureau.				
C. Imprimeries, lithographies, gravure en taille-douce, daguerréotypie, clichage.				
D. Fondeurs en caractères.				
E. Editeurs de livres et de musique.				
F. Relieurs.				
G. Entreprises de journaux et revues. (N'inscrire ici que les salariés seulement, les rédacteurs et les administrateurs devant être classés aux *professions libérales*, les premiers, V, D, *a*; les seconds, V, F, *b*.).				
H. Entreprises de théâtres et concerts. (N'inscrire ici que les salariés seulement, les artistes et les administrateurs devant être classés aux *professions libérales*; les premiers, V, D, *b*; les seconds, V, F, *b*.).				
I. Préparateurs d'objets d'histoire naturelle. . . .				
J. Fabrique d'objets de physique et de chimie; d'instruments de chirurgie, de mathématiques.				
K. Fabrique d'instruments de musique.				
L. *Id.* d'objets pour la peinture (toiles, pinceaux, brosses, chevalets, cadres).				
M. Autres.				
15. Industries de luxe et de plaisir.				
A. Orfèvres, bijoutiers, joailliers, lapidaires, émailleurs, horlogers, batteurs d'or, doreurs et argenteurs sur bois et métaux, fabricants de bronze, ciseleurs sur métaux.				
B. Fabrication des monnaies et médailles. (Classer le personnel administratif des hôtels des monnaies aux *professions libérales*, V, F, *a*.). . .				
C. Fabriques d'armes de chasse.				
D. *Id.* d'équipements et d'ustensiles de chasse et de pêche.				
E. Fabricants d'objets d'art de toute nature. . . .				
F. Jardiniers-fleuristes et treillageurs.				

INDUSTRIE (SUITE).	NOMBRE des établissements ou exploitat[s]	SEXE		TOTAL.
		Masculin.	Féminin.	
G. Fabriques de jouets d'enfants, de cartes à jouer et de jeux de toute nature.				
H. Agents et ouvriers de la fabrication des tabacs. (Classer le personnel administratif aux *professions libérales*, V, F, *a.*).				
I. Autres.				
16. Industrie de guerre. (*Le personnel administratif de celles des manufactures ci-après qui sont régies par l'État doit être classé aux* professions libérales, V, F, *a.*)				
A. Fabriques d'armes blanches.				
B. *Id.* d'armes à feu (pour l'armée) et d'amorces fulminantes.				
C. Fonderies de canons.				
D. Constructions de bâtiments de guerre et des machines destinées à ces bâtiments.				
E. Fabriques de harnachements et équipements militaires.				
F. Autres.				
17. Industrie funéraire.				
A. Entrepreneurs de tombes et sépultures ornées et fabricants d'attributs et emblèmes funéraires.				
B. Agents des pompes funèbres.				
C. Agents divers attachés aux cimetières (conservateurs, gardiens, indicateurs, fossoyeurs).				
18. Industries diverses non comprises dans les catégories ci-dessus.				
III. COMMERCE (1).				
1. Bâtiment.				
Marchands de :				
A. Bois de construction.				
B. Papiers peints.				
C. Poêles et calorifères.				

(1) Classer au commerce tous les individus qui vendent des produits fabriqués par d'autres sans leur faire subir aucune élaboration.

Lorsqu'un marchand vend plusieurs produits différents, il doit être classé dans la catégorie affectée au produit qui forme la branche la plus importante de son commerce.

Beaucoup de marchands, bien que vendant des produits qu'ils n'ont pas fabriqués, entreprennent le raccommodage de ces objets ; ils n'en doivent pas moins être considérés comme marchands, et figurer, à ce titre, dans la catégorie affectée aux produits qu'ils vendent.

Les individus qui vendent des produits fabriqués par l'État (débitants de tabac, de plomb, et poudres de chasse, etc., etc.), doivent figurer à leur place, dans les diverses catégories commerciales.

COMMERCE (SUITE).	NOMBRE des établissements ou exploitatᵗ	SEXE Masculin.	SEXE Féminin.	TOTAL.
D. Marbrerie.				
E. Objets de serrurerie tout faits.				
F. Autres.				
2. Ameublement.				
Marchands de :				
A. Meubles, chaises, tapis, rideaux, objets de literie et lits de fer.				
B. Glaces et miroirs.				
C. Autres.				
3. Habillement et toilette.				
Marchands de :				
A. Tissus de laine.				
B. Soierie et rubans.				
C. Toiles et cotonnades.				
D. Tissus de poils, de crins, de sparte.				
E. Tissus mélangés, passementerie, mercerie.				
F. Dentelles, tulles et blondes.				
G. Vêtements tout faits d'hommes et de femmes.				
H. Chaussures toutes faites d'hommes et de femmes.				
I. Marchands à la toilette, revendeurs, fripiers, chiffonniers.				
J. Chapeliers.				
K. Marchands de peignes, brosses, nécessaires de toilette, parfumerie.				
L. Etablissements de bains.				
M. Autres.				
4. Alimentation.				
A. Epiciers.				
B. Marchands de beurre, d'œufs, de lait, de fromages, de poissons, de volailles, fruits et légumes verts.				
C. Marchands de vins en gros et détail.				
D. *Id.* de grains et graines.				
E. *Id.* d'animaux de boucherie.				
F. *Id.* d'ustensiles de ménage de toute nature				
G. *Id.* de porcelaine, faïence, poteries, verreries et cristaux, bouteilles et bouchons.				
H. Autres.				
5. Chauffage et éclairage.				
A. Marchands de bois, houille, coke, charbon de bois et combustibles divers.				
B. Lampistes.				
C. Autres.				

COMMERCE (SUITE).	NOMBRE des établissements ou exploitat	SEXE Masculin.	SEXE Féminin.	TOTAL.
6. Transports.				
A. Affréteurs et armateurs de navires.				
B. Marchands de chevaux, mulets, ânes.				
C. *Id.* de fourrages.				
D. Portefaix et commissionnaires.				
E. Autres.				
7. Commerce d'objets relatifs aux sciences, lettres et arts.				
Marchands de :				
A. Papiers.				
B. Livres, musique, cartes géographiques.				
C. Tableaux, gravures et autres objets d'art. . . .				
D. Objets de physique et de chimie ; instruments de mathématique, de chirurgie, de musique. . .				
E. Autres.				
8. Objets de luxe ou de plaisir.				
A. Orfévres, bijoutiers, joailliers, horlogers, marchands d'objets de bronze, de métaux précieux, de pierres précieuses.				
B. Arquebusiers, marchands d'équipement de chasse et de pêche ; débitants de plomb et poudre de chasse.				
C. Marchands de jouets d'enfants (bimbeloterie). .				
D. Débitants de tabac.				
E. Autres.				
9. Marchands d'objets divers.				
A. Quincailliers.				
B. Autres.				
IV. PROFESSIONS DIVERSES INTÉRESSANT L'AGRICULTURE, L'INDUSTRIE ET LE COMMERCE.				
A. Directeurs, employés, agents, gagistes et salariés des établissements de crédit en société anonyme (banque de France et succursales, comptoirs d'escompte, crédit mobilier, crédit foncier, crédit maritime, etc., etc.).				
B. Directeurs, employés, agents salariés des compagnies diverses d'assurance (sur la vie, contre l'incendie, les sinistres agricoles, les épizooties, les risques maritimes, les risques divers). . .				
C. Banquiers et changeurs.				
D. Agents de change, courtiers de commerce, commissaires-priseurs, commissionnaires en mar-				

PROFESSIONS DIVERSES (SUITE).	NOMBRE des établissements ou exploitat°	SEXE Masculin.	SEXE Féminin.	TOTAL.
chandises, facteurs aux halles et marchés, interprètes, conducteurs de navires, essayeurs.				
E. Autres.				
V. PROFESSIONS LIBÉRALES.				
A. Professions judiciaires.				
a. Magistrats (membres des tribunaux de tous degrés).				
b. Avocats.				
c. Officiers ministériels (notaires, avoués, huissiers).				
d. Agents d'affaires.				
e. Autres.				
B. Professions médicales.				
a. Médecins et chirurgiens.				
b. Dentistes.				
c. Sages-femmes.				
d. Pharmaciens et herboristes.				
e. Directeurs et employés des établissements d'eaux thermales. (Les directeurs et le personnel administratif de ceux de ces établissements qui sont exploités par l'Etat doivent être classés aux *professions libérales*, V, F, *a.*).				
f. Autres				
C. Professions de l'enseignement.				
a. Directeurs, professeurs, régents, maîtres et économes — des établissements entretenus aux frais de l'Etat, des départements et des communes (écoles primaires, lycées, facultés, écoles spéciales). . .				
a. Directeurs, professeurs, régents, maîtres et économes — des établissements privés (*id.* moins les facultés.				
a. Directeurs, professeurs, régents, maîtres et économes — à domicile.				
D. Sciences, lettres et arts.				
a. Savants et hommes de lettres (n'appartenant pas à l'enseignement).				
b. Peintres, statuaires, graveurs, architectes, musiciens (compositeurs, instrumentistes et chanteurs)				
E. Armée.				
Armée. — de terre. — en France				
Armée. — de terre. — hors de France				
Armée. — de mer. — en France				
Armée. — de mer. — hors de France				

PROFESSIONS LIBÉRALES (SUITE).	NOMBRE des établissements ou exploitat[s]	SEXE		TOTAL.
		Masculin.	Féminin.	
F. Gouvernement et administrations publiques et privées.				
a. Administrations publiques (dignitaires, fonctionnaires (1), employés, agents, huissiers, garçons de bureau, hommes de peine et autres gagistes ou salariés.				
rétribués par { l'Etat.				
rétribués par { la liste civile.				
rétribués par { les départements.				
rétribués par { les communes (2).				
b. Administrations privées (employés de tout rang et grade des administrations privées autres que celles des chemins de fer, des canaux exploités par des compagnies, des voitures publiques, des établissements de crédit et des compagnies d'assurances qui figurent dans d'autres classifications).				
VI. CLERGÉ DE TOUS LES CULTES.				
A. Clergé régulier (religieux et religieuses appartenant à des congrégations ou ordres religieux).				
B. Clergé séculier (prêtres autres que les précédents, archevêques, évêques, chanoines, curés, vicaires, desservants, ministres pasteurs, rabbins).				
VII. INDIVIDUS SANS PROFESSIONS.				
A. Rentiers, propriétaires (vivant du produit de la location de leurs immeubles, urbains ou ruraux) ; individus pensionnés par l'Etat, par les communes, par des caisses ou des établissements particuliers, par de simples particuliers.				
B. Réfugiés à la solde de l'Etat vivant exclusivement de cette solde.				
C. Infirmes vivant dans les hospices.				
D. Malades trouvés dans les hôpitaux.				
E. Détenus à un titre quelconque trouvés dans tous les établissements pénitentiaires de l'Etat.. . . .				
F. Mendiants, bohémiens et vagabonds.				
G. Filles publiques.				
H. Individus ayant déclaré être sans profession ou dont la profession n'a pu être constatée. . . .				

(1) Les fonctions de députés et sénateurs n'étant pas, le plus généralement, le principal élément d'existence des personnes qui les exercent, ces personnes doivent être classées dans la catégorie de leur profession réelle (magistrats, généraux, savants, industriels, etc., etc.).

(2) Les fonctionnaires non rétribués, comme les maires, doivent figurer dans la catégorie de la profession non administrative qu'ils exercent.

État et mouvement de la population en France et en Angleterre. — La population de la France, d'après le recensement de 1856, est actuellement de 36 039 364 habitants; nous en donnerons plus bas la répartition. Mais si l'on jette un regard en arrière, de manière à suivre le mouvement qui s'est opéré au sein de la population de notre pays, on voit que dans les quarante et une années qui se sont écoulées depuis 1817 jusqu'à 1857, il est né en France 20 340 104 garçons et 19 184 557 filles. Les naissances moyennes annuelles des garçons excèdent donc d'un 16e celles des filles. Il n'y a d'ailleurs pas, entre le nord et le midi de la France, de différence qui puisse faire penser que le climat influe d'une manière sensible sur cette supériorité relative des naissances de garçons. Les décès annuels masculins dépassent les décès féminins; les premiers étant représentés par 66, les autres le sont par 65,01. Ainsi, à 65 décès féminins correspondent moyennement 66 décès masculins.

La population, qui a toujours crû dans l'intervalle de 1817 à 1853, a diminué en 1854 et 1855. L'augmentation moyenne annuelle est de 159 018, ou de la 210e partie de la population moyenne 33 410 000 des quarante et une années de 1817 à 1857. Les garçons ont une plus grande part que les filles à cet accroissement; car ils y contribuent pour un 369e, et les filles seulement pour un 488e. Si l'accroissement total d'un 210e se maintenait le même, la population augmenterait d'un dixième en 20 ans, de 2 dixièmes en 38 ans, de 3 dixièmes en 55 ans, de 4 dixièmes en 71 ans, de moitié en 85 ans, et il faudrait 146 ans pour qu'elle devînt double de ce qu'elle est maintenant.

On compte une naissance sur 34,66 habitants et pour 0,84 décès, ou 100 naissances pour 84 décès. On compte un décès pour 41,50 habitants et pour 1,20 naissance, ou 100 décès pour 120 naissances. On compte pour un mariage 127 habitants et 3,41 naissances légitimes, ou 341 naissances légitimes pour 100 mariages.

Pendant 19 ans, de 1839 à 1857, le nombre des enfants mort-nés ou décédés avant la déclaration de naissance s'élève à 624 856 ou à 32 887 par an. Dans cet intervalle, on a eu moyenne annuelle 964 178 naissances, 837 854 décès, 280 836 mariages, une population de 35 310 000 habitants; et l'on compte moyennement un mort-né pour 1074 habitants, pour 29 naissances, pour 25 décès, et pour 9 mariages.

Le rapport des décès des deux sexes change dans la période de 41 ans que nous considérons. On trouve :

	Rapport.
Pour les douze premières années (1817 à 1828).	1,0194
Pour les dix-sept années (1829 à 1845).	1,0145
Pour les douze dernières années (1846 à 1857).	1,0125

Ainsi, dans l'intervalle de 1817 à 1857, les décès masculins surpassent les décès féminins, et le rapport de ces décès, qui va en diminuant, est compris entre les nombres 1,0194 et 1,0125.

Dans l'intervalle de 1817 à 1857 le rapport de la population aux naissances va toujours en augmentant; car on trouve :

	Rapport.
Pour les douze premières années (1817 à 1828)	31,85
Pour les dix-sept années (1829 à 1845)	34,57
Pour les douze dernières années (1846 à 1857)	37,66

C'est par ces nombres qu'il faudrait multiplier les naissances annuelles dans chaque période pour reproduire la population correspondante de la France. Mais dans une population considérée comme à peu près stationnaire, la population est égale aux naissances annuelles multipliées par la durée de la vie moyenne ; les rapports 31,85, 34,57 et 37,66 représentent donc aussi d'une manière approchée la durée de la vie moyenne vers 1817, vingt ans plus tard et actuellement.

La table de mortalité de Duvillard ne donne que 28 ans 3/4 pour la durée de la vie moyenne avant la révolution. Voilà donc une augmentation d'environ 7 ans qui doit provenir de l'introduction de la vaccine, de l'amélioration du régime hygiénique et de l'aisance qui s'est répandue jusque dans les classes les moins fortunées. Elle indique dans la loi de la mortalité un changement favorable qu'un grand nombre de faits ont déjà rendu sensible depuis bien des années, en France, et dans une grande partie de l'Europe.

Voici quel a été le mouvement de la population de Paris et du département de la Seine, depuis le recensement quinquennal de 1856, tel qu'il est constaté par le recensement qui vient d'avoir lieu en 1861 :

La population du nouveau Paris agrandi, divisé en 20 arrondissements, 80 quartiers, est de :

Habitants.	1 696 000
En 1856, elle n'était (12 arrondissements) que de. .	1 174 347
Différence en plus.	521 654

Voici maintenant pour le département de la Seine :

Recensement de 1861	1 953 000
Recensement de 1856	1 727 419
Différence en plus en 1861.	225 581

TABLEAU de la population d'après le recensement fait en 1856.

DÉPARTEMENTS.	POPULATION.	DÉPARTEMENTS.	POPULATION
Ain	370919	Lozère	140819
Aisne	555539	Maine-et-Loire	524387
Allier	352241	Manche	595202
Alpes (Basses-)	149670	Marne	372050
Alpes (Hautes-)	129556	Marne (Haute-)	256512
Ardèche	385835	Mayenne	373841
Ardennes	322038	Meurthe	424373
Ariége	251318	Meuse	305727
Aube	261673	Morbihan	473932
Aude	282833	Moselle	451152
Aveyron	393890	Nièvre	3260[illegible]6
Bouches-du-Rhône	473365	Nord	1212353
Calvados	478397	Oise	396085
Cantal	247665	Orne	430127
Charente	378721	Pas-de-Calais	712846
Charente-Inférieure	474828	Puy-de-Dôme	590062
Cher	314844	Pyrénées (Basses-)	436442
Corrèze	314982	Pyrénées (Hautes-)	245856
Corse	240183	Pyrénées - Orienales	183056
Côte-d'Or	385131	Rhin (Bas-)	563855
Côtes-du-Nord	621573	Rhin (Haut-)	499442
Creuse	278889	Rhône	625991
Dordogne	504651	Saône (Haute-)	312397
Doubs	286888	Saône-et-Loire	575018
Drôme	324760	Sarthe	467193
Eure	404665	Seine	1727419
Eure-et-Loir	291074	Seine-et-Marne	341382
Finistère	606552	Seine-et-Oise	484179
Gard	419697	Seine-Inférieure	769450
Garonne (Haute-)	481247	Sèvres (Deux-)	327846
Gers	304497	Somme	566619
Gironde	64[illegible]757	Tarn	354832
Hérault	400424	Tarn-et-Garonne	234782
Ille-et-Vilaine	580898	Var	371820
Indre	273479	Vaucluse	268994
Indre-et-Loire	318442	Vendée	389683
Isère	376637	Vienne	322585
Jura	296701	Vienne (Haute-)	319787
Landes	309832	Vosges	405708
Loir-et-Cher	264043	Yonne	368901
Loire	505260		
Loire (Haute-)	300994	NOUVEAUX DÉPARTEMENTS.	
Loire-Inférieure	555996	Alpes-Maritimes	»
Loiret	345115	Savoie	»
Lot	293733	Savoie (Haute-)	»
Lot-et-Garonne	340041	TOTAL	36039364

Nous devons aux laborieuses recherches de M. Legoyt, chef de la statistique au ministère de l'agriculture et du commerce, des renseignements pleins d'intérêt sur le mouvement de la population en Angleterre. Nous les reproduisons avec empressement.

Un des plus anciens et des plus estimables statisticiens français, Moheau, définissait ainsi qu'il suit l'intérêt qui s'attache à la connaissance exacte du mouvement des populations :

« Les rois et leurs ministres ne sont pas les seuls qui puissent tirer des connaissances d'un tableau de population. On y trouve l'indication des époques, des saisons, des mois climatériques, de la durée de la vie humaine selon les âges, le sexe et les contrées, des causes apparentes de mortalité, de l'influence que peuvent avoir le climat, les aliments, les lois, les mœurs, les professions, les usages, sur l'accélération ou le retard du dernier terme ; enfin, des progrès ou des pertes de la population. De là une foule de vérités dont peuvent profiter la physique, la médecine et toutes les sciences qui ont pour objet la santé, la conservation, la protection ou les secours à porter à l'humanité. »

« La population, disait l'illustre géomètre Laplace, est un des plus sûrs moyens de juger de la prospérité d'un empire ; et les variations qu'elle éprouve, comparées aux événements qui les précèdent, sont la plus juste mesure de l'influence des causes physiques et morales sur le bonheur ou le malheur de l'espèce humaine. »

« Une des premières recherches, dit lord Macaulay (qui a fait, dans l'histoire, une si large place à la statistique), de l'écrivain qui veut se rendre un compte exact de l'état d'une société dans un moment donné, consiste à connaître le nombre d'individus dont elle se composait. »

Bien moins préoccupés des grands intérêts scientifiques auxquels, d'après Moheau et Laplace, satisfait un relevé périodique de la population, que des besoins immédiats de leur administration, tous les gouvernements ont pris ou ont dû prendre, dès la plus haute antiquité, les mesures nécessaires pour obtenir, à des intervalles plus ou moins rapprochés, un document d'une aussi grande valeur. Mais ce n'est guère qu'à partir du commencement de ce siècle, qu'ils ont profité de ces vastes opérations que l'on nomme dénombrements ou *census*, pour recueillir, sur l'état économique des sociétés, les renseignements les plus étendus. L'Angleterre est peut-être le pays qui a poussé le plus loin ses investigations dans ce sens. Le programme des questions que l'autorité n'hésite pas à poser aux administrés, dans cette circonstance, est un des plus considérables que nous connaissions. Sexe, âge, profession, état civil, culte, origine, nationalité, langue parlée, nombre des familles, degré d'instruction, infirmités visibles et apparentes (cécité, surdi-mutisme, etc.), maladies d'une certaine nature (aliénation mentale, etc., etc.), maisons habitées et inhabitées, maisons en construction, nombre et étendue des fermes, nombre des ouvriers employés par chaque cultivateur, nombre des écoles et de leurs élèves, tels sont les principaux renseignements demandés par l'administration anglaise, et que les habitants, non-seulement doivent fournir, mais encore sont tenus de fournir exactement, sous peine d'amende et de *prison*. On voit que c'est l'enquête la plus détaillée, la plus minutieuse que l'on puisse ouvrir sur l'état moral, social, matériel d'un grand pays. Et cependant ce n'est pas tout. Chaque année, la même administration, en réunissant les éléments de l'assiette de l'*income-tax*, recueille un document incomparablement plus délicat et plus intime : le *chiffre de la fortune de chacun.*

En Allemagne, le census comprend également, au moins dans le plus grand nombre des États, le sexe, l'âge, l'état civil, les cultes, les professions, les familles, les maisons, et quelques infirmités, notamment la cécité et le surdi-mutisme, quelquefois l'idiotie, le crétinisme et l'aliénation mentale. Les gouvernements allemands profitent, en outre, du census pour faire recenser les animaux de ferme et jusqu'aux ruches d'abeilles.

En France, nous ne sommes entrés que fort tard dans la voie déjà largement frayée par l'Angleterre, l'Allemagne, la Belgique, la Hollande, les pays scandinaves et les États-Unis. Ce n'est qu'en 1851 que, pour la première fois, l'administration s'est décidée, après de longues hésitations, à s'enquérir des âges, de l'état civil, des professions, ainsi que du nombre des familles et des maisons. Peu favorablement accueillie, comme il fallait s'y attendre, des populations et des autorités locales chargées du recensement, cette enquête a été maintenue, en 1858 et 1861, par l'énergique volonté du ministre dont relèvent les travaux de la statistique générale de France, et que la haute utilité des résultats obtenus en 1851 avait particulièrement frappé.

Les census sont décennaux en Angleterre, en Belgique, en Norvége, dans les États sardes, en Suisse, aux États-Unis ; quinquennaux en France, en Autriche, en Danemark et en Suède ; triennaux en Allemagne.

Les agents et la forme des dénombrements ne sont pas les mêmes partout. En Angleterre, en Belgique, aux États-Unis, on a cru devoir exonérer les autorités locales, dont le zèle et l'exactitude n'inspiraient peut-être pas une confiance suffisante, du soin d'une opération qui exige la plus grande précision unie à la plus grande célérité, pour la confier à des recenseurs spéciaux salariés par l'État. Dans ces trois pays, des bulletins imprimés sont déposés à l'avance chez les habitants, qui doivent les remplir ou les faire remplir ; puis, à un jour donné, ces bulletins sont tous recueillis pour être dépouillés dans le plus bref délai. Partout ailleurs, les census sont opérés par l'autorité municipale ou le clergé. Les trois États que nous venons de nommer, pénétrés de l'importance des renseignements à recueillir et jaloux d'en assurer, autant que possible, la sincérité, n'ont pas craint de frapper d'une pénalité sévère *tout refus de répondre* ou *toute réponse sciemment contraire à la vérité.* Cette pénalité est appliquée par les juges de simple police (1). Enfin, dans toute l'Europe, sauf en

(1) Le vœu que cette législation soit étendue à tous les États qui recensent périodique-

France, les recensements sont opérés dans les derniers ou les premiers jours de l'année, c'est-à-dire à une époque où les populations flottantes sont rentrées dans les foyers et où les chances d'erreur sont aussi faibles que possible.

Ces observations préliminaires étaient nécessaires pour l'intelligence des documents qui vont suivre.

L'Angleterre proprement dite (pays de Galles compris) compte 7 dénombrements depuis 1801. En voici le résultat :

Années.	Population.	ACCROISSEMENT. Absolu.	Pour 100.
1801.	9 158 171	»	»
1811.	10 454 529	1 295 358	11
1821.	12 172 664	1 718 135	16
1831.	14 051 986	1 879 322	15
1841.	16 035 198	1 983 212	14
1851.	18 054 170	2 018 972	13
1861.	20 223 746	2 169 576	12

Les deux faits saillants de ce tableau sont ceux-ci : 1° la population de l'Angleterre a doublé en un demi-siècle ; 2° son accroissement proportionnel n'a pas cessé de faiblir depuis 1821. On a dit, il est vrai, que cet affaiblissement est plus apparent que réel, et qu'il doit s'expliquer par l'émigration. Il est certain que, de 1851 à 1860, 2 287 205 personnes ont émigré par les ports du royaume-uni, et que, sur 1 428 036 dont on a pu déterminer la nationalité, de 1853 à 1860, 454 422, ou un peu plus du tiers, appartenaient à l'Angleterre. Mais, d'une part, il est reconnu que l'émigration anglaise est à peu près balancée par l'immigration irlandaise et écossaise, par la première surtout, qui, considérable en tout temps, s'accroît très rapidement dans les années de cherté. On en trouve, au besoin, la preuve dans ce double fait que, dans la période décennale 1851-1860, on a relevé un excédant de naissances sur les décès de 2 258 703, et que l'accroissement de population constaté par le census de 1861 a été de 2 134 116. Or, si les émigrants anglais, que l'on peut évaluer, pour la même période, à 550 000 au moins (à 50 000 par année), n'avaient pas été remplacés par un nombre à peu près égal d'immigrants irlandais ou écossais, on eût trouvé, en 1861, un accroissement de 1 708 000 individus seulement, au lieu de 2 134 116. En réalité, la balance au profit de l'émigration n'a été que de la différence entre 2 258 703 et 2 134 116, c'est-à-dire de 124 587, ce qui ne représente

ment leur population a été formellement exprimé, et sans discussion, par le congrès international de statistique, dans sa session de 1850 à Londres.

qu'une perte annuelle de 12 458 personnes. Nous ne croyons donc pas que l'affaiblissement graduel de la proportion d'accroissement de la population anglaise puisse être, au moins pour la plus grande partie, attribuée à l'émigration. Nous estimons qu'il faut encore en chercher la cause dans la diminution de la fécondité de cette population. Voici les documents officiels sur ce point. Le rapport des naissances aux mariages (1), après avoir été de 4,13 de 1838 à 1844, est successivement tombé à 3,96 de 1845 à 1849, et à 3,26 de 1850 à 1854. Il est vrai que, sous l'influence d'une prospérité sans exemple, il s'est relevé à 4,15 de 1855 à 1859.

Une des particularités remarquables du nouveau census anglais, c'est la forte diminution du sexe masculin. En 1801, on avait compté, sur 100 individus de la population générale, 50,65 femmes ; on en a recensé 51,36 en 1861. Cet écart de plus en plus grand entre les deux sexes est dû, pour une part, aux progrès de l'émigration, le contingent de l'homme à l'expatriation étant toujours plus fort que celui de la femme ; pour l'autre, à l'immigration irlando-écossaise, dans laquelle l'élément féminin joue un rôle considérable. Une prédominance aussi marquée du sexe féminin n'est pas sans entraîner des conséquences économiques d'une certaine portée, notamment en suscitant, entre les salariés de ce sexe, une concurrence funeste pour leur moralité et leur bien-être. De là la formation dans ces dernières années, en Angleterre, d'un certain nombre de sociétés charitables ayant pour but l'amélioration de leur situation matérielle.

Depuis 1811, l'administration anglaise fait recenser, à chaque dénombrement, le nombre des maisons, en distinguant entre celles qui sont habitées, inhabitées et en construction. Le nombre des maisons habitées s'est élevé, de 1 575 923 en 1801 à 3 745 463 en 1861 ; c'est un accroissement de près de 138 pour 100 ; tandis que, dans le même intervalle, celui de la population n'a été que de 120 pour 100. En supposant que cet accroissement soit réel, et par conséquent ne résulte pas, au moins en partie, d'une exactitude de plus en plus grande du recensement, on trouve que, tandis qu'une maison abritait 5,81 individus en 1801, elle n'en recevait plus que 5,40 en 1861. Le progrès n'est pas très sensible, mais il est réel. Il importe, d'ailleurs, de remarquer qu'en Angleterre, l'habitude pour chaque famille d'avoir, même dans les villes, une maison distincte, quelque modeste qu'elle soit, est un des traits caractéristiques des mœurs nationales.

(1) Nous avons pris le total des naissances au lieu des naissances légitimes ; mais, outre que le nombre des naissances naturelles *déclarées* à l'état civil en Angleterre est très minime, cette inexactitude relative n'altère en rien le sens des résultats auxquels nous sommes arrivé.

Nulle part, en Europe, l'amour du *home*, c'est-à-dire du foyer calme, paisible, discret, à l'abri de l'œil curieux du voisin ou des servitudes, des obligations du séjour en commun, n'a poussé de plus profondes racines que dans ce pays.

Si la population de l'Angleterre n'a pas continué à grandir dans les proportions exceptionnelles signalées par les trois premiers census de ce siècle, son progrès, comme nous l'avons vu, n'en a pas moins été incessant et considérable; par conséquent, sa densité ou son rapport à la superficie s'est très sensiblement élevé. Ainsi le nombre de ses habitants, qui n'était que de 60 par kilomètre carré en 1801, est, en ce moment, d'un peu plus de 133.

Cet énorme accroissement s'est-il également réparti sur tous les points du territoire? Bien loin de là, et disons-le immédiatement, le phénomène le plus grave, le plus fécond en conséquences de toute nature, que présente le mouvement de la population anglaise, c'est sa tendance accélérée à l'agglomération. Sans doute, cette tendance, comme nous aurons plus loin l'occasion de le montrer, est générale en Europe, et se rencontre même dans les pays où, par suite des immenses espaces ouverts à la colonisation, on devrait le moins la trouver, les États-Unis et l'Australie ; mais nulle part elle n'est aussi manifeste, aussi soutenue qu'en Angleterre. Si déjà depuis longtemps les census y avaient mis en lumière le fait de l'abandon continu des campagnes et du progrès correspondant des villes, celui de 1861 atteste qu'à aucune époque, ce double mouvement n'a eu autant d'intensité que dans la dernière période décennale.

Citons quelques exemples. Tandis que l'ensemble de la population anglaise s'est accru de 12 pour 100, Londres a vu 440 798 personnes se joindre à cette immense fourmilière de 2 362 236 individus recensés en 1851 ; c'est 18 nouveaux habitants pour 100. Le progrès a été plus rapide encore dans les chefs-lieux des comtés industriels. Les 20 villes de premier ordre, ou ayant plus de 70 000 habitants, qui réunissaient en 1851 une population de 2 372 887 (sensiblement égale à celle de Londres), en ont aujourd'hui 2 963 945 ; c'est 590 058 ou 25 pour 100 de plus. Les 43 villes de second ordre, c'est-à-dire de 20 à 50 000 habitants, où, en 1851, on en avait dénombré 1 414 093, en comptent, en 1861, 1 653 386 ; soit une augmentation de 239 293 ou de 14 pour 100. On voit que la proportion d'accroissement diminue avec l'importance des villes. En voici une nouvelle preuve. Les villes de troisième ordre ou de 5 à 20 000 âmes, dont la population totale était de 954 038 en 1851, en ont, en ce moment, 997 389 ; c'est 43 351 ou seulement 4 pour 100 de plus. Quant aux villes de quatrième classe, c'est-à-dire ayant moins de 5000 habitants, leur population est restée à peu près stationnaire (52 108 en 1851, et 52 559 en 1861).

C'est exactement le résultat que nous avons constaté en France en 1856, et qui a donné lieu à des interprétations si étranges et si mal fondées.

Population spécifique. — Ainsi que nous l'avons dit, un grand intérêt s'attache à la connaissance de la distribution de la population sur les différents points du territoire; et nous croyons utile de consigner ici les calculs si importants de M. Mathieu sur ce sujet.

Dans un pays où le climat et les habitudes sont semblables, ou à peu près semblables, la population se multiplie généralement avec les moyens d'existence, et chaque localité a un nombre d'habitants proportionné à ses produits. D'après ce principe, une nombreuse population est l'indice d'une production abondante. On peut donc apprécier, par la distribution de la population, l'importance des différentes parties du territoire de la France sous le rapport des productions de tout genre. Le département le plus productif est aussi le plus peuplé. Ces considérations montrent que dans des questions de statistique, il ne suffit pas de connaître la population absolue des départements, il faut encore savoir dans quel rapport elle se trouve avec la surface du territoire sur lequel elle est répandue ; il faut nécessairement avoir recours à la comparaison que nous avons établie entre la population et la superficie de chaque département.

Population et superficie des départements. — Nous avons reproduit ici la population des départements obtenue par le dernier recensement fait en 1856, afin de mettre en regard les deux éléments du calcul de la population spécifique.

La superficie de chaque département est exprimée en kilomètres carrés ; elle est tirée du tableau de la superficie des départements qui a été dressé récemment dans le bureau de la statistique générale au ministère des travaux publics et du commerce, d'après les opérations cadastrales exécutées en France jusque dans ces derniers temps.

Le kilomètre carré, ou le carré de 1000 mètres de côté, renferme un million de mètres carrés; mais l'hectare comprend 10 000 mètres carrés : le kilomètre carré se compose donc de 100 hectares. Pour exprimer une superficie en hectares, il faudra donc multiplier par 100 le nombre de kilomètres carrés qu'elle renferme. Ainsi la superficie du département de l'Ain, qui est de 5798 kilomètres carrés et 97 centièmes de kilomètre carré, comprend 579 897 hectares.

Population spécifique. — L'agglomération de la population varie d'un département à un autre. Ainsi, par exemple, le département des Basses-Alpes, quoique plus étendu que le département du Nord, a cependant une population absolue huit à neuf fois plus petite. La variation est encore plus grande quand on descend aux arrondissements, aux cantons. Mais arrêtons-nous aux départements, et supposons même que les habitants de chaque département sont uniformément répandus sur sa surface.

La population d'un département étant divisée par le nombre de kilomètres carrés contenus dans sa superficie, on obtient le nombre d'habitants moyennement répartis sur un kilomètre carré. En opérant ainsi pour tous les départements, avec les données de la Table I, on obtient les nombres de la troisième colonne de la Table II. Ces nombres d'habitants par kilomètre carré représentent l'intensité de la population, ou la *population spécifique*. Prenons pour exemple le Calvados et le Tarn. La Table II donne les nombres 86,65 et 61,79. On y compte donc en nombres ronds 87 et 62 habitants par kilomètre carré, et les populations spécifiques de ces départements sont entre elles comme 87 et 62.

Si l'on divise la population et la superficie de la France entière par le nombre 86 des départements, on trouve pour un département moyen 419 062 habitants répartis sur 6,165,03 kilomètres carrés. La population spécifique de ce département moyen est représentée par le nombre 67,963.

La division de la population 36 039 364 de la France, par les 530 278,91 kilomètres carrés de sa superficie, donne le nombre 67,963 pour la population spécifique de la France entière ou du département moyen. Il y a donc moyennement en France 68 habitants par kilomètre carré. Trente-deux départements ont une population spécifique plus grande que celle de la France entière, et les cinquante-quatre autres ont une population spécifique plus petite.

La population spécifique des départements peut encore s'exprimer en prenant pour unité la population spécifique 67,963 de la France entière. Il suffit pour cela de diviser par 67,963 tous les nombres de la troisième colonne, Table II : on obtient les nombres de la quatrième colonne. Ces nombres expriment les populations spécifiques sous une forme plus simple et plus commode pour en apprécier l'importance. A la seule inspection des nombres 1,236 et 0,401, on voit, par exemple, que la population spécifique est trois fois plus grande dans la Moselle que dans la Lozère.

Le département de la Seine, le plus peuplé et le plus petit de tous, est tout à fait hors ligne. Sa population absolue est 4 fois plus grande et sa superficie 13 fois plus petite que pour le département moyen. Aussi sa population spécifique est 53 fois celle de la France entière. Si l'on considère séparément la ville de Paris, qui, sur une superficie de 34,24 kilomètres carrés, renferme, y compris la population flottante, 1 174 346 habitants ou le 7/10e du département, on trouve une population spécifique de 34 297 habitants par kilomètre carré, ou de 343 par hectare : c'est plus de 500 fois celle de la France. Quant aux arrondissements de Saint-Denis et de Sceaux, dont la population est de 552 073 habitants et la superficie de 441,26 kilomètres carrés, leur population spécifique de 1253 habitants par kilomètre carré est encore 18 fois plus grande que celle de la France entière ou du département moyen.

Population et superficie des départements en kilomètres carrés.

DÉPARTEMENTS.	POPULATION	SUPERFICIE en kil. carrés	DÉPARTEMENTS.	POPULATION	SUPERFICIE en kil. carrés
Ain	370919	5798,97	Lozère	140819	5169,73
Aisne	555539	7352,00	Maine-et-Loire	524387	7120,93
Allier	352241	7308,37	Manche	595202	5928,38
Alpes (Basses-)	149670	6954,19	Marne	372050	8180,44
Alpes (Hautes-)	129556	5589,61	Marne (Haute-)	256512	6219,68
Ardèche	385835	5526,65	Mayenne	373841	5170,63
Ardennes	322128	5232,89	Meurthe	424373	6090,04
Ariége	251318	4893,87	Meuse	305727	6227,87
Aube	261673	6001,39	Morbihan	473932	6797,81
Aude	282833	6313,24	Moselle	451152	5368,89
Aveyron	393890	8743,33	Nièvre	326086	6816,56
Bouches-du-Rhône	473365	5104,87	Nord	1212353	5680,87
Calvados	478397	5520,72	Oise	396085	5855,06
Cantal	247665	5741,47	Orne	430127	6097,29
Charente	378721	5942,38	Pas-de-Calais	712846	6605,63
Charente-Inférieure	574828	6825,69	Puy-de-Dôme	590062	7950,51
Cher	314844	7199,34	Pyrénées (Basses-)	436442	7622,66
Corrèze	314982	5866,09	Pyrénées (Hautes-)	245856	4529,45
Corse	240183	8747,41	Pyrénées-Orientales	183056	4122,11
Côte-d'Or	385131	8761,16	Rhin (Bas-)	563855	4553,45
Côtes-du-Nord	621573	6885,62	Rhin (Haut-)	499442	4107,71
Creuse	278889	5568,30	Rhône	625991	2790,39
Dordogne	594651	9182,56	Saône (Haute-)	312397	5339,92
Doubs	286888	5227,55	Saône-et-Loire	575018	8551,74
Drôme	324760	6521,55	Sarthe	467193	6206,68
Eure	401665	5957,65	Seine	1727419	475,50
Eure-et-Loir	291074	5874,30	Seine-et-Marne	341382	5736,35
Finistère	606552	6721,12	Seine-et-Oise	484179	5603.65
Gard	419697	5835,56	Seine-Inférieure	769450	6033,29
Garonne (Haute-)	481247	6289,88	Sèvres (Deux-)	327846	3999,88
Gers	304497	6280,31	Somme	566619	6161,20
Gironde	640757	9740,32	Tarn	354832	5742.16
Hérault	400424	6198,00	Tarn-et-Garonne	234782	3720,16
Ille-et-Vilaine	580898	6725,83	Var	371820	7226,10
Indre	273479	6795,30	Vaucluse	268894	3547,71
Indre-et-Loire	318442	6113,70	Vendée	389683	6703,50
Isère	576637	8289,34	Vienne	322585	6970,37
Jura	296701	4994,01	Vienne (Haute-)	319787	5516,58
Landes	309832	9321,31	Vosges	405708	6079,96
Loir-et-Cher	264043	6350,92	Yonne	368901	7428,04
Loire	505260	4759,62			
Loire (Haute-)	300994	4962,25	France entière	36039364	530278 91
Loire-Inférieure	555996	6874,56			
Loiret	345115	6771,19			
Lot	293733	5211,74			
Lot-et-Garonne	340041	5353,96	Département moyen	419062	6166 03

Population spécifique. — 1° Nombre d'habitants par kilomètre carré dans chaque département.

2° Rapport de ce nombre avec le nombre moyen 67,963 habitants par kilomètre carré pour la France entière.

NUMÉROS D'ORDRE.	DÉPARTEMENTS.	POPULATION SPÉCIFIQUE.	
		NOMBRE d'habitants par kil. carré.	RAPPORT avec le nombre moyen 67,963.
		hab.	
1	Seine	3632,85	53,453
2	Rhône	224,34	3,301
3	Nord	213,41	3,140
4	Seine-Inférieure	127,53	1,877
5	Rhin (Bas-)	123,83	1,822
6	Rhin (Haut-)	121,59	1,789
7	Pas-de-Calais	107,91	1,588
8	Loire	106,16	1,562
9	Manche	100,40	1,477
10	Bouches-du-Rhône	92,73	1,364
11	Somme	91,97	1,353
12	Côtes-du-Nord	90,27	1,328
13	Finistère	90,25	1,328
14	Calvados	86,65	1,275
15	Seine-et-Oise	86,40	1,271
16	Ille-et-Vilaine	86,37	1,271
17	Moselle	84,03	1,236
18	Loire-Inf rieure	80,88	1,190
19	Garonne (Haute-)	76,51	1,126
20	Vaucluse	75,82	1,116
21	Aisne	75,56	1,112
22	Sarthe	75,27	1,108
23	Puy-de-Dôme	74,22	1,092
24	Maine-et-Loire	73,64	1,084
25	Mayenne	72,30	1,064
26	Gard	71,92	1,058
27	Orne	70,54	1,038
28	Ardèche	69,84	1,027
29	Morbihan	69,72	1,026
30	Meurthe	69,68	1,025
31	Charente-Inférieure	69,56	1,024
32	Isère	69,56	1,024
	Département moyen	67,96	1,000
33	Eure	67,92	0,999
34	Oise	67,65	0,995
35	Saône-et-Loire	67,24	0,989
36	Vosges	66,73	0,982
37	Gironde	65,78	0,968
38	Hérault	64,61	0,951
39	Ain	63,96	0,941
40	Charente	63,73	0,938
41	Lot-et-Garonne	63,51	0,935
42	Tarn-et-Garonne	63,14	0,929
43	Tarn	61,79	0,909
44	Ardennes	61,56	0,906
45	Loire (Haute-)	60,66	0,892
46	Seine-et-Marne	59,51	0,876
47	Jura	59,41	0,874
48	Saône (Haute-)	58,50	0,861
49	Vendée	58,13	0,855
50	Vienne (Haute-)	57,97	0,853
51	Pyrénées (Basses-)	57,26	0,842
52	Lot	56,36	0,829
53	Dordogne	54,96	0,809
54	Doubs	54.88	0,807
55	Sèvres (Deux-)	54,64	0,804
56	Pyrénées (Hautes-)	54,28	0,799
57	Corrèze	53,69	0,790
58	Indre-et-Loire	52,09	0,766
59	Var	51,46	0,757
60	Ariége	51,35	0,756
61	Loiret	50,97	0,750
62	Creuse	50,09	0,737
63	Drôme	49,80	0,733
64	Yonne	49,66	0,731
65	Eure-et-Loir	49,55	0,729
66	Meuse	49,09	0,722
67	Gers	48,48	0.713
68	Allier	48,20	0,709
69	Nievre	47,84	0,704
70	Vienne	46,28	0,681
71	Marne	45,48	0,669
72	Aveyron	45,05	0,663
73	Aude	44,80	0,659
74	Pyrénées-Orientales	44,41	0,653
75	Côte-d'Or	43,96	0,647
76	Cher	43,76	0,643
77	Aube	43,60	0,642
78	Cantal	43,14	0,635
79	Loir-et-Cher	41,57	0,612
80	Marne (Haute-)	41,24	0,607
81	Indre	40,25	0,593
82	Landes	33,24	0,489
83	Corse	27,46	0,404
84	Lozère	27,24	0,401
85	Alpes (Hautes-)	23,18	0,341
86	Alpes (Basses-)	21,52	0,317

De la mortalité. — Ces résultats de la statistique ont exercé la sagacité d'un grand nombre d'économistes, et l'on en a déduit certains faits généraux qui permettent, jusqu'à un certain point, de prévoir le mouvement de la population. Parmi ces faits, il en est quelques-uns qui touchent plus spécialement à l'hygiène. M. Villermé, à qui l'on doit de si belles recherches sur ces questions si compliquées et si difficiles, a démontré, d'une manière positive, l'influence de la misère sur la mortalité; il a fait voir que cette influence se faisait surtout sentir dans le premier âge. Il a démontré également l'action qu'exercent sur l'augmentation de la mortalité, l'agglomération des habitants et les mauvaises conditions de salubrité dans les grandes villes, ainsi que le travail manufacturier comparé au travail agricole dans les districts de la Grande-Bretagne.

Le même observateur a été conduit par sa sagacité ordinaire à signaler l'influence de la température sur la mortalité des nouveau-nés, et les effets désastreux qui résultaient de leur exposition au froid. C'est de ce fait qu'est née la pensée d'une réforme très utile à laquelle le docteur Loir a attaché son nom, et qui consisterait à faire constater les naissances à domicile au lieu d'exiger le transport des nouveau-nés au bureau de l'état civil. Cette pratique, suivie avec un avantage réel dans plusieurs grandes villes, mériterait d'être généralisée.

La mortalité n'est pas seulement intéressante à connaître dans son chiffre brut ; elle l'est bien plus encore dans ses causes. Aussi toutes les statistiques de décès doivent-elles comprendre une indication des causes de mort. Mais hâtons-nous de le dire, rien n'est plus difficile à recueillir que cet élément essentiel de toute statistique médicale. Si l'on songe, en effet, au peu d'uniformité des doctrines et des nomenclatures, aux difficultés de tous genres que soulève, dans la pratique, le diagnostic des maladies, et à l'absence complète de contrôle, on aura une idée bien incomplète encore des obstacles que rencontre une statistique des causes de mortalité. Cependant des efforts sérieux sont tentés, dont nous reparlerons à l'occasion de la statistique, et qui, émanés du gouvernement lui-même et de l'administration de l'assistance publique, ne peuvent manquer d'aboutir à un utile résultat.

Une dernière question qui se rattache à celles que nous venons d'exposer, et qui intéresse, quoique moins directement, l'hygiène publique, est celle des tables de moralité. M. Villermé, dans un récent travail, a posé les vrais principes qui doivent présider à leur rédaction.

Les tables de mortalité doivent faire connaître combien, sur un nombre donné de personnes dont l'époque de la naissance est certaine, il en est mort, et il en existe encore à chacun des différents âges. Par conséquent, les tables de mortalité sont aussi des tables des probabilités de la vie.

En effet, lorsqu'elles s'appuient sur des quantités assez considérables d'observations exactement recueillies, on en peut déduire, pour les individus de chaque âge, la probabilité de vivre encore un an, dix ans, plus ou moins, comme celle de mourir dans les mêmes espaces de temps. Ainsi, d'après la nouvelle table que M. Quételet a rédigée pour l'époque présente, sur 1000 enfants nés vivants en Belgique, 150 meurent dans le cours de la première année, 212 avant l'âge de deux ans révolus, 242 avant trois ans; d'où il résulte que 850 arrivent à l'âge de un an, 788 à deux ans, 758 à trois ans, etc. Il y a donc 17 chances contre 3 que l'enfant, qui vient de naître en Belgique, vivra au moins un an; et 3 contre 17, qu'il cessera de vivre avant un an révolu; un peu moins de 15 contre 4, qu'il atteindra l'âge de deux ans; ou 4 contre un peu moins de 15, qu'il mourra auparavant, etc. Il résulte de la table de M. Quételet que, en Belgique, le quart des enfants. succombe avant l'âge de quatre ans; le tiers, à quatorze ans; la moitié, entre quarante et un et quarante-deux ans; les trois quarts, entre soixante-sept et soixante-huit ans.

S'il ne s'agissait pas d'enfants qui viennent de naître, l'espérance ou la probabilité de vivre encore serait trouvée plus grande; car la moitié des individus de cinq ans, âge où cette probabilité est à son maximum, parviennent à cinquante-huit ou cinquante-neuf ans. Il s'ensuit qu'ils peuvent espérer de vivre encore cinquante-trois ou cinquante-quatre ans, au lieu de quarante et un à quarante-deux ans, comme pour les nouveau-nés.

Ajoutons que la vie probable s'accroît continuellement de la naissance à cinq ans, pour devenir ensuite de plus en plus courte, à mesure qu'on s'éloigne de cet âge; et que le danger de mourir dans le cours d'une année diminue de la naissance à treize ans, puis s'accroît jusqu'au terme de la vie. Enfin ce danger est le même ou à peu près, pour l'enfant zéro d'âge à un an que pour le vieillard de quatre-vingts ans.

Telle est, selon M. Quételet, la loi actuelle de la mortalité en Belgique. Nous devons l'admettre pour la population entière, mais on ne saurait jamais la faire servir à calculer l'époque de la mort d'une personne considérée isolément. Tout ce qui est possible, c'est, comme nous venons de le voir, de dire, pour un très grand nombre d'individus de chaque âge, dans quelle proportion ce nombre sera probablement diminué d'ici à un an, à deux ans, à trois ans, etc.

Mais, quels que soient, à un moment donné, les résultats d'une table de mortalité, dans tous les pays, les privations, les fatigues, augmentent le nombre des décès, et l'abondance des choses nécessaires à la vie, la facilité de se les procurer, le diminuent. Il est aussi des causes éventuelles, comme une intempérie des saisons, un fléau naturel ou politique, qui non-seulement accroissent beaucoup la proportion des morts, mais encore celle des mariages et des naissances. Enfin, parmi toutes ces causes, il en est qui frappent plus particulièrement certains âges, et changent ainsi, durant une période plus ou moins longue, les rapports ordinaires de ces âges avec les autres âges, et par conséquent avec la population totale.

En résumé, il ne suffit pas que ces tables donnent exactement la loi de la mortalité à l'époque de leur rédaction, il faut aussi qu'elles conviennent au temps pour lequel on les adopte plus tard. Or, des variations successives et très notables, observées à d'assez courts intervalles dans la mortalité d'un grand nombre de villes ou pays, ne permettent pas de se servir, comme on le fait chez nous pour des opérations financières, de tables dont tous les éléments datent de soixante ans. On devrait du moins se bien assurer auparavant qu'elles expriment, ou à peu près, la mortalité actuelle ; à plus forte raison, quand une révolution, comme celle de 1789, a profondément modifié le corps entier des institutions, et changé l'état matériel, moral et politique de toute la nation.

Ajoutons que certaines conditions particulières viennent encore compliquer les calculs que l'on peut faire sur ces tables de mortalité. Nous citerons, comme offrant à cet égard des difficultés toutes spéciales, les problèmes relatifs à la mortalité proportionnelle des différentes professions, notions jusqu'ici négligées, et cependant fondamentales pour établir toute association ouvrière ou de secours mutuels.

Nous bornerons ici cet aperçu très succinct sur les lois de la population, le mouvement des naissances et des décès, et les causes de la mortalité, en répétant que nous n'avons pas eu la prétention d'aborder les problèmes économiques et sociaux que cette grande question soulève, et qui ont été étudiés par tant d'hommes éminents. On trouvera dans l'énumération suivante quelques-uns des principaux travaux qui, sur ce sujet, se rapportent spécialement à l'hygiène.

Bibliographie. — *Dictionnaire de l'économie politique*, art. POPULATION, par Joseph Garnier. — *Annuaires du Bureau des longitudes*, collection complète. Paris. — *Recherches sur la population de la France*, par Moheau. — *Lettres sur le rapport des deux sexes dans les naissances*, par le professeur Ch. Babbage (*The Edinburgh Journal of sciences*, july 1829). — *De l'effet de la légitimité sur le rapport des naissances de différents sexes*, par M. P. Provost, de Genève (*Bibliothèque universelle*, octobre 1829). — *Notice sur le rapport des deux sexes dans les naissances*, par le capitaine Bickes (*Zeitung fur das gesammte Medicinalwesen*, février 1831). — *Recherches sur la reproduction et la mortalité de l'homme aux différents âges, et sur la population de la Belgique*, par MM. Quételet et Ed. Smits. Bruxelles, 1832. — *Rapport sur le précédent ouvrage à l'Académie de médecine*, par Villermé (*Ann. d'hyg. et de méd. lég.*, t. VIII, p. 459). — *Sur la mortalité moyenne et proportionnelle chez la plupart des peuples européens, considérée comme mesure de leur aisance et de leur civilisation*, par M. Francis d'Ivernois (*Biblioth. univ. de Genève*). — *Sur la population de la Grande-Bretagne, considérée principalement et comparativement dans les districts agricoles, dans les districts manufacturiers et dans les grandes villes*, par Villermé (*Ann. d'hyg. et de méd. lég.*, t. XII, p. 217). — *Considérations statistiques sur le* *royaume de Naples*, par le docteur Salvatore de Renzi (*Ibit.*, t. XIII, p. 298). — *Recherches historiques et statistiques sur la population de Genève, son mouvement annuel et sa longévité, de* 1549 *à* 1833, par Édouard Mallet (*Ibid.*, t. XVII, p. 1). — *Mémoire sur la distribution de la population française par sexe et par état civil, et sur la nécessité de perfectionner nos tableaux de population et de mortalité*, par Villermé (*Ibid.*, t. XVII, p. 245). — *De la durée de la vie en France, depuis le commencement du XIX*e *siècle*, par M. Jules Bienaymé (*Ibid.*, t. XXVIII, p. 177). — *De l'influence de la température sur la mortalité des nouveau-nés*, par Villermé et Milne Edwards (*Ibid.*, t. II, p. 291). — *De la distribution par mois des conceptions et des naissances de l'homme*, par Villermé (*Ibid.*, t. V, p. 55). — *Mémoire sur la mortalité en France dans la classe aisée et dans la classe indigente*, par Villermé (*Mémoires de l'Académie royale de médecine*. Paris, 1828, t. I). — *Essai d'arithmétique politique*, par le comte de P. Balbo. Turin, 1829. — *De la durée de la vie chez le riche et chez le pauvre*, par M. Benoiston de Châteauneuf (*Ann. d'hyg. et de méd. lég.*, t. III, p. 1). — *De la mortalité dans les divers quartiers de la ville de Paris, et des causes qui la rendent très différente dans plusieurs d'entre eux, ainsi que dans les divers quartiers de beaucoup de grandes villes*. par Villermé (*Ibid.*, t. III, p. 294). — *De la mortalité des enfants en Russie*, par M. Herrmann (*Ibid.*, p. 317). — *De l'influence des saisons sur la mortalité à différents âges*, par le docteur Lombard (*Ibid.*, t. X, p. 93). — *De l'influence du mariage sur la durée de la vie humaine*, par le docteur Casper (*Ibid.*, t. XIV, p. 227). — *De l'influence des conditions physiques et morales sur la longévité*, par le docteur Smith (*Ibid.*, t. XV, p. 87). — *Sur la durée probable de la vie de l'homme*, par le docteur Casper (de Berlin). Berlin, 1835. — *Essai statistique sur la mortalité du canton de Genève pendant l'année* 1838, par docteur Marc d'Espine (*Ann. d'hyg. et de méd. lég.*, t. XXIII, p. 1). — *De la durée de la vie humaine dans plusieurs des principaux États de l'Europe, et du plus ou moins de longévité de leurs habitants*, par M. Benoiston de Châteauneuf (*Ibid.*, t. XXXVI, p. 241). — *Influence de l'aisance et de la misère sur la mortalité; recherches critiques et statistiques*, par le docteur Marc d'Espine (*Ibid.*, t. XXXVII, p. 323). — *Notice statistique sur les lois de mortalité et de survivance aux divers âges de la vie humaine; sur la vie moyenne et la vie probable*, par M. Marc d'Espine (*Ibid.*, t. XXXVIII, p. 289). — *Recherches statistiques sur la ville de Paris et le département de la Seine*, publiées par ordre du préfet de la Seine. Paris, 1823-1844, 5 vol. in-4. — *Statistique des décès dans la ville de Paris* (1809 à 1851), par Trébuchet (*Ann. d'hyg., et de méd. lég.*, t. XLII, p. 350; t. XLV, p. 336; t. XLVI, p. 5 et 295; t. XLVIII, p. 130; t. L, p. 336; t. VII, 2e série, p. 5; t. IX, p. 241, etc.). — *Statistique de la population de la France et de ses colonies, d'après les derniers recensements*, par M. Boudin (*Ibid.*, t. XLVIII, p. 241). — *Statistique de la population de l'Europe*, par M. Boudin (*Ibid.*, t. XLIX, p. 126). — *Observations sur le principe de population* (*Journal des économistes*, juin 1853, Paris). — *Comptes rendus des travaux des Conseils d'hygiène et de salubrité*, de la Seine, de la Seine-Inférieure, de la Gironde, des Bouches-du-Rhône, d'Indre-et-Loire, etc. — *Considérations sur les tables de mortalité*, par M. Villermé (*Ann. d'hyg. et de méd. lég.*, 2e série, 1854, t. I). — *Coup d'œil sur les maladies qui ont été cause de décès à Londres pendant la période de quinze années*, de 1842 à 1856, par M. Boudin (*Ann.*, 2e série, t. VII, p. 468). — *Études sur le mouvement de la population en France et en Belgique, d'après les derniers documents officiels*, par M. Boudin (*Ann.*, 2e série, t. VIII, p. 13). — *Statistique générale de la France, mouvement de la population en* 1853. Paris, 1856, in-4. — *Statistique des maladies qui ont été cause de décès dans le royaume de Belgique, de* 1851 *à* 1855, *d'après les documents les plus récents*, par M. Boudin (*Ann.*, 2e série, t. IX, p. 203). — *Du mouvement de la popula-*

tion en France et en Algérie, en 1854, d'après les documents officiels les plus récents, par M. Boudin (*Ann.*, 2e série, t. IX, p. 284). — *De la statistique nosologique des décès*, par A. Guérard (*Ann.*, 2e série, t. IX, p. 111); sur le même sujet, par le docteur Bertillon (*Union médicale*, 1856).

PORCELAINE. — Les fabriques de porcelaine sont rangées dans la deuxième classe des établissements insalubres, à cause de la fumée et du danger d'incendie.

PORCS, PORCHERIES. — *Voy.* ABATTOIRS, CHARCUTERIE, CHEVAL, ÉQUARRISSAGE, NOURRISSEURS, VIANDE.

PORTEURS D'EAU. — *Voy.* EAU.

POTASSE, POTASSERIES. — Les fabriques de potasse ont été primitivement rangées dans la troisième classe des établissements incommodes, comme offrant très peu d'inconvénients, et cependant, depuis une vingtaine d'années, de nombreuses réclamations ont appelé sur elles l'attention de l'autorité administrative et des Conseils de salubrité. C'est qu'en effet, aux premiers procédés d'extraction qui consistaient simplement à lessiver une matière contenant la potasse mêlée à d'autres substances insolubles, et concentrer ensuite la lessive, sont venus s'ajouter d'autres modes de fabrication, dont les effets pouvaient être considérés comme insalubres ou tout au moins comme très incommodes. Nous voulons parler de la calcination des résidus de la distillation de la mélasse, industrie qui constitue avec les distilleries d'alcool une annexe importante de la fabrication du sucre indigène.

Aussi est-ce surtout dans le département du Nord que ces potasseries se sont multipliées, et ont fourni au savant Conseil d'hygiène de Lille un nouveau sujet d'observations persévérantes et d'ingénieuses prescriptions.

Dans les résidus de la distillation de la mélasse, la potasse existe combinée avec beaucoup de substances organiques qu'il faut détruire par la calcination. Ce mode d'opérer offre beaucoup d'analogie avec la fabrication des cendres gravelées qui figurent dans la première ou dans la seconde classe, selon que les gaz produits par la calcination se dégagent de la cheminée avant ou après leur combustion. C'est aussi contre le dégagement de ces gaz dans les potasseries que doivent être dirigées les prescriptions qui forment la base des autorisations. On doit en conséquence recommander expressément la calcination à vases clos ; les ouvreaux pratiqués dans le four de calcination pour faciliter la combustion et prévenir les explosions ; la conduite des vapeurs oxygénées par des tuyaux souterrains qui arriveraient à 10 centimètres environ au-dessus de la grille, soit dans un fourneau, soit mieux encore dans le générateur de la distillerie ; enfin l'élévation de la cheminée à 33 mètres au moins au-dessus du sol.

Voy. CENDRES GRAVELÉES, PRODUITS CHIMIQUES.

POTÉE. — *Voy.* POLISSEUR, POTERIES, PLOMB.

POUDRE. — La fabrication de la poudre de guerre, concentrée dans les mains de l'État, et sous la direction du corps de l'artillerie, n'intéresse la salubrité qu'en raison des dangers d'explosion qu'elle peut présenter. La disposition des poudreries et les précautions du même ordre que celles qui ont été indiquées lorsque nous avons parlé des matières fulminantes, peuvent seules prévenir ces dangers. Les magasins à poudre doivent être soumis aux mêmes formalités que les fabriques. Le Conseil de salubrité du Nord a eu à réclamer ce classement.

POUDRE AUX MOUCHES. — *Voy.* INSECTICIDES.

POUDRE-COTON. — Le coton-poudre, fulmi-coton, ou piroxyline, produit inflammable et détonant de l'acide nitrique sur la cellulose, n'a pas reçu les applications que semblait promettre cette découverte. Les inconvénients moins peut-être encore que les dangers de la fabrication et de la conservation de cette substance spontanément inflammable, l'ont fait justement abandonner. Il est bon cependant de ne pas perdre le souvenir des graves accidents auxquels, durant sa courte existence, a donné lieu la poudre-coton. C'est en Angleterre surtout que l'on a eu à déplorer des explosions partielles, et la destruction même de manufactures entières. A Vincennes, du chanvre traité par l'acide nitrique et enfermé dans des tonneaux, s'est enflammé spontanément et avec explosion.

POUDRES FULMINANTES. — *Voy.* FULMINATES.

POUDRETTE. — *Voy.* VOIRIES.

POUSSIÈRES. — *Voy.* AIGUISEURS, CHARBONNIERS, FONDEURS, MASQUES.

PRÉVOYANCE (SOCIÉTÉS ET INSTITUTIONS DE). — *Voy.* SOCIÉTÉS DE SECOURS MUTUELS.

PRISONS. — *Voy.* PÉNITENTIAIRE (RÉGIME).

PRODUITS CHIMIQUES (FABRIQUES DE). — Sous le nom de fabriques de produits chimiques, qui n'est pas textuellement mentionné parmi les établissements insalubres et incommodes, on comprend un grand nombre d'usines dans lesquelles sont préparés les produits les plus divers, et par conséquent des industries variées dont les unes sont classées, et dont les autres, ne l'étant pas encore, sont souvent l'objet des délibérations des Conseils d'hygiène et des décisions des autorités locales. On comprend qu'il soit impossible d'indiquer, même d'une manière générale, et, à plus forte raison, de catégoriser tous les produits chimiques; mais il est des principes qui peuvent être rappelés ici, et guider les membres des conseils et les administrateurs, dans les cas nouveaux qui pourraient se présenter. Parmi les produits chimiques, les uns sont déjà classés, et pour les autres il sera le plus ordinairement facile de trouver des analogies plus ou moins directes, qui serviront de bases à un classement rationnel.

Sans prétendre à une énumération complète, nous signalerons comme plus particulièrement comprises parmi les fabriques de produits chimiques, les fabriques d'acides minéraux, acides sulfurique, chlorhydrique, nitrique, eau régale; potasse, soude, sels alcalins, sulfate de soude, crème de tartre, prussiate rouge et jaune de potasse; chlorure de chaux, eau de Javelle; phosphates calcinés, sels ammoniacaux, sulfate et acétate de fer, chlorure d'étain; corps simples et composés, préparations de laboratoire; corps gras, acide stéarique, huiles et corps gras extraits des eaux savonneuses de fabriques; couleurs à l'huile, mortier métallique, huiles pyrogénées, enduits métalliques à l'huile de lin, au goudron et aux huiles pyrogénées, huile éthérée pour l'horlogerie et les armes; soude métallique pour peinture et mastic; diverses préparations onctueuses servant à lubrifier les machines, wagons, locomotives; préparations pour empêcher les incrustations des machines à vapeur, matières tinctoriales, etc.

Quelques-unes de ces désignations essentiellement incomplètes, mais employées par certains industriels, exigent des éclaircissements que la sagacité des Conseils ne manquera pas de rechercher, et des appréciations que leur suggérera chaque cas particulier. Ce que l'on peut dire seulement d'une manière très générale, c'est que dans les fabriques de produits chimiques, c'est à la dispersion des vapeurs toxiques irritantes ou simplement fétides qu'il importe de s'opposer, condition principale qui sera obtenue : tantôt par l'emploi des vases clos et la fermeture hermétique des appareils, l'élévation des cheminées de dégagement, la combustion des vapeurs et des gaz nuisibles que l'on ramène dans les générateurs, l'écoulement des eaux ou leur absorption dans des puisards souterrains, enfin l'enlèvement rapide des résidus susceptibles de décomposition.

Nous ajouterons une dernière considération très importante non-seulement au point de vue industriel, mais encore au point de vue de la salubrité : nous voulons parler de l'utilisation des produits. C'est là une règle capitale dans les fabrications dont nous parlons, et l'on peut citer en exemple à cet égard le magnifique établissement du savant M. Kuhlmann (de Lille), où toutes les vapeurs qui se dégagent de la fabrique d'acide sulfurique servent à former de nouveaux produits, en passant à travers des appareils exactement fermés : il ne s'exhale aucun gaz nuisible, aucune odeur insalubre ou incommode. Du reste, un grand nombre de fabriques de produits chimiques ne sont que des annexes d'autres usines : les fabriques de sels ammoniacaux près des voiries, celles d'acides sulfurique, chlorhydrique, de soude, sulfate de soude, chlore, chlorure, près des salines; l'extraction des corps gras près des usines d'où s'écoulent des eaux grasses ou savonneuses, etc.

Bibliographie. — *Compte rendu des conseils d'hygiène et de salubrité* de la Seine, du Nord, de la Gironde, du Rhône, de la Meurthe, etc., *passim*.

PROFESSIONS. — *Voy.* POPULATION, et *passim*, les nombreux articles qui embrassent toute l'hygiène professionnelle.

PROSTITUTION. — En étudiant la prostitution au point de vue de l'hygiène publique, nous n'adopterons pas le sens restreint du mot *prostitution* tel qu'il a été accepté par Parent-Duchâtelet. Cet auteur, en effet, s'occupant des prostituées de la ville de Paris, n'a entendu parler que de ces femmes qui, *par un concours de circonstances et par des habitudes scandaleuses hardiment et constamment publiques*, forment cette classe particulière de la société que l'administration suit et surveille avec le plus grand soin. Le mot *prostitution* sera employé ici dans son sens le plus large, le plus étendu : il doit s'appliquer à l'état de ces filles perdues qui, placées sous l'action de la police, tolérées par elle, ne se livrent point à d'autre métier, ainsi qu'à l'état de ces femmes qui, tombées moins bas dans l'opinion publique, entretiennent, en dehors du mariage, des rapports sexuels qu'elles changent à chaque instant, suivant leur caprice et leur intérêt. Ces deux conditions ne sont pas aussi différentes qu'elles le paraissent à la première vue, leurs conséquences pour la santé publique ont d'ailleurs exactement les mêmes résultats fâcheux; et, pour ne donner qu'une preuve que ce sujet doit être ainsi envisagé, nous nous bornerons à rappeler que tous les auteurs qui l'ont traité complétement ont divisé la prostitution en deux espèces, celle qui est autorisée, et cette autre, tout aussi funeste, qu'on a appelée clandestine.

Lorsqu'on cherche à évaluer, d'une façon approximative, le nombre des prostituées dans Paris ou dans les principales villes d'Europe, on est frappé de la tendance générale des auteurs à exagérer le chiffre de ces femmes.

Une vieille tradition de la préfecture de police, qui était encore en vigueur au commencement de ce siècle, voulait que l'on portât à 15 000, et même à 30 000, la quantité des prostituées avant la révolution; dans ce dernier nombre de 30 000, on comptait les femmes galantes de tout genre, les ouvrières faisant ressource de leur corps et les femmes de théâtre ; les femmes publiques, notoirement connues pour telles, faisaient plus de la moitié de ce nombre, et de cette dernière classe il y en avait de 9 à 10 000 qui trafiquaient dans les rues. Il est facile de voir, au premier aperçu, qu'il règne beaucoup de vague et d'incertitude dans cette évaluation du nombre de prostituées avant la révolution. Cette tendance à exagérer le nombre des filles publiques se retrouve également à Londres ; Parent-Duchâtelet rapporte que son ami Guerry, dans un voyage qu'il fit en Angleterre, en 1834, recueillit pour lui quelques renseignements sur ce sujet. Un magistrat de police lui assure gravement qu'il n'y avait pas moins de 70 000 prostituées dans Londres ; un autre magistrat réduisit ce nombre à 50 000, ce qui est, au reste, l'avis de l'illustre Colquhoun, autorité très compétente. A Paris, depuis que l'inscription à la police est devenue obligatoire pour toutes les prostituées, on a un document authentique qui fournit des données très précises. En 1832, on pouvait relever déjà, sur les registres de la préfecture de police, 42 699 inscriptions. On a remarqué des oscillations considérables dans le nombre de ces malheureuses créatures : il s'accroît avec le bien-être et la tranquillité, et subit une diminution considérable dans les temps de calamités publiques, de trouble ou d'épidémies. Par contre, dans les mêmes temps de désastres, si la prostitution autorisée diminue, la misère fait accroître la prostitution clandestine. Entre les causes principales qui agissent sur les femmes pour les jeter dans le honteux métier de prostituées, il faut signaler la paresse, le désir de se procurer des jouissances sans travailler, qui fait que beaucoup de filles ne restent pas dans les places qu'elles avaient ou ne cherchent pas à en trouver : la paresse et la nonchalance des femmes publiques sont devenues proverbiales. La misère, poussée souvent au plus haut degré, est encore une des causes les plus actives de la prostitution. On rapporte ce fait, qui a dû se renouveler assez souvent, qu'une de ces malheureuses, susceptible encore de sentiments honorables, lutta jusqu'à la dernière extrémité avant de prendre un parti qu'elle regardait comme extrême, et lorsqu'elle vint se faire inscrire, on acquit la preuve qu'elle n'avait pas mangé depuis trois jours. La vanité et le désir de briller sous des habits somptueux est, avec la paresse, une des causes les plus actives de la prostitution, notamment à Paris. Ceux qui connaissent jusqu'à quel point l'amour de la parure est porté chez quelques femmes, apprécieront aisément quelle peut être, chez elles, l'activité d'une pareille cause. Il en est une pour les filles de province, toute particulière, c'est l'abandon de leurs amants. Des jeunes gens, militaires, étudiants, commis voyageurs, etc., séduisent de jeunes filles en province, se les attachent, puis le besoin de se cacher les amène à Paris. Le plus souvent elles ne tardent pas à être abandonnées ; alors dans l'impossibilité de rentrer dans leur pays et leur famille, à cause de leur inconduite, elles sont promptement descendues à un tel degré d'abaissement, que la prostitution devient pour elles tout à la fois une ressource et une nécessité.

Toutes les filles de province ne sont pas amenées à Paris de la même manière : beaucoup y viennent spontanément après une séduction ; la capitale est pour elles un refuge pour dérober leur déshonneur aux yeux de leurs proches et de leurs compatriotes, ainsi qu'une ressource contre la misère. Des chagrins domestiques et les mauvais traitements que quelques filles éprouvent de la part de parents inhumains, sont, pour elles, le motif de leur détermination. Le plus souvent elles ont été chassées de la maison paternelle à cause de leur inconduite. Un long séjour dans un hôpital ou dans ces mauvais garnis qui reçoivent et logent les domestiques sans place, est encore, pour beaucoup de filles, la cause déterminante ; c'est, en effet, dans ces lieux que rôdent sans cesse ces femmes odieuses qu'on appelle proxénètes, ou bien elles y entretiennent des agents qui les avertissent de tout ce qui s'y fait, et leur font passer des notes sur toutes les filles qui peuvent leur convenir. Il y a peu de différence entre ces dernières et celles que leurs amants délaissent dans Paris ; mais, comme le font remarquer ceux qui sont au courant de tout ce qui concerne la prostitution, ces deux causes n'ont d'action que sur les filles dont la conduite est déjà plus que suspecte ; car pour celles qui sont véritablement honnêtes, elles trouvent toujours des personnes qui s'intéressent à elles, et qui leur procurent des places ou les moyens de retourner au pays. L'inconduite des parents et les mauvais exemples de toute espèce qu'ils donnent aux enfants doivent être considérés pour beaucoup de filles, et en particulier pour celles de Paris, comme une des causes premières de leur détermination. Les dossiers de chaque fille font sans cesse mention de désordre dans les ménages, de pères veufs vivant avec des concubines, des amants, de pères et de mères séparés, etc. Ainsi, la dépravation, l'insouciance, la position nécessiteuse de beaucoup de gens de la dernière classe, provoquent, ne préviennent pas ou ne peuvent empêcher la corruption des enfants : on peut dire, en général, pour un bon nombre de prostituées, ce que l'observation de tous les jours apprend à l'égard des autres malfaiteurs, c'est qu'elles ont, pour la plupart, une origine ignoble. On aura peine à croire que la prostitution ait été embrassée par certaines femmes comme moyen de remplir les devoirs que leur impose le titre de fille ou de mère : rien cependant n'est plus vrai, au dire de Parent-Duchâtelet. Enfin il est des filles qui se livrent à ce métier par suite d'un dévergondage insatiable qu'on ne peut expliquer chez elles que par l'action d'une maladie mentale; mais, en général, ces faits sont très rares.

Après l'énumération de ces causes si nombreuses et si tristes, il vient une pensée consolante, c'est que la société ne pousse personne dans ce monde de dépravation, les chutes y sont, à peu d'exceptions près, volontaires; elles ne doivent, en général, être imputées qu'aux mauvais penchants des victimes ou aux séductions de ces odieuses créatures qui spéculent sur le déshonneur et contre lesquelles on ne saurait trop sévir.

Les prostituées, une fois enrégimentées, sont liées par un contrat de fer ; les victimes se débattent en vain sous son horrible étreinte : elles doivent à l'entreprise leur santé, leur temps et leur corps. L'entreprise ne donne en échange que le vêtement et la nourriture. Les traits principaux du caractère des femmes publiques sont une mobilité d'esprit vraiment extraordinaire : rien ne peut les fixer, la moindre chose les distrait et les emporte ; elles ont un amour exagéré de ce qu'elles appellent la liberté, ne voulant souffrir aucune contrainte, sans cesse voulant changer de résidence. En général, elles ont très bien le sentiment de leur dégradation profonde, et le mépris qu'elles ont parfois pour elles-mêmes dépasse celui que leur portent les personnes honnêtes. Elles font des projets et même des efforts pour sortir de leur état, mais le plus souvent tous ces efforts sont infructueux, leur paresse les maintient dans la débauche. Si dans l'exercice de leur métier elles affichent la hardiesse et l'impudeur, il en est beaucoup qui, dans d'autres circonstances, mettent tous leurs soins à ne point paraître ce qu'elles sont. Les filles du plus bas étage ont l'habitude, de même que les soldats qu'elles fréquentent, de se tatouer. Jamais elles ne présentent ces dessins sur les parties du corps habituellement découvertes : c'est le plus souvent sur le haut des bras, au-dessous des mamelles et sur toute la poitrine qu'on les rencontre. Depuis un certain nombre d'années, leur adresse sous le rapport de ce tatouage s'est singulièrement perfectionnée ; elles ont trouvé le moyen de l'effacer, de sorte qu'en inscrivant un nouvel amant, on efface le nom de celui qui a précédé. Elles emploient pour cela le bleu en liqueur, qui n'est que l'indigo dissous dans de l'acide sulfurique. A l'aide d'un pinceau, elles en frottent la peau maculée, l'épiderme s'enlève et avec lui la partie du derme sur laquelle avait été fixé le corps étranger colorant. Il ne résulte de cette petite opération qu'une cicatrice légère, nullement difforme, un peu moins colorée que la peau environnante et légèrement ridée. Parent-Duchâtelet a pu constater, dans la prison des Madelonnettes, l'existence de quinze cicatrices sur les bras, la gorge et la poitrine d'une fille qui n'avait pas vingt-cinq ans. La gourmandise et le goût des liqueurs fortes peuvent être considérés comme une des habitudes caractéristiques chez ces femmes. Elles contractent de bonne heure l'usage des liqueurs pour s'étourdir, disent-elles ; puis ce goût finit par les plonger le plus souvent dans le dernier degré de l'abrutissement.

On a expliqué par les abus alcooliques les chants et les cris auxquels elles se livrent si fréquemment, le timbre de voix tout particulier que présentent tant de prostituées.

L'embonpoint de beaucoup de femmes publiques et leur brillante santé frappent tous ceux qui les regardent et qui les voient réunies en assez grand nombre. Cet embonpoint, en général, ne se montre guère chez elles qu'à l'âge de vingt-cinq à trente ans : on a cru pouvoir l'attribuer aux préparations mercurielles dont les prostituées font presque nécessairement usage dans le cours de leur existence ; mais cette opinion ne mérite aucune croyance : il faut attribuer l'embonpoint souvent remarquable de ces femmes à la vie inactive qu'elles sont obligées d'avoir le plus souvent, ainsi qu'à leur nourriture abondante. Indifférentes pour l'avenir, mangeant sans cesse, et beaucoup plus que toutes les autres femmes du peuple qui travaillent péniblement, ne se levant qu'à dix ou onze heures du matin, comment, avec une vie aussi animale, n'engraisseraient-elles pas ? S'il en est quelques-unes qui restent maigres, c'est qu'il est des constitutions qui résistent à tous les moyens les plus propres à donner de l'embonpoint et enfin, c'est aussi que toutes les prostituées ne sont pas capables d'avoir tous les jours même le strict nécessaire. Ce sont ces dernières qui, lorsqu'elles sont soumises au traitement mercuriel dans les hôpitaux, sortent moins maigres qu'elles n'y sont entrées. D'ailleurs, comme on l'a fait remarquer souvent, presque tous les prisonniers engraissent, par le seul fait de leur détention et de la régularité du nouveau genre de vie qu'ils sont forcés de mener : on fait également cette remarque, même chez les condamnés à mort. La stérilité des femmes de mauvaise vie est passée en proverbe depuis bien longtemps, et c'est en effet une chose digne de remarque, la prostitution diminue, chez celles qui s'y livrent, l'aptitude à mener à bonne fin une grossesse ; cependant il semble démontré, par Parent-Duchâtelet, que les prostituées sont fécondées assez fréquemment, mais que leur genre de vie les dispose singulièrement aux avortements. Cette opinion est également celle de M. Serres, qui l'a signalée après avoir observé, à la Pitié, un grand nombre d'avortements chez des filles de dix-huit à vingt-cinq ans.

D'ailleurs, la menstruation chez ces femmes est fréquemment irrégulière, malgré leur bonne santé, attendu que bon nombre d'entre elles emploient divers moyens pour arrêter l'écoulement menstruel. Cependant il est de ces femmes qui se soustraient aux règles générales, et chez lesquelles, au contraire, la fécondité est remarquable : on pourrait en citer un assez grand nombre qui, tout en faisant leur métier, ont eu sept, huit ou dix enfants. En général, lorsqu'elles quittent leur profession, qu'elles se marient ou s'attachent à un seul homme, dans ce cas les grossesses se succèdent et les enfants qui en proviennent sont vivaces, tandis qu'il règne une mortalité considérable parmi les enfants des femmes qui vivent en prostituées.

Si nous envisageons la prostitution dans son ensemble et qu'on cherche à étudier les diverses espèces de femmes qui la pratiquent, on voit deux grandes classes distinctes et qu'on désigne, comme nous l'avons dit au commencement de ce travail : la prostitution autorisée et la prostitution clandestine. La prostitution autorisée comprend : 1° les filles publiques qui sont renfermées dans les maisons de tolérance et sous la direction et la surveillance d'une femme à laquelle elles sont assujetties ; 2° celles qui sont libres et abandonnées à elles-mêmes, et qui ne rendent compte de leur conduite qu'à l'autorité administrative et à l'administration sanitaire.

Comme on délivre aux filles de la seconde catégorie une carte spéciale, portant l'indication des visites sanitaires qu'elles ont subies, elles se sont donné à elles-mêmes un nom particulier : elles s'appellent *filles en carte*, par opposition aux autres qui, n'ayant qu'un numéro d'ordre dans les maisons où elles se trouvent, sont dites *filles à numéro*. Les maisons dites de tolérance sont dirigées par des femmes auxquelles la police accorde l'autorisation nécessaire pour l'ouverture de pareils établissements. Ces femmes sont tenues de faire enregistrer dans les vingt-quatre heures, au bureau de l'officier de paix attaché à l'attribution des mœurs, toute prostituée qui se présenterait chez elles pour y être à demeure ou pour être logée séparément dans une dépendance de la maison. De même, lorsqu'une prostituée vient à quitter la maîtresse de maison, cette dernière est tenue d'en faire également la déclaration à l'officier de paix dans les vingt-quatre heures. Ces obligations sont de rigueur.

Les dames de maison ont un livret divisé en deux parties : l'une destinée à l'inscription des prostituées qui sont sous sa surveillance ou sa responsabilité ; l'autre partie est destinée à l'inscription des pensionnaires ou filles libres qui ne viennent dans la maison qu'à certaines heures. Chaque page de la première partie est divisée en quatre colonnes : la première contient le nom et l'âge de la fille ; la deuxième la date de son entrée dans la maison ; la troisième est destinée à indiquer le jour auquel a été faite la visite sanitaire; la dernière est réservée pour constater le jour de son départ.

Les maîtresses de maison sont pour la plupart d'anciennes prostituées qui, vieillies dans le métier, sont souvent l'objet d'une violente haine de la part des filles qu'elles dirigent, et qui leur servent souvent à faire des bénéfices considérables. Les prostituées ne reçoivent de la part de ces maîtresses aucun salaire, elles sont logées, vêtues et nourries ; en quittant la maison elles restituent leur vêtement. Par des cajoleries astucieuses, les dames de maison mettent un soin tout particulier à faire contracter quelques dettes aux prostituées, afin de les mieux tenir sous leur dépendance et exiger d'elles toute la rigueur de leur service. En effet, jamais elles ne ménagent leurs femmes, il faut que ces créatures *travaillent chez elles*, suivant l'expression du métier, ou qu'elles aillent à l'hôpital. Jamais de repos, il ne leur est jamais permis de refuser une pratique. On a vu des dames de maison employer des manœuvres indignes pour faire avorter des filles dont elles tiraient grand parti, et leur donner, pour cela, des drogues qui ont pu faire croire à des empoisonnements.

Pour connaître toutes les principales sources des maladies syphilitiques, il faut connaître les diverses classes de prostituées. Ainsi, en outre des filles placées dans les maisons de tolérance, il existe des femmes auxquelles on a donné les noms de *marcheuses*, de *filles à soldats*, *pierreuses* ou *femmes de terrain*. On entend aussi par *marcheuses*, des femmes surannées qui, ne pouvant plus faire leur métier, s'établissent dans les lieux de débauche et y favorisent la prostitution : véritables proxénètes, elles sont des complaisantes dangereuses, qui indiquent le plus souvent des personnes *très jeunes* qu'elles logent ou font venir accidentellement chez elles, et qui, n'étant pas connues de la police, ne sont pas surveillées.

On désigne sous le nom de *filles à soldats et de barrière*, un genre particulier de prostituées qui n'ont pas de demeure fixe, mais que l'on trouve plus particulièrement aux environs des barrières fréquentées par les soldats. Ces femmes, ordinairement d'une laideur repoussante, ont une allure qui leur est particulière ; leur mise n'est pas celle des prostituées ordinaires, et, sous ce rapport, elles se confondent avec les ouvrières de la classe subalterne. Ces odieuses créatures, repoussées de toutes parts, ne sont reçues que dans les maisons à grabats où on les entasse la nuit : en été, elles couchent dans les granges, dans les fours à plâtre et tous les autres lieux ouverts. L'impudeur, le cynisme de cette classe de prostituées est porté au delà de tout ce qu'on peut imaginer. C'est le long des sentiers et des chemins, à toutes les heures du jour et sans être retenues par la présence des passants, qu'elles se livrent aux actes de la plus crapuleuse débauche. Chaque fois qu'on parvient à s'emparer de quelques-unes d'entre elles, on en a presque toujours trouvé dix d'infectées sur douze.

On appelle *pierreuses* ou *femmes de terrain*, un genre particulier de femmes qui ont vieilli dans l'exercice de la prostitution de bas étage, qui sont trop paresseuses pour chercher aucun travail, et trop repoussantes pour être accueillies nulle part. Le jour on ne les voit pas; elles sortent la nuit, et vont rôder dans les endroits retirés où elles espèrent échapper à la surveillance de l'autorité. Rien de plus dangereux que ces sortes de femmes, qui sont assez nombreuses; elles s'entendent avec les malfaiteurs et sont souvent de connivence avec les pédérastes. Les lieux qu'elles habitent sont des garnis ignobles, situés pour la plupart dans les rues immondes, ou dans des appentis et des remises des faubourgs et hors des barrières. C'est toujours sur des points éloignés de leurs demeures qu'elles exercent leur hideuse industrie; on les trouve ordinairement dans des places vagues et abandonnées, au milieu des pierres de taille et des bois et des matériaux qui encombrent les chantiers : ce qui leur a fait donner le nom qui les désigne. Ces femmes sont pour la plupart tellement repoussantes, qu'elles effrayent les hommes par leur laideur; aussi recherchent-elles tous les lieux sombres et retirés, les marchés et les colonnes de vieux édifices, les bords de la rivière, les escaliers des quais : on dirait qu'elles fuient la lumière. C'est dans cette classe de prostituées que se rencontrent des femmes de quarante, cinquante et cinquante-neuf ans.

Le besoin de régulariser tout ce qui a rapport à la prostitution autorisée a fait sentir, dans tous les temps, la nécessité de placer les prostituées sous la surveillance immédiate de la police. Aussi ne trouve-t-on dans les auteurs que des règlements et des mesures répressives : il faut arriver jusqu'à la fin du siècle dernier pour voir surgir la préoccupation d'une surveillance sanitaire. Il existait déjà, depuis un assez long temps, des habitudes administratives par lesquelles on prenait le soin d'inscrire chaque femme qui voulait se destiner à la prostitution; mais actuellement, en outre de l'inscription régulière qui comprend l'enregistrement de l'acte de naissance de chacune d'elles, en constituant pour ainsi dire un dossier spécial pour chaque prostituée, il existe un service particulier admirablement organisé dont le but est de surveiller l'état sanitaire de toutes celles qui se livrent à ce honteux métier, sans qu'il soit fait aucune exception. Ce service se fait dans un dispensaire qui est une institution exclusivement municipale, où les mêmes médecins sont chargés de visiter les prostituées autorisées et de les diriger dans un hôpital spécial consacré à ces seules femmes. Cette organisation, qui comprend l'unité d'action et d'impulsion administrative, l'unité du personnel médical et l'unité du local pour les visites et pour les soins à donner aux malades, a produit les plus grandes améliorations. La création du dispensaire a donné les résultats les plus heureux ; ces effets se manifestent d'une manière frappante, par une diminution considérable dans le nombre des femmes infectées. Ainsi, dans un espace de temps assez court, la proportion de 1/9e de malades qui s'observait quelques années avant les observations de Parent-Duchâtelet, était descendue à 1/16e au moment où cet écrivain faisait son laborieux ouvrage.

Peut-être pourrait-on demander à l'organisation actuelle des visites sanitaires plus rapprochées, en même temps d'accroître le personnel médical pour éviter que les médecins inspecteurs ne soient obligés d'apporter une trop grande célérité dans leurs examens. Grâce à ces soins constants et à cette prophylaxie, demandée depuis longtemps par les hygiénistes, on peut affirmer que, dans la capitale et dans nos grandes villes de France, la syphilis s'est réellement amendée sous le rapport de la fréquence et de l'intensité. De l'avis de tous les hommes compétents, les victimes de ce fléau sont moins fréquentes, par le fait de femmes exerçant leur métier dans la catégorie des prostituées autorisées, que parmi cette classe beaucoup plus dangereuse, qui forme la prostitution clandestine, dont nous dirons quelques mots. On entend par prostitution clandestine celle qui s'exerce dans l'ombre et qui se cache sous les formes les plus variées. Cette sorte de prostitution, dont beaucoup de personnes ne soupçonnent même pas l'existence, est, sous le rapport des mœurs et de l'hygiène publique, bien autrement grave que la prostitution autorisée ; c'est elle qui corrompt et entraîne dans l'infamie des filles mineures, qui, revêtant les apparences les plus honnêtes, sait paralyser l'autorité, tout en propageant avec impunité la contagion syphilitique la plus affreuse et l'immoralité la plus grande.

La prostitution clandestine ne se cache surtout que pour soustraire à l'administration de la police des jeunes filles à peine sorties de l'enfance, et qui, pour cette raison même, sont vendues chèrement à des gens capables de tels marchés. Quand on connaît la sévérité de nos lois contre ceux qui abusent d'une fille qui n'a pas l'âge de discernement, et la gravité des punitions qu'elles infligent à ceux qui favorisent cette débauche prématurée, on comprend aisément que le secret étant aussi essentiel pour les uns que pour les autres, la difficulté de constater le délit et de le rendre assez évident pour qu'il soit déféré aux tribunaux, devient pour ainsi dire impossible. En dehors de ces cas les plus graves, cette prostitution sait revêtir mille formes pour éviter les visites sanitaires et l'action directe de la police, qui ne manque pas d'enregistrer d'office, comme prostituée, toute femme qui se livre à la débauche et qui récidive malgré les avertissements qui lui ont été adressés. Certaines femmes qui, en dehors du mariage, vivent en ménage, ou sont censées n'avoir de rapport qu'avec un seul homme, doivent être souvent rangées parmi celles qui se livrent à cette espèce de prostitution. Leur conduite est loin de présenter des garanties pour la santé publique. Parmi ces femmes ou filles entretenues, quelques-unes ont la prétention de se ranger parmi les artistes; elles propagent alors la maladie vénérienne dans les rangs les plus élevés de la société. Il en est d'autres qui, ayant l'habitude du vice, ne voulant pas ou ne pouvant pas en accepter les conséquences vis-à-vis du monde, moitié par besoin ou vanité, moitié par libertinage, se rendent chez des femmes joignant d'une manière occulte, à l'exercice d'une profession quelconque, le trafic de la débauche. En général, les femmes qui favorisent la prostitution clandestine ont l'habitude, pour tromper plus facilement la police, de prendre une profession, telle que sage-femme, dame de charité, etc., quelques-unes affichent un certain luxe; mais c'est surtout en prenant des patentes de divers états, comme le titre de lingère, couturière, blanchisseuse, modiste, etc., que la plupart de ces odieuses créatures échappent à la surveillance. Beaucoup ne reçoivent pas d'hommes chez elles, mais envoient à domicile, sous un prétexte quelconque, les jeunes filles qu'on leur demande. Les marchandes à la toilette fournissent un nombreux contingent à cette classe de proxénètes, la prostitution clandestine n'a pas de courtiers plus actifs. Une foule de vieilles maîtresses de maison les imitent et déploient dans cette industrie les ressources que peut fournir la pratique ancienne de tous les vices. Sous le rapport sanitaire, les conséquences de cette prostitution sont déplorables : c'est par elle que la syphilis se perpétue et propage ses ravages; par elle encore sont rendues inefficaces beaucoup de mesures les plus sages et les plus salutaires au point de vue de l'hygiène publique. Cette propagation de la syphilis par le moyen de la prostitution clandestine est tellement réelle, que les femmes qui tiennent ces maisons en sont elles-mêmes frappées, et elles emploient tous les moyens possibles pour faire opérer la guérison de leurs prostituées en cachette, en s'adressant tantôt à un médecin, tantôt à un autre.

Cette espèce de prostitution se voit surtout à son maximum dans les grandes villes manufacturières, et où il existe des populations très pauvres réunies en grand nombre. Le travail dans les usines, dans les manufactures, lorsque les sexes y sont confondus, a été signalé, avec juste raison, comme une des causes les plus puissantes pour favoriser le développement de ce genre de prostitution. L'entrée d'enfants trop jeunes des deux sexes dans ces ateliers manque rarement d'avoir une influence fâcheuse sur la constitution physique et sur la moralité de ces ouvriers précoces. La misère, le peu d'élévation des salaires destinés à rétribuer le travail des femmes, sont des causes malheureusement trop fréquentes et trop connues, pour que nous insistions davantage ; elles sont si nombreuses et si complexes, et elles se lient presque toutes à l'état de la civilisation et de l'organisation des grandes villes.

Entre toutes les maladies auxquelles sont exposées les prostituées, il n'en est pas de plus fréquentes que la syphilis et la gale : toutes deux, surtout la syphilis, sont le résultat nécessaire et pour ainsi dire inévitable de leur métier. Mais avant de nous occuper de la syphilis, nous allons jeter un coup d'œil sur les principales affections qui atteignent le plus généralement toutes ces femmes. Nous avons déjà parlé des troubles considérables et fréquents qui s'observent dans leur menstruation ; il faut ajouter également des pertes abondantes sans lésions organiques. Ces pertes paraissent liées à l'exercice même du métier ; elles se montrent de préférence chez les débutantes au sortir de la puberté, et ce qui semblerait encore confirmer l'importance de l'exercice du métier comme cause, c'est que, pendant le séjour dans les prisons ou les hôpitaux, les pertes sont très rares. Les prostituées ont fréquemment, dans l'épaisseur des grandes lèvres, des tumeurs dont le point de départ existe le plus souvent autour de la glande vulvo-vaginale ou dans les conduits excréteurs.

Rien de plus fréquent que les abcès dans l'épaisseur des grandes lèvres ; ils ont toujours une marche aiguë et se terminent comme chez toutes les femmes qui y sont exposées. Il n'en est pas de même de ceux qui se développent quelquefois dans la cloison recto-vaginale, partie qui, suivant quelques observateurs, est très amincie chez les prostituées ; ils dégénèrent souvent en fistules difficiles à guérir, et que gardent souvent toute leur vie celles qui les portent ; fréquemment les fistules se rétrécissent et ne mettent pas d'obstacle à l'exercice du métier. Ces fistules sont parfois le résultat de chancres qui ont été négligés et qui se sont aggravés, mais dans ce cas la perforation a généralement lieu très près du sphincter. D'après les observations faites dans les infirmeries des prisons, les fistules recto-vaginales coïncident presque toujours avec la phthisie ; on y a vu aussi qu'elles s'accompagnaient souvent d'un engorgement des grandes lèvres, mais cet engorgement n'est pas une infiltration ou un œdème ordinaire : il est dur et résistant, il ne cède pas à la pression et ne détermine pas de douleur. Cette infirmité prend quelquefois un tel accroissement chez quelques filles, qu'elles ne peuvent plus exercer leur triste profession, et que, devenues à charge à elles-mêmes, elles cherchent un asile pour y terminer leur existence : c'est ordinairement l'infirmerie de la prison qu'elles choisissent de préférence, et dans laquelle elles se font enfermer; il n'est pas d'année qu'on évacue quelques-unes de ces misérables sur le dépôt de Saint-Denis ou sur celui de Villers-Cotterets.

L'état de l'anus chez les prostituées offre une certaine importance, pour s'assurer de leur état sanitaire, et comme question de médecine légale. Ces malheureuses, livrées à la brutalité d'une foule d'hommes, ne refusent presque jamais les rapports illicites qui, bien que, pour avoir lieu entre des individus de sexe différent, n'en sont pas moins révoltants. Les désordres locaux qui en sont quelquefois le résultat se présentent ordinairement sous un tel aspect, qu'on ne peut se méprendre sur leur origine. On a donné comme signe de l'habitude qu'avait un individu à se prêter à ce honteux penchant, une disposition particulière de l'ouverture du rectum, qui se présente alors comme au fond d'une sorte d'*infundibulum*.

Les organes sexuels chez les prostituées, contrairement à l'opinion vulgaire et contrairement à ce qu'on pourrait supposer à priori, ne portent pas habituellement des traces évidentes du métier auquel ces femmes se livrent. On rencontre, tous les jours, dans les hôpitaux et dans les infirmeries, des jeunes filles nouvellement prostituées et n'ayant jamais eu d'enfants, dont le vagin est plus dilaté que ne l'est quelquefois celui d'une femme mariée après cinq ou six accouchements, et par opposition on y voit d'autres femmes ayant vécu dix ou douze ans dans la prostitution, qui portent sur leur visage les caractères de la décrépitude, et dont les parties génitales, le vagin en particulier, n'offrent aucune trace d'altération. Il est un autre caractère négatif chez les prostituées, qui mérite d'être signalé. La plupart de ces misérables créatures, en vieillissant dans le métier, deviennent presque constamment *tribades*. C'est ainsi qu'on désigne ces femmes qui, par un goût dépravé et contre nature, choisissent des amants parmi les personnes de leur sexe. Ces monstrueux mariages, plus communs qu'on ne pense, sont souvent l'occasion d'amours et de haines furieuses de la part de ces femmes. Cependant, malgré les passions impétueuses et la lasciveté effrénée qui se voient chez les prostituées dans de telles unions, le clitoris n'offre chez elles aucun développement anormal, et l'on peut dire que, sous ce rapport, des différences aussi tranchées dans l'exercice ou plutôt l'abus des organes génitaux, ne répondent nullement aux légères différences qui peuvent exister dans le volume et la conformation du clitoris chez telle ou telle femme.

On a cru, pendant quelque temps, que les femmes publiques étaient plus souvent atteintes de cancer de l'utérus que les autres ; Lisfranc lui-même défendait cette opinion ; mais on peut dire que généralement elle est peu acceptée : les prostituées ne sont pas à l'abri des affections utérines ; mais à part celles qui sont sous la dépendance de la syphilis, on peut dire qu'elles n'en sont pas plus affectées que toute autre classe de femmes.

De la syphilis. — La maladie qui est liée intimement à la prostitution, et qui constitue l'un des fléaux les plus terribles de l'humanité, est, sans contredit, la syphilis. Cette maladie contagieuse, jadis plus terrible encore que nous ne la voyons aujourd'hui, est un des exemples frappants des améliorations que l'hygiène publique peut apporter au milieu des sociétés.

La syphilis est une maladie constitutionnelle, contagieuse, transmise par les rapports sexuels ou par hérédité, et caractérisée par une irritation locale, spécifique, des organes génitaux, et par des phénomènes consécutifs de forme et de siége très divers, successifs ou simultanés, dont l'évolution naturelle est régulière et déterminée. Nous ne pouvons faire ici l'histoire de la syphilis, ni même indiquer ses principaux traits, devant nous borner à l'envisager dans son ensemble, au point de vue de ses rapports avec l'hygiène publique.

Avant tout, il faut séparer de la syphilis certaines affections qui ont été confondues longtemps avec elle sous le nom commun de maladies vénériennes. Ces affections, bien qu'elles aient leur cause habituelle dans les rapports sexuels, doivent être rigoureusement distinguées d'avec la syphilis : ainsi les diverses espèces de blennorrhagies et les nombreuses maladies qui en dérivent, arthrite, ophthalmie blennorrhagique, bubons non virulents, constituent des maladies essentiellement différentes de la syphilis, et qui ne peuvent en être rapprochées que par leur commune origine. Cette maladie virulente doit être divisée en trois formes distinctes : 1° la *syphilis commune ;* 2° la *syphilis phagédénique* ou *cachectique ;* 3° la *syphilis héréditaire.* Une autre division capitale dans l'étude de la syphilis résulte de l'ordre de succession des symptômes et des affections symptomatiques qui la caractérisent. A ce point de vue, qui est celui de l'observation traditionnelle la plus saine, cette maladie se divise en *primitive* et *constitutionnelle.*

Lorsque la syphilis succède à un coït impur, elle se déclare, en général, du troisième au huitième jour, rarement plus tard ; son début est marqué par l'apparition d'un ou de plusieurs *chancres* qui peuvent se montrer sur toutes les parties du corps, mais qui se développent de préférence sur les organes génitaux, non par une tendance spécifique de ces parties, mais en raison de la manière dont la maladie est contractée. Les narines, les gencives, la langue, les lèvres, le menton, les mains, l'hypogastre, le scrotum, la cuisse, l'anus et l'urèthre peuvent en être affectés.

Le chancre commence par une démangeaison parfois à peine sensible, allant d'autres fois jusqu'à la douleur, par une rougeur en général peu marquée, et par la formation d'une petite vésicule remplie de pus, sans induration notable, ou d'un abcès muqueux très circonscrit, qui ne tarde pas à s'ulcérer. Dans quelques cas, c'est une simple excoriation de la muqueuse qui s'ulcère directement. Mais toujours on voit apparaître une ulcération arrondie plus ou moins profonde, d'étendue variable, dont les bords sont taillés à pic, le fond grisâtre et entouré d'une aréole violacée. Si le chancre siége dans l'urèthre, il existe ordinairement un écoulement qu'il est souvent fort difficile de ne pas confondre avec celui de la blennorrhagie non syphilitique. Si l'ulcération passe à l'induration, dans le second septénaire, jamais avant le cinquième jour, il se forme à la base un épaississement très circonscrit qui ne se perd point graduellement et d'une manière insensible dans les parties environnantes, mais brusquement. Le chancre ainsi induré (chancre huntérien) constitue le signe spécifique de la vérole confirmée. Chez la femme, où les symptômes primitifs sont d'une étude plus difficile, le chancre est presque toujours accompagné d'inflammation du vagin, avec écoulement très probablement contagieux. On peut dire aussi que l'induration du chancre est beaucoup plus rare que chez l'homme. Le chancre persiste pendant un temps qui varie de trois à quatre septénaires, au bout desquels il se cicatrise spontanément à la manière des plaies ordinaires et en perdant ses propriétés inoculables.

La syphilis phagédénique ou cachectique offre ce caractère spécial et singulier, qu'elle reste toujours bornée aux phénomènes primitifs. Mais le chancre, au lieu de s'indurer, se change en un ulcère rongeant serpigineux avec décollement des bords, qui s'étend d'un côté pendant qu'il guérit de l'autre, et persiste ainsi de dix mois deux ou trois ans, en conservant toujours la propriété d'être inoculé. La santé générale, souvent, dans ces cas, se perd, le malade tombe dans un état cachectique, et la mort survient.

Dans la syphilis héréditaire, le mal est transmis aux enfants par voie de génération, soit du côté de la mère, soit du côté du père Rien n'est plus obscur encore que les conditions de ces transmissions ; il semble pourtant démontré que la transmission provient plus souvent du père que de la mère, et qu'elle peut avoir lieu sans que la mère ait été atteinte ; qu'il n'est pas nécessaire, non plus, que les parents soient actuellement affectés d'accidents syphilitiques, et qu'il suffit que des symptômes primitifs aient existé et aient été suivis d'infection, et qu'il y ait, pour ainsi dire, imminence de syphilis constitutionnelle, pour que cette transmission s'opère. La syphilis héréditaire du côté de la mère est plus à craindre, lorsque celle-ci est infectée au commencement qu'à la fin de la grossesse.

Cette maladie virulente est une de celles qui pourraient être le plus facilement bornées ; car, à part la syphilis héréditaire, le mode de contagion directe des autres formes de la syphilis la rend, pour ainsi dire, facile à éviter. Et, cependant, de toutes les affections qui peuvent affliger l'espèce humaine par voie de contagion, il n'en est pas de plus répandue ; et il n'en est guère de plus dangereuse, car si elle ne tue pas immédiatement, ses ravages n'ont pas d'interruption ; elle frappe de préférence cette partie de la population qui, par son âge, fait la force aussi bien que la richesse des nations. Elle porte atteinte à cette population, soit en la diminuant, soit en la frappant de maladies hideuses plus ou moins curables. L'influence délétère de ce virus se prolonge sur plusieurs générations sans que les individus s'imprègnent d'un nouveau germe. Chacun connaît l'énorme mortalité qui pèse sur les enfants des syphilitiques et sur la difficulté qu'ont certaines femmes à conduire une grossesse à terme, quand l'un des deux parents a été infecté. La plupart des auteurs s'accordent à dire que les progrès de l'hygiène publique et de la thérapeutique ont diminué les ravages de la syphilis. Ce fait semble vrai, mais jusqu'à un certain point, et il ne faudrait pas, pour cela, admettre trop facilement que le virus a perdu de sa malignité. Si l'on négligeait de combattre les accidents syphilitiques, dans les conditions qui subsistaient jadis, ils auraient la même intensité. Le virus est resté ce qu'il était. Les améliorations introduites dans la thérapeutique ont rendu moins fréquentes les altérations profondes que ce fléau laissait après lui. Mais, cependant, on rencontre encore, de temps à autre, des lésions incurables et assez promptement mortelles. On voit par intervalles, dans les hôpitaux et dans la pratique civile, des malades chez lesquels le mal, dès son invasion, marche avec une rapidité effrayante ; l'économie entière est frappée par le virus d'une telle façon, qu'on retrouve presque les descriptions des XVe et XVIe siècles. On peut affirmer que le virus s'est moins affaibli par lui-même que parce que les conditions hygiéniques sont meilleures. Si l'affection est moins dangereuse, elle est plus multipliée ; si elle n'attente pas brusquement à la vie des individus, elle détériore la santé des races par une action lente et continue. Si la maladie vénérienne sévit moins qu'autrefois, à Londres et surtout à Paris, ainsi que dans les autres grandes villes d'Europe, cela tient exclusivement à ce que les malades indigents ont des hôpitaux, des dispensaires, des maisons de charité où ils reçoivent gratuitement, dès le début, les soins nécessaires à leur état pathologique. L'action du traitement, du régime, des influences extérieures, dans les affections syphilitiques, se révèle surtout par l'étude des faits dans les hôpitaux. Les symptômes les plus graves se présentent toujours chez les malheureux qui ne viennent réclamer des secours qu'après avoir souffert longtemps sans soins convenables, ou qui sont privés des objets de première nécessité. Il en est exactement de même de ceux qui se confient à des empiriques. Les filles publiques sont en général moins sérieusement atteintes que les femmes qui se livrent à la prostitution clandestine, qui ont hésité longtemps, soit par ignorance, soit par honte, à déclarer leur mal. Les soldats sont, en général, affectés d'une façon moins grave, par le même motif : aussitôt qu'ils sont reconnus malades, ils obtiennent l'autorisation d'interrompre leur service, ils sont soumis à une prompte médication, qui souvent arrive assez tôt, même pour arrêter les accidents primitifs ; aussi leur séjour dans les infirmeries est, proportion gardée, plus court que celui des malades dont nous venons de parler.

Tout se réunit pour montrer quels avantages il y a dans les soins médicaux donnés à temps, et combien est terrible le fléau de la syphilis. Il ne faut pas croire, cependant, qu'il y ait du bénéfice à exagérer, comme on l'a fait souvent, les dangers de la syphilis : l'erreur et moins encore le mensonge ne sauraient avoir de bons résultats. La crainte de dangers imaginaires ou réels n'a pas pour effet habituel d'arrêter la jeunesse ardente et inexpérimentée.

Pour résumer les principaux dangers de la syphilis, nous pouvons dire, avec M. Potton (de Lyon) : La syphilis agit sur la santé publique par les accidents qui lui sont propres; par les phénomènes qui en résultent; par les altérations, les dégénérescences qu'elle amène dans l'organisme ; par les désordres moraux qui l'accompagnent ou qui la suivent dans la classe ouvrière ; par la suspension des travaux ; par l'accroissement des dépenses qu'elle nécessite; enfin, par les charges énormes qu'elle fait peser sur la société tout entière.

Les moyens prophylactiques propres à arrêter la propagation de la syphilis se déduisent naturellement de la connaissance complète de la prostitution et du mal qu'on veut éviter. Il est évident, aujourd'hui, que les mesures coercitives sont rarement suivies de succès. Assez longtemps on a cru devoir user, à l'égard des syphilitiques, d'une prétendue pudeur qui a eu des résultats déplorables. La société n'a que trop souffert de ce sentiment peu sensé, qui, pour ne pas montrer les ravages du vice, lui laissait atteindre des proportions plus considérables.

Il faut, au contraire, multiplier, autour des vénériens, les secours de toute espèce, et les attirer dans les hôpitaux par de bons traitements. Il faut essayer de combattre l'ignoble préjugé qui existe dans le bas peuple, à savoir, qu'un homme affecté de blennorrhagie sera guéri en la communiquant à une jeune fille impubère ! Un préjugé semblable se retrouve en Afrique, où les Arabes des douars de l'intérieur croient qu'en cohabitant avec une négresse on se délivre du mal qu'on lui communique. Comme le dit M. Ricord, il faudrait pouvoir indiquer tout ce qui peut faire éviter la contagion, et partant la propagation de la syphilis, non pour favoriser le libertinage, mais pour en garantir la vertu et la chasteté qui en deviennent trop souvent les victimes. Mais il faut aussi que la science cherche à enlever à l'erreur l'exploitation dangereuse d'une prophylaxie décevante comme la prétendue syphilisation. Nous ne pouvons mieux faire que d'adopter les conclusions du docteur Sandouville, qui ont eu la sanction et l'appui de l'Académie de médecine. Cet hygiéniste réclame :

1° L'inscription, dans toutes les localités de France, des filles se livrant à la prostitution de notoriété publique.

2° Leur visite faite, tous les quatre jours, par des médecins, et l'emploi du spéculum pour les visiter.

3° La visite hebdomadaire dans toutes les villes de garnison, faite par les soins de leurs chirurgiens respectifs, des hommes appartenant aux troupes de terre et de mer, et l'envoi des hommes malades à l'hôpital.

4° L'admission des vénériens dans les hôpitaux généraux, sans pour cela supprimer les services spéciaux.

5° L'amélioration du régime de certains hôpitaux spéciaux.

6° La multiplication des consultations publiques avec distribution gratuite de médicaments.

7° L'interdiction absolue de toute provocation sur la voie publique.

Grâce aux éditeurs intelligents autant qu'habiles de l'œuvre de Parent-Duchâtelet, nous possédons aujourd'hui des renseignements sur la prostitution dans les principales villes d'Europe. Tous les gouvernements n'ont pas jugé à propos de réglementer et de surveiller la prostitution, sous des prétextes plus ou moins malheureux, entre autres celui de ne pas faire que la prostitution soit une industrie protégée par l'État. Dans certaines villes, au contraire, la surveillance est des mieux faites. Nous citerons d'abord la Belgique, qui a fait pour Bruxelles en particulier une sorte de code de la prostitution qui vaut certainement celui de Paris. Aussi le docteur Sperino, chargé, en 1855, de donner à la ville de Turin des instructions à ce sujet, a-t-il fait adopter le règlement de Bruxelles pour le Piémont. En Prusse, les maisons de tolérance, supprimées et rétablies successivement, ont été remises en vigueur depuis 1855 par une commission des mœurs. En Hollande, depuis 1856, l'autorité municipale a rendu plus régulière et plus sévère une surveillance qui jusque-là était imparfaite. A Christiania, on a fait de même par une commission établie pour remédier à la propagation de la contagion syphilitique. On a formé des dispensaires et une inscription régulière pour les filles.

Le règlement suivi dans tous ces pays est à peu près le même que le nôtre. Peut-être même y pouvons-nous trouver de quoi faire quelques améliorations chez nous. On ne saurait trop approuver, par exemple, la mesure de visiter les filles deux fois par semaine, qui est en vigueur à Bruxelles, Berlin, Hambourg, la Haye et Turin, tandis qu'à Paris la visite n'a lieu qu'une fois par semaine pour les filles en maison, et une fois par quinzaine pour les filles libres.

A côté de ces villes qui ont pris le soin de veiller sur la prostitution, il en est d'autres qui, sans la réglementer, n'ont pas tout à fait abandonné les choses à elles-mêmes. A Copenhague, on a bien établi l'inscription, mais il n'y a pas de tolérance régulière. Les filles ne vivent pas dans des maisons spéciales, on a seulement fait des efforts pour que les filles atteintes de syphilis fussent soignées promptement. Depuis un arrêté du 9 mars 1809, les femmes atteintes de maladies vénériennes doivent se présenter aux bureaux de la police dans les quinze jours. Pour les récompenser de cette démarche, on les soigne gratuitement et on leur garde le secret. Dans le cas contraire, où elles sont reconnues atteintes de syphilis et où elles n'ont fait aucune déclaration, on leur applique la loi dans toute sa rigueur. On a même été plus loin, on force les hommes du peuple atteints de maladies vénériennes à se faire soigner à l'hôpital, à moins qu'on n'ait quelque garantie qu'ils se soigneront chez eux et n'iront pas porter la contagion plus loin.

Enfin, il est d'autres pays où la prostitution est complétement libre et où la police ne s'en occupe nullement. L'Espagne, qui, une des premières, avait réglementé et régularisé pour ainsi dire la prostitution, a tout abandonné depuis deux siècles, depuis que Philippe IV a fait supprimer toutes les maisons de tolérance et incarcérer les prostituées. Aussi aujourd'hui la police n'intervient-elle plus que lorsque le nombre des femmes de mauvaise vie qui se montrent sur les promenades devient excessif, ou que les hôpitaux ne peuvent plus contenir les trop nombreux cas de maladies vénériennes. On n'est pas étonné, dans un tel état de choses, de voir se multiplier les attentats à la pudeur, et dans la seule année 1843, on en a constaté 843, chiffre qui est loin de représenter la totalité de ceux qui se sont produits. Ces attentats sont, du reste, punis d'une façon très légère, et il n'y a que très peu de chances d'en voir diminuer le nombre.

Deux autres pays, pour des raisons différentes, ont laissé la prostitution libre, c'est l'Angleterre et le gouvernement du pape. Il est curieux de voir ce qu'elle est devenue, abandonnée à elle-même.

En Angleterre, le principe de la civilisation est la liberté, pour le mal comme pour le bien ; presque sans bornes pour le mal, de peur qu'elle ne puisse être limitée pour le bien : la prostitution y est donc libre. Par suite de cette absence d'inscription, les renseignements sont plus difficiles à obtenir et d'une exactitude moins rigoureuse. On estime actuellement le chiffre des filles de Londres à 80 000 (Ryan et Talbot).

Les filles commencent à s'y livrer à la prostitution de très bonne heure, souvent dès l'âge de dix ans, si bien que dans un espace de huit années, on a pu constater à Londres 2700 cas de maladies vénériennes chez des filles de onze à quatorze ans.

Si la prostitution y commence aussitôt, cela tient à ce qu'on emploie des filles de huit à dix ans que l'on dresse à surveiller dans les rues celles qui, plus âgées de quelques années, sont en pleine prostitution. Bientôt ce sont elles qu'on surveille à leur tour.

En Angleterre, le grand nombre des prostituées tient à des causes particulières aux mœurs du pays. L'esprit de trafic anglais a pris le libertinage et la beauté comme un article de commerce, avec d'autant plus de facilité que les filles y sont souvent sans argent et toujours sans protection sociale. La loi ne punit d'ailleurs que très peu l'excitation à la débauche et ne la poursuit pas d'office. Le salaire des femmes est misérable, et l'on comprend facilement qu'elles aillent se vendre quand le travail à l'aiguille ne donne souvent que de 3 fr. 75 c. à 5 francs par semaine, tandis qu'une seule faiblesse s'y paye rarement moins. La vie de famille qui, dans la classe riche ou seulement aisée, est l'objet d'un soin remarquable, est nulle dans le peuple. Tous couchent dans une même chambre, parents, employés, locataires, séparés seulement par un rideau. Les filles, ainsi habituées à laisser la pudeur de côté, arrivent, une fois prostituées, à perdre toute honte, et leurs allures dans les rues sont des plus dévergondées.

Il faut ajouter que par suite de l'inviolabilité du domicile, la prostitution s'allie fréquemment au vol et autres crimes et délits, et que souvent elle n'est qu'un moyen d'action du vol.

A Liverpool, les filles vont plus loin dans leur audace, et le samedi soir elles arrêtent les hommes presque de vive force, elles ont l'air d'exercer un droit; il leur faut des hommes, ne fût-ce que pour les voler. Le nombre des filles publiques y est proportionnellement plus considérable qu'à Londres, et cependant il y est encore insuffisant. On envoie quérir des filles à Londres et dans les grands centres.

Quand arrive un grand navire militaire ou marchand, les filles se font alors transporter en rade. Des courtiers font le prix, les matelots demandent qu'on permette de laisser monter *leurs femmes*, et bientôt le bateau est tellement envahi, que souvent on y voit alors plus de filles publiques que d'hommes.

A Manchester, les prostituées sont moins nombreuses et moins turbulentes, elles n'ont plus affaire à des matelots, mais à des hommes de bonne compagnie ; aussi la prostitution y est-elle plus décente. Il y a, par la même raison, dans la ville, moins de prostitution et plus de concubinage.

Il faut y ajouter ce caractère, c'est que l'ivrognerie y est développée non-seulement chez les hommes, mais chez les femmes et les enfants.

A Édimbourg, la prostitution est moins affreuse à voir. Le nombre des prostituées y est très variable; il augmente pendant les courses de Musselburgh et pendant les cours de l'Université, et diminue pendant les vacances et les courses de Glascow, où les filles se rendent en grand nombre. Une fois même, en 1839, au moment du tournoi d'Eglington, elles s'y rendirent presque toutes, et la plupart ne revinrent pas. Si bien qu'Édimbourg se trouva dépourvu de filles, et que les pourvoyeurs durent faire la chasse aux jeunes ouvrières de la ville pour alimenter leurs maisons.

Ce qui caractérise les filles d'Édimbourg, c'est qu'elles sont la plupart instruites, surtout celles qui viennent de la campagne, à l'exception des Highlandaises et des Shetlandaises ; les plus ignorantes et les plus superstitieuses sont les Irlandaises. D'autres viennent de Glascow parce qu'elles ne peuvent être reçues plus de trois fois à Lock, hôpital pour maladies vénériennes; passé ce terme, elles doivent payer chaque fois une guinée. A Édimbourg, la prostitution, moins ordurière, y est plus intéressée. Un certain nombre de filles du nord de l'Écosse, et en particulier du comté d'Aberdeen, y viennent pour s'y faire une bourse. Il n'est pas rare non plus d'y voir les femmes du monde qui viennent des grandes villes d'Angleterre pour réparer leurs finances détruites par le luxe. La prostitution y semble acceptée sans honte par la société; il y a jusqu'à des ministres d'église qui tiennent des maisons. On y voit des mères de famille en tenir avec leurs propres filles. Les maîtresses de maison déploient d'ailleurs un grand luxe, et les hommes de la haute société ne craignent pas de s'afficher en public avec elles. Malgré toutes ces conditions, les filles n'y sont pas heureuses; elles y contractent beaucoup d'affections vénériennes, il en meurt beaucoup; un grand nombre, qu'on évalue au sixième ou au septième des filles, font chaque année des tentatives de suicide, et il en meurt, dit-on, ainsi un douzième par an.

En somme, leur vie est courte, et l'on en voit rarement dépasser vingt-cinq ans.

On pourrait d'une façon générale caractériser la prostitution anglaise, en disant qu'à Londres elle est sans bornes; à Liverpool, violente; à Manchester, misérable, et à Édimbourg, distinguée.

La prostitution n'est tolérée dans aucune localité des provinces pontificales; par tolérée, nous entendons que la police ne la surveille pas, car les prostituées y sont nombreuses et occupent tous les rangs de la société, depuis les vagabondes qui se donnent sur les voies publiques, les femmes qui viennent passer une partie de leur temps dans des maisons de passe ou des lupanars de toutes sortes, jusqu'aux femmes galantes, et aux femmes mariées. Contrairement à ce qui se passe ailleurs, il y a à Rome, parmi les prostituées, un nombre notable de femmes mariées. Les filles ont tant de peine à se marier dans un pays où les fonctionnaires sont presque tous voués au célibat, qu'elles cachent leurs fautes ou restent sages jusqu'au mariage pour retrouver plus tard celles qui se sont de prime abord données à la débauche. La prostitution à Rome est moins vicieuse peut-être qu'ailleurs, les femmes restreignent leurs complaisances, et sont sans connaissance de cet art pratiqué en France et en Angleterre. On en pourrait presque dire autant de l'Allemagne.

Si nous sommes entré dans plus de détails sur la prostitution dans le royaume uni et les provinces pontificales, c'est pour faire voir que la prostitution non réglée amène une démoralisation plus grande dans la population, et que les maladies vénériennes deviennent plus fréquentes.

A l'étranger comme en France, la plus grande cause de prostitution est la misère. Les femmes perdent chaque jour des moyens d'existence par l'envahissement des hommes dans les professions qui leur étaient dévolues. Le salaire qu'elles reçoivent est trop souvent insuffisant. Puis, à côté de cette misère absolue, il y a une misère relative; c'est leur goût effréné pour le luxe et les parures qui rend leurs dépenses beaucoup trop supérieures à leurs ressources, et ce mal est d'autant plus grand, qu'il existe dans tous les rangs de la société. Puis vient s'ajouter la diminution des mariages. A Londres, par exemple, de 1796 à 1806, il y avait en moyenne, par an, 1716 mariages; de 1836 à 1845, cette moyenne s'est réduite progressivement à 1533, bien que la population ait considérablement augmenté.

On a fait à l'étranger quelques tentatives pour combattre cette tendance à la prostitution, et bien qu'elles soient encore insuffisantes, il faut se hâter de les faire connaître pour contribuer à les augmenter. A Londres, *The London Society for the protection of young females and prevention of juvenile prostitution*, est une société de bienfaisance destinée à prêter appui aux jeunes filles qui veulent échapper à la prostitution. Une autre, *Distressed needlewomen Society*, secourt les jeunes ouvrières en les plaçant, en leur donnant de l'ouvrage à domicile. En outre, il s'est formé des maisons de repentir (*Asylums, Magdalen institutions*) destinées à recueillir les filles qui veulent quitter leur affreux métier. Il y en a également dans d'autres pays. A Bruxelles, par exemple, il y a un couvent de repenties; en Espagne, il y en a deux, et dans l'un les filles ne peuvent sortir que mariées ou religieuses.

Une autre ressource qui a été offerte aux filles qui ont fait une faute consiste à les aider à parcourir le temps de leur grossesse sans être vues et à leur permettre d'accoucher sans être déshonorées. C'est ce qui se fait à Vienne, où les femmes peuvent venir accoucher sans déclarer leur nom, donnant seulement les renseignements nécessaires sous un pli cacheté, qu'on n'ouvre qu'en cas de décès. C'est surtout à Rome que ce système porte ses fruits. L'archi-hôpital de Saint-Roch admet les femmes sur le point d'accoucher sans qu'on s'informe de leur nom et de leur condition, sans qu'on demande si elles sont mariées on non. Elles peuvent, d'après les statuts de l'institution, compter sur un silence religieux. Elles peuvent ensuite achever leur convalescence à la *Trinité des pèlerins*. C'est certainement le meilleur moyen de diminuer le nombre des infanticides et des avortements, tandis que la suppression des tours n'a fait que les augmenter.

A Rome, les filles trouvent depuis leur naissance jusqu'à l'âge où les passions ne sont plus à craindre des refuges de toute nature. L'enfant né à Saint-Roch ou ailleurs peut être déposé à la *Pia Casa di Santo Spirito*, véritable hospice des enfants trouvés. En sortant de là, les filles peuvent rester au *Conservatorio per le bastarde*, où il y a 558 filles, ou dans d'autres *Conservatorii* qui donnent asile à 1254 filles. Entre douze et dix-huit ans elles peuvent se réfugier à la *Pia Casa di Carità per le fanciulle pericolanti*. Plus tard, elles peuvent, dans l'embarras, trouver un refuge pour la nuit à l'*Ospizio di San Luigi di Gonzaga*. Enfin, adonnées à la prostitution, si elles veulent revenir à une conduite meilleure ou si elles sortent guéries de Saint-Jacques, elles peuvent entrer à Sainte-Croix ou à Lorette, où il y a 35 places pour les recevoir. Malheureusement ces établissements si utiles sont insuffisants pour recueillir les nombreuses infortunées qui en auraient besoin.

Comme autre remède à la fâcheuse influence de la prostitution, il est presque inutile d'ajouter que partout les médecins ont fait tous leurs efforts pour rendre le traitement des maladies vénériennes abordable à tout le monde.

Ce coup d'œil général ne s'applique, bien entendu, qu'aux filles publiques; la prostitution clandestine ne peut être assez connue pour qu'on en parle, et cependant elle a fait de tels progrès depuis quelque temps, qu'on peut dire qu'elle a dépassé de beaucoup la prostitution ouverte.

Bibliographie. — *Pornographe, ou Idée d'un honnête homme sur un projet de règlement pour les prostituées*, par N.-E. Restif de la Bretonne. Londres, 1769, in-8. — *Démonstration pratique de la prophylaxie syphilitique authentiquement démontrée*, par Luna Calderone. Paris, 1820. — *Histoire de la législation sur les femmes publiques*, par M. Sabatier. Paris, 1828, in-8. — *De la prostitution dans la ville de Paris, considérée sous le rapport de l'hygiène publique, de la morale et de l'administration*, par le docteur Parent-Duchâtelet, 3e édition, complétée par des documents nouveaux et des notes par Trébuchet et Poirat-Duval, suivie d'un Précis sur la prostitution dans les principales villes de l'Europe. Paris, 1857. — *Les filles publiques de Paris et la police qui les régit*, par F.-F. Béraud. Paris, 1839, 2 vol. in-8. — *De la prostitution et de ses conséquences dans les grandes villes, dans la ville de Lyon en particulier*, par le docteur Potton. Lyon, 1842. — *Rapport au Conseil de salubrité de la ville de Marseille sur l'état et les besoins du service du dispensaire des filles publiques de cette ville*, par M. Pelacy (*Ann. d'hyg. et de méd. lég.*, t. XXV, p. 297). — *Mémoire en réponse à cette question :* « Quelles sont les mesures de police médicale les plus propres à arrêter » la propagation de la maladie vénérienne? » par F.-S. Ratier (*Ibid.*, t. XVI, p. 262). — *Notice sur quelques-uns des établissements du nord de l'Allemagne et de Saint-Pétersbourg*, par Leuret (*Ibid.*, t. XX, p. 360). — *Topographie médicale des* IVe, Xe, XIe *et* XIIe *arrondissements de Paris*, par H. Bayard (*Ibid.*, t. XXVIII, p. 286, et t. XXXII, p. 291). — *Recherches sur l'étendue, les causes et les effets de la prostitution à Édimbourg*, par W. Fait, 1843, in-8. — *The prostitution of London*, by Ryan. London, 1839, in-12. — *Die Prostitution in Berlin und ihre opfer*, 1846, in-8. — *Die Prostitution in Hambourg*, von Lippert, 1848. — *De l'influence que l'industrie exerce sur la santé des ouvriers*, par M. Thouvenin (*Annales d'hygiène et de méd. lég.*, t. XXXVII, p. 85). — *De la prostitution considérée au point de vue de l'hygiène publique*, par William Acton; traduit (*Ibid.*, t. XLVI, p. 39). — *Prostitution considered in its Moral, Social and Sanitary Bearings*, by Acton. London, 1857. — *Des mesures administratives à prendre dans le but d'empêcher la propagation des maladies vénériennes*, par le docteur Sandouville (*Ibid.*, p. 72). — *De la police des filles publiques* (*Rapport général sur les travaux du Conseil central de salubrité du département de la Gironde*, pour 1837-1838, par L. Marchant. Bordeaux). — *De la suppression de la syphilis :* pétition à la chambre des députés, par A. Guépin (de Nantes). — *De l'extinction de la maladie vénérienne*, par J.-P. Troncin. — *The miseries of prostitution*, by James Beard Talbot. — *De la fréquence des maladies vénériennes à Lyon*, 1822, par le docteur Chapeau. — *Mémoire sur les moyens de s'opposer aux ravages de la syphilis*, par le docteur Venot. Bordeaux, 1846. — *Rapport au Conseil de salubrité de Lyon*, par le docteur Lusterbourg, mai 1835. — *Essai sur la prophylaxie de la syphilis*, par M. Worbe (*Bulletin de l'Académie de médecine*, 1847, t. XII, p. 715). — *Rapport au préfet de police sur la syphilisation*, par le docteur Marchal de Calvi. Paris, 1853. — *De la prostitution en Algérie depuis la conquête*, par le docteur Duchesne. Paris, 1853. — *Histoire de la prostitution chez tous les peuples du monde, depuis l'antiquité jusqu'à nos jours*, par P. Dufour. Paris, 1851-1853, 6 vol. in-8. — *The greatest of our social evils, prostitution, as it now exists in London, Liverpool, Manchester, Glasgow, Edinburgh, Dublin*. London, 1857.

PUDDLEUR. — *Voy.* Affinage, Fer.

PUISARDS, PUITS. — Nous avons assez longuement parlé des qualités de l'eau potable, et de la distribution des eaux dans les villes, pour ne pas revenir ici sur les particularités que peut offrir l'eau de puits. Nous voulons seulement signaler, comme intéressant à un haut degré la salubrité, le rôle que jouent les puits et puisards dans l'assainissement du sol des lieux habités, en absorbant les eaux ménagères ou celles qui proviennent de certaines opérations industrielles, et en leur ouvrant une issue et un écoulement facile. Nous indiquerons également ici les conditions dans lesquelles doit avoir lieu le curage des puits.

Si l'on veut se reporter aux explications que nous avons données touchant le drainage, on comprendra le mécanisme suivant lequel les puits forés ou artésiens ont pu être employés à l'assainissement des localités, en conduisant les eaux impures répandues à la surface du sol dans les nappes d'eaux souterraines plus ou moins profondes. Mais la condition essentielle de ce procédé est de dépasser les dernières couches d'eaux qui alimentent les puits les plus profonds du voisinage, condition sans laquelle on risquerait d'infecter ceux-ci, et qui exige une connaissance exacte de la constitution géologique du sol. C'est là, en effet, un point capital dans l'établissement des puits, et la composition de leurs eaux en dépend étroitement. Ce n'est pas ici le lieu de tracer à ce sujet des règles précises; mais on peut dire, d'une manière générale, que les puits, pour donner une eau passable et à l'abri du mélange des eaux répandues sur le sol, doivent pénétrer au-dessous de la couche du terrain imperméable.

Dans bien des circonstances, les eaux des puits peuvent être infectées par les infiltrations de matières organiques qui se font à travers les couches supérieures du sol, ou à travers les parois des fosses d'aisances non étanches. Mais par un effet du renouvellement incessant de l'eau de puits, aux dépens des courants souterrains et en raison des puisements répétés, ces causes d'insalubrité disparaissent à la longue. D'où il résulte qu'un sol limité peut être désinfecté par les eaux qui arrivent dans les puits qu'on y a creusés. Ceux-ci diminuent la quantité de matières organiques qui pénètrent dans le sol et la durée de leur séjour; ils contribuent ainsi directement à l'assainissement du sol, surtout si l'on a soin de les vider et de les curer de temps en temps.

Cette opération, très malsaine par elle-même, exige des précautions toutes particulières, qui ont été l'objet de prescriptions très sages de la part de l'autorité. Nous donnons ici le texte de l'ordonnance du préfet de police et les instructions du Conseil de salubrité de la Seine qui concernent cet objet important.

ORDONNANCE DE POLICE DU 20 JUILLET 1838, CONCERNANT LES PUITS, PUISARDS, PUITS D'ABSORPTION ET ÉGOUTS A LA CHARGE DES PARTICULIERS.

TITRE Ier. — *Dispositions communes aux puits, puisards, puits d'absorption et égouts particuliers.*

Article 1er. Aucun puits, soit ordinaire, soit d'absorption, ne sera percé, aucune opération d'approfondissement, de sondage et autres, ne sera entreprise, aucun puisard ni égout particulier ne sera établi sans une déclaration préalable faite par écrit, à Paris, à la préfecture de police, et à la mairie, dans les communes rurales; cette déclaration indiquera l'endroit où l'on a le projet de faire les travaux.

Art. 2. Il ne pourra être procédé à aucun curage de puits, puisard et égout particulier, sans une déclaration préalable qui sera faite par écrit, quarante-huit heures à l'avance, à Paris, à la préfecture de police, et dans les communes rurales, à la mairie; les mesures nécessaires dans l'intérêt de la salubrité publique et de la sûreté des ouvriers seront prescrites par suite de cette déclaration.

Art. 3. Nul ne pourra exercer la profession de cureur de puits, puisard et égout particulier, sans être pourvu d'une permission du préfet de police; cette permission ne sera délivrée qu'après qu'il aura été justifié de la possession du matériel nécessaire au curage.

Art. 4. Les ouvriers ne pourront descendre dans les puits, puisards et égouts particuliers, pour quelque cause que ce soit, sans être ceints d'un bridage, à la partie supérieure duquel un anneau sera fixé.

En ce qui concerne les puits et puisards, une corde sera attachée à cet anneau, pendant tout le temps que les ouvriers travailleront dans l'intérieur, et l'extrémité de cette corde sera tenue par d'autres ouvriers en nombre suffisant placés à l'extérieur, afin de pouvoir, au besoin, retirer ceux qui sont dans l'intérieur et les secourir.

Les ouvriers employés dans l'intérieur des égouts particuliers ne seront pas attachés, mais des ouvriers en nombre suffisant et pourvus de cordes se tiendront extérieurement auprès de l'ouverture la plus rapprochée de la partie de l'égout où travaillent ceux de l'intérieur, afin de pouvoir, au besoin, les attacher pour les retirer et les secourir.

Les ouvriers qui resteront à l'extérieur des puits, puisards et égouts particuliers, devront aussi avoir la ceinture avec l'anneau.

Art. 5. Les puits, puisards et égouts particuliers, abandonnés, ou qui, sans être abandonnés, seraient soupçonnés de méphitisme, ne seront curés qu'avec les précautions prescrites par l'instruction annexée à la présente ordonnance.

On prendra les mêmes précautions lorsque les travaux auront été suspendus pendant vingt-quatre heures.

Art. 6. Si, nonobstant les précautions indiquées par l'instruction, un ouvrier est frappé du plomb, c'est-à-dire s'il est asphyxié, des secours lui seront immédiatement portés, ainsi qu'il est dit dans l'instruction ci-annexée, et les travaux seront suspendus.

Il est en outre enjoint aux propriétaires, principaux locataires et entrepreneurs de faire sur-le-champ la déclaration de cet accident, à Paris, au commissaire de police du quartier, et, dans les communes rurales, au maire.

Art. 7. Les matières extraites des puits, puisards et égouts particuliers qui auront été reconnus méphitisés, devront être versées immédiatement dans des tonneaux hermétiquement fermés et lutés à l'instant même, et de là, sans pouvoir être déposés sur la voie publique, portés directement à la voirie ou autres lieux autorisés par l'administration.

Le curage des puits, puisards et égouts particuliers devra toujours être fait intégralement et sans interruption, à moins d'accident; généralement, le travail devra être opéré de telle sorte qu'aucun déversement de matières ou d'eaux infectes n'ait lieu dans les habitations ni sur la voie publique.

Après le curage des puits, puisards et égouts particuliers qui auront été reconnus méphitisés, les ustensiles devront être lavés, et le produit du lavage versé dans les appareils, pour être emporté aux lieux indiqués ci-dessus.

Art. 8. Les dispositions des articles 2, 4, 5 et 6 sont applicables à la réparation des puits, puisards et égouts particuliers.

Dans les cas prévus par l'article 6, la démolition ou réparation ne pourra être reprise qu'avec les précautions qui seront prescrites par l'autorité locale sur l'avis des gens de l'art.

Art. 9. Les ouvriers qui trouveraient dans les puits, puisards et égouts particuliers des objets de quelque valeur ou pouvant faire soupçonner un délit, en feront la déclaration, à Paris, au commissaire de police du quartier, et, dans les communes rurales, au maire.

Il leur sera donné une récompense, s'il y a lieu.

Titre II. — *Dispositions spéciales aux puits.*

Art. 10. L'ouverture des puits, quel que soit leur genre de construction, sera défendue dans tout son pourtour par un garde-fou de maçonnerie ou de fer, d'une hauteur de 70 centimètres au moins.

Les puits situés dans les marais pourront être seulement défendus par une enceinte formée par un mur de terre solidement établi; ce mur aura au moins 1 mètre de hauteur et sera à 1 mètre au moins de distance du puits.

Art. 11. Il est enjoint aux propriétaires ou principaux locataires des maisons où il y a des puits, de les entretenir en état de salubrité, de les garnir de cordes, poulies et seaux, et d'avoir soin que les pompes et autres machines hydrauliques qui y seraient établies soient constamment maintenues en bon état, de manière que les puits, pompes et machines puissent servir en cas d'incendie, ainsi que pour l'arrosement de la voie publique.

Art. 12. Il est défendu de faire écouler dans les ruisseaux les eaux infectes extraites des puits; ces eaux seront portées aux lieux autorisés par l'administration dans des tonnes de vidange fermées avec cadenas, ou dans des tonneaux hermétiquement fermés et lutés, tels qu'ils sont adoptés pour les fosses d'aisances.

TITRE III. — *Dispositions spéciales aux puisards.*

Art. 13. Les puisards devront être couverts en maçonnerie et fermés par une cuvette à siphon.

L'ouverture d'extraction des puisards, correspondante à une cheminée de $1^m,50$ au plus de hauteur, ne pourra avoir moins de 1 mètre en longueur sur 65 centimètres de largeur; lorsque cette ouverture correspondra à une cheminée excédant $1^m,50$ de hauteur, les dimensions ci-dessus spécifiées seront augmentées de manière que l'une de ces dimensions soit égale aux deux tiers de la hauteur de la cheminée.

La disposition de l'article 12, concernant l'écoulement des eaux, est applicable aux puisards.

TITRE IV. — *Dispositions particulières aux puisards, puits d'absorption et égouts particuliers.*

Art. 14. Aucun puits d'absorption ne sera établi sans une autorisation spéciale, qui sera accordée, s'il y a lieu, par la suite de la déclaration prescrite par l'article 1er.

La profondeur du puits d'absorption sera déterminée dans la permission qui sera délivrée, s'il y a lieu.

Toutes les dispositions relatives aux puisards proprement dits seront applicables aux puisards pratiqués au-dessus ou aux approches des puits d'absorption.

Art. 15. Il est enjoint aux propriétaires et principaux locataires des maisons où il existe des puisards et des égouts particuliers, de les entretenir dans un état tel qu'ils ne puissent compromettre la sûreté et la salubrité publiques.

Il est expressément défendu de jeter dans les égouts particuliers des boues et immondices solides, des eaux vannes, des matières fécales, et généralement tout corps ou matière pouvant obstruer et infecter lesdits égouts.

TITRE V. — *Dispositions générales.*

Art. 16. Les contraventions à la présente ordonnance seront constatées par procès-verbaux ou rapports qui nous seront transmis pour être déférés aux tribunaux compétents.

Art. 17. La présente ordonnance sera imprimée et affichée.

Les sous-préfets des arrondissements de Sceaux et de Saint-Denis, les maires des communes rurales du ressort de la préfecture de police, les commissaires de police, l'inspecteur général des carrières, le chef de la police municipale, le directeur de la salubrité, l'architecte commissaire de la petite voirie, les officiers de paix et autres préposés de l'administration en surveilleront et assureront l'exécution, chacun en ce qui le concerne.

Le conseiller d'État, préfet de police, G. DELESSERT.

INSTRUCTIONS RELATIVES AU CURAGE ET A LA RÉPARATION DES PUITS, PUISARDS ET ÉGOUTS PARTICULIERS.

§ 1er. *Puits et puisards.* — Lorsqu'il est nécessaire de curer un puits ou puisard, ou d'y descendre pour y faire quelque réparation, le premier soin que l'on doit avoir est de s'assurer de l'état de l'air qu'il renferme ; cet air peut être vicié par différentes causes, et donner lieu à des accidents très graves. Il faut donc descendre une lanterne allumée jusqu'à la surface de l'eau : si elle ne s'éteint pas, après avoir brûlé un quart d'heure, on la retire, et, par le moyen d'un poids attaché à une corde, on agite fortement l'eau jusqu'à son fond ; on redescend la lanterne, et si, à cette seconde épreuve, la lumière ne s'éteint pas après dix minutes à un quart d'heure, les ouvriers peuvent commencer leurs travaux ; mais il est important que les travailleurs soient ceints d'un bridage.

Si la lumière s'éteint, on remarquera la profondeur à laquelle elle cesse de brûler ; on ne descendra pas dans le puits, parce qu'on y serait asphyxié. Le gaz ou air méphitique qui ne permet ni la combustion ni la respiration, peut être du gaz azote, du gaz acide carbonique, de l'hydrogène sulfuré ou un mélange de plusieurs de ces gaz. Dans l'incertitude où l'on est sur la nature du gaz, il faut, quel qu'il soit, renouveler l'air du puits, et pour cela il n'est pas de moyen plus prompt et plus certain que la ventilation.

Pour l'établir, il faut, avec des planches, du plâtre et de la glaise, boucher hermétiquement l'ouverture du puits ; au milieu de cette espèce de couvercle, ou près de son bord, si le puits est trop large, ménager un trou d'un décimètre environ de large, sur lequel on placera un fourneau ou réchaud de terre qui ne pourra recevoir d'air que celui du puits : on ajoutera près de la margelle un tuyau fait comme les tuyaux à incendie, garni en dedans d'une spirale de fil de fer, pour le tenir ouvert en plein diamètre, et qui descendra dans le puits jusqu'à 1 décimètre de la surface de l'eau.

Cet appareil une fois établi, on remplira le fourneau de braise ou de charbon allumé, et on le couvrira d'un dôme de terre cuite ou de tôle surmonté d'un bout de tuyau de poêle, afin de donner au fourneau la propriété d'activer la combustion et de déplacer ainsi beaucoup d'air.

Quand le fourneau a été en activité pendant une heure ou deux, suivant la profondeur du puits, on l'enlève et l'on descend dans le puits la lanterne ; si elle s'éteint encore à peu de distance de la surface de l'eau, c'est que le gaz méphitique s'y renouvelle.

Alors, il faut mettre le puits à sec, attendre quelques jours, l'épuiser de nouveau, et recommencer l'application du fourneau ventilateur, ou si l'on ne peut établir cet appareil, y substituer un tarare ou tout autre ventilateur dont le tuyau ira prendre l'air au fond du puits, pour le jeter en dehors.

On peut aussi se servir du ventilateur de Wutig, de grands soufflets de cuir et mieux de bois, dont le tuyau descend jusqu'à une très petite distance de la surface de l'eau. Ces moyens peuvent offrir, dans beaucoup de localités, des avantages par la facilité avec laquelle on les produit.

Il sera donné, à cet égard, soit à la préfecture de police, pour Paris, soit à la mairie, pour les communes rurales, les indications qui pourraient être nécessaires.

Après quatre heures de ventilation, on descendra la lanterne, et si elle s'éteint, il faut renoncer à l'usage du puits et le condamner.

Si, par un essai préliminaire fait par un homme de l'art, on a reconnu la nature du gaz délétère que l'on veut détruire, on peut employer les réactifs suivants :

Pour neutraliser l'acide carbonique, on verse dans le puits, avec des arrosoirs, plusieurs seaux de lait de chaux, et l'on agite ensuite l'eau fortement.

Pour détruire le gaz hydrogène sulfuré ou carboné, on fait descendre au fond du puits un vase de fonte, ouvert, contenant un mélange de quatre onces d'oxyde noir de manganèse et de douze onces de sel marin sur lequel on verse, à différentes reprises, huit onces d'acide sulfurique du commerce concentré, marquant 66 degrés, acide connu sous le nom d'huile de vitriol.

A défaut d'acide sulfurique, on emploierait quatre onces d'oxyde noir de manganèse et seize onces d'acide chlorhydrique du commerce, qui est aussi connu sous le nom d'acide muriatique.

On pourra aussi jeter dans le puits de l'eau dans laquelle on aura délayé du chlorure de chaux (une once de chlorure sec par litre) ; cette dernière opération est même plus facile à exécuter que l'autre, et les effets n'en sont pas moins certains.

Dans tous les cas, si le puits exhalait une odeur d'œufs pourris, et alors même que la chandelle ne s'éteindrait pas, il faudrait, avant d'y descendre, y jeter plusieurs seaux d'eau chlorurée.

Lorsque le gaz est de l'azote, il faut avoir recours à la ventilation, et en vérifier l'effet par l'épreuve de la lanterne allumée.

Lorsque les gaz déplacés par le ventilateur ou par le fourneau d'aspiration sont remplacés par des gaz qui ne permettent pas à la lumière de brûler, on doit alors faire agir continuellement le ventilateur de manière que les ouvriers soient constamment sous un courant d'air qui vient du dehors, et que les gaz, qui ne peuvent servir d'aliment à la combustion et à la respiration, soient sans cesse jetés au dehors par le ventilateur.

§ 2. *Égouts particuliers.* — On ne doit pénétrer dans un égout que lorsqu'une lampe peut y brûler, que la flamme de cette lampe ne diminue pas de volume, et que la clarté ne diminue pas d'intensité d'une manière marquée.

On emploiera, lorsque la lampe ne brûlera pas bien, soit la ventilation forcée, à l'aide du feu, soit cette ventilation produite par un tarare, en ayant soin, si l'égout a plusieurs regards, de faire des barrages pour que l'air tiré du dehors passe sur l'ouvrier et entraîne les gaz qui se dégagent, par suite du travail auquel il se livre.

Si l'égout est assez long et que les matières accumulées soient en assez grande quantité, il faut opérer le curage de façon que, sans changer de place, les égoutiers puissent se passer les seaux de main en main, et qu'ils ne soient pas forcés de passer dans les boues liquides, ce qui, donnant lieu à de l'agitation, facilite le dégagement des gaz méphitiques.

Il faudra toujours que les ouvriers partent de la partie la plus basse de l'égout, qu'ils attaquent la masse devant eux, prenant la partie supérieure de cette masse, puis la partie inférieure ; qu'ils ne montent jamais sur cette masse.

Si l'égout présente quelque danger, il ne faut employer que des hommes en bonne santé, et ne pas permettre à ceux qui seraient affaiblis ou qui relèveraient de maladie de s'occuper de ce travail.

L'entrée de ces égouts devra être interdite à tout ouvrier en état d'ivresse.

Voy. ASPHYXIE, ASSAINISSEMENT, EAU, ÉGOUTS.

Bibliographie. — *Des puits forés ou artésiens employés à l'évacuation des eaux sales et infectes et à l'assainissement de quelques fabriques*, par Girard et Parent-Duchâtelet (*Ann. d'hyg. et de méd. lég.*, t. X, p. 317).

PUNAISES. — *Voy.* INSECTICIDES.

PURIN. — *Voy.* FUMIER, HYGIÈNE RURALE, VOIRIES.

PUSTULE MALIGNE. — La pustule maligne est une affection produite chez l'homme par la contagion des maladies charbonneuses des animaux (sang de rate, fièvre charbonneuse, typhus charbonneux), et caractérisée par une tumeur gangréneuse, qui se développe exclusivement sur les parties du corps habituellement découvertes ou accidentellement exposées au contact extérieur, notamment au visage, aux mains, aux bras.

Le mode de contagion unique qui engendre la pustule maligne, est le contact immédiat ou médiat des animaux affectés de charbon ou de leurs dépouilles. Le virus charbonneux peut être transporté, d'ailleurs, par différents véhicules, et en particulier par des insectes ailés. Mais l'ingestion dans l'estomac de viandes provenant d'animaux morts d'affections charbonneuses n'a jamais produit la pustule maligne.

Les animaux qui engendrent le plus souvent la pustule maligne sont les ruminants, bœuf, vache, mouton, chèvre, et les solipèdes, cheval et âne; exceptionnellement, le lapin, le lièvre et le porc.

Aussi est-ce spécialement sur certaines professions, et dans les lieux où règne le charbon, que sévit cette grave affection. Les bergers, les bouviers, les maréchaux, les palefreniers, les vétérinaires, les bouchers, les équarrisseurs, les tanneurs, les mégissiers, y sont surtout exposés. Le principe virulent du charbon résiste non-seulement à la mort de l'animal, mais encore au temps; les peaux, les poils, les crins même, soumis à certains procédés de fabrication, paraissent retenir, après plusieurs années, la pernicieuse faculté de reproduire le mal: c'est ainsi qu'on l'a vu se développer chez des chamoiseurs, des criniers et des matelassiers.

Les pays où l'on observe surtout cette contagion sont, en France, la Bourgogne, la Franche-Comté, la Champagne, la Brie, la Lorraine, l'Alsace, la Provence, le Roussillon, la Beauce, et à l'étranger, l'Allemagne centrale et l'Italie.

On ne pourrait trop insister sur la nécessité absolue qu'il y a à surveiller les animaux atteints de charbon, et à les faire enfouir dès qu'ils ont succombé, sans permettre l'usage d'aucune des parties de leur corps. Les personnes qui seraient obligées de les approcher ou de les toucher, devraient en même temps prendre toutes les précautions convenables pour éviter le contact et l'absorption des matières virulentes. La cautérisation serait le meilleur moyen d'arrêter le développement du mal, si la pustule apparaissait.

Bibliographie. — *Traité pratique de la pustule maligne et de l'œdème malin*, par le docteur Bourgeois (d'Etampes). Paris, 1861. — *Traité des maladies charbonneuses*, par le docteur Raimbert (de Châteaudum). Paris, 1861.

PUTRIDES (Émanations). — Quelles que soient les données de la science sur les effets généraux des émanations putrides, et notamment sur leur innocuité, il est incontestable que, dans l'opinion du plus grand nombre, les foyers d'où elles se dégagent demeurent, à tort ou à raison, comme le type de l'insalubrité. Il serait bien difficile qu'il en fût autrement, car ce n'est pas seulement par leur composition, par leur nature intime qu'elles agissent : elles frappent les sens, et produisent sur les organes les moins délicats une impression pénible et repoussante qui se trahit par une répugnance instinctive et semble l'avertissement d'un danger réel. Ce serait s'exposer presque certainement à l'erreur que de méconnaître ce fait capital dans l'interprétation des phénomènes que peuvent produire les émanations putrides. En effet, si les matières organiques, et en particulier les matières animales, donnent lieu, en se décomposant, à des produits gazeux ou volatils que la chimie peut, pour la plupart, caractériser de la manière la plus certaine, elles fournissent encore certains principes confondus sous la dénomination commune de *miasmes*, et cependant fort distincts dans leurs effets, comme aussi, sans doute, dans leur nature, principes dans lesquels semblent se cacher les propriétés essentielles, et, pour ainsi dire, la vertu secrète des émanations putrides.

Les gaz qui naissent de la décomposition des matières animales sont tous, à divers degrés, irrespirables ou toxiques ; et il est évident que, s'ils sont assez concentrés, ils agissent d'une manière nuisible sur la santé et sur la vie des animaux. Mais, ainsi que l'ont admirablement compris Fourcroy et Berzelius, les combinaisons fétides dont l'énergie délétère et terrible est malheureusement trop prouvée, « appartient à un autre ordre de corps que les produits connus de la putréfaction, et contiennent une matière plus divisée, plus fugace, qui échappe aux physiciens, et constitue la matière active de ces fluides dangereux. » Le docteur Riecke (de Stuttgard) admet qu'en dehors des produits de décomposition que la chimie découvre, l'odeur putride témoigne de l'existence d'un principe particulier rentrant plutôt dans les lois de la nature organique, et que ses effets rapprochent des poisons organiques. Il est curieux de voir ces données théoriques recevoir une confirmation singulière de certains procédés qui ont passé dans la pratique de la désinfection.

L'action des vapeurs putrides diffère, suivant M. Riecke, de celle des gaz irrespirables et délétères, et semble s'exercer plutôt sur les organes de l'odorat, puis médiatement sur le système nerveux; ou s'introduire dans le sang à la manière d'un ferment putride, se rapprochant ainsi des miasmes et des contagium. M. Riecke regarde donc comme affectées primitivement (*atria morbi*) les branches des nerfs de l'odorat qui sont en rapport si intime avec le cerveau et les organes respiratoires, où les vapeurs putrides sont mises en contact avec la masse du sang et absorbées. Ces deux modes ne sont pas nécessairement liés l'un à l'autre. Dans le premier, l'acte est dynamique, et il faut tenir grand compte des susceptibilités individuelles, en raison de la sensibilité plus ou moins grande de l'odorat; dans le second cas, il existe une sorte de combinaison chimique, et l'action, quoique souvent très lente, a toujours lieu, si le principe délétère est en quantité suffisante. Ces différences d'action, auxquelles il convient d'ajouter l'influence de l'habitude, pourraient servir peut-être à expliquer les divergences d'opinions.

Ce qui est hors de doute à cet égard, c'est le fait de l'absorption des principes putrides, soit à l'état d'émanations aériformes, soit sous forme de matières liquides. Les recherches de Gaspard ont fait connaître les effets extrêmement funestes qui suivent l'introduction des matières putrides dans le système circulatoire. Et M. le professeur P. Bérard a tracé avec une rare sagacité le tableau tout à fait neuf de la résorption et de l'infection putrides, très distinctes de l'infection purulente. Il est également impossible de nier l'introduction, soit par les voies respiratoires, soit par la peau, comme l'a démontré Bichat, des principes émanés des corps animaux en décomposition. Les expériences de M. Magendie en ont fourni des preuves multipliées; et il suffit d'avoir assisté à une exhumation ou d'avoir pratiqué l'autopsie d'un cadavre en voie de putréfaction, pour voir en quelques instants toutes les sécrétions se charger du principe odorant caractéristique des émanations putrides. Ce n'est pas d'ailleurs à ce seul effet que se borne leur action, et les accidents qui en sont parfois la suite, caractérisés par des hémorrhagies et par des lésions des voies digestives, marquent assez qu'il y a eu absorption des principes putrides, et très certainement altération du sang. Cette altération elle-même a quelque chose de caractéristique. Elle consiste dans cet état de dissolution du sang qui, d'après les recherches si neuves et si fécondes de MM. Andral et Gavarret sur ce point, tient à la diminution de la fibrine et à l'augmentation de la quantité d'alcali libre, et reproduit cet ensemble de phénomènes qui constituaient la putridité des auteurs si bien décrite par les grands épidémiographes du dernier siècle.

Cependant, indépendamment de l'opinion que l'on peut se faire de la composition, de la nature intime et du mode d'action des émanations putrides, il existe, relativement aux effets qu'elles peuvent produire sur la santé et sur la vie des êtres vivants, une sorte d'incertitude dans la doctrine et une apparente contradiction entre les faits. Il en résulte une confusion véritablement déplorable, qui se fait sentir surtout dans l'hygiène. Nous n'avons ni la prétention ni l'espoir de la faire cesser. Mais, après avoir exposé les principales observations qui peuvent servir à éclairer ce problème obscur, nous nous efforcerons de faire ressortir quelques points qui pourront fournir l'occasion de remarques utiles, et expliquer, au moins en partie, certaines divergences.

Les occasions dans lesquelles des accidents très graves et même mortels ont pu être attribués aux émanations putrides, sont nécessairement très variées. Nous choisirons de préférence les cas qui se rattachent à la salubrité.

Un premier fait qui n'a pas besoin d'être longuement développé, c'est le danger incontestable des émanations putrides, lorsqu'elles sont concentrées dans un espace comprimé, comme dans une fosse d'aisances ou dans un caveau mortuaire. L'empoisonnement spécial désigné sous le nom de *plomb*, et l'asphyxie qui ont frappé trop souvent les ouvriers en vidange ou les fossoyeurs, ne peuvent être contestés par personne, et il serait superflu de s'y arrêter. Un autre point de vue plus important est celui qui a trait à la dissémination des émanations putrides et à l'extension de leurs effets, soit d'une manière soudaine sur de grandes masses d'hommes, soit sur ceux qui s'y trouvent exposés pendant un temps plus ou moins long. Il ne manque pas d'exemples à cet égard, auxquels leur authenticité et leur gravité donnent une véritable valeur scientifique.

Les maladies pestilentielles dont l'histoire des temps antiques nous a conservé le récit ont presque toujours été expliquées par l'insalubrité des villes ou par la formation de foyers de corruption. Thucydide, Diodore de Sicile, Tite-Live, dans leurs tableaux immortels, ont dépeint ces sources de mort sous les couleurs les plus frappantes. Galien, parmi les causes qu'il assigne aux fièvres pestilentielles, signale l'état putride de l'air occasionné par un grand nombre de corps morts laissés sur les champs de bataille. Saint Augustin rapporte qu'une grande quantité de sauterelles noyées dans la mer et rejetées sur les côtes, où elles se pourrirent, occasionnèrent une peste des plus cruelles.

Dans des temps plus modernes, Forestus a été témoin oculaire d'une peste causée également par l'amoncellement des cadavres. Il parle aussi d'une fièvre maligne qui parut à Egmont, dans la Hollande septentrionale, par suite de la putréfaction d'une baleine abandonnée sur le rivage, ainsi que l'a vu Ambroise Paré sur les côtes de la Toscane ; et d'une fièvre pestilentielle qui fit, de son temps, beaucoup de ravages à Venise, et avait été produite par une espèce de petit poisson qui se putréfia dans cette partie de l'Adriatique : observation répétée par Jean Wolf, dans la relation de la fièvre maligne épidémique, arrivée en 1731 à Cork, en Irlande, où l'on tuait tous les ans, pour l'usage de la flotte, plus de 120 000 bêtes. Rogers n'hésite pas à mettre au nombre des causes les plus actives l'infection provenant d'une grande quantité de tueries et les restes qu'on laissait corrompre dans les rues. Pringle, dont les observations révèlent un esprit si sagace et un sens si éminemment pratique, indique hautement et presque à chaque pas les pernicieux effets de la putréfaction des substances animales.

Les ouvrages d'Ambroise Paré offrent des faits non moins concluants sur les effets des exhalaisons animales. On y lit que, dans l'Agenois, en 1562, il régna une fièvre pestilentielle qui porta ses ravages dans un rayon de dix lieues, et qui avait été occasionnée par des vapeurs putrides animales élevées d'un puits du château de Pem, dans lequel on avait jeté, deux mois auparavant, beaucoup de corps morts. « On creusait des souterrains, à Paris, dans l'église de Saint-Eustache, ce qui obligea de déplacer quelques cadavres et de mettre ceux qui survinrent dans une cave fermée depuis longtemps. Des enfants qui allaient au catéchisme dans le lieu dont nous parlons, en furent incommodés : les mêmes symptômes se montrèrent aussi chez plusieurs adultes. M. Ferret, docteur-régent de la Faculté de Paris, fut chargé d'en faire un rapport. Il trouva que la respiration était très gênée chez ces malades, que l'action du cerveau était troublée, que le cœur battait irrégulièrement, et que quelques-uns éprouvaient des mouvements convulsifs dans les bras et dans les jambes. »

L'abbé Rosier dit qu'un particulier de Marseille fit, vers l'année 1760, ouvrir des fosses pour planter des arbres dans un endroit où, en 1720, lors de la peste, on avait enterré un grand nombre de cadavres. A peine eut-on donné quelques coups de bêche, que trois des ouvriers furent subitement suffoqués, sans qu'on pût les rappeler à la vie. Ramazzini raconte qu'un porteur étant descendu, pendant la nuit, dans un charnier, pour dépouiller le cadavre d'un jeune homme qui y avait été déposé avec tous ses habits, y fut suffoqué, et tomba mort sur le cadavre dont il violait la sépulture.

Mais des faits beaucoup plus importants en raison de la notoriété qu'ils ont acquise, beaucoup plus importants surtout au point de vue où nous nous sommes placé, ont été rapportés par plusieurs auteurs du siècle dernier, dont les noms resteront attachés à la réforme hygiénique des sépultures, par Haguenot, Maret, Navier, Vicq d'Azyr. Cette réforme était d'ailleurs ardemment sollicitée par tous les organes de l'opinion publique. Voltaire, par exemple, s'écriait, dans une de ses boutades où la verve domine, sinon la raison : « Les maladies contagieuses produites par les vapeurs sont innombrables. Vous en êtes les victimes, malheureux Welches, habitants de Paris ! Je parle au pauvre peuple qui loge auprès des cimetières. Les exhalaisons des morts remplissent continuellement l'Hôtel-Dieu; et cet Hôtel-Dieu, devenu l'hôtel de la Mort, infecte le bras de la rivière sur lequel il est situé. O Welches ! vous n'y faites nulle attention, et la dixième partie du petit peuple est sacrifiée chaque année, et cette barbarie subsiste dans la ville des jansénistes, des financiers, des spectacles, des bals, des brochures et des filles de joie ! »

Haguenot rapporte le fait suivant : « Le 17 août 1744, vers les six heures du soir, on fit l'inhumation du sieur Guillaume Boudou, pénitent blanc, dans une des caves communes de l'église paroissiale de Notre-Dame, à Montpellier. Pierre Balfagette, portefaix, qui n'avait jamais servi dans cette église, fut employé ce jour-là par l'enterreur de la confrérie des pénitents. A peine fut-il descendu dans la cave, qu'on le vit agité par des mouvements convulsifs et bientôt étendu sans mouvement. Alors un frère pénitent, nommé Joseph Sarrau, eut la générosité de s'offrir pour retirer ce misérable. Il se fit tenir, en descendant, par le bout de son sac et de son cordon qu'il donna à un frère pénitent. A peine eut-il saisi l'habit du portefaix qu'il perdit la respiration. On le retira à demi mort; bientôt il reprit ses sens, mais il lui resta une espèce de vertige et des défaillances qui se manifestèrent un quart d'heure après. Il éprouva pendant toute la nuit des faiblesses, des tremblements dans tout le corps, et des palpitations qui disparurent par le moyen d'une saignée et de quelques cordiaux. Il fut longtemps pâle et défiguré, et il porta, dans toute la ville, le nom de *Ressuscité*. Ce triste événement n'empêcha pas Jean Molinier, pénitent de la même confrérie, de s'exposer avec le même zèle pour sauver le portefaix; mais à peine fut-il à l'entrée de la cave, que, se sentant suffoqué, il fit signe qu'on le retirât et qu'on lui donnât la main. Il en sortit si faible et si défait, qu'un instant de délai lui aurait certainement coûté la vie. Robert Molinier, frère de celui-ci, plus robuste et plus vigoureux, se fiant sur sa force, crut pouvoir braver le danger et suivre le mouvement que la charité lui inspirait; mais il en fut la victime, et il mourut presque aussitôt qu'il fut descendu au fond de la cave. Cette scène tragique fut terminée par la mort de Charles Balfagette, frère du portefaix qui était resté dans la cave. Comme il fut obligé de ranger le corps de Robert Molinier, il resta plus longtemps qu'il n'aurait dû, et l'impression qu'il sentit le força de se retirer et de sortir. Il crut qu'à la faveur d'un mouchoir imbibé d'eau de la reine de Hongrie et mis entre les dents, il se garantirait du danger en descendant une seconde fois. Cette précaution fut inutile ; on le vit bientôt gagner l'échelle en chancelant, faire des efforts pour remonter, et au troisième échelon tomber à la renverse sans donner aucun signe de vie. Tout le monde comprit alors que c'était s'exposer à une mort certaine que de descendre dans cette cave, et malgré les exhortations les plus pressantes faites par les prêtres à ceux qui assistaient au convoi, il n'y eut personne, ni parmi eux, ni parmi ceux qui étaient présents, qui osât faire de nouvelles tentatives. On se servit de crochets pour retirer les trois cadavres. Leurs habits exhalaient une puanteur horrible, et ils étaient couverts d'une matière verte jaune et semblable à de la rouille. »

« Un homme très gros fut enterré, dit Maret, il y a environ trente-cinq ans, dans l'église paroissiale de Talant, ancienne ville, située à trois quarts de lieue de Dijon. On n'avait pas proportionné l'évasement du fond de la fosse au volume du cadavre, et l'on ne put faire descendre le cercueil qu'à un pied au-dessous du niveau du sol, de sorte qu'on ne le recouvrit que d'un pied de terre et de la tombe, qui avait sept à huit pouces d'épaisseur. Quelques jours après, la putréfaction étant devenue considérable, des émanations cadavéreuses infectèrent l'air, et trois semaines s'étaient à peine écoulées que l'infection obligea de déserter l'église. Pour y remédier, on résolut d'exhumer le cadavre et de l'enterrer dans une fosse plus profondément creusée, à peu de distance de celle où il avait été déposé. Trois fossoyeurs entreprirent cette translation ; deux d'entre eux ne purent résister à la fétidité des vapeurs, eurent des nausées suivies de vomissements considérables, et, étant sortis de l'église, refusèrent d'y rentrer. L'espoir du gain soutint le courage du troisième, qui acheva l'ouvrage ; mais à peine eut-il assez de force pour se rendre chez lui ; il vomit à plusieurs reprises, prit la fièvre, se mit au lit et mourut au bout de dix jours. »

« Le 15 janvier 1773, dit encore Maret, au rapport du père Cosse, prêtre de l'Oratoire, un fossoyeur, creusant une fosse dans le cimetière de Montmorency, donna un coup de bêche sur un cadavre enterré un an auparavant ; il en sortit une vapeur infecte qui le fit frissonner et lui fit dresser les cheveux sur la tête. Comme il s'appuyait sur sa bêche pour fermer l'ouverture qu'il venait de faire, il tomba mort, et les secours qu'on lui donna furent inutiles. »

M. Hecquet, médecin à Dunkerque, s'étant chargé, en 1783, de diriger les exhumations dans l'église Saint-Éloi de cette ville, rapporte, dans son journal sur les opérations à cet effet, l'événement suivant : « 18, 19, 20 mars. J'ai fait procéder pendant ces trois jours à l'enlèvement de nouveaux cadavres dans la grande fouille dont j'ai parlé ci-dessus. Je me bornerai à dire que l'on en a exhumé cent trente-trois, dont dix-neuf entiers, vingt-sept en lambeaux, et quatre-vingt-sept en ossements plus ou moins desséchés ; les cercueils toujours accumulés les uns sur les autres depuis cinq jusqu'à huit rangées. Pendant le cours de ce travail, deux jeunes gens, attirés par la curiosité, vinrent voir l'enlèvement des cadavres. L'un d'eux fut tout à coup frappé d'une douleur violente de tête ; trois à quatre jours après, la petite vérole se déclara, et il mourut. Je ne veux rien conclure ; mais il est à observer que, parmi le nombre de ces cadavres, une partie avaient été enlevés par des fièvres putrides, malignes, des dysenteries et des petites véroles confluentes, maladies contagieuses qui, en différents temps, ont fait des ravages à Dunkerque ; et si l'on se donnait la peine de lire l'histoire de cette ville, on verrait qu'elle a été maltraitée par des épidémies qui y ont régné à différentes époques, circonstances qui rendaient nos précautions particulièrement indispensables. »

« Le seigneur d'un village situé à deux lieues de Nantes mourut d'un fièvre putride, le 5 décembre 1773. On voulut lui préparer une fosse distinguée dans l'église. Pour cet effet, on remua plusieurs cadavres, et l'on déplaça le cercueil d'une de ses parentes enterrée au mois de février précédent. L'infection se répandit aussitôt dans l'église ; ce qui n'empêcha pas de continuer la cérémonie..... Quinze de ceux qui assistèrent à ses obsèques moururent en huit jours de temps. De ce nombre sont quatre malheureux paysans qui avaient levé la tombe, préparé la fosse et remué les cercueils. Six curés assistant à cette révoltante cérémonie ont aussi manqué de périr. »

Un exemple plus frappant encore est cité par Maret, sous les yeux duquel il venait, pour ainsi dire, de se passer. « La petite ville de Saulieu vient d'essuyer une épidémie, sur les événements de laquelle des émanations cadavéreuses ont sensiblement influé. Il régnait dans cette ville, depuis la fin de février, une fièvre catarrhale épidémique, principalement du genre putride-bilieux, dont les symptômes n'étaient point alarmants, et dont l'issue était rarement fâcheuse. Mais on avait inhumé le 3 mars, dans l'église paroissiale, qui est sous le vocable de Saint-Saturnin, le cadavre d'un homme d'une grosse corpulence, et qui était mort de la fièvre désignée. On fut dans le cas d'y enterrer le 20 avril une femme morte en couches, et attaquée de la même maladie. On ouvrit la fosse près de celle du mort qui avait été inhumé le 3 mars. Ce fut dans la matinée que se fit cette ouverture, et la fosse resta ouverte pendant plus de dix heures. Le curé, qui disposait cent dix-sept enfants à faire leur première communion le dimanche suivant, les rassemblait dans cette église le matin et le soir, et les y retenait deux à trois heures chaque fois. Ils s'y trouvèrent le matin dans le temps de l'ouverture de la fosse, et le soir lors de l'enterrement. Plusieurs de ces enfants se plaignirent ce jour même à leurs parents de ce que l'on sentait très mauvais à l'église, et leurs plaintes continuèrent les jours suivants. Cette odeur fétide était surtout très sensible le matin, quoique la fosse eût été fermée. Ce qui avait encore contribué à rendre cette infection plus considérable, c'est qu'en descendant le cercueil dans la nouvelle fosse, une corde avait glissé ; ce qui avait donné une secousse au cadavre, et déterminé un écoulement de sanie qui avait répandu une odeur affreuse, dont tous les assistants furent vivement affectés. On avait fait le même jour, dans l'église Saint-Saturnin, deux mariages, l'un dans le moment où la tombe venait d'être levée, l'autre pendant qu'on creusait la fosse. Ainsi, en réunissant aux cent dix-sept enfants instruits par le curé le nombre des assistants aux deux mariages et à l'enterrement, on peut compter que le jour de l'ouverture de cette funeste fosse, il y eut cent soixante-dix-neuf personnes exposées à respirer et à avaler les miasmes qui s'exhalaient dans l'église ; et de ce nombre, cent quarante-neuf ont été attaquées d'une fièvre nerveuse putride maligne, qui participait de la qualité de la fièvre catarrhale régnante, mais qui en différait par l'intensité des accidents et par la nature des éruptions qui avaient enfin le caractère de la fièvre hongroise, de la fièvre d'hôpital, maladie qui est reconnue avoir pour cause l'infection animale putride. Le curé, le vicaire, un des chantres, les deux fossoyeurs, cent treize communiants, trois assistants au premier mariage, dix-sept de ceux qui étaient présents au second, deux des personnes qui entendirent la messe qu'on dit lors de cette cérémonie, et neuf de celles qui assistèrent au convoi, ont eu cette maladie, ce qui prouve sensiblement que les émanations cadavéreuses contribuèrent à la répandre. Une autre preuve non moins sensible, c'est qu'au 6 mai on ne comptait parmi les malades que quinze personnes qui ne se fussent pas trouvées à l'église le 20 avril ; qu'il n'est mort aucun de ceux-ci, et que leur maladie ne différait pas de celle qui régnait avant l'infection de l'église. Malgré la grandeur du mal et la durée du règne de la maladie, qui, le 24 juin, n'avait pas encore cessé, il n'était mort à cette date que vingt-cinq malades. De ce nombre était le curé de la paroisse. M. Bonnet se plaignit d'un mal-être dès le soir du 20 avril, et le 25, faisant ses adieux à ses élèves, il leur dit : « Mes chers enfants, j'ai fait tout mon possible pour vous instruire ; je n'ai pas craint d'altérer ma santé ; je l'ai fait en vue de Dieu, dont j'attends ma récompense, et ma situation actuelle me fait espérer que je la recevrai bientôt. Je vous demande, pour toute reconnaissance, de prier pour moi si Dieu m'appelle à lui. » Il se mit au lit le lendemain, et mourut treize jours après. Avec lui succombèrent encore M. Soleau, vicaire, un chantre, un fossoyeur, et un des enfants qui ont fait leur première communion. Le curé est mort le 3 mai. Dans le courant de ce mois, il y a eu quinze morts et dix en juin. A la date du 3 juillet, dit le docteur Bauxon, la maladie continuait ; et comme l'église Saint-Saturnin, surtout aux environs de la tombe qui recouvre la fosse cause de l'infection, était remplie d'insectes ailés de l'espèce de ceux que produit la corruption des cadavres, le bailliage a rendu une ordonnance qui défend de faire aucun office dans l'église infectée, et aucune inhumation dans les autres églises de la même ville pendant le cours de l'été. A la fin de juillet, le nombre des morts était de trente. »

Jamais les craintes légitimes que peuvent inspirer les foyers de décomposition putride à la population d'une grande cité ne furent plus hautement manifestées qu'à l'occasion du cimetière des Saints-Innocents, dont la destruction n'eut lieu qu'après des sollicitations continuées durant un très grand nombre d'années. Ces craintes trouvèrent un appui considérable dans l'opinion de quelques savants, touchant le danger des émanations putrides. Ainsi, M. Cadet de Vaux, cité par Thouret, dans son excellent rapport, comparait aux poisons les plus subtils, à ceux dont les sauvages imprègnent leurs flèches meurtrières, la terrible activité des émanations qui, des fosses du cimetière, avaient infecté toutes les caves voisines. Les murs, baignés de l'humidité dont elles les pénétraient, pouvaient communiquer, disait-on, par le simple attouchement, les accidents les plus redoutables.

De Lassone donne des détails d'une épidémie de fièvres malignes accompagnées de coliques violentes, de ténesme, de flux dysentérique, etc., qui sévit en 1749, dans la maison de l'Enfant-Jésus. Ce médecin attribuait cette affection aux émanations d'un grand nombre de vaches qui avaient été enterrées à peu de profondeur dans un champ voisin de l'établissement.

« Je n'en eus plus de doute, dit-il, quand il fut reconnu et constaté » que tous ces maux étaient bornés aux seuls endroits qui avoisi- » naient l'espace de terre où pourrissaient les corps des vaches » mortes de l'épizootie régnante. » Quoi qu'il en soit de cette opinion, il est certain que la maladie cessa en même temps que l'odeur infecte, après que les fosses eurent été couvertes de chaux et d'une grande quantité de terre. »

Desgenettes a fait connaître l'observation suivante, qui n'offre pas moins d'intérêt : « Vaidy, en 1796, près de Nuremberg, avait été chargé de diriger l'inhumation des cadavres laissés sur le champ de bataille après une affaire très chaude ; le nombre de ceux-ci s'élevait à quatre cents hommes et près de deux cents chevaux ; il fallut plus de deux heures pour terminer l'opération, pour laquelle les villageois des environs avaient été mis en réquisition. Vaidy resta à cheval tout le temps que dura sa mission. Il ne cessa d'éprouver des nausées et de fortes coliques, et le cheval jeune et vigoureux qu'il montait donnait en même temps des preuves évidentes d'une vive souffrance. De retour au quartier général, le cheval se courba et mourut promptement de la colique connue des vétérinaires sous le nom de tranchées ; dès le soir même le médecin éprouva une lientérie, et, bientôt après, un flux dysentérique qui, en peu de jours, céda à un régime convenable. Deux des quatre gendarmes qui avaient accompagné Vaidy éprouvèrent les mêmes accidents, et un palefrenier qui était resté loin du foyer de la putréfaction ne ressentit aucune incommodité, non plus que son cheval. Il est à regretter que l'on manque de renseignements sur ce qui arriva aux paysans chargés de creuser les fosses et d'y transporter les cadavres. »

Dans un autre ordre de faits qui touche à l'influence des professions, il est intéressant de voir à quelles observations ont donné lieu celles qui exigent un contact habituel et prolongé avec des cadavres. Ramazzini déplore le sort des fossoyeurs : il signale leur face livide, leur aspect triste, et affirme n'en avoir vu aucun devenir vieux ; et Fourcroy, son traducteur, ajoute que « quand on a observé sur un grand nombre de ces hommes la pâleur du visage et tous les symptômes qui annoncent l'action d'un poison lent, on doit penser qu'il serait dangereux de nier entièrement l'effet de l'air des cimetières sur les habitants voisins. » Si ces observations ont perdu de leur vérité aujourd'hui, elles n'en conservent pas moins une signification très importante pour montrer le mal que pouvaient faire les émanations putrides, lorsqu'elles n'étaient pas corrigées par une plus saine entente des lois de l'hygiène. C'est, du reste, ce qui arrive pour un grand nombre de professions, et il y a quelque légèreté à reprocher, comme on le fait souvent, au savant et consciencieux Ramazzini, des allégations qui n'ont cessé d'être fondées que par les progrès accomplis dans les mœurs et dans la salubrité générale.

La fréquentation des amphithéâtres de dissection, aujourd'hui assainis, était loin d'être toujours exempte de dangers à l'époque où les procédés salutaires de désinfection des cadavres n'étaient pas en usage. Il n'est presque aucun de nous qui n'ait eu l'occasion de voir quelqu'un de ses premiers condisciples obligé de renoncer aux études qu'exige la profession médicale pour n'avoir pu résister à la pernicieuse influence des émanations putrides. Qui oserait affirmer aussi, malgré la réserve que doivent imposer les opinions de Parent-Duchâtelet et de M. le professeur Andral, qu'aucun étudiant ne paye de sa vie le rude apprentissage de la science ? Louis, l'illustre secrétaire de l'Académie de chirurgie, regarde comme certain que le principe vital est altéré par les vapeurs corrompues qui s'élèvent des cadavres. Requin n'a pas hésité à proclamer la réalité des influences nuisibles que peuvent exercer les émanations putrides des amphithéâtres, et M. Guérard en cite un exemple curieux à plus d'un titre. Nous ajouterons, comme complément sur ce point, la mention des accidents graves éprouvés par l'un des membres du Conseil de salubrité, M. Chevallier, qui, à la suite de la désinfection des cadavres des victimes de juillet 1830, fut atteint, pendant trois mois, d'une ophthalmie, puis d'un phlegmon charbonneux à la nuque. Je l'ai entendu bien des fois s'élever, avec toute l'autorité de sa vaste expérience, contre l'innocuité des émanations putrides.

De même que nous avons vu l'opinion commune attribuer une action éminemment délétère aux exhalaisons des cimetières et des cadavres humains, de même des plaintes n'ont cessé de se faire entendre à toutes les époques contre les voiries de diverses espèces. Nous n'en donnerons à ce moment qu'un aperçu, qui doit trouver place dans ces généralités préliminaires.

Quelque temps avant l'épidémie cholérique de 1832, une commission aux soins de laquelle était confié le quartier de Paris qui se rapproche le plus de Montfaucon, s'exprimait ainsi : « Bien que cette double cause d'insalubrité (dépôts de matières fécales et clos d'équarrissage) ait été depuis longtemps l'objet de justes et vaines réclamations, la commission croit devoir néanmoins la mentionner ici comme l'une des plus importantes et des plus capables de compromettre la santé publique ; que si l'administration pouvait encore persister à la méconnaître sous le prétexte de son innocuité ou même de ses effets salutaires, nous lui dirions avec une profonde conviction, que jamais des émanations putrides et des foyers d'infection ne peuvent être des causes de santé, quels que soient à cet égard le préjugé populaire et même l'opinion des hygiénistes.

» Il est bien vrai que l'on vit, par nécessité d'abord, puis par habitude, dans une atmosphère en putréfaction, mais l'influence d'une telle cause n'en est pas moins constante, et quand elle se surajoute à celle d'une épidémie quelconque, elle n'en devient que plus redoutable et plus meurtrière : c'est toujours un ennemi qui cache sa puissance et qui en attend un autre pour la faire éclater avec plus de violence. Nous proposons donc à l'administration de hâter le plus possible l'exécution du projet d'éloignement de cette cause d'insalubrité. »

Vers le même temps, la commission sanitaire du canton de Pantin écrivait au préfet de police : « Nous avons dû apporter (disent les commissaires) d'autant plus de sévérité et d'exactitude dans nos investigations, que le canton de Pantin est le plus infect et le plus malsain, non-seulement du département de la Seine, mais peut-être de la France entière. Nous nous efforcerons d'en développer les causes et de les signaler à l'attention de l'autorité, persuadés que nous sommes que si quelques maladies épidémiques venaient à frapper la population de nos contrées, cette maladie trouverait, dans les foyers d'infection que renferment plusieurs communes du canton, un fécond aliment à la contagion, et que ses ravages pourraient être d'autant plus funestes que les communes les plus insalubres sont voisines des barrières... » Après quelques considérations sur les bassins des vidanges et sur les dangers qui doivent résulter des émanations stercorales fournies par une superficie de plus de dix arpents, la commission décrit en ces termes les clos d'équarrissage. « Qu'on se figure un espace de plusieurs arpents couvert de milliers de cadavres en décomposition : ici des boyaux pourris, des ossements encore garnis de parties charnues en putréfaction ; là des amas immondes de chair et de débris qu'on laisse putréfier pour la production des asticots ! Partout une horrible saleté ; partout le sang des animaux, mélangé à tous les résidus qui proviennent des intestins, est foulé aux pieds et rend, dans tous les temps humides, l'approche de ces lieux impraticables : il semblerait qu'on eût voulu rassembler dans un même endroit tout ce qui pouvait porter au loin l'infection et charger l'atmosphère de miasmes putrides ; on dirait, enfin, un cimetière à découvert, établi à dessein pour éloigner l'homme de ces lieux empoisonnés. Nous avons, disent les commissaires, tout vu, tout examiné avec soin, et nous avons trouvé des causes d'insalubrité partout, des moyens d'assainissement nulle part. Nous croyons inutile de prolonger ces détails repoussants, qui ne peuvent offrir qu'une idée bien imparfaite de la réalité : ces matières animales exposées à l'action de l'humidité et du soleil développent, dans cet endroit, une immense quantité de gaz délétères qui font de ce lieu le cloaque le plus méphitique qu'on puisse imaginer. Il n'aurait d'autre inconvénient que la mauvaise odeur qu'il répand dans le voisinage, qu'il faudrait se hâter de le faire disparaître ; à plus forte raison, le faut-il lorsqu'il y a péril pour la santé publique. Quant à nous, malgré tous les renseignements des gens de l'art et toute la logique de la science, notre esprit se refuse à croire que des établissements aussi infects que ceux de Montfaucon n'offrent aucune cause d'insalubrité. Se peut-il, en effet, que des chairs en décomposition, qui développent des animalcules et qui chargent l'air atmosphérique de miasmes putrides, ne soient, en aucune manière, nuisibles à la santé? S'il en était ainsi, pourquoi tant de mesures sanitaires prescrites pour les inhumations par les ordonnances et règlements? Pourquoi six pieds de terre aux cadavres humains, si ceux des animaux peuvent, sans danger, pourrir en plein air? Les uns sont-ils donc seuls pestilentiels, tandis que les autres ne le seraient pas? »

Si l'événement n'a pas justifié ces sinistres prévisions, il n'est personne qui puisse rester absolument sourd à de telles doléances, et qui, jusqu'à un certain point, ne les comprenne. Elles se sont produites non moins vives, non moins ardentes, et presque sous la même forme, dans une foule d'autres circonstances, notamment à l'occasion des enquêtes pour l'établissement d'une usine d'équarrissage perfectionné à Clichy et à Grenelle, et plus tard pour la fondation du dépotoir de vidanges à la Villette. Dans la première de ces affaires, la seule dont nous voulions dire un mot en ce moment, les opposants, parmi lesquels figurait notre excellent et regrettable maître Marjolin, qui, il est permis de le penser, agissait là plutôt en horticulteur passionné qu'en hygiéniste convaincu, s'écriaient que l'établissement allait faire naître des maladies pestilentielles; qu'il s'en dégagerait des odeurs infectes, insalubres, qui deviendraient pour les communes populeuses et voisines de Paris un véritable foyer d'infection, et y développeraient les germes de maladies graves, peut-être contagieuses, du genre des typhus. « Il ne faut être, disait-on, ni chimiste, ni médecin, pour savoir que l'air atmosphérique chargé de matières animales devient pernicieux pour ceux qui le respirent. En 1814, nous avons vu des fièvres nombreuses et le typhus après la fâcheuse bataille de Paris. » Ce sont ces récriminations très exagérées, sans doute, qui motivèrent de la part de Parent-Duchâtelet une réfutation dans laquelle l'ardeur de la conviction l'entraîna jusqu'à l'acrimonie et à la violence, et dont le titre seul indique suffisamment l'esprit et le ton.

C'est qu'en effet il y avait là, pour cet homme qui avait voué sa vie à la recherche des vérités utiles et au progrès de l'hygiène publique, toute une question de doctrine, et comme une thèse favorite sur laquelle il semble avoir tenu à épuiser toutes ses facultés d'observation et de dialectique, sur laquelle aussi il a, pour la seule fois peut-être, compromis sa réserve et sa circonspection habituelles. On pourrait croire, après tous les faits que nous avons cités, et dont quelques-uns surtout portent avec eux un caractère d'irrécusable authenticité, que pas une voix ne s'élèverait pour soutenir que les exhalaisons infectes des corps d'animaux décomposés n'ont en général, sur la santé et sur la vie des hommes, aucune action fâcheuse. Cependant il est des faits qui, ingénieusement observés et habilement groupés plutôt qu'interprétés sérieusement par Warren en Amérique et Parent-Duchâtelet en France, pourraient paraître de nature à contredire l'opinion commune, en rendant pour le moins douteuse la nocuité prétendue des émanations putrides. Avant eux Wurzer s'était fait l'apologiste des cimetières intérieurs, comme plus récemment Eisenmann, qui prétend que le préjugé seul conseille d'éloigner des villes les cimetières, les abattoirs et les voiries.

Les principaux arguments sur lesquels s'appuient les deux premiers observateurs que nous venons de citer, ceux qui conservent une valeur réelle, sont tirés des conditions de santé parfaite que leur ont présentées les individus livrés aux professions réputées les plus insalubres en raison de leur exposition aux émanations putrides. Il est certain que les vidangeurs, les équarrisseurs, les fossoyeurs, les garçons d'amphithéâtres, etc., ne paraissent pas, ainsi que l'a établi Parent-Duchâtelet, ressentir d'une manière fâcheuse les effets de leur travail repoussant. Les exemples analogues cités par Warren, tels que la bonne constitution du gardien de l'amphithéâtre de l'hôpital Saint-Barthélemy, et de sa famille logée au-dessous des salles de dissection; l'absence de maladies spéciales chez les ouvriers employés dans une fabrique de gras de cadavre près de Bristol; l'emploi inoffensif pour les laboureurs d'engrais composés de poissons pourris dont la décomposition charge l'air d'émanations infectes : ces exemples présentent le plus grand intérêt et doivent profondément modifier l'opinion que l'on serait tenté de se faire touchant l'influence de ces exhalaisons. Il en est de même des remarques de Guersant et Labarraque sur la belle santé des boyaudiers. Enfin on peut citer comme fait très extraordinaire ce prodigieux entassement de chevaux morts qui, laissés sur le champ de bataille de Paris, en 1814, au nombre de quatre mille, furent dépouillés par les chiffonniers et les équarrisseurs, et brûlés sous la surveillance de D'Arcet, sans que, pendant les douze jours qui précédèrent l'opération et malgré une température moyenne de 15 degrés Réaumur, l'état sanitaire des nombreux ouvriers qui y prirent part, et des habitants des communes voisines, parût le moins du monde altéré.

Mais si ces observations portent en elles-mêmes un enseignement très positif et peuvent fournir des arguments sérieux, il n'en est pas tout à fait ainsi de ceux qui, invoqués au même titre par Warren et Parent-Duchâtelet, sont tirés de la résistance qu'ont présentée, dans certaines épidémies, les ouvriers des professions précédemment indiquées. A ceux qui signalaient les engrais de matières fécales comme devant servir de foyer pendant l'épidémie, Parent pouvait répondre que les habitants les plus voisins des lieux où sont déposés ces engrais n'ont pas été atteints; que les habitants des maisons les plus rapprochées du dépôt, et qui sont quelquefois tourmentés par des fièvres, n'ont éprouvé aucune indisposition; qu'un vieillard, qui fait métier de vendre aux cultivateurs des engrais animaux, et vit continuellement au milieu des tas en fermentation, n'a pas ressenti le plus léger dérangement; que les habitants de quelques maisons dans les cours desquelles on avait déposé clandestinement de ces engrais n'en ont pas été incommodés, et que, loin de croire que ces fumiers soient insalubres, les paysans se sont persuadé, depuis nombre d'années, que les matières qu'ils contiennent en fermentation purifient l'air. Il pouvait invoquer, contre ceux qui accusaient par avance Montfaucon, la mortalité, relativement très faible, qui avait atteint les équarrisseurs, les ouvriers qui préparent la poudrette, les boyaudiers, et en général tous les habitants du voisinage. Mais il est, à ce sujet, une remarque très importante à faire et très propre à diminuer la portée des conclusions de Parent-Duchâtelet : c'est que les maladies épidémiques ont en elles-mêmes quelque chose de trop spécial pour que les causes ordinaires puissent influer sur leur marche et sur leurs effets; c'est que le choléra en particulier, et plus qu'aucune autre peut-être, se joue de toutes les circonstances de salubrité et d'insalubrité qui paraissent le plus capables d'augmenter ou de diminuer ses ravages, et qu'il est, par conséquent, impossible de conclure rationnellement du chiffre de la mortalité relative à l'innocuité ou au danger de telle ou telle profession, à la salubrité ou à l'insalubrité de telle ou telle localité. Nous n'avons pas besoin d'insister pour faire voir que ces objections sont également applicables aux observations de Rush, de Clarke, de Warren et d'autres encore, touchant l'immunité des fossoyeurs à l'égard de la fièvre jaune et des autres maladies pestilentielles.

Il est encore un point auquel Parent-Duchâtelet nous semble avoir attaché une importance tout à fait exagérée : c'est la démonstration qu'il a prétendu faire, par une série de faits et d'expériences compendieusement réunis, du peu de fondement qui attribue aux émanations putrides la propriété d'accélérer la putréfaction des substances alimentaires avec lesquelles on les met en contact. Sans vouloir examiner en détail ces expériences, qui n'ont trait à notre sujet que d'une façon très indirecte, nous pouvons dire avec assurance qu'elles ne reproduisent nullement les conditions d'action des émanations putrides sur les êtres vivants, et ne peuvent, par conséquent, servir à démontrer leur innocuité sur la santé et sur la vie.

En 1828, eut lieu à l'Académie de médecine une discussion singulièrement propre à montrer combien les meilleurs esprits sont divisés sur les effets produits par les exhalaisons putrides, et nous ne résistons pas au désir d'en donner un aperçu.

A l'occasion de l'influence exercée sur la salubrité de Narbonne par la rivière dite du Rempart, le rapporteur, M. Villermé, posait en fait : que les émanations animales ne sont pas celles qui occasionnent les fièvres intermittentes, et que ces émanations sont, en général, sans danger. Chomel et Bricheteau ont contesté cette dernière assertion. S'il est vrai, disent-ils, que les matières animales ne soient pas nuisibles, quand elles ne sont pas encore en putréfaction, et qu'elles ne donnent lieu qu'à de mauvaises odeurs, il n'en est plus ainsi quand leur putréfaction est en pleine activité. M. Andral a exprimé la même opinion : en vain on a argué de l'innocuité de la voirie de Montfaucon et de celle des amas de poudrette, dont les vents balayent les émanations à mesure qu'elles se produisent. Parent-Duchâtelet, dont on a sur ceci invoqué l'autorité, a cité lui-même des faits qui prouvent le danger des émanations animales ; il a parlé de bateaux chargés de poudrette, et envoyés de Paris au Havre, de Bordeaux en Amérique, et qui ont donné lieu à des typhus aussitôt que la matière a été mise en contact avec l'air. Chomel a répété qu'il faut distinguer ce qui est de la putréfaction qui se fait en plein air, de celle qui se fait dans des conditions telles que ses produits ne peuvent se dissiper ; dans ce dernier cas, le danger est fort grand, et comme preuve il en appelle aux influences exercées par les égouts dans les grandes villes : il cite l'autorité de Senac, qui a vu un troupeau de bœufs être atteint en entier d'une affection gangréneuse épidémique à la suite de semblables émanations. M. Moreau a appuyé l'assertion de Chomel, de tout ce qui a été observé jadis à l'occasion du cimetière des Innocents à Paris, et des caveaux de sépulture dans les églises. M. Gérardin a contesté que la maladie qui s'est développée dans les navires qui transportaient au Havre et en Amérique de la poudrette, et dont vient de parler M. Andral, ait été due au dégagement d'émanations putrides ; elle tient, selon lui, à ce qu'il se développa sur les navires une chaleur telle, qu'on ne pouvait plus y respirer ; et en effet, la maladie qu'eurent les équipages n'est pas encore déterminée. M. Bally, enfin, a cité deux faits en faveur de l'innocuité des émanations de la poudrette : l'un est relatif aux habitants du quartier du Temple à Paris, lesquels, ayant à supporter pendant les mois les plus chauds de l'année les émanations infectes de cette substance, n'en éprouvent pas de maladies ; l'autre a trait à un individu qui, déblayant près du Mont-Parnasse un terrain, y a trouvé une mine de poudrette si riche, qu'il en envoie jusqu'en Amérique, et cependant l'exploitation de cette mine n'a donné lieu à aucune maladie.

En présence de ces opinions contraires, de ces faits si diversement interprétés, dans l'impossibilité de fixer ses idées, n'est-on pas en droit de s'écrier avec Parisel : « Sur les produits de cette décomposition putride, que nos lumières sont bornées ! » Peut-être n'est-il pas deux espèces dans les animaux, deux animaux dans la même espèce, deux parties dans le même animal, qui, toutes choses égales d'ailleurs, se décomposent de la même manière, et donnent exactement les mêmes produits. Les conditions originelles de l'organisation, l'âge, la nourriture, les maladies, l'accès ou l'exclusion de l'air, les degrés si diversement associés entre eux de la chaleur, de l'humidité, de la pression ; les diverses qualités des terres où l'objet qui se décompose est enseveli : toutes ces données, toutes ces causes font prodigieusement varier la nature de ces produits. Et c'est à la faveur de ces variétés sans limites, que l'on peut comprendre comment de la décomposition des corps, partielle, générale, ralentie, précipitée, naissent des émanations indifférentes, pernicieuses, mortelles ; comment, lorsqu'une mauvaise police peuplait de cadavres l'intérieur de nos villes et de nos églises, après une épidémie meurtrière, des années s'écoulaient sans accidents manifestes ; comment un abus tolérable dans les contrées du Midi, et comment, enfin, la faute commise à Rome et à Constantinople ne fit éclore aucune maladie nouvelle, tandis qu'en Égypte cette même faute tira du néant la plus redoutable des calamités. »

Cependant, malgré cette confusion réelle dans les opinions et dans les faits, on peut, sans prétendre la dissiper, poser quelques principes touchant les effets généraux des émanations putrides.

Leur influence nuisible est démontrée d'une manière évidente ; mais cette influence n'est pas constante, elle dépend de circonstances mal connues, parmi lesquelles on doit ranger, en première ligne, le mode de putréfaction, la nature des émanations, leur degré de concentration, et la résistance plus ou moins grande que leur oppose l'organisme en raison de la force individuelle ou de l'habitude acquise.

En résumé, les corps organisés sont principalement formés de combinaisons d'un petit nombre d'éléments : l'oxygène, l'hydrogène, le carbone, l'azote, le soufre et le phosphore. Aussitôt que la vie a cessé, l'équilibre mobile qu'elle maintenait est rompu, et ces combinaisons, très complexes au point de vue des proportions chimiques, tendent, en se métamorphosant, en se réduisant successivement, à former des composés de plus en plus simples des éléments intégrants.

La décomposition générale de ces corps consiste en une série d'actions identiques dans leurs principes, mais diverses à la fois dans leur marche et dans leurs effets. La fermentation, qui constitue la première phase des phénomènes de décomposition des matières organisées, est immédiatement suivie, et en quelque sorte mêlée de phénomènes d'oxygénation considérable ou de combustion lente. Cette deuxième phase peut s'effectuer presque directement si les corps organisés se trouvent placés à l'abri de l'humidité ou exposés à une température élevée et desséchante. Alors la fermentation est, pour ainsi dire, supprimée, ou du moins réduite à une faible durée, qui en modifie profondément les manifestations et les effets. On dit alors que le corps organisé se détruit par voie de pourriture sèche. C'est ainsi que les animaux se réduisent en poussière dans les déserts de l'Égypte.

La fermentation est aussi complétement, nous ne dirons pas supprimée, mais suspendue, par un froid persistant. On peut citer, à cet égard, l'exemple frappant des mastodontes antédiluviens enfouis dans les alluvions glacées de la Sibérie, et conservés jusqu'à nos jours à l'état comestible.

Mais, dans les conditions atmosphériques moyennes, c'est-à-dire à des températures comprises entre + 15° et + 35°, et avec le concours de l'humidité, la fermentation occupe toujours une place importante dans la décomposition complète des débris organisés.

La *fermentation putride*, c'est-à-dire celle qui s'exerce sur les matières organisées, dont les éléments, outre l'oxygène, l'hydrogène et le carbone, sont encore l'azote toujours et le plus ordinairement le soufre et le phosphore, et qui donne, entre autres produits, des composés très complexes, mal définis, mais parfaitement caractérisés par l'odeur ou plutôt les odeurs putrides; cette fermentation, en se combinant avec les phénomènes d'oxygénation secondaire, constitue la putréfaction, dont nous devons chercher à reconnaître les caractères particuliers dans les différentes espèces de matières putrescibles, et les variations suivant les diverses circonstances naturelles ou artificielles.

Quant à la nature des matières putrescibles, il y a lieu de faire une distinction capitale de ces matières en deux catégories. La première est celle des matières organisées, azotées, sulfurées et phosphorées, comprenant la plupart des produits ou débris animaux et une partie de débris végétaux. La seconde est formée de matières organisées peu azotées, comprenant la majeure partie des débris végétaux.

Les matières de la première catégorie entrent très facilement en fermentation putride, et cette fermentation joue le plus grand rôle dans la putréfaction. Les produits sont en partie alcalins, et d'autant plus infects que les proportions du soufre et du phosphore sont plus grandes.

Les matières de la deuxième catégorie, au contraire, entrent difficilement en fermentation ; et la fermentation joue un faible rôle dans leur putréfaction. Ses produits sont plutôt acides et beaucoup moins infects que ceux de la première catégorie.

Nous joignons ici, d'après les *Leçons de chimie* de M. Girardin (Tome II), le tableau comparatif des produits de la putréfaction des deux catégories constatés ou admis par la chimie.

PREMIÈRE CATÉGORIE.	DEUXIÈME CATÉGORIE.
Matières facilement putrescibles.	*Matières difficilement putrescibles.*
Gaz acide carbonique.	Gaz acide carbonique.
— hydrogène carboné.	— hydrogène carboné.
— azote, beaucoup.	— azote, traces.
— hydrogène sulfuré.	Eau.
— hydrogène phosphoré.	Acide acétique.
Ammoniaque.	Substance huileuse.
Eau.	Résidu noir dans lequel le charbon prédomine.
Acide acétique.	
Résidu terreux peu considérable, composé de sels, de charbon, d'huile et d'ammoniaque.	

On doit remarquer dans ce tableau la division des produits en matières gazeuses ou volatiles et en matières fixes.

Les proportions de ces deux classes de produits varient beaucoup avec les circonstances de la putréfaction ; les résidus solides portent le nom vulgaire de *terreau*, et constituent les engrais naturels, qui sont susceptibles de s'oxygéner complétement, mais sont ordinairement utilisés pour la végétation avant l'accomplissement de cette dernière période de destruction.

Quant à la putréfaction en elle-même, elle se modifie suivant les circonstances, et particulièrement suivant le degré de la température, la quantité d'humidité, la lumière, l'électricité, l'accès plus ou moins facile de l'air, et la nature du milieu où s'accomplit la décomposition. Toutes ces conditions diverses sont suffisamment connues pour que nous ne nous y arrêtions pas longuement ; nous avons d'ailleurs développé celles qui se rapportent spécialement à l'installation des cimetières.

Pour les voiries, c'est surtout à la nature et au caractère particulier des matières putrescibles que tiennent les différences. Il est certain, en effet, que plus les phénomènes d'oxygénation seront avancés et la transformation de la matière organisée complète, moins les émanations putrides seront actives; de même que leur fétidité tiendra principalement à la proportion de soufre et peut-être de phosphore qu'elles contiendront. Ce fait ressort bien manifestement des différences considérables que l'on rencontre dans les exhalaisons des immondices dont la composition est toujours si complexe et si variée. On peut également comparer, sous ce rapport, le caractère essentiellement distinct des émanations cadavéreuses, qui sont principalement dues à la fermentation putride, et celles des matières fécales qui appartiennent à une période plus avancée de la décomposition.

Ce sont là des faits d'observation presque vulgaires qui ne sont d'ailleurs pas sans analogie avec les remarques que Parent-Duchâtelet exposait très nettement dans les lignes suivantes : « Deux éléments distincts concourent, par leur réunion, à fournir les émanations qui sortent de la voirie de Montfaucon. Ces deux éléments sont, d'une part, les bassins qui reçoivent toutes les matières fécales de Paris, et, de l'autre, les chantiers d'équarrissage. Quels que soient l'intensité et le désagrément des émanations fournies par ces deux sources distinctes, il est essentiel d'observer qu'elles présentent des différences notables, suivant qu'elles proviennent de l'une ou de l'autre de ces sources : ainsi, ceux qui ont fréquenté Montfaucon et qui ont fait de cette localité une étude spéciale, ont reconnu, par une suite d'observations, que si les monceaux de matières animales en putréfaction répandent sur le lieu même une odeur bien plus repoussante que les matières fécales, cette odeur putride se dissémine et se fond, pour ainsi dire, plus facilement dans l'air que celle qui provient des matières fécales réunies en très grande quantité. Ainsi, l'odeur particulière à ces dernières matières sera encore reconnaissable à plusieurs kilomètres de distance, tandis que l'odeur des premières cessera d'être sensible à quelques centaines de pas ; c'est, du reste, ce qui s'explique aisément par l'ammoniaque que les matières fécales fournissent en bien plus grande quantité que les autres matières animales. On sait, en effet, que l'ammoniaque est, en quelque sorte, le véhicule des odeurs, qu'elle les développe et leur donne, pour ainsi dire, des ailes. »

Ces différences dans la nature des matières putrescibles et dans le mode de décomposition auquel elles sont soumises ne peuvent-elles pas, jusqu'à un certain point, déterminer ou du moins expliquer les différences qui paraissent exister dans leur mode d'action et dans l'influence qu'elles exercent sur la santé et sur la vie.

Nous ne reviendrons pas sur les effets généraux que l'on attribue aux émanations putrides ; nous ajouterons seulement quelques remarques.

Une première distinction très importante à établir est celle qui existe entre les actions des matières animales et celles des matières végétales. Mais l'une et l'autre se composent de deux éléments qu'il faut ne pas confondre : d'une part, les gaz toxiques et asphyxiants qui donnent lieu au méphitisme, et d'une autre part, le miasme animal ou végétal. Personne n'ignore, en effet, que là où se trouvent réunies les conditions qui donnent naissance aux effluves palustres et à la production de l'hydrogène sulfuré, la fièvre résulte des unes et non de l'autre. De même le plomb des fosses d'aisances, qui tue comme un poison, diffère complétement dans son action de ces émanations infectes qui ont produit parfois, tantôt des accidents si graves du côté des fonctions digestives et du système nerveux, tantôt ces fièvres épidémiques dont nous avons cité des exemples.

Considérée dans sa nature intime, cette action des émanations miasmatiques offre encore des caractères tout à fait spéciaux, suivant qu'elle a sa source dans un foyer de matières végétales ou animales. La putridité qui résulte des dernières est surtout marquée par la dissolution du sang, c'est-à-dire la diminution de la fibrine et la tendance aux hémorrhagies ; les premières, au contraire, agiraient sur l'élément globulaire et l'albumine du sang, en déterminant la tendance aux hydropisies.

Ces vues, très générales et sans doute encore très confuses, ne sont cependant pas étrangères à l'influence que peuvent exercer sur la santé des populations et des individus les émanations putrides qu'élaborent et que versent incessamment dans l'atmosphère les grands foyers de décomposition organique, parmi lesquels les voiries et les cimetières occupent une si grande place.

Quel que soit d'ailleurs le degré de nocuité des émanations des corps organisés en décomposition, que leur funeste énergie réside dans les produits de constitution minérale de la combustion lente ou des miasmes résultant, soit immédiatement de la fermentation putride, soit de l'acte plus compliqué de la putréfaction ; enfin, que les effets de ces émanations soient seulement du même ordre que les effets des odeurs fortes en général, il n'en est pas moins évident que l'on doit chercher à masquer, à abréger, à modifier, ou enfin à supprimer les phénomènes de la putréfaction dans le voisinage des habitations, surtout pour les grandes accumulations forcées de matières putrescibles.

Les procédés les meilleurs à suivre pour arriver à ce but ne sauraient être indiqués d'une manière tout à fait rationnelle, dans chaque cas, que par une étude approfondie des différentes conditions d'insalubrité de la putréfaction, et de leur développement relatif dans les différentes périodes du phénomène, ainsi que des variations qu'il présente sous l'influence de circonstances bien déterminées. Mais on vient de voir que les progrès les plus récents des sciences chimiques et physiologiques permettent à peine de tracer le programme raisonné d'une telle étude.

Nous devons donc, pour l'application actuelle, nous borner à résumer les principes des méthodes fournies et consacrées par l'expérience, en indiquant les rapports de ces principes avec les considérations théoriques précédemment exposées.

Ces principes se réduisent à quatre, actuellement appliqués, savoir :

1° L'*enfouissement sous terre*, dans les terrains meubles et humides.

On ramène ainsi principalement la putréfaction à la fermentation, et l'on dissémine les produits gazeux et les miasmes dans le sol, d'où ils s'échappent ensuite insensiblement en se brûlant à la surface, ou en alimentant directement la végétation. Ce procédé s'applique également aux débris animaux et végétaux. Le seul produit utile est le résidu solide ou terreux qui sert d'engrais. Suivant l'expression hardie de M. Lewis, le but de l'enterrement est de permettre au corps humain, après qu'il a rempli sa destination, de retourner aussi rapidement que possible à ses éléments.

2° La *cuisson dans l'eau bouillante* avec perte du bouillon dans les eaux courantes et dessiccation rapide des résidus solides.

L'eau chaude dissout les parties les plus putrescibles, fond et sépare les graisses ; enfin, coagule et dégage le reste des matières, et les prépare, par conséquent, à la dessiccation. Ce procédé n'a été appliqué et n'est guère applicable, en grand, que pour les débris animaux ; il ne prévient qu'incomplétement la putréfaction et exige des précautions particulières pour la perte du bouillon. Les produits utiles sont les graisses séparées, et les résidus desséchés qui constituent un engrais.

3° Le mélange avec les *antiseptiques*, principalement l'acide pyroligneux brut et les sels métalliques, notamment le vitriol ou sulfate de fer et le sulfate de zinc.

Par ce procédé on peut à la fois désinfecter et arrêter la putréfaction, car les oxydes métalliques détruisent les composés complexes sulfurés pour former des sulfures ; les acides se combinent avec l'ammoniaque, et le sel lui-même en quantité suffisante se combinerait avec les matières non encore altérées. Ce rôle des antiseptiques n'est pas bien défini ; mais dans l'application qui se fait pour les matières fécales, on n'ajoute ordinairement que la quantité de sel métallique nécessaire pour la désinfection momentanée, par des raisons économiques, et aussi, sans doute, pour ne pas nuire à l'emploi des résidus comme engrais. Quand l'opération se fait sur des matières solides et liquides mélangées, il y a toujours précipitation de la partie solide, qui est utilisée pour engrais ; la partie liquide, qui contient les sels solubles, est utilisée dans les fabriques de produits chimiques ou perdue.

4° La *désinfection* par les corps poreux, principalement le *charbon*. Ce dernier procédé repose sur l'absorption de gaz et matières volatiles, ou l'absorption de l'eau qui amène une dessiccation plus ou moins complète. C'est seulement lorsque la dessiccation est parfaite que la putréfaction peut être considérée comme définitivement arrêtée. Mais ordinairement le procédé n'est appliqué que pour la désinfection momentanée des matières fécales et se combine avec le précédent.

Nous pourrions ajouter à ces principes les trois méthodes suivantes :

1° La *combustion vive*, qui évite toute putréfaction, mais n'est plus appliquée de nos jours.

2° La *distillation sèche*, avec condensation des matières volatiles et combustion des gaz. Dans ce procédé, proposé pour tous les débris et produits animaux, on supprime aussi complétement la putréfaction. Le résidu est du noir animal ; les produits condensés sont utilisés en grande partie pour les industries chimiques. Les gaz sont utilisés pour l'éclairage, auquel ils sont très propres.

3° Enfin, la *décomposition par la chaux vive*, qui n'est employée qu'accidentellement, et dont on ne paraît pas avoir utilisé les produits, mais qui mérite d'être examinée, car ces produits formeraient, sans doute, d'excellents engrais, et elle a l'avantage d'empêcher aussi le développement de la putréfaction.

On le voit, le caractère général de ces différents procédés est de fournir, indépendamment de certains produits utiles à diverses industries spéciales, des engrais qui, répandus sur le sol et repris par la végétation, font rentrer immédiatement dans le cercle de la vie universelle la plus grande partie des matières que la mort en avait momentanément fait sortir.

Voy. AMPHITHÉATRES, CIMETIÈRES, ÉQUARRISSAGE, EXHUMATIONS, VOIRIES.

Bibliographie. — *Mémoire sur les différents états des cadavres trouvés dans les fouilles du cimetière des Innocents*, par Fourcroy. Paris, 1786-1787. — *Traité de chimie* par Berzelius, t. VII, p. 696. — *De l'influence des émanations putrides sur la santé de l'homme, et des cimetières au point de vue de la police médicale*, par le docteur Riecke. Stuttgard, 1840, in-8 (en allemand). — *Mémoire sur l'introduction des matières putrides dans le système circulatoire*, par Gaspard (*Journal de physiologie expérimentale*, de Magendie, t. II). — *Dictionnaire de médecine*, art. Pus, par P. Bérard, 1842, t. XXII. — *Anatomie générale*, par Bichat. Paris, 1821. — *Essai d'hématologie pathologique*, par G. Andral. Paris, 1843. — *Observations sur les maladies des armées, et mémoire sur les substances septiques et antiseptiques*, par Pringle. Paris, 1793. — *Dissert. de optimo sepeliendi usu*, par Habbermann. Vindobonæ, 1772. —

Observations de physique, par l'abbé Rosier, année 1773, vol. I, p. 109. — *Journal des opérations*, de M. Hecquet, *sur les exhumations dans l'église Saint-Éloi, à Dunkerque*, 1783. — *Relation d'une épidémie de fièvre maligne*, par de Lassone (*Mémoires de la Société royale de médecine*, année 1776, t. I). — *De l'influence et de l'assainissement des salles de dissection*, par Parent-Duchâtelet (*Ann. d'hyg. et de méd. lég.*, t. V, p. 243). — *Hygiène de l'étudiant en médecine et du médecin*, par Requin (thèse de concours). Paris, 1837. — *Des obstacles que les préjugés médicaux apportent dans quelques circonstances à l'assainissement des villes et à l'établissement de certaines manufactures*, par Parent-Duchâtelet (*Ann. d'hyg. et de méd. lég.*, t. XIII, p. 245). — *Mémoire sur la nature des émanations putrides*, par Warren (*Journal du progrès*, Paris, 1830, t. IX, p. 66). — *Collection complète des mémoires sur l'hygiène publique*, par Parent-Duchâtelet. Paris, 1835, *passim*. — *Mémoire sur les cimetières*, par Wurzer (*Annales de chimie*, 1794, t. II, cahier 8, n° 1). — *Mémoire sur les cimetières, les abattoirs et les voiries*, par Eisenmann (*Annalen der Staats Arzneikunde*, 1840). — *Recherches pour déterminer jusqu'à quel point les émanations putrides provenant de la décomposition des matières animales peuvent contribuer à l'altération des substances alimentaires*, par Parent-Duchâtelet (*Ann. d'hyg. et de méd. lég.*, t. V, p. 1, 1831). — *Rapport sur les émanations putrides*, par Villermé ; et *Discussion à l'Académie royale de médecine* (*Archives générales de médecine*, 6e année, t. XVIII, p. 459, Paris, 1828). — *Mémoire sur les causes de la peste*, par Pariset (*Ann. d'hyg. et de méd. lég.*, 1831, t. V, p. 270). — *Des fermentations*, par Ch. Robin (thèse de concours). Paris, 1847. — *De la décomposition putride*, par Robinet (thèse de concours à l'école de pharmacie). Paris, 1853.

PYROGÉNÉE (HUILE). — *Voy.* GAZ, HUILE, OS.

QUARANTAINES. — *Voy.* SANITAIRE (RÉGIME).

QUININE. — *Voy.* SULFATE DE QUININE.

RAFFINERIES. — *Voy.* SUCRE.

RAGE. — Nous avons à parler d'un des maux les plus horribles qui affligent l'humanité, et qui à ce titre est du domaine de l'hygiène publique. Cette question d'ailleurs a pris un intérêt nouveau depuis que, sur l'initiative de M. Dumas, alors ministre de l'agriculture et du commerce, une enquête générale et permanente a été instituée dans toute la France, sur tous les cas de rage qui s'y produisent chaque année. Spécialement chargé au sein du Comité consultatif d'hygiène publique de résumer les résultats de cette enquête, nous les avons consignés dans des rapports où se trouvent aussi posés les problèmes pratiques qui se rapportent à ce grave sujet, considéré au point de vue de l'hygiène.

Nous ferons précéder ces documents d'un court aperçu de la maladie chez l'homme et chez les animaux.

La rage est une maladie résultant, chez l'homme, de la transmission de la rage des animaux, et notamment du genre *Canis*, caractérisée spécialement par un désordre général et profond des fonctions nerveuses, une grande exaltation de la sensibilité, l'horreur des liquides (*hydrophobie*), parfois des accès de fureur, et se terminant constamment par la mort.

Chez les animaux, bien que l'on ait révoqué en doute le développement spontané de la rage, il paraît cependant bien démontré chez le chien, le loup, le renard, et peut-être le chat; et les causes qu'on lui a attribuées, d'ailleurs sans fondements bien positifs, sont l'extrême chaleur, la sécheresse, les alternatives de froid et de chaud, une nourriture mauvaise, le manque d'eau, la continence forcée, etc. Mais le plus ordinairement la rage est l'effet de la contagion. Par cette voie elle se transmet des animaux, qui peuvent en être primitivement atteints, aux autres mammifères et même aux oiseaux, sans que ceux-ci puissent la communiquer à leur tour. Avant d'éclater, la maladie transmise reste à l'état d'incubation pendant un temps variable de quinze jours à six semaines, quelquefois même plus long, quatre-vingts jours par exemple. Les premiers signes de la rage chez les animaux domestiques, et notamment chez le chien, sont : l'abattement, la tristesse, l'inquiétude, le refus de boire et de manger. Plus tard il survient de l'agitation ; l'animal est sourd à la voix de son maître, erre sans but, les yeux enflammés et menaçants, l'oreille basse, la queue traînante, l'écume à la bouche, la voix éteinte ou enrouée; quelquefois poussant des hurlements. Dans sa course tantôt rapide, tantôt incertaine, il fuit les ruisseaux, et se jette, soit de son propre mouvement, soit seulement lorsqu'on l'irrite, sur les animaux ou les hommes qu'il rencontre et qu'il mord avec fureur. Cet état ne persiste pas longtemps; après quatre, cinq ou six jours, les forces s'épuisent; l'animal enragé est tantôt paralysé des membres postérieurs, tantôt agité de convulsions qui reviennent par accès et au milieu desquelles il ne tarde pas à succomber. La rage ne se présente pas toujours avec les mêmes symptômes; l'hydrophobie n'est pas constante, non plus que les paroxysmes furieux. Certains chiens enragés sont restés jusqu'à la fin très attachés à leurs maîtres, de la main desquels ils n'ont pas refusé les boissons. Du reste, l'envie de mordre ne s'observe que chez les animaux qui se défendent avec les dents. Dans quelques cas elle est neutralisée par la paralysie de la mâchoire inférieure, qui reste pendante et immobile (rage mue). Aucun signe anatomique constant ne caractérise la rage chez les animaux. On a décrit à tort comme constante l'existence de vésicules sous-linguales, situées sur les côtés du frein de la langue, et suivies de petites ulcérations. Si cette lésion existe quelquefois, on peut affirmer qu'elle est rare, et dans tous les cas la sérosité qu'elles contiennent ne peut pas transmettre la maladie.

Chez l'homme, la rage, toujours communiquée, ne se développe qu'après une incubation souvent très longue, qui remonte au moment où le virus rabique a été déposé dans les tissus par une ou plusieurs morsures, et qui peut se prolonger de quinze à quarante ou soixante jours, et, dans quelques cas même, jusqu'à un an, rarement plus. Il est difficile d'admettre les cas où l'on dit avoir vu l'incubation dépasser cette limite déjà extrême.

L'invasion de la maladie est marquée par un sentiment de lassitude générale, de la céphalalgie, de l'agitation, de l'insomnie, une exaltation insolite des facultés intellectuelles, ou au contraire une tristesse inaccoutumée, un besoin marqué de solitude, de sombres pressentiments, quelquefois des mouvements spasmodiques, des frissons, des nausées et des vomissements. En même temps il survient non constamment, mais dans quelques cas, des douleurs sourdes ou lancinantes au niveau des plaies d'inoculation. La cicatrice qui s'est formée d'une manière régulière dès les premiers temps qui ont suivi la blessure peut devenir le siége d'un gonflement plus ou moins considérable, prendre une teinte livide, se rompre même, et la plaie donner issue à une sérosité roussâtre. Mais, nous le répétons, il n'est pas rare que ces phénomènes locaux manquent complétement. Cette période d'invasion peut durer de deux à trois, quatre ou six jours.

Elle est bientôt suivie d'accidents plus graves : l'agitation va croissant, il s'y joint un sentiment d'angoisse extrêmement pénible ; les organes des sens acquièrent une sensibilité exagérée ; le moindre bruit, la lumière, causent une impression presque insupportable ; la vue des objets brillants, et particulièrement celle des liquides, détermine des spasmes violents ; l'hydrophobie arrive, dans le plus grand nombre des cas, à un degré tel que les malades repoussent toute espèce de boisson, éprouvent de véritables convulsions lorsqu'ils sentent le contact d'une goutte de liquide, ou qu'on veut les mettre dans le bain. Ce symptôme est cependant loin d'être constant, et certains malades peuvent boire pendant tout le cours de leur maladie, alors même qu'une vive lumière, un bruit de pas ou de voix, même léger, les jette dans les plus horribles convulsions. Ces paroxysmes, qui reviennent sous l'influence de la moindre cause, se présentent avec une intensité vraiment effrayante ; le corps tout entier se roidit pendant quelques secondes et est bientôt agité de secousses assez fortes pour rompre les liens les mieux assurés ; la tête et les membres se heurtent contre les murs. Dans les intervalles, on observe une sputation continuelle, qui peut tenir autant au spasme qui empêche la salive d'être avalée, qu'à l'augmentation et à l'altération de la sécrétion salivaire qui peut devenir une véritable bave. La pupille est très dilatée, l'œil hagard et brillant, le sommeil nul ou incessamment troublé. Quelques malades éprouvent une excitation vénérienne très considérable. Il est extrêmement rare de les voir manifester cette fureur de mordre, qui aux yeux du vulgaire rend si redoutable l'approche des malheureux atteints de la rage : eux-mêmes ne s'en défendent qu'en obéissant, en quelque sorte, au même préjugé. Sombres et inquiets, ne parlant qu'à de rares intervalles et d'un ton bref, ils deviennent parfois en proie à des terreurs continuelles, à une véritable panophobie, dont il faut peut-être chercher la source dans cette déplorable erreur, malheureusement trop répandue, qui leur fait croire que ceux dont ils reçoivent les soins n'ont pour mission que de hâter leur mort. D'autres fois, au contraire, les sentiments d'affection persistent et se manifestent avec une grande expansion. A mesure que la maladie fait des progrès, les accès convulsifs se répètent avec une violence croissante, et d'autant plus cruelle que l'intelligence reste le plus souvent intacte presque jusqu'au dernier moment. Cependant la continuité des paroxysmes ne tarde pas à épuiser les forces, les idées se troublent, l'anxiété augmente, le corps se couvre d'une sueur visqueuse ; et si les malades ne sont pas enlevés au milieu d'un accès, à une époque plus rapprochée du début, ils s'éteignent vers le troisième ou le quatrième jour de la seconde période. La mort est la terminaison constante et fatale de la rage.

Les altérations anatomiques que l'on peut rencontrer à l'autopsie des individus qui ont succombé à la rage, et notamment la congestion de la muqueuse pharyngienne des voies respiratoires et des poumons, ainsi que le gonflement des papilles de la langue, ne sont que les effets secondaires des paroxysmes convulsifs.

La rage ne reconnaît d'autres causes chez l'homme que la contagion; et celle-ci s'exerce par une seule voie directe et immédiate : l'inoculation du virus rabique développé chez les animaux domestiques ou sauvages que nous avons indiqués, et dont l'unique véhicule est la bave ou la salive qu'ils déposent dans leurs morsures. Il est parfaitement démontré que ni le lait ni la chair d'un animal enragé n'exercent d'action contagieuse. Bien que la rage puisse être transmise des animaux carnivores aux herbivores et de ceux-ci aux individus du même genre, il ne paraît pas que ces dernières espèces aient le pouvoir de communiquer la maladie à l'homme. La faculté de transmission semble même s'épuiser chez les chiens, sinon après la première, du moins après plusieurs transmissions successives. La rage ne se communique pas de l'homme à l'homme ; la cohabitation d'un homme atteint de la rage avec une femme n'est pas contagieuse. Enfin, il ne paraît pas possible d'inoculer la rage d'un homme aux animaux; un exemple unique de ce genre ne saurait constituer qu'une véritable exception. Du reste, la contagion directe de la rage dans les conditions que nous avons signalées ne s'exerce pas d'une manière absolue sur toutes les personnes mordues. Le virus n'agit aussi que sur les surfaces dénudées; il n'est pas certain qu'il soit absorbé par les membranes muqueuses, c'est là pourtant un fait que l'on doit regarder comme possible. Enfin, quoique la contagion soit la seule cause réelle de la rage chez l'homme, il est impossible de nier que, outre une prédisposition plus ou moins marquée et que nous avons rappelée, l'imagination peut encore jouer un rôle dans le développement de la maladie; le défaut de sécurité de l'esprit en rend l'explosion plus inévitable.

On sait que depuis 1856 une taxe communale pèse sur les chiens. Il n'est pas sans intérêt de montrer qu'un des motifs les plus puissants qui aient été invoqués en faveur de la loi est la pensée de voir la rage diminuer en proportion de l'abaissement du nombre des chiens. Je laisse parler le savant rapporteur du corps législatif, M. Lélut.

« Il y a, il y aura un quatrième résultat de la loi, qui en constitue, à notre avis, le vrai ou du moins le principal caractère, qui en fait la vraie, l'indispensable nécessité. Ce caractère, cette nécessité s'expriment en un mot que vous avez prononcé avant nous. Les chiens ont presque exclusivement aux autres animaux, à ceux mêmes qui sont comme de la même famille, l'affreux privilége de devenir enragés, de le devenir spontanément et de communiquer leur rage; la rage, cette terrible maladie, la plus terrible et la plus mortelle de toutes celles qui affligent notre pauvre espèce. Si encore ils ne la transmettaient qu'à leurs semblables, on pourrait, sous ce rapport, ne s'occuper ni d'eux, ni d'elle, et les laisser, tout à leur aise, se mordre et s'empoisonner les uns les autres. Mais ils la communiquent à d'autres animaux, aux animaux les plus utiles. Mais surtout ils la communiquent à l'homme, à commencer par leur maître, et cela dans une proportion toujours trop considérable. Or, la rage, nous tenons à le répéter, c'est une maladie affreuse, c'est un genre de mort affreux, nous dirions presque contre nature, et vous ne reconnaîtrez pas plus que nous aux chiens et à leurs propriétaires le droit d'infliger ce genre de mort à une portion, quelque restreinte qu'elle soit, de l'espèce humaine.

» La réduction d'un ou de deux millions de chiens sur les trois millions qu'on suppose en exister en France, n'aurait-elle pour résultat que de diminuer annuellement de 20 ou 30 le nombre des malheureux victimes de la rage canine, que nous regarderions cette réduction, soit par l'impôt, soit de toute autre manière, comme parfaitement justifiée. Mais nous sommes malheureusement fondés à penser que, sous ce rapport, le bienfait de la loi s'étendra beaucoup plus loin.

» D'après les recherches que nous avons faites et les documents dont nous nous sommes entourés, et parmi lesquels commencent à compter ceux que fait recueillir, depuis trois ou quatre ans, le ministère du commerce, nous croyons qu'on peut porter à près de deux cents le nombre des malheureux auxquels, en France, les enragés de la race canine communiquent leur terrible maladie (1). C'est, du reste, la proportion des cas de rage, relativement à la population, observés dans des pays où n'existe pas la taxe que nous vous proposons de voter.

» Cela posé, et sans invoquer les faits pris dans d'autres contrées, où au contraire existe cette taxe, l'Angleterre, Berlin, par exemple, et où le nombre des cas de rage humaine a diminué proportionnellement au nombre des chiens, nous nous disons, avec le simple bon sens, que si la taxe municipale sur les chiens diminue de moitié, en France, le nombre de ces animaux, le nombre des malheureux annuellement atteints de rage diminuera de moitié et même davantage ; car c'est sur les chiens les plus mauvais, les plus errants, les plus dangereux, que portera surtout la diminution. Or, la vie de cent hommes, dans le cas même où elle ne se terminerait pas dans les angoisses nécessairement mortelles de la rage, le deuil de cent familles, valent un peu mieux, ce nous semble, ou pèsent un peu plus que la disparition, par un moyen ou un autre, de 1 500 000 chiens, fussent-ils les meilleurs de leur race. C'est là, avons-nous dit, et nous le répétons, qu'est le principal, le vrai caractère de la loi, et son indispensable nécessité. Oui, il est bon, il est utile de ne pas perdre 30 à 40 millions par an à nourrir des animaux au moins inutiles; oui, il est bon et très utile de frapper ceux qui resteront d'une taxe qui enrichisse de 5 à 6 millions l'épargne si obérée des communes; oui, il est bon et utile aussi d'affranchir la voie publique des inconvénients et même des dangers nés de l'exorbitante multiplication de ces animaux. Mais il est encore cent fois, mille fois plus utile, plus nécessaire, de ne pas sacrifier annuellement à cette multiplication croissante la vie de cent de nos compatriotes.

» Le gouvernement s'est donc montré, comme à l'ordinaire, plein de sollicitude pour les intérêts du peuple, c'est-à-dire de tout le monde, en proposant la loi dont il s'agit. »

(1) Ce chiffre donné par M. le rapporteur de la loi sur la taxe des chiens est extrêmement exagéré, ainsi qu'on pourra s'en convaincre en parcourant les résultats de l'enquête résumée dans mes rapports au Comité d'hygiène que je reproduis ici. Mais l'argument, pour être un peu forcé, n'en est pas moins juste.

RAPPORT FAIT AU COMITÉ CONSULTATIF D'HYGIÈNE PUBLIQUE SUR LES CAS DE RAGE OBSERVÉS EN FRANCE PENDANT LES ANNÉES 1850 ET 1851, PAR M. AMBROISE TARDIEU.

Parmi les questions qui intéressent la santé publique, il n'en est pas qui soit de nature à préoccuper plus vivement les populations que celle des maladies contagieuses, et parmi celles-ci, aucune n'excite une plus juste émotion et ne mérite à un plus haut degré d'éveiller la sollicitude des administrateurs et des savants que la rage. Bien des fois déjà le Comité a eu à examiner, soit les relations de faits particuliers, soit des recettes nouvelles de prétendus spécifiques, soit même des doctrines et des théories dont les bonnes intentions des auteurs ne détruisaient pas le danger; et, dans tous ces cas, le Comité n'a pu que déplorer, au double point de vue de la science et de l'humanité, non-seulement l'impuissance des moyens curatifs proposés contre la rage, mais encore la singulière persistance des préjugés les plus funestes répandus sur cette cruelle maladie, et l'incertitude qui en résulte dans l'emploi des moyens les plus énergiques que l'on puisse lui opposer. Cependant, par cela même que l'action de l'art est plus bornée sur ce point, il importe davantage de fixer autant que possible, d'une manière précise et sûre, la voie qui doit être suivie pour l'éclairer, de la circonscrire nettement, et d'y concentrer la lumière que peuvent y répandre l'observation et l'expérience. Ce sont là les principes qui ont constamment dirigé le Comité de cette question, et qu'il doit se féliciter d'avoir vu adopter par l'administration. En effet, sur son initiative, une circulaire ministérielle, en date du 17 juin 1850, prescrivait une enquête générale sur la rage. Nous croyons utile d'en reproduire ici les termes :

« Monsieur le préfet, mon département attacherait le plus grand intérêt à réunir dans un travail d'ensemble les cas d'hydrophobie qui ont pu, chaque année, se produire sur les divers points de la France. Ces renseignements, pour le passé, manqueront sans doute de quelque précision; mais on pourrait, dès aujourd'hui et pour l'avenir, inviter les directeurs des hôpitaux, les maires et les Conseils d'hygiène et de salubrité, à consigner avec le plus grand soin tous les renseignements qui sont de nature à éclairer l'administration sur un sujet de cette importance.

» Le tableau qu'il conviendrait de dresser à cet effet indiquerait : 1° le sexe de la personne atteinte, 2° son âge, 3° sa résidence, 4° les circonstances qui auront occasionné l'accident, 5° la durée du mal, 6° sa terminaison, 7° les moyens qui auront été employés pour le combattre, 8° les observations particulières que chaque cas d'hydrophobie pourrait susciter.

» Je vous serai très obligé de faire dresser et de me transmettre, le plus tôt possible, un semblable tableau pour les cas d'hydrophobie qui auraient eu lieu depuis le commencement de l'année, et de m'adresser à l'avenir, pour les nouveaux cas qui seraient observés, un bulletin individuel contenant les mêmes indications. »

Tel était le programme de l'enquête dont les premiers résultats ont été transmis au Comité, et dont, au nom d'une commission composée de MM. Magendie, A. Latour et Tardieu, j'ai l'honneur de venir vous rendre compte.

Avant d'exposer les faits, très intéressants déjà, qui ont été recueillis, qu'il nous soit permis de vous soumettre une remarque préliminaire dont il est impossible de méconnaître la portée. L'enquête, entreprise d'après une vue excellente, n'a peut-être pas été dirigée aussi bien qu'elle aurait pu l'être, et de manière à porter tous ses fruits. Le programme que nous avons rappelé est loin de répondre aux exigences de la science, et laisse de côté les questions les plus importantes pour l'histoire de la contagion, de la marche et du traitement de la rage. Il est regrettable qu'aucune instruction émanée, soit du Comité, soit d'un autre corps savant, n'ait posé les bases de cette vaste et importante enquête.

En effet, s'il était permis d'en attendre quelque résultat, si l'étude d'un grand nombre de faits, recueillis dans les circonstances les plus variées, pouvait servir un jour à dissiper, au moins sur quelques points, les ténèbres qui enveloppent encore l'histoire de la rage, c'est à la condition que ces faits eux-mêmes fussent entourés de toutes les garanties nécessaires, et observés dans leurs moindres détails avec toute l'attention possible en suivant les données de la science. Votre commission a cru utile de les rappeler. Le tableau indiqué dans la circulaire ministérielle ne contient rien qui ait trait à la saison dans laquelle se sont montrés les cas de rage ; à la durée de l'incubation, circonstance capitale dans la pathogénie de la rage, et beaucoup plus essentielle que la durée du mal lui-même ; l'origine de la contagion, son mode d'action, si divers suivant la résistance individuelle ; enfin les effets des moyens préventifs, et notamment de la cautérisation comparée avec l'époque à laquelle elle a été pratiquée. Ces questions, dont les travaux modernes, et, entre tous, les savantes recherches de notre illustre président, ont démontré l'importance, votre commission en a en vain cherché la solution dans la plupart des observations qui lui ont été communiquées. Elle croit, dans tous les cas, devoir insister sur la nécessité de compléter en ce sens le programme de l'enquête, et elle aura à vous proposer pour l'avenir les moyens de combler cette lacune. En attendant, elle a dû s'efforcer de chercher dans les faits recueillis non-seulement les renseignements demandés par la circulaire, mais encore les éléments propres à éclairer dans toutes ses parties l'histoire de la rage. Et l'analyse que nous allons avoir l'honneur de vous soumettre aura pour but de faire sortir de cette première enquête tout ce que la science peut en tirer d'utile dans l'intérêt de la santé publique.

L'enquête provoquée par la circulaire ministérielle du 17 juin 1850 a été, nous devons le reconnaître, accueillie avec le plus louable empressement. Sur les 86 départements, 11 seulement n'ont pas répondu à l'appel de l'administration. Parmi les autres, 44 n'ont eu à signaler aucun cas de rage. Il en est enfin 31 dans lesquels des faits observés à différentes époques ont été recueillis avec plus ou moins de détails, et ont fait l'objet de notre examen. Ils sont au nombre de 90 ; mais tous, il faut le dire, n'ont pas une égale valeur, et n'ont pas été puisés à une source aussi pure que l'on serait en droit de le désirer dans une enquête véritablement scientifique. C'est là un des inconvénients de la direction qui lui a été imprimée dans le principe. Quoi qu'il en soit, les résultats obtenus ne doivent pas être dédaignés, et pourront servir de jalons pour des recherches ultérieures. Nous les apprécierons en indiquant successivement : 1° les départements qui n'ont pas répondu, ceux où aucun cas de rage n'a été observé depuis plusieurs années, et enfin ceux qui ont présenté un certain nombre d'exemples de cette redoutable maladie ; 2° la répartition de ces cas suivant les années ; 3° le sexe des personnes atteintes ; 4° leur âge ; 5° l'origine du mal ; 6° la saison dans laquelle il a été communiqué ; 7° la durée de l'incubation ; 8° celle de la maladie ;

9° le mode de terminaison ; 10° le traitement employé ; 11° les observations auxquelles ont pu donner lieu quelques-uns des faits particuliers.

1° Les départements qui n'ont pas répondu à la demande de l'administration supérieure sont les suivants : Ain, Ardèche, Aude, Calvados, Cantal, Charente, Charente-Inférieure, Isère, Loire, Manche, Pyrénées (Basses-).

Ceux dans lesquels aucun cas de rage n'a été observé depuis longtemps sont : Aisne, Alpes (Basses-), Alpes (Hautes-), Ardennes, Ariége, Aube, Cher, Corrèze, Corse, Côte-d'Or, Dordogne, Eure-et-Loir, Garonne (Haute-), Gers, Hérault, Ille-et-Vilaine, Indre-et-Loire, Loir-et-Cher, Landes, Loire (Haute-), Loire-Inférieure, Loiret, Lozère, Maine-et-Loire, Marne (Haute-), Mayenne, Meuse. Morbihan, Nièvre, Nord, Orne, Pas-de-Calais, Rhin (Bas-), Rhin (Haut-), Rhône, Sarthe, Seine-Inférieure, Seine-et-Marne, Seine-et-Oise, Deux-Sèvres, Tarn, Tarn-et-Garonne, Vienne (Haute-), Yonne.

Enfin les 90 cas signalés dans l'enquête ont été fournis par les départements suivants, et dans la proportion que nous allons faire connaître :

Département	Cas	Département	Cas
Allier	1 cas.	Meurthe	6 cas.
Aveyron	3	Moselle	2
Bouches-du-Rhône	4	Oise	1
Côtes-du-Nord	1	Puy-de-Dôme	1
Creuse	1	Pyrénées (Hautes-)	3
Doubs	3	Pyrénées-Orientales	4
Drôme	3	Saône (Haute-)	15
Eure	1	Saône-et-Loire	2
Finistère	2	Seine	1
Gard	6	Somme	2
Gironde	2	Var	1
Indre	1	Vaucluse	1
Jura	1	Vendée	14
Lot	2	Vienne	1
Lot-et-Garonne	1	Vosges	2
Marne	2		

Aucune remarque importante ne paraît résulter de cette répartition des cas dans les différents départements. Il est extrêmement probable qu'il faut tenir compte, non-seulement de circonstances tout à fait fortuites, mais encore du soin avec lequel l'enquête y a été exécutée. Nous savons, en effet, et nous tenons d'un de nos plus éminents collègues, M. Baumes, ancien préfet, que l'un des départements qu'il a administrés, celui de l'Yonne, a eu, il y a plusieurs années, de nombreux cas de rage, qui auraient pu être rappelés dans l'enquête.

2° Les 90 cas signalés appartiennent à des années fort diverses ; quelques-uns remontent à une époque déjà fort éloignée. Ainsi on en trouve :

Année	Cas	Année	Cas
En 1805	2 cas.	En 1839	5 cas.
1815	3	1841	5
1820	4	1842	1
1824	1	1843	1

1827	1 cas.	1844	1 cas.
1828	1	1845	3
1829	1	1846	4
1832	1	1848	2
1833	1	1849	8
1835	2	1850	27
1836	3	1851	12
1838	1		

Il est facile de concevoir que ces chiffres ne représentent que très imparfaitement le nombre exact des cas de rage qui se sont présentés. Au delà des deux dernières années, on ne peut compter sur la précision des souvenirs individuels qui, la plupart du temps, ont seuls servi de base aux indications de l'enquête actuelle. Mais cette circonstance, il est bon d'en faire la remarque, ne doit pas se reproduire ; et, si, comme cela est à désirer, on continue à donner chaque année une statistique de la rage, on ne pourra établir la comparaison qu'avec les chiffres de 1850 et 1851.

3° Sur les 90 individus atteints, on compte 65 hommes et 22 femmes ; dans 3 cas, le sexe n'a pas été indiqué.

4° Pour l'âge, il y a eu :

De 0 à 5 ans	4 cas.	De 50 à 60 ans	11 cas.
5 à 15	14	60 à 70	1
15 à 20	11	70 à 80	3
20 à 30	12	80 à 90	2
30 à 40	16	Inconnus	5
40 à 50	10		

5° Il n'est pas sans intérêt de rechercher quelle a été l'origine, quel a été le mode de communication de la rage :

Dans 58 cas, le mal a été transmis par des chiens ;
Dans 20 cas, par des loups ;
Dans 7 cas, par des chats ;
Dans 5 cas, l'origine est restée inconnue.

Un fait qui mérite d'être relevé à cette occasion, c'est que les morsures des loups portant le plus souvent dans des parties moins protégées, et où l'absorption peut s'exercer avec plus de facilité, à la face, par exemple, ont constamment donné lieu à des accidents plus rapides et plus sûrement funestes que celles des autres animaux enragés.

6° Il serait d'une utilité incontestable de pouvoir déterminer avec le plus d'exactitude possible, dans quels mois de l'année, dans quelle saison se montre le plus fréquemment l'hydrophobie. On comprend, en effet, combien les mesures générales de prophylaxie se rattachent étroitement à cette question. Malheureusement l'attention n'a pas été appelée sur ce point ; et dans un grand nombre de cas, 33, l'enquête est restée muette à cet égard. Pour les 57 autres, on trouve :

Pour les trois mois de mars, avril, mai.	15 cas.
juin, juillet, août.	27
septembre, octobre, novembre. . .	9
décembre, janvier, février.	6

En tenant compte du nombre, sans doute trop restreint, des observations, on ne peut néanmoins méconnaître l'influence de la saison chaude sur le développement de la rage, en voyant que les mois de juillet et d'août ont à eux seuls fourni la moitié des cas. Voici d'ailleurs comment ceux-ci se sont distribués :

Mois non indiqués. . . .	33 cas.	Juillet	13 cas.
Janvier	2	Août.	10
Février	1	Septembre.	2
Mars.	10	Octobre	5
Avril	2	Novembre.	2
Mai	3	Décembre	3
Juin.	4		

En constatant ici l'influence souvent signalée de la haute température sur la production de la rage, il n'est pas hors de propos de rappeler une communication pleine d'intérêt d'un de nos médecins sanitaires, M. le docteur Amstein, qui, en vous signalant plusieurs cas de rage observés à Alexandrie et dans les environs, a montré que l'hydrophobie était beaucoup plus fréquente en Égypte qu'on ne le pense généralement.

7° La durée de l'incubation de la rage, c'est-à-dire le temps qui s'écoule entre l'inoculation du virus et l'apparition des phénomènes hydrophobiques, est certainement le fait qui domine l'histoire de cette terrible contagion. L'extension presque indéfinie que l'on attribue trop généralement à la période d'incubation, les exemples tant de fois cités, mais, pour la plupart, si peu authentiques, dans lesquels les accidents n'auraient éclaté que plusieurs années après la morsure, entretiennent une déplorable incertitude sur les véritables limites au delà desquelles le développement du mal n'est plus à craindre. Il serait hors de propos d'insister sur les épouvantables conséquences de cette incertitude, qui livre aux angoisses les plus cruelles tant de malheureux exposés à contracter une maladie inévitablement mortelle, et sur la marche de laquelle les dispositions morales et la fermeté de l'âme ne sont peut-être pas toujours sans action. Nous ne nous dissimulons pas combien les données de l'enquête sont insuffisantes pour dissiper les obscurités que nous venons de signaler. Cependant nous croyons qu'elles ne sauraient être négligées. Elles peuvent, en effet, servir de point de départ et s'éclairer d'une vive lumière à mesure que de nouveaux faits viendront s'y ajouter.

Malheureusement, par une singulière inadvertance, ce point capital n'est même pas indiqué dans le programme de l'enquête, et c'est sur lui que les renseignements font le plus défaut. On ne saurait trop hautement signaler cette regrettable lacune.

Dans 42 cas, la durée de l'incubation n'a pas été mentionnée. Il en reste donc seulement 48, où l'on trouve à cet égard des détails plus ou moins précis. Or, l'analyse de ces faits donne les résultats suivants :

L'incubation a été :

De moins de 1 mois dans. .	6 cas.	De 3 mois dans.	4 cas.
1 mois.	13	4 mois.	2
1 mois et demi.	7	6 mois.	1
2 mois.	7	7 mois	2
2 mois et demi.	4	9 mois.	2

Un premier fait ressort de cet aperçu : c'est que, dans aucun cas, la période d'incubation n'aurait dépassé quelque mois, et n'aurait atteint l'extrême limite d'une année. Il est même remarquable de voir que, dans plus de la moitié des faits, la durée de l'incubation n'a pas excédé six semaines, puisque la rage a éclaté 26 fois dans ce laps de temps, et 41 fois dans les trois mois qui ont suivi l'inoculation virulente. C'est là, sans doute, un résultat considérable, et l'enquête n'eût-elle produit rien autre chose, on ne pourrait en contester l'utilité.

8° Quant à la durée de la maladie elle-même, elle offre un intérêt bien moindre ; mais les résultats de l'enquête, bien qu'incomplets, sont à cet égard tellement tranchés, qu'on ne saurait leur refuser une importance réelle.

La durée de la maladie n'a pas été indiquée dans 32 cas. Elle a été :

De 1 jour dans	3 cas.	De 6 jours dans	3 cas.
2 jours.	2	7 jours.	1
3 jours	20	8 jours.	3
4 jours.	13	10 jours	1
5 jours	2	15 à 20 jours	5

Ainsi, dans les 58 observations où la durée des symptômes a été notée, 41 fois celle-ci n'a pas dépassé quatre jours, et dans tous les cas on a pu constater la terrible rapidité des phénomènes rabiques.

9° Le mode de terminaison du mal est encore plus constant, si cela est possible. Aucun des individus mordus par un animal enragé, et chez lesquels se sont développés les symptômes de l'hydrophobie, n'a échappé à la mort. Dans les 90 cas recueillis dans l'enquête, 73 se sont terminés d'une manière funeste ; les 17 autres n'ont présenté qu'une lésion locale non suivie d'accidents généraux, et ne peuvent, à proprement parler, être comptés pour des exemples de rage. Mais là encore manquent des éléments essentiels. En effet, ce qui importerait, serait de savoir dans quelle proportion des individus mordus simultanément résistent sans l'intervention de l'art, et peuvent échapper à l'action du principe contagieux. Il y a là, à coup sûr, un des problèmes les plus intéressants que puisse soulever l'étude des maladies virulentes, et qui offre en particulier dans l'histoire de la rage une très réelle importance.

10° On sait combien sont bornées les ressources dont la médecine dispose contre la rage. Si elle peut parfois en prévenir le développement, c'est dans des conditions qui devraient être soigneusement et rigoureusement définies; et par malheur les observations consignées dans l'enquête sont loin de présenter cette précision indispensable à toute recherche, à toute expérimentation thérapeutique. Non-seulement il est impossible de s'arrêter aux moyens très divers qui ont été employés, dans le but, sans cesse et inutilement poursuivi, de guérir la rage, depuis la saignée, les antispasmodiques, le chloroforme, jusqu'à l'exorcisme encore usité en 1838 dans la Vendée ; mais encore il faut tenir compte de ces cas de fausse rage, dont M. Magendie a signalé de remarquables exemples, et dont la guérison spontanée serait de nature à causer les plus funestes erreurs en faisant croire à l'efficacité de certains remèdes non moins impuissants que les autres. La cautérisation préventive à laquelle sont dus les seuls succès réels que l'art puisse revendiquer a donné dans l'enquête des résultats trop vaguement déterminés pour être invoqués avec confiance. Tout ce que l'on peut dire, c'est que la cautérisation a été pratiquée dans 39 cas, dont 20 se sont terminés par la mort. Elle a, par conséquent, échoué dans plus de la moitié des cas où elle a été pratiquée. Mais ce qui serait surtout utile à savoir, et ce qui manque complétement dans les observations que nous venons d'analyser, c'est l'indication exacte des circonstances dans lesquelles la cautérisation a été opérée, et surtout du temps qui s'est écoulé entre le moment où l'inoculation a eu lieu et celui où le caustique a été appliqué, en comparant à cet égard les faits où elle a réussi et ceux où elle a échoué. C'est à cette condition seulement qu'il eût été permis de tirer des observations recueillies un enseignement utile.

Nous terminerons par une remarque générale, qui nous paraît devoir être prise en très sérieuse considération ; car elle touche aux principes mêmes qui doivent présider à toute espèce d'enquête scientifique, principes qui ont trop souvent été perdus de vue dans celle dont nous venons de rendre compte. En effet, parmi les cas qui ont été admis comme exemples de rage, il en est un grand nombre qui ne semblent pas présenter toute l'authenticité désirable, et dont la nature reste douteuse. Dans une question hérissée de si grandes difficultés, on comprend qu'il faudrait redoubler de soin et d'attention pour éviter les chances d'erreur que l'on rencontre à chaque pas dans l'observation des faits. C'est là une des circonstances les plus regrettables de l'enquête actuelle, dans laquelle il est fréquent de trouver des relations de cas de rage dépourvus de tout contrôle; et l'on sent combien il eût été préférable de confier exclusivement l'enquête aux seuls corps compétents pour lui faire porter tous ses fruits en lui donnant une autorité qui lui manque. Les Conseils d'hygiène et de salubrité qui ont été appelés dans quelques localités à diriger eux-mêmes cette enquête, ont pour la plupart fait preuve d'un excellent esprit en insistant sur la nécessité d'apporter une grande réserve dans l'admission des faits et une grande rigueur dans la recherche des caractères distinctifs de la maladie. Il n'est pas douteux que c'est dans cette voie seulement qu'on peut arriver à tirer de l'enquête tout ce que l'on doit en attendre au double point de vue de la science et de l'hygiène publique. Il serait sans doute très utile de demander en même temps à monsieur le ministre de la guerre de vouloir bien faire connaître les faits qui peuvent être observés dans l'armée et qui sont exactement transmis au conseil supérieur de la santé.

Votre commission, messieurs, a pensé qu'il vous appartenait, en constatant les résultats obtenus, d'éclairer l'administration sur les lacunes qui ôtent à l'enquête une partie de sa valeur et sur les moyens de la poursuivre d'une manière à la fois plus profitable et plus sûre. C'est dans ce but que nous avons l'honneur de vous proposer de mettre sous les yeux de monsieur le ministre, avec l'exposé des faits précédemment recueillis, un projet de programme plus large, plus conforme aux exigences de la science, et suivant lequel se continueraient chaque année ces recherches statistiques dont l'objet intéresse à un si haut degré les progrès de la science et la sécurité des populations.

CIRCULAIRE MINISTÉRIELLE DU 12 MAI 1852, CONCERNANT UN NOUVEAU PROGRAMME D'ENQUÊTE SUR LA RAGE.

Monsieur le préfet, par une circulaire en date du 17 juin 1850, le ministère de l'agriculture et du commerce vous signalait l'intérêt qu'il pourrait y avoir à réunir, dans un travail d'ensemble, tous les cas d'hydrophobie qui, chaque année, se produisent sur divers points de la France, et vous traçait en même temps le cadre dans lequel pourraient être dressés les tableaux où seraient réunis les renseignements propres à éclairer l'administration sur un sujet d'une si grande importance.

Conformément à cette prescription, dont le but ne vous aura pas échappé, de nombreux documents, recueillis avec le plus louable empressement, ont été transmis à mon département. J'ai désiré qu'ils fussent examinés et contrôlés avec le plus grand soin par le Comité consultatif d'hygiène publique, et après avoir pris connaissance du rapport qui m'a été adressé sur ce sujet, j'ai pensé qu'il y avait lieu d'étendre et de modifier, sur quelques points, le programme de l'enquête, dont je vous prie de poursuivre et d'assurer la constante exécution.

La première condition à remplir, celle qui peut seule donner à ces intéressantes recherches toute leur portée, c'est que la constatation des faits soit entourée de toutes les garanties possibles. Dans cette vue, je vous invite à vous tenir exactement informé de tous les cas particuliers de rage qui se produiraient dans votre département, et à les soumettre à l'examen du Conseil d'hygiène publique et de salubrité de l'arrondissement, qui en fera l'objet d'une étude spéciale, et vous adressera un rapport que vous voudrez bien me transmettre dans le plus bref délai.

La présence dans le Conseil de vétérinaires éclairés permet d'élargir encore le cercle des recherches, et de faire porter l'enquête sur les caractères de la rage chez les divers animaux domestiques, et, en particulier, chez ceux qui ont pu transmettre la maladie. Vous devez mettre à profit, dans ce but, les connaissances des hommes spéciaux qui s'attachent à l'observation des faits d'hydrophobie, soit dans les localités, soit dans les infirmeries vétérinaires.

Les tableaux synoptiques demandés dans la circulaire précitée devant rappeler les principaux éléments de chaque observation, et servir de base à l'enquête générale sur la rage, il est nécessaire d'y consigner les indications suivantes :

1° Le sexe de la personne exposée à la contagion ou atteinte ; 2° son âge ; 3° sa résidence ; 4° l'espèce de l'animal qui a fait la morsure ; 5° le mode d'inoculation ou la nature et le siége des blessures virulentes ; 6° les signes propres à établir l'existence de la maladie chez l'animal supposé enragé ; les causes probables à lui assigner; la marche qu'elle a suivie en se transmettant d'un premier individu aux autres, et les différences d'énergie que peut présenter le principe contagieux après plusieurs transmissions; 7° la date du jour où a eu lieu la transmission du mal; 8° le nombre des individus simultanément mordus et la proportion de ceux qui ont été atteints de la rage; 9° la date du jour où se sont manifestés les premiers symptômes et la durée de l'incubation; 10° la durée de la maladie; 11° le mode de terminaison; 12° les moyens préventifs qui auront été employés pour combattre la contagion; 13° l'époque exacte où auront été appliqués ces moyens, et le temps qui s'est écoulé entre leur emploi et l'inoculation; 14° les moyens de traitement et les divers remèdes mis en usage; 15° les observations particulières que chaque cas d'hydrophobie pourrait susciter.

Telles sont les indications essentielles que l'enquête doit fournir, sous peine de laisser dans l'étude des faits des lacunes qui la rendraient inévitablement stérile.

Veuillez, monsieur le préfet, ne rien négliger pour assurer l'exécution constante et suivie de ces recherches, qui ont pour objet une des questions les plus difficiles et les plus graves parmi celles qui touchent à la santé publique, et principalement à la sécurité des populations de nos campagnes.

Je compte sur votre zèle et sur l'actif concours des Conseils d'hygiène et de salubrité pour élucider un sujet si obscur et si digne de la sollicitude de l'administration.

Le conseiller d'État, directeur de l'agriculture et du commerce, HEURTIER.

RAPPORTS FAITS AU COMITÉ CONSULTATIF D'HYGIÈNE PUBLIQUE SUR LES CAS DE RAGE OBSERVÉS EN FRANCE DE 1852 A 1859, PAR M. AMBROISE TARDIEU.

Rapport pour l'année 1852. — L'enquête commencée en 1850 sur les cas de rage qui se produisent chaque année en France s'est poursuivie en se régularisant; et le programme qui en élargissait les bases, et qui, adopté par le Comité, a été adressé par l'administration supérieure à toutes les autorités locales, a été pour la première fois appliqué dans le cours de l'année qui vient de s'écouler. Votre commission doit continuer sa tâche et vous rendre compte des nouveaux résultats obtenus pour l'année 1852, afin de mettre de nouveau sous les yeux de M. le ministre de l'agriculture, du commerce et des travaux publics, des faits dignes à tant de titres de sa haute sollicitude.

Nous devons avant tout nous féliciter de la manière intelligente et de l'empressement avec lesquels les Conseils d'hygiène et de salubrité, chargés de ce soin par MM. les préfets, ont rempli les vues que s'était proposées le Comité. Si l'on ne peut espérer que l'enquête ait été partout complète et qu'il ne soit resté dans l'ombre aucun fait important, du moins les observations recueillies sont pour la plupart à la fois plus détaillées et plus précises; et si, comme nous nous plaisons à l'espérer, l'administration départementale, qui a montré un zèle si louable, en se conformant aux instructions ministérielles, ne perd pas de vue cet objet important, on arrivera certainement à obtenir une masse de faits assez imposante pour forcer en quelque sorte l'opinion, et détruire les préjugés déplorables qui, eu égard aux moyens préservatifs, les seuls efficaces contre la rage, obscurcissent encore les lumières de la science et les efforts des autorités qui veillent sur la santé publique.

Afin de mieux faire apprécier les documents qui ont été transmis à l'administration et qui ont été renvoyés au Comité, nous nous attacherons, dans le résumé que nous allons avoir l'honneur de vous soumettre, à suivre l'ordre indiqué dans le programme officiel, et à rapprocher les données fournies par l'enquête de 1852 des faits qui ont été précédemment recueillis, et qui, ainsi qu'il convient de le rappeler, non-seulement comprenaient la période de 1850 et 1851, mais encore remontaient à une époque beaucoup plus reculée.

1° Les cas de rage réunis par l'enquête dans le cours de l'année 1852 sont au nombre de 48. Ils ont été observés dans quatorze départements différents entre lesquels ils sont répartis de la manière suivante :

		Report . . .	38 cas.
Hautes-Alpes.	10 cas.	Marne.	2
Lozère.	7	Seine-Inférieure. . .	2
Seine	6	Vosges.	2
Mayenne.	4	Gironde.	1
Oise	4	Manche	1
Hautes-Pyrénées. . . .	4	Nord	1
Pas-de-Calais	3	Rhône.	1
	38		48

Pour quelques autres départements, MM. les préfets ont eu soin de répondre d'une manière expresse, qu'aucun cas de rage ne s'était présenté ; mais pour le plus grand nombre, on s'est abstenu de répondre même négativement, ainsi que cela a eu lieu trop souvent dans toute espèce d'enquête. Nous ne nous lasserons pas, pour notre part, d'insister pour que M. le ministre veuille bien faire rappeler aux autorités locales, qu'il est du plus haut intérêt d'avoir une réponse même négative, et que leur silence rend nécessairement incomplets les résultats comparatifs que l'on se propose d'obtenir. Nous croyons devoir consigner ici les noms des départements qui figurent effectivement dans l'enquête comme n'ayant fourni aucun cas de rage. Ce sont ceux de la Charente-Inférieure, de la Corrèze, de l'Indre-et-Loire, de Loir-et-Cher, du Lot, de Seine-et-Marne, de Tarn-et-Garonne et de la Vienne.

2° Le sexe, indiqué pour les 48 cas, donne un chiffre de 36 hommes et 12 femmes. Déjà la même proportion s'était offerte les années précédentes, et en réunissant tous les résultats obtenus jusqu'à ce jour, nous trouvons pour un nombre total de 136, 101 hommes et 34 femmes.

3° L'âge des individus des deux sexes qui figurent dans l'enquête s'est réparti assez exactement de la même manière que les années précédentes :

Au-dessous de 5 ans, en 1852. .	3 précédemment	4	=	7
De 5 à 15 ans.	16	14	=	30
De 15 à 20 ans.	4	11	=	15
De 20 à 30 ans.	3	9	=	12
De 30 à 60 ans.	17	37	=	54
De 60 à 70 ans.	1	7	=	8
Au-dessus de 70 ans.	»	6	=	6
Non indiqués	4	»	=	4
	48	88	=	136

Cette répartition des âges, qui semblerait n'avoir pas un grand intérêt pour une maladie comme la rage, qui n'est, en réalité, qu'une contagion accidentelle, n'est cependant pas dépourvue d'importance. Car elle suffit pour ruiner l'un des arguments invoqués par une théorie qui n'a pas besoin d'être discutée, mais qui est venue s'ajouter à tant d'autres erreurs répandues au sujet de la rage. Nous voulons parler de cette idée qui attribue la maladie non à un virus, mais au simple effet de la terreur, et qui prétend qu'elle ne saurait se développer chez les très jeunes enfants que leur âge protége contre les désordres de l'imagination. L'enquête nous montre encore parmi les victimes de la rage trois pauvres petits enfants de moins de 5 ans, et nous en avons compté quatre dans les années précédentes.

4° Tous les cas observés en 1852 ont eu pour origine, à l'exception d'un seul fourni par un chat, la morsure de chiens de diverses espèces. Aucun autre animal n'est signalé. Nous n'avons pas besoin de rappeler quelle importance il y aurait à rechercher si toutes les espèces de chiens sont également exposées à contracter et à communiquer la rage. C'est là une question dont l'intérêt n'avait pas échappé au Comité. Mais quoique les renseignements qui concernent les animaux atteints ou suspects de rage soient dans la présente enquête beaucoup plus complets et plus exactement recueillis, grâce à l'appel fait aux vétérinaires qui siégent dans les Conseils d'hygiène, nous ne trouvons pas, dans la plupart des cas, d'indication assez précise sur le point qui nous occupe. Il n'a été fait de mention spéciale que de :

Chien de berger dans.	5 cas.
Chien braque.	2
Chien griffon	2
Chien caniche.	1
Chienne épagneule allaitant	1
Chien, petite espèce, d'appartement. . . .	2
Chien dogue forte taille.	1

5° Les morsures et les plaies par lesquelles a pu avoir lieu l'inoculation siégeaient :

Au visage.	13 fois.
Aux membres inférieurs.	15
Aux membres supérieurs.	12
Le siége n'a pas été indiqué.	8
	48

Il est à peine nécessaire de faire remarquer que ce sont les parties découvertes qui ont été dans le plus grand nombre des cas atteintes par la bave virulente. Nous insisterons seulement sur cette particularité, que chez deux des personnes atteintes, la maladie fut communiquée par de petits chiens familiers, qui, habitués à lécher le visage de leurs maîtres, ont imprégné de virus les lèvres excoriées. Ce mode de contagion, observé déjà plus d'une fois, ne saurait être signalé trop hautement comme exemple du danger de semblables habitudes.

6° La manière dont les cas de rage sont distribués dans les différentes saisons de l'année constitue un des points les plus intéressants de l'enquête. En comptant du moment où a eu lieu l'inoculation ou la blessure suivie plus ou moins promptement de la rage, on voit, en défalquant des 48 faits de 1852, 8 dont la date n'est pas notée :

Pour les mois de mars, avril, mai	10 cas.
juin, juillet, août	16
septembre, octobre, novembre	4
décembre, janvier, février	10
	40

Si, à ces faits récents on ajoute ceux qui ont été entièrement recueillis, on obtient un total de 97 cas, ainsi répartis :

En mars, avril, mai	25 cas.
juin, juillet, août	42
septembre, octobre, novembre	13
décembre, janvier, février	17
	97

Résultat qui confirme une fois de plus l'influence prédominante de la saison chaude sur la production de la rage spontanée des chiens et sur sa transmission à l'homme.

7° Nous avions signalé dans notre précédent rapport, conformément à l'observation si judicieuse de notre président, la nécessité de tenir compte, pour bien juger la valeur des divers moyens prophylactiques de la rage, de la proportion naturelle qui existe entre les individus simultanément mordus et ceux qui sont ultérieurement atteints par la maladie ; l'expérience ayant démontré qu'un certain nombre d'individus exposés à la contagion échappent néanmoins à ses conséquences par suite de circonstances souvent difficiles à apprécier. C'était là une lacune des plus regrettables de la première enquête ; et le nouveau programme n'a pas manqué de la combler, en appelant sur ce point l'attention toute particulière des observateurs. Vous aurez lieu de vous en applaudir ; car cette indication, quoique incomplétement remplie, n'est cependant pas restée tout à fait stérile. Le rapport dont il s'agit a été recherché et a pu être exactement noté dans un certain nombre de cas ; et en résumant ces recherches nous avons pu arriver à cette conclusion importante, que sur 54 individus simultanément mordus par des chiens enragés, 23 seulement ont été atteints par la contagion ; et qu'ainsi près de la moitié y ont échappé ou résisté.

8° La durée de l'incubation de la rage, ainsi que nous le disions dans notre premier rapport, est de tous les problèmes que soulève cette terrible affection l'un des plus importants par ses conséquences pratiques ; et nous n'avons qu'à rappeler ici combien il serait intéressant de fixer avec précision les limites de temps au delà desquelles l'explosion du mal ne serait plus à craindre pour les individus exposés à la contagion. Si, à mesure que les faits se multiplieront, on peut arriver à détruire cette croyance encore trop accréditée de l'incubation presque indéfinie de la rage, on aura certainement constaté un des résultats les plus essentiels à la sécurité publique. Or, le Comité n'a pas oublié que telle était l'une des conclusions de l'enquête dont nous lui avons déjà rendu compte ; hâtons-nous de dire que celle de cette année confirme ce fait capital. En effet, dans les 20 cas où la durée de l'incubation a été exactement notée, on voit qu'elle a été

De moins de 1 mois dans.	8 cas.
De 1 à 3 mois dans	10
De 3 à 6 mois dans	1
De 11 mois dans.	1
	20

Le rapprochement des deux enquêtes donne un résultat encore plus considérable. Sur un total de 69 cas de rage, on trouve :

Une incubation de moins de 1 mois dans.	14 cas.
de 1 à 3 mois dans.	41
de 3 à 6 mois dans.	8
de 6 à 12 mois dans.	6
	69

Ce qui montre que plus des deux tiers des cas de rage éclatent dans les trois mois qui suivent l'incubation, et que l'incubation, dans ce nombre déjà assez considérable, n'a pas dépassé un an. Encore faudrait-il, pour ce dernier terme, des renseignements plus précis que ceux que nous avons rencontrés dans les observations dont il s'agit.

9° La durée de la maladie, dont on connaît la rapidité foudroyante, indiquée pour 20 cas seulement, a été :

De 2 jours dans.	6 cas.
De 3 jours dans.	8
De 4 jours dans.	5
De 6 jours dans	1
	20

Rappelons que dans les premiers résultats obtenus, nous avions noté que, sur 58 faits, 41 fois la durée de la maladie n'avait pas dépassé quatre jours, résultat rendu encore plus frappant par l'enquête actuelle.

10° La terminaison de la rage confirmée a, comme toujours, été constamment funeste, et nous avons à enregistrer 27 cas de mort. Sur ce point on ne peut tirer d'enseignement utile qu'en comparant la terminaison avec les moyens préventifs, et en recherchant s'ils ont été employés, et dans quelles conditions, ou si au contraire ils ont été négligés.

Or, sur les 27 cas mortels, il y en a eu 12 dans lesquels aucune précaution n'a été prise, et 4 où cette circonstance n'est pas mentionnée. Dans les 11 autres cas, la cautérisation a été appliquée 8 fois immédiatement, 3 fois d'une manière tardive.

Il est difficile d'apprécier, pour les 6 cas où la rage a éclaté malgré l'emploi de la cautérisation, les circonstances et les conditions très diverses qui ont pu en paralyser les effets : mais en faisant la part de cette exception, il n'en reste pas moins démontré que dans les deux tiers des cas qui se sont terminés par la mort, les moyens préservatifs n'ont pas été appliqués ou ne l'ont été que tardivement. Rapprochons ce résultat de cet autre non moins important, que dans les 21 cas où la morsure virulente ou suspecte n'a été suivie d'aucun accident, d'aucune attaque de rage, la cautérisation avait été appliquée énergiquement et promptement 12 fois au moins, les détails sur ce point étant omis pour les 9 autres.

11° Nous venons de voir que sur les 48 faits dont se compose l'enquête actuelle, il n'en est que 23 dans lesquels le seul traitement prophylactique efficace, la cautérisation, ait été mis en usage. Nous en avons fait connaître les effets. Quant à la manière dont cette opération a été pratiquée, qu'il suffise de dire que, à part 5 cas où l'on a eu recours au protonitrate acide liquide de mercure, à l'acide nitrique, à l'ammoniaque et au beurre d'antimoine, c'est à l'aide du fer rouge que le virus rabique a été poursuivi dans la profondeur des plaies d'inoculation. Nous devons renoncer à établir ici une comparaison entre les effets des différents caustiques et du cautère actuel ; nous nous bornerons à consigner les faits. Dans les deux cas où le nitrate de mercure et le beurre d'antimoine ont été préférés, il n'y a pas eu d'atteinte du mal. L'acide nitrique, employé concurremment avec le fer rouge, a échoué, mais dans une cautérisation tardive. Il en a été de même de l'ammoniaque caustique. Nous devons seulement une mention spéciale à un procédé de cautérisation, qui a été communiqué à M. le ministre des affaires étrangères, par le consul de France à Dantzig, et qui paraît être généralement adopté en Allemagne. Ce procédé consiste dans l'excision profonde et complète de toutes les parties lésées qui auraient pu être atteintes par le virus ; la plaie est ensuite lavée avec une solution de potasse caustique ; puis on y applique un tampon de charpie imbibée de cette solution, et qui doit être renouvelé trois ou quatre fois par jour. La suppuration qu'on obtient par ce moyen est entretenue par la cautérisation continuée pendant six semaines avec le même alcali.

Nous n'avons pas d'ailleurs à nous arrêter aux différents autres moyens thérapeutiques essayés si malheureusement dans le traitement tant prophylactique que curatif de la rage. Nous reviendrons seulement sur quelques pratiques empiriques conseillées dans le même but, et nous terminerons par l'examen de certaines mesures administratives destinées à combattre le développement et la propagation de la maladie.

12° On ne saurait trop le répéter, la seule chance de salut qui soit offerte aux personnes mordues par les animaux atteints de la rage consiste dans la cautérisation la plus prompte et la plus complète des plaies virulentes. Combien n'est-il donc pas regrettable de voir se perpétuer, malgré les progrès de la science et les efforts incessants de l'administration, des pratiques absurdes, des superstitions d'un autre âge, qui, remplaçant le seul traitement encore efficace, livrent de malheureuses victimes à un mal qui ne pardonne pas. Nous ne voulons pas passer en revue les breuvages, les mixtures, les remèdes impuissants par lesquels les empiriques, comme il s'en trouve malheureusement dans presque tous les pays, ne craignent pas d'abuser les populations crédules de nos campagnes. Mais il est des faits qui ont un caractère plus grave encore, et nous paraissent de nature à appeler toute la sollicitude de l'administration. Dans plusieurs localités, et notamment dans les départements du Nord, de la Marne et du Pas-de-Calais, il existe une croyance dans la vertu antirabique des reliques de saint Hubert. Ici c'est un fragment de l'étole du saint que l'on introduit, à l'aide d'une petite incision, sous les téguments du front; là c'est la clef de saint Hubert, qui, rougie à blanc, est également appliquée sur un point du crâne. Les individus exposés à la contagion sont conduits en pèlerinage à la chapelle; et dans le Nord on joint à la petite opération que nous venons de rappeler une sorte de quarantaine pendant laquelle l'individu exposé à la contagion est séquestré et condamné à un repos physique que doivent sans doute très souvent troubler des préoccupations morales et des appréhensions dont ne peut toujours triompher la plus aveugle confiance. Nous ne pouvons admettre que l'administration soit désarmée en présence de faits semblables; et bien que nous nous refusions à croire que des ministres du culte se prêtent à des pratiques qui révoltent à la fois le sentiment religieux et la raison, nous pensons qu'il pourrait ne pas être inutile de faire un appel direct à l'autorité ecclésiastique, dont les conseils et au besoin les prescriptions seraient certainement le moyen le plus sûr de détruire des superstitions qui compromettent si tristement la religion et l'humanité.

L'intervention de l'administration s'exerce heureusement d'une manière plus directe par divers moyens qui sont tout à fait de son ressort, et qui ont été dans quelques départements mis en pratique avec un zèle que nous sommes heureux d'avoir à proclamer comme d'excellents exemples à suivre.

MM. les préfets ont presque partout rendu public le programme d'enquête qui leur avait été adressé, en y joignant de courtes instructions insérées dans le Recueil des actes administratifs. Cette publicité générale a des avantages incontestables : mais nous croyons utile d'y joindre un appel plus spécial à l'adresse de certains établissements, notamment des infirmeries et écoles vétérinaires, et surtout des hôpitaux. Nous avons remarqué, en effet, comme nous l'avons fait déjà dans notre premier rapport, que dans le département de la Seine, qui a été, en 1852, cruellement éprouvé par la rage, les faits recueillis dans les hôpitaux sont les plus incomplets de tous et manquent absolument de détails. On n'en peut accuser l'administration de l'assistance publique, qui apporte tant de soin et d'empressement dans toutes les recherches statistiques ou autres qui peuvent éclairer quelque point de science et servir les intérêts de l'humanité. Mais il est très probable que les cadres à remplir n'ont pas été directement envoyés à chacun des établissements hospitaliers de Paris. Rien ne serait plus facile que de réparer cette omission, et d'assurer ainsi pour l'avenir les conditions de l'enquête là où il semble qu'elle aurait dû, dès le principe, donner les résultats les plus complets et les plus précis.

A côté de cette publicité officielle, qui peut rendre de si grands services en appelant la lumière et en la répandant par des instructions populaires, il en est une autre qui n'est pas toujours exempte d'inconvénients. Nous voulons parler de l'insertion dans les journaux politiques de récits souvent exagérés, sinon controuvés, de prétendus exemples de transmission de la rage, qui jettent la terreur dans les populations et ne contribuent pas peu à accréditer les préjugés et les erreurs que nous avons combattus, ou même à donner cours aux succès mensongers des empiriques et des charlatans. Plusieurs Conseils d'hygiène, et en particulier celui de Lyon, ont insisté avec autant de force que de raison sur la nécessité d'exercer à cet égard une surveillance active sur les journaux. Vous n'hésiterez pas, messieurs, à vous associer à ce vœu et à l'appuyer près de M. le ministre de toute votre autorité.

Les mesures propres à atteindre le développement et la propagation de la rage dans sa source même sont de celles qui méritent le plus d'être encouragées. Les administrations locales n'ont pas manqué à cette partie de leur mission. La poursuite et l'enlèvement des chiens errants ont été prescrits dans les grandes villes par des règlements de police municipale et ordonnés par voie d'affiche dans les campagnes. Nous devons rappeler aussi la proposition d'un impôt sur les chiens qui a été renouvelée par plusieurs conseils généraux, et qui a été l'objet d'une pétition spéciale émanée du Conseil central d'hygiène et de salubrité du département du Rhône.

Tel est, messieurs, le résumé exact de cette enquête, qui ne sera pas l'un des moindres services rendus à la santé publique par l'administration supérieure qui nous a fait l'honneur d'adopter sur ce point nos avis. Presque partout elle a été confiée par MM. les préfets au zèle éclairé des Conseils d'hygiène et de salubrité ; garantie assurée de l'intelligence avec laquelle devaient être secondées les vues qui ont dicté le programme émané de votre instruction. Nous ne pourrions trop hautement nous féliciter de ce concours, qui a tourné au profit de la science, et doit, d'année en année, agrandir le champ de ces intéressantes observations, et en tirer plus de fruits. Dès à présent, nous croyons devoir signaler à M. le ministre les rapports si remarquables de M. le docteur Gintrac et de M. Lecoq, directeur de l'école vétérinaire de Lyon ; de MM. les docteurs Coze, Bertrand et Dumoutier, du Pas-de-Calais, et Joly, de Clermont (Oise), en le priant de vouloir bien, par tous les moyens dont il dispose, encourager et favoriser la continuation de cette enquête annuelle sur les faits de rage qui se produisent sur les divers points du territoire de l'empire.

Rapport pour les années 1853 et 1854. — Cinq ans sont révolus depuis qu'a été instituée par toute la France une enquête régulière et permanente sur la rage. Les premiers résultats obtenus étaient de nature à montrer combien avait été heureuse et combien pouvait être féconde la pensée qui l'avait inspirée. Déjà un assez grand nombre de faits avaient été recueillis dans les conditions d'authenticité et d'exactitude qui ne laissaient rien à désirer, suivant un programme déterminé qui permettait de les rapprocher et de les comparer, de manière à en tirer les enseignements les plus utiles. Et le Comité a peut-être gardé le souvenir des rapports dans lesquels j'ai eu l'honneur de lui présenter le résumé de cette enquête pour les années 1850, 1851 et 1852.

Mais pour que les graves questions scientifiques et administratives que soulève la transmissibilité de la rage des animaux à l'homme reçussent de l'enquête toute la lumière qu'il était permis d'en attendre, il eût fallu que par sa généralité, par sa continuité soutenue, elle embrassât effectivement toutes les parties de l'empire et se perpétuât avec une égale régularité durant une période d'un certain nombre d'années. Il n'en a pas été ainsi, et l'on ne saurait trop regretter le silence absolu qu'un trop grand nombre de préfets ont gardé, malgré les instructions les plus précises, et d'une autre part le ralentissement qu'a subi le zèle dont les autres avaient fait preuve dans les premiers temps de l'enquête. En effet, nous rappellerons que pour 1850 et 1851, nous avions eu les réponses soit positives, soit négatives de 75 départements; dès 1852, 14 seulement faisaient parvenir au ministère les résultats de l'enquête; en 1853, on n'en comptait plus que 11; en 1854, 8; et jusqu'ici, pour 1855, il n'y a de documents fournis que par 4 départements. Mais comme pour cette dernière année, il y a lieu de réclamer de nouveaux renseignements, je ne ferai entrer dans le résumé actuel que les années 1853 et 1854. Les seuls départements qui aient répondu à l'appel de l'administration supérieure pour 1853, sont les suivants : Gers, Lot, Manche, Mayenne, Nord, Oise, Haut-Rhin, Rhône, Haute-Saône, Seine, Seine-et-Marne; et pour 1854 : Lot, Manche, Oise, Haut-Rhin, Seine, Seine-et-Oise, Somme et Tarn.

Il est impossible de laisser passer un tel fait qui semble indiquer que les chefs de l'administration départementale n'ont pas compris, comme il aurait fallu, l'intérêt et l'utilité de l'enquête, sans se demander quelles peuvent être les raisons de l'oubli dans lequel ils ont si généralement laissé les prescriptions de l'autorité ministérielle à cet égard. Il est extrêmement probable que, pour le plus grand nombre des départements, le silence des préfets tient uniquement à ce qu'aucun cas de rage n'a été observé dans leur circonscription. Mais on ne saurait trop insister sur ce point, ni se lasser de leur rappeler que les réponses négatives ont ici une importance égale aux observations positives; que les lacunes qu'ils laissent par cette fausse interprétation des instructions rendent absolument stériles, au point de vue de la statistique, les exemples de rage recueillis dans d'autres départements, et que par leur faute les plus louables efforts restent paralysés. Il n'en faut pas chercher la preuve bien loin de nous. Une mesure récente qui avait été plus d'une fois réclamée par un grand nombre de préfets et de conseils généraux, la taxe sur les chiens, a été présentée au corps législatif comme un moyen d'arrêter les ravages et de diminuer les victimes du fléau dont il s'agit. Le savant rapporteur de la loi a senti le besoin d'appuyer ce motif qui n'a pas peu contribué à l'adoption du projet, par le dénombrement des cas de rage qui sont annuellement transmis des animaux à l'homme. De quelle importance eût été dans cette grave conjoncture une statistique exacte et complète, telle que l'avait voulue, telle qu'aurait dû l'obtenir l'administration supérieure? Et combien n'est-il pas à déplorer que ses intentions mal comprises, ses efforts mal secondés, n'aient abouti qu'à des chiffres isolés qui sont vrais peut-être, mais dont l'exactitude ne peut être démontrée faute de quelques zéros qui, sans changer les résultats, les eussent en quelque sorte vivifiés en complétant l'ensemble des renseignements? Au lieu de cette donnée certaine, il a fallu s'en tenir à l'arbitraire; et, quelque exagéré que doive paraître le chiffre de 200 cas de rage admis comme moyenne annuelle dans le rapport législatif, on n'est pas autorisé à lui substituer le chiffre très inférieur que fournit l'enquête des cinq dernières années. Il nous répugne de croire à l'incurie des administrations locales dans une question qui touche à un objet de préoccupation si naturelle et si vive, et à un intérêt si redoutable pour les populations rurales; il doit suffire de signaler cette conséquence de leur peu d'empressement à se conformer aux instructions répétées qui leur ont été adressées pour leur en faire mieux comprendre la portée à l'avenir.

S'il faut tout dire, il a peut-être manqué à un certain degré un genre de stimulation propre à encourager le zèle des agents de l'administration, nous voulons parler de la publicité des résultats statistiques généraux, qui aurait le double avantage de leur montrer que leurs travaux ne restent pas enfouis et ignorés, et de leur faire apprécier le prix qu'ils peuvent acquérir lorsqu'ils se complètent les uns par les autres, et que la comparaison les féconde. Il appartient à l'administration de juger dans quelle mesure une communication de cette nature pourrait trouver place dans une circulaire adressée à MM. les préfets.

Ces observations préliminaires étaient indispensables en présence du petit nombre de faits qui sont venus s'ajouter à ceux dont nous avons eu l'honneur d'entretenir le Comité dans nos précédents rapports. S'ils laissent la statistique trop incomplète pour être utilisée à ce point de vue, ils ne sauraient cependant être négligés, et, en les résumant dans leurs principales circonstances, nous pouvons encore en tirer plus d'un enseignement intéressant, surtout en les rapprochant de ceux qui ont été antérieurement réunis. Ces 28 cas nouveaux portent le nombre des faits produits par l'enquête, pour les cinq années de 1850 à 1854 inclusivement, au chiffre total de 166 cas de rage.

Trois grands faits mis en lumière comme premiers résultats de l'enquête, sont hautement confirmés par les exemples recueillis en 1853 et 1854. La contagion variable sur des individus simultanément exposés à la morsure des animaux enragés; la durée de l'incubation; les conditions d'efficacité des moyens préventifs, sont les points capitaux qui ressortent, et qui, à tous égards, doivent fixer l'attention parmi les questions si graves qui se rattachent à la transmissibilité et à la prophylaxie de la rage.

1° Il est constant que sur un *certain nombre d'individus mordus par le même animal* malade de la rage, dans des conditions en apparence identiques, les uns sont atteints par la contagion, tandis que d'autres échappent. Ce fait, qui concorde d'ailleurs avec ce que l'on sait des autres affections contagieuses, mais qui pour la rage avait pu être contesté, offre une très grande importance, et doit être d'un très grand poids dans l'appréciation des moyens réputés préservatifs. Les expériences faites sur les animaux ont déjà éclairé la question, il est intéressant de la voir résolue par l'observation de la transmissibilité à l'espèce humaine. Le Comité a lieu de s'applaudir d'avoir insisté sur ce point dans le programme de l'enquête ; s'il n'a pas toujours été l'objet de réponses précises, il est du moins indiqué dans un nombre de cas aujourd'hui assez considérable. Nous pouvons ainsi compter 99 personnes mordues simultanément par des animaux manifestement enragés, sur lesquelles 41 seulement ont été ultérieurement frappées par la contagion. Un exemple très curieux à ce point de vue a été consigné dans un excellent rapport de M. le docteur Berthet, membre de la commission cantonale d'hygiène d'Autrey, dans le département de la Haute-Saône, qui a donné une histoire très complète des ravages causés par un loup enragé qui a mordu cinq bestiaux, dont deux sont morts de la rage et trois ont été abattus, et en même temps neuf personnes, dont deux seulement ont été atteintes par la contagion, l'une après cinquante jours, l'autre après trois semaines.

2° La *durée de l'incubation* est de mieux en mieux fixée par l'enquête. Déjà nous avions pu faire justice de ces récits chimériques d'explosions tardives qui laissaient planer sur ceux qu'avait atteints la morsure la moins suspecte les terreurs et les angoisses de ce mal horrible. Sur 87 cas bien déterminés et dans lesquels sont comprises les 18 observations de 1853 et 1854, on peut voir que l'incubation a été de moins de :

1 mois dans	. . . .	17 cas.
1 à 3 mois dans	. . . .	54
3 à 6 mois dans	. . . .	10
6 à 12 mois dans	. . . .	6

Il est donc permis d'affirmer que dans l'immense majorité des cas, la rage transmise à l'homme éclate dans les trois mois qui suivent la morsure ; mais en même temps il ne faut pas rejeter d'une manière absolue la possibilité d'une incubation plus prolongée et d'une explosion retardée pendant cinq, six et huit mois. Cette dernière remarque ne paraîtra pas inutile, lorsque nous aurons fait connaître un cas de rage parfaitement caractérisée et terminée par la mort après trois jours de maladie, que le Conseil d'hygiène de l'arrondissement d'Avesnes (Nord) s'est cru autorisé à attribuer uniquement à l'influence de la peur, par cette seule raison que la rage ne s'était déclarée que cinq mois après la morsure. Le Comité ne peut sanctionner une pareille doctrine que tous les faits authentiques contredisent, et qui, si elle était fondée, aurait pour premier effet de multiplier singulièrement les victimes de la rage. Nous avons dû signaler cette erreur d'un Conseil d'hygiène, mais nous devons ajouter qu'elle nous a frappé comme une exception au milieu des excellentes considérations et des principes judicieux dont sont remplis les rapports émanés des Conseils, qui presque partout sont intervenus fort utilement dans l'étude des cas de rage transmis au ministre et consignés dans l'enquête.

3° La question la plus intéressante, celle qui dominerait à coup sûr, si elle n'était entourée de tant de difficultés de tous genres, c'est celle de l'*efficacité des moyens préventifs* à opposer à la rage. D'une part, les différences individuelles qui existent dans la transmissibilité s'opposent, ainsi que nous l'avons dit, à ce que l'on attribue à certains moyens employés la non-transmission du mal ; d'une autre part, les conditions et le mode d'emploi des moyens doivent influer considérablement sur leur efficacité. Pour se mettre autant que possible à l'abri des causes d'erreur, il convient de rapprocher le mode de terminaison des divers procédés prophylactiques mis en usage. Les renseignements relatifs à ce point particulier ne sont pas aussi nombreux et aussi précis qu'on pourrait le désirer. Cependant, dans les trois années 1852, 1853 et 1854, les documents de l'enquête font mention de 44 cas suivis de mort dans lesquels est indiquée la conduite tenue après l'inoculation. Or, 26 fois, aucun traitement préventif n'avait été tenté : 18 fois seulement la cautérisation avait été pratiquée, mais seulement trois heures, six heures et quinze heures après la morsure virulente, c'est-à-dire à une époque qu'il est permis de considérer comme tardive. Nous manquons de faits précis pour déterminer avec quelque certitude dans quelles limites est renfermée l'action efficace de la cautérisation et à quel moment elle cessera d'être utile. Ces expériences instituées par le savant directeur de l'école impériale d'Alfort n'ont malheureusement pas d'analogues chez l'homme et l'on est réduit aux conjectures. Il existe certainement des cas dans lesquels des individus mordus par des animaux notoirement enragés, et cautérisés à l'aide du fer rouge plus de trois heures après l'inoculation, ont néanmoins échappé à la contagion. Mais n'étaient-ils pas de ceux qu'elle ne devait pas atteindre, et ne doit-on pas avec plus de raison ne considérer comme réellement utile et efficace que la cautérisation immédiate ou du moins très rapprochée de l'accident? c'est là du moins le précepte pratique qui doit ressortir de toutes les incertitudes théoriques et dominer les doctrines qui ne reposent que sur des bases trop peu solides. Nous ne nous arrêterons pas aux divers procédés de cautérisation déjà jugés, non plus qu'à ces pratiques du plus grossier empirisme que nous avons eu déjà l'occasion de signaler, et parmi lesquelles reparaissent toujours ces dévotions à saint Hubert que la raison et la foi condamnent également.

Telles sont les principales circonstances de l'enquête qu'il nous a paru nécessaire de remettre en lumière; il est quelques points secondaires qui, en raison de leur moindre importance et du petit nombre des faits ajoutés à l'enquête pour 1853 et 1854, ne méritent pas de nous arrêter si longtemps.

4° Le *sexe et l'âge* des individus qui ont péri victimes de la rage n'offrent rien à noter, si ce n'est que l'on trouve encore plusieurs enfants très jeunes de trois à cinq ans.

5° L'*espèce d'animal* qui a fait les morsures violentes, a été pour les 28 cas de cette dernière enquête, 2 fois le chat, 9 fois le loup, 17 fois le chien. Pour ce dernier la race a varié, et l'on compte des lévriers, des dogues, des terre-neuve, des chiens de berger, des chiens d'appartement.

6° Le *siége des blessures* par lesquelles la rage a été inoculée, a été 10 fois le visage, 7 fois les mains, 6 fois les bras, 5 fois les membres inférieurs. Ce résultat ne diffère pas de celui qui avait été précédemment signalé.

7° Quant à la *saison* dans laquelle la rage a été transmise, question importante, il est bon de réunir les faits plus récents aux anciens; sur ce total de 117 cas, la répartition entre les diverses saisons donne pour les mois de :

Mars, avril, mai.	31 cas.	117
Juin, juillet, août.	45	
Septembre, octobre, novembre. . . .	19	
Décembre, janvier, février.	22	

Si toutes les saisons ont leur contingent, on voit que le plus grand nombre des cas de rage appartiennent surtout aux saisons chaudes, au printemps et à l'été.

8° La *durée de la rage* confirmée, dans sa brièveté terrible, n'a pas varié pour les diverses périodes de l'enquête. Dans 93 cas, nous voyons 73 fois la maladie se terminer en quatre jours, et ne jamais dépasser six jours, pour aboutir constamment à la mort comme terminaison fatale.

9° Les tentatives nombreuses de *traitement curatif* indiquées dans l'enquête n'offrent d'ailleurs rien de nouveau, rien qui permette de concevoir pour l'avenir quelque espoir légitime.

Ici se termine le résumé des faits transmis à l'administration et communiqués par elle au Comité. Nous ne pouvons nous empêcher, en finissant, de reproduire les regrets que nous avons cru devoir exprimer sur les lacunes que présente l'enquête, et qu'augmente la certitude de l'intérêt immense qu'elle pourrait offrir si les intentions éclairées de l'administration supérieure et les sages instructions du Comité avaient été mieux comprises et plus rigoureusement remplies. Une circonstance particulière et actuelle ajoute à l'importance qu'il y aurait à obtenir, pour l'année qui vient de s'écouler et pour celles qui suivront, des renseignements complets et embrassant toutes les parties de l'empire. L'application de la taxe sur les chiens, si elle doit contribuer à éteindre ou du moins à atténuer la rage, présente un sujet d'étude dont il n'est pas besoin de signaler l'intérêt et l'opportunité. Il est encore facile de recueillir, si on le veut, les faits de 1855 qui ne peuvent être oubliés ; quatre départements seulement, ceux de la Côte-d'Or, du Jura, du Lot et du Haut-Rhin, ont devancé la lettre de rappel énergique que nous proposons d'adresser à MM. les préfets. Si le Comité nous faisait l'honneur d'approuver ces vues, nous demanderions qu'une nouvelle circulaire réclamât d'une manière plus efficace le concours de l'administration départementale, en insistant sur la nécessité absolue d'une réponse même négative, et que dans le but de contrôler les effets de la loi nouvelle sur le développement et la propagation de la rage dans l'espèce canine, l'enquête fût instituée avec non moins d'activité et de rigueur dans les écoles et infirmeries vétérinaires. Le programme élaboré par le Comité dès l'année 1852 suffit d'ailleurs à cette double tâche, et les Conseils d'hygiène ont prouvé, partout où l'on a pu faire appel à leur zèle et à leurs lumières, qu'ils étaient à la hauteur de cette importante mission.

Rapport pour les années 1855, 1856, 1857 et 1858. — L'enquête sur la rage qui se poursuit en France depuis dix ans, a pris dans ces quatre dernières années, grâce à l'impulsion nouvelle que lui a imprimée la sollicitude de l'administration supérieure, une extension et une activité qui lui avaient manqué jusqu'à ce jour. Les renseignements envoyés par MM. les préfets ont été à la fois plus nombreux et plus complets, double garantie d'exactitude pour les résultats statistiques qui devaient offrir, pour cette dernière période, une importance toute particulière. On sait, en effet, que s'est en 1856 qu'a commencé l'application de la mesure législative qui prescrivait un impôt sur les chiens. Un des motifs qui avaient inspiré cette innovation, un de ceux qui, mis en avant avec le plus d'insistance par le savant rapporteur de la loi, avaient pu influer le plus puissamment sur le vote par lequel elle fut adoptée, était tiré des effets salutaires que l'on devait attendre de la loi nouvelle sur la diminution du nombre des chiens enragés, et, ce qui était plus intéressant encore, sur celui des victimes que fait la rage dans l'espèce humaine. La statistique invoquée dans le rapport présenté au corps législatif ne reposait sur aucune donnée certaine, et portait à un chiffre tout à fait exagéré, 200 par année, le nombre des cas de rage qui, en France, devaient se montrer annuellement chez l'homme. Les relevés que nous avons eu l'honneur de soumettre déjà à plusieurs reprises au Comité, et qui résument les données de l'enquête prescrite par la circulaire du 17 juin 1850, donnent, on le sait, un chiffre de beaucoup inférieur et qui doit approcher de la vérité. Quoi qu'il en soit, on comprend l'intérêt qui s'attachait à la comparaison du nombre des cas de rage dans les années antérieures à l'application de l'impôt sur la race canine, c'est-à-dire à 1856, et dans les années qui ont suivi. Aussi est-ce le premier point sur lequel nous appellerons l'attention dans ce rapport. Nous aurons ensuite à rechercher quelle lumière nouvelle l'enquête des quatre dernières années est venue jeter sur les diverses questions qui ont éclairé déjà les statistiques précédemment recueillies, dont les résultats s'affermissent à mesure qu'ils s'accroissent et se multiplient. Enfin, un point de vue nouveau et qui ne peut manquer de frapper l'attention du Comité, nous sera fourni par les documents que nous devons au zèle infatigable et éclairé de nos médecins sanitaires, qui, répondant avec empressement à l'appel que nous leur avons adressé, nous ont donné des renseignements très neufs et très importants sur la question encore obscure de l'existence de la rage en Orient. Tels sont les points principaux qui seront étudiés dans ce rapport, destiné à montrer une fois de plus l'importance scientifique et administrative toujours croissante de l'enquête sur la rage.

I. — Nous devons avant tout indiquer d'une manière générale les résultats bruts de cette enquête pour la période que nous relevons ici. Or, on voit que le *nombre des départements* figurant dans l'enquête, qui en 1853 et 1854 était tombé à 11 et à 13, s'est relevé d'une manière très satisfaisante dans les quatre années qui ont suivi : 62 en 1855, 77 en 1856, 64 en 1857, et 65 en 1858. Les documents transmis se décomposent ainsi qu'il suit :

1855. — Sur les 62 départements représentés, 48 n'ont eu aucun cas de rage, 14 en ont eu ensemble 21 ; ce sont : l'Aisne, l'Aube, la Côte-d'Or, la Creuse, la Drôme, l'Hérault, le Jura, les Landes, l'Orne, les Hautes-Pyrénées, le Haut-Rhin, le Rhône, la Haute-Saône, la Seine-Inférieure.

1856. — Sur les 77 départements représentés, 63 n'ont eu aucun cas de rage, 14 en ont eu ensemble 20 ; ce sont : l'Aube, les Bouches-du-Rhône, Eure-et-Loir, Gard, Hérault, Jura, Lozère, Moselle, Oise, Pas-de-Calais, Bas-Rhin, Seine, Somme et Haute-Saône.

1857. — Sur les 64 départements représentés, 53 n'ont eu aucun cas de rage, 11 en ont eu ensemble 13 ; ce sont : l'Aube, l'Hérault, le Jura, la Moselle, l'Orne, le Pas-de-Calais, le Haut-Rhin, la Sarthe, le Jura, les Deux-Sèvres, la Somme et l'Yonne.

1858. — Sur les 65 départements représentés, 50 n'ont eu aucun cas de rage, 16 en ont eu ensemble 17 ; ce sont : l'Aveyron, les Bouches-du-Rhône, le Cantal, la Charente-Inférieure, le Gers, la Gironde, la Lozère, le Nord, les Basses-Pyrénées, le Puy-de-Dôme, le Rhône, Saône-et-Loire, la Seine, la Somme et le Var.

Nous ne ferons qu'une seule remarque sur la répartition des cas de rage dans ces divers départements : c'est que, comme les années précédentes, aucune règle fixe ne peut être saisie dans cette distribution, relativement au climat ou aux conditions topographiques et sociales des départements atteints. On sera frappé aussi de la fixité de leur nombre, et l'on verra là un premier argument en faveur de l'exactitude des résultats fournis par l'enquête, si l'on considère que, à côté d'un petit nombre de départements qui ont le triste privilége de fournir chaque année des cas de rage, ceux-ci se répandent la plupart du temps très diversement dans les différentes parties de l'empire, sans que le nombre des départements frappés varie pour cela sensiblement.

Nous avons indiqué le chiffre des cas de rage chez l'homme pour chacune des quatre années qui viennent de s'écouler ; mais pour mieux apprécier l'influence qu'aurait pu avoir sur ce nombre *la mesure fiscale qui a imposé les individus de la race canine*, nous devons placer en regard, en remontant à l'origine de l'enquête, les chiffres obtenus avant 1856 et ceux qui datent de cette époque.

Avant l'impôt sur les chiens.		Après l'impôt sur les chiens	
En 1850. . .	27 cas de rage.	En 1856. . .	20 cas de rage.
1851. . .	12	1857. . .	13
1852. . .	46	1858. . .	17
1853. . .	37		
1854. . .	21		
1855. . .	21		

Cette simple comparaison permet au premier aperçu de reconnaître que l'influence de la nouvelle mesure a été très peu sensible, sinon tout à fait nulle, sur le nombre des victimes de la contagion, sur le chiffre des cas de rage observés chez l'homme. En effet, si avant 1856 on trouve deux années où ce chiffre a été notablement plus élevé, ce qui tient pour 1852 à ce que dans un seul département, un seul animal enragé a transmis la maladie à dix personnes à la fois, on voit des années où le nombre des cas de rage a été aussi faible qu'après l'application de l'impôt. Il n'y a donc pas lieu de s'arrêter à de si minimes différences, et l'on peut dire avec certitude que jusqu'ici, et pour une période de trois années, depuis que les chiens sont taxés, la rage n'a fait ni plus ni moins de ravages parmi les hommes.

Toutefois il ne faut pas se dissimuler que ce n'est là qu'un des côtés de la question, et que pour apprécier dans toute son étendue l'influence de la taxe nouvelle, il faudrait pouvoir en mesurer en quelque sorte les effets directs sur les chiens eux-mêmes. Sur ce point, dont nous sommes loin de méconnaître l'importance, nous manquons de renseignements suffisants. Quelques efforts que nous ayons faits, quelque répétés qu'aient été les appels adressés par l'administration supérieure, il a été impossible d'obtenir les chiffres exacts des chiens atteints de la rage qui ont été observés dans les écoles et infirmeries vétérinaires. L'école impériale de Lyon est la seule qui, avec un zèle très louable, en ait constamment donné le relevé complet. Or, il résulte de ce document malheureusement isolé de même que des chiffres consignés dans l'enquête relative aux cas de rage transmise à l'homme, que des variations assez sensibles se montrent dans le nombre des chiens enragés d'une année à l'autre, mais tout à fait indépendantes de l'application de la loi sur l'impôt. Ainsi dans les trois dernières années, pendant lesquelles la taxe a été perçue, on voit à l'infirmerie de l'école impériale vétérinaire de Lyon, en 1856, 42 chiens atteints de la rage; en 1857, 12 seulement, et en 1858, le chiffre remonter à 56.

II. — Si maintenant nous reprenons le chemin tracé dès le principe à l'enquête, nous pourrons mesurer les résultats obtenus, en passant en revue les différents points qu'elle a successivement touchés. Le *nombre des cas de rage* recueillis dans les quatre dernières années s'élève à 71, qui, ajoutés à 168 que l'enquête avait fait connaître avant 1855, portent à 239 le nombre des faits qui peuvent servir à dresser aujourd'hui la statistique médicale de la rage ; chiffre important pour une telle maladie et qui permet des conclusions certaines et parfois décisives sur les principaux points de son histoire.

1° Le *sexe* des victimes que fait la rage chez l'homme n'a qu'un intérêt secondaire, et nous nous bornons à signaler que les 239 cas appartiennent, 175 au sexe masculin et 64 au sexe féminin, différence qu'expliquent suffisamment les habitudes et les travaux particuliers à chaque sexe.

2° Eu égard à l'*âge*, nous voyons chaque année se confirmer le fait que l'âge le plus tendre n'est pas à l'abri de la contagion de la rage, et dans les quatre dernières années, comme dans les précédentes, on voit figurer 11 enfants en bas âge parmi les victimes de la rage.

3° L'origine de la contagion, eu égard à l'*espèce de l'animal* dont la morsure a produit la rage, ne présente que bien peu de variations, et se rapporte toujours presque exclusivement au chien. Les chiffres fournis sur ce point par l'enquête depuis 1850 jusqu'à 1859, donnent le résultat général qui suit : sur un total de 228 cas,

188 proviennent de la morsure du chien ;
26 — — du loup ;
13 — — du chat ;
1 — — du renard.
228

Le chien est donc, dans l'immense majorité des cas, et par le fait du développement spontané de la rage, le point de départ de la contagion. L'influence de la race, malgré les recherches poursuivies dans ce sens, a paru en réalité complétement nulle, ainsi que nous l'avions déjà noté précédemment. Quant aux causes qui peuvent favoriser l'explosion de la rage chez le chien, ce n'est pas ici qu'il convient d'énumérer toutes les théories dont la vanité est depuis longtemps démontrée, et qui se reproduisent encore trop souvent dans des communications adressées à l'autorité supérieure. Nous aurons d'ailleurs à revenir sur ce point, en analysant les intéressants travaux des médecins sanitaires d'Orient. Nous devons noter deux exemples remarquables de rage spontanée chez le chat, l'un qui paraît s'être développé à la suite d'une large brûlure, l'autre chez une chatte rendue furieuse par l'enlèvement de ses petits. Ces faits offrent un intérêt considérable, puisqu'ils tendraient à résoudre la question encore douteuse du développement spontané de la rage dans d'autres espèces que l'espèce canine.

Bien que nous n'ayons indiqué comme ayant transmis la rage à l'homme que des animaux carnassiers, il faut tenir compte des cas assez nombreux dans lesquels des herbivores, des bestiaux d'espèce bovine et ovine ont contracté eux-mêmes la maladie et ont succombé aux suites de la morsure de chiens ou de loups enragés, sans avoir communiqué la rage à personne. Un seul fait observé en 1855 dans le département de la Creuse nous montre une brebis mordue par un chien enragé, mordant à son tour le berger qui, attaqué quinze jours auparavant par le chien, succomba à cette double morsure virulente.

4° Le *siége des blessures* par lesquelles a eu lieu l'inoculation de la rage est un indice frappant de la facilité avec laquelle la contagion s'est opérée. Sur 145 cas où le siége des morsures a été noté, on trouve qu'elles ont été faites :

Aux membres supérieurs et principalement sur les mains.	79 fois.	145
Au visage	37	
Aux membres inférieurs.	29	

5° Une des questions qui intéressent particulièrement les mesures de police à prendre contre les chiens qui peuvent être menacés de la rage, est celle qui est relative à l'*époque où se développe* le plus généralement la maladie. C'est à ce point de vue que la statistique fournit pour toutes les périodes de l'enquête des chiffres importants à consigner. En les réunissant en un seul total, on voit les 181 cas où ce point a été noté, répartis par ordre de fréquence :

En juin juillet, août.	66 cas.	181
En mars, avril, mai.	44	
En décembre, janvier, février.	40	
En septembre, octobre, novembre. . .	31	

Ou si l'on divise l'année en deux parties :

110 cas pour les saisons chaudes,
71 seulement pour les saisons froides.

La différence est marquée sans doute en faveur des mois où la température est la plus élevée, mais il n'en demeure pas moins constant qu'aucune saison ne s'oppose réellement au développement de la rage et ne peut en rendre les effets moins redoutables.

6° L'histoire naturelle des contagions ne peut offrir un caractère véritablement scientifique que si l'on tient compte des différences qui peuvent se produire dans la manière dont elles s'opèrent, soit en raison de circonstances accidentelles qu'il resterait à préciser, soit eu égard aux conditions individuelles. Les maladies virulentes, notamment celles qui se transmettent par inoculation, et dont, par conséquent, la contagion est la plus sûre et la plus constante, n'échappent pas à ces variations, qui sont un des traits vraiment spécifiques des affections contagieuses. La connaissance de ce fait importe en outre d'une manière toute particulière à l'appréciation rationnelle des chances et des moyens de préservation qu'offrent ces affections. A ce double titre, le Comité a toujours attaché un grand intérêt à la détermination aussi exacte que possible du rapport qui existe entre le nombre des personnes simultanément exposées à la contagion de la rage, et celui des personnes qui périssent victimes de l'inoculation rabique. Ces faits ne sont jamais faciles à établir avec certitude ; cependant la question, bien comprise par les Conseils d'hygiène et de salubrité des départements qui soumettent à un premier examen les faits recueillis dans l'enquête, a été l'objet d'une étude consciencieuse, et nous sommes parvenu à rassembler un nombre assez considérable de cas où l'on a pu comparer la manière différente dont se sont comportées, à l'égard de la contagion, plusieurs personnes mordues par le même animal enragé. Par une scrupuleuse analyse des faits, en réunissant tous les cas bien constatés, nous sommes arrivé à ce résultat : que sur 198 individus atteints de morsures virulentes, 112 seulement ont contracté la rage, c'est-à-dire que 4 sur 10 environ échappent à la contagion. Mais il est bon de le répéter, pour donner à ce chiffre proportionnel toute sa valeur, il faudrait pouvoir établir avec précision dans quelles conditions particulières se sont trouvés ceux que la maladie a épargnés ; quel a été chez eux le siége des morsures, s'ils ont été mordus après les autres, si l'inoculation a réellement eu lieu, si l'animal qui les a blessés était devenu spontanément enragé ou n'avait reçu la rage qu'après plusieurs transmissions, circonstances qui peuvent bien être soupçonnées quelquefois, mais rarement démontrées avec certitude. Enfin, il faut tenir compte de l'efficacité des moyens préventifs employés.

7° Nous nous sommes attaché d'une manière toute spéciale, dans nos précédents rapports, à fixer exactement la *durée de l'incubation de la rage*, dont la connaissance est si importante au point de vue de l'appréciation des effets probables de morsures suspectes et dont les limites ne peuvent être établies qu'à l'aide de faits nombreux. Ceux que l'enquête a rassemblés depuis près de dix ans ont non-seulement atteint un chiffre assez élevé, mais de plus, par la constance des résultats, ils ont jeté sur cette question spéciale une telle lumière, qu'il est permis de la considérer aujourd'hui comme complétement résolue. 147 cas portent la mention exacte du temps après lequel a éclaté la rage, à partir de l'incubation, et donnent pour la durée de l'incubation moins de :

1 mois.	26 cas.	147
1 à 3 mois.	93	
3 à 6 mois.	19	
6 à 12 mois.	9	

Ainsi se vérifie de plus en plus ce fait capital dont nous avons tant de fois déjà fait ressortir la portée, que presque toujours les effets redoutés de la contagion rabique ne se font pas attendre au delà de quelques semaines, et que ce n'est qu'exceptionnellement que l'explosion de la rage est retardée au delà de trois mois.

Mais à côté de ce fait général, il est une particularité intéressante sur laquelle notre attention a été éveillée par quelques observations récentes, et qui nous paraît digne d'être remarquée. La durée de l'incubation paraît avoir été d'autant plus courte que les sujets atteints étaient plus jeunes. Dans les quatre années qui forment la dernière période de l'enquête, nous avons vu l'incubation réduite à un mois chez la plupart des enfants de deux à dix ans, et même à vingt-quatre, vingt-six, vingt-sept et vingt-huit jours chez cinq enfants de deux ans et demi, sept, dix et onze ans. Ce n'est pas là sans doute une règle absolue, mais un fait assez constant pour qu'il nous ait paru utile de le relever et pour qu'à l'avenir nous suivions avec intérêt cette première vue dans les enquêtes ultérieures.

8° Lorsque la rage a éclaté, on sait quelle en est la *marche* rapide et la *terminaison* fatale. Les nouveaux faits recueillis en 1855, 1856, 1857 et 1858, n'ont apporté à cet égard qu'une nouvelle confirmation des lois déjà connues, La mort, dans tous les cas et sans exception, est toujours venue mettre fin aux horribles souffrances des malheureux atteints de la rage, et ne s'est pas fait longtemps attendre. Les chiffres nouveaux réunis aux anciens nous montrent que sur 161 cas la durée exactement calculée de la rage confirmée n'a pas dépassé :

2 jours	dans	34 cas.	161.
4	—	98	
6	—	24	
7	—	2	
8	—	2	
9	—	1	

9° La question qui nous reste à examiner est sans contredit celle qui offre l'intérêt pratique le plus considérable, et sur laquelle il serait le plus utile que l'opinion non-seulement des médecins, mais encore du public tout entier, fût éclairée et définitivement fixée. Nous voulons parler de l'utilité absolue et de l'efficacité relative des *moyens destinés à empêcher le développement de la maladie* chez les personnes mordues par des animaux enragés, notamment de la cautérisation à l'aide des divers caustiques. Nous avons dit déjà les difficultés très réelles et très grandes qui s'opposent malheureusement à ce que l'on puisse acquérir sur ce point une certitude complète, et faire exactement la part des causes diverses qui peuvent influer sur les conséquences des morsures virulentes et en neutraliser les effets. Dans les cas où un individu mordu par un chien enragé a été soumis à l'emploi de quelque moyen préventif et n'est pas devenu lui-même malade de la rage, il peut toujours rester un doute sur la réalité de la contagion. La preuve de l'efficacité des moyens préservateurs résultera donc moins de ces faits négatifs que des cas où, soit la négligence, soit le retard que l'on aura mis à les employer, auront été suivis du développement de la rage et de la mort des victimes de l'inoculation rabique. A ce point de vue, nous avons pu réunir, tant avant qu'après la dernière période de l'enquête, 115 cas suivis de mort pour lesquels on a noté avec soin la manière dont ont été traitées les morsures faites par des animaux enragés, et dont l'analyse a donné le tableau suivant :

Années.	Morts de la rage.	Pas de cautérisation.	Cautérisation tardive.	Cautérisation insuffisante.
1852, 1853, 1854. . . .	44	26	18	»
1855. . . .	21	11	5	5
1856. . . .	20	11	6	3
1857. . . .	13	10	3	»
1858. . . .	17	6	5	6
	115	64	37	14

Dans tous ces cas on voit manifestement paraître les funestes conséquences de la non-cautérisation des morsures faites par les animaux enragés, et de la cautérisation tardive, c'est-à-dire de celle qui n'est opérée que plusieurs heures après l'inoculation, alors même qu'elle serait faite avec le fer rouge ou avec les plus puissants caustiques, tels que le beurre d'antimoine; mais il faut remarquer, en outre, que certains caustiques employés même immédiatement après la morsure, n'ont eu aucune efficacité préservatrice, et que dans un certain nombre de cas le nitrate d'argent, l'alcool, l'ammoniaque, appliqués sur les plaies d'inoculation très peu d'instants après qu'elles avaient été faites, sont restés complétement impuissants à prévenir le développement de la rage. On ne saurait donc répéter avec trop d'insistance que le seul refuge contre ce mal redoutable est la cautérisation immédiate avec le fer rouge, et que tout autre moyen compromet l'avenir par la perte irréparable des seuls moments où le traitement préventif est applicable. Aussi doit-on poursuivre sans relâche ces préjugés déplorables, ces promesses menteuses qui attribuent à de prétendus spécifiques la vertu de prévenir et de combattre la rage. L'administration sanitaire l'a bien compris, et le Comité ne craindra pas de la soutenir hautement dans la voie où elle s'est engagée dans ces derniers temps, en livrant à la justice les charlatans de toute sorte qui affichent la prétention de prévenir ou de guérir la rage et en provoquant contre eux une juste application de la loi.

10° Quant aux *mesures prophylactiques* administratives ou autres, dirigées contre le développement ou la propagation de la rage, quant au *traitement curatif* de la rage confirmée, la sollicitude de l'administration, les recherches des voyageurs, les tentatives des empiriques et les expérimentations plus ou moins rationnelles des médecins, n'ont pas réussi à réaliser un seul progrès sérieux ; les derniers résultats de l'enquête sur la rage n'ajoutent rien sur ce point à ce qu'elle nous avait appris déjà. Nous avons dit le peu d'effet qu'avait eu, malgré les espérances qu'on en avait conçues, la taxe municipale mise sur les chiens. Nous en dirons autant des mesures de police dès longtemps connues et de celle qui consisterait à ranger les chiens dans la classe des animaux dangereux qui ne peuvent être laissés en liberté, ainsi que le conseillait une lettre adressée de Chartres à M. le ministre, le 6 septembre 1856, et signée *un ami du bien.* On ne peut accorder plus de confiance aux opérations pratiquées sous la langue des chiens, dans le but de les mettre hors d'état de communiquer la rage par morsure, et que prescrivent en même temps les frères Perron, de Lannion (Côtes-du-Nord), et le sieur Vinet (du Mans). Parmi les remèdes tentés, tels que les inspirations de chloroforme ou l'usage d'une espèce particulière de polygala, dont un missionnaire en Chine, l'abbé Vinzot, dit avoir entendu vanter les vertus, nous n'avons absolument rien trouvé dans les nombreux écrits transmis à l'administration supérieure, qui mérite d'être signalé au Comité et qui puisse modifier le pronostic désespéré auquel devra toujours donner lieu l'apparition des effrayants symptômes de la rage confirmée.

III. — Nous avons réservé une place à part, dans ce rapport, à l'enquête spéciale à laquelle se sont livrés avec un zèle au-dessus de tout éloge les médecins sanitaires sur l'existence de la rage en Orient. A la demande du Comité, M. le ministre de l'agriculture, du commerce et des travaux publics, avait bien voulu adresser aux savants distingués qui occupent les postes sanitaires du Levant, des instructions qui avaient pour objet de rechercher d'une manière plus précise qu'on ne l'avait fait jusqu'alors, si la rage existait ou non en Orient.

MM. les docteurs Punel à Alexandrie, Burguières-bey au Caire, Suquet à Beyrouth, Gaillardot et Nicora à Damas, et Camescasse à Smyrne, se sont empressés de se conformer aux intentions de M. le ministre et lui ont transmis des documents authentiques et dignes du plus haut intérêt. M. Camescasse surtout a envoyé successivement plusieurs rapports très étendus et très bien faits, auxquels était joint un nombre considérable d'observations qui attestent le soin et le dévouement avec lesquels cet honorable médecin a rempli la mission qui lui avait été donnée. Le Comité prêtera, nous en sommes convaincu, une attention bienveillante à l'analyse rapide que nous allons faire de ces divers documents.

Il y a plusieurs années déjà, M. Amstein avait signalé l'existence de la rage à Alexandrie. Nos médecins de l'armée en avaient rencontré en Afrique. Mais ces faits restaient exceptionnels, et à Constantinople M. Fauvel constatait l'absence de la maladie. Tel était l'état de la question, lorsque fut adressée, au mois d'aût 1856, aux médecins sanitaires en Orient, la circulaire ministérielle qui a été le point de départ de l'enquête actuelle. Nous chercherons d'abord, dans les réponses transmises par chacun d'eux, si la maladie existe réellement dans le Levant et en Orient, et ensuite si, là où elle existe, elle présente des caractères particuliers, différents de ceux qu'elle affecte parmi nous.

En *Égypte*, M. le docteur Punel, dans un rapport daté d'Alexandrie, le 17 mai 1858, cite quatre faits incontestables de rage observés en 1850, 1855, 1856 et 1857, et n'hésite pas à conclure que cette maladie existe bien en Orient, mais qu'elle y est rare et peu répandue. Telle est aussi la conclusion du rapport du 23 mars 1857, de M. Burguières-bey, médecin sanitaire au Caire, qui rapporte trois observations, malheureusement dépourvues de détails, de rage communiquée par des chiens amenés de l'étranger et vivant à l'état de domesticité.

En *Syrie*, notre estimable et savant médecin sanitaire, M. Suquet, qui était porté à douter de l'existence de la rage, signale cependant, dans un rapport du 2 mars 1857, trois observations qui lui ont été communiquées par M. le docteur Berles, médecin de l'office sanitaire de Latakié, qui sont des exemples non douteux de rage communiquée du chien à l'homme. Il reconnaît, en outre, qu'il existe dans le pays des familles qui passent pour posséder des spécifiques secrets contre la rage. M. le docteur Gaillardot, à Damas, après avoir cité un fait de rage très concluant et très bien observé, termine son rapport du 26 septembre 1856 en disant qu'il est impossible de nier l'existence de la rage en Orient : « Toutes » les populations la connaissent et la redoutent ; il y a dans diverses localités des » empiriques qui vendent des remèdes préservatifs, car les Arabes aussi la » regardent comme incurable. » C'est un fait que confirme M. le docteur Nicora, chargé de l'intérim du même poste sanitaire de Damas, à la date du 27 mars 1857, en transmettant les observations qu'il doit à M. Lautour, médecin sanitaire du gouvernement ottoman dans cette résidence. Ce médecin, qui habite la Turquie depuis plus de vingt-deux ans, n'a jamais eu connaissance d'un seul cas de rage, soit sur l'espèce humaine, soit sur les animaux. « Cependant, dit-il, cette mala- » die n'est point étrangère dans le Levant, notamment en Syrie, puisque certains » remèdes sont connus et prônés comme spécifiques, et demeurent le secret et » la propriété de quelques familles qui se les transmettent par voie d'hérédité. »

Mais les observations les plus concluantes sont dues, en *Turquie*, à M. le docteur Camescasse qui, dans une série de rapports et grâce à des recherches multipliées dans lesquelles il a été utilement secondé par M. le consul général de France, est parvenu à réunir 25 cas de rage parfaitement authentiques observés tant à l'hôpital de Smyrne que dans les localités voisines.

On ne peut douter que la rage n'existe en Orient et dans le Levant, mais on doit reconnaître en même temps qu'elle y est infiniment plus rare qu'en Europe et dans la zone tempérée.

Les observations que nous ont communiquées MM. les médecins sanitaires, nous montrent la rage transmise par des chiens, des chats et des loups. M. le docteur Michel, de Salie, a fait connaître à M. Camescasse le fait épouvantable d'un loup enragé qui a mordu quarante-sept personnes, dont quarante-cinq moururent de la rage, les deux autres ayant été préservées par une cautérisation immédiate faite avec le beurre d'antimoine. Des chats ont donné la rage en Égypte et en Turquie. Mais si dans ces contrées les chiens sont plus rarement exposés à la rage, tous les médecins qui ont observé en Orient s'accordent à considérer cette immunité comme l'effet de la vie libre que mènent ces animaux, et M. Burguières est porté à penser que les faits de rage observés chez l'homme proviennent le plus souvent de chiens étrangers au pays; observation qui ne saurait être généralisée et que démentent dans ce qu'elle aurait d'absolu la plupart des faits qu'ont rapportés les autres médecins sanitaires.

La maladie, du reste, a présenté dans les lieux divers qui viennent d'être cités exactement la même marche, la même durée, les mêmes caractères, la même terminaison que dans notre climat. L'incubation que l'on pouvait supposer, peut-être modifiée, s'est également renfermée dans les mêmes limites que nous avons constatées en France. Nous voyons, en effet, dans les trente-neuf observations citées dans les rapports des médecins sanitaires, que la durée de l'incubation n'a pas dépassé dans le plus grand nombre des cas un mois et demi à trois mois. Le maximum est de vingt jours et la durée la plus prolongée sept à huit mois. Il est, sur ce point, une opinion répandue en Anatolie, et sur laquelle se fonde une coutume que nous fait connaître l'intéressant travail de M. le docteur Camescasse : lorsqu'un individu mordu par un chien enragé a atteint sans être pris de la maladie le trente-neuvième jour, la soirée de ce même jour est consacrée à des réjouissances auxquelles prennent part ses parents et ses amis, et que consacre une espèce de cérémonie religieuse.

Nous avons vu que la cautérisation est employée en Orient, et que c'est le seul moyen qui ait réussi à neutraliser parfois les effets de l'inoculation rabique; ce qui n'empêche pas que les préjugés invétérés parmi ces populations ne livrent les individus mordus par des animaux enragés à de prétendus guérisseurs, à des sorciers, à des imans, qui les exploitent tout comme on le voit en Occident, en les empêchant de recourir au seul moyen qui puisse prévenir la rage. Mais là comme ici, aucun remède vraiment efficace n'a encore été opposé à ce mal terrible.

En résumé, l'enquête si bien dirigée par les médecins sanitaires de France démontre d'une manière certaine que la rage n'est pas inconnue et existe réellement en Orient, et que, à part sa rareté, elle ne diffère de celle de notre pays, ni par son origine, ni par son mode de développement, ni par sa marche, ni par son incurabilité.

— Ici se termine la tâche que nous avions à remplir, et si nous avions à tirer une conclusion de ce long rapport, nous dirions avec une conviction profonde que l'utilité de l'enquête sur la rage, loin de s'amoindrir avec le temps, grandit au contraire à mesure que les faits se multiplient et que les résultats s'étendent, que cette étude, poursuivie avec tant de persévérance sous la haute impulsion du gouvernement, a déjà produit plus d'un enseignement et devient chaque jour plus féconde; qu'elle est de nature enfin à rassurer les esprits en montrant que les victimes de la rage sont beaucoup moins nombreuses qu'on ne le pense généralement, et que, si la science n'a pas encore les moyens de combattre le mal quand il a fait explosion, elle a le pouvoir de le prévenir à l'aide de la cautérisation pratiquée dans le plus bref délai, à laquelle on doit se hâter de recourir sans donner un temps précieux aux promesses mensongères du plus grossier empirisme. Nous n'hésitons donc pas à proposer au Comité de demander à M. le ministre d'ordonner la continuation de l'enquête, en rappelant souvent à MM. les préfets l'intérêt que l'administration supérieure y attache et en soutenant le zèle par des remercîments et des encouragements adressés à tous ceux qui ont, soit en France, soit en Orient, si bien concouru à la vaste enquête dont nous venons de rendre compte.

Nous reproduirons, en terminant, les deux circulaires suivantes, témoignages significatifs de la constante sollicitude du gouvernement et de l'importance qu'il attache à l'enquête de la rage.

CIRCULAIRE MINISTÉRIELLE DU 15 MARS 1856, RELATIVE A L'ENQUÊTE SUR LA RAGE.

Monsieur le préfet, deux circulaires de mes prédécesseurs, en date, l'une du 17 juin 1850, et l'autre du 12 mai 1852, avaient confié au zèle des préfectures le soin de constater tous les faits de rage qui se seraient produits dans chaque département, et d'en informer mon ministère par bulletins individuels conformément au programme arrêté d'après l'avis du Comité consultatif d'hygiène publique.

Cette enquête, instituée d'une manière uniforme par toute la France, avait pour objet de fournir à la science des éléments précieux de solution pour les questions si graves qui touchent au mode de propagation et de transmissibilité d'un des fléaux les plus justement redoutés, et aux moyens d'en prévenir et d'en atténuer les ravages.

Les premiers résultats obtenus avaient permis d'apprécier combien pouvait être féconde la pensée qui l'avait inspirée. Déjà un assez grand nombre de faits avaient été rassemblés dans des conditions d'authenticité et d'exactitude qui ne laissaient rien à désirer. Chaque année, le Comité consultatif placé près de mon département soumettait ces faits à une étude comparative d'où devait sortir plus d'un enseignement utile : les rapports qui m'ont été adressés sur ce sujet ne peuvent laisser de doute à cet égard, et constituent déjà les premiers fondements d'une statistique du plus haut intérêt. Mais pour que les difficiles problèmes scientifiques et administratifs que soulève la transmissibilité de la rage des animaux à l'homme reçoivent de l'enquête toute la lumière qu'il est permis d'en attendre, il faut qu'elle embrasse effectivement toutes les parties de l'empire et se perpétue, avec une égale régularité, durant une période de temps suffisante. Ces conditions essentielles n'ont pas été aussi exactement remplies qu'elles auraient dû l'être, et j'ai eu le regret de remarquer des lacunes de plus en plus nombreuses.

Je ne dois pas, monsieur le préfet, laisser tomber en oubli les prescriptions de mes prédécesseurs sur ce point ; j'insiste, en conséquence, pour que chaque préfecture me transmette, à la fin de chaque semestre, un état exact des cas de rage qui auront été observés dans le département, en se conformant au programme indiqué dans la circulaire précitée du 12 mai 1852.

Je me plais à penser que le silence des administrations locales a tenu le plus souvent à l'absence de faits de rage dans leur circonscription ; mais je ne saurais trop insister pour que, dans ce cas même, vous me fassiez connaître, tous les six mois, le résultat des investigations prescrites. Les réponses négatives ont ici une importance égale aux observations positives, et il convient de vous faire remarquer, d'ailleurs, que la négligence qui serait apportée à ce travail dans un département rendrait presque inutiles, au point de vue statistique, les plus louables efforts faits dans les autres localités. Il me suffit de vous avoir signalé cette considération, pour que vous vous mettiez en mesure de répondre très exactement, désormais, à la recommandation qui précède.

En réclamant de votre zèle éclairé la plus grande exactitude dans l'envoi des documents relatifs à la rage pour l'année 1855, je dois vous rappeler une circonstance particulière qui ajoute encore à l'intérêt de cette enquête. L'application de la taxe sur les chiens, demandée par un grand nombre de conseils généraux, a été présentée comme un moyen efficace, sinon d'éteindre complétement la rage, du moins de restreindre beaucoup le nombre de ses victimes; or, les effets de cette mesure ne pourront être complétement appréciés que par la comparaison des faits de rage observés avant et après la mise en activité de la loi nouvelle.

Vous devrez toujours, monsieur le préfet, soumettre au contrôle des Conseils d'hygiène publique et de salubrité d'arrondissements les cas qui se seraient produits dans leur circonscription, et vous aurez à joindre leur rapport à l'envoi que vous me ferez des bulletins individuels contenant toutes les indications énoncées au programme. Je désire, en outre, que vous rappeliez aux maires, aux administrations hospitalières, ainsi qu'à tous les directeurs d'écoles et d'infirmeries vétérinaires, la part active qui leur revient dans l'accomplissement de cette œuvre d'utilité publique.

Vous pourrez leur faire connaître le prix que j'y attache, et les assurer de l'intérêt avec lequel seront accueillies et examinées toutes leurs observations.

Je compte, du reste, monsieur le préfet, sur votre empressement à vous associer aux vues de l'administration. J'attends dans le plus bref délai les documents arriérés, et j'espère, pour l'avenir, recevoir exactement, aux époques déterminées, la communication des résultats négatifs ou positifs de l'enquête sur la rage. *Signé* E. ROUHER.

CIRCULAIRE MINISTÉRIELLE DU 30 DÉCEMBRE 1859, CONCERNANT L'ENQUÊTE SUR LA RAGE.

Monsieur le préfet, dans ma circulaire du 15 mars 1856, je signalais avec satisfaction l'intérêt croissant des résultats produits par l'enquête sur la rage, que le gouvernement poursuit depuis dix années, et je faisais ressortir la nécessité de ne laisser aucune lacune dans cette vaste opération, qui, pour être vraiment utile, doit être poursuivie, sans interruption, d'année en année, et embrasser la France entière. Je suis heureux de constater ici qu'il a été généralement répondu à mon appel.

Il résulte d'un consciencieux et savant rapport fait au Comité consultatif d'hygiène publique par M. le docteur A. Tardieu, et adopté par ce Comité dans sa séance du 24 octobre dernier, que l'enquête sur la rage a pris, dans les quatre dernières années, une extension et une activité qui lui avaient manqué précédemment. Les renseignements envoyés par MM. les préfets ont été à la fois plus nombreux et plus complets, double garantie d'exactitude pour les résultats statistiques recueillis.

La conclusion de ce rapport est que l'utilité de l'enquête sur la rage, loin de s'amoindrir avec le temps, grandit au contraire, à mesure que les faits se multiplient et que les résultats s'étendent; que cette étude, poursuivie avec persévérance, a déjà produit plus d'un enseignement, et devient chaque jour plus féconde; qu'elle est de nature, enfin, à rassurer les esprits, en montrant que les victimes de cette cruelle maladie sont beaucoup moins nombreuses qu'on ne le pense généralement, et que, si la science n'a encore aucun moyen de combattre le mal quand il a fait explosion, elle a le pouvoir de le prévenir. L'honorable rapporteur déclare, avec une profonde conviction, qu'il faut se hâter de recourir, sans aucun délai, à la cautérisation, et ne pas donner un temps précieux aux promesses mensongères du plus grossier empirisme. Il ajoute qu'on ne saurait répéter avec trop d'insistance que les caustiques les plus énergiques sont souvent impuissants à prévenir le développement de la rage; que le seul refuge contre ce mal redoutable est la cautérisation immédiate avec le fer rouge, et que tout autre moyen compromet le succès par la perte irréparable des seuls moments où le traitement préventif soit applicable. L'administration ne saurait donc réprimer avec trop de vigueur l'intervention des personnes étrangères à l'art médical, en semblables circonstances.

Je me rends avec plaisir, monsieur le préfet, au vœu exprimé par le Comité, en adressant des remercîments et des encouragements aux autorités et aux hommes de l'art, dont le concours intelligent a fourni les éléments de son examen, et en les priant de continuer à répondre avec le même soin et le même zèle à l'attente du gouvernement.

Je ne saurais, en même temps, insister avec trop de force sur les considérations développées dans ma circulaire du 15 mars 1856, pour demander que les préfectures qui n'ont pas jusqu'ici fourni les tableaux trimestriels dont le modèle a été donné par mon ministère remplissent exactement, à l'avenir, cette obligation, les renseignements qu'ils auraient à produire dussent-ils être négatifs. Pour le cas où des accidents de rage auraient été observés, je leur recommande de tenir la main à ce que toutes les colonnes des tableaux soient remplies.

Il importe enfin que, partout où il existe une école et une infirmerie vétérinaires, on indique le nombre exact des chiens atteints de la rage qui y auront été observés, et le résultat du traitement auquel ils auront été soumis, ainsi que cela a été fait, avec un zèle très louable, par l'École impériale de Lyon.

Je vous autorise, monsieur le préfet, à donner à la présente circulaire toute la publicité que vous jugerez utile, et je vous prie de m'en accuser réception.

Signé E. ROUHER.

Bibliographie. — *Dissertations sur la rage*, par Leroux, Baudot, Bouteille, Bonel de la Brageresse, Matthieu, Metzler (*Mémoires de la Société royale de médecine*, année 1783, IIe partie, Paris, 1784, in-4). — *Méthode de traiter les morsures des animaux enragés*, par Enaux et Chaussier. Dijon, 1785, in-12. — *Dissertation sur la rage*, par la Bonnardière. Paris, 1820, in-4. — *Nouveau traité de la rage*, par Trolliet. Paris, 1820, in-8. — *Monographie sur la rage*, par Saint-Martin. Paris, 1826. — *Rapport général fait à la demande du gouvernement sur divers remèdes proposés pour prévenir ou pour combattre la rage*, par M. Bouchardat (*Bulletin de l'Académie impériale de médecine*, Paris, 1852, t. XVIII, p. 6 à 30). — *Études sur la rage dans les divers États de l'Europe*, par Boudin (*Ann.*, 2e série, t. XV, p. 183). — *Cause de la rage, et moyen d'en préserver l'humanité*, par les docteurs Bachelet et Froussart. Valenciennes, 1857. — *Études sur la rage*, par le docteur Lecœur. Caen, 1857.

RAMONAGE. — *Voy.* Cheminées.

REBOISEMENT. — *Voy.* Inondations.

RECRUTEMENT. — *Voy.* Militaire (Hygiène).

RECTIFICATION. — *Voy.* Alcool.

RÉGLISSE. — La fabrication des jus et bâtons de réglisse, qui a pris une certaine extension dans le département des Bouches-du-Rhône, où, sur l'avis du Conseil d'hygiène, elle a été rangée par assimilation dans la deuxième classe des établissements insalubres, a soulevé des questions neuves et importantes qui ont occupé le Comité consultatif d'hygiène publique et qui méritent d'être rappelées.

La fabrication qui nous occupe, celle de bâtons de réglisse, était le privilége de l'étranger. Aujourd'hui, l'importation en France est réduite au dixième, et notre exportation prend des proportions considérables.

L'industrie du réglisse emploie 1000 à 1200 ouvriers ou agents, et produit pour 3 000 000 de francs de marchandises.

Pour fabriquer l'extrait de réglisse, on épuise par l'eau la racine sèche, et l'on évapore à feu nu la décoction ; on obtient ainsi un produit qui est pur en ce qu'il ne renferme rien d'étranger que les matières inhérentes au bois traité d'une manière industrielle.

Cet extrait, sec au moment de sa préparation, ne peut être livré au commerce sous forme de billes ou de bâtons, il perdrait bientôt sa forme et même sa qualité. Pour faire les billes et les bâtons de réglisse qui doivent être secs et rester secs, et dont l'inaltérabilité doit être garantie à l'acheteur, on a eu l'idée d'ajouter à l'extrait une poudre absorbante qui fût sans aucun effet nuisible sur l'économie, qui ne neutralisât en rien les qualités du jus de réglisse, et pût être facilement retrouvée par l'analyse et signalée par l'expert le moins exercé. On a choisi la fécule de pomme de terre, la quantité en est de 20 pour 100.

Cette addition de fécule a éveillé les justes susceptibilités d'honorables savants. Certains marchands déloyaux n'ont pas craint de substituer l'abus à l'usage : au lieu de 20 pour 100, ils ont introduit 30, 40 et 50 pour 100 de fécule dans certains produits de bas étage.

Les fabricants de réglisse de Marseille ont demandé au ministre de l'agriculture et du commerce : 1° D'adresser à MM. les préets une circulaire afin que toute poursuite cesse provisoirement contre les bâtons ou billes de réglisse de fabrication française, qui renferment, outre les 5 à 10 pour 100 de composés insolubles et naturels que comporte une opération en grand, et qui n'ont pas été évités dans une expérience de laboratoire, les 20 pour 100 de fécule de pomme de terre nécessités aujourd'hui par leur mode actuel de fabrication.

2° De leur imposer de mettre sur les billes ou bâtons, à côté de leur marque de fabrique, le chiffre 20, garantissant le maximum de fécule toléré, ou le chiffre 70, garantissant le minimum de suc soluble et pur.

REMÈDES SECRETS. — *Voy.* PHARMACIE.

RÉMOULEURS. — *Voy.* AIGUISEURS.

RÉSERVOIRS. — *Voy.* EAU, FILTRE, FONTAINE, PLOMB.

RÉSINES. — Le travail en grand des matières résineuses, soit pour la fonte et l'épuration de ces matières, soit pour l'extraction de la térébenthine, a été rangé dans la première classe des établissements insalubres, à cause de la mauvaise odeur et du danger d'incendie.

RIZ, RIZIÈRES. — Il est quelques espèces de culture qui portent nécessairement avec elles une certaine somme d'insalubrité, et dont cependant on ne peut se passer sans porter atteinte à l'industrie et aux premiers besoins de la société. Telle est la culture du riz. Tous les auteurs qui s'en sont occupés, et qui ont cherché à connaître l'influence qu'elle pouvait exercer, s'accordent à la signaler comme nuisible. En effet, cette culture nécessite l'inondation du terrain où croît cette précieuse substance alimentaire; elle condamne les paysans à travailler pendant une partie de l'année, les jambes dans l'eau dormante; aussi sur les rizières du Piémont, du Milanais et de la Caroline, la population rurale est étiolée, sujette aux engorgements abdominaux, et véritablement décimée par la mort avant l'âge de quarante ans. On trouve dans les Bulletins de 1845 de l'Académie de médecine, à propos de la création d'un prix par l'Académie d'agriculture de Turin, un énoncé qui ne met pas en doute son opinion sur le danger des rizières. Cette Société posait la question en ces termes : « Déterminer par les faits et le raisonnement l'influence que la culture du riz peut avoir sur la santé de l'homme; démontrer l'influence nuisible des rizières; indiquer les règles hygiéniques les plus efficaces pour concilier cette culture avec la santé des personnes sujettes à cette influence ; enfin, examiner et déterminer si la somme du bien produit par les rizières dépasse la somme du mal qui peut provenir de la même cause. » On voit assez que cette question ainsi posée dans un pays rizicole est de nature à inspirer les gouvernements sur leurs devoirs touchant la surveillance des terrains producteurs du riz. Pendant le siècle dernier, Charles-Emmanuel, roi de Sardaigne, mû par un sentiment d'humanité, avait résolu d'anéantir la culture du riz dans le Piémont.

Les grands des États de l'Eglise, possesseurs des rizières, s'y opposèrent, et le tiers état ne témoigna aucun désir de voir se réaliser un projet aussi bienfaisant. On comprendra facilement l'insalubrité de la culture du riz. En effet, du sol tenu longtemps sous les eaux, où on l'a semé, s'élèvent, quand on vient à le découvrir, des émanations délétères dont l'influence se fait aussitôt sentir, quelquefois à des distances considérables. La pâleur et la maigreur des habitants, les fièvres intermittentes, les hydropisies, le scorbut, et les autres maladies auxquelles ils succombent avant la vieillesse, sont les effets de cette culture. Ces considérations ont engagé les gouvernements du midi de l'Europe à restreindre par des lois rigoureuses l'étendue des rizières. La substitution du riz de montagne à la variété commune paraît le meilleur moyen de préserver des suites fâcheuses de cette culture d'ailleurs si importante.

On a prétendu que les nombreux marais qui existent encore dans toute la France seraient moins nuisibles en les employant à la culture du riz qu'ils ne le sont actuellement, tout en ne produisant que des plantes inutiles. Ces objections ont été victorieusement réfutées par le docteur Boileau-Castelnau. Cet auteur a montré par des faits combien les effluves des rizières ont de dangers pour les travailleurs et les habitants du voisinage. Depuis la rédaction de son mémoire, M. Boileau nous faisait, en 1852, l'honneur de nous écrire que l'établissement du château d'Avignon a été tellement décimé par la maladie paludéenne, que les administrateurs n'ont pu éviter des désastres considérables dans leur situation financière.

Le décret du 15 octobre 1810, relatif au classement des établissements insalubres ou incommodes, a laissé dans l'oubli les établissements agricoles qui présentent ces caractères. L'excellent observateur que nous venons de citer avait émis un vœu auquel on ne saurait trop hautement se rallier : il demandait que les principes du décret de 1810 fussent étendus aux établissements agricoles, et qu'un tableau établi par les soins de l'autorité donnât le classement des industries agricoles qui sont insalubres ou incommodes en totalité ou en partie. L'importation assez récente de la culture du riz dans les landes du sud-ouest de la France, où elle prend chaque année du développement, a dû fixer l'attention du préfet et celle du Conseil d'hygiène et de salubrité de la Gironde. Une commission a été nommée pour faire un rapport sur ce sujet ; elle s'est transportée sur les lieux où sont établies les rizières, et nous ne pouvons mieux montrer le sage esprit de la commission qu'en citant textuellement une partie de son rapport et ses conclusions.

« Votre commission a pu se convaincre, en visitant cette partie des landes où sont établies les rizières, que ces lieux, naguère couverts de bruyères, et qui, durant des siècles, ont été regardés comme stériles ou comme trop improductifs pour mériter des soins, sont maintenant, grâce aux progrès de l'agriculture, couverts d'une abondante récolte de riz. On doit se féliciter de ces heureux résultats dans l'intérêt de la société. Mais malheureusement il faut reconnaître que cette culture fait payer cher les avantages qu'elle présente, et que, si elle peut faire la prospérité des propriétaires, c'est au détriment de la santé des travailleurs. Toutefois, messieurs, votre commission pense que les rizières qu'elle a visitées ne présentent pas tous les inconvénients déjà signalés, et qu'elles doivent cet heureux privilége à la nature du sol sablonneux et à la qualité de l'eau dont on se sert pour les irrigations. Distantes de 5 à 6 kilomètres de la Teste et de tout centre de population, elles sont établies à l'est du canal qui fait communiquer l'estier de Cazeau avec le bassin d'Arcachon. Les eaux qui servent à leur exploitation sont prises sur un des points de ce canal, non loin de son origine ; elles coulent, dans une direction qui lui est presque parallèle, dans un autre canal creusé à cet effet. Des fossés convenablement disposés les distribuent dans les rizières où elles pénètrent par un courant continu. Cette circonstance, jointe à leur limpidité ainsi qu'à une ventilation large et facile, est fort avantageuse ; il en est de même de la nature du sol, qui est sablonneux et qui contient peu d'humus, ce qui le rend d'une grande perméabilité, au point que, lorsque le moment de la récolte est arrivé et qu'on fait écouler les eaux, la dessiccation, après quatre ou cinq jours, est quelquefois telle, qu'on peut se livrer sur place aux travaux que nécessite le dépiquage du riz. Ces conditions, il faut le reconnaître, sont favorables et propres à atténuer les effets fâcheux de cette culture ; la commission ne croit cependant pas qu'elles soient suffisantes pour les faire entièrement disparaître, surtout si elle est appelée à prendre une grande extension.

» D'après les détails que M. Ferry, directeur des travaux, a eu l'obligeance de nous donner, il y a maintenant 70 hectares de cultivés, et la compagnie qu'il représente se propose de les porter successivement à 2400 hectares. Ainsi l'humidité et la viciation de l'air, inhérentes à une vaste étendue de terrain qui est submergée une grande partie de l'année, surtout pendant l'époque des chaleurs, et où s'opère une végétation active, doivent nécessairement augmenter d'une manière proportionnelle ; il y a lieu de présumer aussi que la nature du sol subira, avec le temps, et par suite de cette espèce de culture ainsi que des engrais qu'on y emploie, des modifications et des changements qu'il est difficile de déterminer à priori d'une manière exacte. Votre commission ne saurait donc, messieurs, se montrer trop réservée dans ses appréciations sur cette matière ; elle est convaincue que les terrains producteurs de riz doivent être l'objet d'une surveillance constante de la part de l'administration, qu'il y a nécessité urgente de réglementer cette industrie agricole, et d'indiquer les mesures hygiéniques les plus efficaces pour préserver la santé des travailleurs et des populations voisines.

» L'alios qui forme la base du sous-sol de nos landes étant imperméable, il faut, pour que l'eau d'infiltration ne soit jamais nuisible, que le sol qui le recouvre ait au moins 40 centimètres ; il convient de pratiquer de larges fossés d'écoulement destinés à recevoir les eaux qui sortent des rizières, et à les porter dans un grand cours d'eau ; elles ne doivent point servir à d'autres irrigations : autrement, déjà saturées de principes solubles et putrescibles, elles se chargeraient d'une plus grande quantité de ces matières qui rendraient ces eaux dangereuses. Dans l'Inde, où la culture du riz est générale, on assure qu'elle ne donne pas lieu aux maladies observées dans nos contrées, et que cela tient surtout à leur système d'irrigation. Dans ce pays, on ne manque jamais, dit M. Legoux-Deflaux, de déverser l'eau des rizières dès que la fleur de la plante est passée et que sa panicule commence à jaunir ; chaque jour, depuis cette époque, on diminue l'eau progressivement, et on la renouvelle aussitôt que le grain est formé, de telle sorte que les eaux stagnantes puissent s'écouler avant que la plante soit entièrement desséchée ; on empêche, par ce moyen, le chaume de se corrompre, et par suite, l'eau des rizières. Il est à désirer qu'on se rapproche de cette méthode dans nos landes, où existent déjà plusieurs causes qui favorisent le développement des fièvres intermittentes.

» L'homme, pas plus que les animaux, n'échappe à l'action des causes naturelles ; pour s'en convaincre, il suffit de parcourir certaines parties des landes, et d'observer la constitution faible, rabougrie, de leurs habitants, et leur état presque habituel de souffrance. Cela ne s'explique-t-il pas par la nature du sol et par leur nourriture qui se compose presque exclusivement de pain de seigle, de galette de sarrasin et de pommes de terre, sans que l'usage d'une boisson fermentée vienne corriger la fadeur de ces aliments ? Nul doute qu'une alimentation plus tonique et moins dépourvue de principes animalisés ne soit la condition hygiénique appropriée à cette population; elle l'est à plus forte raison aux ouvriers des rizières, qui ne peuvent pas être assimilés aux autres travailleurs de la terre, et qui, se trouvant exposés à des causes spéciales d'insalubrité, doivent, pour s'en préserver, s'astreindre à quelques précautions hygiéniques. Ainsi, il convient qu'ils ne commencent leurs travaux qu'après le lever du soleil, et jamais à jeun, et qu'ils ne les prolongent pas après son coucher. On leur accordera le temps de repos nécessaire pour réparer leurs forces; leurs vêtements seront suffisants pour les préserver de l'humidité, et leur nourriture devra être saine, tonique et réparatrice; il faut surtout que l'eau qui sert à leur boisson, et qui, dans les landes, est de mauvaise qualité, soit filtrée au charbon; leurs logements seront élevés de 30 centimètres au moins au-dessus du sol et autant que possible éloignés des rizières. C'est par de pareilles mesures qu'on peut espérer, sinon de faire disparaître entièrement, au moins d'atténuer autant que possible les effets fâcheux de la culture du riz, et de concilier avec elle la santé des personnes soumises à l'influence des rizières.

» Comme conclusions générales, la commission propose de demander :

» 1° Que l'industrie rizicole soit classée dans la première classe des établissements insalubres;

» 2° Que les rizières ne puissent jamais être autorisées qu'à 3 kilomètres au moins de tout centre de population;

» 3° Qu'elles ne puissent être établies que dans des terrains analogues à ceux de nos landes et avec des eaux courantes;

» 4° Que les conditions hygiéniques relatives aux ouvriers soient obligatoires pour l'industriel;

» 5° Enfin, que l'administration soit invitée à réglementer tous les travaux relatifs à la culture du riz. »

A plusieurs reprises depuis cette époque, cette question des rizières s'est représentée devant le Conseil d'hygiène et de salubrité de la Gironde, dont le secrétaire, M. Levieux, a eu l'honneur de provoquer l'intervention active de l'autorité départementale pour faire cesser en grande partie les conditions d'insalubrité des rizières.

Voy. MARAIS.

Bibliographie. — *De l'insalubrité des rizières*, par le docteur Boileau-Castelnau, de Nîmes (*Ann. d'hyg. publ. et de méd. lég.*, t. XLIII, p. 327). — *Rapport sur les rizières de la Teste*, par M. Soulé (*Travaux du Conseil d'hygiène publique et de salubrité de la Gironde*, Bordeaux, 1851, p. 364). — *De l'influence de la culture du riz sur l'état sanitaire du canton de la Teste*, par le docteur Levieux (*Ibid.*, 1855, p. 535 et suiv.).

ROGUES. — Les dépôts de salaisons liquides désignés sous le nom de *rogues*, sont, en raison de leur odeur désagréable, rangés dans la deuxième classe des établissements insalubres.

ROUGE DE PRUSSE. — Les fabriques de rouge de Prusse à vases clos, qui répandent un peu d'odeur nuisible et un peu de fumée, sont également placées dans la deuxième classe; mais elles appartiennent à la première lorsqu'il est fabriqué à vases ouverts avec le sulfate de fer, ce qui donne lieu à des exhalaisons désagréables et nuisibles à la végétation.

ROUISSAGE, ROUTOIRS. — Le mot *rouissage* exprime l'action de faire rouir le lin et le chanvre, c'est-à-dire de l'exposer à un courant d'eau ou à la rosée, pour le faire macérer et séparer le liber ou la filasse de la partie ligneuse. On a donné le nom de *routoirs* ou *roussoirs*, *rotours*, *roussières*, aux lieux destinés à l'opération du rouissage.

Le rouissage du lin et du chanvre se pratique différemment, suivant les localités. Dans le voisinage des rivières, c'est dans le lit même qu'on le place; dans les pays où se trouvent des mares et des étangs, on les choisit de préférence; enfin, dans la plupart des cas, on creuse sur le bord des rivières ou des ruisseaux des fosses de trois pieds de profondeur, sur une largeur et une longueur indéterminées; on emplit les fosses de chanvre, que l'on charge de pierres pour le tenir sans cesse immergé, et l'on y fait arriver l'eau par une rigole : c'est cette fosse qui porte le nom de *routoir*. Les plus estimés sont ceux qui reçoivent l'eau par la partie supérieure et peuvent s'en débarrasser par leur partie inférieure.

Les eaux les plus favorables au rouissage sont celles qui sont à la température de l'atmosphère et même un peu plus chaudes; aussi celles des routoirs sont préférables à celles des étangs, celles des étangs aux eaux des rivières, et ces dernières à celles des fontaines et des puits. Ceci doit s'entendre de la promptitude avec laquelle s'opère le rouissage, et non pas de la qualité du chanvre : car pour avoir du chanvre de bonne qualité, ce sont les eaux qui ne sont ni ferrugineuses, ni chargées de sels calcaires qu'il faut choisir de préférence, attendu que le fer qui se trouve dans certaines eaux colore la filasse; et quant aux eaux calcaires, elles sont décomposées par l'ammoniaque qui se forme pendant le rouissage, ce qui permet au carbonate de chaux de se précipiter sur la filasse et de s'y combiner, ce qui la rang sèche, cassante et moins propre au tissage ainsi qu'au filage. L'ancienne législation et les coutumes des différents pays montrent assez les opinions que l'on a toujours eues sur l'influence délétère des routoirs. On a pensé, en effet, pendant des siècles, que l'eau dans laquelle on faisait rouir le chanvre contractait des propriétés vénéneuses ; mais en supposant même qu'il se dissolve pendant l'opération du rouissage quelque principe vénéneux, il se trouve étendu dans une trop grande quantité d'eau pour qu'il puisse exercer une action nuisible. Aussi est-il constant que les bestiaux boivent impunément de l'eau dans les routoirs, et qu'elle n'a pas les propriétés délétères qu'on lui attribuait autrefois.

Ce n'est donc pas dans la mauvaise qualité de l'eau, considérée comme boisson, qu'il faut rechercher l'insalubrité des routoirs, mais plutôt dans les substances gazeuses qui en émanent, et qui sont dues à un commencement de fermentation putride à laquelle on expose le lin et le chanvre. Cette fermentation ne doit être que commençante, car si elle était portée trop loin, elle nuirait à la solidité de la fibre textile de ces végétaux. On voit par ce qui précède, que, pour peu que l'eau des routoirs puisse se renouveler, bien que lentement, ils ne sauraient exercer une action sensible sur la santé publique, surtout si l'on a soin de propager sur leurs bords des plantes herbacées dont les racines, pendant l'acte de la végétation, s'assimilent les particules organiques contenues dans l'eau, et contribuent ainsi à l'assainir.

C'est par cette même raison qu'il faut bien se garder de détruire les plantes aquatiques qui végètent à sa surface, et notamment la lentille d'eau (*Lemma minor*), lorsqu'elle couvre les mares dans lesquelles le rouissage s'opère. Ce serait donc seulement aux eaux absolument stagnantes, et dans lesquelles on ferait rouir une trop grande quantité de chanvre ou de lin relativement à leur volume, que l'on pourrait attribuer une influence fâcheuse sur la santé ; encore l'expérience ne confirme-t-elle pas cette supposition, puisque dans les contrées mêmes où les routoirs présentent ces conditions défavorables, il n'existe pas de maladies épidémiques, à moins que d'autres circonstances locales ne les y produisent.

Parent-Duchâtelet, qui a étudié la question du rouissage et des routoirs pendant deux années en multipliant les expériences sur les animaux d'abord, puis sur lui-même et sur toute sa famille, était arrivé à des conclusions entièrement opposées aux opinions qui régnaient exclusivement dans la science avant la publication de ses nombreuses recherches. Il restait démontré pour lui que l'on avait attribué aux routoirs et aux chanvres des influences fâcheuses, qui sont dues aux localités dans lesquelles on fait le plus communément rouir le chanvre. En effet, cette opération du rouissage s'opère dans les marais, dans les fossés, dans les petites rivières qui coulent au milieu des prairies ; or, on ne peut révoquer en doute l'action de ces localités, elles sont à peu près les mêmes dans tous les pays et sous toutes les latitudes, elles agissent partout dans l'arrière-saison, justement au moment où s'opère le rouissage.

Si les émanations des marais avaient été odorantes et désagréables par leur fétidité, nul doute qu'on ne leur eût attribué les maladies qu'elles produisent dans l'arrière-saison ; mais elles n'ont ni couleur ni odeur, rien n'indique leur présence, elles sont insaisissables. Celles du chanvre, au contraire, sont d'une fétidité repoussante : est-il surprenant qu'on se soit trompé sur leur action respective et qu'on ait attribué aux unes ce qui était dû aux autres ? Les émanations du chanvre ajoutent peut-être à celles des marais, mais jusqu'ici rien n'appuie cette opinion. « Si l'on avait fait des recherches spéciales, dit Parent-Duchâtelet, dans les localités diverses, pour connaître la vérité, je ne doute pas qu'on ne fût parvenu aisément à sa découverte. Le peu que j'ai vu dans ma jeunesse et mon enfance et les renseignements que j'ai pris m'en donnent la certitude. Mais ces recherches n'ont pas été faites d'une manière suivie. Si, dans le cours de mes recherches, je n'ai pas été induit en erreur, si j'ai vu la vérité, si le chanvre, par son rouissage, ne nuit pas à la santé, que penser de tant d'autres opinions sur les émanations fétides et odorantes ? Sous ce rapport, mes expériences ont une portée plus grande que celle qu'elles paraissent avoir. »

Dans une consultation sur des questions de salubrité relative au rouissage, Marc prétend également que c'est à tort qu'on attribuait autrefois à l'eau des routoirs des propriétés vénéneuses qu'elle n'a pas. Cette opinion sur la presque innocuité des émanations se trouve réfutée dans un rapport fait à l'Académie royale de médecine par une commission composée de MM. Duméril, Pelletier, Villermé, etc. « On ne saurait douter, d'après cette commission, que l'opération du rouissage ne soit souvent funeste à ceux qui s'en occupent, et cela tient bien moins aux principes particuliers du chanvre qu'aux émanations qui proviennent de l'espèce de fermentation putride qu'on lui fait subir. Cette plante, comme la plupart des matières organiques, donne pour produit de sa décomposition des miasmes fétides dont on ignore la nature, mais dont on ne connaît que trop les dangereux effets, lorsqu'une atmosphère chaude et humide vient leur prêter sa fâcheuse influence. » Il est vrai que cette commission ne parle ici de danger que pour ceux qui s'occupent du rouissage, mais on sait aussi qu'à deux lieues et même plus des routoirs, l'eau conserve encore et sa couleur noirâtre et sa fétidité. Or, comme on l'a dit avec raison, pour qu'une eau ne soit pas insalubre, il ne suffit pas qu'elle ne soit pas vénéneuse ; il a été démontré, en effet, qu'on pouvait boire impunément de ces eaux chargées de principes organiques. Les eaux bourbeuses, en général, ne sont pas des poisons, mais néanmoins il n'est pas toujours sans inconvénient de s'en servir, et si cela est vrai des eaux bourbeuses en général, cela est bien plus vrai de l'eau noire et fétide des routoirs. Cette commission de l'Académie royale de médecine, tout en partageant presque l'opinion du docteur Marc sur la qualité non vénéneuse de l'eau des routoirs, ne pensait pas, comme lui, que cette eau pût être bue impunément; elle dit, au contraire, que l'eau sera d'autant moins salubre qu'elle contiendra une plus grande quantité de principes délétères du chanvre. Et même dans le cas où les fontaines publiques seraient alimentées avec de l'eau qui baigne le long de son cours divers routoirs, malgré les probabilités qui annoncent que le danger est nul ou presque nul, la prudence doit exiger l'emploi de certaines précautions qui ne peuvent que donner une sécurité plus complète, comme par exemple : de laisser à l'eau un cours libre d'environ 200 ou 300 mètres depuis les derniers routoirs jusqu'au lieu de son introduction dans les tuyaux de conduite, afin qu'elle puisse, dans ce trajet, se débarrasser des gaz nuisibles qu'elle peut contenir, et reprendre la portion d'air qu'il est nécessaire qu'elle contienne; de propager le long des deux rives, et dans tout cet intervalle, des plantes herbacées; enfin, pour plus de sécurité encore, de ne donner issue définitive à l'eau des fontaines qu'après l'avoir forcée à s'infiltrer au travers de plusieurs couches successives de sable et de charbon. Quant au moyen proposé par cette commission, qui était consultée à propos des eaux de la ville du Mans, et qui consiste à propager le long des deux rives, et dans tout l'intervalle qui sépare le dernier routoir de l'embouchure des tuyaux, des plantes herbacées, par le motif que ces plantes dans l'acte de la végétation, auraient la propriété de s'assimiler les molécules organiques contenues dans l'eau, Barruel le critique sévèrement. Il lui semble que cette pratique, loin de remplir le but pour lequel elle est conseillée, aurait un effet tout opposé, car l'eau des mares et des petits marais, qui sont dans les forêts, quoique couverte de grands et beaux joncs, qui y croissent à l'envi, a toujours une couleur particulière et une saveur détestable, depuis la fin du printemps jusqu'à la fin de l'automne; celle des étangs où croissent plusieurs variétés de joncs a également, et pendant la même époque, une saveur marécageuse insupportable, quoique les étangs ne reçoivent dans leur sein que des eaux de bonne qualité. S'il en était autrement, l'eau de la rivière d'Essonnes serait une des meilleures que l'on pût boire, et l'on sait que, quoiqu'elle soit une des plus pures en matière minérale, c'est une des plus riches en principes organiques, et une des plus désagréables en goût. D'ailleurs, en admettant, dit Barruel, la supposition que l'acte de la végétation suffit pour purifier l'eau des matières organiques qu'elle tient en dissolution, le moyen proposé ne saurait réussir, attendu que le rouissage du lin, et surtout celui du chanvre, ne s'exécutent que dans le cours de septembre, époque de l'année où les végétaux, loin de croître, périssent. Ils augmenteront, par l'effet de la décomposition des plantes, qui sont arrivées au terme de la période qu'elles doivent parcourir, la saveur déjà désagréable de l'eau des routoirs.

Pour donner satisfaction à un vœu exprimé par le Conseil général du département du Nord, M. le préfet avait réclamé du Conseil de salubrité des renseignements sur l'influence hygiénique des routoirs. M. Loiset fut chargé de ce travail; nous sommes heureux de pouvoir reproduire en partie ce mémoire qui offre encore aujourd'hui un grand intérêt. Dans la session de 1847, le Conseil général de ce département avait demandé que des mesures fussent prises relativement aux émanations dangereuses provenant des routoirs. Une première enquête du préfet auprès de toutes les Sociétés d'agriculture du département avait eu pour résultat de faire proposer et adopter l'interdiction d'opérer le rouissage à une distance moindre de 200 mètres de l'agglomération des habitations et des principales voies de communication. La mesure réglementaire dont il s'agit est l'une des plus graves; elle touche à l'existence même des plus anciens et des plus considérables intérêts agricoles du pays. Déjà la culture linière est frappée, en France, d'un dépérissement évident, puisque, depuis une période de vingt années, on peut dire que la production linière a éprouvé une réduction des deux tiers. Une seule et bien faible compensation reste à certaines de nos campagnes amoindries dans la plus riche de leurs branches de production, c'est d'avoir réduit considérablement l'étendue et les dangers du rouissage. Sous ce rapport, les mesures provoquées par le Conseil général sont loin d'être aussi urgentes que par le passé, et nous verrons par les considérations suivantes, qu'elles ne sont susceptibles que d'une application beaucoup plus restreinte qu'on ne le pense.

Le rouissage est une opération bien plus agricole qu'industrielle, léguée traditionnellement et dans sa simplicité primitive aux générations actuelles. La pratique du rouissage consiste à provoquer une réaction chimique destinée à détruire la matière glutineuse qui enveloppe et agglomère les fibres textiles des tiges de lin : elle embrasse une série de procédés très nombreux et très variés qui peuvent se résumer, soit dans la condensation de l'humidité atmosphérique sur la matière brute à préparer, soit dans l'immersion de celle-ci, au milieu des eaux courantes ou stagnantes. Quelques détails sur chacune de ces catégories opératoires sont indispensables pour faire comprendre leur inégale insalubrité.

Rouissage à la rosée, dit rosage ou encore sereinage. — C'est dans le cours des mois d'août et de septembre qu'on pratique cette méthode de rouissage en disposant le lin de la dernière récolte en couches minces ou *ondins* sur l'herbe courte des prairies, vergers ou jeunes trèfles de l'année, de manière à lui faire subir pendant quatre à cinq semaines l'action alternative ou simultanée de la rosée, de la pluie, de l'air, et du soleil : ce sont les lins de médiocre ou de basse qualité qui sont traités ainsi, et il est généralement reconnu que ce procédé porte une plus grande atteinte à la ténacité de la filasse que les autres moyens de rouissage; cependant il est adopté universellement, mais non exclusivement sur tous les points de l'Europe, et particulièrement dans tous les cantons de notre département, pour les produits textiles de faible valeur, et nulle part ses effets n'ont été signalés comme malfaisants.

Dans l'arrondissement d'Avesnes, on expose encore, comme en Russie, les tiges de lin destinées au rouissage sur la neige en février et mars, et cette pratique donne une belle couleur jaunâtre et plus de solidité aux fibres textiles désagrégées. Au point de vue sanitaire, l'opération rentre dans les conditions précédentes.

Rouissage proprement dit, ou rouissage à l'eau. — Il s'exécute par immersion, soit dans les eaux stagnante, soit dans les eaux courantes : de là, la distinction très naturelles en deux catégories.

1° *Rouissage à l'eau stagnante.* — Ce sont ordinairement les marais qui avoisinent les cours de l'Escaut, de la Scarpe, de la Deule et de la Lys, que les cultivateurs du département du Nord choisissent pour l'établissement de leurs routoirs : ils préfèrent les parties désignées sous le nom de *clairs*, où l'extraction de la tourbe a donné plus de profondeur, et ils estiment que le lin y conserve plus de poids. Dans l'arrondissement de Dunkerque et dans une portion de celui de Hazebrouck, il suffit de s'enfoncer de quelques pieds dans le sol, pour que des bassins naturels se présentent propres au rouissage; leurs eaux dormantes n'en sont que plus favorables pour cette opération, et quoique la présence du lin tende à la corrompre, elles sont facilement ravivées par les eaux de fond ou purifiées par les gelées : ces deux modes de rouissage ne sont applicables qu'aux lins dits de *gros*, c'est-à-dire de basse ou de moyenne finesse; ils se pratiquent le plus communément en août et septembre sur la récolte de l'année, ou bien au printemps suivant. Sur quelques points, les tiges textiles sont plongées, aussitôt la récolte et avant leur dessiccation, dans des fossés où elles séjournent dix à douze jours; on a remarqué que la présence de mauvaises herbes, crues spontanément dans le fond de ces sortes de routoirs, donnait plus de qualité à la filasse et lui procurait une belle couleur bleue argentée qui la fait rechercher. Tous ces systèmes comportent des manipulations tendant à rassembler, à lier par masses plus ou moins considérables les bottes de lin brut, à en opérer l'immersion, de manière, soit à les rendre mobiles pour en varier les surfaces, soit à les assujettir de façon qu'elles restent fixes pendant toute la durée de l'opération.

2° *Rouissage à l'eau courante.* — Les meilleures qualités de lin sont seules soumises à ce genre de préparation qui ne se pratique que dans la Lys, entre Armentières et Menin, et surtout aux environs de Bousbecques, où sont transportés de sept à huit lieues à la ronde les produits de la culture linière du pays. Divers procédés y sont en usage; nous ne saurions mieux faire, pour les préciser, que d'extraire les passages suivants de ce que l'un de nous a consigné d'après les renseignements d'un agriculteur distingué, M. Lecat (de Bondues), dans le compte rendu de l'exposition agricole faite à Lille en 1850.

Premier procédé, dit petit tour. — Le lin, rentré bien sec dans la grange depuis une huitaine de jours, est battu, puis conduit immédiatement à la rivière, afin d'y être *roui* et ensuite *curé*, c'est-à-dire étendu sur la prairie pour le faire blanchir. L'immersion du lin se fait par fortes masses nommées *ballons.* Le ballon contient environ 200 *bonjeaux*, ou 400 gerbes, pesant en totalité environ 1400 kilogr.

Deuxième procédé, dit demi-tour. — On fait rouir comme dans la méthode précédente, d'août à septembre; on diffère alors jusqu'à la fin de mars de l'année suivante pour faire curer.

Troisième procédé, dit grand tour. — On ne bat le lin que vers la fin de l'hiver, on le fait rouir dans le courant de juin ou juillet; une fois roui, on le remet de nouveau en grange jusque vers la fin de mars ou le commencement d'avril de l'année suivante, époque où on l'étend sur la prairie pour le faire curer.

Il y a encore un quatrième procédé (moins usité), qui consiste à ne laisser le lin étendu sur la prairie que vingt-quatre heures d'un côté et vingt-quatre heures de l'autre. Cette méthode s'appelle *curer à la minute.*

Enfin, une dernière modification a été introduite depuis peu : elle consiste à doubler le rouissage en laissant entre les deux opérations un intervalle égal à une année.

Relativement à la durée du rouissage et du curage, elle dépend de la température qui exerce une grande influence sur la plus ou moins grande promptitude de dissolution de la matière glutineuse qui unit les fibres textiles du lin. On reconnaît que le lin est assez roui, quand, prenant une tige par le bout, la filasse s'en détache tout entière et sans effort ; de même, quand le lin est étendu sur la prairie, on essaye de temps en temps une poignée, afin de s'assurer s'il se trouve dans des conditions propres à être teillé : il convient toujours, pour ces sortes d'appréciations, de prendre l'avis d'hommes expérimentés et bien entendus.

A des degrés divers, tous ces systèmes de rouissage à l'eau entraînent des causes graves d'insalubrité : les principes délétères développés par la fermentation du lin brut et dissous dans le liquide d'immersion, portent au loin la mort parmi les poissons et les crustacés qui peuplent les cours d'eaux et les réservoirs en communication avec les routoirs; de là naissent des plaintes fondées et parfois des actions judiciaires de la part des intéressés. Quelques personnes pensent même que cette influence funeste s'étend sur les bestiaux qui s'abreuvent des eaux altérées par le rouissage du chanvre ou du lin, mais cette accusation ne semble pas justifiée, si l'on s'en réfère du moins aux déclarations de nos cultivateurs et à l'enquête ouverte en Belgique par M. Mareau, pour y constater l'état de l'industrie linière. L'air reçoit et se charge aussi d'infectes exhalaisons gazeuses qui s'échappent des routoirs durant l'opération du rouissage, et quoiqu'on en ait exagéré probablement l'action malfaisante, il demeure bien constant qu'elles sont insalubres et que l'hygiène publique est intéressée à ce qu'elles deviennent l'objet de précautions sanitaires.

Les inconvénients qu'on peut si justement reprocher au rouissage à l'eau ont depuis longtemps provoqué des recherches dans le but d'y substituer un autre mode de désagrégation des fibres textiles qui n'expose pas la santé des populations.

L'abbé Rosier avait proposé et l'on a essayé, sur ses avis, dans quelques localités, d'enfouir le chanvre et le lin dans des fosses recouvertes de terre, pour lui faire subir le rouissage; mais ce moyen fut promptement abandonné. Vers le commencement de ce siècle, le procédé de M. Bralle fut préconisé comme devant atteindre le but : il consistait à exposer pendant deux heures le chanvre ou le lin à une température de 62 degrés Réaumur, dans une dissolution de savon noir contenue en un vaste cylindre de cuivre enveloppé par un fourneau de maçonnerie. Les premiers essais qui furent tentés relativement à l'invention Bralle, devant une commission scientifique présidée par Berthollet, promettaient un succès que l'avenir n'a pas réalisé. Plus tard, M. Christian, directeur du Conservatoire des arts et métiers, fit construire un ingénieux appareil à l'aide duquel il prétendait désunir les fibres textiles du lin sans macération préalable, et en soumettant les tiges à la simple pression de cylindres cannelés; ce moyen n'a pas pu prévaloir dans la pratique industrielle. Sur divers points de l'Europe, l'idée de Bralle et celle de Christian, plus ou moins modifiées, ont été essayées sans plus de succès; on peut citer de ce nombre les tentatives faites, il y a vingt ans, en Belgique, par MM. Sheidweller, de Cureghem, et Mertens (de Gand).

Suivant M. Mareau, un nouveau système de rouissage se serait répandu en Irlande : il consisterait à opérer avec l'eau chaude. Le travail se fait en soixante heures, après lesquelles on pratique l'étendage, et l'on retourne cinq ou six fois. Enfin, dans un rapport inséré au *Moniteur* du 4 octobre 1860, et adressé au ministre de l'agriculture et du commerce, M. Payen, membre de l'Institut, fait connaître un procédé de rouissage américain, ainsi appelé parce que son inventeur, M. Chenck, l'a créé et répandu aux États-Unis, procédé qui est devenu tout à fait usuel dans les grands établissements liniers des îles Britanniques, et particulièrement dans les environs de Belfast. Voici succinctement en quoi il consiste : Le lin est d'abord égrené à l'aide d'un ustensile fort simple, composé de deux rouleaux creux de fonte, disposés horizontalement; il suffit de passer une ou deux fois entre ces deux cylindres tournant en sens inverse la portion chargée de graine de chaque poignée de lin, pour en détacher la graine qui tombe avec ses enveloppes. Les tiges sont ensuite portées aux cuves de rouissage, rangées sur deux lignes parallèles; elles y sont immergées à l'aide d'un faux fond percé à jour, et soumises par un courant de vapeur à une température de 32 degrés centigrades pendant environ quatre-vingt-dix heures : après quoi on fait écouler l'eau, et le lin est porté au séchoir, où il séjourne en moyenne à peu près trois jours ; le broyage et le teillage sont opérés par des machines spéciales.

Diverses causes ont concouru à multiplier ce genre d'établissement dans les îles Britanniques : au premier rang figure la propagation de la culture du lin, naguère de faible importance au delà du détroit; puis viennent l'inexpérience ou l'inhabileté des cultivateurs dans la pratique du rouissage ordinaire, et enfin le manque des conditions nécessaires pour l'accomplissement de cette opération. A s'en rapporter à l'appréciation de juges très compétents, MM. Six frères, de Wazemmes, qui ont fait une excursion en Irlande, dans le seul et unique but d'y étudier la question linière sous toutes ses faces, les avantages du système américain de rouissage seraient très contestables au point de vue du prix de revient comparatif avec le rouissage à l'eau.

Après avoir constaté les difficultés matérielles et surtout financières de la création de ces vastes établissements, nos investigateurs se demandent d'abord si les produits en sont supérieurs, ou au moins égaux à ceux que l'on obtient des routoirs vulgaires. Et ils répondent négativement, en déclarant que la filasse qui en provient est plus sèche au toucher et que son aspect offre moins d'éclat et de soyeux.

En même temps que MM. Six frères, ou plus récemment encore, M. Clausen, horticulteur-botaniste belge, partant de la révélation que ses études microscopiques lui avaient faite, que le filament utile du lin n'était qu'un long et frêle tuyau semblable à un tube de verre, pouvant s'isoler des cellules et des vaisseaux de la plante sans putréfaction préalable, substitua à toute espèce de rouissage l'action chimique de la soude caustique. Dans une lessive composée de 2 parties de cette substance dans 100 parties d'eau, le lin, par une ébullition de trois à quatre heures, est dépouillé de toutes les parties qui ne sont pas la fibre ligneuse ou filamenteuse ; alors on neutralise l'alcali par une addition au liquide de l'acide sulfurique dans la proportion de 1 pour 500 ; puis on lave, on sèche, on bat. Ensuite on soumet de nouveau les tiges textiles, préalablement coupées en courte longueur par une machine spéciale, au traitement d'une liqueur alcaline composée de 10 parties de carbonate de soude ordinaire sur 100 parties d'eau, puis on les plonge dans une dissolution composée d'acide sulfurique, 1 partie ; eau, 200. En ce moment, il s'établit une vive effervescence qui gonfle et transforme la matière textile en une masse souple, expansive, ayant la texture du coton, et désignée pour cette raison par l'inventeur sous le nom de *lin-coton* : elle peut être employée écrue, et, dans ce cas, sa préparation chimique est arrivée à son terme. D'autres fois, on la blanchit par le sous-chlorate de magnésie, et l'on obtient finalement une matière brillante, soyeuse, semblable à de la belle ouate, et qui, sans teillage ultérieur, peut être transformée en fil et en tissu. Un grand établissement où les procédés de M. Clausen sont appliqués vient d'être mis en activité : il ne tardera pas à nous faire connaître par ses résultats ce qu'on est en droit d'espérer de la nouvelle invention.

L'industrie linière, qui a pris un développement si considérable dans nos localités, ne pouvait rester indifférente à ces grandes innovations, et l'une de nos plus habiles maisons manufacturières, celle de MM. Scrive, s'est empressée d'importer le rouissage américain dans son établissement de Marcq. Dans l'intention de déterminer ce qu'on devait attendre de l'introduction en grand de la nouvelle méthode de préparation du lin brut, relativement à la future suppression totale ou partielle de l'incommode et insalubre rouissage à l'eau et en plein air, nous avons visité, notre collègue M. Brigandat et moi, l'usine de ces honorables industriels, où l'accueil le plus bienveillant et le plus empressé nous a été fait par l'associé particulièrement chargé de sa direction.

Là nous avons pu constater que les opérations décrites par M. Payen y étaient pratiquées avec succès, mais non sans quelques modifications plus ou moins importantes. C'est ainsi que les *cylindres égreneurs*, ne remplissant pas avantageusement leur destination, y sont presque abandonnés, et qu'on est à la recherche d'autres moyens plus fructueux pour atteindre le but qu'on s'était proposé en les adoptant. Les *cuves-routoirs* sont plus grandes qu'à Belfast, et de la contenance de 800 kilogrammes de lin brut. Nous les avons vues fonctionner à divers degrés de fermentation : dès le début, la température n'y est que d'environ 15 degrés; de rares bulles gazeuses crèvent à la surface ; successivement et par des courants de vapeur, la température du liquide est élevée et maintenue à 32 degrés. Alors l'action chimique est dans toute son activité, et se manifeste par une sorte d'ébullition tumultueuse résultant du dégagement des produits gazeux de la décomposition. Ces émanations sont très abondantes et ont une odeur putride analogue à celle des matières animales pourrissantes ; aussi croyons-nous dès à présent que, pour le cas probable où la nouvelle industrie se naturaliserait parmi nous, il y aurait lieu de la soumettre à un classement, et de pourvoir ensuite par des précautions sanitaires aux dangers que ces émanations pourraient faire naître pour le voisinage, et surtout pour les ouvriers travaillant dans le local des cuves. L'opération a une durée variable : certaines qualités de lin n'exigent que soixante heures de rouissage; d'autres en réclament soixante-douze, sans que toutefois on puisse jusqu'ici reconnaître à l'avance celles qui doivent se montrer hâtives ou retardataires. Lorsque le travail est arrivé à un certain degré, la surface du liquide se couvre d'une écume composée en grande partie de flocons fauves en tout semblables à la levûre de bière, et qu'on enlève périodiquement avec un instrument qui fonctionne comme une écumoire : on s'assure que le rouissage est achevé lorsque les fibres corticales se détachent complétement du ligneux et qu'elles s'isolent aisément les unes des autres. C'est le moment de faire écouler l'eau de macération dans le réservoir citerné disposé à cet usage, et de faire sécher la plante textile, l'été sous les hangars, en plein vent, et l'hiver, dans des étuves, afin de remplacer l'*étendage* sur les prairies du rouissage ordinaire. Dans cette période de la préparation linière, il s'exhale une odeur désagréable de fermentation alcoolique et de fermentation acide qui devra aussi fixer l'attention des corps consultatifs chargés d'émettre des avis sur les demandes ultérieures en autorisation de semblables établissements. Parvenu à cette période du traitement de la matière textile, le dépôt du lin au grenier, pendant un laps de temps de plusieurs semaines, paraît indispensable pour arrêter, semble-t-il, les restes latents des réactions chimiques qu'il vient de subir : là aucun inconvénient ne se révèle, en dehors des dangers d'incendie si multipliés dans la plupart des locaux industriels. Suffisamment sec et reposé, le lin ainsi roui est soumis à une série d'opérations mécaniques. On a renoncé, dans l'établissement de Marcq, à l'emploi de l'appareil de broyage de MM. Adam Brothers et compagnie, composé, comme celui de M. Christian, de cylindres cannelés, et en attendant l'essai du système de battes mécaniques adopté pour le lissage du fil, système actuellement en construction, le macquage, maillage ou martillage, se pratique à la main, avec l'antique instrument que tous les pays liniers connaissent. Cette modification projetée, heureuse peut-être au point de vue industriel, augmente déjà et augmentera encore davantage plus tard les incommodités qui résultent, pour les ouvriers, d'une poussière abondante et très irritante qui s'élève des tiges linières battues.

MM. Scrive ont aussi simplifié le teillage mécanique anglais, en le réduisant à faire manœuvrer l'*épée* du teilleur par la force de la vapeur et en restituant à l'ouvrier la direction du travail, sans dépense d'efforts musculaires : cette innovation rationnelle, et qui semble définitivement acquise, n'atténue pourtant pas les inconvénients semblables à ceux du battage, concernant les débris corpusculaires tenus en suspension et qui chargent l'atmosphère de l'atelier de teillage, lesquels débris se rencontrent aussi, mais à un moindre degré, dans l'atelier du peignage. Pour obvier à ce que pourrait avoir de fâcheux, relativement à la santé des travailleurs, l'absorption de ces émanations solides, le chef de l'usine de Marcq leur prescrit hebdomadairement, à l'exemple de ce qui se pratique à Belfast, l'usage du sel de Glauber : nous espérons que quand le temps sera venu pour le Conseil central de salubrité de méditer les prescriptions sanitaires qu'il conviendrait d'appliquer à la nouvelle préparation linière, il trouvera des moyens plus efficaces, et qu'il préférera surtout prévenir le mal que le combattre.

Nos investigations ont aussi porté sur un point très accessoire, industriellement parlant, mais qui a son importance au point de vue de l'hygiène publique : ce sont les eaux de macération provenant du rouissage. Nous avons fait connaître qu'à leur sortie des cuves, elles étaient reçues dans une citerne ; là elles séjournent jusqu'à ce qu'elles aient déposé les matières en suspension dont elles sont chargées ; puis, quand elles sont clarifiées, un aqueduc les dirige sur une prairie voisine, qu'elles servent à irriguer ; quant au liquide le plus épais du réservoir citerné, il est destiné au même usage que l'engrais flamand. Nous devons le déclarer pourtant, ce n'est qu'avec une timide réserve que les cultivateurs ont consenti à essayer ces deux moyens de fertilisation, et jusqu'ici rien ne démontre que le manufacturier puisse trouver des compensations pécuniaires aux sacrifices qu'il s'est imposés au profit de l'agriculture et de la salubrité. Une autre remarque provoquée par ces détails de notre narration, c'est que l'existence des grands routoirs perfectionnés est incompatible avec de vastes agglomérations d'habitations.

« De l'ensemble des développements qui précèdent, il résulte que la production linière et les opérations agricoles qui s'y rattachent sont en ce moment dans une période de transition qui occasionne des souffrances trop réelles dans les campagnes, pour qu'on puisse songer à les aggraver, sans la plus absolue nécessité. D'ailleurs, les plaintes qui s'élèvent contre le rouissage ancien sont moins opportunes que jamais, puisque la culture du lin étant réduite des deux tiers, les inconvénients si justement reprochés à cette opération sont atténués dans la même proportion : aussi voyons-nous que la plupart de nos vieux routoirs, encore encombrés il y a douze à quinze ans durant la saison du rouissage par d'abondantes récoltes linières, sont presque déserts depuis les dernières années. Vouloir augmenter la sévérité des prescriptions sanitaires contre les routoirs, ce serait donc accroître les perturbations qui se font déjà si cruellement sentir sur les populations rurales, et l'on risquerait fort, pour prévenir un mal évident, d'en provoquer un autre non moins évident, mais plus grand encore. N'est-il pas en outre de la prudence vulgaire, dans une révolution difficile et laborieuse qui transforme toute une branche de travail national, d'attendre que ces évolutions se soient accomplies naturellement? Avec un peu de patience l'amélioration hygiénique qu'on recherche se produira spontanément, sans froissement, et sur une échelle bien autrement étendue que celle qui dépendrait d'une mesure de police. »

Enfin nous devons mentionner un procédé purement mécanique qui supprime le rouissage et toutes ses conséquences fâcheuses, et dans lequel le chanvre, saisi en nature, est transformé immédiatement en filasse. Ce procédé, dû à MM. Leoni et Coblentz, qui l'ont rendu public en 1859, consiste dans l'emploi de deux machines, dont l'une sert à écraser et à triturer la partie ligneuse des tiges écrues non rouies, en laissant les fibres entières dans toute leur longueur ; l'autre machine est destinée à éliminer les parties ligneuses, à nettoyer, redresser et diviser les filaments. Cette seconde machine, quoique de la plus grande simplicité, produit des effets remarquables, et la fibre, quelque longue qu'elle soit, est nettoyée dans toute sa longueur. L'action de ces machines est instantanée ; en quelques minutes toute l'opération est terminée, et les tiges telles qu'elles ont été récoltées sont converties en chanvre du commerce prêt à être travaillé.

Bibliographie. — *Consultation sur des questions de salubrité relatives au rouissage* (*Annales d'hyg. publ. et de méd. lég.*, t. I, p. 335). — *Rapport fait à l'Académie de médecine sur les inconvénients que pourrait avoir le rouissage du chanvre dans l'eau qui alimente les fontaines de la ville du Mans*, par Robiquet (*Ibid.*, p. 343), *suivi* *d'observations* de M. Barruel (*Ibid.*, p. 348). — *Le rouissage du chanvre considéré sous le rapport de l'hygiène publique*, par Parent-Duchâtelet (*Ibid.*, t. VII, p. 237). *Dictionnaire de l'industrie*, t. IX, p. 657. — *Rapports sur les travaux du Conseil central de salubrité du département du Nord*, 1830-1849-1850 et 1851. — *Rapport à M. Dumas, ministre de l'agriculture et du commerce*, par Théodore Mareau, membre de l'Assemblée législative.

RUES. — *Voy.* BALAYAGE, BOUES, PAVAGE.

RURALE (HYGIÈNE). — La population agricole, qui constitue à elle seule les deux tiers du peuple français, était encore jusqu'à ces temps derniers complétement soustraite à l'action bienfaisante des lois de l'hygiène publique, et tandis que depuis nombre d'années le sort des habitants des villes s'améliore chaque jour, la situation du peuple des campagnes était restée stationnaire sous le rapport de l'hygiène. Chez cette classe d'hommes aussi nombreuse qu'utile, l'hygiène publique devrait cependant offrir toutes ses ressources, là où le travail offre tant d'exigences et tant d'efforts continus. C'est au décret du 18 décembre 1848 qu'est due la première institution des Conseils d'hygiène et de salubrité dans tous les arrondissements de la France. Avant cette époque, dans quelques grandes villes, l'autorité avait senti le besoin de sauvegarder la santé des populations, et des conseils locaux avaient été créés, soit par des arrêtés de préfecture, ou même par de simples arrêtés municipaux. Ce mouvement spontané des grands centres de population et cette initiative des autorités locales ne pouvaient manquer d'éveiller la sollicitude de l'administration centrale. Aussi, par une lettre en date du 30 novembre 1836, M. le ministre du commerce saisissait l'Académie royale de médecine d'un plan d'établissement d'un Conseil de salubrité dans chacun des départements du royaume. Cette demande officielle, qui témoignait d'un désir intelligent et sage, donna lieu à un rapport considérable par Marc, qui contenait un projet d'organisation des Conseils de salubrité départementaux. Ce projet, très complet et très judicieux, qui a certainement inspiré quelques-unes des dispositions du décret de 1848, resta malheureusement sans application, et l'heureuse idée du gouvernement d'alors ne reçut à cette époque aucun commencement d'exécution.

Enfin l'autorité a compris quel rôle important l'hygiène publique est appelée à remplir dans l'État. Les causes de dépérissement, en aggravant la condition matérielle des classes laborieuses, ne nuisent-elles pas aux intérêts de toute la société? La santé ne contribue pas seulement au bonheur de l'individu ; elle est encore une des sources les plus fécondes de la richesse générale. Le travail est sans énergie, la production médiocre, là où les modifications de l'économie déterminent et maintiennent des constitutions faibles et maladives. La population, arrêtée dans son développement par leur action destructive, dégénère, des familles s'éteignent, et les derniers membres valétudinaires sont à la charge de la charité publique ou privée. Les points principaux de l'hygiène des populations agricoles qu'il convient de comprendre dans cette étude doivent porter spécialement sur les habitations, les localités, les aliments et boissons, enfin sur les mœurs et sur la nature des travaux en général.

Habitations. — Les *habitations* rurales sont pour la plupart mal distribuées, mal closes, et, dans un grand nombre de localités, elles ne sont que d'immondes refuges où s'entassent des familles entières, hommes et bêtes : la misérable chaumière de la Sologne, du Doubs, de la Mayenne, etc., ne valent guère mieux que la hutte du sauvage. En été elles n'abritent point contre les chaleurs, ni en hiver contre le froid. Leur plancher, presque toujours de niveau avec le sol et sans cave sous-jacente, s'imprègne de toutes les déjections; l'âtre mêle à l'atmosphère d'un local trop étroit les produits d'une combustion incomplète; l'incurie, la malpropreté, la pénurie des objets nécessaires à la vie, et l'encombrement, multiplient les causes d'infection. Au dehors de ces habitations, des amas de fumier, des mares fétides, des étangs bourbeux, des puisards qui ne dissipent pas complétement par infiltration dans le sol les liquides qu'ils reçoivent, et qui retiennent une vase d'où s'échappent des gaz délétères, notamment le gaz hydrogène sulfuré. Ces maisons, mal bâties, presque toujours mal exposées, se composent chacune d'un grenier sur un rez-de-chaussée enfoncé dans un sol humide; elles ont ordinairement deux chambres étroites et basses d'étage, percées d'une seule fenêtre très petite et toujours fermée. Les fumiers sont entassés devant la façade, où on les accumule pendant toute l'année. Les pluies les délayent, et les chaleurs évaporent les gaz les plus utiles à l'agriculture et nuisibles à la santé. Les terrains environnants sont couverts de litières, et l'on fait en sorte d'y diriger les égouts pour activer leur putréfaction. Ces dispositions, contraires à toutes les règles de l'hygiène, font de la plupart des hameaux et des villages autant de foyers d'infection dans des conditions d'insalubrité presque semblables à celles des marais dans les climats tempérés. Mais à côté de cette hygiène déplorable, il faut faire remarquer que les habitants de ces demeures délabrées n'y sont point sédentaires, que leurs travaux les appellent dans les champs, où ils trouvent, dans la régularité de leurs habitudes et dans les bienfaits de l'insolation et d'un air pur, les compensations hygiéniques de l'influence délétère qui les atteint momentanément sous leurs toits.

M. H. Combes, dans son remarquable ouvrage sur les paysans

français, a parfaitement résumé les éléments de cette grave question des habitations rurales. Nous lui empruntons les détails suivants :

« Les matériaux de construction des maisons des paysans varient selon les pays. Ceux de bois ont l'inconvénient de se pourrir vite, de s'imprégner d'eau, de retenir les différentes vapeurs provenant de l'homme, des animaux, de certains actes agricoles ou de ménage.

» Les murs faits avec un mélange de terre ou de paille, ou de la terre seule, se détériorent facilement et laissent pénétrer le froid à l'intérieur. Les briques qui n'ont pas été cuites, ne sont réellement que de la terre façonnée d'une certaine manière; quoique leur usage soit assez commun, elles offrent des inconvénients identiques. Soumises à l'action du feu, on doit en recommander l'emploi; on sait avec quelle puissance elles ont résisté aux effets du temps, incorporées aux édifices et aux tombeaux romains. Dans une partie du Languedoc, à Toulouse par exemple, on les emploie presque exclusivement; on en fait aussi des vases, des statues, des cheminées, que les agents extérieurs ne détruisent qu'avec peine. Les murs de pierre, de granit, de grès, etc., cimentés par des mortiers, sont les plus solides. La plupart des calcaires y sont efficacement employés, surtout à l'intérieur; ils se délitent, sous l'influence de la gelée et de l'humidité, mais seulement quand ils ne sont pas recouverts d'une couche de mortier.

» Les toitures se font de briques et de tuiles, quelquefois d'ardoises. L'usage des toits de chaume ou de genêts tend avec raison à disparaître. La paille est, il est vrai, un corps mauvais conducteur du calorique; toutefois il faut la renouveler souvent; elle expose aux dangers des incendies; elle facilite l'établissement des rats, ces hôtes incommodes des habitations rurales, se multipliant d'autant plus qu'ils vivent dans l'abondance au milieu des denrées de toute nature. Ils attaquent les ressources alimentaires, les diminuent, les salissent quelquefois à ce point qu'on se trouve obligé d'en faire le sacrifice. On en a vu dévorer les animaux pendant le sommeil : ainsi, des porcs ont présenté d'assez larges blessures dues à cette cause.

» On ne peut parler ici que des habitations en général. Cependant, pour prouver que ces observations s'appuient sur des faits positifs, il convient de citer quelques exemples empruntés aux départements les plus opposés par leur éloignement, par leurs conditions climatériques, par les mœurs de leur population.

» Dans le département des Hautes-Pyrénées, les habitations sont construites à pierre et à chaux; elles présentent un rez-de-chaussée, ouvrant sur le dehors par la cuisine, avec un grenier par-dessus. Dans le département des Côtes-du-Nord, elles offrent entre elles quelques différences. Sur le littoral, on y trouve plusieurs pièces, placées au premier étage ; les plus pauvres n'en ont qu'une qui sert en même temps d'écurie ; partout le sol y est en terre, raboteux et impossible d'y être tenu en état de propreté. Dans l'Isère, les constructions rurales sont formées de pierre et bois. Elles sont couvertes en tuiles, en pierre et en chaume. Le cultivateur couche au rez-de-chaussée, souvent dans une alcôve prise sur la grandeur de la cuisine. Dans la Haute-Garonne, on les fait assez généralement en pisé ; elles y consistent en une pièce ou en deux contiguës. Dans la partie nord du département du Tarn-et-Garonne, dépendante avant 1808 du département du Lot et de l'ancien Quercy, elles n'ont qu'un rez-de-chaussée, souvent même d'une seule pièce, le tout construit en pierres calcaires. Quelquefois le four indispensable à chaque ménage n'est pas établi hors de la maison, on le place dans l'intérieur de la cheminée, en sorte que la crémaillère est suspendue devant la bouche. Cette crémaillière est enlevée chaque fois que l'on fait cuire le pain ou sécher les prunes. Comme le département du Puy-de-Dôme comprend la montagne et la plaine (cette dernière embrasse le Marais et la Limagne), les maisons, selon leur situation, présentent des différences de construction. Dans la montagne, où la tuile est très éloignée, elles sont couvertes en paille ou en pierres plates ; la terre y est communément employée à la place de la chaux qui est très rare. Dans la plaine, les matériaux consistent en tuile et chaux ; de telles conditions hygiéniques sont bonnes. On pourrait multiplier ces citations ; elles établiraient, suivant les lieux, des différences essentielles et multipliées dans les logements des campagnards. Il vaut mieux s'appliquer à établir des faits plus généraux.

» On a constaté que sur six millions d'habitations rurales soumises à l'impôt, il y a trois millions et demi de cabanes avec une porte, une ou deux fenêtres, quelquefois même sans fenêtre. On en a conclu que l'air extérieur y pénétrait et circulait rarement ; on a dit plus haut comment cet inconvénient pouvait en effet se présenter, quoique presque toujours amoindri, ainsi qu'on l'a déjà prouvé, par la mauvaise construction des portes et des fenêtres existantes. Lorsque cependant l'air ne pénètre dans l'intérieur que par une porte, il faut bien reconnaître que cet inconvénient est réel ; il faut aussi admettre les raisons motivant, sans la légitimer, une disposition aussi vicieuse, c'est-à-dire la plus grande sûreté des habitations rurales et la crainte de l'impôt des portes et fenêtres.

» L'existence des fumiers exige aussi de grandes précautions de propreté. Comme première règle, on doit recommander qu'ils soient fréquemment enlevés. C'est une mauvaise pratique, en hygiène aussi bien qu'en agriculture, de les laisser s'amonceler dans les habitations d'un bout de l'année à l'autre. Pourtant, par préjugé, on a l'habitude d'en agir ainsi pour le véritable guano indigène, la fiente de pigeon, dite *colombine*, pour celle de la volaille ou *poulaitte;* mais comme il vaut mieux employer ces deux substances après qu'avant leur fermentation, on les disposera dans un endroit sec. Quand on les conserve trop longtemps d'ailleurs, la malpropreté engendre une vermine qui tourmente les animaux. Il s'y produit une grande quantité de vers qui en détruisent la majeure partie; les principes volatils s'échappant l'affaiblissent comme engrais, et deviennent un foyer miasmatique délétère.

» La conservation prolongée du fumier au sein des étables risque aussi de compromettre la santé des animaux. Le bétail se trouve par là exposé à des inflammations des extrémités, quelquefois mortelles. D'ailleurs la chansissure ou le blanc attaque très vite les litières, lorsqu'elles pourrissent dans les lieux clos, tout en diminuant leur valeur fertilisante.

» A notre point de vue, l'homme lui-même aurait à souffrir d'un tel état de choses; la question économique se combine donc ici avec la sollicitude de l'hygiéniste, laquelle doit grandir en raison de l'élévation de la température. Ainsi le danger est plus fort l'été que l'hiver, dans le midi que dans le nord.

» Les fumiers des bergeries, des porcheries, des écuries des grands animaux sont en partie liquides ou formés par l'urine, et en partie solides. Ce n'est que depuis peu de temps, et exceptionnellement, que l'on a recueilli l'urine, cet engrais si précieux, comme dit M. Girardin. On le laisse se perdre ordinairement, presque en totalité; en se privant d'une immense ressource, on augmente ainsi l'insalubrité des habitations. Celle-ci est relative :

» 1° A la quantité d'urine qui est immense, les urines des bestiaux étant plus considérables que leurs excréments dans la proportion de quatre cinquièmes; en effet, un homme produit 625 grammes d'urine par jour, soit 228 kilogrammes par an, c'est-à-dire de quoi fumer plus d'un are de terrain; une vache 8kil,200 par jour, ou 2993 kilogrammes par an, c'est-à-dire de quoi fumer 24 ares; un cheval 1330 grammes d'urine par jour, soit 485 kilogrammes par an, c'est-à-dire de quoi engraisser 60 centiares.

» 2° A la composition chimique, qui la rend une des parties les plus actives du fumier et très volatile, par la transformation dans l'acte de la putréfaction de l'urine en carbonate d'ammoniaque, qui se vaporise dans l'air. Il est donc urgent d'obvier à ce qu'elle se répande sur la demeure du paysan ou à ses alentours. C'est pourquoi l'on ne saurait trop approuver la méthode qui consiste à la réunir à l'aide de citernes ou de réservoirs appelés *purinières*.

» Celles-ci seront placées au dehors; en Suisse, on les dispose au-dessous des écuries pavées et en pente. Là, on a surtout envisagé la question économique; au point de vue de l'hygiène, on doit aussi prendre garde aux dangers de cette accumulation.

» Le lavage des écuries n'a lieu presque nulle part; il offre néanmoins des avantages qui méritent d'être appréciés. Sous le rapport de leur salubrité, il se lie à la question précédente. Il a lieu en Suisse : là, comme on recueille à part les urines, il devient indispensable de les mélanger avec de l'eau, leur trop grande activité pouvant nuire à la végétation. En France, lorsqu'on ne s'exposera plus à la perte du purin, on ne craindra pas de l'augmenter. C'est surtout pendant la saison chaude, que le jour de l'enlèvement du fumier on agira sagement en lavant le pavé avant de renouveler les litières. A cet effet, on pourrait se servir d'une dissolution des sels énumérés plus haut, afin de fixer l'ammoniaque, qui d'ailleurs, dans la nouvelle combinaison dont elle fait partie, serait en partie entraînée à cause de sa solubilité.

» Le lavage suppose presque nécessairement des écuries pavées. Celles qui ne le sont point ne tardent pas à présenter sur plusieurs points, à cause du piétinement continuel des animaux, de l'humidité des fourrages verts ou de la nature des excrétions augmentées surtout à l'époque du printemps, de véritables cloaques difficiles à détruire, même avec les soins les plus minutieux.

» D'ailleurs comment, sans le pavage, conserver à une écurie une inclinaison suffisante et toujours égale, pour l'évacuation des liquides? Le sol tendrait constamment à se creuser; l'opération de son rehaussement devenant presque annuelle, il n'y aurait aucune économie à éviter une dépense première, destinée à ne pas se renouveler. Il importe, par conséquent, de provoquer la séparation des liquides du fumier, de leur partie solide, et leur transport immédiat au dehors, afin que la demeure du paysan ne souffre pas de ce contact.

» Il existe une pratique agricole, propre à amoindrir la volatilisation, tout en augmentant la quantité des engrais. Elle mérite donc d'être mentionnée ici parce qu'elle peut servir au développement de l'hygiène rurale. En Angleterre, en Allemagne, en Suisse, on se sert comme litière, dans les bergeries, d'une certaine quantité de terre sèche, qu'on recouvre chaque jour d'une nouvelle couche. On remplace toute cette terre, lorsqu'elle est suffisamment imprégnée par les déjections alvines. Le fumier résultant de ce mélange fermente plus également et perd moins par l'effet de l'évaporation. On atténue ainsi l'odeur trop forte des urines, dont les deux tiers seraient absorbés par le sol, et les animaux s'en portent mieux. Dans le même but, lorsque le fumier se trouve à l'extérieur disposé en tas plus ou moins considérables, on recommandera un moyen, qui pare à sa dessiccation et à l'évaporation des gaz fertilisants, regardés par le physiologiste comme délétères. Ce moyen consiste à couvrir la surface des fumiers, de gazon ou de terre, dont on forme une couche de quelques centimètres d'épaisseur. On arrive plus facilement au résultat proposé en faisant entrer le plâtre dans la composition de cette couche, comme aussi en arrosant le fumier avec les dissolutions salines, conseillées plus haut pour la fixation de l'ammoniaque dans les fosses à purin.

» Lorsqu'il s'agit d'hygiène, le soin de l'emplacement des tas de fumier n'est point indifférent. Il faut les établir sous les vents régnants, de sorte que leurs exhalaisons ne soient projetées sur aucune des parties habitées des constructions rurales.

» On doit en même temps inviter à les faire disparaître le plus tôt possible; sur ce point on est encore d'accord avec l'économie agricole. On admet en ce moment que les effets les plus sensibles et les plus durables appartiennent aux fumiers les moins consommés.

» Six chariots de fumier frais, qui auraient été réduits à cinq par la fermentation, sur toutes les espèces de terrain ont eu plus d'utilité que huit chariots de fumier très gras, court et entièrement pourri. Les gaz produits pendant la fermentation, consistant surtout en acide carbonique, en hydrogène carboné, en ammoniaque, et la chaleur qui les accompagne, ont une influence utile sur la végétation, tandis qu'ils peuvent porter atteinte à la normalité des fonctions de l'économie. »

L'autorité administrative a une tâche considérable à remplir envers les malheureux habitants des districts ruraux. La loi sur les logements insalubres serait trop rarement applicable dans les campagnes pour produire les améliorations désirables dans la construction des habitations. En effet, l'insalubrité des maisons peut quelquefois tenir en partie aux limites trop restreintes et à la position défavorable du terrain sur lequel elles sont situées. Mais en général elle dépend plus souvent de l'ignorance des propriétaires et des ouvriers. Ils négligent trop, en bâtissant, les dispositions nécessaires pour préserver les habitants des dangers de l'humidité, et pour les faire jouir de l'influence salutaire de l'air pur et de la lumière solaire. La construction défectueuse des maisons et le mauvais entretien des lieux environnants sont les causes d'insalubrité les plus dignes d'attirer l'attention de l'autorité, et qui seraient facilement combattues par ses nombreux moyens d'action, si sa sollicitude pouvait s'étendre sur ces villages et ces hameaux épars au milieu des champs.

Il est très vrai que la modicité des ressources des paysans les astreint à la plus stricte économie, mais ne serait-il pas possible de diminuer les dépenses que leur occasionnerait actuellement la levée de plans dont ils ont le plus grand besoin? Les agents-voyers cantonaux ne pourraient-ils pas être chargés de les lever gratuitement? Les communes d'ailleurs pourraient payer les frais de déboursés qui, en réalité, seraient très minimes. Ces nouveaux rapports tout gratuits établis entre le campagnard et l'autorité auraient le double avantage d'amener une amélioration lente mais efficace dans l'hygiène rurale, et de montrer à cette partie si intéressante de la population les préoccupations dont elle est l'objet.

Quand les constructions anciennes sont rebâties ou quand on en construit de nouvelles, l'autorité obtiendrait facilement le choix d'un lieu sec, exposé aux rayons solaires; il lui serait facile de faire exhausser l'aire du rez-de-chaussée au-dessus du terrain adjacent, de tourner la façade dans la direction la plus propre à donner la sécheresse, la lumière et la chaleur, le sud et le nord; expositions préférables aux autres dans notre pays, suivant les judicieuses observations de M. de Gasparin; de faire des pièces assez spacieuses et assez élevées pour que l'atmosphère qu'elles contiennent ne soit pas trop promptement viciée par la respiration et les autres causes inévitables; de même rien ne serait plus facile que de pratiquer des fenêtres plus larges et plus multipliées, plus convenablement placées, par rapport aux portes et aux cheminées, pour faciliter le renouvellement de l'air, sans causer trop de refroidissement; en un mot, d'éloigner autant que possible les sujets d'infection. Les causes d'insalubrité du dehors seraient aussi facilement combattues.

Mais il ne suffit pas de prescrire les règles les plus simples de la propreté, il faut pour les faire suivre qu'elles ne portent, avant tout, aucun préjudice aux intérêts si tyranniques du paysan. Les villages sont, avant tout, des fabriques d'engrais, et aucune considération hygiénique ne pourrait en faire diminuer le produit. Les litières étendues sur les chemins et les fumiers exposés sans précaution près des habitations où ils séjournent toute l'année, sont d'ailleurs des sources miasmatiques dont l'action devrait être éloignée ou au moins atténuée. C'est pourquoi le meilleur moyen d'assainir l'extérieur des habitations rurales consisterait à fabriquer et à conserver les engrais d'une manière moins désastreuse et moins insalubre. Sur ce point les procédés les plus conformes aux intérêts de l'agriculture sont heureusement les moins défavorables à la santé.

L'avantage d'arrêter leur fermentation au lieu de l'exciter, comme on le fait souvent, paraît aujourd'hui bien démontré. Les matières malfaisantes du fumier exposé au grand air dans les villages, celles qui s'évaporent et se perdent en partie dans les chemins, sont aussi les plus fertilisantes. La science indique, pour éviter cette déperdition énorme, évaluée à près de la moitié de la portion active des engrais, des procédés de fabrication et de conservation qui diminuent en même temps la source des exhalaisons miasmatiques. S'il n'était pas possible de faire passer les procédés concernant les engrais dans la pratique journalière, il importe toutefois d'établir les fumiers loin des maisons, sur un sol creux, imperméable et abrité, afin de prévenir leur évaporation et la perte des liquides, de donner un libre écoulement aux eaux stagnantes des cours, d'éloigner les mares et d'entretenir dans les villages une propreté qui, avec les précautions indiquées plus haut, concernant les habitations, préserverait autant que possible les habitants des effets nuisibles de ces émanations. Les conditions hygiéniques des populations agricoles varient considérablement, suivant les diverses localités. Ainsi, on comprend facilement que la nature du sol, la disposition de ses plaines, de ses vallées, celle des eaux qui le parcourent ou qui restent stagnantes à sa surface, la plupart des phénomènes météorologiques dont il est le théâtre, les conditions de l'atmosphère locale plus ou moins variables et dont l'action sur l'économie est incessante, exercent des influences de toute nature sur la santé des habitants. Entre toutes ces causes qu'il ne nous appartient pas d'étudier ici, il en est une qui joue un rôle très important dans l'hygiène agricole : c'est l'action des eaux, comme cause directe sur la santé, dans telle ou telle localité. En 1846, M. le préfet d'Imbert, considérant d'abord l'importance de s'occuper de l'état des ruisseaux, au double point de vue des intérêts agricoles et de la salubrité, et les vices de la législation actuelle sur les eaux, proposa au conseil général de la Vienne d'émettre un vœu pour qu'une loi, consacrant les mêmes principes que celle du 21 mai 1836, en ce qui concernerait les attributions municipales et préfectorales, conférât aux corps des agents-voyers départementaux le droit d'exécuter toutes les mesures relatives aux irrigations, à l'ouverture, au redressement, à l'élargissement, au curage des ruisseaux et à l'aménagement des eaux pluviales.

La plupart des conseils généraux et des sociétés d'agriculture ont aussi exprimé le vœu qu'il fût pourvu par une loi à tout ce qui concerne le règlement et la police des eaux stagnantes et courantes.

Le curage des ruisseaux prescrit, dans quelques départements, par le ministre de l'intérieur, en 1839, n'est pas scrupuleusement exécuté, tant s'en faut, dans la plupart des localités. Cette mesure devait être appliquée à tous les cours d'eau. La multitude d'herbes de toutes sortes qui croissent dans leurs lits et y pourrissent, les feuilles des arbres dont ils sont ombragés sur les rives et les autres débris putrescibles qui tombent dans l'eau et sont arrêtés par les herbes, ne nuisent pas seulement à la salubrité des lieux environnants par les émanations qui se dégagent de leur putréfaction. Les ruisseaux encombrés, par suite de leur mauvais entretien, charrient leur limon dans les rivières dont le lit se trouve ainsi rétréci.

Le rouissage du chanvre a été longtemps considéré comme une cause puissante d'insalubrité pour les populations agricoles.

Parent-Duchâtelet a cherché à établir dans un mémoire remarquable, publié en 1832, que les exhalaisons du chanvre roui n'étaient nullement malfaisantes, et que les influences qui leur étaient attribuées n'étaient en réalité que les conditions insalubres dues exclusivement aux diverses localités où se pratique le travail du chanvre. D'après le même observateur, la macération des feuilles de saule, de peuplier et d'écorces vertes des arbres, serait plus nuisible aux poissons que celle du chanvre. Bon nombre d'auteurs, qui n'acceptent pas complétement les idées de Parent-Duchâtelet, reconnaissent néanmoins que le rouissage fait dans les eaux courantes n'est point insalubre, tandis qu'ils acceptent que la concentration des principes du chanvre qui se dissolvent dans l'eau ou qui se dégagent dans un petit espace est seule nuisible à la santé; de sorte qu'il paraîtrait juste de permettre cette opération dans les eaux courantes, mais de la proscrire dans les mares très rapprochées des habitations.

Alimentation. — L'*alimentation* des populations agricoles laisse encore beaucoup à désirer; mais il est juste de reconnaître l'amélioration considérable qui s'est produite sous ce rapport depuis le commencement de notre siècle. Pour le démontrer, nous ne pouvons mieux faire que d'emprunter quelques documents au mémoire de M. le professeur Bouchardat, qui n'a étudié, il est vrai, cette question que sur un point circonscrit de la Bourgogne, mais qui, néanmoins, à part certaines différences locales, fournit des renseignements précieux sur l'alimentation, en général, des campagnards.

« *Alimentation ordinaire.* — Pour avoir un terme de comparaison positif, le savant hygiéniste commence par faire connaître la ration du cavalier français; elle se compose de :

		Matières azotées sèches.	Matières non azotées sèches.
Viande.	285 gr.	70	»
Pain de munition. . .	750	66	596
— blanc de soupe.	316		
Légumes.	200	20	150

» Cette ration a été jugée suffisante à l'entretien d'un homme adulte; celle de l'habitant des campagnes en différait et en diffère encore notablement, comme nous allons le voir.

» *Aliments azotés.* — Le commun peuple, disait Vauban, il y a cent cinquante ans, ne mange pas de viande trois fois en un an; c'est assez nous dire que la viande n'intervenait nullement dans l'alimentation ordinaire de l'habitant des campagnes. Aujourd'hui encore il y a beaucoup à gagner sous ce rapport; cependant, dans la plupart des ménages de la campagne, on mange de la viande deux fois la semaine; presque toujours ce n'est que du porc salé, et encore la quantité est bien inférieure à 285 grammes accordés au cavalier; en moyenne, elle n'est pas de 100 à 150 grammes par homme pour chacun de ces deux jours. Reconnaissons cependant que, dans la classe un peu aisée des villages, l'usage de la viande de vache ou de mouton commence à s'introduire : il s'est établi, depuis quelques années, des bouchers dans les localités où il n'y en avait jamais eu; le nombre en augmentera si rien n'entrave le mouvement de la prospérité générale.

» A côté de la viande il est une autre classe d'aliments azotés dont la consommation dans les campagnes a toujours eu de l'importance, mais qui est loin cependant de suppléer à l'insuffisance de la viande, c'est le lait, le fromage et les œufs. En portant à 150 grammes par individu l'équivalent des œufs, du lait et du fromage en viande, on est certainement encore au-dessus de la vérité.

» Ce n'est que le fromage le moins appétissant, le moins nourrissant, qui est habituellement consommé dans les campagnes. Le lait sert à faire du beurre qui est vendu en partie dans la ville; le caséum, privé presque complétement de matières grasses, assaisonné avec quelques condiments utiles pour stimuler l'estomac (sel, poivre, ciboule), fait la base animale d'un repas au moins.

» *Aliments féculents.* — Je comprends sous ce nom des aliments mixtes où la fécule domine, tels que les farines des céréales, les graines des légumineuses, la farine de sarrasin, la pomme de terre, etc. Les matières azotées que ces substances contiennent jouent un rôle très important dans la nutrition de l'habitant des campagnes; elles sont loin cependant de compenser exactement le déficit que nous avons signalé dans les aliments azotés.

» Examinons en détail les principales substances féculentes qui composent l'alimentation du peuple des campagnes, et comparons-les à celles qui étaient consommées il y a cent cinquante ans.

» *Céréales.* — Le pain de froment était à peu près inusité, il y a cent cinquante ans, chez les laboureurs et les vignerons; ils ne mangeaient que du pain d'orge et d'avoine mêlées dont ils n'ôtaient pas même le son, ce qui fait qu'il y avait tel pain qu'on pouvait lever par la paille d'avoine dont il était mélangé.

» Aujourd'hui il n'est pas rare de trouver, sur la table des laboureurs, du pain de pur froment bluté grossièrement; mais, le plus souvent, le pain est fait avec un mélange de froment et de seigle, et quelquefois d'orge; on y mêle souvent aussi, dans la saison, de la pulpe de pomme de terre.

» Depuis cent cinquante ans la partie féculente de l'alimentation du peuple des campagnes s'est singulièrement améliorée : la pomme de terre a contribué à la rendre plus assurée et plus abondante; mais ce n'est pas le plus grand service qu'ait rendu l'introduction de ce précieux tubercule : nous chercherons plus loin à l'apprécier.

» Le maïs, qui, dans plusieurs départements, entre pour une part si considérable dans l'alimentation du peuple, est à peine usité dans la plus grande partie de la France; il en est de même des châtaignes.

» Les graines des légumineuses jouent un rôle important dans l'alimentation des laboureurs et des vignerons; il ne se passe guère de jours où on ne les voie figurer sur leurs tables : les premiers consomment plus fréquemment des pois et des lentilles, qui se prêtent mieux à la culture des champs, et les seconds des haricots, qui s'associent bien à la culture des vignes fécondes et fumées.

» Le sarrasin est employé seulement dans une partie de l'ancienne élection de Vézelay; quand il ne fait que s'associer au reste de l'alimentation et qu'il n'est pas exclusif, le sarrasin est très utile. La composition, les propriétés alimentaires de ce précieux végétal sont dignes d'un sérieux examen; il serait préférable, dans bien des cas, à ces fécules exotiques que nous faisons venir à grands frais.

» J'ai plusieurs fois déterminé la moyenne de la consommation féculente de l'habitant des campagnes, souvent je ne l'ai pas trouvée supérieure aux 1066 grammes attribués au cavalier français; mais, dans quelques circonstances, elle les dépasse évidemment; elle peut alors être fixée à 1266 grammes en moyenne, qui contiennent 84 grammes de matières azotées sèches.

» *Fruits et herbes potagères.* — Avec le pain d'orge et d'avoine dont nous avons parlé, les cultivateurs de l'ancienne élection de Vézelay se nourrissaient, comme nous l'apprend Vauban, de mauvais fruits, la plupart sauvages, et de quelque peu d'herbes potagères de leur jardin, cuites à l'eau avec un peu d'huile de noix ou de navette, le plus souvent sans ou avec très peu de sel. Les plantes potagères entrent encore pour une large part dans l'alimentation des habitants des campagnes; mais de grands progrès ont été réalisés de ce côté : plusieurs d'entre eux viennent, chaque année, travailler aux jardins potagers des environs de Paris, et en participant aux travaux de cette admirable culture maraîchère, si avancée, si progressive, ils rapportent chez eux de bonnes pratiques, des variétés plus avantageuses. Les bons fruits, les meilleurs plantes potagères ont partout remplacé ces fruits sauvages qu'ils consommaient presque exclusivement, il y a cent cinquante ans.

» Parmi les légumes qui sont communément employés, je citerai en première ligne ceux que nous donne la famille des crucifères; les choux, les navets, les raves, avec les pommes de terre, dont j'ai parlé précédemment, voilà ceux qui sont employés tous les jours; dans la saison, quelques fruits de cucurbitacées interviennent pour une part notable dans le repas principal. L'oseille et les épinards n'ont qu'une très faible importance dans l'alimentation des habitants des campagnes; il faut une trop grande quantité de corps gras pour en faire des aliments passables. Plusieurs chicoracées, laitues, pissenlits, chicorées, etc., et une valériane, la mâche, apparaissent, suivant leurs saisons, presque journellement sur leur table, sous forme de salades dont le sel et le vinaigre et quelque peu d'huile de noix ou de navette ou du lard forment l'assaisonnement. La famille des ombellifères leur donne quelques aliments communément employés, mais qui n'ont encore qu'une importance secondaire; les carottes, les panais, le céleri-rave, voilà les ombellifères alimentaires d'un usage ordinaire. Cette famille leur fournit des condiments utiles qu'on trouve dans presque tous les jardins, le persil et le cerfeuil. La famille qui donne des condiments d'une importance considérable pour le laboureur et le vigneron, c'est celle des liliacées. L'ail a, sous ce rapport, une utilité que n'apprécie pas toujours l'habitant des villes : grâce à lui, un morceau de pain sec et dur peut suffire à un repas; l'appétit est aiguillonné par cet admirable condiment : le vigneron mange ainsi avec plaisir son pain noir et le digère à merveille. L'ail, la ciboule, l'échalote sont les condiments qui, avec le sel, relèvent la saveur fade du caséum et en constituent un aliment passable. L'oignon sert doublement comme condiment et comme aliment. Toutes ces plantes s'associent heureusement aux végétaux plus fades qui entrent pour une si large part dans l'alimentation de l'habitant des campagnes.

» Ces végétaux sont à peine comptés dans la ration du cavalier; car les 200 grammes compris sous le nom de légumineuses doivent plutôt être attribués aux graines des légumineuses qu'aux plantes potagères; ce sont ces dernières qui remplissent en partie le vide des matières azotées laissé par le défaut de viande. En estimant à 25 grammes, en moyenne, la quantité des matières azotées sèches contenues dans ces plantes potagères et dans les fruits consommés en vingt-quatre heures par un homme adulte, on n'est pas loin d'une évaluation exacte.

» *Corps gras.* — La ration du soldat ne contient pas de corps gras; les 285 grammes de viande en renferment une proportion notable; c'est ce qui explique cette lacune. Quand la viande contenant de la graisse diminue ou est supprimée de l'alimentation, l'intervention des corps gras devient indispensable ; vous pouvez alternativement faire disparaître du régime soit les féculents, soit la viande maigre, soit les plantes potagères, mais vous ne pouvez retrancher les corps gras sans un dommage extrême ; aussi les voyons-nous chaque jour et en tout temps, aussi bien il y a cent cinquante ans qu'aujourd'hui, intervenir dans l'alimentation des habitants des campagnes. Les recherches sur la digestion qui me sont communes avec M. Sandras ont établi que les chylifères puisaient exclusivement les corps gras dans les intestins. L'exercice des fonctions de cet appareil chez l'homme est indispensable au maintien de la santé.

» Les corps gras que les habitants de nos campagnes consommaient, il y a cent cinquante ans, étaient les huiles de noix et de navette ; nous les retrouvons encore fréquemment employés, soit pour faire des soupes avec des aliments féculents, soit pour rehausser la valeur nutritive des plantes potagères ; d'autres corps gras, qui n'étaient employés qu'exceptionnellement chez le laboureur et le vigneron, sont devenus d'un usage journalier à leur table ; le beurre, la crème, qui étaient presque exclusivement vendus dans les villes, se consomment, en grande partie, dans les campagnes.

» Il est une autre sorte de corps gras dont l'emploi est devenu plus fréquent et qui a contribué puissamment à l'augmentation du bien-être des populations rurales : c'est le lard et la graisse de porc.

» Il y a cent cinquante ans, le nombre des porcs était singulièrement restreint : on ne les trouvait assez abondants que dans les villages qui avoisinaient les bois et où la récolte des glands pouvait largement contribuer à leur nourriture. Ces animaux suffisaient à peine à la consommation des villes, et dans les campagnes on n'en employait qu'un très petit nombre ; aujourd'hui, le plus souvent, le lard et la graisse de porc entrent cinq fois la semaine dans la préparation des aliments et des habitants de nos campagnes.

» Depuis la vulgarisation de la culture de la pomme de terre, la plupart des très petits propriétaires ruraux élèvent et consomment des porcs. C'est, il faut le reconnaître, un des plus grands bienfaits de la culture de la pomme de terre ; employée exclusivement à la nourriture de l'homme, elle entretient une population misérable exposée aux famines et aux maladies, comme l'Irlande nous en offre un si triste exemple. Employée largement à la nourriture des cochons et des autres animaux domestiques, la pomme de terre est devenue une des causes les plus réelles des progrès du bien-être des habitants des campagnes.

» *Vins et autres boissons alcooliques.* — L'habitant des campagnes consommait, il y a cent cinquante ans, infiniment peu de vin, comme nous l'apprend Vauban. Comment pouvait-il en être autrement quand il ne possédait aucune vigne et qu'un cinquième de celles qui existaient était en friche? Aujourd'hui, année ordinaire, les laboureurs et les vignerons même sont loin d'en consommer, dans leur famille, autant qu'il leur en serait nécessaire; cependant il y a eu de ce côté un progrès incessant qui, j'espère, ne se ralentira pas. Pour dire toute la vérité, reconnaissons qu'il se consomme encore, au cabaret, plus de vin qu'il ne faudrait. C'est dans ces lieux publics que se terminent tous les marchés, avec accompagnement de copieuses libations. C'est une coutume que nous ont transmise nos aïeux, comme nous l'apprend Tacite (*De moribus Germanorum*). Quelques laboureurs et vignerons aussi ne sont pas aussi tempérants qu'il conviendrait; très peu de ces ivrognes atteignent un âge avancé.

» Dans les années ordinaires, les vignerons et les laboureurs remplacent le vin par une boisson qu'ils ont obtenue en versant de l'eau sur du marc de raisin; ils font encore fermenter des pommes, des poires, des baies de genièvre; mais le plus souvent, si l'on excepte le temps des travaux extraordinaires, ils ne boivent encore que de l'eau.

» Si nous résumons les détails qui précèdent sur l'alimentation des habitants des campagnes, nous voyons que les aliments azotés, en y comprenant les matières azotées contenues dans les féculents et les légumes, sont loin de représenter les 150 grammes de matières azotées sèches qui interviennent dans la ration normale du cavalier français et qui renferment 22 grammes d'azote. L'hydrogène et le carbone des corps gras des matières féculentes des légumes divers que consomment les habitants des campagnes représentent et plus les 328 grammes de carbone de la ration normale; ils doivent évidemment suppléer au défaut de l'alimentation azotée. Nos travaux sur la digestion des corps gras nous ont prouvé, en effet, que l'action comburante de l'oxygène s'exerçait avec plus de puissance sur eux que sur les matières azotées. J'ai fait, depuis, la remarque importante que l'habitant des campagnes, exposé au grand air, au soleil, aux rudes travaux des champs, utilisait infiniment mieux les féculents que l'habitant des villes. C'est en poursuivant mes recherches sur la glycosurie que j'ai fait cette observation, dont je publierai bientôt les détails.

» *Alimentation exceptionnelle.* — Les travaux extraordinaires apportent des changements dans la nourriture habituelle de l'habitant des campagnes; ces travaux extraordinaires sont, en première ligne, la fauchaison, la moisson et les vendanges, puis le battage des grains et les labourages d'automne et les semailles.

» La nourriture azotée devient plus abondante : on tue, à ces époques, dans chaque ménage, où l'on se réunit plusieurs pour tuer une brebis, un veau; on achète quelquefois de la viande. Les légumes les plus azotés, tels que pois et haricots, sont journellement servis. On porte aux champs de la soupe où entre un corps gras plus abondant et de meilleure qualité.

» Le vin de la famille est réservé pour ces jours d'excessif labeur; un peu d'eau-de-vie donne de la vigueur au batteur, qui se lève aux premiers chants du coq. Ce luxe exceptionnel est bien modeste encore; mais ce bien-être était inconnu il y a cent cinquante ans; chaque année, il tend à augmenter. »

Ce tableau, si fidèlement tracé par M. le professeur Bouchardat, peut servir de spécimen et d'exemple pour une grande partie de la population rurale de la France. M. H. Combes a seulement ajouté sur ce point quelques détails intéressants propres à faire connaître la manière dont le paysan se nourrit dans les diverses provinces.

En Bretagne, l'alimentation se compose de bouillies, crêpes et galettes de sarrasin, de pain de froment, de seigle ou d'orge, de pommes de terre, de beurre, de lait, de viande de bœuf ou de porc salés, mais celle-ci se prend seulement une fois la semaine.

Dans le département de la Haute-Garonne, elle consiste en légumes, en salé, en pain de froment et en bouillie de maïs.

Dans le département du Nord, le paysan déjeune avec des tartines de beurre et du lait. Il dîne avec de la soupe au lard et aux légumes, et les jours maigres avec des œufs et des légumes. Il goûte avec des tartines de beurre. Le soir, il mange de la soupe ou une bouillie, ou une salade.

Dans le département des Hautes-Pyrénées, les repas se font, à la campagne, avec de la soupe de pain, des légumes, de la viande salée, du maïs sur le gril, etc.

Dans le département de l'Isère, avec de la soupe aux légumes, du lait, du fromage, des pommes de terre frites ou assaisonnées, des œufs, de la salade, et le jeudi et le dimanche avec du salé.

Dans le département du Tarn, avec du pain de blé ou de seigle, rarement de millet; avec du millas, qu'on grille quelquefois; avec de la farine de sarrasin dans la partie montagneuse; avec des pommes de terre, de la soupe au pain et à la viande de porc ou d'oies salés; avec différents légumes, etc.

Dans la Mayenne, avec du pain de froment, de la soupe au bouillon de lard salé; avec quelques légumes, avec du beurre salé, avec des fruits cuits ou crus, et avec de la salade.

Dans le département de Maine-et-Loire, avec du pain de froment, qui se substitue de plus en plus au pain de seigle et d'orge qu'on rencontrait autrefois dans toutes les fermes; avec du lard employé rarement et parcimonieusement; avec de la soupe aux choux, aux pommes de terre, aux oignons; avec du sel en quantité notable et très peu de beurre, contenant des légumes, des œufs durs; avec du fromage médiocre, et avec quelques fruits.

Dans les Landes, le paysan se nourrit d'un pain noir mal pétri, fait avec de la farine de seigle et de maïs, qu'il assaisonne avec des sardines de Gallice; de soupe composée de légumes et de lard rance; de bouillie de maïs ou millet, appelée *escauton*. Ses repas sont au nombre de trois : déjeuner, dîner et souper.

M. Quételet a montré que le séjour des villes et des campagnes influe sur la fécondité. Il a prouvé que le nombre des naissances, comparativement à la population, est plus grand dans les villes. Pour une période de cinq années, il l'a trouvé de 1 à 29,1 habitants; et dans les campagnes de 1 à 30,4 habitants. Quant à la mortalité, Sussmilch a trouvé 1 sur 40 dans les villages, 1 sur 32 dans les petites villes, 1 sur 28 dans les grandes villes et 1 sur 40 dans les très grandes villes. En Angleterre, la mortalité des districts ruraux, comparée à celle des villes, est dans le rapport de 100 à 144, et la vie moyenne de ces deux ordres de localités comme 55 à 38; ce qui donnerait en faveur des campagnes une différence de dix-sept ans. Remarquons, avec M. Michel Lévy, qu'il y a plus d'enfants que de vieillards dans les districts ruraux, plus d'adultes d'un âge moyen dans les villes, ce qui augmente la valeur des chiffres comparés de la mortalité.

D'après la statistique anglaise, les maladies qui frappent l'enfant sont deux fois plus funestes dans les villes que dans les campagnes, Burdach avance que la durée de la vie est plus considérable dans les campagnes que dans les villes, et dans les petites villes que dans les grandes, où l'air est moins pur, où surtout il y a moins de moralité, plus de misère, plus de soucis et même plus de dissipation et de superflu.

Les passions, la surexcitation morale et intellectuelle, la débauche précoce, l'ambition font peu de victimes à la campagne. Les habitants vivent à l'air libre, en général, sobres, laborieux, ménagers de leur virilité, endurcis aux fatigues, ignorant la fluctuation de la vie des ouvriers qu'un salaire instable fait passer tour à tour par les excès et par les privations. Ils trouvent ainsi des moyens de lutter avec avantage contre leur mauvaise hygiène et contre les fatigues incessantes des travaux excessifs.

Néanmoins, M. le docteur Charpentier (de Valenciennes) a montré que les épidémies meurtrières qui s'étendent des villes aux villages et aux hameaux faisaient proportionnellement plus de victimes dans ces dernières localités. Et cependant la population agricole, si nombreuse et si peu aisée, ne reçoit presque rien de la charité publique et privée. Tandis que l'ouvrier des villes trouve facilement à bas prix ou gratuitement les secours médicaux qui peuvent abréger la durée de ses maladies, prévenir la mort ou les infirmités, les habitants des campagnes, au contraire, ne peuvent, en général, que recevoir des secours incomplets; ils n'ont ni hôpitaux, ni hospices, ni sociétés de bienfaisance ou de secours mutuels qui puissent concourir à les aider dans leurs maladies aiguës ou chroniques. Les causes de mort ne sont pas enregistrées, un certificat de décès n'est pas même exigé dans la plupart des communes; les maires autorisent les inhumations sur de simples déclarations de décès faites par des personnes étrangères à la médecine. La pratique contraire suivie dans les villes aurait l'avantage de prévenir les inhumations prématurées et de fournir à a science des renseignements utiles.

Souvent même il arrive que dans des localités éloignées, par incurie ou indifférence, des individus meurent sans avoir été vus auparavant par un médecin. Toutes ces considérations militent en faveur d'une réforme médicale, au moins pour ce qui touche les populations rurales.

Les habitants des campagnes dispersés au milieu des champs pour leurs travaux subissent l'influence de l'isolement et du défaut de toute instruction; ils sont enclins, en général, à l'égoïsme, à la méfiance et à la susceptibilité. Voués sans cesse à une lutte acharnée contre la misère et les privations de toute espèce, ils sont rapaces et ils ne consentent à recevoir les bienfaits d'une certaine instruction qu'à la condition qu'elle leur est donnée gratuitement, et parfois faut-il les contraindre par la loi pour les obliger à se priver du faible travail de leurs jeunes enfants pendant les heures de l'école.

A l'exception du catéchisme, les femmes des campagnes ne reçoivent aucune instruction. Cette tendance est très regrettable, leur ignorance absolue les détourne des occupations les plus avantageuses pour elles-mêmes et pour ceux avec qui elles vivent. Trop souvent elles négligent les soins du ménage dont l'influence est si grande sur la santé des familles pour se livrer aux travaux des champs qui les excèdent et les vieillissent avant l'âge. Par suite de cette funeste coutume, les enfants naissent moins forts, et après une première éducation physique mauvaise, un travail précoce détériore leur constitution.

Si la compagne du paysan était plus instruite, elle serait en état de guider la famille dans une voie d'amélioration, sans grande perte pour le travail de la terre auquel elle n'est nullement capable de prêter un concours fructueux.

Nous voudrions, en terminant, pouvoir appeler l'attention de l'autorité sur un fait d'une haute importance sociale, c'est-à-dire la tendance des agriculteurs à demi aisés à éloigner leurs enfants des travaux si pénibles et si ingrats de l'agriculture, pour les concentrer dans les villes en les dirigeant vers les occupations industrielles. Ce fait déplorable dans ses conséquences médiates, au point de vue de la richesse et de l'avenir du pays, ne peut être combattu qu'en s'occupant davantage et avec plus de sollicitude des populations agricoles, afin de les retenir par tous les moyens possibles au service de l'agriculture, d'où découlent toute la richesse et la force d'une nation.

Voy. ACCLIMATEMENT, CONSEILS D'HYGIÈNE ET DE SALUBRITÉ, DÉFRICHEMENT, ENGRAIS, GOÎTRE ET CRÉTINISME, MARAIS, ETC.

Bibliographie. — *Dictionnaire de l'industrie*, t. IV, p. 331; t. VI, p. 418; t. VII, p. 528; t. IX, p. 691. — *Observations sur la situation hygiénique de l'arrondissement de Civray*, par M. le docteur Malapert. Civray, 1850. — *Hygiène rurale*, par M. Leprévôt, vétérinaire. — *Hygiène rurale*, lettre de M. Leblond fils à M. de Bois-Lévêque sur *les dangers de l'amoncellement dans les habitations rurales*. — *De l'assistance publique et médicale dans les campagnes*, par Reveillé-Parise. Paris, 1850. — *De la nécessité d'améliorer le sort des indigents des campagnes*, par le docteur Charpentier (de Valenciennes). — *Des progrès alarmants de la mortalité dans le département de Lot-et-Garonne*, par le docteur Bourbousse de Laffore. Agen, 1847. — *Influence du morcellement de la propriété sur l'agriculture*, par M. Bouchardat, 1847. — *Catéchisme d'hygiène à l'usage des enfants*, par les docteurs Pilat et Gosselet. Lille, 1850. — *Conseils hygiéniques aux cultivateurs*, par un maire de campagne (M. Couverchel). Paris, 1849. — *Quelques considérations sur l'hygiène du peuple des campagnes*, par Amussat. — *Conseils hygiéniques aux cultivateurs*, par Remy (thèses de Paris). 1849. — *De l'hygiène des campagnes*, par Chenenaille (thèses de Paris). 1850. — *Rapport sur les travaux du Conseil central de salubrité du département du Nord*, 1851. — *Rapport général des travaux des Conseils d'hygiène et de salubrité des trois arrondissements des Bouches-du-Rhône de 1848 à 1851*. — *Rapport général sur les travaux du Conseil d'hygiène et de salubrité du département de la Meurthe*, de 1850 à 1851. — *Recueil des principaux travaux du Conseil de salubrité du département de l'Aube*, 1835. — *Les paysans français considérés sous le rapport historique, économique, agricole, médical et administratif*, par A. et H. Combes. Paris, 1853, in 8. — *Maladies des moissonneurs*, par M. Martin Duclaux (*Comptes rendus de l'Académie des sciences*, mars 1860, et *Ann.*, t. XV, 2e série, p. 209).

FIN DU TOME TROISIÈME.

Paris. — Imprimerie de L. MARTINET, rue Mignon, 2.

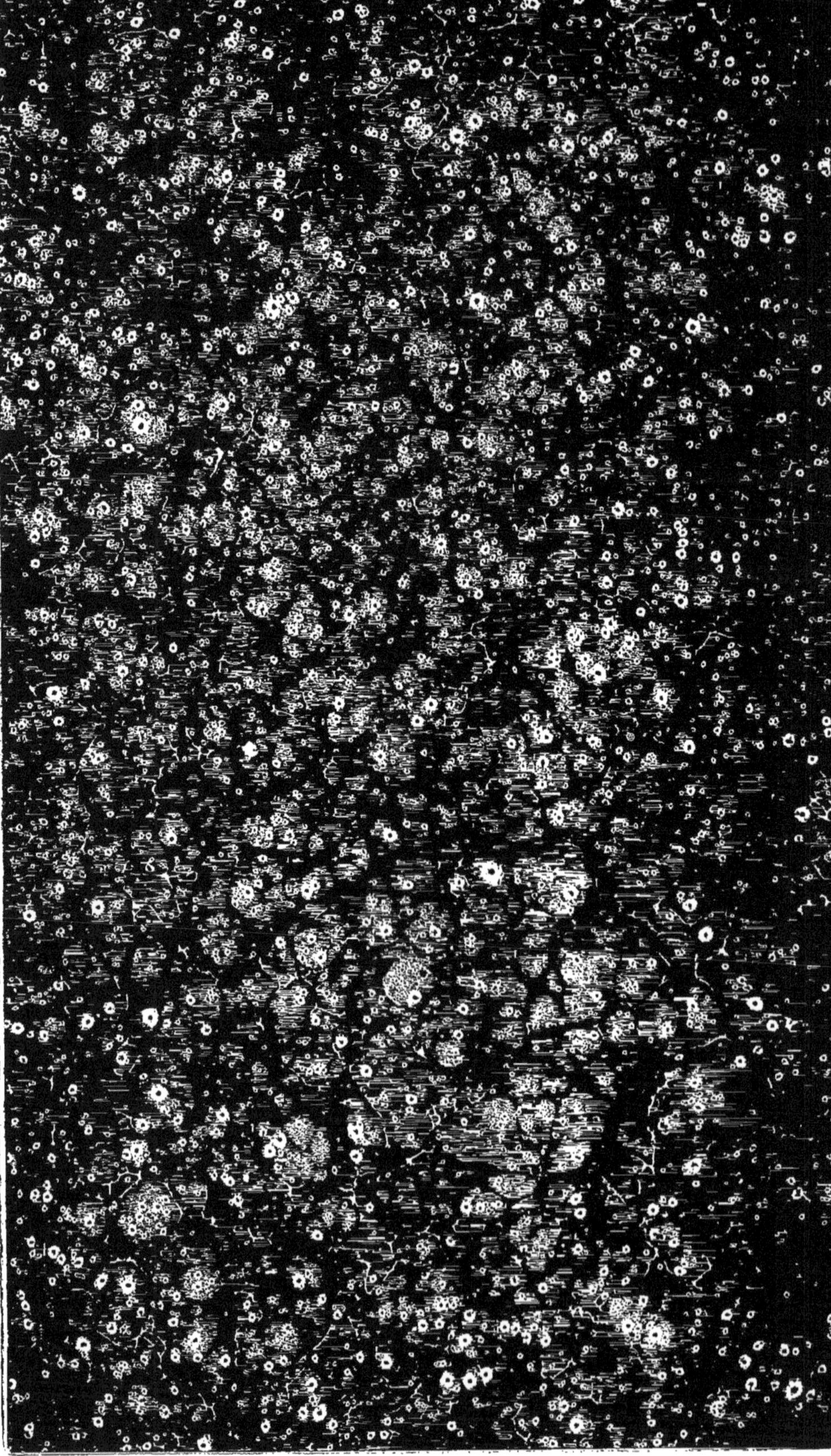

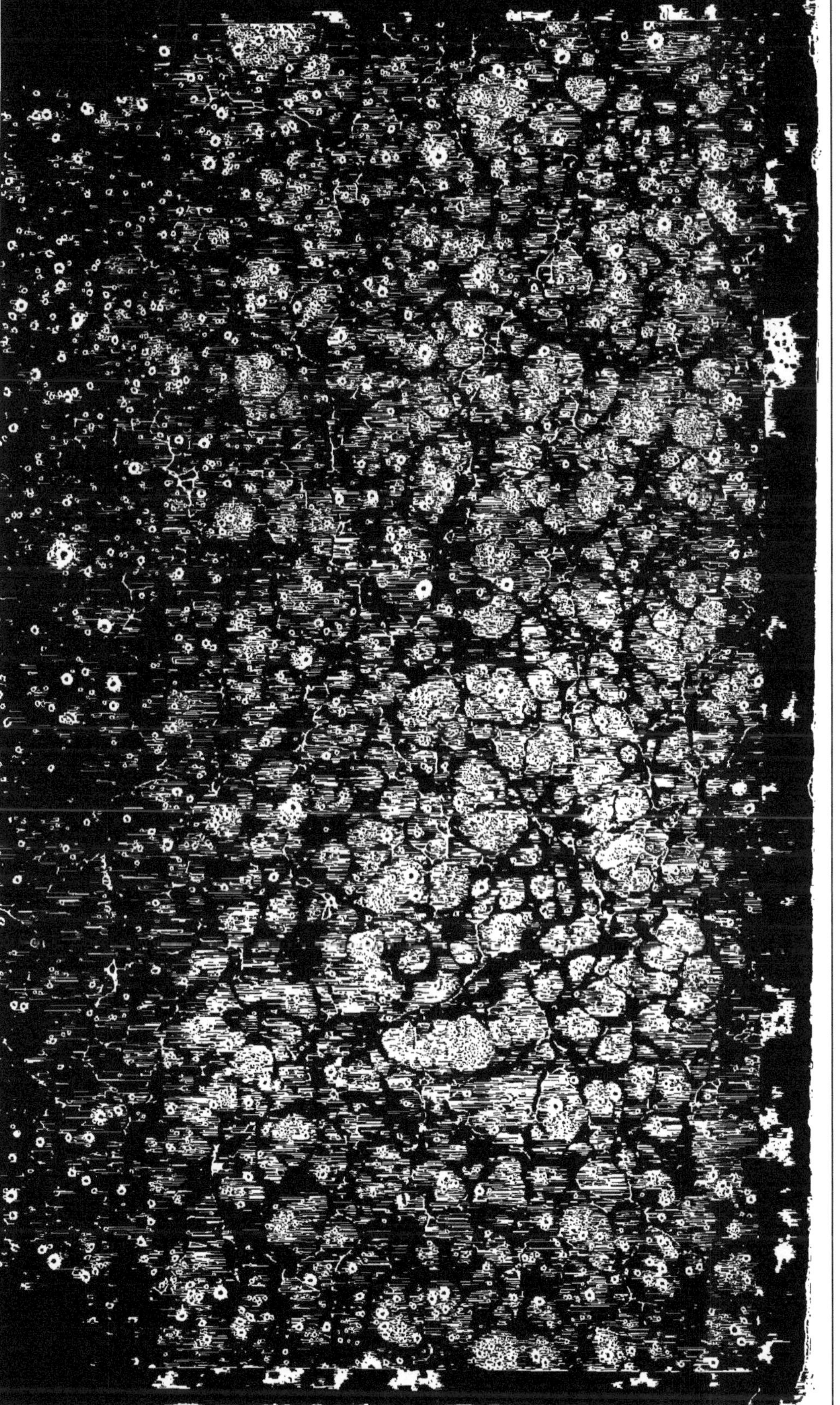

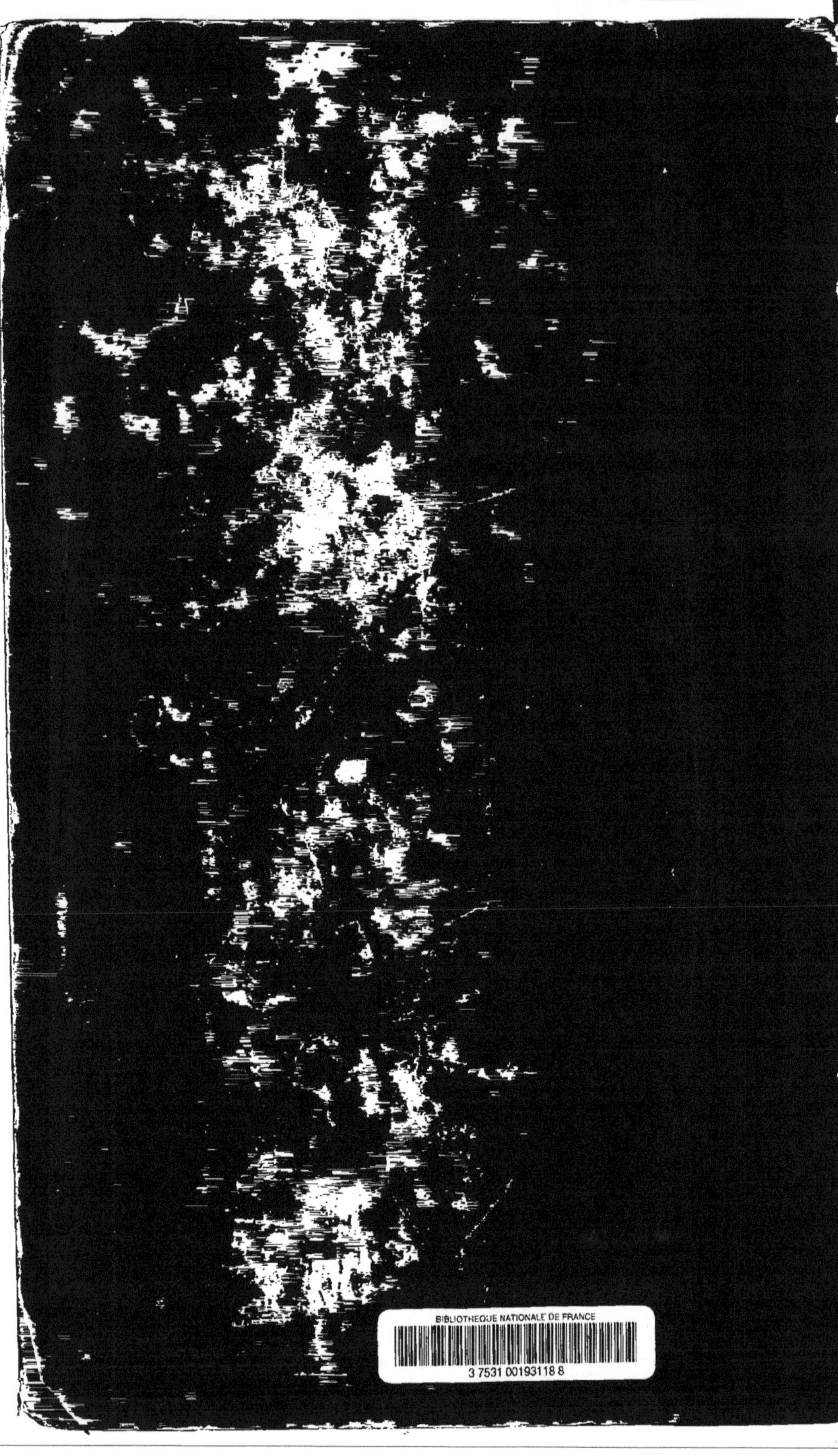

www.ingramcontent.com/pod-product-compliance
Ingram Content Group UK Ltd.
Pitfield, Milton Keynes, MK11 3LW, UK
UKHW020149250726
13967UKWH00002B/963